U0658705

国家卫生和计划生育委员会"十二五"规划教材

全国高等医药教材建设研究会"十二五"规划教材

专科医师核心能力提升导引丛书

供临床型研究生及专科医师用

肾 内 科 学

Nephrology

第 2 版

主　编　谌贻璞

副主编　余学清

人民卫生出版社

PEOPLE'S MEDICAL PUBLISHING HOUSE

图书在版编目（CIP）数据

肾内科学/谌贻璞主编. —2 版. —北京：人民卫生出版社,2014

ISBN 978-7-117-20075-2

Ⅰ.①肾…　Ⅱ.①谌…　Ⅲ.①肾疾病-诊疗

Ⅳ.①R692

中国版本图书馆 CIP 数据核字(2014)第 280532 号

| 人卫智网 | www. ipmph. com | 医学教育、学术、考试、健康，购书智慧智能综合服务平台 |
| 人卫官网 | www. pmph. com | 人卫官方资讯发布平台 |

肾 内 科 学
第 2 版

主　　编：谌贻璞

出版发行：人民卫生出版社(中继线 010-59780011)

地　　址：北京市朝阳区潘家园南里 19 号

邮　　编：100021

E - mail：pmph @ pmph. com

购书热线：010-59787592　010-59787584　010-65264830

印　　刷：北京汇林印务有限公司

经　　销：新华书店

开　　本：850×1168　1/16　　印张：26

字　　数：786 千字

版　　次：2008 年 9 月第 1 版　　2015 年 2 月第 2 版
　　　　　2020 年 4 月第 2 版第 5 次印刷(总第 7 次印刷)

标准书号：ISBN 978-7-117-20075-2/R·20076

定　　价：95.00 元

打击盗版举报电话：010-59787491　E -mail：WQ @ pmph. com
　　(凡属印装质量问题请与本社市场营销中心联系退换)

编　者 (按姓氏笔画排序)

丁　洁　北京大学第一医院

丁小强　上海复旦大学附属中山医院

王　莉　四川省人民医院

王力宁　中国医科大学附属第一医院

王素霞　北京大学第一医院

左　力　北京大学人民医院

刘　刚　北京大学第一医院

刘　健　新疆医科大学第一附属医院

刘必成　东南大学附属中大医院

刘章锁　郑州大学第一附属医院

李　英　河北医科大学第三医院

李　航　北京协和医院

李学旺　北京协和医院

李荣山　山西省人民医院

李德天　中国医科大学附属盛京医院

吴　镝　解放军总医院

余学清　中山大学附属第一医院

张　文　上海交通大学附属瑞金医院

陈　旻　北京大学第一医院

陈　楠　上海交通大学附属瑞金医院

陈江华　浙江大学医学院附属第一医院

苗里宁　吉林大学第二医院

周福德　北京大学第一医院

郑法雷　北京协和医院

胡　昭　山东大学齐鲁医院

赵明辉　北京大学第一医院

侯凡凡　南方医科大学南方医院

顾　勇　上海复旦大学附属华山医院

倪兆慧　上海交通大学附属仁济医院

唐　政　南京军区南京总医院

梅长林　上海第二军医大学长征医院

黄颂敏　四川大学华西医院

黄朝兴　温州医科大学附属第一医院

黄锋先　中山大学附属第一医院

章友康　北京大学第一医院

谌贻璞　首都医科大学附属北京安贞医院

程　虹　首都医科大学附属北京安贞医院

解汝娟　哈尔滨医科大学附属第一医院

主 编 简 介

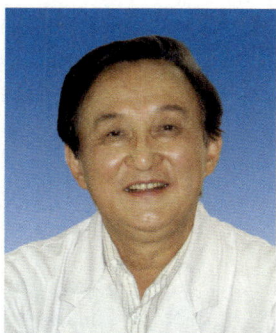

谌贻璞,教授、主任医师、博士生导师。1962 年北京医学院医疗系毕业,留学美国及澳大利亚。曾任中华医学会肾脏病学分会主任委员,中国医师协会肾脏病医师分会副会长,亚太地区肾脏病学会理事,北京医学会常务委员及肾脏病学分会主任委员,北京医师协会副会长。现任北京医师协会常务理事、肾脏病医师分会会长。

谌贻璞教授长期致力于肾内科医疗、教学及科研工作。曾主持及参与省部级及国家级面上及重大科研项目 22 项,包括国家"十五"及"十二五"科技攻关;在国内、外杂志发表论文 430 余篇,主编及参编国内医学著作 61 部,国外医学著作 2 部;曾获北京市、中西医结合学会、中医药学会、中国药学会、卫生部、教育部及国家科技进步奖和图书奖 19 次;1992 年被评为卫生系统有突出贡献的中青年专家,享受政府特殊津贴。

全国高等学校医学研究生规划教材
第二轮修订说明

为了推动医学研究生教育的改革与发展,加强创新人材培养,自 2001 年 8 月全国高等医药教材建设研究会和原卫生部教材办公室启动医学研究生教材的组织编写工作开始,在多次大规模的调研、论证的前提下,人民卫生出版社先后于 2002 年和 2008 年分两批完成了第一轮五十余种医学研究生规划教材的编写与出版工作。

为了进一步贯彻落实第二次全国高等医学教育改革工作会议精神,推动"5+3"为主体的临床医学教育综合改革,培养研究型、创新性、高素质的卓越医学人才,全国高等医药教材建设研究会、人民卫生出版社在全面调研、系统分析第一轮研究生教材的基础上,再次对这套教材进行了系统的规划,进一步确立了以"解决研究生科研和临床中实际遇到的问题"为立足点,以"回顾、现状、展望"为线索,以"培养和启发研究生创新思维"为中心的教材创新修订原则。

修订后的第二轮教材共包括 5 个系列:①科研公共学科系列:主要围绕研究生科研中所需要的基本理论知识,以及从最初的科研设计到最终的论文发表的各个环节可能遇到的问题展开;②常用统计软件与技术介绍了 SAS 统计软件、SPSS 统计软件、分子生物学实验技术、免疫学实验技术等常用的统计软件以及实验技术;③基础前沿与进展:主要包括了基础学科中进展相对活跃的学科;④临床基础与辅助学科:包括了临床型研究生所需要进一步加强的相关学科内容;⑤临床专业学科:通过对疾病诊疗历史变迁的点评、当前诊疗中困惑、局限与不足的剖析,以及研究热点与发展趋势探讨,启发和培养临床诊疗中的创新。从而构建了适应新时期研究型、创新性、高素质、卓越医学人才培养的教材体系。

该套教材中的科研公共学科、常用统计软件与技术学科适用于医学院校各专业的研究生及相应的科研工作者,基础前沿与进展主要适用于基础医学和临床医学的研究生及相应的科研工作者;临床基础与辅助学科和临床专业学科主要适用于临床型研究生及相应学科的专科医师。

全国高等学校第二轮医学研究生规划教材目录

13	医学分子生物学实验技术（第3版）	主　编　药立波
		副主编　韩　骅　焦炳华　常智杰
14	医学免疫学实验技术（第2版）	主　编　柳忠辉　吴雄文
		副主编　王全兴　吴玉章　储以微
15	组织病理技术（第2版）	主　编　李甘地
16	组织和细胞培养技术（第3版）	主　审　宋今丹
		主　编　章静波
		副主编　张世馥　连小华
17	组织化学与细胞化学技术（第2版）	主　编　李　和　周　莉
		副主编　周德山　周国民　肖　岚
18	人类疾病动物模型（第2版）	主　审　施新猷
		主　编　刘恩岐
		副主编　李亮平　师长宏
19	医学分子生物学（第2版）	主　审　刘德培
		主　编　周春燕　冯作化
		副主编　药立波　何凤田
20	医学免疫学	主　编　曹雪涛
		副主编　于益芝　熊思东
21	基础与临床药理学（第2版）	主　编　杨宝峰
		副主编　李学军　李　俊　董　志
22	医学微生物学	主　编　徐志凯　郭晓奎
		副主编　江丽芳　龙北国
23	病理学	主　编　来茂德
		副主编　李一雷
24	医学细胞生物学（第3版）	主　审　钟正明
		主　编　杨　恬
		副主编　易　静　陈誉华　何通川
25	分子病毒学（第3版）	主　编　黄文林
		副主编　徐志凯　董小平　张　辉
26	医学微生态学	主　编　李兰娟
27	临床流行病学（第4版）	主　审　李立明
		主　编　黄悦勤
28	循证医学	主　编　李幼平
		副主编　杨克虎

| 29 | 断层影像解剖学 | 主编 刘树伟 |
| | | 副主编 张绍祥 赵 斌 |

| 30 | 临床应用解剖学 | 主编 王海杰 |
| | | 副主编 陈 尧 杨桂姣 |

| 31 | 临床信息管理 | 主编 崔 雷 |
| | | 副主编 曹高芳 张 晓 郑西川 |

32	临床心理学	主审 张亚林
		主编 李占江
		副主编 王建平 赵旭东 张海音

| 33 | 医患沟通 | 主编 周 晋 |
| | | 副主编 尹 梅 |

| 34 | 实验诊断学 | 主编 王兰兰 尚 红 |
| | | 副主编 尹一兵 樊绮诗 |

| 35 | 核医学(第2版) | 主编 张永学 |
| | | 副主编 李亚明 王 铁 |

| 36 | 放射诊断学 | 主编 郭启勇 |
| | | 副主编 王晓明 刘士远 |

37	超声影像学	主审 张 运 王新房
		主编 谢明星 唐 杰
		副主编 何怡华 田家玮 周晓东

38	呼吸病学(第2版)	主审 钟南山
		主编 王 辰 陈荣昌
		副主编 代华平 陈宝元

39	消化内科学(第2版)	主审 樊代明 胡品津 刘新光
		主编 钱家鸣
		副主编 厉有名 林菊生

| 40 | 心血管内科学(第2版) | 主编 胡大一 马长生 |
| | | 副主编 雷 寒 韩雅玲 黄 峻 |

| 41 | 血液内科学(第2版) | 主编 黄晓军 黄 河 |
| | | 副主编 邵宗鸿 胡 豫 |

| 42 | 肾内科学(第2版) | 主编 谌贻璞 |
| | | 副主编 余学清 |

| 43 | 内分泌内科学(第2版) | 主编 宁 光 周智广 |
| | | 副主编 王卫庆 邢小平 |

44	风湿内科学（第2版）	主　编	陈顺乐　邹和健
45	急诊医学（第2版）	主　编	黄子通　于学忠
		副主编	吕传柱　陈玉国　刘　志
46	神经内科学（第2版）	主　编	刘　鸣　谢　鹏
		副主编	崔丽英　陈生弟　张黎明
47	精神病学（第2版）	主　审	江开达
		主　编	马　辛
		副主编	施慎逊　许　毅
48	感染病学（第2版）	主　编	李兰娟　李　刚
		副主编	王宇明　陈士俊
49	肿瘤学（第4版）	主　编	曾益新
		副主编	吕有勇　朱明华　陈国强
			龚建平
50	老年医学（第2版）	主　编	张　建　范　利
		副主编	华　琦　李为民　杨云梅
51	临床变态反应学	主　审	叶世泰
		主　编	尹　佳
		副主编	洪建国　何韶衡　李　楠
52	危重症医学	主　编	王　辰　席修明
		副主编	杜　斌　于凯江　詹庆元
			许　媛
53	普通外科学（第2版）	主　编	赵玉沛　姜洪池
		副主编	杨连粤　任国胜　陈规划
54	骨科学（第2版）	主　编	陈安民　田　伟
		副主编	张英泽　郭　卫　高忠礼
			贺西京
55	泌尿外科学（第2版）	主　审	郭应禄
		主　编	杨　勇　李　虹
		副主编	金　杰　叶章群
56	胸心外科学	主　编	胡盛寿
		副主编	孙立忠　王　俊　庄　建
57	神经外科学（第3版）	主　审	周良辅
		主　编	赵继宗　周定标
		副主编	王　硕　毛　颖　张建宁
			王任直

58	血管淋巴管外科学(第2版)	主 编	汪忠镐		
		副主编	王深明	俞恒锡	
59	小儿外科学(第2版)	主 审	王 果		
		主 编	冯杰雄	郑 珊	
		副主编	孙 宁	王维林	夏慧敏
60	器官移植学	主 审	陈 实		
		主 编	刘永锋	郑树森	
		副主编	陈忠华	朱继业	陈江华
61	临床肿瘤学	主 编	赫 捷		
		副主编	毛友生	沈 铿	马 骏
62	麻醉学	主 编	刘 进		
		副主编	熊利泽	黄宇光	
63	妇产科学(第2版)	主 编	曹泽毅	乔 杰	
		副主编	陈春玲	段 涛	沈 铿
			王建六	杨慧霞	
64	儿科学	主 编	桂永浩	申昆玲	
		副主编	毛 萌	杜立中	
65	耳鼻咽喉头颈外科学(第2版)	主 编	孔维佳	韩德民	
		副主编	周 梁	许 庚	韩东一
66	眼科学(第2版)	主 编	崔 浩	王宁利	
		副主编	杨培增	何守志	黎晓新
67	灾难医学	主 审	王一镗		
		主 编	刘中民		
		副主编	田军章	周荣斌	王立祥
68	康复医学	主 编	励建安		
		副主编	毕 胜		
69	皮肤性病学	主 编	王宝玺		
		副主编	顾 恒	晋红中	李 岷
70	创伤、烧伤与再生医学	主 审	王正国	盛志勇	
		主 编	付小兵		
		副主编	黄跃生	蒋建新	

全国高等学校第二轮医学研究生规划教材
评审委员会名单

顾　问

　　韩启德　桑国卫　陈　竺　赵玉沛

主任委员

　　刘德培

副主任委员（以汉语拼音为序）

　　曹雪涛　段树民　樊代明　付小兵　郎景和　李兰娟　王　辰
　　魏于全　杨宝峰　曾益新　张伯礼　张　运　郑树森

常务委员（以汉语拼音为序）

　　步　宏　陈安民　陈国强　冯晓源　冯友梅　桂永浩　柯　杨
　　来茂德　雷　寒　李　虹　李立明　李玉林　吕兆丰　瞿　佳
　　田勇泉　汪建平　文历阳　闫剑群　张学军　赵　群　周学东

委　员（以汉语拼音为序）

　　毕开顺　陈红专　崔丽英　代　涛　段丽萍　龚非力　顾　晋
　　顾　新　韩德民　胡大一　胡盛寿　黄从新　黄晓军　黄悦勤
　　贾建平　姜安丽　孔维佳　黎晓新　李春盛　李　和　李小鹰
　　李幼平　李占江　栗占国　刘树伟　刘永峰　刘中民　马建辉
　　马　辛　宁　光　钱家鸣　乔　杰　秦　川　尚　红　申昆玲
　　沈志祥　谌贻璞　石应康　孙　宁　孙振球　田　伟　汪　玲
　　王　果　王兰兰　王宁利　王深明　王晓民　王　岩　谢　鹏
　　徐志凯　杨东亮　杨　恬　药立波　尹　佳　于布为　余祥庭
　　张奉春　张　建　张祥宏　章静波　赵靖平　周春燕　周定标
　　周　晋　朱正纲

前　言

研究生教材《肾内科学》第 1 版已出版 6 年了,在这 6 年中,整个生命科学都在突飞猛进,肾内科学也已有很大进展,一些新的发病机制已被认识,许多新的诊疗手段已经涌现,甚至还发现了新肾脏疾病,为此研究生教材必须修订。为了适应这一新形势,《肾内科学》第 2 版不但对内容做了全面更新,而且篇幅也有很大增加,以飨读者。

一本好的研究生教材,应起码做到内容"可靠、准确、实用、先进",我们编者在这方面已做了极大努力,每一章初稿写完后,都要经过编者之间互审修改,再经过主编、副主编终审再改,最后才能定稿,本教材编写是非常严肃认真的。

一本好的研究生教材,还必须与应试性教育教材不同,不能简单地介绍知识,而要在启发学生批判性思维、创新性思维上下工夫,即不仅写"鱼"更要写"渔"。尽管本教材在这方面已做了不少努力,但是限于水平,还不是所有章节都做得很好,这留下了一些遗憾。

本教材的编者都是活跃在医疗、教学、科研工作第一线的硕、博士研究生导师,是老、中、青专家的结合。他们的工作都十分繁忙,是在百忙中为本教材撰稿,我们对他们付出的劳动和做出的贡献深深致谢。

希望这本研究生教材能受到广大读者欢迎,并期望大家能对我们不足之处给予批评指正。

谌贻璞　余学清

2014 年 11 月

目　录

第一篇　原发性肾小球疾病

第二篇　代谢病相关肾损害

第十篇　肾脏与高血压

第十一篇　泌尿系感染

第十二篇　急性肾损害

第十三篇　慢性肾衰竭

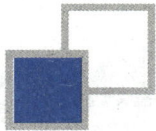

第一篇

原发性肾小球疾病

第一章 原发性肾病综合征

第一节 原发性肾病综合征的诊断

一、肾病综合征的概念及分类

肾病综合征(nephrotic syndrome, NS)系指各种原因导致的大量蛋白尿(>3.5g/d)、低白蛋白血症(<30g/L)、水肿和(或)高脂血症。其中大量蛋白尿和低白蛋白血症是诊断的必备条件,具备这两条再加水肿或(和)高脂血症 NS 诊断即可成立。

NS 可分为原发性、继发性和遗传性三大类(也有学者将遗传性归入继发性 NS)。继发性 NS 很常见,在我国常由糖尿病肾病、狼疮性肾炎、乙肝病毒相关性肾炎、过敏性紫癜性肾炎、恶性肿瘤相关性肾小球病、肾淀粉样变性和汞等重金属中毒引起。遗传性 NS 并不多见,在婴幼儿主要见于先天性 NS(芬兰型及非芬兰型),此外,少数 Alport 综合征患者也能呈现 NS。

二、原发性肾病综合征的诊断及鉴别诊断

原发性 NS 是原发性肾小球疾病的最常见临床表现。符合 NS 诊断标准,并能排除各种病因的继发性 NS 和遗传性疾病所致 NS,方可诊断原发性 NS。

如下要点能帮助原发性与继发性 NS 鉴别:

(一)临床表现

应参考患者的年龄、性别及临床表现特点,有针对性地排除继发性 NS,例如,儿童应重点排除乙肝病毒相关性肾炎及过敏性紫癜肾炎所致 NS;老年患者则应着重排除淀粉样变性肾病、糖尿病肾病及恶性肿瘤相关性肾小球病所致 NS;女性、尤其青中年患者均需排除狼疮性肾炎;对于使用不合格美白或祛斑美容护肤品病理诊断为肾小球微小病(minimal change disease, MCD)或膜性肾病(membranous nephropathy, MN)的年轻女性 NS 患者,应注意排除汞中毒可能。认真进行系统性疾病的有关检查,而且必要时进行肾穿刺病理活检可资鉴别。

(二)病理表现

原发性 NS 的主要病理类型为 MN(常见于中老年患者)、MCD(常见于儿童及部分老年患者)及局灶节段性肾小球硬化(focal segmental glomerular sclerosis, FSGS),另外,某些增生性肾小球肾炎如 IgA 肾病、系膜增生性肾炎、膜增生性肾炎、新月体肾炎等也能呈现 NS 表现。各种继发性肾小球疾病的病理表现,在多数情况下与这些原发性肾小球疾病病理表现不同,再结合临床表现进行分析,鉴别并不困难。

近年,利用免疫病理技术鉴别原发性(或称特发性)MN 与继发性 MN(在我国常见于狼疮性 MN、乙肝病毒相关性 MN、恶性肿瘤相关性 MN 及汞中毒相关性 MN 等)已有较大进展。现在认为,原发性 MN 是自身免疫性疾病,其中抗足细胞表面的磷脂酶 A2 受体(phospholipase A2 rreceptor, PLA2R)抗体是重要的自身抗体之一,它主要以 IgG4 形式存在,但是外源性抗原及非肾自身抗原诱发机体免疫反应导致的继发性 MN 却并非如此。基于上述认识,现在已用抗 IgG 亚类(包括 IgG1、IgG2、IgG3 和 IgG4)抗体及抗 PLA2R 抗体对肾组织进行免疫荧光或免疫组化检查,来帮助鉴别原、继发性 MN。

国内外研究显示,原发性 MN 患者肾小球毛细血管壁上沉积的 IgG 亚类主要是 IgG4,并常伴 PLA2R 沉积;而狼疮性 MN 及乙肝病毒相关性 MN 肾小球毛细血管壁上沉积的 IgG 主要是 IgG1、IgG2 或 IgG3,且不伴 PLA2R 沉积;恶性肿瘤相关性 MN 及汞中毒相关性 MN 毛细血管壁上沉积的 IgG 亚类也非 IgG4 为主,有否 PLA2R 沉积? 目前尚无研究报道。不过,并非所有检测结果都绝对如此,文献报道原发性 MN 患者肾小球毛细血管壁上以 IgG4 亚类沉积为主者占 81% ~ 100%,有 PLA2R 沉积者占 69% ~ 96%,所以仍有部分原发性 MN 患者可呈阴性结果,另外阳性结果也与继发性 MN 存在一定交叉。为此 IgG 亚类及 PLA2R 的免疫病理检查结

果仍然需要再进行综合分析,才能最后判断它在鉴别原、继发 MN 上的意义。

(三) 实验室检查

近年来,研究还发现一些原发性肾小球疾病病理类型的血清标志物,它们在一定程度上对鉴别原发性与继发性 NS 也有帮助。

1. 血清 PLA2R 抗体　美国 Beck 等研究显示 70% 的原发性 MN 患者血清中含有抗 PLA2R 抗体,而狼疮性肾炎、乙肝病毒相关性肾炎等继发性 MN 患者血清无此抗体,显示此抗体对于原发性 MN 具有较高的特异性。此后欧洲及中国的研究显示,原发性 MN 患者血清 PLA2R 抗体滴度还与病情活动度相关,病情缓解后抗体滴度降低或消失,复发时滴度再升高。不过,在原发性 MN 患者中,此血清抗体的阳性率为 57%~82%,所以阴性结果仍不能除外原发性 MN。

2. 可溶性尿激酶受体 (soluble urokinase receptor,suPAR)　Wei 等检测了 78 例原发性 FSGS、25 例 MCD、16 例 MN、7 例先兆子痫和 22 例正常人血清中 suPAR 的浓度,结果发现原发性 FSGS 患者血清 suPAR 浓度明显高于正常对照和其他肾小球疾病的患者,提示 suPAR 可能是原发性 FSGS 的血清学标志物。Huang 等的研究基本支持 Wei 的看法,同时发现随着 FSGS 病情缓解,血清 suPAR 水平也明显降低,但是他们的研究结果并不认为此检查能鉴别原发性及继发性 FSGS。为此,今后还需要更多的研究来进一步验证。就目前已发表的资料看,约 2/3 原发性 FSGS 患者血清 suPAR 抗体阳性,但是其检测结果与其他肾小球疾病仍有一定重叠,这些在分析试验结果时应该注意。

第二节　原发性肾病综合征的治疗原则、进展与展望

一、治疗原则

原发性 NS 的治疗原则主要有以下内容:①主要治疗:原发性 NS 的主要治疗药物是糖皮质激素(以下简称激素)和(或)免疫抑制剂,但是具体应用时一定要有区别地个体化地制定治疗方案。原发性 NS 的不同病理类型在药物治疗反应、肾损害进展速度及 NS 缓解后的复发上都存在很大差别,所以,首先应根据病理类型及病变程度来有区别地实施治疗;另外,还需要参考患者年龄、体重、有无激素及免疫抑制剂使用禁忌证、是否有生育需求、个人意愿采取不同的用药。有区别地个体化地制定激素和(或)免疫抑制剂的治疗方案,是现代原发性 NS 治疗的重要原则。②对症治疗:水肿(重时伴腹水及胸腔积液)是 NS 患者的常见症状,利尿治疗是主要的对症治疗手段。利尿要适度,以每日体重下降 0.5~1.0kg 为妥。如果利尿过猛可导致电解质紊乱、血栓栓塞及肾前性急性肾损害(acute kidney injury,AKI)。③防治并发症:加强对感染、血栓栓塞、蛋白质缺乏、脂代谢紊乱及 AKI 等并发症的预防与治疗(详见第三节叙述)。④保护肾功能:要努力防治疾病本身及治疗措施不当导致的肾功能恶化。

二、具体治疗药物及措施

(一) 免疫抑制治疗

1. 糖皮质激素　对免疫反应多个环节都有抑制作用:能抑制巨噬细胞对抗原的吞噬和处理;抑制淋巴细胞 DNA 合成和有丝分裂,破坏淋巴细胞,使外周淋巴细胞数量减少;抑制辅助性 T 细胞和 B 细胞,使抗体生成减少;抑制细胞因子如 IL-2 等生成,减轻效应期的免疫性炎症反应等。激素于 20 世纪 50 年代初开始应用于原发性 NS 治疗,至今仍是最常用的免疫抑制治疗药物。

我国在原发性 NS 治疗中激素的使用原则是:①起始足量:常用药物为泼尼松(或泼尼松龙)每日 1mg/kg (最高剂量 60mg/d),早晨顿服,口服 8~12 周,必要时可延长至 16 周(主要适用于 FSGS 患者);②缓慢减药:足量治疗后每 2~3 周减原用量的 10% 左右,当减至 20mg/d 左右 NS 易反复,应更缓慢减量;③长期维持:最后以最小有效剂量 (10mg/d 左右)再维持半年或更长时间,以后再缓慢减量至停药。这种缓慢减药和维持治疗方法可以巩固疗效、减少 NS 复发,更值得注意的是这种缓慢减药方法是预防肾上腺皮质功能不全或危象的较为有效方法。激素是治疗原发性 NS 的"王牌",但是副作用也很多包括感染、消化道出血及溃疡穿孔、高血压、水钠潴留、升高血糖、降低血钾、股骨头坏死、骨质疏松、精神兴奋、库欣综合征及肾上腺皮质功能不全等,使用时应密切监测。

2. 环磷酰胺 (cyclophosphamide)　此药是烷化剂类免疫抑制剂。破坏 DNA 的结构和功能,抑制细胞分裂和增殖,对 T 细胞和 B 细胞均有细胞毒性作用,由于 B 细胞生长周期长,故对 B 细胞影响大。是临床上治疗原发性 NS 最常用的细胞毒类药物,可以口服使用,也可以静脉注射使用,由于口服

与静脉治疗疗效相似,因此治疗原发性 NS 最常使用的方法是口服。具体用法为,每日 2mg/kg(常用 100mg/d),分 2～3 次服用,总量 6～12g。用药时需注意适当多饮水及避免睡前服药,并应对药物的各种副作用进行监测及处理。常见的药物副作用有骨髓抑制、出血性膀胱炎、肝损伤、胃肠道反应、脱发与性腺抑制(可能造成不育)。

3. **环孢素 A(cyclosporine A)** 是由真菌代谢产物提取得到的 11 个氨基酸组成环状多肽,可以人工合成。能选择性抑制 T 辅助细胞及 T 细胞毒效应细胞,选择性抑制 T 辅助性细胞合成 IL-2,从而发挥免疫抑制作用。不影响骨髓的正常造血功能,对 B 细胞、粒细胞及巨噬细胞影响小。已作为膜性肾病的一线用药,以及难治性 MCD 和 FSGS 的二线用药。常用量为每日 3～5mg/kg,分两次空腹口服,服药期间需监测药物谷浓度并维持在 100～200ng/ml。近年来,有研究显示用小剂量环孢素 A(每日 1～2mg/kg)治疗同样有效。该药起效较快,在服药 1 个月后可见到病情缓解趋势,3～6 个月后可以缓慢减量,总疗程为 1～2 年,对于某些难治性并对环孢素 A 依赖的病例,可采用小剂量每日 1～1.5mg/kg 维持相当长时间(数年)。若治疗 6 个月仍未见效果,再继续应用患者获得缓解机会不大,建议停用。当环孢素 A 与激素联合应用时,激素起始剂量常减半如泼尼松或泼尼松龙每日 0.5mg/kg。环孢素 A 的常见副作用包括急性及慢性肾损害、肝毒性、高血压、高尿酸血症、多毛及牙龈增生等,其中造成肾损害的原因较多(如肾前性因素所致 AKI、慢性肾间质纤维化所致慢性肾功能不全等),且有时此损害发生比较隐匿需值得关注。当血肌酐(SCr)较基础值增长超过 30%,不管是否已超过正常值,都应减少原药量的 25%～50% 或停药。

4. **他克莫司(tacrolimus)** 又称 FK-506,与红霉素的结构相似,为大环内脂类药物。其对免疫系统作用与环孢素 A 相似,两者同为钙调神经磷酸酶抑制剂,但其免疫抑制作用强,属高效新型免疫抑制剂。主要抑制 IL-2、IL-3 和干扰素 γ 等淋巴因子的活化和 IL-2 受体的表达,对 B 细胞和巨噬细胞影响较小。主要副作用是糖尿病、肾损害、肝损害、高钾血症、腹泻和手颤。腹泻可以致使本药血药浓度升高,又可以是其一种副作用,需要引起临床医师关注。该药物费用昂贵,是治疗原发性 NS 的二线用药。常用量为每日 0.05～0.1mg/kg,分两次空腹服用。服药物期间需监测药物谷浓度并维持在 5～

10ng/ml,治疗疗程与环孢素 A 相似。

5. **吗替麦考酚酯(mycophenolate mofetil)** 商品名骁悉(cellcept)。在体内代谢为吗替麦考酚酸,后者为次黄嘌呤单核苷酸脱氢酶抑制剂,抑制鸟嘌呤核苷酸的从头合成途径,选择性抑制 T、B 淋巴细胞,通过抑制免疫反应而发挥治疗作用。诱导期常用量为 1.5～2.0g/d,分 2 次空腹服用,共用 3～6 个月,维持期常用量为 0.5～1.0g/d,维持 6～12 个月。该药对部分难治性 NS 有效,但缺乏随机对照试验(RCT)的研究证据。该药物价格昂贵,由于缺乏 RCT 证据,现不作为原发性 NS 的一线药物,仅适用于一线药物无效的难治性病例。主要副作用是胃肠道反应(腹胀、腹泻)、感染、骨髓抑制(白细胞减少及贫血)及肝损害。特别值得注意的是,在免疫功能低下患者应用吗替麦考酚酯,可出现卡氏肺孢子虫肺炎、腺病毒或巨细胞病毒等严重感染,甚至威胁生命。

6. **来氟米特(leflunomide)** 商品名爱诺华。是一种有效的治疗类风湿关节炎的免疫抑制剂,在国内其适应证还扩大到治疗系统性红斑狼疮。此药通过抑制二氢乳清酸脱氢酶活性,阻断嘧啶核苷酸的生物合成,从而达到抑制淋巴细胞增殖的目的。国外尚无使用来氟米特治疗原发性 NS 的报道,国内小样本针对于 IgA 肾病合并 NS 的临床观察显示,激素联合来氟米特的疗效与激素联合吗替麦考酚酯的疗效相似,但是,后者本身在 IgA 肾病治疗中的作用就不肯定,因此,这个研究结果不值得推荐。新近一项使用来氟米特治疗 16 例难治性成人 MCD 的研究显示,来氟米特对这部分患者有效,并可以减少激素剂量。由于缺乏 RCT 研究证据,指南并不推荐用来氟米特治疗原发性 NS。治疗类风湿关节炎等病的剂量为 10～20mg/d,共用 6 个月,以后缓慢减量,总疗程为 1～1.5 年。主要副作用为肝损害、感染和过敏,国外尚有肺间质纤维化的报道。

(二)利尿消肿治疗

如果患者存在有效循环血容量不足,则应在适当扩容治疗后再予利尿剂治疗;如果没有有效循环血容量不足,则可直接应用利尿剂。

1. **利尿剂治疗** 轻度水肿者可用噻嗪类利尿剂联合保钾利尿剂口服治疗,中、重度水肿伴或不伴体腔积液者,应选用袢利尿剂静脉给药治疗(此时肠道黏膜水肿,会影响口服药吸收)。袢利尿剂宜先从静脉输液小壶滴入一个负荷量(如呋塞米 20～40mg,使髓袢的药物浓度迅速达到利尿阈值),

然后再持续泵注维持量(如呋塞米 5～10mg/h,以维持髓袢的药物浓度始终在利尿阈值上),如此才能获得最佳利尿效果。每日呋塞米的使用总量不超过200mg。"弹丸"式给药间期髓袢药物浓度常达不到利尿阈值,此时会出现"利尿后钠潴留"(髓袢对钠重吸收增强,出现"反跳"),致使袢利尿剂的疗效变差。另外,现在还提倡袢利尿剂与作用于远端肾小管及集合管的口服利尿药(前者如氢氯噻嗪,后者如螺内酯及阿米洛利)联合治疗,因为应用袢利尿剂后,远端肾单位对钠的重吸收会代偿增强,使袢利尿剂利尿效果减弱,并用远端肾单位利尿剂即能克服这一缺点。

2. 扩容治疗　对于合并有效血容量不足的患者,可静脉输注胶体液提高血浆胶体渗透压扩容,从而改善肾脏血流灌注,提高利尿剂疗效。临床常静脉输注血浆代用品右旋糖酐来进行扩容治疗,应用时需注意:①用含糖而不用含钠的制剂,以免氯化钠影响利尿疗效;②应用分子量为 20～40kDa 的制剂(即低分子右旋糖酐),以获得扩容及渗透性利尿双重疗效;③用药不宜过频,剂量不宜过大。一般而言,可以一周输注 2 次,每次输注 250ml,短期应用,而且如无利尿效果就应及时停药。盲目过大、过频繁地用药可能造成肾损害(病理显示近端肾小管严重空泡变性呈"肠管样",化验血清肌酐增高,原来激素治疗敏感者变成激素抵抗,出现利尿剂抵抗);④当尿量少于 400ml/d 时禁用,此时药物易滞留并堵塞肾小管,诱发急性肾衰竭。

由于人血制剂(血浆及白蛋白)来之不易,而且难以完全避免过敏反应及血源性感染,因此在一般情况下不提倡用人血制剂来扩容利尿。只有当患者尿量少于 400ml/d,又必须进行扩容治疗时,才选用血浆或白蛋白。

3. 利尿治疗疗效不好的原因　常见原因如下:①有效血容量不足的患者,没有事先静脉输注胶体液扩容,肾脏处于缺血状态,对袢利尿剂反应差;而另一方面滥用胶体液包括血浆制品及血浆代用品导致严重肾小管损伤(即前述的肾小管呈"肠管样"严重空泡变性)时,肾小管对袢利尿剂可完全失去反应,常需数月时间,待肾小管上皮细胞再生并功能恢复正常后,才能重新获得利尿效果。②呋塞米的血浆蛋白(主要为白蛋白)结合率高达91%～97%。低白蛋白血症可使其血中游离态浓度升高,肝脏对其降解加速;另外,结合态的呋塞米又能随白蛋白从尿排出体外。因此,低白蛋白血症可使呋塞米的有效血浓度降低及作用时间缩短,故

而利尿效果下降。③袢利尿剂没有按前述要求规范用药,尤其值得注意的是:中重度 NS 患者仍旧口服给药,肠黏膜水肿致使药物吸收差;间断静脉"弹丸"式给药,造成给药间期"利尿后钠潴留";不配合服用作用于远端肾单位的利尿药,削弱了袢利尿剂疗效。④NS 患者必须严格限盐(摄取食盐 2～3g/d),而医师及患者忽视限盐的现象在临床十分普遍,不严格限盐上述药物的利尿效果会显著减弱。临床上,对于少数利尿效果极差的难治性重度水肿患者,可采用血液净化技术进行超滤脱水治疗。

(三) 血管紧张素Ⅱ拮抗剂治疗

大量蛋白尿是 NS 的最核心问题,由它引发 NS 的其他临床表现(低蛋白血症、高脂血症、水肿和体腔积液)和各种并发症。此外,持续性大量蛋白尿本身可导致肾小球高滤过,增加肾小管蛋白重吸收,加速肾小球硬化,加重肾小管损伤及肾间质纤维化,影响疾病预后。因此减少尿蛋白在 NS 治疗中十分重要。

近年来,常用血管紧张素转换酶抑制剂(ACEI)或血管紧张素 AT1 受体阻断剂(ARB)作为 NS 患者减少尿蛋白的辅助治疗。研究证实,ACEI或 ARB 除具有降压作用外,还有确切的减少尿蛋白排泄(可减少 30%～50%)和延缓肾损害进展的肾脏保护作用。其独立于降压的肾脏保护作用机制包括:①对肾小球血流动力学的调节作用。此类药物既扩张入球小动脉,又扩张出球小动脉,但是后一作用强于前一作用,故能使肾小球内高压、高灌注和高滤过降低,从而减少尿蛋白排泄,保护肾脏;②非血流动力学的肾脏保护效应。此类药能改善肾小球滤过膜选择通透性,改善足细胞功能,减少细胞外基质蓄积,故能减少尿蛋白排泄,延缓肾小球硬化及肾间质纤维化。因此,具有高血压或无高血压的原发性 NS 患者均宜用 ACEI 或 ARB 治疗,前者能获得降血压及降压依赖性肾脏保护作用,而后者可以获得非降压依赖性肾脏保护效应。

应用 ACEI 或 ARB 应注意如下事项:①NS 患者在循环容量不足(包括利尿、脱水造成的血容量不足,及肾病综合征本身导致的有效血容量不足)情况下,应避免应用或慎用这类药物,以免诱发AKI。②肾功能不全或(和)尿量较少的患者服用这类药物,尤其与保钾利尿剂(螺内酯等)联合使用时,要监测血钾浓度,谨防高钾血症发生。③对激素及免疫抑制剂治疗敏感的患者,如 MCD 患者,蛋白尿能很快消失,无必要也不建议服用这类药物。

④不推荐 ACEI 和 ARB 联合使用。

三、不同病理类型的治疗方案

（一）膜性肾病

应争取将 NS 治疗缓解或者部分缓解,无法达到时,则以减轻症状、减少尿蛋白排泄、延缓肾损害进展及防治并发症作为治疗重点。MN 患者尤应注意防治血栓栓塞并发症。

本病不提倡单独使用激素治疗;推荐使用足量激素(如泼尼松或泼尼松龙始量每日 1mg/kg)联合细胞毒类药物(环磷酰胺)治疗,或较小剂量激素(如泼尼松或泼尼松龙始量每日 0.5mg/kg)联合环孢素 A 或他克莫司治疗;激素相对禁忌或不能耐受者,也可以单独使用环孢素 A 或他克莫司治疗。对于使用激素联合环磷酰胺治疗无效的病例可以换用激素联合环孢素 A 或他克莫司治疗,反之亦然;对于治疗缓解后复发病例,可以重新使用原方案治疗。

2012 年 KDIGO 制定的肾小球肾炎临床实践指南,推荐 MN 所致 NS 患者应用激素及免疫抑制剂治疗的适应证如下:①尿蛋白持续超过 4g/d,或是较基线上升超过 50%,经抗高血压和抗蛋白尿治疗 6 个月未见下降(1B 级证据);②出现严重的、致残的、或威胁生命的 NS 相关症状(1C 级证据);③诊断 MN 后的 6～12 个月内 SCr 上升≥30%,能除外其他原因引起的肾功能恶化(2C 级证据)。而出现以下情况建议不用激素及免疫抑制剂治疗:①SCr 持续>3.5mg/dl(>309μmol/L)或估算肾小球滤过率(eGFR)<30ml/(min·1.73m²);②超声检查肾脏体积明显缩小(如长径<8cm);③合并严重的或潜在致命的感染。上述意见可供国人参考。

（二）微小病变肾病

应力争将 NS 治疗缓解。本病所致 NS 对激素治疗十分敏感,治疗后 NS 常能完全缓解,但是缓解后 NS 较易复发,而且多次复发即可能转型为 FSGS,这必须注意。

初治病例推荐单独使用激素治疗;对于多次复发或激素依赖的病例,可选用激素与环磷酰胺联合治疗;担心环磷酰胺影响生育者或者经激素联合环磷酰胺治疗后无效或仍然复发者,可选用较小剂量激素(如泼尼松或泼尼松龙始量每日 0.5mg/kg)与环孢素 A 或他克莫司联合治疗,或单独使用环孢素 A 或他克莫司治疗;对于环磷酰胺、环孢素 A 或他克莫司等都无效或不能耐受的病例,可改用吗替麦考酚酯治疗。对于激素抵抗型患者需重复肾活检,

以排除 FSGS。

（三）局灶节段性肾小球硬化

应争取将 NS 治疗缓解或部分缓解,但是无法获得上述疗效时,则应改变目标将减轻症状、减少尿蛋白排泄、延缓肾损害进展及防治并发症作为治疗重点。既往认为本病治疗效果差,但是,近年来的系列研究显示约有 50% 患者应用激素治疗仍然有效,但显效较慢。其中,顶端型 FSGS 的疗效与 MCD 相似。

目前,推荐使用足量激素治疗,如果 NS 未缓解,可持续足量服用 4 个月,完全缓解后逐渐减量至维持剂量,再服用 0.5～1 年;对于激素抵抗或激素依赖病例可以选用较小剂量激素(如泼尼松或泼尼松龙始量每日 0.5mg/kg)与环孢素 A 或他克莫司联合治疗,有效病例环孢素 A 可在减量至每日 1～1.5mg/kg 后,维持服用 1～2 年。激素相对禁忌或不能耐受者,也可以单独使用环孢素 A 或他克莫司治疗。不过对 SCr 升高及有较明显肾间质的患者,使用环孢素 A 或他克莫司要谨慎。应用细胞毒药物(如环磷酰胺)、吗替麦考酚酯治疗本病目前缺乏循证医学证据。

（四）系膜增生性肾炎

非 IgA 肾病的系膜增生性肾炎在西方国家较少见,而我国病例远较西方国家多。本病所致 NS 的治疗方案,要据肾小球的系膜病变程度、尤其是系膜基质增多程度来决定。轻度系膜增生性肾炎所致 NS 的治疗目标及方案与 MCD 相同,且疗效及转归与 MCD 也十分相似;而重度系膜增生性肾炎所致 NS 可参考原发性 FSGS 的治疗方案治疗。

（五）膜增生性肾炎

原发性膜增生性肾炎较少见,疗效很差。目前并无循证医学证据基础上的有效治疗方案可被推荐,临床上可以试用激素加环磷酰胺治疗,无效者还可试用较小量糖皮质激素加吗替麦考酚酯治疗。如果治疗无效,则应停用上述治疗。

（六）IgA 肾病

约 1/4 IgA 肾病患者可出现大量蛋白尿(>3.5g/d),而他们中仅约一半患者呈现 NS。现在认为,部分呈现 NS 的 IgA 肾病实际为 IgA 肾病与 MCD 的重叠(免疫荧光表现符合 IgA 肾病,而光镜及电镜表现支持 MCD),这部分患者可参照 MCD 的治疗方案进行治疗,而且疗效及转归也与 MCD 十分相似;而另一部分患者是 IgA 肾病本身导致 NS(免疫荧光表现符合 IgA 肾病,光镜及电镜表现为增生性肾小球肾炎或 FSGS),这部分患者似可参照

相应的增生性肾小球肾炎及 FSGS 的治疗方案进行治疗。

应当指出的是，上述多数治疗建议是来自于西方国家的临床研究总结，值得从中借鉴，但是是否完全符合中国情况？这还必须通过我们自己的实践来进一步验证及总结，不应该教条地盲目应用。同时还应指出，上述治疗方案是依据疾病普遍性面对群体制订的，而在临床实践中患者情况多种多样，必须具体问题具体分析，个体化地实施治疗。

四、难治性肾病综合征的治疗

(一) 难治性肾病综合征的概念

目前，尚无难治性 NS 一致公认的定义。一般认为，难治性 NS 包括激素抵抗性、激素依赖性及频繁复发性的原发性 NS。激素抵抗性 NS 系指用激素规范化治疗 8 周（FSGS 病例需 16 周）仍无效者；激素依赖性 NS 系指激素治疗缓解病例，在激素撤减过程中或停药后 14 天内 NS 复发者；频繁复发性 NS 系指经治疗缓解后半年内复发≥2 次，或 1 年内复发≥3 次者。难治性肾病综合征的患者由于病程较长，病情往往比较复杂，临床治疗上十分棘手。

(二) 难治性肾病综合征的常见原因

遇见难治性 NS 时，应仔细寻找原因。可能存在如下原因：

1. 诊断错误 误将一些继发性肾病（如淀粉样变性肾病等）和特殊的原发性肾病（如脂蛋白肾病、纤维样肾小球病等）当成了普通原发性肾小球疾病应用激素治疗，当然不能取得满意疗效。

2. 激素治疗不规范 包括：①重症 NS 患者仍然口服激素治疗，由于肠黏膜水肿药物吸收差，激素血浓度低影响疗效；②未遵守"足量、慢减、长期维持"的用药原则，例如始量不足、"阶梯式"加量、或减药及停药过早过快，都会降低激素疗效。③忽视药物间相互作用，例如卡马西平和利福平等药能使泼尼松龙的体内排泄速度增快，血药浓度降低过快，影响激素治疗效果。

3. 静脉输注胶体液不当 前文已叙，过频输注血浆制品或血浆代用品导致肾小管严重损伤（肾小管呈"肠管样"严重空泡变性）时，患者不但对利尿剂完全失去反应，而且原本激素敏感的病例（如MCD）也可能变成激素抵抗。

4. 肾脏病理的影响 激素抵抗性 NS 常见于膜增生性肾炎及部分 FSGS 和 MN；频繁复发性 NS 常见于 MCD 及轻度系膜增生性肾炎（包括 IgA 肾病及非 IgA 肾病），而它们多次复发后也容易变成

激素依赖性 NS，甚至转换成 FSGS 变为激素抵抗。

5. 并发症的影响 NS 患者存在感染、肾静脉血栓、蛋白营养不良等并发症时，激素疗效均会降低。年轻患者服激素后常起痤疮，痤疮上的"脓头"就能显著影响激素疗效，需要注意。

6. 遗传因素 近十余年研究发现，5%～20%的激素抵抗性 NS 患者的肾小球足细胞存在某些基因突变，它们包括导致 nephrin 异常的 *NPHS1* 基因突变、导致 podocin 异常的 *NPHS2* 基因突变、导致 CD2 相关蛋白异常的 *CD2AP* 基因突变、导致细胞骨架蛋白 α-辅肌动蛋白 4（α-actinin 4）异常的 *ACTIN4* 基因突变、以及导致 WT-1 蛋白异常的 *WT-1* 基因突变等。

(三) 难治性肾病综合征的治疗对策

难治性 NS 的病因比较复杂，有的病因如基因突变难以克服，但多数病因仍有可能改变，从而改善 NS 难治状态。对难治性 NS 的治疗重点在于明确肾病诊断，寻找可逆因素，合理规范用药。现将相应的治疗措施分述如下：

1. 明确肾病诊断 临床上常见的误诊原因为：①未做肾穿刺病理检查；②进行了肾穿刺活检，但是肾组织未做电镜检查（如纤维样肾小球病等将漏诊）及必要的特殊组化染色（如刚果红染色诊断淀粉样变病）和免疫组化染色检查（如载脂蛋白ApoE 抗体染色诊断脂蛋白肾病）；③病理医师与临床医师沟通不够，没有常规进行临床-病理讨论。所以，凡遇难治性 NS，都应仔细核查有无病理诊断不当或错误的可能，必要时应重复肾活检，进行全面的病理检查及临床-病理讨论，以最终明确疾病诊断。

2. 寻找及纠正可逆因素 某些导致 NS 难治的因素是可逆的，积极寻找及纠正这些可逆因素，就可能改变"难治"状态。它们包括：①规范化应用激素和免疫抑制剂：对于激素使用不当的 MCD 患者，在调整激素用量或（和）改变给药途径后，就能使部分激素"抵抗"患者变为激素有效。MN 应避免单用激素治疗，从开始就应激素联合环磷酰胺或环孢素 A 治疗；多次复发的 MCD 也应激素联合环磷酰胺或环孢素 A 治疗。总之，治疗规范化极重要。②合理输注胶体液：应正确应用血浆代用品或血浆制剂扩容，避免滥用导致严重肾小管损伤，而一旦发生就应及时停用胶体液，等待受损肾小管恢复（常需数月），只有肾小管恢复正常后激素才能重新起效。③纠正 NS 并发症：前文已述，感染、肾静脉血栓、蛋白营养不良等并发症都可能影响激素疗

效,应尽力纠正。

3. 治疗无效病例的处置 尽管已采取上述各种措施,仍然有部分难治性 NS 患者病情不能缓解,尤其是肾脏病理类型差(如膜增生性肾炎和部分 MN 及 FSGS)和存在某些基因突变者。这些患者应该停止激素及免疫抑制剂治疗,而采取 ACEI 或 ARB 治疗及中药治疗,以期减少尿蛋白排泄及延缓肾损害进展。大量蛋白尿本身就是肾病进展的危险因素,因此,对这些患者而言,能适量减少尿蛋白就是成功,就可能对延缓肾损害进展有利。而盲目地继续应用激素及免疫抑制剂,不但不能获得疗效,反而可能诱发严重感染等并发症,危及生命。

五、对现有治疗的评价及展望

综上所述,实施有区别的个体化治疗是治疗原发性 NS 的重要原则及灵魂所在。首先应根据 NS 患者的病理类型及病变程度,其次要考虑患者年龄、体重、有无用药禁忌证、有无生育需求及个人用药意愿,来有区别地个体化地制订治疗方案。现在国内肾穿刺病理检查已逐渐推广,这就为实施有区别的个体化的治疗,提高治疗效果奠定了良好基础。

激素及免疫抑制剂用于原发性 NS 治疗已经 60 余年,积累了丰富经验。新的药物及制剂不断涌现,尤其环磷酰胺、环孢素 A、他克莫司、吗替麦可酚酯等免疫抑制剂的先后问世,也为有区别地进行个体化治疗提供了更多有效手段。

尽管原发性 NS 的治疗取得了很大进展,但是,治疗药物至今仍主要局限于激素及某些免疫抑制剂。用这样的治疗措施,不少病理类型和病变程度较重的患者仍不能获得良好的治疗效果,一些治疗有效的患者也不能克服停药后的疾病复发,而且激素及免疫抑制剂都有着各种副作用,有些副作用甚至可以致残或导致死亡。所以开发新的治疗措施及药物,提高治疗疗效,减少治疗副作用仍是亟待进行的工作,且任重而道远。

继续深入研究阐明不同类型肾小球疾病的发病机制,进而针对机制的不同环节寻求相应干预措施,是开发新药的重要途径。例如,近年已发现肾小球足细胞上的 PLA2R 能参与特发性 MN 发病,而 suPAR 作为血清中的一种通透因子也能参与 FSGS 致病,如果今后针对它们能够发掘出有效的干预方法及治疗药物,即可能显著提高这些疾病的治疗疗效。最近已有使用利妥昔单抗(抗 CD20 分子的单克隆抗体)治疗特发性 MN 成功的报道,经过利妥昔单抗治疗后,患者血清抗 PLA2R 抗体消失,MN 获得缓解,而且副作用少。

治疗措施和药物的疗效及安全性需要高质量的临床 RCT 试验进行验证。但是在治疗原发性 NS 上我国的 RCT 试验很少,所以我国肾病学界应该联手改变这一状态,以自己国家的多中心 RCT 试验资料,来指导医疗实践。

第三节 原发性肾病综合征的常见并发症

原发性 NS 的常见并发症包括:感染、血栓和栓塞、急性肾损伤、高脂血症及蛋白质代谢紊乱等。所有这些并发症的发生都与 NS 的核心病变——大量蛋白尿和低白蛋白血症具有内在联系。由于这些并发症常使患者的病情复杂化,影响治疗效果,甚至危及生命,因此,对它们的诊断及防治也是原发性 NS 治疗中非常重要的一部分。

一、感染

感染是原发性 NS 的常见并发症,也是导致患者死亡的重要原因之一。随着医学的进展,现在感染导致患者死亡已显著减少,但在临床实践中它仍是我们需要警惕和面对的重要问题。特别是对应用激素及免疫抑制剂治疗的患者,感染常会影响治疗效果和整体预后,处理不好仍会危及生命。

原发性 NS 患者感染的发生主要与以下因素有关:①大量蛋白尿导致免疫球蛋白及部分补体成分从尿液丢失,如出现非选择性蛋白尿时大量 IgG 及补体 B 因子丢失,导致患者免疫功能受损。②使用激素和(或)免疫抑制剂治疗导致患者免疫功能低下。③长期大量蛋白尿导致机体营养不良,抵抗力降低。④严重皮下水肿乃至破溃,细菌容易侵入引起局部软组织感染;大量腹水容易发生自发性腹膜炎。它们严重时都能诱发败血症。

常见的感染为呼吸道感染、皮肤感染、肠道感染、尿路感染和自发性腹膜炎,病原微生物有细菌(包括结核菌)、真菌、病毒、支原体和卡氏肺孢子虫等。

有关预测原发性 NS 患者发生感染的临床研究还很缺乏。一项儿科临床观察显示,若患儿血浆白蛋白小于 15g/L,其发生感染的相对危险度(relative risk,RR)是高于此值患儿的 9.8 倍,因此尽快使 NS 缓解是预防感染发生的关键。一项日本的临床研究表明,成人 NS 患者感染发生率为 19%,其危险因素是:血清 IgG<6g/L（RR＝6.7），SCr>176.8μmol/L（2mg/dl）（RR＝5.3）。对于血清 IgG<600mg/dl 的患者，每4周静脉输注丙种球蛋白 10～15g，可以明显地预防感染发生。

需要注意，正在用激素及免疫抑制剂治疗的患者，其发生感染时临床表现可能不典型，患者可无明显发热，若出现白细胞升高及轻度核左移也容易被误认为是激素引起，因此对这些患者更应提高警惕，应定期主动排查感染，包括一些少见部位的感染如肛周脓肿。

感染的预防措施包括：①注意口腔护理，可以使用抑制细菌及真菌的漱口液定时含漱，这对使用强化免疫抑制治疗（如甲泼尼龙冲击治疗）的患者尤为重要。对于严重皮下水肿致皮褶破溃渗液的患者，需要加强皮肤护理，防治细菌侵入。②使用激素及免疫抑制剂时，要严格规范适应证、药量及疗程，并注意监测外周血淋巴细胞及 CD4$^+$淋巴细胞总数的变化，当淋巴细胞计数<600/μl 或（和）CD4$^+$淋巴细胞计数<200/μl 时，可以给予复方磺胺甲噁唑（即复方新诺明）预防卡氏肺孢子虫感染，具体用法为每周两次，每次两片（每片含磺胺甲噁唑 400mg 和甲氧苄啶 80mg）。③对于血清 IgG<6g/L 或反复发生感染的患者，可以静脉输注丙种球蛋白来增强体液免疫；对于淋巴细胞计数<600/μl 或（和）CD4$^+$淋巴细胞计数<200/μl 的患者，可以肌注或静脉输注胸腺肽来改善细胞免疫。④对于反复发生感染者，还可请中医辨证施治，予中药调理预防感染。虽然在临床实践中，我们发现中药调理能够发挥预防感染的作用，但是，目前还缺乏循证医学证据支持。

需要指出的是，若使用激素及免疫抑制剂患者发生了严重感染，可以将这些药物尽快减量或者暂时停用，因为它们对控制感染不利，而且合并感染时它们治疗 NS 的疗效也不佳。但是，某些重症感染如卡氏肺包虫肺炎却不宜停用激素，因为激素能减轻间质性肺炎，改善缺氧状态，降低病死率。

二、血栓和栓塞

NS 合并血栓、栓塞的发生率为 10%～42%，常见肾静脉血栓（RVT）、其他部位深静脉血栓和肺栓塞。动脉血栓较为少见。血栓和栓塞的发生率与 NS 的严重程度、肾小球疾病的种类有关，但检测手段的敏感性也影响本病的发现。

（一）发病机制

NS 易并发血栓、栓塞主要与血小板活化、凝血及纤溶异常、血液黏稠度增高相关。临床观察发现：①NS 患者血小板功能常亢进，甚至数量增加，患者血清血栓素（TXA2）及血管假性血友病因子（vWF）增加，可促使血小板聚集、黏附功能增强并被激活。②低白蛋白血症刺激肝脏合成蛋白，导致血中大分子的凝血因子Ⅰ、Ⅱ、Ⅴ、Ⅶ、Ⅷ、Ⅹ浓度升高；而内源性抗凝物质（凝血酶Ⅲ及蛋白 C、S）因分子量小随尿丢失至血浓度降低。③纤溶酶原分子量较小随尿排出，血清浓度降低，而纤溶酶原激活物抑制物 PAI-1 及纤溶酶抑制物 α2 巨球蛋白血浓度升高。上述变化导致血栓易于形成而不易被溶解。④NS 患者有效血容量不足血液浓缩及出现高脂血症等，致使血液黏稠度增高，也是导致血栓发生的危险因素。此外，不适当地大量利尿以及使用激素治疗也能增加血栓形成的风险。

肾小球疾病的病理类型也与血栓、栓塞并发症有关：MN 的发生率最高，为 29%～60%，明显高于 MCD 和 FSGS（分别为 24.1% 和 18.8%），MN 合并血栓的风险是 IgA 肾病的 10.8 倍，并易发生有临床症状的急性静脉主干血栓如肾静脉、肺血管主干血栓，原因至今未明。

研究认为，能预测 NS 患者血栓、栓塞并发症风险的指标为：①血浆白蛋白<20g/L，新近发现 MN 患者血浆白蛋白<28g/L 血栓栓塞风险即明显升高；②病理类型为 MN；③有效血容量明显不足。

（二）临床表现与影像学检查

血栓、栓塞并发症的临床表现可能非常不明显，以肾静脉血栓为例，多数分支小血栓并没有临床症状。因此，要对 NS 患者进行认真细致地观察，必要时及时做影像学检查，以减少漏诊。患者双侧肢体水肿不对称，提示水肿较重的一侧肢体有深静脉血栓可能；腰痛、明显血尿、B 超发现一侧或双侧肾肿大以及不明原因的 AKI，提示肾静脉血栓；胸闷、气短、咯血和胸痛提示肺栓塞。

在肾静脉血栓诊断方面，多普勒超声有助于发现肾静脉主干血栓，具有方便、经济和无损伤的优点，但是敏感性低，而且检查准确性较大程度地依赖操作者技术水平。CT 及磁共振肾静脉成像有较好的诊断价值，而选择性肾静脉造影仍是诊断的"金指标"。在肺栓塞诊断上，核素肺通气/灌注扫描是较为敏感、特异的无创性诊断手段。CT 及磁共振肺血管成像及超声心动图也可为诊断提供帮助，后者可发现肺动脉高压力、右心室和（或）右心房扩大等征象。肺动脉造影是诊断肺栓塞的"金标准"，发现栓塞后还可以局部溶栓。上述血管成像检查均需要使用对比剂(包括用于 X 线检查的碘对比剂及用于磁共振检查的钆对比剂),故应谨防对比剂肾损害,尤其是对已有肾损害的患者。

(三) 预防与治疗

原发性 NS 并发血栓、栓塞的防治至今没有严格的 RCT 临床研究报道,目前的防治方案主要来自小样本的临床观察。

1. 血栓、栓塞并发症的预防 比较公认的观点是,NS 患者均应服用抗血小板药物,而当血浆白蛋白<20g/L 时即开始抗凝治疗。对于 MN 患者抗凝指征应适当放宽一些。Lionaki S 等研究显示,MN 患者血浆白蛋白≤28g/L 深静脉血栓形成的风险是>28g/L 者的 2.5 倍,血浆白蛋白每降低 10g/L,深静脉血栓的风险增加 2 倍,因此,目前有学者建议 MN 患者血浆白蛋白<28g/L 即应予预防性抗凝治疗。抗凝药物常采用肝素或低分子肝素皮下注射或口服华法林。口服华法林时应将凝血酶原时间的国际标准化比率(INR)控制在 1.5 ~ 2.0 之间,华法林与多种药物能起相互反应,影响(增强或减弱)抗凝效果,用药时需要注意。

2. 血栓、栓塞并发症的治疗 血栓及栓塞并发症一旦发生即应尽快采用如下治疗:

(1) 溶栓治疗:引起急性肾衰竭的急性肾静脉主干大血栓,或导致收缩压下降至 < 11.97kPa(90mmHg)的急性肺栓塞,均应考虑进行溶栓治疗。既往常用尿激酶进行溶栓,最适剂量并未确定,可考虑用 6 万 ~ 20 万 U 稀释后缓慢静脉滴注,每日 1 次,10 ~ 14 日 1 个疗程;现在也可采用重组人组织型纤溶酶原激活剂治疗,它能选择性地与血栓表面的纤维蛋白结合,纤溶效力强,用量 50mg 或 100mg,开始时在 1 ~ 2 分钟内静脉推注 1/10 剂量,剩余的 9/10 剂量稀释后缓慢静脉滴注,2 小时滴完。使用重组人组织型纤溶酶原激活剂要监测血清纤维蛋白原浓度,避免过低引起出血。国内多中心研究结果显示,50mg 及(或)100mg 两种剂量的疗效相似,而前者出血风险明显降低。

(2) 抗凝治疗:一般而言,原发性 NS 患者出现血栓、栓塞并发症后要持续抗凝治疗半年,若 NS 不缓解且血清白蛋白仍<20g/L 时,还应延长抗凝时间,否则血栓、栓塞并发症容易复发。用口服华法林进行治疗时,由于华法林起效慢,故需在开始服用的头 3 ~ 5 天,与肝素或低分子肝素皮下注射重叠,直至 INR>2.0 后才停用肝素或低分子肝素。在整个服用华法林期间都一定要监测 INR,控制 INR 在 2.0 ~ 2.5 范围。若使用重组人组织型纤溶

酶原激活进行溶栓治疗,则需等血清纤维蛋白原浓度回复正常后,才开始抗凝治疗。

三、急性肾损伤

由原发性 NS 引起的 AKI 主要有如下两种:①有效血容量不足导致的肾前性 AKI,常只出现轻、中度氮质血症。②机制尚不清楚的特发性 AKI,常呈现急性肾衰竭(ARF)。至于肾小球疾病本身(如新月体性肾小球肾炎)引起的 AKI、治疗药物诱发的 AKI(如药物过敏所致急性间质肾炎或肾毒性药物所致急性肾小管坏死),以及 NS 并发症(如急性肾静脉主干血栓)所致 AKI,均不在此讨论。

(一) 急性肾前性氮质血症

严重的低白蛋白血症导致血浆胶体渗透压下降,水分渗漏至皮下及体腔,致使有效循环容量不足,肾灌注减少,而诱发急性肾前性氮质血症。临床上出现血红蛋白增高、体位性心率及血压变化(体位迅速变动如从卧到坐或从坐到站时,患者心率加快、血压下降,重时出现体位性低血压,乃至虚脱)、化验血尿素氮(BUN)与 SCr 升高,但是 BUN 升高幅度更大(两者均以 mg/dl 作单位时,BUN 与 SCr 之比值>20∶1,这是由于肾脏灌注不足时,原尿少在肾小管中流速慢,其中尿素氮被较多地重吸收入血导致)。急性肾前性氮质血症者应该用胶体液扩容,然后利尿,扩容利尿后肾功能即能很快恢复正常。盲目增加袢利尿剂剂量,不但不能获得利尿效果,反而可能造成肾素-血管紧张素系统及交感神经系统兴奋,进一步损害肾功能。而且,这类患者不能用 ACEI 或 ARB 类药物,它们也会加重肾前性氮质血症。

(二) 特发性急性肾衰竭

特发性 ARF 最常见于复发性 MCD,也可有时见于其他病理类型,机制不清,某些病例可能与大量尿蛋白形成管型堵塞肾小管和(或)肾间质水肿压迫肾小管相关。患者的临床特点是:年龄较大(有文献报道平均 58 岁),尿蛋白量大(常多于 10g/d),血浆白蛋白低(常低于 20g/L),常在 NS 复发时出现 AKI(经常为少尿性急性肾衰竭)。特发性 ARF 要用除外法进行诊断,即必须一一排除各种病因所致 ARF 后才能诊断。对特发性 ARF 的治疗措施包括:①积极治疗基础肾脏病。由于绝大多数患者的基础肾脏病是 MCD,故应选用甲泼尼龙冲击治疗(每次 0.5 ~ 1.0g 稀释后静脉滴注,每日或隔日 1 次,3 次为一个疗程),以使 MCD 尽快缓解,患者尿液增多冲刷掉肾小管中管型,使肾功能恢

复。②进行血液净化治疗。血液净化不但能清除尿毒素、纠正水电解质酸碱平衡紊乱，维持生命赢得治疗时间；而且还能通过超滤脱水，使患者达到干体重，减轻肾间质水肿，促肾功能恢复。③口服或输注碳酸氢钠。可碱化尿液，防止肾小管中蛋白凝固成管型，并可纠正肾衰竭时的代谢性酸中毒。大多数患者经上述有效治疗后肾功能可完全恢复正常，但往往需要较长恢复时间（4～8周）。必须注意，此 AKI 并非有效血容量不足引起，盲目输注胶体液不但不能使 AKI 改善，反而可能引起急性肺水肿。

四、脂肪代谢紊乱

高脂血症是 NS 的表现之一。统计表明约有80%的患者存在高胆固醇血症、高低密度脂蛋白血症及不同程度的高三酰甘油血症。高脂血症不仅可以进一步损伤肾脏，而且还可使心脑血管并发症增加，因此，合理有效地控制血脂，也是原发性 NS 治疗的重要组成部分。

NS 合并高脂血症的机制尚未完全阐明，已有的研究资料提示：高胆固醇血症发生的主要原因是 NS 时肝脏脂蛋白合成增加（大量蛋白尿致使肝脏合成蛋白增加，合成入血的脂蛋白因分子量大不能从肾滤过排除，导致血浓度增高），而高三酰甘油血症发生的主要原因是体内降解减少（NS 时脂蛋白脂酶从尿中丢失，使其在活性下降，导致三酰甘油的降解减少）。

对于激素治疗反应良好的 NS 病理类型（如MCD），不要急于应用降脂药，NS 缓解后数月内血脂往往即能自行恢复正常，这样可使患者避免发生不必要的药物副作用及增加医疗花费。若应用激素及免疫抑制剂治疗，NS 不能在短期内缓解甚至无效时（如某些 MN 患者），则应予降脂药物治疗。以高胆固醇血症为主要表现者，应选用羟甲基戊二酰辅酶 A（HMG-CoA）还原酶抑制剂，即他汀类药物，每晚睡前服用，服药期间要注意肝及肌肉损害（严重者可出现横纹肌溶解）副作用。以高三酰甘油血症为主要表现者，应选用纤维酸衍生物类药，即贝特类药物，用药期间注意监测肝功能。另外，所有高脂血症患者均应限制脂肪类食物摄入，高三酰甘油血症患者还应避免糖类摄入过多。

五、甲状腺功能减退

相当一部分原发性 NS 患者血清甲状腺素水平低下，这是由于与甲状腺素结合的甲状腺结合球蛋白（分子量 60kDa）从尿液中大量丢失而导致。观察表明，约50%的患者血中的总 T3 及总 T4 下降，但是游离 T3（FT3）、游离 T4（FT4）及促甲状腺素（TSH）正常。患者处于轻度的低代谢状态，这可能有利于 NS 患者的良性调整，避免过度能量消耗，因此不需要干预。

不过个别患者可出现甲状腺功能减退症的表现，以致使本来激素敏感的病理类型使用激素治疗不能获得预期效果。这时需要仔细监测患者的甲状腺功能，若 FT3、FT4 下降，特别是 TSH 升高时，在认真排除其他病因导致的甲状腺功能减退症后，可给予小剂量甲状腺素治疗（左甲状腺素 25～50μg/d），常能改善患者的一般状况及对激素的敏感性。虽然这种治疗方法尚缺乏 RCT 证据，但在临床实践中具有一定效果。这一经验治疗方法还有待于今后进一步的临床试验验证。

（周福德）

参　考　文　献

1. 章友康，刘刚. 肾病综合征//谌贻璞. 肾内科学. 北京：人民卫生出版社，2008：1-12.
2. Zhou FD, Zhao MH, Zou WZ, et al. The changing spectrum of primary glomerular diseases within 15 years: A survey of 3331 patients in a single Chinese centre. Nephrol Dial Transplant, 2009, 24: 870-876.
3. Zhou FD, Shen HY, Chen M, et al. The renal histopathological spectrum of patients with nephritic syndrome: an analysis of 1523 patients in a single Chinese centre. Nephrol Dial Transplant, 2011, 26: 3993-3997.
4. 苏涛，刘晓玲，张宜苗，等. 汞中毒相关性肾小球病的临床病理分析. 中华肾脏病杂志, 2011, 27: 333-336.
5. Li SJ, Zhang SH, Chen HP, et al. Mercury-induced membranous nephropathy: clinical and pathological features. Clin J Am Soc Nephrol, 2010, 5: 439-444.
6. Qu Z, Liu G, Li J, et al. Absence of glomerular IgG4 deposition in patients with membranous nephropathy may indicate malignancy. Nephrol Dial Transplant, 2012, 27: 1931-1937.
7. Kuroki A, Shibata T, Honda H, et al. glomerular and serum IgG subclasses in diffuse proliferative lupus nephritis, membranous lupus nephritis, and idiopathic membranous

nephropathy. Intern Med,2002,41:936-942.

8. Beck LH Jr,Bonegio RG,Lambeau G,et al. M-type phopholipase A2 receptor as target antigen in idiopathic membranous nephropathy. N Engl J Med,2009,361:11-21.

9. Debiec H,Ronco P. PLA2R autoantibodies and PLA2R glomerular deposits in membranous nephropathy. N Engl J Med,2011,364:689-690.

10. Hofstra JM,Beck LH Jr,Beck DM,et al. Anti-phospholipase A2 receptor antibodies correlate with clinical status in idiopathic membranous nephropathy. Clin J Am Soc Nephrol,2011,6:1286-1291.

11. Wei C,El Hindi S,Li J,et al. Circulating urokinase receptor as a cause of focal segmental glomerulosclerosis. Nat Med,2011,17:952-960.

12. Huang J,Liu G,Zhang YM,et al. Plasma soluble rokinase receptor levels are increased but do not distinguish primary from secondary focal segmental glomerulosclerosis. Kidney Int,2013,84:366-372.

13. 周福德,王海燕. 难治性肾病综合征. 继续医学教育,2006,20:16-20.

14. 孙颂山. 免疫抑制药//金有豫. 药理学. 第5版. 北京：人民卫生出版社,2001:402-407.

15. Li J,Zhang YM,Qu Z,et al. Low-dose cyclosporine treatment in Chinese nephrotic patients with idiopathic membranous nephropathy:An uncontrolled study with prospective follow-up. Am J Med Sci,2010,339:532-536.

16. 环孢素 A 在肾内科的应用专家协作组. 环孢素 A 治疗肾小球疾病的应用共识. 中华肾脏病杂志,2005,21:556-557.

17. 吗替麦考酚酯在肾内科应用专家共识组（赵明辉,陆福明整理）. 吗替麦考酚酯在肾内科应用专家共识. 中华内科杂志,2006,45:965-966.

18. Liu WX,Li DM,Xu GS,et al. Comparison of the therapeutic effects of leflunomide and mycophenolate mofetil in the treatment of immunoglobulin A nephropathy manifesting with nephrotic syndrome. Int J Clin Pharmcol Ther,2010,48:509-513.

19. Zhou J,Zhang Y,Liu G,et al. Efficacy and safety of leflunomide in treatment of steroid-dependent and steroid-resistant adult onset minimal change disease. Clin Nephrol 2013,80:121-129.

20. Zhang WX,Zhou W,Zhang ZQ,et al. Interstitial lung diseases after leflunomide use in nephropathy:an analysis of reported cases in Chinese literature. Nephrol Dial Transplant,2011,26:1416-1420.

21. 谌贻璞,主编. 肾脏内科诊疗常规. 北京：中国医药科技出版社,2013:1-19.

22. Kidney Disease:Improving Global Outcomes（KDIGO）Glomerulonephritis Work Group. KDIGO Clinical Practice Guidline for Glomerulonephritis. Kidney Int,2012,Suppl 2:139-274.

23. Chen M,Zhou FD,Zhao MH,et al. Normoalbumineaemia is associated with IgA nephropathy in primary glomerulopathy with nephrotic-range proteinuria in Chinese patients. Nephrol Dial Transplant,2011,26:1247-1252.

24. Busch M,Rüster C,Schinköthe C,et al. Rituximab for the second-and thirdline therapy of idiopathic membranous nephropathy:a prosective single center study using a new treatment strategy. Clin Nephrol,2013,80:105-113.

25. Beck LH Jr,Fervenza FC,Beck DM,et al. Rituximab-induced depletion of anti-PLA2R autoantibodies predicts response in membranous nephropathy. J Am Soc Nephrol 2011,22:1543-1550.

26. Hingorani SR,Weiss NS,Watkins SL. Predictors of peritonitis in children with nephrotic syndrome. Pediatr Nephrol,2002,17:678-682.

27. Stellato T,Cappelleri A,Farina M,et al. Severe reversible acute renal failure in idiopathic nephrotic syndrome. J Nephrol,2010,23:717-724.

28. Basford AW,Lewis J,Dwyer JP,et al. Membranous nephropathy with crescents. J Am Soc Nephrol,2011,22:1804-1808.

29. Barbour SJ,Greenwald A,Djurdjev Q,et al. Disease-specific risk of venous thromboembolic events is increased in idiopathic glomerulonephritis. Kidney Int,2012,81:190-195.

30. Kearon C,Akl EA,Comerota AJ,et al. Antithrombotic therapy for VTE disease:Antithrombotic Therapy and Prevention of Thrombosis,9th ed:American College of Chest Physicians Evidence-Based Clinical Practice Guidelines. Chest,2012,141:e419S-494S.

31. Wang C,Zhai Z,Yang Y,et al. Efficacy and safety of low dose recombinant tissue-type plasminogen activator for the treatment of acute pulmonary thromboembolism:a randomized,multicenter,controlled trial. Chest,2010,137:254-262.

32. Radhakrishnan J,Appel AS,Valeri A,et al. The nephrotic syndrome,lipids,and risk factors for cardiovascular disease. Am J Kidney Dis,1993,22:135-142.

第二章　IgA 肾病

IgA 肾病是一组以系膜区 IgA 沉积为特征的肾小球肾炎,1968 年由法国病理学家 Berger 和 Hinglais 最先报道,目前已成为全球最常见的原发性肾小球疾病。我国最早于 1984 年由北京协和医院与北京医科大学第一医院联合报道了一组 40 例 IgA 肾病,此后,国内各中心对该病的报道日益增多,研究百花齐放。本章将针对 IgA 肾病的一些重要而值得探索的问题加以讨论。

第一节　IgA 肾病的流行病学特点与发病机制

一、流行病学特点

(一) 广泛性与异质性

IgA 肾病为全世界范围内最常见的原发肾小球疾病。各个年龄段都能发病,但高峰在 20 ~ 40 岁。北美和西欧的调查显示男女比例为 2∶1,而亚太地区比例为 1∶1。IgA 肾病的发病率存在着明显的地域差异,亚洲地区明显高于其他地区。美国的人口调查显示 IgA 肾病年发病率为 1/100 000,儿童人群年发病率为 0.5/100 000,而这个数字仅为日本的 1/10。中国的一项 13 519 例肾活检资料显示,IgA 肾病在原发肾小球疾病中所占比例高达 45%。此外,在无肾病临床表现的人群中,于肾小球系膜区能发现 IgA 沉积者也占 3% ~ 16%。

以上数据提示了 IgA 肾病的广泛性与异质性特点。首先,IgA 肾病发病的地域性及发病人群的构成存在明显差异。这些差异可能与遗传、环境因素相关,也可能与各地选择肾活检的指征不同有关。日本和新加坡选择尿检异常(如镜下血尿)的患者常规进行肾穿刺病理检查,为此 IgA 肾病发生率即可能偏高;而美国主要选择蛋白尿>1.0g/d 的患者进行肾穿刺,则其 IgA 肾病发生率即可能偏低。其次,IgA 肾病的发病存在明显的个体差异性。肾脏病理检查发现系膜区 IgA 沉积却无肾炎表现的个体并不少。同样为系膜区 IgA 沉积,有的患者出现肾炎有的患者却无症状,原因并不清楚。欲回答这个问题必须对发病机制有更透彻理解,IgA 于肾小球沉积的过程与免疫复合物造成的肾损伤过程可能是分别独立调控的环节,同时,基因的多态性的研究或许能解释这些表型差异。最后,不同地域患者、不同个体的临床表现及治疗反应的差异势必会影响治疗决策,为此目前国际上尚无统一的治疗指南。2012 年改善全球肾脏病预后组织(Kidney Disease:Improving Global Outcomes,KDIGO)发表了"肾小球肾炎临床实践指南",其中对 IgA 肾病治疗的建议几乎都来自较低级别证据。那么 IgA 肾病高发的亚洲地区及我国是否应对此做出自己贡献?

(二) 病程迁延,认识过程曲折

早期观点认为 IgA 肾病是一良性过程疾病,预后良好。随着研究深入及随访期延长,现已明确其中相当一部分患者的病程呈进展性,高达 50% 的患者能在 20 ~ 25 年内逐渐进入终末期肾脏病(ESRD),这就提示对 IgA 肾病积极进行治疗、控制疾病进展很重要。

二、发病机制

(一) 免疫介导炎症的发病机制

1. 黏膜免疫反应与异常 IgA1 产生　大量研究表明 IgA 肾病的启动与血清中出现过量的异常 IgA1(铰链区 O-糖链末端半乳糖缺失,对肾小球系膜组织有特殊亲和力)密切相关。这些异常 IgA1 在循环中蓄积到一定程度,并沉积于肾小球系膜区,才可能引发 IgA 肾病。目前关于致病性 IgA1 的来源主要有两种观点,均与黏膜免疫反应相关。其一,从临床表现来看,肉眼血尿往往发生于黏膜感染(如上呼吸道、胃肠道或泌尿系感染)之后,提示 IgA1 的发生与黏膜免疫相关,推测肾小球系膜区沉积的 IgA1 可能来源于黏膜免疫系统。其二,IgA 肾病患者过多的 IgA1 可能来源于骨髓免疫活性细胞。Julian 等提出"黏膜-骨髓轴"观点,认为血清异常升高的 IgA 并非由黏膜产生,而是由黏膜内抗原特定的淋巴细胞或抗原递呈细胞进入骨髓腔,诱导骨

髓 B 细胞增加 IgG1 分泌所致。所以,血中异常 IgA1 的来源目前尚未明确,有可能来源于免疫系统的某一个部位,也可能是整个免疫系统失调的结果。

以上发病机制的认识开阔了治疗思路,即减少黏膜感染,控制黏膜免疫反应,有可能减少 IgA 肾病的发病及复发。对患有慢性扁桃体炎并反复发作的患者,现在认为择机摘除扁桃体有可能减少黏膜免疫反应,降低血中异常 IgA1 和循环免疫复合物水平,从而减少肉眼血尿发作和尿蛋白。

2. 免疫复合物形成与异常 IgA1 的致病性 异常 IgA1 沉积于肾小球系膜区的具体机制尚未完全清楚,可能通过与系膜细胞抗原(包括种植的外源性抗原)或细胞上受体结合而沉积。大量研究证实免疫复合物中的异常 IgA1 与系膜细胞结合后,即能激活系膜细胞,促其增殖、释放细胞因子和合成系膜基质,诱发肾小球肾炎;而非免疫复合物状态的异常 IgA1 并不能触发上述致肾炎反应。上述含异常 IgA1 的免疫复合物形成过程能被多种因素调控,包括补体成分 C3b 及巨噬细胞和中性粒细胞上的 IgA Fc 受体(CD89)的可溶形式。

以上过程说明系膜区的异常 IgA1 沉积与肾炎发病并无必然相关性,其致肾炎作用在一定程度上取决于免疫复合物形成及其后续效应。此观点可能也解释了为何有人系膜区有 IgA 沉积却无肾炎表现的原因。

3. 受体缺陷与异常 IgA1 清除障碍 现在认为肝脏可能是清除异常 IgA 的主要场所。研究发现,与清除异常 IgA1 免疫复合物相关的受体有肝细胞上的去唾液酸糖蛋白受体(ASGPR)及肝脏 Kupffer 细胞上的 IgA Fc 受体(FcαRI,即 CD89),如果这些受体数量减少或功能异常,就能导致异常 IgA1 免疫复合物清除受阻,这也与 IgA 肾病发病相关。

肝硬化患者能产生一种病理表现与 IgA 肾病十分相似的肾小球疾病,被称为"肝硬化性肾小球疾病",其发病机制之一即可能与异常 IgA1 清除障碍相关。

4. 多种途径级联反应致肾脏损伤 正如前述,含有异常 IgA1 的免疫复合物沉积于系膜,将触发炎症反应致肾脏损害。从系膜细胞活化、增殖,释放前炎症及前纤维化细胞因子,合成及分泌细胞外基质开始,通过多种途径的级联放大反应使肾损害逐渐加重。受累细胞从系膜细胞扩展到足细胞、肾小管上皮细胞、肾间质成纤维细胞等肾脏固有细胞及循环炎症细胞;病变性质从炎症反应逐渐进展成肾小球硬化及肾间质纤维化等不可逆病变,最终

患者进入 ESRD。

免疫-炎症损伤的级联反应概念能为治疗理念提出新思路。2013 年 Coppo 等人认为应该对 IgA 肾病早期进行免疫抑制治疗,这可能会改善肾病的长期预后。他们认为 IgAN 治疗存在"遗产效应"(legacy effect),若在疾病早期阻断一些免疫发病机制的级联放大反应,即可能留下持久记忆,获得长时期疗效。这一观点大大强调了早期免疫抑制治疗的重要性。

综上所述,随着基础研究的逐步深入,IgA 肾病的发病机制已越来越趋清晰,但是遗憾的是,至今仍无基于 IgA 肾病发病机制的特异性治疗问世,当前治疗多在减轻免疫病理损伤的下游环节,今后应力争改变这一现状。

(二)基因相关的遗传发病机制

遗传因素一定程度上影响着 IgA 肾病发生。在不同的种族群体中,血清糖基化异常的 IgA1 水平显现出不同的遗传特性。约 75% 的 IgA 肾病患者血清异常 IgA1 水平超过正常对照的第 90 百分位,而其一级亲属中也有 30% ~40% 的成员血清异常 IgA1 水平升高,不过,这些亲属多数并不发病,提示还有其他决定发病的关键因素存在。

家族性 IgA 肾病的病例支持发病的遗传机制及基因相关性。多数病例来自美国和欧洲的高加索人群,少数来自日本,中国香港也有相关报道。2004 年北京大学第一医院对 777 例 IgA 肾病患者进行了家族调查,发现 8.7% 患者具有阳性家族史,其中 1.3% 已肯定为家族性 IgA 肾病,而另外 7.4% 为可疑家族性 IgA 肾病,为此作者认为在中国 IgA 肾病也并不少见。

目前对于 IgA 肾病发病的遗传因素的研究主要集中于 HLA 基因多态性、T 细胞受体基因多态性、肾素-血管紧张素系统基因多态性、细胞因子基因多态性及子宫珠蛋白基因多态性。IgA 肾病可能是个复杂的多基因性疾病,遗传因素在其发生发展中起了多大作用,尚有待进一步的研究。

第二节 IgA 肾病的临床-病理表现与诊断

一、IgA 肾病的临床表现分类

(一)无症状性血尿、伴或不伴轻度蛋白尿

患者表现为无症状性血尿,伴或不伴轻度蛋白尿(少于 1g/d),肾功能正常。我国一项试验对表现为单纯镜下血尿的 IgA 肾病患者随访 12 年,结

果显示14%的镜下血尿消失,但是约1/3患者出现蛋白尿(超过1g/d)或者肾小球滤过率(GFR)下降。这个结果也提示对表现无症状性血尿伴或不伴轻度蛋白尿的IgA肾病患者,一定要长期随访,因为其中部分患者随后可能出现病变进展。

(二)反复发作肉眼血尿

多于上呼吸道感染(细菌性扁桃体炎或病毒性上呼吸道感染)后3天内发病,出现全程肉眼血尿,儿童和青少年(80%~90%)较成人(30%~40%)多见,多无伴随症状,少数患者有排尿不适或胁腹痛等。一般认为肉眼血尿程度与疾病严重程度无关。患者在肉眼血尿消失后,常遗留下无症状性血尿、伴或不伴轻度蛋白尿。

(三)慢性肾炎综合征

常表现为镜下血尿、不同程度的蛋白尿(常>1.0g/d,但少于大量蛋白尿),而且随病情进展常出现高血压、轻度水肿及肾功能损害。这组IgA肾病患者的疾病具有慢性进展性质。

(四)肾病综合征

表现为肾病综合征的IgA肾病患者并不少见。对这类患者首先要做肾组织的电镜检查,看是否IgA肾病合并微小病变病,如果是,则疾病治疗及转归均与微小病变病相似。但是,另一部分肾病综合征患者,常伴高血压和(或)肾功能减退,肾脏病理常为Lee氏分级(详见下述)Ⅲ~Ⅴ级,这类IgA肾病治疗较困难,预后较差。

(五)急性肾损伤

IgA肾病在如下几种情况下可以出现急性肾损害(AKI):①急进性肾炎:临床呈现血尿、蛋白尿、水肿及高血压等表现,肾功能迅速恶化,很快出现少尿或无尿,肾组织病理检查为新月体肾炎。IgA肾病导致的急进性肾炎还经常伴随肾病综合征。②急性肾小管损害:这往往由肉眼血尿引起,可能与红细胞管型阻塞肾小管及红细胞破裂释放二价铁离子致氧化应激反应损伤肾小管相关。常为一过性轻度AKI。③恶性高血压:IgA肾病患者的高血压控制不佳时,较容易转换成恶性高血压(参见第九篇第三章),伴随出现AKI,严重时出现急性肾衰竭(ARF)。

上述各种类型IgA肾病患者的血尿,均为变形红细胞血尿或变形红细胞为主的混合型血尿。

二、IgA肾病的病理特点、病理分级及对其评价

(一)IgA肾病的病理特点

1. **免疫荧光(或免疫组化)表现** 免疫病理检查可发现明显的IgA和C3于系膜区或系膜及毛细血管壁沉积,也可合并较弱的IgG或(和)IgM沉积,但C1q和C4的沉积少见。有时小血管壁可以见到C3颗粒沉积,此多见于合并高血压的患者。

2. **光学显微镜表现** 光镜下IgA肾病最常见的病理改变是局灶或弥漫性系膜细胞增生及系膜基质增多,因此最常见的病理类型是局灶增生性肾炎及系膜增生性肾炎,有时也能见到新月体肾炎或膜增生性肾炎,可以伴或不伴节段性肾小球硬化。肾小球病变重者常伴肾小管间质病变,包括不同程度的肾间质炎症细胞浸润,肾间质纤维化及肾小管萎缩。IgA肾病的肾脏小动脉壁常增厚(不伴高血压也增厚)。

3. **电子显微镜表现** 电镜下可见不同程度的系膜细胞增生和系膜基质增多,常见大块高密度电子致密物于系膜区或系膜区及内皮下沉积。这些电子致密物的沉积部位与免疫荧光下免疫沉积物的沉积部位一致。肾小球基底膜正常。

所以,对于IgA肾病诊断来说,免疫荧光(或免疫组化)表现是特征性表现,不做此检查即无法诊断IgA肾病;电镜检查若能在系膜区(或系膜区及内皮下)见到大块高密度电子致密物,对诊断也有提示意义。而光镜检查无特异表现。

(二)IgA肾病的病理分级

1. **Lee氏和Hass氏分级** 目前临床常用的IgA肾病病理分级为Lee氏(表1-2-1)和Hass氏分级(表1-2-2)。这两个分级系统简便实用,对判断疾病预后具有较好作用。

2. **牛津分型** 国际IgA肾病组织(International IgA Nephropathy Network)与肾脏病理学会(Renal Pathology Society)联合建立的国际协作组织,2009年提出了一项具有良好重复性和预后预测作用的新型IgA肾病病理分型——牛津分型(the Oxford classification of IgA nephropathy)。

牛津分型应用了4个能独立影响疾病预后的病理指标,并详细制订了评分标准。这些指标包括:系膜细胞增生(评分M0及M1)、节段性硬化或粘连(评分S0及S1)、内皮细胞增生(评分E0及E1)、及肾小管萎缩/肾间质纤维化(评分T0、T1及T2)。牛津分型的最终病理报告,除需详细给出上述4个指标的评分外,还要用附加报告形式给出肾小球个数及一些其他定量病理指标(如细胞及纤维新月体比例、纤维素样坏死比例、肾小球球性硬化比例等),以更好地了解肾脏急性和慢性病变情况。

表 1-2-1 Lee 氏病理学分级系统,1982 年

分级	肾小球病变	肾小管-间质病变
I	多数正常、偶尔轻度系膜增宽(节段)伴/不伴细胞增生	无
II	<50% 的肾小球呈现局灶性系膜增生和硬化,罕见小新月体	无
III	弥漫系膜细胞增生和基质增宽(偶尔局灶节段),偶见小新月体和粘连	局灶肾间质水肿,偶见细胞浸润,罕见肾小管萎缩
IV	显著的弥漫系膜细胞增生和硬化,<45% 的肾小球出现新月体,常见肾小球硬化	肾小管萎缩,肾间质炎症和纤维化
V	病变性质类似IV级,但更重,肾小球新月体形成>45%	类似IV级病变,但更重

表 1-2-2 Hass 氏病理学分级系统,1997 年

亚 型	肾小球病变
I(轻微病变)	肾小球仅有轻度系膜细胞增加,无节段硬化,无新月体
II(局灶节段肾小球硬化)	肾小球病变类似于原发性局灶节段肾小球硬化,伴肾小球系膜细胞轻度增生,无新月体
III(局灶增殖性肾小球肾炎)	≤50% 的肾小球出现细胞增殖,为系膜细胞增生,可伴内皮细胞增生,绝大多数病例为节段性增生。可见新月体
IV(弥漫增殖性肾小球肾炎)	>50% 的肾小球出现细胞增殖,为系膜细胞增生,伴或不伴内皮细胞增生,细胞增生可为节段性或球性。可见新月体
V(晚期慢性肾小球肾炎)	≥40% 的肾小球球性硬化,其余可表现为上述各种肾小球病变。≥40% 的皮质肾小管萎缩或消失

牛津分型的制定过程比以往任何分级标准都严谨及科学,而且聚集了国际肾脏病学家及病理学家的共同智慧。但是,牛津分型也存在一定的局限性,例如新月体病变对肾病预后的影响分析较少,且其研究设计没有考虑到不同地区治疗方案的差异性,亚洲的治疗总体较积极(用激素及免疫抑制剂治疗者较多),因此牛津分型在亚洲的应用尚待进一步验证。

综上可见,病理分级(或分型)的提出需要兼顾指标全面、可重复性好及临床实用(包括操作简便、指导治疗及判断预后效力强)多方面因素,任何病理分级(或分型)的可行性都需要经过大量临床实践予以检验。

三、诊断方法、诊断标准及鉴别诊断

(一)肾活检指征及意义

IgA 肾病是一种依赖于免疫病理学检查才可确诊的肾小球疾病。但是目前国内外进行肾活检的指征差别很大,欧美国家大多主张对持续性蛋白尿>1.0g/d 的患者进行肾活检,而在日本对于尿检异常(包括单纯性镜下血尿)的患者均建议常规做肾活检。笔者认为,掌握肾活检指征太紧有可能漏掉

一些需要积极治疗的患者,而且目前肾穿刺活检技术十分成熟,安全性高,故肾活检指征不宜掌握过紧。确有这样一部分 IgA 肾病患者,临床表现很轻,尿蛋白<1.0g/d,但是病理检查却显示中度以上肾损害(Lee 氏分级III级以上),通过肾活检及时发现这些患者并给予干预治疗很重要。所以,正确掌握肾活检指征,正确分析和评价肾组织病理检查结果,对指导临床合理治疗具有重要意义。

(二)IgA 肾病的诊断标准

IgA 肾病是一个肾小球疾病的免疫病理诊断。免疫荧光(或免疫组化)检查见 IgA 或 IgA 为主的免疫球蛋白伴补体 C3 呈颗粒状于肾小球系膜区或系膜及毛细血管壁沉积,并能从临床除外过敏性紫癜肾炎、肝硬化性肾小球疾病、强直性脊柱炎肾损害及银屑病肾损害等继发性 IgA 肾病,诊断即能成立。

(三)鉴别诊断

IgA 肾病应注意与以下疾病鉴别:

1. **以血尿为主要表现者** 需要与薄基底膜肾病及 Alport 综合征等遗传性肾小球疾病鉴别。前者常呈单纯性镜下血尿,肾功能长期保持正常;后者除血尿及蛋白尿外,肾功能常随年龄增长而逐渐

减退直至进入 ESRD，而且还常伴眼耳病变。肾活检病理检查是鉴别的关健，薄基底膜肾病及 Alport 综合征均无 IgA 肾病的免疫病理表现，而电镜检查却能见到各自特殊的肾小球基底膜病变。

2. 以肾病综合征为主要表现者 需要与非 IgA 肾病的系膜增生性肾炎鉴别。两者都常见于青少年，肾病综合征表现相似。假若患者血清 IgA 增高或（和）血尿显著（包括肉眼血尿），则较支持 IgA 肾病。鉴别的关键是肾活检免疫病理检查，IgA 肾病以 IgA 沉积为主，而非 IgA 肾病常以 IgM 或 IgG 沉积为主，沉积于系膜区或系膜及毛细血管壁。

3. 以急进性肾炎为主要表现者 少数 IgA 肾病患者临床呈现急进性肾炎综合征，病理呈现新月体性肾炎，他们实为 IgA 肾病导致的 II 型急进性肾炎。这种急进性肾炎应与抗肾小球基底膜抗体或抗中性白细胞胞浆抗体致成的 I 型或 III 型急进性肾炎鉴别。血清抗体检验及肾组织免疫病理检查是准确进行鉴别的关键（详见第一篇第三章）。

第三节 IgA 肾病的预后评估及治疗选择

一、疾病活动性及预后的评估指标及其意义

（一）疾病预后评价指标

1. 蛋白尿及血压控制 蛋白尿和高血压的控制好坏会影响肾功能的减退速率及肾病预后。Le 等通过多变量分析显示，与肾衰竭关系最密切的因素为时间平均尿蛋白水平（time-average proteinuria，TA-UP）及时间平均动脉压水平（time-average mean arterial blood pressure，TA-MAP）。计算方法为：求 6 个月内每次随访时的尿蛋白量及血压的算术平均值，再计算整个随访期间所有算术平均值的均值。

2. 肾功能状态 起病或病程中出现的肾功能异常与不良预后相关，表现为 GFR 下降，血清肌酐水平上升。日本一项针对 2270 名 IgA 肾病患者 7 年随访的研究发现，起病时血清肌酐水平与达到 ESRD 的比例成正相关。

3. 病理学参数 病理分级的预后评价意义已被许多研究证实。系膜增生、内皮增生、新月体形成、肾小球硬化、肾小管萎缩及间质纤维化的程度与肾功能下降速率及肾脏存活率密切相关。重度病理分级患者预后不良。

4. 其他因素 肥胖 IgA 肾病患者肾脏预后更

差，体质指数（BMI）超过 25kg/m² 的患者，蛋白尿、病理严重度及 ESRD 风险均显著增加。此外，低蛋白血症、高尿酸血症也是肾脏不良结局的独立危险因素。

（二）治疗方案选择的依据

只有对疾病病情及预后进行全面评估才可能制定合理治疗方案。应根据患者年龄、临床表现（如尿蛋白、血压、肾功能及其下降速率）及病理分级来综合评估病情，分析各种治疗的可能疗效及不良反应，最后选定治疗方案。而且，在治疗过程中还应根据疗效及不良反应来实时对治疗进行调整。

二、治疗方案选择的共识及争议

（一）非免疫抑制治疗

1. 拮抗血管紧张素 II 药物 目前血管紧张素转化酶抑制剂（ACEI）或血管紧张素 AT1 受体阻滞剂（ARB）已被用作 IgA 肾病治疗的第一线药物。研究表明，ACEI/ARB 不仅具有降血压作用，而且还有减少蛋白尿及延缓肾损害进展的肾脏保护效应。由于 ACEI/ARB 类药物的肾脏保护效应并不完全依赖于血压降低，因此 ACEI/ARB 类药物也能用于血压正常的 IgA 肾病蛋白尿患者治疗。2012 年 KDIGO 制定的"肾小球肾炎临床实践指南"，推荐对尿蛋白>1g/d 的 IgA 肾病患者长期服用 ACEI 或 ARB 治疗（证据强度 1B）；并建议对尿蛋白 0.5～1g/d 的 IgA 肾病患者也用 ACEI 或 ARB 治疗（证据强度 2D）。指南还建议，只要患者能耐受，ACEI/ARB 的剂量可逐渐增加，以使尿蛋白降至 1g/d 以下（证据强度 2C）。

ACEI/ARB 类药物用于肾功能不全患者需慎重，应评估患者的药物耐受性并密切监测药物副作用。服用 ACEI/ARB 类药物之初，患者血清肌酐可能出现轻度上升（较基线水平上升<30%～35%），这是由药物扩张出球小动脉引起。长远来看，出球小动脉扩张使肾小球内高压、高灌注及高滤过降低，对肾脏是起保护效应，因此不应停药。但是，用药后如果出现血清肌酐明显上升（超过了基线水平的 30%～35%），则必须马上停药。多数情况下，血清肌酐异常升高是肾脏有效血容量不足引起，故应及时评估患者血容量状态，寻找肾脏有效血容量不足的原因，加以纠正。除急性肾损害外，高钾血症也是 ACEI/ARB 类药物治疗的另一严重副作用，尤易发生在肾功能不全时，需要高度警惕。

这里还需要强调，根据大量随机对照临床试验的观察结果，近年国内外的高血压治疗指南均不提

倡 ACEI 和 ARB 两药联合应用。指南明确指出：在治疗高血压方面两药联用不能肯定增强疗效，却能增加严重副作用；而在肾脏保护效应上，也无足够证据支持两药联合治疗。2013 年刚发表的西班牙 PRONEDI 试验及美国 VA NEPHRON-D 试验均显示，ACEI 和 ARB 联用，与单药治疗相比，在减少 2 型糖尿病肾损害患者的尿蛋白排泄及延缓肾功能损害进展上并无任何优势。而在 VA NEPHRON-D 试验中，两药联用组的高钾血症及急性肾损害不良反应却显著增加，以致试验被迫提前终止。

2. 深海鱼油 深海鱼油富含的 n-3（ω-3）多聚不饱和脂肪酸，理论上讲可通过竞争性抑制花生四烯酸，减少前列腺素、血栓素和白三烯的产生，从而减少肾小球和肾间质的炎症反应，发挥肾脏保护作用。几项大型随机对照试验显示，深海鱼油治疗对 IgA 肾病患者具有肾功能保护作用，但是荟萃分析却未获得治疗有益的结论。因此，深海鱼油的肾脏保护效应还需要进一步研究验证。鉴于深海鱼油治疗十分安全，而且对防治心血管疾病肯定有益，所以 2012 年 KDIGO 制定的"肾小球肾炎临床实践指南"建议，给尿蛋白持续>1g/d 的 IgA 肾病患者予深海鱼油治疗（证据强度 2D）。

3. 扁桃体切除 扁桃体是产生异常 IgA1 的主要部位之一。很多 IgA 肾病患者都伴有慢性扁桃体炎，而且扁桃体感染可导致肉眼血尿发作，所以择机进行扁桃体切除就被某些学者推荐作为治疗 IgA 肾病的一个手段，认为可以降低患者血清 IgA 水平和循环免疫复合物水平，使肉眼血尿发作及尿蛋白排泄减少，甚至对肾功能可能具有长期保护作用。

近期日本一项针对肾移植后复发 IgA 肾病患者的小规模研究表明，扁桃体切除术组降低尿蛋白作用显著（从 880mg/d 降到 280mg/d），而未行手术组则无明显变化。日本另外一项针对原发性 IgA 肾病的研究也同样显示，扁桃体切除联合免疫抑制剂治疗，在诱导蛋白尿缓解和（或）血尿减轻上效果均较单用免疫抑制治疗优越。不过上面两个研究均为非随机研究，且样本量较小，因此存在一定局限性。Wang 等人的荟萃分析也认为，扁桃体切除术联合激素和肾素-血管紧张素系统（RAS）阻断治疗，至少对轻中度蛋白尿且肾功能尚佳的 IgA 肾病患者具有肾功能的长远保护效应。

但是，2012 年 KDIGO 制定的"肾小球肾炎临床实践指南"认为，扁桃体切除术常与其他治疗（特别是免疫抑制剂）联合应用，所以疗效中扁桃体切除术的具体作用难以判断，而且也有临床研究并未发现扁桃体切除术对改善 IgA 肾病病情有益。所以，该指南不建议用扁桃体切除术治疗 IgA 肾病（证据强度 2C），认为还需要更多的随机对照试验进行验证。不过，笔者认为如果扁桃体炎与肉眼血尿发作具有明确关系时，仍可考虑择机进行扁桃体切除。

4. 抗血小板药物 抗血小板药物曾被广泛应用于 IgA 肾病治疗，并有小样本临床试验显示双嘧达莫治疗 IgA 肾病有益，但是许多抗血小板治疗都联用了激素和免疫抑制治疗，故其确切作用难以判断。2012 年 KDIGO 制定的"肾小球肾炎临床实践指南"不建议使用抗血小板药物治疗 IgA 肾病（证据强度 2C）。

（二）免疫抑制治疗

1. 单用糖皮质激素治疗 2012 年 KDIGO 的"肾小球肾炎临床实践指南"建议，IgA 肾病患者用 ACEI/ARB 充分治疗 3~6 个月，尿蛋白仍未降达 1g/d 以下，而患者肾功能仍相对良好（GFR>50ml/min）时，应考虑给予 6 个月的激素治疗（证据强度 2C）。多数随机试验证实，6 个月的激素治疗确能减少尿蛋白排泄，及降低肾衰竭风险（表 1-2-3）。

不过，Hogg 等人进行的试验，是采用非足量激素相对长疗程治疗，随访 2 年，未见获益。另一项 Katafuchi 等人开展的低剂量激素治疗，虽然治疗后患者尿蛋白有所减少，但是最终进入 ESRD 的患者比例并无改善。这两项试验结果均提示中小剂量的激素治疗对 IgA 肾病可能无效。Lv 等进行的文献回顾分析也发现，在肾脏保护效应上，相对大剂量短疗程的激素治疗方案比小剂量长疗程治疗方案效果更优。

在以上研究中，激素相关的不良反应较少，即使是采用激素冲击治疗，3 月内使用甲泼尼龙达到 9g，不良反应报道也较少。但是，既往的骨科文献认为使用甲泼尼龙超过 2g，无菌性骨坏死发生率就会上升；Lv 等进行的文献复习也认为激素治疗会增加不良反应（如糖尿病或糖耐量异常、高血压、消化道出血、Cushing 样体貌、头痛、体重增加、失眠等）发生，因此仍应注意。

2. 激素联合环磷酰胺或硫唑嘌呤治疗 许多回顾性研究和病例总结（多数来自亚洲）报道，给蛋白尿>0.5~1g/d 或（和）GFR 下降或（和）具有高血压的 IgA 肾病高危患者，采用激素联合环磷酰胺或硫唑嘌呤治疗，病情能明显获益。但是，其中不少研究存在选择病例及观察的偏倚，因此说服力牵强。

表 1-2-3　单用激素治疗方案

试验	Pozzi 等（意大利）	Katafuchi 等（日本）	Hogg 等（美国）	Manno 等（意大利）	Lv 等（中国）
激素用法	静脉甲泼尼龙 1g/d 连续 3 天（于第 1、3、5 月月初使用），后续用口服泼尼松隔日 0.5mg/kg，共 6 个月	口服泼尼松龙 20mg/d，18 个月内减量至 5mg/d	口服泼尼松龙隔日 60mg/m² 共 3 个月，后 40mg/m² 共 9 个月，后 30mg/m² 共 12 个月	口服泼尼松龙 6 个月。用法：每日 1mg/kg 共 2 个月，后每月减 0.2mg/(kg·d)	口服泼尼松 6~8 个月。用法：0.8~1.0mg/(kg·d) 共 2 个月，后每 2 周减量 5~10mg/d
对照	仅支持治疗	双嘧达莫	安慰剂	仅支持治疗	仅支持治疗
RAS 阻滞剂	基线时 14% 患者应用，随访时可继续使用	基线时 2% 患者应用，随访时可继续使用	高血压患者使用依那普利	所有患者使用雷米普利	所有患者使用西拉普利
主要结果	10 年肾脏存活率：对照组 53%，激素组 97%	蛋白尿水平显著下降，但是 ESRD 比例无显著变化	随访 2 年时，激素组与安慰剂组比较无获益	GFR 对照组下降 6.2ml/min，激素组下降 0.6ml/min	激素组仅 3%，而对照组达 24.1% 的患者 SCr 上升 50%

注：ESRD：终末期肾脏病；RAS：肾素-血管紧张素系统；GFR：肾小球滤过率；SCr：血清肌酐

近年有几篇联合应用激素及上述免疫抑制剂治疗 IgA 肾病的前瞻随机对照试验结果发表，多数试验都显示此联合治疗有效（表 1-2-4）。两项来自日本同一组人员的研究，给肾脏病理改变较重或（和）蛋白尿显著而 GFR 正常的 IgA 肾病患儿，进行激素、硫唑嘌呤、抗凝剂及抗血小板制剂的联合治疗，结果均显示此联合治疗能获得较高的蛋白尿缓解率，并且延缓了肾小球硬化进展，因此在改善疾病长期预后上具有优势。2002 年 Ballardie 等人报道的一项小型随机临床试验，用激素联合环磷酰胺续以硫唑嘌呤进行治疗，结果肾脏的 5 年存活率联合治疗组为 72%，而对照组仅为 6%。但是，2010 年 Pozzi 等发表了一项随机对照试验却获得了阴性结果。此试验入组患者为血清肌酐水平低于 176.8μmol/L（2mg/dl）、蛋白尿水平高于 1g/d 的 IgA 肾病病例，分别接受激素或激素联合硫唑嘌呤治疗，经过平均 4.9 年的随访，两组结局无显著性差异。

表 1-2-4　激素联合免疫抑制剂治疗

试验	Ballardie 等（英国）	Yoshikawa 等（日本）	Yoshikawa 等（日本）	Pozzi 等（意大利）
联合方案	口服泼尼松龙 40mg/d，渐减量至第 2 年末时 10mg/d，联合口服环磷酰胺 1.5mg/(kg·d) 共 3 个月，后口服硫唑嘌呤 1.5mg/(kg·d) 共 2~6 年	口服泼尼松龙 2mg/(kg·d)，最多 80mg/d 共 4 周，渐减量，至第 2 年末时 1mg/kg 隔日服，联合口服硫唑嘌呤 2mg/(kg·d) 共 2 年，并合用抗凝剂（肝素续以华法林）和双嘧达莫	口服泼尼松龙 2mg/(kg·d)，最多 80mg/d 共 4 周，渐减量，至第 2 年末时 1mg/kg 隔日，联合口服硫唑嘌呤 2mg/(kg·d) 共 2 年，并合用华法林及双嘧达莫	同表 1-2-3，并口服硫唑嘌呤 1.5mg/(kg·d) 共 6 个月
对照组	仅支持治疗	支持治疗，并合用抗凝剂（方案同上）和双嘧达莫	不用硫唑嘌呤，余方案同上	仅支持治疗
RAS 阻滞剂	不统一	未提到	禁用	基线时 45% 患者应用
主要结果	联合治疗组 5 年肾脏存活率明显改善	联合治疗组蛋白尿及硬化肾小球比例显著降低	联合治疗组蛋白尿完全缓解比例较高	两组无差异
注释		研究对象仅儿童患者	研究对象仅儿童患者	

注：RAS：肾素-血管紧张素系统

总的来说,联合治疗组的副作用较单药治疗组高,包括激素副作用及免疫抑制剂的副作用(骨髓抑制等),而且两者联用时更容易出现严重感染(各种微生物感染,包括卡氏肺孢子菌及病毒感染等),这必须高度重视。因此,在治疗 IgA 肾病时,一定要认真评估疗效与风险,权衡利弊后再作出决策。

2012 年 KDIGO 制定的"肾小球肾炎临床实践指南"建议,除非 IgA 肾病为新月体肾炎肾功能迅速减退,否则不应用激素联合环磷酰胺或硫唑嘌呤治疗(证据强度 2D);IgA 肾病患者 GFR<30ml/$(min \cdot 1.73m^2)$ 时,若非新月体肾炎肾功能迅速减退,不用免疫抑制剂治疗(证据强度 2C)。表 1-2-4 中所列的多数试验及其他一些临床试验,激素联合环磷酰胺或硫唑嘌呤治疗的对象均非 IgA 肾病新月体肾炎患者,可是治疗结果对改善病情均有效,所以将此激素联合免疫抑制剂治疗仅限于 IgA 肾病新月体肾炎肾功能迅速减退患者,是否有必要?很值得研究。

3. 其他免疫抑制剂的应用

(1)吗替麦考酚酯:分别来自中国、比利时以及美国的几项随机对照试验研究了高危 IgA 肾病患者使用吗替麦考酚酯(MMF)治疗的疗效。来自中国的研究指出,在 ACEI 的基础上使用 MMF(2g/d),有明确降低尿蛋白及稳定肾功能的作用。另外一项中文发表的研究也显示 MMF 治疗能够降低尿蛋白,12 个月内尿蛋白量由 1~1.5g/d 降至 0.5~0.75g/d,比大剂量口服泼尼松更有益。与此相反,比利时和美国在白种人群中所做的研究(与前述中国研究设计相似)均认为 MMF 治疗对尿蛋白无效。此外,Xu 等进行的荟萃分析也认为,MMF 在降尿蛋白方面并没有显著效益。所以 MMF 治疗 IgA 肾病的疗效目前仍无定论,造成这种结果差异的原因可能与种族、MMF 剂量或者其他尚未认识到的影响因素相关,基于此,2012 年 KDIGO 制定的"肾小球肾炎临床实践指南"并不建议应用 MMF 治疗 IgA 肾病(证据强度 2C)。认为需要进一步研究观察。

值得注意的是,如果将 MMF 用于肾功能不全的 IgA 肾病患者治疗,必须高度警惕卡氏孢子菌肺炎等严重感染,以前国内已有使用 MMF 治疗 IgA 肾病导致卡氏孢子菌肺炎死亡的案例。

(2)雷公藤多苷:雷公藤作为传统中医药曾长期用于治疗自身免疫性疾病,其免疫抑制作用已得到大量临床试验证实。雷公藤多苷(tripterygium wilfordii hook F)是从雷公藤中提取出的有效成分。Chen 等的荟萃分析认为,应用雷公藤多苷治疗 IgA

肾病,其降低尿蛋白作用肯定。但是国内多数临床研究的证据级别都较低,因此推广雷公藤多苷的临床应用受到限制。此外,还需注意此药的毒副作用,如性腺抑制(男性不育及女性月经紊乱、闭经等)、骨髓抑制、肝损害及胃肠道反应。

(3)其他药物:环孢素 A 用于 IgA 肾病治疗的相关试验很少,而且它具有较大的肾毒性,有可能加重肾间质纤维化,目前不推荐它在 IgA 肾病治疗中应用。来氟米特能通过抑制酪氨酸激酶和二氢乳清酸脱氢酶而抑制 T 细胞和 B 细胞的活化增殖,发挥免疫抑制作用,临床已用其治疗类风湿关节炎及系统性红斑狼疮。国内也有少数用其治疗 IgA 肾病的报道,但是证据级别均较低,其确切疗效尚待观察。

(三)对 IgA 肾病慢性肾功能不全患者进行免疫抑制治疗的争议

几乎所有的随机对照研究均未纳入 GFR<30ml/min 的患者,GFR 在 30~50ml/min 之间的患者也只有少数入组。对这部分人群来说,免疫抑制治疗是用或者不用?若用应该何时用?如何用?均存在争议。

有观点认为,即使 IgA 肾病已出现慢性肾功能不全,一些依然活跃的免疫或非免疫因素仍可能作为促疾病进展因素发挥不良效应,所以可以应用激素及免疫抑制剂进行干预治疗。一项病例分析报道,对平均 GFR 为 22ml/min 的 IgA 肾病患者,用大剂量环磷酰胺或激素冲击续以 MMF 治疗,患者仍有获益。另外,Takahito 等的研究显示,给 GFR 小于 60ml/min 的 IgA 肾病患者予激素治疗,在改善临床指标上较单纯支持治疗效果好,但是对改善肾病长期预后无效。

对于进展性 IgA 肾病患者,如果血清肌酐水平超过 221~265μmol/L(2.5~3mg/dl)时,至今无足够证据表明免疫抑制治疗仍然有效。有时这种血肌酐阈值被称为"一去不返的拐点",因此选择合适的治疗时机相当关键。但是该拐点的具体范围仍有待进一步研究确证。

综上所述,对于 GFR 在 30~50ml/min 范围的 IgA 肾病患者,是否仍能用免疫抑制治疗?目前尚无定论;但是对 GFR<30ml/min 的患者,一般认为不宜进行免疫抑制治疗。

三、关于 IgA 肾病治疗的思考

IgA 肾病的临床过程变异很大,从完全良性过程到快速进展至 ESRD,预后较难预测。国内多数医师根据 IgA 肾病的临床-病理分型来选用不同治疗方案,但是具体的治疗适应证及治疗措施,仍缺乏规范化的推荐或建议。2012 年 KDIGO 制订的"肾小球肾炎临床实践指南"关于 IgA 肾病治疗的推荐或建议证级别也欠高,存疑较多。正如前述,指南对非新月体肾炎的 IgA 肾病患者,不推荐用激素联合环磷酰胺或硫唑嘌呤治疗,但是临床实践中仍可见不少这类患者用上述治疗后明显获益。另外,对于 ACEI/ARB 充分治疗无效、尿蛋白仍 >1g/d 而 GFR 在 30 ～ 50ml/min 水平的 IgA 肾病患者,就不能谨慎地应用免疫抑制治疗了吗? 也未必如此。因此,有关 IgA 肾病的治疗,包括治疗适应证、时机及方案还有许多研究工作需要去做。应努力开展多中心、前瞻性、随机对照临床研究,选择过硬的研究终点(如血肌酐倍增、进入 ESRD 和全因死亡等),进行长时间的队列观察(IgA 肾病临床经过漫长,可能需要 10 年以上追踪观察)。只有这样,才能准确地判断治疗疗效,获得高水平的循证证据,以更合理地指导临床实践。

（李　航）

参 考 文 献

1. 毕增祺,谌贻璞,李学旺,等. IgA 肾病 40 例临床病理分析. 中华内科杂志,1984,23(3):136-140.

2. 师素芳,张宏,邹万忠,等. 新型 IgA 肾病病理分型解读. 中华肾脏病杂志,2010,26(7):489-492.

3. 张宏. IgA 肾病//王海燕. 肾脏病临床概览. 北京:北京大学医学出版社,2010:141-147.

4. 吕继成,张宏,陈育青,等. 家族性 IgA 肾病—777 例中国 IgA 肾病回顾性调查分析. 中华肾脏病杂志,2004,20(1):5-7.

5. Geddes CC, Rauta V, Gronhagen-Riska C, et al. A tricontinental view of IgA nephropathy. Nephrol Dial Transplant,2003,18(8):1541-1548.

6. Li LS, Liu ZH. Epidemiologic data of renal diseases from a single unit in China:analysis based on 13,519 renal biopsies. Kidney Int,2004,66(3):920-923.

7. Robert JW, Bruce AJ. IgA Nephropathy. N Engl J Med,2013,368:2402-2414.

8. Boyd JK, Cheung CK, Molyneux K, et al. An update on the pathogenesis and treatment of IgA nephropathy. Kidney Int,2012,81:833-843.

9. Lai KN. Pathogenesis of IgA nephropathy. Nat Rev Nephrol,2012,8:275-283.

10. Novak J, Julian BA, Mestecky J, et al. Glycosylation of IgA1 and pathogenesis of IgA nephropathy. Semin Immunopathol,2012,34:365-382.

11. Vuong MT, Hahn ZM, Lundberg S, et al. Association of soluble CD89 levels with disease progression but not susceptibility in IgA nephropathy. Kidney Int, 2010, 78:1281-1287.

12. Coppo R, Is a legacy effect possible in IgA nephropathy? Nephrol Dial Transplant,2013,28(7):1657-1662.

13. Lee SM, Rao VM, Franklin WA, et al. IgA nephropathy:morphologic predictors of progressive renal disease. Hum Pathol,1982,13(4):314-322.

14. Haas M. Histologic subclassification of IgA nephropathy: a clinicopathologic study of 244 cases. Am J Kidney Dis, 1997,29(6):829-842.

15. Cattran DC, Coppo R, Cook HT, et al. The Oxford classification of IgA nephropathy:rationale,clinicopathological correlations, and classification. Kidney Int, 2009, 76(5):534-545.

16. Hirano K, Kawamura T, Tsuboi N, et al. The predictive value of attenuated proteinuria at 1 year after steroid therapy for renal survival in patients with IgA nephropathy. Clin Exp Nephrol,2013,17(4):555-562.

17. Kiryluk K, Julian BA, Wyatt RJ, et al. Genetic studies of IgA nephropathy:past, present, and future. Pediatr Nephrol,2010,25:2257-2268.

18. Kidney Disease:Improving Global Outcomes(KDIGO) Glomerulonephritis Work Group. KDIGO clinical practice guideline for glomerulonephritis. Kidney Int Suppl,2012,2:139-274.

19. Komatsu H, Fujimoto S, Hara S, et al. Effect of tonsillectomy plus steroid pulse therapy on clinical remission of IgA nephropathy:A controlled study. Clin J Am Soc Nephrol,2008,3:1301-1307.

20. Kennoki T, Ishida H, Yamaguchi Y, et al. Proteinuria-reducing effects of tonsillectomy alone in IgA nephropathy recurring after kidney transplantation. Transplantation,2009,88(7):935-941.

21. Wang Y, Chen J, Chen Y, et al. A meta-analysis of the clinical remission rate and long-term efficacy of tonsillectomy in patients with IgA nephropathy. Nephrol Dial Transplant,2011,26:1923-1931.

22. Lai KN, Leung JC, Chan LY, et al. Activation of podocytes by mesangial-derived TNF-alpha:glomerulo-podocytic communication in IgA nephropathy. Am J Physiol Renal Physiol,2008,294:F945-F955.

23. Lv JC, Xu DM, Vlado P, et al. Corticosteroid therapy in IgA nephropathy. J Am Soc Nephrol, 2012, 23:1108-

1116.

24. Lv J, Zhang H, Chen Y, et al. Combination therapy of prednisone and ACE inhibitor versus ACE-inhibitor therapy alone in patients with IgA nephropathy: A randomized controlled trial. Am J KidneyDis, 2009, 53:26-32.

25. Manno C, Torres DD, Rossini M, et al. Randomized controlled clinical trial of corticosteroids plus ACE-inhibitors with long-term follow-up in proteinuric IgA nephropathy. Nephrol Dial Transplant, 2009, 24:3694-3701.

26. Shima Y, Nakanishi K, Kamei K, et al. Disappearance of glomerular IgA deposits in childhood IgA nephropathy showing diffuse mesangial proliferation after 2 years of combination/prednisolone therapy. Nephrol Dial Transplant, 2011, 26(1):163-169.

27. Suzuki K, Honda K, Tanabe K, et al. Incidence of latent mesangial IgA deposition in renal allograft donors in Japan. Kidney Int, 2003, 63(6):2286-2294.

28. Takahito M, Nobuyuki A, Ayami O, et al. Long term beneficial effects of angiotensin-converting enzyme inhibitor and angiotensin receptor blocker therapy for patient with advanced immunoglobulin A nephropathy and impaired renal function. Clin Exp Nephrol, 2011, 15:700-707.

29. Xu G, Tu W, Jiang D, et al. Mycophenolate mofetil treatment for IgA nephropathy: a meta-analysis. Am J Nephrol, 2008, 29:362-367.

30. Tang SC, Tang AW, Wong SS, et al. Long-term study of mycophenolate mofetil treatment in IgA nephropathy. Kidney Int, 2010, 77(6):543-549.

31. Wakai K, Kawamura T, Endoh M, et al. A scoring system to predict renal outcome in IgA nephropathy: from a nationwide prospective study. Nephrol Dial Transplant, 2006, 21, 10:2800-2808.

32. Wei BL, Shao SL, Yang LH, et al. Long-term renal survival and related risk factors in patients with IgA nephropathy: results from a cohort of 1155 cases in a Chinese adult population. Nephrol Dial Transplant, 2012, 27:1479-1485.

第三章　急进性肾小球肾炎

急进性肾小球肾炎,简称急进性肾炎(rapidly progressive glomerulonephritis,RPGN)是一个较少见的肾小球疾病。特征是在血尿、蛋白尿、高血压和水肿等肾炎综合征表现基础上,肾功能迅速下降,数周内进入肾衰竭,伴随出现少尿(尿量<400ml/d)或无尿(尿量<100ml/d)。此病的病理类型为新月体性肾炎。

1914 年德国学者 Frenz 提出的肾炎分类,把血压高、肾功能差和进展快的肾炎称为"亚急性肾炎"(本病雏形)。1942 年英国学者 Ellis 对 600 例肾炎患者的临床和病理进行了回顾性分析,提出了"快速性肾炎"概念(本病基本型)。此后,1962 年发现部分 RPGN 患者抗肾小球基底膜(GBM)抗体阳性,1982 年又发现部分患者抗中性粒细胞胞浆抗体(ANCA)阳性,证实本病是一组病因不同但具有共同临床和病理特征的肾小球疾病。1988 年 Couser 依据免疫病理学特点对 RPGN 进行分型,被称为 Couser 分型(经典分型),本病被分为抗 GBM 抗体型、免疫复合物型及肾小球无抗体沉积型(推测与细胞免疫或小血管炎相关),这是现代 RPGN 的基本分型。这种分型使 RPGN 诊断标准统一,便于临床研究。

国外报道在肾小球疾病肾活检病例中,RPGN 占 2%~5%,国内两个大样本原发性肾小球疾病病理报告,占 1.6%~3.0%。在儿童肾活检病例中,本病所占比例<1%。由于并非所有 RPGN 患者都有机会接受肾活检,而且部分病情危重风险大的患者医师也不愿做肾活检,所以 RPGN 的实际患病率很可能被低估。

第一节　急进性肾炎的表现、诊断及鉴别诊断

一、病理表现

确诊 RPGN 必须进行肾活检病理检查,如前所述,只有病理诊断新月体肾炎,RPGN 才能成立。光学显微镜下见到 50% 以上的肾小球具有大新月体(占据肾小囊切面 50% 以上面积),即可诊断新月体肾炎。依据新月体组成成分的不同,又可进一步将其分为细胞新月体、细胞纤维新月体和纤维新月体。细胞新月体是活动性病变,病变具有可逆性,及时进行治疗此新月体有可能消散;而纤维新月体为慢性化病变,已不可逆转。

免疫荧光检查可进一步对 RPGN 进行分型:Ⅰ型(抗 GBM 抗体型):IgG 和 C3 沿肾小球毛细血管壁呈线状沉积,有时也沿肾小管基底膜沉积。Ⅱ型(免疫复合物型):免疫球蛋白及 C3 于肾小球系膜区及毛细血管壁呈颗粒状沉积。Ⅲ型(寡免疫复合物型):免疫球蛋白和补体均阴性,或非特异微弱沉积。

以免疫病理为基础的上述 3 种类型新月体肾炎,在光镜及电镜检查上也各有其自身特点。Ⅰ型 RPGN 多为一次性突然发病,因此光镜下新月体种类(指细胞性、细胞纤维性或纤维性)较均一,疾病早期有时还能见到毛细血管襻节段性纤维素样坏死;电镜下无电子致密物沉积,常见基底膜断裂。Ⅱ型 RPGN 的特点是光镜下肾小球毛细血管内细胞(指系膜细胞及内皮细胞)增生明显,纤维素样坏死较少见;电镜下可见肾小球内皮下及系膜区电子致密物沉积。Ⅲ型 RPGN 常反复发作,因此光镜下新月体种类常多样化,细胞性、细胞纤维性及纤维性新月体混合存在,而且疾病早期肾小球毛细血管襻纤维素样坏死常见;电镜下无电子致密物沉积。另外,各型 RPGN 早期肾间质均呈弥漫性水肿,伴单个核细胞(淋巴及单核细胞)及不同程度的多形核细胞浸润,肾小管上皮细胞空泡及颗粒变性;疾病后期肾间质纤维化伴肾小管萎缩;Ⅲ型 RPGN 有时还能见到肾脏小动脉壁纤维素样坏死。

曾有学者将血清 ANCA 检测与上述免疫病理检查结果结合起来对 RPGN 进行新分型,分为如下 5 型:新Ⅰ型及Ⅱ型与原Ⅰ型及Ⅱ型相同,新Ⅲ型为原Ⅲ型中血清 ANCA 阳性者(约占原Ⅲ型病例的 80%),Ⅳ型为原Ⅰ型中血清 ANCA 同时阳性者(约

占原Ⅰ型病例的 30%），Ⅴ型为原Ⅲ型中血清 AN-CA 阴性者（约占原Ⅲ型病例的 20%）。以后临床实践发现原Ⅱ型中也有血清 ANCA 阳性者，但是它未被纳入新分型。

二、临床表现

本病的基本临床表现如下：①可发生于各年龄段及不同性别：国内北京大学第一医院资料显示Ⅰ型 RPGN（包括合并肺出血的 Goodpasture 综合征）以男性患者为主，具有青年（20～39 岁，占40.3%）及老年（60～79 岁，占 24.4%）两个发病高峰。而Ⅱ型以青中年和女性多见，Ⅲ型以中老年和男性多见。②起病方式不一，病情急剧恶化：可隐匿起病或急性起病，呈现急性肾炎综合征（镜下血尿或肉眼血尿、蛋白尿、水肿及高血压），但在疾病某一阶段病情会急剧恶化，血清肌酐（SCr）于数周内迅速升高，出现少尿或无尿，进入肾衰竭。而急性肾炎起病急，多在数天内达到疾病顶峰，数周内缓解，可与本病鉴别。③伴或不伴肾病综合征：Ⅰ型很少伴随肾病综合征，Ⅱ型及Ⅲ型肾病综合征常见。随肾功能恶化常出现中度贫血。④疾病复发：Ⅰ型很少复发，Ⅲ型（尤其由 ANCA 引起者）很易复发。

下列实验室检查有助于 RPGN 各型鉴别：①血清抗 GBM 抗体：Ⅰ型 RPGN 患者全部阳性。②血清 ANCA：约 80% 的Ⅲ型 RPGN 患者阳性，提示小血管炎致病（参阅第三篇第二章）。③血清免疫复合物增高及补体 C3 下降：仅见于少数Ⅱ型 RPGN 患者，诊断意义远不如抗 GBM 抗体及 ANCA。

三、诊断及鉴别诊断

本病的疗效和预后与能否及时诊断密切相关，而及时诊断依赖于医师对此病的早期识别能力，和实施包括肾活检在内的检查。临床上呈现急性肾炎综合征表现（血尿、蛋白尿、水肿和高血压）的患者，数周内病情未见缓解（急性肾炎在 2～3 周内就会自发利尿，随之疾病缓解），SCr 反而开始升高，就要想到此病可能。不要等肾功能继续恶化至出现少尿或无尿（出现少尿或无尿才开始治疗，疗效将很差），而应在 SCr"抬头"之初，就及时给患者进行肾活检病理检查。肾活检是诊断本病最重要的检查手段，因为只有病理诊断新月体肾炎，临床才能确诊 RPGN；同时肾活检还能指导制订治疗方案（分型不同，治疗方案不同，将于后述）和判断预后（活动性病变为主预后较好，慢性化病变为主预后

差）。无条件做肾活检的医院应尽快将患者转往能做肾活检的上级医院，越快越好。

RPGN 确诊后，还应根据是否合并系统性疾病（如系统性红斑狼疮、过敏性紫癜等）来区分原发性 RPGN 及继发性 RPGN；并根据肾组织免疫病理检查及血清相关抗体（抗 GBM 抗体、ANCA）检验来对原发性 RPGN 进行分型（详见前述）。

第二节 急进性肾炎发病机制的研究现状及进展

一、发病机制概述

对 RPGN 发病机制的研究最早始于动物模型试验。1934 年 Masugi 的抗肾抗体肾炎模型（用异种动物抗肾皮质血清建立的兔、大鼠抗肾抗体肾炎模型）、1962 年 Steblay 的抗 GBM 肾炎模型（用羊自身抗 GBM 抗体建立的羊抗 GBM 肾炎模型）及 1967 年 Lerner 的 Goodpasture 综合征动物模型（用注入异种抗 GBM 抗体的方法在松鼠猴体内制作出的肺出血-肾炎综合征模型）都确立抗 GBM 抗体在本病中的致病作用。随着 Couser 免疫病理分类法在临床的应用，对本病发病机制的研究从Ⅰ型（抗 GBM 型）逐渐扩展至Ⅱ型（免疫复合型）和Ⅲ型（寡免疫沉积物型）。研究水平也由早期的整体、器官水平转向细胞水平（单核巨噬细胞、T、B 淋巴细胞、肾小球固有细胞等），目前更深入到分子水平（生长因子、细胞因子、黏附分子等），但是对本病的确切发病机制仍尚未完全明白。

RPGN 在病因学和病理学上有一个显著的特征，即多病因却拥有一个基本的病理类型。表明本病起始阶段有多种途径致病，最终可能会有一共同的环节导致肾小球内新月体形成。研究表明肾小球毛细血管壁损伤（基底膜断裂）是启动新月体形成的关键环节。基底膜断裂（裂孔）使单核巨噬细胞进入肾小囊囊腔、纤维蛋白于囊腔聚集、刺激囊壁壁层上皮细胞增生，而形成新月体。进入囊腔中的单核巨噬细胞在新月体形成过程中起着主导作用，具有释放多种细胞因子，刺激壁层上皮细胞增生，激活凝血系统和诱导纤维蛋白沉积等多种作用。新月体最初以细胞成分为主（除单核巨噬细胞及壁层上皮细胞外，近年证实脏层上皮细胞，即足细胞，也是细胞新月体的一个组成成分），随之为细胞纤维性新月体，最终变为纤维性新月体。新月体纤维化也与肾小囊囊壁断裂密切相关，囊壁断裂可

使肾间质的成纤维细胞进入囊腔,产生Ⅰ型和Ⅲ型胶原(间质胶原),促进新月体纤维化。

肾小球毛细血管壁损伤(GBM 断裂)确切机制仍欠明确,主要有如下解释:

(一) 体液免疫

抗 GBM 抗体(IgG)直接攻击 GBM 的Ⅳ胶原蛋白 α3 链引发的Ⅱ型(细胞毒型)变态反应和循环或原位免疫复合物沉积在肾小球毛细血管壁或系膜区引发的Ⅲ型(免疫复合物型)变态反应,均可激活补体、吸引中性粒细胞及激活巨噬细胞释放蛋白水解酶,造成 GBM 损伤和断裂。20 世纪 60～90 年代体液免疫一直是本病发病机制研究的重点,在Ⅰ型和Ⅱ型 RPGN 也都证实了体液免疫的主导作用。

(二) 细胞免疫

体液免疫的特征是免疫复合物的存在。1979 年 Stilmant 和 Couser 等报道了 16 例原发性 RPGN 患者的肾小球并无免疫沉积物,对体液免疫在这些患者中的致病作用提出了质疑。而后,1988 年 Couser 对 RPGN 进行疾病分型时,直接提出第 3 种类型,即"肾小球无抗体沉积型",它的发病机制可能与细胞免疫或小血管炎相关。1999 年 Cunningham 在 15 例Ⅲ型患者肾活检标本的肾小球中,观察到活化的 T 细胞、单核巨噬细胞和组织因子的存在,获得了细胞免疫在本型肾炎发病中起重要作用的证据。由 T 淋巴细胞介导的细胞免疫主要通过细胞毒性 T 细胞($CD4^-CD8^+$)的直接杀伤作用和迟发型超敏反应 T 细胞($CD4^+CD8^-$)释放各种细胞因子、活化单核巨噬细胞的作用,而导致毛细血管壁损伤。

(三) 炎症细胞

中性粒细胞可通过补体系统活性成分(C3a、C5a)的化学趋化作用、F_c 受体及 C3b 受体介导的免疫黏附作用及毛细血管内皮细胞损伤释放的细胞因子(如白细胞黏附因子),而趋化到并聚集于毛细血管壁受损处,释放蛋白溶解酶、活性氧和炎性介质损伤毛细血管壁。

新月体内有大量的单核巨噬细胞,其浸润与化学趋化因子、黏附因子及骨桥蛋白相关。巨噬细胞既是免疫效应细胞也是炎症效应细胞。它可通过自身杀伤作用破坏毛细血管壁,也可通过产生大量活性氧、蛋白溶解酶及分泌细胞因子而损伤毛细血管壁;它还能刺激壁层上皮细胞增生及纤维蛋白沉积,从而促进新月体形成。

(四) 炎性介质

在本病中 T 淋巴细胞、单核巨噬细胞、中性粒细胞、肾小球系膜细胞、上皮细胞及内皮细胞均可释放各自的炎性介质,它们在 RPGN 的发病中起着重要作用。已涉及本病的炎症介质包括:补体成分(C3a、C5a、膜攻击复合体 C5b-9 等),白介素(IL-1,IL-2,IL-4,IL-6,IL-8),生长因子(转化生长因子 TGFβ、血小板源生长因子 PDGF、成纤维细胞生长因子 FGF 等),肿瘤坏死因子(TNFα),干扰素(IFNβ,IFNγ),细胞黏附分子(细胞间黏附分子 ICAM、血管细胞黏附分子 VCAM)及趋化因子,活性氧(超氧阴离子 O_2^-、过氧化氢 H_2O_2、羟自由基 HO^-、次卤酸如次氯酸 HOCl),一氧化氮(NO),花生四烯酸环氧化酶代谢产物(前列腺素 PGE_2、PGF_2、PGI_2 及血栓素 TXA_2)和酯氧化酶代谢产物(白三烯 LTC4、LTD4),血小板活化因子(PAF)等。炎性介质具有网络性、多效性和多源性特点,作用时间短且局限,多通过相应受体发挥致病效应。

综上所述,在 RPGN 发病机制中,致肾小球毛细血管壁损伤(GBM 断裂)的过程,既有免疫机制(包括细胞免疫及体液免疫)也有炎性机制参与。今后继续对各种炎性介质的致病作用进行深入研究,将有助于从分子水平阐明本病发病机制,也能为本病治疗提供新的思路和线索。

二、发病机制研究的进展

近年,RPGN 发病机制的研究有很大进展,本文将着重对抗 GBM 抗体及 ANCA 致病机制的某些研究进展作一简介。

(一) 抗肾小球基底膜抗体新月体肾炎

1. **抗原位点**　GBM 与肺泡基底膜中的胶原Ⅳ分子,由 α3、α4 和 α5 链构成,呈三股螺旋排列,其终端膨大呈球形非胶原区(NC1 区),两个胶原Ⅳ分子的终端球形非胶原区头对头地相互交联形成六聚体结构。原来已知抗 GBM 抗体的靶抗原为胶原Ⅳα3 链的 NC1 区,即 α3(Ⅳ)NC1,它有两个抗原决定簇,被称为 E_A(氨基酸顺序 17-31)及 E_B(氨基酸顺序 127-141);而近年发现胶原Ⅳα5 链的 NC1 区,α5(Ⅳ)NC1,也是抗 GBM 抗体的靶抗原,同样可以引起抗 GBM 病。

在正常的六聚体结构中,两个头对头交联的 α3(Ⅳ)NC1 形成双聚体,抗原决定簇隐藏于中不暴露,故不会诱发抗 GBM 抗体。在某些外界因素作用下(如震波碎石,呼吸道吸入烃、有机溶剂或香烟),此双聚体被解离成单体,隐藏的抗原决定簇暴露,即可诱发自身免疫形成抗 GBM 抗体。

2. **抗体滴度与抗体亲和力**　抗 GBM 抗体主

要为 IgG1 亚型（91%），其次是 IgG4 亚型（73%），IgG4 亚型并不能从经典或旁路途径激活补体，因此在本病中的致病效应尚欠清。北京大学第一医院所进行的研究已显示，抗 GBM 抗体亲和力和滴度与疾病病情及预后密切相关。2005 年他们报道抗 GBM 抗体亲和力与肾小球新月体数量相关，抗体亲和力越高，含新月体的肾小球就越多，肾损害越重。2009 年他们又报道，循环中抗 E_A 或（和）E_B 抗体滴度与疾病严重度和疾病最终结局相关，抗体滴度高的患者，诊断时的血清肌酐水平及少尿发生率高，最终进入终末肾衰竭或死亡者多。此外，北京大学第一医院还在少数正常人的血清中检测出 GBM 抗体，但此天然抗体的亲和力和滴度均低，且主要为 IgG2 亚型及 IgG4 亚型，这种天然抗体与致病抗体之间的关系值得深入研究。

3. 细胞免疫 动物实验模型研究已显示，在缺乏抗 GBM 抗体的条件下，将致敏的 T 细胞注射到小鼠或大鼠体内，小鼠或大鼠均会出现无免疫球蛋白沉积的新月体肾炎。$\alpha3(\text{IV})\text{NC1}$ 中的多肽序列——pCol(28-40) 多肽，或与 pCol(28-40) 多肽序列类似的细菌多肽片段均能使 T 细胞致敏。

动物实验还显示，$CD4^+T$ 细胞，特别是 Th1 和 Th17 细胞，是致新月体肾炎的重要反应细胞；近年，$CD8^+T$ 细胞也被证实为另一个重要反应细胞，给 WKY 大鼠腹腔注射抗 CD8 单克隆抗体能有效地预防和治疗抗 GBM 病，减少肾小球内抗 GBM 抗体沉积及新月体形成。对抗 GBM 病患者的研究还显示，$CD4^+CD25^+$ 调节 T 细胞能在疾病头 3 个月内出现，从而抑制 $CD4^+T$ 细胞及 $CD8^+T$ 细胞的致病效应。

4. 遗传因素 对抗 GBM 病遗传背景的研究已显示，本病与主要组织相容性复合物（MHC）II 类分子基因具有很强的正性或负性联系。1997 年 Fisher 等在西方人群中已发现 *HLA-DRB1*15* 及 *HLA-DRB1*04* 基因与抗 GBM 病易感性密切相关，近年日本及中国人群的研究也获得了同样结论。而 HLA-DRB1*0701 及 HLA-DRB1*0101 却与抗 GBM 病易感性呈负性相关。

（二）抗中性白细胞胞浆抗体相关性新月体肾炎

1. 抗体作用 近年对 ANCA 的产生及其致病机制有了较清楚了解。感染释放的肿瘤坏死因子 α（TNF-α）及白介素 1（IL-1）等前炎症细胞因子，能激发中性粒细胞使其胞浆内的髓过氧化物酶（MPO）及蛋白酶 3（PR3）转移至胞膜，刺激 ANCA

产生。ANCA 的（Fab）$_2$ 段与细胞膜表面表达的上述靶抗原结合，而 Fc 段又与其他中性粒细胞表面的 Fc 受体结合，致使中性粒细胞激活。激活的中性粒细胞能高表达黏附分子，促其黏附于血管内皮细胞，还能释放活性氧及蛋白酶（包括 PR3），损伤内皮细胞，导致血管炎发生。

2. 补体作用 补体系统在本病中的作用，近来才被阐明。现已知中性粒细胞活化过程中释放的某些物质，能促进旁路途径的 C3 转化酶 C3bBb 形成，从而激活补体系统，形成膜攻击复合体 C5b-9，杀伤血管内皮细胞；而且，补体活化产物 C3a 和 C5a 还能趋化更多的中性粒细胞聚集到炎症局部，进一步扩大炎症效应。

3. 遗传因素 对 ANCA 相关小血管炎候选基因的研究很活跃。对 MHC II 类分子基因的研究显示，*HLA-DPBA*0401* 与肉芽肿多血管炎（原称韦格纳肉芽肿）易感性强相关，而 *HLA-DR4* 及 *HLA-DR6* 与各种 ANCA 相关小血管炎的易感性均相关。

此外，还发现不少基因与 ANCA 相关小血管炎易感性相关，这些基因编码的蛋白能参与免疫及炎症反应，如 CTLA4（其编码蛋白能抑制 T 细胞功能），*PTPN22*（其编码蛋白具有活化 B 细胞功能），*IL-2RA*（此基因编码高亲和力的白介素-2 受体），*AAT Z* 等位基因（α-抗胰蛋白酶能抑制 PR3 活性，减轻 PR3 所致内皮损伤。编码 α-抗胰蛋白酶的基因具有高度多态性，其中 *AAT Z* 等位基因编码的 α-抗胰蛋白酶活性低，抑制 PR3 能力弱）。

总之，对 RPGN 发病机制的研究，尤其在免疫反应及遗传基因方面的研究，进展很快，应该密切关注。

第三节 急进性肾炎的治疗

一、治疗现状

随着发病机制研究的深入和治疗手段的进步，RPGN 的短期预后较以往已有明显改善。I 型 RPGN 患者的 1 年存活率已达 70% ~ 80%，肾脏 1 年存活率达 25%，而出现严重肾功能损害的 III 型 RPGN 患者 1 年缓解率可达 57%，已进行透析治疗的患者 44% 可脱离透析。但要获得长期预后的改善，还需要进行更多研究。

由于本病是免疫介导性炎症疾病，所以主要治疗仍是免疫抑制治疗。临床治疗分为诱导缓解治疗和维持缓解治疗两个阶段，前者又包括强化治疗

（如血浆置换治疗、免疫吸附治疗及甲泼尼龙冲击治疗等）及基础治疗（糖皮质激素、环磷酰胺或其他免疫抑制剂治疗）。

二、各型急进性肾炎的治疗方案

（一）抗肾小球基底膜型（Ⅰ型）急进性肾炎

由于本病相对少见，且发病急、病情重、进展快，因此很难进行前瞻性随机对照临床试验，目前的治疗方法主要来自于小样本的治疗经验总结。此病的主要治疗为：血浆置换（或免疫吸附），糖皮质激素（包括大剂量甲泼尼龙冲击及泼尼松口服治疗）及免疫抑制剂（首选环磷酰胺）治疗，以迅速清除体内致病抗体和炎性介质，并阻止致病抗体再合成。

2012 年 KDIGO 制订的"肾小球疾病临床实践指南"对于抗 GBM 型 RPGN 推荐的治疗意见及建议如下：

推荐　除就诊时已依赖透析及肾活检示 100% 新月体的患者外，所有抗 GBM 型 RPGN 患者均应接受血浆置换、环磷酰胺和糖皮质激素治疗（证据强度 1B）。临床资料显示，就诊时已依赖透析及肾活检示 85%～100% 肾小球新月体的患者上述治疗已不可能恢复肾功能，而往往需要长期维持性肾脏替代治疗。

建议　本病一旦确诊就应立即开始治疗。甚至高度怀疑本病在等待确诊期间，即应开始大剂量糖皮质激素及血浆置换治疗（无证据等级）。

推荐　抗 GBM 新月体肾炎不用免疫抑制剂做维持治疗（1C）。

药物及血浆置换的具体应用方案：

糖皮质激素：第 0～2 周：甲泼尼龙 500～1000mg/d 连续 3 天静脉滴注，此后口服泼尼松 1mg/(kg·d)，最大剂量 80mg/d（国内最大剂量常为 60mg/d—笔者注）。第 2～4 周：0.6mg/(kg·d)；第 4～8 周：0.4mg/(kg·d)；第 8～10 周：30mg/d；第 10～11 周：25mg/d；第 11～12 周：20mg/d；第 12～13 周：17.5mg/d；第 13～14 周：15mg/d；第 14～15 周：12.5mg/d；第 15～16 周：10mg/d；第 16 周：标准体重<70kg 者为 7.5mg/d，标准体重≥70kg 者为 10mg/d，服用 6 个月后停药。

环磷酰胺：2mg/(kg·d) 口服，3 个月。

血浆置换：每天用 5% 人血白蛋白置换患者血浆 4L，共 14 天，或直至抗 GBM 抗体转阴。对有肺出血或近期进行手术（包括肾活检）的患者，可在置换结束时给予 150～300ml 新鲜冰冻血浆。笔者认

为，可根据病情调整血浆置换量（如每次 2L）、置换频度（如隔日 1 次）及置换液（如用较多的新鲜冰冻血浆）。有条件时，还可以应用免疫吸附治疗。此外，国内不少单位应用双重血浆置换，它也能有效清除抗 GBM 抗体，在血浆白蛋白及新鲜冰冻血浆缺乏时也可考虑应用。队列对照研究表明，用血浆置换联合激素及免疫抑制剂治疗能提高患者存活率。

英国（71 例，2001 年报道）和中国（176 例，2011 年报道）两个较大样本的回顾性研究显示，早期确诊、早期治疗是提高疗效的关键。影响预后的因素有抗 GBM 抗体水平、血肌酐水平及是否出现少尿或无尿等。

（二）寡免疫复合物型（Ⅲ型）急进性肾炎

近十余年来许多前瞻性多中心的随机对照临床研究已对本病的治疗积累了宝贵经验，本病治疗分为诱导缓解治疗和维持缓解治疗两个阶段。2012 年 KDIGO 制订的"肾小球疾病临床实践指南"对于 ANCA 相关性 RPGN 治疗的推荐意见及建议如下：

1. 诱导期治疗

推荐　用环磷酰胺及糖皮质激素作为初始治疗（证据强度 1A）。

推荐　环磷酰胺禁忌的患者，可改为利妥昔单抗及糖皮质激素治疗（证据强度 1B）。

推荐　对已进行透析或血肌酐上升迅速的患者，需同时进行血浆置换治疗（证据强度 1C）。

建议　对出现弥漫肺泡出血的患者，宜同时进行血浆置换治疗（证据强度 2C）。

建议　ANCA 小血管炎与抗 GBM 肾小球肾炎并存时，宜同时进行血浆置换治疗（证据强度 2D）。

药物及血浆置换的具体应用方案：

环磷酰胺：①静脉滴注方案：0.75g/m²，每 3～4 周静脉滴注 1 次；年龄>60 岁或肾小球滤过率<20ml/(min·1.73m²) 的患者，减量为 0.5g/m²。②口服方案：1.5～2mg/(kg·d)，年龄>60 岁或肾小球滤过率<20ml/(min·1.73m²) 的患者，应减少剂量。应用环磷酰胺治疗时，均需维持外周血白细胞>3×10⁹/L。

糖皮质激素：甲泼尼龙 500mg/d，连续 3 天静脉滴注；泼尼松 1mg/(kg·d) 口服，最大剂量 60mg/d，连续服用 4 周。3～4 个月内逐渐减量。

血浆置换：每次置换血浆量为 60ml/kg，两周内置换 7 次；如有弥漫性肺出血则每日置换 1 次，出血停止后改为隔日置换 1 次，总共 7～10 次；如果合并抗 GBM 抗体则每日置换 1 次，共 14 次或至抗

GBM 抗体转阴。

已有几个随机对照临床试验比较了利妥昔单抗与环磷酰胺治疗 ANCA 相关小血管炎的疗效及副作用,两药均与糖皮质激素联合应用,所获结果相似,而利妥昔单抗费用昂贵。

当患者不能耐受环磷酰胺时,吗替麦考酚酯是一个备选的药物。小样本前瞻队列研究(17 例)和随机对照研究(35 例)显示,吗替麦考酚酯在诱导 ANCA 相关小血管炎缓解上与环磷酰胺疗效相近。

2. 维持期治疗 对诱导治疗后病情已缓解的患者,推荐进行维持治疗,建议至少治疗 18 个月;对于已经依赖透析的患者或无肾外疾病表现的患者,不做维持治疗。

维持治疗的药物如下:①推荐硫唑嘌呤 1～2mg/(kg·d)口服(证据强度 1B);②对硫唑嘌呤过敏或不耐受的患者,建议改用吗替麦考酚酯口服,剂量用至 1g 每日 2 次(证据强度 2C)(国内常用剂量为 0.5g 每日 2 次——笔者注);③对前两药均不耐受且肾小球滤过率≥60ml/(min·1.73m²)的患者,建议用甲氨蝶呤治疗,口服剂量每周 0.3mg/kg,最大剂量每周 25mg(证据强度 1C)。④有上呼吸道疾病的患者,建议辅以复方甲噁唑口服治疗(证据强度 2B)。⑤不推荐用依那西普(etanercept,为肿瘤坏死因子 α 拮抗剂)做辅助治疗(证据强度 1A)。

除上述指南推荐及建议的药物外,临床上还有用他克莫司或来氟米特进行维持治疗的报道。

ANCA 小血管炎有较高的复发率,有报道其 1 年复发率为 34%,5 年复发率为 70%。维持期治疗是为了减少疾病的复发,但是目前的维持治疗方案是否确能达到上述目的仍缺乏充足证据,而且长期维持性治疗是否会潜在地增加肿瘤及感染的风险也需要关注。已经启动的为期 4 年的 REMAIN 研究有可能为此提供新的循证证据。

(三) 免疫复合物型(Ⅱ型)急进性肾炎

Ⅱ型 RPGN(如 IgA 肾病新月体肾炎)可参照Ⅲ型 RPGN 的治疗方案进行治疗,即用甲泼尼龙冲击做强化治疗,并以口服泼尼松及环磷酰胺做基础治疗。对环磷酰胺不耐受者,也可以考虑换用其他免疫抑制剂。

总之,在治疗 RPGN 时,一定要根据疾病类型及患者具体情况(年龄、体表面积、有无相对禁忌证等)来个体化地制订治疗方案,而且在实施治疗过程中还要据情实时调整方案。另外,一定要熟悉并密切监测各种药物及治疗措施的副作用,尤其要警惕各种病原体导致的严重感染,避免盲目"过度治疗"。最后,对已发生急性肾衰竭的患者,要及时进行血液净化治疗,以维持机体内环境平衡,赢得治疗时间。

(刘 健)

参 考 文 献

1. Erwig LP, Rees AJ. Rapidly progressive glomerulonephritis. J. Nephrol, 1999, 12 Suppl 2: S111-S119.
2. Couser WG. Rapidly progressive glomerulonephritis: classification, pathogenetic mechanisms, and therapy. Am J Kidney Dis, 1988, 11: 449-464.
3. 陈惠萍, 曾彩虹, 胡伟新, 等. 10594 例肾活检病理资料分析. 肾脏病与透析肾移植杂志, 2000, 9(6): 501-509.
4. Zhou FD, Zhao MH, Zou WZ, et al. The changing spectrum of primary glomerular diseases within 15 years: A survey of 3331 patients in a single Chinese centre. Nephrol Dial Transplant, 2009, 24(3): 870-876.
5. Cui Z, Zhao J, Jia XY, et al. Anti-glomerular basement membrane disease: outcomes of different therapeutic regimens in a large single-center Chinese cohort study. Medicine(Baltimore), 2011, 90(5): 303-311.
6. Zhou XJ, Lv JC, Zhao MH, et al. Advances in the genetics of anti-glomerular basement membrane disease. Am J Nephrol, 2010, 32: 482-490.
7. Jennette JC, Nickeleit V. Anti-glomerular basement membrane glomerulonephritis and Goodpature's syndrome//Jennette JC, ed. Heptinstall's pathology of the kidney. 4th ed. Philadelphia: Lippincott Williamns and Wilkin. 2007: 613-641.
8. Nacheman PH, Jennette JC, Falk RJ. Primary glomerular disease//Taal MW, Chertow GM, Marsden PA, et al. Brenner and Rector's The Kidney. 9th ed. Philadelphia: Saunders, 2012: 1153-1168.
9. Tarzi RM1, Cook HT, Pusey CD. Crescentic glomerulonephritis: new aspects of pathogenesis. Semin Nephrol, 2011, 31(4): 361-368.
10. Cui Z1, Zhao MH. Avidity of anti-glomerular basement membrane autoantibodies was associated with disease severity. Clin Immunol, 2005, 116(1): 77-82.
11. Yang R, Hellmark T, Zhao J, et al. Levels of epitope-specific autoantibodies correlate with renal damage in anti-GBM disease. Nephrol Dial Transplant, 2009, 24: 1838-

1844.

12. Cui Z, Wang HY, Zhao MH, et al. Natural autoantibodies against glomerular basement membrane exist in normal human sera. Kidney Int, 2006, 69: 894-899.

13. Olson SW, Arbogast CB, Baker TP, et al. Asymptomatic autoantibodies associate with future anti-glomerular basement membrane disease. J Am Soc Nephrol, 2011, 22: 1946-1952.

14. Pedchenko V, Bondar O, Fogo AB, et al. Molecular architecture of the Goodpasture autoantigen in anti-GBM nephritis. N Engl J Med, 2010, 363: 343-354.

15. ZouJ, Hannier S, Cairns LS, et al. Healthy individuals have Goodpasture autoantigen-reactive T cells. J Am Soc Neprol, 2008, 19(2): 396-404.

16. Wu J, Hicks J, Borillo J, et al. CD4(+)T cells specific to a glomerular basement membrane antigen mediate glomerulonephritis. J Clin Inves, 2002, 109(4): 517-524.

17. Zhou XJ1, Lv JC, Zhao MH. Advances in the genetics of anti-glomerular basement membrane disease. Am J Nephrol, 2010, 32(5): 482-490.

18. Falk RJ, Jennette JC. Anti-neutrophil cytoplasmic autoantibodies with specificity for myeloperoxidase in patients with systemic vasculitis and idiopathic necrotizing and crescentic glomerulonephritis. N Engl J Med, 1988, 318: 1651-1657.

19. Jennette JC, Thomas DB. Pauci-immune and antineutrophil cytoplasmic autoantibody-mediated crescent glomerulonephritis//Jennette JC, ed. Heptinstall's pathology of the kidney. 4th ed. Philadelphia: Lippincott Williamns and Wilkin, 2007: 664-673.

20. Kallenberg CG. Pathogenesis of ANCA-associated vasculitis, an update. Clin Rev Allergy Immunol, 2011, 41(2): 224-231.

21. Willcocks LC, Lyons PA, Rees AJ, et al. The contribution of genetic variation and infection to the pathogenesis of ANCA-associated systemic vasculitis. Arthritis Res Ther, 2010, 12(1): 202.

22. Chen M, Yu F, Wang SX, et al. Antineutrophil cytoplasmic autoantibody-negative pauci-immune crescentic glomerulonephritis. J Am Soc Nephrol, 2007, 18: 599-605.

23. Cui Z, Zhao J, Jia XY, et al. Anti-glomerular basement membrane disease: outcomes of different therapeutic reg-imens in a large single-center Chinese cohort study. Medicine(Baltimore), 2011, 90(5): 303-311.

24. Hirayama K, Yamagata K, Kobayashi M, et al. Anti-glomerular basement membrane antibody disease in Japan: part of the nationwide rapidly progressive glomerulonephritis survey in Japan. Clin. Exp. Nephrol, 2008, 12, 339-347.

25. Kidney Disease: Improving Global Outcomes (KDIGO) Glomerulonephritis Work Group. KDIGO clinical practice guideline for glomerulonephritis. Kidney Int Suppl, 2012, 2: 139-274.

26. Levy JB, Turner AN, Rees AJ, et al. Long-term outcome of anti-glomerular basement membrane antibody disease treated with plasma exchange and immunosuppression. Ann Intern Med, 2001, 134: 1033-1042.

27. Jones RB, Tervaert JW, Hauser T, et al. Rituximab versus cyclophosphamide in ANCA-associated renal vasculitis. N Engl J Med, 2010, 363: 211-220.

28. Clark WF. Plasma exchange for renal disease: evidence and use 2011. J Clin Apher, 2012, 27(3): 112-116.

29. Sanchez AP, Ward DM. Therapeutic apheresis for renal disorders. Semin Dial, 2012, 25(2): 119-131.

30. Silva F, Specks U, Kalra S, et al. Mycophenolate mofetil for induction and maintenance of remission in microscopic polyangiitis with mild to moderate renal involvement-a prospective, open-label pilot trial. Clin J Am Soc Nephrol, 2010, 5(3): 445-453.

31. Gómez-Puerta JA, Quintana LF, Stone JH, et al. B-cell depleting agents for ANCA vasculitides: a new therapeutic approach. Autoimmun Rev, 2012, 11(9): 646-652.

32. Henes JC, Kanz L, Koetter I. et al. Rituximab and leflunomide for Wegener's granulomatosis: a long-term follow-up. Rheumatol Int, 2011, 31(3): 425-426.

33. Niiyama S, Amoh Y, Suzuki K, et al. Efficacy of tacrolimus against Churg-Strauss syndrome in a patient with myasthenia gravis. Rheumatol Int, 2010, 30(6): 847-848.

34. Lapraik C, Watts R, Bacon P, et al. BSR and BHPR guidelines for the management of adults with ANCA associated vasculitis. Rheumatology (Oxford), 2007, 46(10): 1615-1616.

第四章 局灶节段性肾小球硬化

原发性局灶节段性肾小球硬化(focal segmental glomerulosclerosis,FSGS)于 1957 年由 Rich 首先描述,病理检查可见部分肾小球出现节段性瘢痕,临床上以大量蛋白尿及肾病综合征(NS)为突出表现。

FSGS 在儿童和成人的原发性肾小球疾病中占 7%~35%。近年来,FSGS 的发病率有逐年升高趋势。过去 20 年里,美国儿童和成人 FSGS 的发病率增加了 2~3 倍,可能的原因包括:近年来除了重视经典型 FSGS 病理改变外,还注意到了许多 FSGS 的变异型,因而提高了 FSGS 检出率。此外,随着非洲裔美国人经济地位的提高,保健意识的增强,就诊人数明显增加,而非洲裔人群 FSGS 的发病率很高,从而导致美国整个人群发病率的上升。中山大学附属一院的资料也显示,在我国南方地区,近 10 多年来,FSGS 的发病率也有逐步升高的趋势。另外,原发病为 FSGS 接受肾移植的终末肾脏病患者,移植肾的 FSGS 发生率也较高。

与微小病变肾病相比,FSGS 患者临床上除表现大量蛋白尿及 NS 外,还常出现血尿、高血压及肾功能损害,对激素治疗常不敏感,常进行性发展至终末肾脏病。

第一节 局灶节段性肾小球硬化发病机制研究现状

FSGS 的发病机制目前还不完全清楚。FSGS 的肾小球节段性病变主要是细胞外基质蓄积构成的瘢痕。这种节段性硬化病变的产生,目前认为与遗传因素、循环因子、病毒感染、足细胞损伤、血流动力学改变、细胞外基质合成与降解失衡、细胞因子介导免疫损伤、高脂血症和脂质过氧化,以及细胞凋亡等密切相关。

一、遗传因素

大量的资料显示 FSGS 的发病具有明显的种族差异和家族聚集性。如美国的资料显示,黑人肾病患者中 FSGS 的发病率是白人的 2~3 倍(50%~60% 对 20%~25%)。FSGS 是南非和非洲裔美国人 NS 最常见的病理类型。而在我国广东地区仅占成人 NS 的 7% 左右。上述资料显示 FSGS 的发病具有明显的种族差异。

FSGS 的发病还与不同种族人群中人类白细胞抗原(HLA)等位基因出现的频率有关,已有报道,北美洲 FSGS 患者中 HLA-DR4 频率显著增高,而有 HLA-DR4 表型的成年人发生 FSGS 几率较高,提示具有该等位基因者较易发生 FSGS。西班牙裔儿童 FSGS 的发生与 HLA-DR8 相关,德国裔 FSGS 患儿则与 HLA-DR3 和 DR7 相关。而吸食海洛因的 FSGS 患者 HLA-B53 出现频率高。

FSGS 还呈现家族聚集性的特点,但 FSGS 的遗传特性尚不清楚,常染色体显性和隐性遗传都有报道。在一项对 18 个家族 45 个成员经肾活检证实为 FSGS 的病例研究中发现,FSGS 的家族遗传聚集性特征为常染色体显性遗传,伴随的 HLA 等位基因包括 HLA-DR4、HLA-B12、HLA-DR8 和 HLA-DR5。遗传性 FSGS 家族进行连锁分析发现,可疑基因定位在 19q13 上。

最近对家族性 FSGS 病例研究发现,肾小球滤过屏障中足细胞蛋白具有突出的重要性。例如,ACTN4 基因(编码足细胞上 α-辅肌动蛋白 4,即 α-actinin 4,具有交联肌动蛋白微丝功能)变异可能引起家族性常染色体显性遗传 FSGS;NPHS1 基因(编码足细胞上 nephrin 蛋白)变异能导致芬兰型先天性 NS(呈常染色体隐性遗传疾病);NPHS2 基因(编码足细胞上 podocin 蛋白)变异能导致家族性常染色体隐性遗传性 FSGS(病人在儿童期开始出现蛋白尿,而后很快进展至终末肾脏病,肾移植后很少复发)。家族性 FSGS 的 NPHS2 变异常由该基因发生无意义密码子、错义、移码或终止密码早熟导致。另外,NPHS2 基因变异也能发生于散发 FSGS 病例。最近,还发现 TRPC6 基因(编码足细胞的一种钙离子内流通道)变异、CD2AP 基因(编码足细胞上 CD2 相关蛋白)变异、或 PLCE1 基因(编码足细胞上磷脂酶 Cε）变异也与家族性 FSGS 发病相关。但是，大部分的研究资料显示，这些基因型变异与临床表现和免疫抑制治疗的反应性没有明显的关联性。

近期美国学者采用混合连锁不平衡全基因组扫描的方法，发现在美国黑人中 MYH9 可能是主要的遗传易感基因。随后采用的小样本全基因组关联分析研究发现，22 号染色体包括 APOL1 和 MYH9 基因的一段 60kb 区域可能与 FSGS 的发病密切相关。有趣的是，APOL1 变异可以保护非洲人免受引起昏睡病的锥虫（布氏锥虫罗得西亚亚种）感染，但是却可导致美国黑人易患 FSGS，进一步提示遗传因素在 FSGS 的发病中起着重要的作用。

二、循环因子

对循环因子的重视和研究很多来自于肾移植的临床观察和治疗。Savin 等的研究发现，与正常对照者相比，33 名肾移植后再发 FSGS 患者的肾脏对白蛋白有更高的通透性。经血浆置换治疗后，其中 6 例患者尿蛋白显著减少，因而推测 FSGS 患者体内可能存在某些因子导致 FSGS 的发生。随后 Sharma 等从 FSGS 患者血清中提取了一种具有在短时间内显著增强肾小球基底膜（GBM）通透性的肾小球滤过因子，称之为循环因子或渗透因子。体外研究证实，肾移植 FSGS 复发患者血清相对于未复发者可明显增强 GBM 的白蛋白的通透性。部分复发的 FSGS 患者接受血浆置换治疗后，GBM 通透性降低，尿蛋白明显减少，因此多数学者认为，循环因子或渗透因子与移植肾 FSGS 的复发有关。而在非移植的 NS 患者，仅发现少数患者（如激素抵抗的先天性 NS 患者）经血浆置换治疗可减少蛋白尿和稳定肾脏功能。因此，对大多数 FSGS 患者而言，尽管血浆置换治疗后循环因子可减少，但蛋白尿没有改善。为此人们一直在探索循环中是否存在致病因子？迄今对循环因子究竟为何物还不清楚，循环因子在原发性 FSGS 发病机制中的重要性仍所知甚少。

2011 年 Reiser 等发现血清可溶性尿激酶受体（suPAR）在 2/3 原发性 FSGS 患者中升高。在肾移植术前血清中较高浓度的 suPAR 预示着移植术后复发的可能性比较大。循环中 suPAR 可激活足细胞 β3 整合素，造成足细胞足突融合消失、大量蛋白尿。在三种小鼠模型实验中提示 suPAR 可以造成蛋白尿和肾脏 FSGS 的发生，提示 suPAR-足细胞 β3 整合素在 FSGS 发生机制中具有重要作用，降低 su-

PAR 浓度可能防止 FSGS 的发生。2012 年该研究组又发表了验证研究的结果，显示在两组原发性 FSGS 的临床研究（PodoNet 和 FSGS CT Study）的患者中，84.3% 成人患者和 55.3% 儿童患者的血清 suPAR 均升高。目前，有关 suPAR 在 FSGS 患者血液中的表达及对长期预后的预示作用的验证工作正在进行中，而且中和或清除 suPAR 可作为 FSGS 的潜在治疗手段。

三、病毒感染

艾滋病病毒（HIV）是导致 FSGS 的常见病毒之一。有研究发现，HIV-1 病毒感染是儿童期 HIV 相关肾病的直接原因，并在很大程度上影响到肾小球及肾小管上皮细胞的生长和分化，单核细胞局部浸润和细胞因子高表达，从而导致肾小球硬化。HIV 相关的 FSGS 在病理改变上与原发性塌陷型 FSGS 相似，前者内皮细胞中有管网状包涵体形成，而后者没有。

另外，细小病毒 B19 在 FSGS 中的可能致病作用近来也倍受关注。在镰状细胞贫血合并 FSGS 的 NS 患者肾组织中，细小病毒 B19 mRNA 表达增高，尤其在塌陷型 FSGS 患者中表达更高，提示该病毒可能参与 FSGS 致病。另有报道，与其他病理类型的肾脏疾病比较，原发性塌陷型 FSGS 患者的肾组织更易找到细小病毒 B19。Moudgil 等在 78% 的原发性 FSGS 患者肾活检组织中检测到细小病毒组 B19，这些研究都提示细小病毒 B19 可能参与原发性塌陷型 FSGS 的发生和发展。

四、足细胞损伤

近年来，足细胞损伤在 FSGS 发病机制中的作用已为多数学者所重视。在大鼠残肾动物模型中，残余肾毛细血管袢扩大可导致足细胞发生代偿性胞体增大，同时细胞周期蛋白依赖性激酶-1（CDK-1）及其抑制剂 p27 和 p57 表达减少。随着病程进展，足细胞胞体增大失代偿并出现退行性变，变得扁平，滤过液进入胞体下空间，足细胞胞浆隆起并进一步与 GBM 剥离，GBM 裸露，并与壁层上皮细胞发生粘连，最终在袢粘连区出现透明样变，形成节段性硬化。足细胞黏附表型的改变，如分泌整合素 α3 显著减少，也参与了上述病理损伤过程。上述病理变化过程可能是足细胞病变导致肾小球发生节段性硬化的主要途径之一。

在人类 FSGS 中，足细胞损伤导致 FSGS 发生的机制目前还不清楚。最近的研究发现在足细胞上表达与裂隙膜相关的分子如 CD2 激活蛋白、α-辅肌动蛋白 4、podocin 和 nephrin 蛋白以及血管紧张素 II 的 AT1 受体都与 FSGS 的发病机制有关。研究发现，尽管微小病变肾病和膜性肾病的发病与足细胞的损伤密切相关，但是这些病理类型足细胞的标志蛋白仍然存在，而塌陷型 FSGS 和 HIV 相关 FSGS 患者，足细胞的正常标志蛋白消失。提示在这些疾病中足突细胞表型改变起了重要作用。另外，在 FSGS 中，有部分患者会出现足细胞增殖，这可能是细胞周期蛋白依赖性激酶抑制剂 p27 和 p57 表达下调的结果。足突的消失可能是氧自由基和脂质过氧化酶堆积过度所导致。

最近有研究发现，在动物模型中高表达 miR-193a 可引起广泛足突融合消失，导致 FSGS 样病理改变，其机制是 miR-193a 可下调转录因子 WT1 表达，进而下调其靶基因 *PODXL*（编码足细胞上 podocalyxin 蛋白）及 *NPHS1*（编码足细胞上 nephrin 蛋白）表达。podocalyxin 与 nephrin 均为足细胞重要的骨架蛋白，其表达减少势必影响足细胞骨架结构稳定性，导致足突融合消失，引起大量蛋白尿。

五、其他因素

导致 FSGS 发病的因素较多，包括血流动力学改变、细胞外基质合成与降解失衡、细胞因子介导免疫损伤、高脂血症和脂质过氧化，以及细胞凋亡等。

此外，在肾单位数量显著减少的情况下，容易出现 FSGS 的病理改变，如孤立肾损害、先天性肾单位减少、反流性肾病、局灶肾皮质坏死、单侧肾切除等。其可能的机制是，随着肾单位的丢失，剩余肾单位出现代偿性肥大和高压，这种代偿性改变会导致肾脏上皮细胞和内皮细胞的损伤，并最终导致肾脏的节段性硬化。

尽管 FSGS 的发病机制目前还不完全清楚，但已有的研究显示，FSGS 可能是多因素共同作用的结果。不同的致病因素可能通过不同的途径导致 FSGS。各致病因素可单独或联合参与 FSGS 的发生发展过程。

第二节　原发性局灶节段性肾小球硬化分型的演变

一、对疾病认识和分型的演变

局灶性肾小球病变是指病变仅累及部分肾小球而不是全部肾小球，节段性肾小球病变是指病变仅累及肾小球毛细血管袢的部分节段，而非全球性病变。

自 1957 年由 Rich 首先描述以肾小球节段性瘢痕和透明样变为特征的原发性 FSGS 以来，人们逐渐发现 FSGS 在病理上有很多复杂的病理改变特征，包括系膜基质增加、透明样变、系膜区 IgM 沉积、系膜细胞增生、泡沫细胞形成、足细胞增生肥大等。因此，有关 FSGS 的病理分型有许多分歧和争议，它大致经历了如下演变过程：

经典型 FSGS（classic FSGS）：即 1957 年 Rich 描述的原发性 FSGS。病变肾小球局灶分布于皮髓质交界处，节段性瘢痕靠近肾小球血管极，常伴透明样变。

变异性 FSGS：1980 年后人们陆续发现了几种不同于经典型 FSGS 的亚型，它们被统称为变异性 FSGS，包括：①周缘型 FSGS（peripheral FSGS），硬化部位出现于毛细血管袢周缘部位。②顶端型 FSGS（tip FSGS），硬化部位位于肾小球尿极。此型是 Howie 及 Brewer 于 1984 年最先报道。③系膜增生型 FSGS（mesangial hypercellular FSGS），肾小球弥漫系膜细胞增生伴节段硬化。④细胞型 FSGS（cellular FSGS），部分肾小球呈球性或节段性足细胞增生、肥大，伴内皮细胞增生，白细胞浸润及核碎。此型是 Schwartz 和 Lewis 于 1985 年最先报道。⑤塌陷型 FSGS（collapsing FSGS），肾小球毛细血管塌陷闭塞，伴足细胞增生、肥大。

2000 年在我国肾活检病理诊断研讨会上，我国病理学家也制订了中国 FSGS 的病理诊断及分型标准，包括了上述 6 个类型（经典型被称为门部型，其他 5 个类型命名与上相同）。

2004 年国际肾脏病理学会（IRPS）组织国际知名专家综合分析了近 20 年的 FSGS 临床和病理资料，然后提出了具有权威性的国际新 FSGS 分型方案，此方案将 FSGS 分为门周型、细胞型、顶端型、塌陷型和非特殊型等类型（表 1-4-1）。其中，门周型与上述经典型相当，细胞型、顶端型及塌陷型与上述各相应变异型类似，但是新设了非特殊型（not otherwise specified FSGS，即 NOS FSGS），取消了上述变异型中的周缘型（有学者认为它是门部型进展的结果）及系膜细胞增生型（有学者认为它是系膜增生性肾炎基础上继发的 FSGS）。下文将对此新分型作一详细介绍。

表 1-4-1　原发性 FSGS 的病理分型及诊断要点（IRPS,2004）

类型	病变部位	分布	玻璃样变	粘连	足细胞增生肥大	肾小球肥大	系膜细胞增生	小动脉透明样变
门周型	门周	节段	2+/−	3+/−	−/+	3+/−	−/+	2+/−
细胞型	任何部位	节段	−/+	−/+	2+/−	−/+	−/+	−/+
顶端型	尿极	节段	+/−	3+/−	2+/−	−/+	−/+	−/+
塌陷型	任何部位	节段或球性	−/+	−/+	3+/−	−/+	−/+	−/+
非特殊型	任何部位	节段	+/−	2+/−	−/+	+/−	−/+	+/−

二、2004 年国际肾脏病理学会的病理分型

（一）光学显微镜检查

目前 FSGS 诊断及分型主要依靠光学显微镜检查,具体如下:

1. 门周型 FSGS　该型必须同时满足以下 2 项标准才能诊断:①至少 1 个肾小球的门周部位（即血管极处）出现透明样变,伴或不伴硬化;②50% 以上呈现节段病变的肾小球必须有门周硬化和（或）透明样变。常伴小动脉透明样变,并有时与肾小球门周透明样变相连。少见足细胞增生和肥大,硬化部位有时可见泡沫细胞。肾小球肥大和球囊粘连很常见,一般不伴系膜细胞增生。该型须排除细胞型、顶端型和塌陷型才能诊断。

该类型 FSGS 通常见于原发性 FSGS,也常见于由肾单位丧失或肾小球高压继发的 FSGS,例如肥胖、发绀型先天性心脏病、反流性肾病、肾缺如、肾发育不良、先天性肾单位减少伴代偿肥大、慢性肾脏病晚期肾单位毁坏等。与儿童相比,门周 FSGS 在成人中更常见。

2. 细胞型 FSGS　该型至少见 1 个肾小球毛细血管内细胞增多,并至少累及 25% 毛细血管袢,导致毛细血管管腔堵塞。此病变可发生于肾小球的任何节段包括门周或周缘毛细血管袢。毛细血管内细胞主要为泡沫细胞、巨噬细胞及内皮细胞,有时也有中性粒细胞及淋巴细胞,且偶见这些细胞凋亡,形成核固缩和核碎裂。有时可见基底膜下透亮区,但是节段性透明样变或硬化却不常见。偶见毛细血管内纤维蛋白沉积,但不伴肾小球基底膜断裂。有或无球囊粘连。损伤部位常见足细胞增生和肥大。肾小球肥大和系膜细胞增生却不常见。其他肾小球可呈节段性或（和）全球性肾小球硬化。该型需排除顶端型和塌陷型才能诊断。

与门周型 FSGS 相比,细胞型 FSGS 在黑人中多

见,大量蛋白尿显著（>10g/d,细胞型 FSGS 中占 44% ~67%,而在门周型中只占 4% ~11%）,呈现 NS。细胞型 FSGS 常只存在于临床发病早期,患者很易进展至终末肾脏病。

3. 顶端型 FSGS　该型至少见 1 个肾小球顶部（即尿极处,靠近近端肾小管的起始部）节段病变,常为毛细血管袢与肾小囊粘连,或足细胞与壁层上皮细胞或肾小管上皮细胞融合。有时病变毛细血管袢会嵌入肾小管。常见毛细血管内细胞增多（累及 50% 以下毛细血管袢）或硬化（累及 25% 以下毛细血管袢）。损伤部位常见足细胞增生和肥大。常见泡沫细胞,也可见透明样变。有时可见肾小球肥大、系膜细胞增生和小动脉透明样变。虽然病变开始在外周,但是肾小球中心部位也能受累。该型需排除塌陷型才能诊断。

临床研究发现,该型 FSGS 的临床表现与微小病变相似,对激素治疗反应好,及时治疗预后佳。

4. 塌陷型 FSGS　该型至少见 1 个肾小球毛细血管壁塌陷,伴足细胞增生和肥大,病变可呈节段性或全球性,前者可出现在门周或周缘毛细血管袢。增生和肥大的足细胞可充满肾小囊腔,并可见胞浆蛋白滴及空泡样变。足细胞充满肾小囊腔时可形成"假新月体"。早期球囊黏连和透明样变不常见,系膜细胞增生、肾小球肥大、小动脉透明样变也不常见。其他肾小球可出现各型 FSGS 的节段性病变（常见硬化,毛细血管内细胞增多,顶端病变等）和（或）球性硬化。

20 世纪 80 年代初,有学者观察到 HIV 相关性肾病伴发塌陷型 FSGS。此后逐渐注意到一些原发性 FSGS 患者也有相似的组织学改变,但超微结构上这些患者的内皮细胞内无管网状包涵体。塌陷型 FSGS 患者的肾小管间质损害往往比较严重。肾小管上皮细胞内含大的吞噬小体,小管内有蛋白管型,管腔局部膨胀。间质中有大量的单核细胞浸润。治疗效果是各 FSGS 类型中最差的病理类型。

5. 非特殊类型 FSGS 是指不能将其归为其他 4 种类型的 FSGS 病变,该类型须排除门周型、细胞型、顶端型和塌陷型才能诊断。肾小球节段性(门周或周缘毛细血管袢)细胞外基质增多,毛细血管腔闭塞,伴节段性毛细血管壁塌陷。球囊粘连及透明样变常见。泡沫细胞也常见。足细胞增生和肥大少见。系膜细胞增生、肾小球肥大、小动脉透明样变也能见到。该类型最常见,随着疾病的进展,其他 4 种病理类型均可进展为此型 FSGS。

(二) 免疫荧光检查

FSGS 的免疫荧光常表现为 IgM、C3 在肾小球节段硬化部位呈团块状沉积。无硬化的肾小球通常无免疫球蛋白及补体沉积,不过有时系膜区仍可见较弱的 IgM、C3 沉积,而 IgG、IgA 沉积罕见。由于 FSGS 病变呈局灶节段性分布,肾穿刺标本若无此病变肾小球,则免疫荧光检查也可全部阴性。

足细胞胞浆内有时可见白蛋白和其他免疫球蛋白(尤其是 IgA 和 IgG),这是足细胞吸收蛋白所导致。同样,近端肾小管上皮细胞的胞浆内也可见白蛋白和免疫球蛋白,也是肾小管重吸收的结果。

(三) 电子显微镜检查

在电子显微镜下观察 FSGS 的超微结构,常可见足细胞肥大、细胞器增多、微绒毛变性及胞浆内吞噬空泡和脂肪滴。肥大的足细胞,胞体呈圆形,平滑地黏附在肾小球基底膜上,足突消失。在硬化节段处可看到足细胞剥离,裸露的肾小球基底膜和剥离的足细胞间有板层状的新生膜样物质沉积。光镜下基本正常的肾小球,也能呈现不同程度的足突消失,由此可见,在电镜超微结构下 FSGS 的足细胞病变是球性的。在足突消失区域通常可观察到裂孔隔膜的消失和细胞骨架微丝与肾小球基底膜平行排列。节段硬化病变处可见肾小球基底膜皱缩,最终导致肾小球毛细血管腔狭窄或闭塞。通常肾小球内并无提示免疫复合物的电子致密沉积物,但是需注意的是,有时血浆物质沉积也可呈现电子致密物,会被误认为是免疫复合物,此时需结合光学显微镜和免疫荧光显微镜观察加以鉴别。

塌陷型 FSGS 的主要超微结构观察在于判定有无上皮的管网状包涵体。90% 以上的 HIV 感染并发塌陷型 FSGS 患者有上皮的管网状包涵体,在原发性塌陷型 FSGS 和吸毒所致塌陷型 FSGS 患者中只到 10% 有上皮的管网状包涵体。此外,上皮的管网状包涵体在狼疮性肾炎患者和 α-干扰素治疗的患者中也很常见。

第三节　原发性局灶节段性肾小球硬化的治疗原则

与微小病变肾病相比,FSGS 患者常表现为大量蛋白尿、血尿、高血压、肾功能损害、对激素治疗不敏感,及疾病持续进行性进展等特点。其中蛋白尿的程度和血清肌酐水平与预后密切相关。有资料显示,蛋白尿 ≥3～3.5g/d 的原发性 FSGS 患者约 50% 在 5～10 年后发展至终末期肾病;而蛋白尿 >10g/d 的患者进展更快,5 年内全都进展至终末肾脏病。相比之下,非 NS 范畴蛋白尿的患者预后就较好,追踪 10 年仅 20% 的患者进展至终末肾脏病。另一组资料显示,就诊时血清肌酐 >115μmol/L(1.3mg/dl)的患者比肌酐小于此值的患者进展至终末肾脏病的风险明显增加。因此,临床治疗过程中必须密切观察患者尿蛋白和肾功能的变化,这是判断治疗效果和预后的最重要的指标。

原发性 FSGS 的治疗目标是达到蛋白尿的完全或部分缓解,减少复发,并维持肾功能稳定,延缓肾功能损害进展。具体包括以下几方面:

一、治疗前的初始评估

除详细询问病史(包括肾脏病家族史)、进行体格检查、实验室检查及影像学检查外,患者需经肾活检病理检查确诊 FSGS。2012 年改善全球肾脏病预后组织(KDIGO)强调,对原发性 FSGS 成人患者进行治疗前,应对患者进行彻底检查以除外继发性 FSGS,但并无必要常规做遗传学检查。

二、支持治疗

FSGS 患者的支持治疗包括:寻找并清除潜在感染灶、积极控制高血压、进行调脂治疗等。血管紧张素转化酶抑制剂(ACEI)或血管紧张素 AT1 受体阻滞剂(ARB)能通过血压依赖性及非血压依赖性作用机制,来减少蛋白尿及延缓肾损害进展。所以,ACEI 或 ARB 被推荐应用于所有的原发性 FSGS 患者治疗。

三、FSGS 病人的初始治疗

20 世纪 80 年代以前,原发性 FSGS 的初始治疗一直遵循常规的原发性 NS 的治疗方案:泼尼松 0.5～1.0mg/(kg·d),连服 4～8 周;然后逐步减量至停药。尽管这个方案对微小病变肾病有效,但是对原发性 FSGS 疗效并不理想,缓解率不超过

30%,完全缓解率低于20%。

20世纪80年代以后,一些用激素治疗原发性FSGS的队列研究疗效显著提高,完全缓解率超过30%,最高达到40%以上。将完全缓解率<30%与>30%的研究结果做比较,发现两者泼尼松的用量相同,但是治疗持续时间差别极大,低缓解率的激素治疗时间≤2个月,而高缓解率的激素治疗时间是5~9个月。

Pei等的研究发现,使用足量和长疗程的激素治疗原发性FSGS,完全缓解率可达到44%,缓解所需时间的中位数是3~4个月。同时,有近一半的患者需加用细胞毒药物如环磷酰胺(CTX)或硫唑嘌呤。获得完全缓解的患者15年内肾功能基本稳定,而不能获得缓解的患者肾功能5年、10年、15年分别下降了27%、42%和49%。对激素治疗抵抗的患者中有50%在4年后血清肌酐翻倍。基于上述研究结果,他们推荐呈现NS的原发性FSGS患者足量激素治疗时间应为3~4个月,最长可用到6个月。

Ponticelli等报道激素治疗少于4个月的患者完全缓解率只有15%,而治疗时间≥4个月者,完全缓解率可高达61%。其中首次足量激素治疗时间对预后可能起更重要作用。因为FSGS患者激素治疗8周获得完全缓解期患者不到1/3,达到完全缓解所需时间的中位数是3~4个月,绝大多数患者需要5~9个月。因此,有学者提出成人FSGS患者激素抵抗的定义为1mg/(kg·d)泼尼松治疗4个月无效者。

隔天大剂量激素治疗可减少激素的副作用,但治疗效果欠佳,尤其是年轻人。Bolton等观察了10名平均年龄29岁的患者,泼尼松60~120mg/d,隔天口服,随访9~12个月,结果没有一例获得完全缓解。Nagai等对一组≥60岁的表现为NS的FSGS患者进行了观察,隔天顿服泼尼松1.0~1.6mg/kg(最大剂量100mg),随访3~5个月,有44%的患者获得完全缓解。其可能原因是老年人对激素的清除率下降,血药浓度相对较高和(或)激素效果更持久。

一个回顾性研究比较了足量泼尼松治疗[始量1mg/(kg·d)至少服用4个月,然后逐渐减量]与低剂量泼尼松[始量0.5mg/(kg·d)]联合环孢素A[CsA,始量3mg/(kg·d),逐渐减量至50mg/d]或硫唑嘌呤治疗[始量2mg/(kg·d),逐渐减量至0.5mg/(kg·d)]。低剂量泼尼松主要用于合并肥胖、骨病或轻度糖尿病的患者。平均治疗20个月。

结果显示:足量泼尼松治疗缓解率为63%;低剂量泼尼松联合硫唑嘌呤治疗为80%;低剂量泼尼松联合CsA治疗为86%。提示对足量长疗程激素可能不耐受的患者,改用低剂量激素联合免疫抑制剂治疗同样有效。

2012年KDIGO指南建议的FSGS患者NS治疗方案如下:足量激素如泼尼松1mg/(kg·d)治疗至少4周,如果NS未缓解且患者能耐受,则可继续足量用药达4个月,NS完全缓解后,再用半年以上时间缓慢减量。对激素相对禁忌或不能耐受的患者,可选用钙调神经磷酸酶抑制剂(包括CsA及他克莫司)。此建议可供参考。

四、FSGS复发病人的治疗

既往的研究资料证实,FSGS患者治疗后缓解期越久,其复发率越低。缓解期长达10年甚至更久的患者预后好,很少复发。大多数(>75%)复发的FSGS患者经合理治疗能仍能获得缓解。

2012年KDIGO指南建议,FSGS患者NS复发的治疗与成人微小病变肾病复发的治疗相同。具体如下:口服CTX 2~2.5mg/(kg·d),共8周;使用CTX后仍复发或希望保留生育能力的患者,建议使用钙调神经磷酸酶抑制剂如CsA 3~5mg/(kg·d)或他克莫司0.05~0.1mg/(kg·d),分次口服,共1~2年;不能耐受糖皮质激素、CTX和钙调神经磷酸酶抑制剂的患者,可以使用吗替麦考酚酯(MMF)0.75~1.0g/次,每天2次,共1~2年。此指南建议可予参考。

环磷酰胺:研究发现CTX与激素联用可使30%~60%的NS患者完全缓解,降低复发率,并可减少激素用量及其不良反应。近年来多项研究认为CTX的治疗疗效往往与患者本身对激素的敏感程度相关,用于频繁复发及激素依赖的FSGS常有效,而对激素抵抗型则疗效有限。

环孢素A:CsA的疗效也取决于患者对激素治疗的敏感程度,在激素治疗敏感的患者中,应用CsA治疗后获得完全缓解、部分缓解和无效的患者比例分别为73%、7%和20%。应用CsA治疗原发性FSGS的多中心前瞻性随机对照研究显示,CsA治疗FSGS的缓解率明显优于单用激素治疗或CTX治疗。尽管CsA在复发的FSGS患者的治疗中显示出良好的疗效,但其治疗的最大问题仍是停药后复发。Ponticelli等比较了激素加CTX 2.5mg/(kg·d)和激素加CsA5~6mg/(kg·d)治疗的疗效,随访2年,CsA治疗组的复发率是75%,而CTX治疗组的复发率是 37%。因此,如何在获得良好治疗效果的同时,减少或避免 FSGS 复发是临床医师需要解决的问题。

他克莫司:目前已有多项关于他克莫司治疗 FSGS 的临床研究,提示他克莫司联合激素治疗儿童及成人 FSGS 都可诱导 NS 缓解,在短期内可减少蛋白尿,延缓肾病进展。有研究表明他克莫司与 CTX 在诱导 FSGS 缓解以及预后方面无明显差异,但他克莫司联合激素治疗可以有效控制难治性 NS。目前国内应用他克莫司治疗原发性 FSGS 推荐剂量为 $0.05 \sim 0.1mg/(kg \cdot d)$,维持血清谷浓度在 $5 \sim 10ng/ml$ 范围。

吗替麦考酚酯:MMF 是近十余年来用于治疗原发性 NS 的新型抗代谢类免疫抑制剂。有报道用 MMF 治疗难治性 FSGS 能增加 NS 缓解率、降低复发率、减少不良反应,但多为小样本研究,治疗效果亦不一致。有限的临床数据显示 MMF 能使对激素和 CsA 抵抗的 FSGS 患者得到部分和全部缓解。有研究表明在 CsA 抵抗型 FSGS 患者中,联合应用 CsA 和 MMF 治疗 12 个月能使部分患者蛋白尿减少,但未能阻止肾功能恶化。目前还不清楚 MMF 停药后的复发率。

五、激素抵抗病人的治疗

2012 年 KDIGO 指南建议,对激素抵抗型 FSGS 患者采用 CsA 治疗,CsA $3 \sim 5mg/(kg \cdot d)$,分次服用,疗程 $\geq 4 \sim 6$ 个月。如果获得了部分或完全缓解,则继续 CsA 治疗达 ≥ 12 个月,然后逐渐减量。若对 CsA 不能耐受,则应用 MMF 与大剂量地塞米松联合治疗。此建议也可供参考。

已有的临床研究结果发现,应用 CsA 治疗成人和儿童激素抵抗的 FSGS 有较高的缓解率,并对患者的肾功能有保护作用。约有 48% 激素抵抗型 FSGS 患者能获得缓解,儿童患者的疗效比成人好。低剂量泼尼松和 CsA 联合治疗能增加激素抵抗型 FSGS 患者的缓解率。目前使临床医师困惑的最大问题仍然是 CsA 减量或停药后的复发。Cattran 等发现 60% 的患者于停药 1 年后复发,而 Ponticelli 等则发现 75% 的患者 1 年后复发。因此,如何在取得较好疗效的同时减少 NS 的复发是亟待解决的重要问题。

对激素抵抗的 FSGS 儿童患者,有报道采用大剂量甲泼尼龙冲击加烷化剂治疗缓解率可达 60% 以上,但更多的临床研究并没能支持上述结论。相反在唯一的一个评价 CTX 对激素抵抗 FSGS 患儿疗效的前瞻性随机试验中,泼尼松($40mg/m^2$,隔天口服共 12 个月)加与不加 CTX[$2.5mg/(kg \cdot d)$,治疗 90 天]的完全和部分缓解率并无统计学差别(分别为 56% 和 50%)。因而对激素抵抗的 FSGS 患者加用细胞毒药物的作用似乎并不太大,尤其是儿童患者。

近年来,有一些小标本的研究结果显示,MMF 或他克莫司在激素抵抗的 FSGS 患者取得较好的疗效,能较好地减少蛋白尿和延缓肾功能的恶化,且副作用轻微,但仍需增大样本数继续观察验证。

六、其他治疗及展望

利妥昔单抗(rituximab)是抗 CD20 抗原的单克隆抗体,它与 B 淋巴细胞表面的 CD20 抗原结合后,能通过补体依赖性细胞毒作用及抗体依赖细胞的细胞毒作用,而导致 B 细胞溶解,此药原用于抵抗性 B 淋巴细胞型非何杰金淋巴瘤的治疗,但是它也能作为免疫抑制剂治疗某些难治性免疫介导性疾病,包括难治性 FSGS。迄今,用利妥昔单抗治疗 FSGS 的临床试验病例数都很少,初步观察显示它能提高 FSGS 缓解率,对激素有效患者它的治疗效果较好,但对激素抵抗患者治疗效果较差。其确切治疗疗效尚需多中心前瞻性随机对照试验验证。

鉴于循环因子很可能是移植肾 FSGS 的重要致病因素,FSGS 患者肾移植前和移植后复发时都可进行血浆置换或免疫吸附治疗。而原发性 FSGS 患者血浆置换疗效欠佳,一般不推荐采用。

另外,近年对家族性 FSGS 的认识在逐渐深入,NPHS2 基因突变甚至还能见于散发性 FSGS 病例,这些病例用激素及免疫抑制剂治疗疗效均差。所以如何从 FSGS 病人中筛选出这些基因变异病例,是临床医师的一个重要任务,这可避免对这些患者盲目应用激素及免疫抑制剂治疗,甚至引起严重副作用。

目前还有一些新治疗药物正在研究中,包括:①半乳糖(galactose):有研究认为循环因子是与肾小球血管内皮表面糖萼中的糖起反应,而导致血管通透性增加,因此口服或静脉投给半乳糖即可能拮抗循环因子的这一致病作用。初步临床观察显示,此药单独应用或与免疫抑制剂联合应用都能减少尿蛋白排泄。进一步评估其疗效的临床试验正在进行中。②吡非尼酮(pirfenidone):为抗纤维化制剂,动物试验显示它能拮抗肺及肾纤维化。少数临床试验已观察了它对原发性 FSGS 及移植肾 FSGS 的治疗疗效,发现它能显著延缓肾小球滤过率下降。

进一步评估其疗效的临床试验也在进行中。③脱氧精胍菌素衍生物(deoxyspergualin derivates):能调节T淋巴细胞功能,发挥免疫抑制作用。动物试验用LF15-0195治疗Buff/Mna大鼠的自发性FSGS及移植肾FSGS均显示出良好效果,能使尿蛋白正常,肾损害减轻。但是这类药物尚未进入临床试验。

FSGS的预后主要与其临床-病理表现和病理类型有关。进行性发展的危险因素包括:血清肌酐水平>115μmol/L(1.3mg/dl)、大量蛋白尿(>3.5g/d)、肾间质纤维化>20%。在FSGS亚型中塌陷型疗效及预后最差,顶端型比较好。

(余学清)

参 考 文 献

1. 王素霞,邹万忠,王海燕.局灶节段性肾小球硬化症的病理诊断及分型.中华肾脏病杂志,2005,21(1):55-58.
2. 邹万忠,主编.肾活检病理学.北京:北京大学医学出版社,2006:61-67.
3. 潘碧霞,姜宗培,常洁,等.263例成人原发性局灶节段性肾小球硬化性肾小球肾炎临床病理分析.中华肾脏病杂志,2007,23(1):13-17.
4. Appel GB, Pollak MR, D'Agati VD. Focal Segmental Glomerulosclerosis: Genetic and Spontaneous Causes// Feehally J, Floege J, Johnson RJ, et al. Comprehensive Clinical Nephrology. 3rd ed. Philadephia: Elsevier, 2007: 217-230.
5. Reidy K, Kaskel FJ. Pathophysiology of focal segmental glomerulosclerosis. Pediatr Nephrol, 2007, 22: 350-354.
6. Hogg R, Middleton J, Vehaskari VM. Focal segmental glomerulosclerosis epidemiology aspects in children and adults. Pediatr Nephrol, 2007, 22: 183-186.
7. Kopp JB, Smith MW, Nelson GW, et al. MYH9 is a major-effect risk gene for focal segmental glomerulosclerosis. Nat Genet, 2008, 40(10): 1175-1184.
8. Genovese G, Tonna SJ, Knob AU, et al. A risk allele for focal segmental glomerulosclerosis in African Americans is located within a region containing APOL1 and MYH9. Kidney Int, 2010, 78(7): 698-704.
9. Genovese G, Friedman DJ, Ross MD, et al. Association of trypanolytic ApoL1 variants with kidney disease in African Americans. Science, 2010, 329(5993): 841-815.
10. Stephen M. Korbet. Treatment of Primary FSGS in adults. J Am Soc Nephrol, 2012, 23(11): 1769-1776.
11. Xie J, Chen N. Primary glomerulonephritis in mainland-China: an overview. Contrib Nephrol, 2013, 181: 1-11.
12. D'Agati VD, Kaskel FJ, Falk RJ. Focal segmental glomerulosclerosis. N Engl J Med, 2011, 365(25): 2398-2411.
13. Gbadegesin R, Lavin P, Foreman J, et al. Pathogenesis and therapy of focal segmental glomerulosclerosis: an update. Pediatr Nephrol, 2011, 26(7): 1001-1015.
14. Winkler CA, Nelson G, Oleksyk TK, et al. Genetics of focal segmental glomerulosclerosis and human immunodeficiency virus-associated collapsing glomerulopathy: the role of MYH9 genetic variation. Semin Nephrol, 2010, 30(2): 111-125.
15. Gbadegesin R, Lavin P, Janssens L, et al. A new locus for familial FSGS on chromosome 2p. J Am Soc Nephrol, 2010, 21(8): 1390-1397.
16. Ponticelli, C, Glassock, RJ. Post-transplant recurrence of primary glomerulonephritis. Clin J Am Soc Nephrol, 2010, 5(12): 2363-2372.
17. Wei C, El Hindi S, Li J, et al. Circulating urokinase receptor as a cause of focal segmental glomerulosclerosis. Nat Med, 2011, 17: 952-961.
18. Gebeshuber CA, Kornauth C, Dong L, et al. Focal segmental glomerulosclerosis is induced by microRNA-193a and its downregulation of WT1. Nat Med, 2013, 19(4): 481-487.
19. Strassheim D, Renner B, Panzer S, et al. IgM Contributes to Glomerular Injury in FSGS. J Am Soc Nephrol, 2013, 24(3): 393-406.
20. Kidney Disease: Improving Global Outcomes (KDIGO) Glomerulonephritis Work Group. KDIGO Clinical Practice Guidline for Glomerulonephritis. Kidney Int, 2012, Suppl 2: 139-274.
21. Troyanov S, Wall CA, Miller JA, et al. Focal and segmental glomerulosclerosis: Definition and relevance of a partial remission. J Am Soc Nephrol, 2005, 16: 1061-1068.
22. Stirling CM, Mathieson P, Boulton-Jones, et al. Treatment and outcome of adult patients with primary focal segmental glomerulosclerosis in five UK renal units. QJM, 2005, 98: 443-449.
23. Chun MJ, Korbet SM, Schwartz MM, et al. Focal segmental glomerulosclerosis in nephritic adults: presentation, prognosis, and response to therapy of the histologic variant. J Am Soc Nephrol, 2004, 8: 2169-2177.
24. Meyrier A. An update on the treatment options for focal segmental glomerulosclerosis. Expert Opin Phamacother, 2009, 10: 615-628.
25. Cattran DC, Appel GB, Hebert LA, et al. A randomized

trial of cyclosporine in patients with steroid-resistant focal segmental glomerulosclerosis. North America Nephrotic Syndrome Study Group. Kidney Int, 1999, 56 (6):2220-2226.

26. Gipson DS, Trachtman H, Kaskel FJ, et al. Clinical trial of focal segmental glomerulosclerosis in children and young adults. Kidney Int, 2011, 80(8):868-678.

27. Plank C, Kalb V, Hinkes B, et al. Cyclosporin A is superior to cyclophosphamide in children with steroid-resistant nephrotic syndrome-a randomized controlled multicentre trial by the Arbeitsgemeinschaft für Pädiatrische Nephrologie. Pediatr Nephrol, 2008, 23(9):1483-1493.

28. Ren H, Shen P, Li X, et al. Tacrolimus versus cyclophosphamide in steroid-dependent or steroid-resistant focal segmental glomerulosclerosis: A randomized controlled trial. Am J Nephrol, 2013, 37:84-90.

29. Fan L, Liu Q, Liao Y, et al. Tacrolimus is an alternative therapy option for the treatment of adult steroid-resistant nephrotic syndrome: a prospective, multicenter clinical trial. Int Urol Nephrol, 2013, 45(2):459-468.

30. Lau EW, Ma PH, Wu X, et al. Mycophenolate mofetil for primary focal segmental glomerulosclerosis: systemic review. Ren Fail, 2013, 35(6):914-929.

31. Joy MS, Gipson DS, Powell L, et al. Phase 1 Trial of Adalimumab in Focal Segmental Glomerulosclerosis (FSGS): II. Report of the FONT(Novel Therapies for Resistant FSGS)study group. Am J Kidney Dis, 2010, 55 (1):50-60.

32. Ponticelli C, Graziani G. Current and emerging treatments for idiopathic focal and segmental glomerulosclerosis in adults. Expert Rev Clin Immunol, 2013, 9(3): 251-261.

33. Kronbichler A, Mayer G. Nephrotic syndrome: is rituximab the light at the end of the tunnel in the treatment of adult steroid-dependent minimal change disease and focal segmental glomerulosclerosis? J Nephropathol, 2014, 3(1):1-3.

第五章　特发性膜性肾病

膜性肾病（membranous nephropathy，MN）为一病理学诊断名词，其病理特征为弥漫性肾小球基底膜（GBM）增厚伴上皮细胞下免疫复合物沉积。MN可分为特发性膜性肾病（idiopathic membranous nephropathy，IMN）和继发性膜性肾病（secondary membranous nephropathy）两大类，继发性者多由自身免疫性疾病、感染、肿瘤、药物等引起，病因未明者称之为IMN。IMN是中老年人原发性肾病综合征（NS）的最常见疾病，国外报道占成人原发NS的20%～40%，在我国IMN发病率稍低，占原发性肾小球疾病的10%～15%，但是近年其发病率已显著增高。

IMN多在40岁后发病，男性居多（男女比例约为2:1），儿童少见。本病临床上起病缓慢，以蛋白尿为主要表现，60%～80%患者呈现NS，少数患者（约占40%）伴随镜下血尿，无并发症时不出现肉眼血尿。IMN的自然病程差别较大，约25%患者可自发缓解，也有30%～40%的患者能在起病5～10年内进展至终末期肾病（ESRD）。

第一节　特发性膜性肾病发病机制的研究现状

目前认为，IMN是一个器官特异性自身免疫性足细胞病。循环中的自身抗体与足突上的靶抗原结合形成免疫复合物沉积在上皮下，激活补体系统，诱发肾小球毛细血管壁损伤，出现蛋白尿。近50余年，随着研究深入，人们对IMN发病机制的认识已取得了很大进展。

一、足细胞靶抗原成分

1956年，Mellors和Ortega首次报道：通过免疫荧光检查，在MN患者肾组织切片中，发现免疫复合物呈现在肾小球毛细血管壁。从此开启了对MN发病机制的探索历程。几十年来，人们对MN致病抗原认识过程大致经历了如下几个阶段：

1959年Heymann等利用大鼠近端肾小管刷状缘的组织成分Fx1A免疫大鼠制作成功人类IMN模型，即Heymann模型，并在血液中找到含有Fx1A的免疫复合物，所以当时认为IMN是由循环中的Fx1A抗原与抗体形成免疫复合物沉积于肾小球致病。1978年Couser等运用抗Fx1A的IgG抗体灌注分离的大鼠肾脏，重复出Heymann模型的病理表现，免疫荧光检查见IgG沿肾小球毛细血管壁呈细颗粒样沉积，电镜检查可见电子致密物广泛沉积于肾小球上皮细胞下及足突裂孔上，提示Fx1A在肾小球中形成的原位免疫复合物也能致病。

1983年kerjachki等发现存在于大鼠足细胞表面及近端肾小管刷状缘上的致病抗原成分是糖蛋白megalin（原称为GP330）。megalin为跨膜糖蛋白，由4600个氨基酸组成，其胞外区N端的小糖化片断可能是其抗原决定簇。1990年又发现第二个抗原成分，即受体相关蛋白（for receptor associated protein，RAP），它能结合于magalin上。试验显示当循环抗体与足细胞表面的megalin及RAP结合后，即能形成上皮下原位免疫复合物致病。但是遗憾的是megalin在人类足细胞上并不表达，甚至与megalin结构相似的抗原也未能发现。

对于人类MN致病抗原研究的重大进展起始于2002年Debiec等对同种免疫新生儿膜性肾病（alloimmune neonatal membranous nephropathy）的研究，患此病的新生儿出生时即出现NS，肾活检证实病理类型为MN。Debiec等在患儿足细胞的足突上发现了中性肽链内切酶（neutral endopeptidase，NEP），并首次证实它是导致人类MN的一个自身抗原。研究发现，此类患儿的母亲均为先天性NEP缺乏者，而其父亲正常，故母亲在妊娠过程中即会产生抗NEP抗体，该抗体可以透过胎盘与胎儿肾小球足细胞上的NEP结合，形成原位免疫复合物，激活补体生成C5b-9，损伤足细胞，导致MN发生。但是此抗原是否也参与成人IMN的发病，并不清楚。

2009年Beck等通过检测IMN患者的血清，发现 75% ~ 80% 的患者血清 M 型磷酸酯酶 A2 受体（phospholipase A2 receptor，PLA2R）抗体阳性，而在继发性膜性肾病、其他肾小球疾病和正常人的血清中此抗体皆阴性。后来，又有学者从 IMN 患者肾小球沉积的免疫复合物中分离出了 PLA2R 抗体，而 V 型狼疮性肾炎和 IgA 肾病患者的肾组织却无此抗体。上述研究均表明抗 PLA2R 抗体为 IMN 所特有。PLA2R，这一人类肾小球足细胞上具有丰富表达的蛋白成分，目前已备受关注，已明确它是人类 MN 的另一个重要自身抗原。

新近有学者提出醛糖还原酶（aldose reductase）、超氧化物歧化酶-2（superoxide dismutase-2）和 α-烯醇化酶（α-enolase），也可能是导致人类 IMN 的足细胞抗原成分，但它们在疾病发生与进展过程中的作用尚未明确。

二、致病抗体分子

应用免疫荧光或免疫组化方法检查人 IMN 患者肾小球毛细血管壁上沉积的 IgG 亚类，发现主要是 IgG4，但是常同时并存较弱的 IgG1、IgG2 或（和）IgG3。已知 IgG4 分子具有"半抗体交换"（half-antibody exchange）特性，交换后重组的 IgG4 分子的两个 Fab 臂即可能结合不同的抗原，致使此 IgG4 抗体-抗原复合物不能与补体结合，失去激活补体能力。那么，IMN 患者的补体系统是如何被激活的呢？一种解释是，抗 PLA2R 抗体虽然主要由 IgG4 构成，但是常伴随其他 IgG 亚型，补体系统即可能通过伴随的 IgG1、IgG2 或（和）IgG3 激活。对同种免疫新生儿膜性肾病的研究显示，母亲血清只存在抗 NEP 的 IgG4 抗体时，新生儿不发病，只有同时存在抗 NEP 的 IgG1 和 IgG4 抗体，新生儿才会出现蛋白尿，此观察似支持这一观点。另一种解释是，IgG4 虽然不能从经典途径及旁路途径激活补体，但是近年发现它仍可能从甘露糖-凝集素途径激活补体系统，特别是其糖类侧链结构发生变化而导致其免疫活性改变时。

检测患者血清 PLA2R 抗体，不但对 IMN 诊断及鉴别诊断有帮助，而且研究显示血清 PLA2R 抗体滴度还与疾病活动性密切相关。IMN 发病时血清 PLA2R 抗体滴度升高，病情缓解时 PLA2R 抗体滴度下降直至转阴（有的患者在蛋白尿消失前数月血清抗 PLA2R 抗体就已转阴），复发时其滴度再次上升。所以，临床上可监测血清 PLA2R 抗体滴度，来判断 IMN 的疾病活动性。尽管 PLA2R 抗体滴度与疾病病情相关，但是有时仍能发现某些患者的血清抗体滴度与蛋白尿程度并不相关，血清抗 PLA2R 抗体已转阴，但是蛋白尿仍持续在 2 ~ 3g/d 水平，对这种现象的解释是：尽管促使 IMN 发病的免疫反应已缓解，但是长时间病程导致的肾小球硬化（局灶节段性硬化及球性硬化）和肾小管间质纤维化致使蛋白尿不消失。

三、补体系统激活

在肾小球上皮下的免疫复合物（循环免疫复合物沉积或原位免疫复合物形成），要通过激活补体形成膜攻击复合体 C5b-9，才能损伤足细胞致病。在被动 Heymann 肾炎大鼠模型中，予以抗 Fx1A 抗体后，再予眼镜蛇毒因子耗竭补体，可显著减少 C5b-9 在肾脏的沉积，蛋白尿减轻；另外，给予具有固定补体作用的绵羊抗大鼠 Fx1A 抗体 γ1 亚类，大鼠将发生蛋白尿；而给予无固定补体作用的抗 Fx1A 抗体 γ2 亚类，即使在肾小球足细胞上沉积了大量免疫复合物，但是无 C3 沉积，大鼠不出现蛋白尿，由此说明足细胞上沉积的免疫复合物必须通过激活补体才能致病。

补体有 3 条激活途径，包括经典途径、旁路途径及甘露糖-凝集素途径。由于肾小球毛细血管壁上很少有补体 C1q 沉积，故目前认为 IMN 主要是从旁路途径而非经典途径激活补体，其具体机制为：一方面抗 Fx1A 抗体可增强 C3b 在肾小球足细胞下沉积，促进 C3 转化酶（C3bBbP）形成；另一方面，抗 Fx1A 抗体还可拮抗补体调节蛋白如 H 因子的调节作用，延长 C3 转化酶（C3bBbP）半衰期，维持旁路途径活化。但是，正如前述，少数 IMN 患者的补体系统是否是由甘露糖-凝集素途径激活？很值得研究。

补体激活形成的终末产物即膜攻击复合体 C5b-9 可在细胞膜上形成非选择性亲水跨膜通道，或在其周围形成"膜漏网"，即在细胞膜上"打孔"。溶解量的 C5b-9 可使细胞穿孔坏死，而亚溶解量的 C5b-9 则可作为人肾小球足细胞的一种刺激剂，插入细胞膜活化细胞，产生多种活性介质，损伤足细胞，产生蛋白尿。

四、足细胞损伤

足细胞处于肾小球滤过膜最外层，它不仅参与构成滤过膜的机械屏障和电荷屏障，而且在维持肾小球毛细血管袢的正常开放、调节静水压、合成 GBM 基质及维持其代谢平衡上起着重要作用。其结构与功能的完整性对于维护滤过膜的正常功能具有重要意义。足细胞在 GBM 上稳定附着和发挥正常功能需要一组足细胞相关蛋白来维系。根据蛋白的分布部位将其分为：裂孔隔膜蛋白、顶膜蛋白、骨架蛋白和基底膜蛋白。IMN 发病时无论是原位免疫复合物形成及循环免疫复合物沉积，或是补体膜攻击复合体 C5b-9 产生，都与足细胞有着密切联系，而其也是最终的受损靶细胞。

目前研究认为，膜攻击复合体 C5b-9 插入足细胞膜后，破坏了裂孔隔膜蛋白 nephrin 与足细胞膜的锚定结构，使裂孔隔膜蛋白复合体结构解离，同时还导致骨架蛋白结构松散，顶膜蛋白丢失，负电荷屏障受损，这些足细胞相关蛋白的异常均加速了足细胞结构与功能的损伤。还有研究指出，C5b-9 可通过转换生长因子-β（TGF-β）/Smad 7 通路及活性氧产生导致足细胞损伤，促使足细胞凋亡与脱落。脱落的足细胞产生的蛋白酶能够进一步加重肾小球滤过膜损伤。裸露的 GBM 能与肾小囊壁黏连，启动肾小球硬化机制。还有研究发现 C5b-9 还参与了足细胞细胞周期的调节，上调了细胞周期抑制蛋白 p21 及 p27，阻止了足细胞增殖，同时 C5b-9 通过损伤 DNA 加速了足细胞死亡。

综上所述，目前对于人 IMN 的研究已经取得了重要进展。肾小球上皮下的免疫复合物沉积或原位形成，及由此引起的补体系统活化、膜攻击复合体 C5b-9 产生，最终造成足细胞损伤，这是 IMN 的重要发病机制。但是对 IMN 发病机制的认识仍存在不少未明之处，需要更进一步深入研究澄清。

第二节　特发性膜性肾病的病理、临床表现与诊断

本病诊断有赖于肾脏病理检查，而且需要排除继发性膜性肾病后，IMN 诊断才能成立。

一、肾脏病理表现

（一）光镜检查

早期光镜下仅能见肾小球上皮下嗜复红蛋白沉积，而后 GBM 弥漫增厚，"钉突"形成，甚至呈"链环状"改变。晚期系膜基质增多，毛细血管袢受压闭塞，肾小球硬化。通常肾小球无细胞增殖及浸润，系膜区和内皮下也无嗜复红蛋白沉积。如果出现明显的系膜细胞增殖，炎细胞浸润和坏死性病变，则需考虑继发性膜性肾病可能。另外，在一些大量蛋白尿持续存在、肾功能异常的 IMN 患者中，发现伴发局灶节段性肾小球硬化病变，此类患者往往对免疫抑制治疗反应差，预后不良。近年来，一些伴发新月体肾炎的病例也屡见报道，其中部分患者的血清可检出抗 GBM 抗体或抗中性粒细胞胞浆抗体（ANCA），但其发病机制欠清。

肾小管间质病理改变主要包括肾小管上皮细胞颗粒及空泡变性，肾小管灶状萎缩，肾间质灶状炎性细胞浸润及肾间质纤维化。肾小管间质的病变程度往往与蛋白尿的严重程度和持续时间相关。

（二）免疫荧光检查

免疫球蛋白 IgG 呈弥漫性细颗粒状沉积于肾小球毛细血管壁，是 IMN 特征性的免疫病理表现，在个别早期病例或免疫复合物已进入消散期的患者，IgG 可呈节段性分布。大部分患者伴有 C3 沉积。此免疫荧光检查十分敏感，有助于疾病的早期诊断。IMN 一般无多种免疫球蛋白及补体 C1q 沉积，而且也不沉积于肾小球毛细血管壁以外区域，若有则需排除继发性膜性肾病可能。

（三）电镜检查

可于 GBM 外侧（即上皮细胞下）见到排列有序的电子致密物，GBM 增厚，并常能在电子沉积物间见到"钉突"。此外，足细胞足突常弥漫融合。

（四）疾病分期

目前公认的 Ehrenreich-Churg 分期法，是以电镜表现为主，光镜表现为辅的 IMN 分期，共分为如下 4 期：

Ⅰ期：GBM 无明显增厚，GBM 外侧上皮细胞下有少数电子致密物。

Ⅱ期：GBM 弥漫增厚，上皮细胞下有许多排列有序的电子致密物，它们之间可见"钉突"。

Ⅲ期：电子致密物被增多的 GBM 包绕，部分电子致密物被吸收，而呈现出大小不等、形状不一的透亮区。

Ⅳ期：GBM 明显增厚，较多的电子致密物被吸收，使 GBM 呈虫蚀状。系膜基质逐渐增多，直至肾小球硬化。

另外，还有 Gartner 的五期分法，除上述 4 期外，将 IMN 自发缓解、肾小球病变已恢复近正常（可能遗留部分肾小球硬化）的阶段称为 Ⅴ 期。

起初大多学者认为 IMN 患者随着发病时间的延长，肾脏病变分期会升高。但是近年的大量研究并未发现分期与病程间存在明确的对应关系，因此，上述病理分期对临床病程、治疗疗效及疾病预后的评估到底具有多大意义？仍待今后进一步研究去澄清。

二、临床表现与并发症

IMN 大多隐匿起病,以水肿为首发症状,病程进展缓慢。多数患者(约 80%)有大量蛋白尿(>3.5g/d),呈现 NS;少数患者(约 20%)为无症状的非肾病范畴蛋白尿(<3.5g/d)。尿蛋白量可随每日蛋白质摄入量及活动量而波动。20% ~55%的患者存在轻度镜下血尿,不出现肉眼血尿,当患者存在显著的镜下血尿或肉眼血尿时,临床上要注意继发性膜性肾病或 IMN 出现并发症的可能。17% ~50%成年患者起病时伴随高血压。早期肾功能多正常,4% ~8%的患者在起病时即存在肾功能不全,预后常较差。

IMN 的自然病程差距较大,约 20%的患者可自发完全缓解,也有 30% ~40%的患者起病 5 ~10 年后进展至 ESRD。有研究发现,蛋白尿的程度和持续时间与患者预后密切相关。此外,男性、高龄患者、伴随高血压或(和)肾功能不全、肾脏病理检查可见较多硬化肾小球和较重肾小管间质病变者预后较差。

NS 的各种并发症均可在本病中见到,但血栓和栓塞并发症发生率明显高于其他病理类型的肾小球疾病,其中肾静脉血栓、下肢静脉血栓、肺栓塞最为常见。有报道在 NS 持续存在的 IMN 患者肾静脉血栓的发生率可高达 50%。当患者存在大量蛋白尿、严重低白蛋白血症(<20 ~25g/L)、过度利尿、长期卧床等诱因时,患者突然出现腰痛、肉眼血尿、急性肾损害(肾静脉主干血栓),双下肢不对称性水肿(下肢静脉血栓),胸闷、气促、咯血(肺栓塞)等症状,均应考虑到血栓及栓塞性并发症可能,并给予及时检查及治疗。

如下情况还能导致 IMN 患者出现急性肾损害:肾前性氮质血症(严重低白蛋白血症致血浆胶体渗透压降低,水分外渗,肾脏有效血容量减少而诱发),并发急性肾静脉主干(双侧或右侧)大血栓,出现抗 GBM 抗体或 ANCA 小血管炎性新月体肾炎,以及药物肾损害(包括肾小管坏死及急性过敏性间质性肾炎)。

三、诊断与鉴别诊断

依据患者典型的临床实验室表现及肾活检病理改变,诊断 MN 并不困难,但需除外继发性膜性肾病才能确诊 IMN。

继发性膜性肾病有时呈现"非典型膜性肾病"病理改变,免疫荧光检查常见 IgG 伴其他免疫球蛋白、补体 C3 及 C1q 沉积,沉积于肾小球毛细血管壁及系膜区;光镜检查毛细血管壁增厚,有或无"钉突"形成,常出现"假双轨征",并伴系膜细胞增生和基质增多;电镜检查在上皮下、基底膜内、内皮下及系膜区多部位见到电子致密物。

另外,近年开展的血清 PLA2R 抗体检测,及肾切片上 IgG 亚型及 PLA2R 的免疫荧光或免疫组化检查,对鉴别继、原发性膜性肾病极有意义。IgG 亚型的免疫荧光或免疫组化检查显示,IMN 患者肾小球毛细血管壁上沉积的 IgG 以 IgG4 亚型为主,伴或不伴较弱的其他 IgG 亚型,而继发性膜性肾病常以其他亚型为主。另外,PLA2R 的免疫荧光或免疫组化检查显示,IMN 患者肾小球 PLA2R 染色阳性,细颗粒状高表达于肾小球毛细血管壁,而已检测的一些继发性膜性肾病(如狼疮性肾炎及乙肝病毒相关性肾炎等)阴性。血清 PLA2R 抗体的检测结果也与此相同。

常见的继发性膜性肾病有如下 4 类:①自身免疫性疾病:常见于狼疮性肾炎,并可见于类风湿关节炎、慢性淋巴细胞性甲状腺炎、干燥综合征等。②感染:常见于乙型肝炎病毒感染,其次为丙型肝炎病毒感染及梅毒等。③肿瘤:包括实体肿瘤及淋巴瘤等。④药物及重金属:常见汞、金制剂、D-青霉胺等。现简述于下:

(一)膜型狼疮性肾炎

常见于青中年女性,常有系统性红斑狼疮的多器官受累表现,肾病常表现为大量蛋白尿及 NS,伴或不伴镜下血尿。肾组织免疫荧光检查常呈"满堂亮"现象(各种免疫球蛋白和补体 C3 及 C1q 均阳性),光镜检查常为"非典型膜性肾病",电镜检查于上皮下、基底膜内、系膜区及内皮下均可见电子致密物。需要注意的是,有少数膜型狼疮性肾炎患者起病时仅肾脏受累,无其他系统表现,还不能完全达到系统性红斑狼疮诊断标准。对这类患者应严密追踪观察,其中一些患者随后能表现出典型的系统性红斑狼疮。

(二)乙型肝炎病毒相关性膜性肾病

多见于青中年,有乙型肝炎病毒感染的临床表现及血清标志物(抗原、抗体)。肾组织光镜检查可呈 IMN 或非典型膜性肾病改变,免疫荧光多呈"满堂亮",诊断的关键是能在患者肾小球中检测到乙肝病毒抗原(如 HBcAg、HBsAg)存在。

(三)肿瘤相关性膜性肾病

见于各种恶性实体瘤(常见于肺癌、乳腺癌、消化道恶性肿瘤及前列腺癌)及淋巴瘤,其病理表现常与 IMN 无明显区别。此病好发于老年人,有统计表明,60 岁以上 MN 患者中恶性肿瘤相关性肾病可达 20%。因此,对于老年患者,尤其肾小球中 IgG 沉积物并非以 IgG4 为主且 PLA2R 染色阴性的患者,一定要严密随访,观察病程中发现肿瘤的可能。

肿瘤相关性膜性肾病目前尚无公认的诊断标准,有学者认为在诊断 MN 前后 1 年内发现肿瘤,患者蛋白尿的缓解及复发与恶性肿瘤的治疗缓解及复发密切相关,并能除外其他肾脏病即能诊断。有的诊断标准更严格,需在肾小球的上皮下沉积物中发现肿瘤相关抗原或抗体,这一严格标准较难普及。

(四) 药物及重金属所致膜性肾病

金制剂、D-青霉胺等药物可以引起 MN,但是近代这些药物已经少用。而由含汞增白化妆品引起的 MN 国内近年却屡有报道,2012 年国内民间环保组织抽查实体店及网店出售的美白、祛斑化妆品,发现 23% 的产品汞含量超标,最高者达到国家规定标准的 44 000 倍,很值得重视。汞所致 MN 的病理改变与 IMN 无法区分,可是肾小球内沉积的 IgG 亚类并非 IgG4 为主,可助鉴别。至于这些药物及重金属所致继发性膜性肾病的 PLA2R 检测结果目前尚无报道。

第三节　特发性膜性肾病治疗方案的探索、抉择与思考

IMN 的自然病程差距较大,存在自发缓解和肾功能逐渐恶化两种结局,且药物治疗时间长、疗效不一、副作用多,因此在过去的几十年中对于临床治疗方案存在较大争议,人们对其研究的探索也从未停止。2012 年改善全球肾脏病预后组织(Kidney Disease:Improving Global Outcomes, KDIGO)发表了《肾小球肾炎临床实践指南》(下文简称为 KDIGO 指南),其中第七章专门讲述了 IMN 的治疗,包括初治和复发后治疗,提出了一些重要推荐及建议,可供我们治疗 IMN 时参考。但由于循证证据的有限性,仍有许多实际应用问题亟待解决,这也是今后研究的方向。

一、病情进展评估与风险分层

正如前述,IMN 的自然进程存在较大差异,那么哪些患者可能是进展至 ESRD 的高危人群?哪些指标能帮助医师对患者病情进展进行评估?对症治疗与免疫抑制治疗的时机该如何选择?这些

都是我们在确定初始治疗方案前需要明确的问题。

1992 年,Pei 及 Cattran 等创建了一种根据尿蛋白排泄量及持续时间,以及肌酐清除率(CCr)起始水平和变化率来评估 IMN 疾病进展风险的模型,其阳性预测值及敏感性为 66%。其后,Cattran 利用此模型将 IMN 疾病进展风险分成了如下 3 级:①低风险:患者在 6 个月的观察期内,尿蛋白量持续低于 4g/d 且 CCr 正常;②中等风险:患者在 6 个月的观察期内,CCr 正常无变化,但尿蛋白含量处于 4~8g/d;③高风险:患者的尿蛋白持续大于 8g/d,伴或不伴有 CCr 下降。

2005 年 Cattran 及 2007 年 Lai 相继分别在美国肾脏病学会会刊(J Am Soc Nephrol)和国际肾脏病学会会刊(Kidney Int)上发表文章,建议根据上述低中高风险分级来分层地制定治疗方案:对于低风险患者推荐应用血管紧张素转化酶抑制剂(ACEI)或血管紧张素 AT1 受体阻滞剂(ARB)治疗,并限制蛋白质入量;对中、高风险患者应结合患者具体情况采取免疫抑制剂治疗(详见下述)。这一风险评估在很大程度上避免了有可能自发恢复或(和)稳定低水平蛋白尿的病人被过度治疗,乃至出现严重治疗副作用。

2012 年的 KDIGO 指南对 IMN 患者进行免疫抑制治疗的适应证及禁忌证作了明确阐述。指南推荐只有表现为 NS 且具备如下之一条件者,才用免疫抑制剂作初始治疗:①经过至少 6 个月的降血压和降蛋白治疗,尿蛋白仍然持续大于 4g/d 和超过基线水平 50% 以上,并无下降(证据强度 1B)。②出现 NS 引起的严重的、致残或威胁生命的临床症状(证据强度 1C)。③明确诊断后 6~12 个月内血清肌酐(SCr)升高 ≥30%,但肾小球滤过率(eGFR)不低于 25~30ml/(min·1.73m^2),且上述改变并非由 NS 并发症所致(证据强度 2C)。而对于 SCr 持续>309μmol/L(3.5mg/dl)或 eGFR<30ml/(min·1.73m^2),及超声显示肾脏体积明显缩小者(例如长度小于 8cm),或并发严重的或潜在危及生命的感染,建议避免使用免疫抑制治疗(无证据强度分级)。

二、免疫抑制药物的选择与证据

(一) 糖皮质激素

半个多世纪以来,已有极多的用糖皮质激素治疗 IMN 的报道,结果十分不同。1979 年一个多中心对照研究显示,给予泼尼松治疗(125mg 隔日口服,共 8 周)能显著降低肾功能恶化的发生率。

1981 年美国的一个协作研究组用泼尼松 100 ~ 150mg 隔日口服 8 周治疗 IMN，得到了相似结果，能降低患者蛋白尿至 2g/d 以下，并降低 SCr 倍增风险。这些研究结果曾鼓励临床医师用糖皮质激素治疗 IMN。

但是，1989 年加拿大学者 Cattran 等的一项前瞻性研究按泼尼松 45mg/m² 体表面积隔日给药治疗 IMN（包括尿蛋白≤0.3g/d 的患者），结果显示泼尼松对降低蛋白尿和改善肾功能均无效。1990 年英国学者 Cameron 等也用类似方案治疗 IMN，观察 3~9 个月，结果也未发现治疗能改善肾功能，而尿蛋白和血浆白蛋白的改善也只是暂时的。

2004 年 Schieppati 等对免疫抑制剂治疗成人 IMN 疗效进行了系统评价，纳入了 18 个随机对照研究，包含 1025 例患者，结果显示，与安慰剂对照组比较，单用糖皮质激素并不能提高蛋白尿缓解率，也不能提高患者肾脏长期存活率。

所以近代研究结果多不支持单独应用糖皮质激素治疗 IMN。为此，2012 年的 KDIGO 指南已明确指出，不推荐糖皮质激素单一疗法用于 IMN 的初始治疗（证据强度 1B）。

（二）细胞毒药物

1. 苯丁酸氮芥 在 20 世纪 80 年代意大利学者 Ponticelli 进行了一项设计严谨的前瞻随机对照试验治疗 IMN，后被称为"意大利方案"。试验共入选了 81 例表现为 NS 而肾功能正常的 IMN 患者，被随机分为免疫抑制治疗组 [42 例，第 1、3、5 个月用甲泼尼龙 1g 静脉输注连续 3 天，余 27 天每日顿服甲泼尼龙 0.4mg/（kg·d）；第 2、4、6 个月仅口服苯丁酸氮芥 0.2mg/（kg·d），交替使用，总疗程 6 个月] 和对症治疗组（39 例），进行了为期 10 年的随访观察，结果显示：存活且未发生 ESRD 的患者试验组占 92%，对照组仅 60%（$P = 0.0038$）；疾病缓解率试验组为 61%（40% 完全缓解），对照组为 33%（5% 完全缓解）（$P = 0.000$）。随后，Ponticelli 等在另一项随机对照试验中，又将这一方案与单独口服泼尼松龙 0.5mg/（kg·d）进行对比，为期 6 个月。结果显示，与单用泼尼松龙组比较，联合苯丁酸氮芥治疗组的疾病缓解率高及持续缓解时间长。

2002 年西班牙学者 Torres 等发表了他们的回顾性研究结果。他们将 1975 年至 2000 年已出现肾功能不全的 39 例 IMN 患者，分成免疫抑制治疗组 [19 例，口服泼尼松 6 个月，并在治疗初 14 周里联合口服苯丁酸氮芥 0.15mg/（kg·d）] 和保守治疗组（20 例），进行比较分析。治疗前两组患者的

肾功能和肾脏病理改变并无差异，但是其后保守治疗组肾功能逐渐恶化，而大部分免疫抑制治疗组患者尿蛋白下降，肾功能改善或稳定。因此作者认为，对早期肾功能损害的 IMN 患者仍应给予糖皮质激素联合苯丁酸氮芥进行免疫抑制治疗。

由此可见，用糖皮质激素配合苯丁酸氮芥治疗 IMN 出现 NS 肾功能正常的患者，乃至轻度肾功能不全的患者，均有疗效。

2. 环磷酰胺 1998 年 Ponticelli 等对肾功能正常的 IMN 患者，进行了甲泼尼龙联合苯丁酸氮芥 0.2mg/（kg·d）口服（50 例），或甲泼尼龙联合环磷酰胺 2.5mg/（kg·d）口服（45 例）的对比治疗观察。治疗 6 个月，结果显示两者都能有效缓解蛋白尿，延缓肾功能损害进展，但是苯丁酸氮芥副作用较大，由于副作用停药的患者占 12%，而环磷酰胺治疗组仅占 4%。

1998 年 Branten 等对伴有肾功能不全的 IMN 患者给予泼尼松联合环磷酰胺 1.5 ~ 2.0mg/（kg·d）口服治疗（17 例），或甲泼尼龙联合苯丁酸氮芥 0.15mg/（kg·d）（15 例）口服治疗，疗程 6 个月，结果显示苯丁酸氮芥治疗组疗效较环磷酰胺组差，且副作用大。

2004 年 du Buf-Vereijken 等给 65 例肾功能不全（$SCr > 135\mu mol/L$）的 IMN 患者，予糖皮质激素（泼尼松 0.5mg/kg，隔日口服，共 6 个月，并于第 1、3、5 个月静脉滴注甲泼尼龙 1g/d，连续 3 天）及环磷酰胺 [1.5 ~ 2.0mg/（kg·d）口服，共 12 个月] 治疗，随访 51 个月（5 ~ 132 个月），发现糖皮质激素联合环磷酰胺治疗能有效延缓肾损害进展。随访结束时，16 例（24.6%）完全缓解，31 例（47.7%）部分缓解；患者 5 年肾脏存活率是 86%，显著高于历史对照 32%。但是仍有 28% 的患者 5 年内疾病复发，而且如此长期地服用环磷酰胺副作用大，约 2/3 患者出现了治疗相关性并发症，主要为骨髓抑制及感染，2 例出现了癌症。

由此看来，环磷酰胺与苯丁酸氮芥相似，与糖皮质激素联合治疗时，对 IMN 呈 NS 的肾功能正常患者，乃至轻度肾功能不全患者均有效。而且与苯丁酸氮芥比较，环磷酰胺的副作用较轻。不过长期服用时仍能出现骨髓抑制、感染及癌症等不良反应。

3. 硫唑嘌呤 1976 年加拿大西部肾小球疾病研究组报道，表现为 NS 的 IMN 病患者应用硫唑嘌呤治疗无效。Ahuja 等用泼尼松联合硫唑嘌呤治疗 IMN 患者，也得到同样结论。2006 年 Goumenos 等

发表了一项 10 年随访观察资料,33 例患者接受泼尼松龙(初始量 60mg/d)及硫唑嘌呤[初始量 2mg/(kg·d)]治疗,治疗 26±9 个月,17 例患者不接受任何免疫抑制剂治疗。随访结束时,治疗组 14 例(42%)、对照组 6 例(35%)出现 SCr 翻倍($P>0.05$);治疗组 7 例(21%)、对照组 3 例(18%)进展至 ESRD($P>0.05$);二组 NS 的缓解率分别为 51% 及 58%($P>0.05$)。所以认为对于呈现 NS 的 IMN 患者用泼尼松龙联合硫唑嘌呤治疗无益。

2012 年 KDIGO 指南关于细胞毒药物的应用作了如下推荐及建议:推荐在开始治疗时,应用口服或静脉糖皮质激素与口服烷化剂每月交替治疗,共治疗 6 个月(证据强度 1B);初始治疗建议应用环磷酰胺而非苯丁酸氮芥(证据强度 2B)。指南并未推荐或建议使用非烷化剂的细胞毒药物硫唑嘌呤治疗 IMN。

(三)钙调神经磷酸酶抑制剂

1. 环孢素 A　2001 年 Cattran 等报道了北美 11 个中心完成的前瞻单盲随机对照研究结果,将 51 例伴有 NS 范畴蛋白尿泼尼松治疗失败的 IMN 患者分为如下两组:治疗组用环孢素 A[起始量 3.5mg/(kg·d)]联合低剂量泼尼松[剂量 0.15mg/(kg·d),最大剂量为 15mg]治疗;对照组用安慰剂联合低剂量泼尼松治疗。26 周治疗结束时,治疗组的完全及部分缓解率为 75%,而对照组为 22%($P<0.001$);随访 78 周结束时,两组缓解率分别为 39% 和 13%($P=0.007$)。在 52 周时治疗组中 9 例患者(43%)及对照组中 2 例患者(40%)病情复发。因此作者认为,对糖皮质激素抵抗的 IMN 患者仍可考虑给予环孢素 A 治疗,尽管有一定复发率,但仍能提高疾病总疗效。

2006 年希腊学者 Alexopoulos 等将表现为 NS 的 IMN 患者分为两组,其中 31 例给予泼尼松龙联合环孢素 A,20 例单独应用环孢素 A,环孢素 A 的起始量均为 2~3mg/(kg·d),治疗时间为 12 个月。结果显示,联合用药组的 26 例(83.9%)患者、单一用药组的 17 例(85.0%)患者尿蛋白都均获得了完全或部分缓解,两组患者肾功能无明显变化,单一用药组患者的复发率为 47%,联合用药组为 15%。因此作者认为对表现为 NS 的 IMN 患者单用环孢素 A 或联合糖皮质激素治疗均有效,但联合用药组可减少复发率。另外,作者还给治疗 12 个月时达到完全或部分缓解的患者,继续用低剂量环孢素 A 维持治疗,联合用药组服环孢素 A 1.3±0.4mg/(kg·d)共 26±16 个月,单一用药组服用环孢素 A 1.4±0.5mg/(kg·d)共 18±7 个月,结果显示两组在维持缓解上均获得了良好疗效。

2010 年 Kosmadakis 等对比研究了甲泼尼龙(12.5mg/d 口服)联合环孢素 A[3.0~3.5mg/(kg·d)]及甲泼尼龙[0.75mg/(kg·d)]联合环磷酰胺[2mg/(kg·d)]治疗 IMN 呈现 NS 患者的疗效。治疗 9 个月,两组尿蛋白均减少,血清白蛋白均增高,但是环磷酰胺组肾功能显著改善,而环孢素 A 组肾功能却显著减退。治疗结束时,环磷酰胺组 4/8 例完全缓解,4/8 例部分缓解,而环孢素 A 组 1/10 例完全缓解,5/10 例部分缓解。作者认为环孢素 A 为基础的治疗疗效不如环磷酰胺为基础的治疗。

2. 他克莫司　此药与环孢素 A 同属钙调神经磷酸酶抑制剂(CNI),其免疫抑制作用是环孢素 A 的 10~100 倍。作为一种新型免疫抑制剂,其相关研究数据相对较少。2007 年 Praga 等完成了一项治疗 IMN 的随机对照试验,患者均呈现 NS 而肾功能正常,治疗组(n=25)使用他克莫司单药治疗[0.05mg/(kg·d),治疗 12 个月,6 个月后逐渐减小剂量],对照组(n=23)采用保守疗法。18 个月后,他克莫司组患者疾病缓解率为 94%,对照组仅为 35%;他克莫司组有 1 例(4%)而对照组有 6 例(26.1%)患者 SCr 升高 50%。不过,治疗组在停用他克莫司后有一半以上患者疾病复发。因此,他克莫司是否也能像环孢素一样用低剂量长期服用来维持缓解呢?目前尚无报道。

2010 年国内一项多中心随机对照试验对 IMN 呈现 NS 的患者用糖皮质激素联合他克莫司或环磷酰胺治疗进行对比观察。他克莫司治疗组(n=39)用 0.05mg/(kg·d)剂量口服 6 个月,再 3 个月逐渐减量至停;环磷酰胺组(n=34)以 100mg/d 剂量口服 4 个月,累积量达 12g 停药。治疗 6 个月时,他克莫司组在疾病缓解率及尿蛋白减少上均优于环磷酰胺组($P<0.05$);而随访至 12 个月时两组患者的疗效基本相当,但是他克莫司组不良反应较多如糖代谢异常、感染及高血压。两组都有约 15% 患者复发。此试验结果提示糖皮质激素联合他克莫司可以作为治疗 IMN 患者的一个替代方案,但是需要注意药物不良反应。长期应用他克莫司治疗 IMN 的疗效和不良反应如何?目前尚缺经验。

2012 年 KDIGO 指南关于 CNI 治疗 IMN 作了如下推荐及建议:推荐用环孢素 A 或他克莫司作为 IMN 初始治疗的替代治疗方案,用于不愿接受烷化剂或应用烷化剂有禁忌证的患者,至少治疗 6 个月

（证据强度1C）。尽管目前他克莫司治疗IMN的临床研究证据远不如环孢素A多，但是2012年的KDIGO指南仍将他克莫司提到了与环孢素A并列的重要地位。

（四）吗替麦考酚酯

2007年Branten等的一项研究入选了64例肾功能不全的IMN患者，一组（n=32）口服吗替麦考酚酯2g/d及糖皮质激素；另一组（n=32）口服环磷酰胺1.5mg/（kg·d）及糖皮质激素。两组均治疗12个月，结果显示两组SCr、尿蛋白排泄量及尿蛋白缓解率均无统计学差异，两组患者不良反应发生率相似，但吗替麦考酚酯组复发率较高。

2008年Dussol等发表了一个治疗IMN呈NS患者的前瞻随机对照试验结果，治疗组（n=19）每日口服2g吗替麦考酚酯，不并用糖皮质激素；对照组（n=19）仅用保守治疗。治疗12个月后，结果显示两组的疾病完全及部分缓解率相似，提示单用吗替麦考酚酯治疗IMN疗效不佳。

2012年KDIGO指南建议不单用吗替麦考酚酯作为IMN的初始治疗（证据强度2C）。其联合激素治疗是否确能取得较好疗效，还需要更多的随机对照研究去评估。

（五）利妥昔单抗

目前有关利妥昔单抗（抗B细胞抗原CD20的单克隆抗体）用于IMN患者的治疗尚无随机对照研究证据，仅有一些规模较小的研究提供了一些鼓舞人心的结果。2003年Ruggenenti等用利妥昔单抗（375mg/m^2，每周静脉输注1次，共4次）治疗了8例呈大量蛋白尿的IMN患者，并进行了为期1年的随访。随访结束时所有患者的尿蛋白均显著减少，血清白蛋白显著上升，肾功能稳定，而且并无明显不良反应发生。此后又有几篇小样本的治疗观察报道，显示部分IMN患者经利妥昔单抗治疗后病情确能获得完全或部分缓解。

2012年KDIGO指南认为，尽管上述初步结果令人鼓舞，但是利妥昔单抗的确切疗效（包括长期复发情况）尚需随机对照试验来肯定。基于此，KDIGO指南尚不能对其治疗IMN作出推荐。

三、免疫抑制治疗方案与思考

（一）初始治疗方案

2012年KDIGO指南关于IMN初始治疗方案作了如下推荐或建议：①推荐口服和静脉糖皮质激素与口服烷化剂每月1次交替治疗，疗程6个月（证据强度1B）。②建议首先选用环磷酰胺而非苯丁酸氮芥（证据强度2B）。③根据病人的年龄和eGFR水平调整环磷酰胺及苯丁酸氮芥的剂量（证据强度未分级）。④可以每日连续（并非周期性）服用烷化剂治疗，此治疗也有效，但有增加药物毒性作用风险，尤其是使用药物>6个月时（证据强度2C）。⑤不推荐单独应用糖皮质激素（证据强度1B）或吗替麦考酚酯（证据强度2C）做初始治疗。

由于目前对于肾功能不全的IMN患者用免疫抑制剂治疗的前瞻对照研究较少，因此该指南未对这类患者的治疗提出推荐意见或建议，今后需要进行更多高质量的随机对照临床研究来提供循证证据。而且，目前对预测IMN治疗疗效及疾病结局的有价值的指标（包括临床病理表现、血和尿生物学标志物如PLA2R抗体等）的研究还很不够，今后也需加强，若能更准确地判断哪些患者能从治疗中获益，哪些难以获益，这对避免过度治疗及减少药物副作用均具有重要意义。这些都应该是未来的研究内容。

（二）初始治疗的替代治疗方案

2012年KDIGO指南对IMN初始治疗的替代治疗方案作了如下推荐及建议：①对于符合初始治疗标准但不愿接受激素及烷化剂治疗或存在禁忌证的患者，推荐应用环孢素A或他克莫司，至少治疗6个月（证据强度1C）。②用CNI治疗6个月而未获得完全或部分缓解时，建议停用CNI（证据强度2C）。③若达到持续缓解且无CNI治疗相关肾毒性出现时，建议CNI在4~8周内逐渐减量至起始剂量的50%，并至少维持12个月（证据强度2C）。④建议在开始治疗期间及SCr异常增高（大于基线值20%）时要规律地检测药物血浓度（无证据强度分级）。

指南也给出了CNI为基础的治疗方案中药物的参考剂量，环孢素A 3.5~5.0mg/（kg·d），每12小时口服1次，同时给予泼尼松0.15mg/（kg·d），共治疗6个月；他克莫司0.05~0.075mg/（kg·d），每12小时口服1次，不并用泼尼松，共治疗6~12个月。为避免急性肾毒性发生，建议两药均从低剂量开始应用，然后逐渐加量。

治疗期间应定期检测CNI的血药浓度及肾功能，宜将患者环孢霉素A的血药谷浓度维持于125~175ng/ml或峰浓度维持于400~600ng/ml水平；将他克莫司的血药谷值浓度维持于5~10ng/ml水平。

CNI在IMN治疗中最突出的问题是停药后疾病的高复发率，由于尚缺高水平证据，因此KDIGO指南并未对此复发问题提出具体推荐意见和建议，已有学者应用低剂量环孢素 A 进行较长期维持治疗来减少复发,但目前尚缺乏高水平的随机对照试验来评价长期应用 CNI(尤其是他克莫司)对减少复发的确切效果及安全性。另外,对于 IMN 肾功能不全患者是否还能用 CNI?目前也缺乏足够证据来做肯定回答。这些也应是我们今后研究的方向。

(三)对初始治疗抵抗病例的治疗方案

2012 年 KDIGO 指南建议如下:对烷化剂及激素为基础的初始治疗抵抗者,建议使用 CNI 治疗(证据强度 2C);对 CNI 为基础的初始治疗抵抗者,建议应用烷化剂及激素治疗(证据强度 2C)。

(四)NS 复发的治疗方案

2012 年 KDIGO 指南建议如下:NS 复发的 IMN 患者,建议使用与初始诱导缓解相同的治疗方案(证据强度 2D);对于初始治疗应用糖皮质激素与烷化剂交替治疗 6 个月的患者,疾病复发时建议此方案仅能重复使用 1 次(证据强度 2B)。

应用烷化剂治疗的 IMN 患者,治疗后 5 年内的疾病复发率为 25% ~ 30%;应用 CNI 治疗者,治疗后 1 年内疾病复发率为 40% ~ 50%。一些低级别证据提示,再次使用与初始诱导缓解相同的治疗方案仍然有效,但是较长期地使用烷化剂有增加肿瘤、机会性感染和性腺损害的风险。文献报道,环磷酰胺累积量超过 36g(相当于 100mg/d,持续 1 年)时,可使韦格纳肉芽肿患者膀胱癌风险增加 9.5 倍,烷化剂疗程的延长同样也增加了淋巴组织增生病和白血病的风险。因此指南强调初始治疗

用糖皮质激素与烷化剂交替方案治疗 6 个月的患者,疾病复发时最多再使用此方案 1 次。也有报道利妥昔单抗对一些 CNI 依赖的复发患者有较好疗效,但是证据尚欠充分,指南还未做推荐。

关于重复使用免疫抑制治疗的大多数资料,均来自于肾功能正常的复发患者,几乎没有资料指导如何治疗肾功能不全的复发患者。另外,今后还应进行随机对照试验来评估其他药物如吗替麦考酚酯及利妥昔单抗对治疗 IMN 复发患者的疗效。

综上所述,基于循证医学证据而制定的 2012 年 KDIGO 指南为临床合理治疗 IMN 提供了指导性意见,但是目前绝大部分循证医学证据都来自国外;高质量的前瞻性、大样本随机对照研究尚缺乏;研究随访期限普遍偏短,对于治疗的远期预后评估不足;不同免疫抑制剂方案之间尚缺乏大样本的对比性研究。这些问题依然存在,因此尚需继续努力来解决。另外,在临床实际应用指南内容时,切忌盲目教条地照搬,要根据患者的具体情况具体分析进行个体化治疗。

最后还要指出,在实施免疫抑制治疗同时,还应配合进行对症治疗(如利尿消肿,纠正脂代谢紊乱、服用 ACEI 或 ARB 减少尿蛋白排泄等)及防治并发症治疗,其中尤其重要的是预防血栓栓塞并发症。2012 年 KDIGO 指南建议,对伴有肾病综合征且血清蛋白<25g/L 的 IMN 患者,应预防性的应用抗凝药物,予口服华法林治疗。

(李英 张涛)

参 考 文 献

1. Heymann W, Hackel DB, Harwood S, et al. Production of nephrotic syndrome in rats by Freund's adjuvants and rat kidney suspensions. Proc Soc Exp Biol Med, 1959, 100 (4):660-664.

2. Kerjaschki D, Farquhar MG. The pathogenic antigen of Heymann nephritis is a membrane glycoprotein of the renal proximal tubule brush border. Proc Natl Acad Sci U S A, 1982, 79(18):5557-5561.

3. Debiec H, Guigonis V, Mougenot B, et al. Antenatal membranous glomerulonephritis due to anti-neutral endopeptidase antibodies. N Engl J Med, 2002, 346(26):2053-2060.

4. Beck LH Jr, Bonegio RG, Lambeau G, et al. M-type phospholipase A2 receptor as target antigen in idiopathic membranous nephropathy. N Engl J Med, 2009, 361(1):11-21.

5. Ronco P, Debiec H. Target antigens and nephritogenic antibodies in membranous nephropathy: of rats and men. Semin Immunopathol, 2007, 29(4):445-458.

6. Ronco P, Debiec H. Advances in membranous nephropathy: success stories of a long journey. Clin Exp Pharmacol Physiol, 2011, 38(7):460-466.

7. Nirula A, Glaser SM, Kalled SL et al. What is IgG4? A review of the biology of a unique immunoglobulin subtype. Curr Opin Rheumatol, 2011, 23(1):119-124.

8. Hofstra JM, Debiec H, Short CD, et al. Antiphospholipase A2 receptor antibody titer and subclass in idiopathic membranous nephropathy. J Am Soc Nephrol, 2012, 23(10):1735-1743.

9. Hoxha E, Harendza S, Zahner G, et al. An immunofluorescence test for phospholipase-A(2)-receptor antibodies and its clinical usefulness in patients with membranous

glomerulonephritis. Nephrol Dial Transplant, 2011, 26 (8):2526-2532.

10. Cybulsky AV, Quigg RJ, Salant DJ. Experimental membranous nephropathy redux. Am J Physiol Renal Physiol, 2005,289(4):F660-671.

11. Glassock RJ. The pathogenesis of idiopathic membranous nephropathy:a new paradigm in evolution. Contrib Nephrol,2013,181:131-142.

12. Prunotto M,Carnevali ML,Candiano G,et al. Autoimmunity in membranous nephropathy targets aldose reductase and SOD2. J Am Soc Nephrol,2010,21(3):507-519.

13. Bruschi M,Carnevali ML,Murtas C,et al. Direct characterization of target podocyte antigens and auto-antibodies in human membranous glomerulonephritis:Alfa-enolase and borderline antigens. J Proteomics, 2011, 74 (10): 2008-2017.

14. Nangaku M,Shankland SJ,Couser WG. Cellular response to injury in membranous nephropathy. J Am Soc Nephrol,2005,16(5):1195-1204.

15. Johnson R,Yamabe H,Chen YP,et al. Glomerular epithelial cells secrete a glomerular basement membrane-degrading metalloproteinase. J Am Soc Nephrol,1992,2 (9):1388-1397.

16. Pippin JW,Durvasula R,Petermann A,et al. DNA damage is a novel response to sublytic complement C5b-9-induced injury in podocytes. J Clin Invest,2003,111(6): 877-885.

17. Shankland SJ. Podocyte's response to injury:role in proteinuria and glomerulosclerosis. Kidney Int, 2006, 69 (12):2131-2147.

18. Polanco N,Gutierrez E,Covarsi A,et al. Spontaneous remission of nephrotic syndrome in idiopathic membranous nephropathy. J Am Soc Nephrol,2010,21:697-704.

19. Pei Y,Cattran D,Greenwood C. Predicting chronic renal insufficiency in idiopathic membranous glomerulonephritis. Kidney Int,1992,42:960-966.

20. Cattran D. Management of membranous nephropathy: when and what for treatment. J Am Soc Nephrol,2005, 16:1188-1194.

21. Lai KN. Membranous nephropathy:when and how to treat. Kidney Int,2007,71(9):841-843.

22. Kidney Disease:Improving Global Outcomes(KDIGO) Glomerulonephritis Work Group. KDIGO clinical practice guideline for glomerulonephritis. Kidney Int Suppl, 2012,2:139-274.

23. Schieppati A,Perna A,Zamora J,et al. Immunosuppressive treatment for idiopathic membranous nephropathy in adults with nephrotic syndrome. Cochrane Database Syst Rev,2004,(4):CD00429.

24. Hofstra JM,Branten AJ,Wirtz JJ,et al. Early versus late start of immunosuppressive therapy in idiopathic membranous nephropathy: a randomized controlled trial. Nephrol Dial Transplant,2010,25:129-136.

25. Cattran DC,Alexopoulos E,Heering P,et al. Cyclosporin in idiopathic glomerular disease associated with the nephrotic syndrome: workshop recommendations. Kidney Int,2007,72(12):1429-1447.

26. Alexopoulos E,Papagianni A,Tsamelashvili M,et al. Induction and long-term treatment with cyclosporine in membranous nephropathy with the nephrotic syndrome. Nephrol Dial Transplant,2006,21(11):3127-3132.

27. Praga M,Barrio V,Juárez GF,et al. Tacrolimus monotherapy in membranous nephropathy:a randomized controlled trial. Kidney Int,2007,71:924-930.

28. Chen M,Li H,Li XY,et al. Tacrolimus combined with corticosteroids in treatment of nephrotic idiopathic membranous nephropathy: a multicenter randomized controlled trial. Am J Med Sci,2010,339:233-238.

29. Cattran DC,Appel GB,Hebert LA et al. Cyclosporine in patients with steroid-resistant membranous nephropathy: a randomized trial. Kidney Int,2001,59:1484-1490.

30. Chan TM,Lin AW,Tang SC,et al. Prospective controlled study on mycophenolate mofetil and prednisolone in the treatment of membranous nephropathy with nephrotic syndrome. Nephrology(Carlton),2007,12:576-581.

31. Dussol B,Morange S,Burtey S,et al. Mycophenolate mofetil monotherapy in membranous nephropathy:a 1-year randomized controlled trial. Am J Kidney Dis, 2008,52:699-705.

32. Ruggenenti P,Chiurchiu C,Brusegan V,et al. Rituximab in idiopathic membranous nephropathy:a one-year prospective study. J Am Soc Nephrol,2003,14:1851-1857.

33. duBuf-Vereijken PW,Wetzels JF. Efficacy of a second course of immunosuppressive therapy in patients with membranous nephropathy and persistent or relapsing disease activity. Nephrol Dial Transplant, 2004, 19:2036-2043.

34. Glassock RJ. Prophylactic anticoagulation in nephrotic syndrome:a clinical conundrum. J Am Soc Nephrol, 2007,18:2221-2225.

第六章　膜增生性肾小球肾炎与C3肾小球病

第一节　概　　述

膜增生性肾小球肾炎（membranoproliferative glomerulonephritis, MPGN），又称为系膜毛细血管性肾小球肾炎（mesangiocapillary glomerulonephritis），是根据光镜组织病理学特征诊断的一类肾小球疾病，表现为肾小球系膜细胞和基质增生，并沿内皮细胞与基底膜之间的间隙插入，毛细血管壁增厚伴双轨征形成。由于它能导致肾小球毛细血管袢呈分叶状，因此又曾称为分叶状肾小球肾炎（lobular glomerulopnephritis）。

多种病因（如慢性感染）或系统性疾病（如自身免疫性疾病及异常球蛋白血症等）导致的FSGS，被称为继发性MPGN；而病因不明确者，称为原发性MPGN。传统上，根据免疫荧光和电镜超微结构的不同特点，将原发性MPGN分为Ⅰ、Ⅱ和Ⅲ型。其中，Ⅱ型MPGN电镜下可见均匀的电子致密物呈条带状沉积于肾小球基底膜致密层，故又称为致密物沉积病（dense deposit disease, DDD），免疫荧光是以C3强阳性沉积为主，无或很少有免疫球蛋白沉积，为此其具有不同于Ⅰ型和Ⅲ型MPGN的病理特征和发病机制，故而有学者建议将DDD列为一个独立疾病，并将其归入一类新命名的疾病——C3肾小球病。

MPGN的发病率国内外相差较大，国外报道MPGN占原发性肾小球肾炎的6.4%～7.3%。国内MPGN的总体发病率较低，南京军区南京总医院对13 519例肾活检资料的统计显示，MPGN占原发性肾小球肾炎的3.38%。北京大学第一医院肾内科对5398例肾活检的疾病谱分析显示，MPGN占原发性肾小球肾炎的1.35%。这可能与不同的地域或人种有关。

MPGN临床表现为持续进展性肾小球肾炎，以肾病综合征伴血尿、高血压和肾功能不全为常见特征，或表现为肾病综合征合并肾炎综合征，多数伴有低补体血症，以血C3降低为主，伴或不伴血C4降低。因此，MPGN曾被称为低补体血症性肾小球肾炎，提示补体系统活化与MPGN的发病机制密切相关。随着近年来对补体代谢研究的巨大进展，人们注意到病理类型属于MPGN的部分病例，免疫荧光检查肾小球并无免疫球蛋白沉积，仅有补体C3，与经典的免疫复合物沉积介导的MPGN不同，其发病机制与补体旁路途径活化有关。为此，Sethi等提出应根据免疫荧光结果将MPGN作进一步分类，即分成免疫复合物介导性MPGN和补体介导性MPGN两大类，试图从病因和发病机制方面诠释MPGN。同时，也促使了C3肾小球病的独立分类和命名。

C3肾小球病（C3 glomerulopathy）是指肾组织内孤立的C3沉积，而无免疫球蛋白和C1q沉积的一类疾病，2010年由Fakhouri等将其正式命名，包括DDD和C3肾小球肾炎，病理类型可表现为MPGN和非MPGN型肾小球肾炎。目前证实C3肾小球病主要与补体旁路途径的调节失衡导致补体异常活化有关，是由先天性基因突变或后天获得性自身抗体导致补体调节失衡而发病，属于补体旁路代谢性疾病。

广义上，MPGN是以光镜组织病理学特征定义的一种肾小球损伤的病理模式，根据不同的病因和发病机制，又进一步分为原发性MPGN、继发性MPGN、MPGN型C3肾小球肾炎和DDD。另一方面，C3肾小球病可表现为MPGN型和非MPGN型肾小球肾炎。在发病机制上，两类疾病均与补体系统的异常活化有关。由于MPGN与C3肾小球病在病理类型和发病机制方面有一定关联，因此，本书将两类疾病放于同一章内进行阐述，下面分别就其临床病理特征及其发病机制和研究进展进行逐一介绍。

第二节　原发性膜增生性肾小球肾炎

一、临床表现

可发生于任何年龄，好发于儿童、青少年及青年,发病高峰年龄为 7～30 岁,不同性别之间的发病率无明显差异。临床以肾炎综合征合并肾病综合征为常见表现,也可表现为急性肾炎综合征、非肾病综合征范畴蛋白尿伴缓慢进展的肾功能不全、复发性肉眼血尿或无症状性血尿等。部分病人有前驱上呼吸道感染病史,临床表现为急性肾炎综合征,类似急性链球菌感染后肾小球肾炎表现,但病程 6～8 周后,血尿、蛋白尿和低补体血症仍持续存在,可与急性感染后肾小球肾炎鉴别。约 1/3 病例发病时伴轻度高血压,部分病例随着病情进展出现高血压,成人较儿童常见。50%～80% 的病人表现低补体血症,以补体 C3 下降较显著,也可出现 C4、C1q 和 B 因子、备解素的降低。随着病情进展,逐步出现慢性肾功能不全,并进展至终末肾脏病(ESRD)。

二、病理特征

根据电镜下超微结构的不同,将原发性 MPGN 又分为 I 型和 III 型。两种类型的光镜和免疫荧光检查基本相似。

光镜:可见弥漫性肾小球系膜细胞增生和基质增多,重度增生时毛细血管襻呈分叶状;同时,增生的系膜细胞和基质沿内皮细胞与基底膜之间的间隙插入,在内皮侧形成新的基底膜样结构,导致毛细血管壁弥漫性增厚,新形成的基底膜与原有的基底膜并行形成"双轨征"(double contour)或"车轨征"(tram-track),严重者肾小球毛细血管壁呈多层状改变,即形成"多轨征"。Masson 三色染色显示肾小球内皮下嗜复红蛋白沉积。由于系膜增生和插入,挤压肾小球毛细血管腔,导致肾小球毛细血管腔严重狭窄或闭塞。急性期尚可见肾小球内中性白细胞和单核巨噬细胞浸润。病变后期,渗出性炎症细胞消失,系膜区增生的细胞逐渐被系膜基质取代,呈系膜结节状硬化。III 型 MPGN 病例还可见增厚的毛细血管壁上皮侧形成类似膜性肾病的钉突样增生,或链环状改变。约 10% 病例可见新月体形成,可以为局灶的小新月体,也可出现累及 50% 以上肾小球的大新月体,是 MPGN 预后不良的病理指标。

肾小管间质病变随着肾小球病变的轻重,出现不同程度的肾小管萎缩、肾间质淋巴单核细胞浸润伴纤维化。大量蛋白尿时可见近端小管上皮细胞内蛋白质吸收滴,肾间质泡沫细胞浸润。病变后期可见小动脉壁增厚,内膜纤维化。

免疫荧光:以 IgG、IgM 和 C3 沿毛细血管壁颗粒样、花瓣样沉积为主,伴系膜区沉积,可有少量 IgA、C4 和 C1q 的沉积。

电镜:根据电镜下电子致密物沉积的部位不同,分为 I 型和 III 型。I 型 MPGN 可见内皮下电子致密物沉积,系膜区也可见少量电子致密物沉积。肾小球系膜细胞增生和基质增多,沿毛细血管壁内皮下插入形成新生的基底膜结构,与原有的基底膜之间以沉积的电子致密物相隔,毛细血管壁基底膜呈复层化,上皮足突大部分融合。III 型 MPGN 又分为 Burkholder 型和 Strife 及 Anders 型两个亚型。Burkholder 亚型兼具 I 型 MPGN 和膜性肾病的病变特点,肾小球基底膜增厚伴双轨征和钉突形成,电镜下除可见内皮下和系膜区电子致密物沉积外,还可见上皮下电子致密物。Strife 及 Anders 亚型表现为肾小球基底膜不规则增厚伴链环状改变,电镜下可见内皮下、系膜区和肾小球基底膜内电子致密物沉积,基底膜呈分层状和虫蚀样改变。

三、诊断与鉴别诊断

MPGN 的诊断依赖于肾活检病理检查。临床表现有一些提示作用,如发生于儿童及青少年的肾病综合征合并肾炎综合征,血补体 C3 下降;或初期表现类似急性感染后肾小球肾炎,但迁延不愈。最终确诊仍需要进行肾穿刺活检病理检查。光镜表现为 MPGN 的病理特点,免疫荧光检查可见免疫球蛋白和补体 C3 沿毛细血管壁伴系膜区沉积,再结合电镜超微结构特点,区分为 I 型和 III 型 MPGN。

鉴别诊断:①继发性 MPGN:多种病因或系统性疾病可导致继发性 MPGN。病理上诊断 MPGN 后,需要进一步完善相关检查,积极寻找有无导致继发性 MPGN 的各种可能病因(详见第三节)。②MPGN 型 C3 肾小球病:光镜具有 MPGN 的特点,但免疫荧光仅有 C3 沉积,无免疫球蛋白和 C1q 沉积,即提示为 C3 肾小球病,包括 C3 肾小球肾炎和 DDD(详见第四、五节)。③急性感染后肾小球肾炎:表现为急性肾炎综合征,可有补体 C3 一过性降低(在发病后 8 周内恢复正常),肾活检病理显示为毛细血管内增生性肾小球肾炎,电镜下可见上皮下驼峰状电子致密物沉积。MPGN 急性期有时易与毛细血管内增生性肾小球肾炎混淆,电镜检查有助于鉴别,MPGN 是以内皮下大量电子致密物沉积伴系膜增生及插入为特征,与急性感染后肾小球肾炎表现不同。④系膜结节状硬化性肾小球病:MPGN 病变后期,细胞增生消退,代之以系膜基质增生,形成结节状硬化病变。此时需要与病理形态上以系膜结节状硬化病变为特点的一组疾病相鉴别,包括糖尿病肾小球硬化症、轻链沉积症、纤连蛋白肾小球病等,结合其各自的临床特点和免疫病理检查可以与之鉴别。

四、发病机制

循环免疫复合物沉积,补体经典途径持续活化,是导致 MPGN 的主要发病机制。MPGN 患者血清可检测到循环免疫复合物(CICs),肾组织有多种免疫球蛋白(IgG,IgM,IgA)和补体成分(C3,C4,C1q)沉积。CICs 沉积于肾脏局部,可激活补体经典途径,形成经典途径的 C3 转化酶(C4b2b),裂解 C3 为 C3a 和 C3b,进一步形成 C5 转化酶(C4b2b3b),依次激活下游的补体成分 C5 至 C9,形成膜攻击复合物 C5b-9(MAC)。补体成分的消耗,导致血 C3 和 C4 水平降低,形成低补体血症。补体的各种代谢成分具有炎症介质作用,如 C3a 和 C5a 具有过敏毒素作用,并能趋化中性白细胞和单核-巨噬细胞,促进炎症反应。MAC 在细胞膜上可导致细胞溶解性破坏,并可活化局部细胞变为炎症效应细胞,释放各种炎症介质包括黏附分子如细胞间黏附分子-1(ICAM-1)及 E-选择素(E-selectin),趋化因子如白介素-8(IL-8)及单核细胞趋化蛋白-1(MCP-1),以及生长因子如血小板源生长因子(PDGF)及成纤维细胞生长因子(FGF)等。疾病早期为损伤期,可见肾小球内皮下免疫复合物和补体成分沉积导致的组织损伤;随后为增生期,可见系膜细胞增生和基质增多,并向内皮下插入,且肾小球毛细血管腔内中性白细胞和单核巨噬细胞浸润,毛细血管壁破坏;后期为修复期,可见系膜病变进一步加重,以基质增多为著,新生的基底膜样结构包绕内皮下的免疫复合物、补体成分及细胞碎片等,形成双轨征。若抗原血症持续存在,会出现病情反复发作并不断加重,免疫复合物继续沉积,将导致损伤期-增生期-修复期的病生理过程循环发生,最终致使肾小球毛细血管壁进一步增厚,形成多轨征。

此外,部分 MPGN 患者的血清能检测到 C3 肾炎因子(C3Nef),它是补体旁路激活途径的 C3 转化酶——C3bBb 的自身抗体,能导致补体异常活化。另外,补体系统调节因子(H 因子、I 因子等)的先天性基因突变或多态性导致的补体先天性缺陷,也可能参与 MPGN 发病,它们能使机体对各种病原菌感染易感性增加,及对沉积的免疫复合物清除能力降低。

五、治疗及预后

成人原发性 MPGN 的治疗,尚无有效疗法,也缺乏循证医学证据。一些临床的治疗观察也多来自儿科,而且病例数少、随访时间短,所以,目前并无建立在强证据基础上的有效治疗方案可被推荐。

2012 年改善全球肾脏病预后组织(KDIGO)制定的肾小球肾炎治疗指南建议,对于出现肾病综合征和进行性肾功能减退的成人或儿童原发性 MPGN 患者,可给予环磷酰胺或吗替麦考酚酯联合低剂量糖皮质激素口服治疗,总疗程不超过 6 个月。

激素及免疫抑制剂治疗无效的病例应及时减停药,以免严重药物副作用发生。此时只能应用血管紧张素转化酶抑制剂(ACEI)及血管紧张素 AT1 受体阻滞剂(ARB)类药物来减轻患者症状、减少尿蛋白排泄及延缓肾损害进展。由于 ACEI 或 ARB 能通过血压依赖性及非血压依赖性作用机制来发挥上述作用,所以 FSGS 患者无论有无高血压均可接受它们的治疗。

MPGN 是原发性肾小球肾炎中进展快速的病理类型之一,总体预后较差。影响预后的因素包括以下几方面:①临床表现:出现肾功能减退、高血压或肾病综合征持续不缓解;②病理方面:出现一定比例的新月体(>20%)、重度系膜增生、肾小球硬化及肾间质病变重;③年龄因素:成人较儿童的治疗效果差,进展快,年龄>50 岁者,预后差。西方国家报道,成人 MPGN 的 10 年肾脏存活率为 50%,而儿童可达到 83%。国内南京军区南京总医院的报道,成人原发性 MPGN 的 5 年和 10 年的肾脏存活率分别为 80% 和 60%。

第三节　继发性膜增生性肾小球肾炎

多种病因和系统性疾病可导致 MPGN,称为继发性 MPGN,见于慢性感染、自身免疫性疾病、异常球蛋白血症等。继发性 MPGN 的常见病因见表 1-6-1。本节重点介绍导致继发性 MPGN 的常见疾病的临床病理特征及其发病机制。

一、丙型肝炎病毒相关性膜增生性肾小球肾炎

丙型肝炎病毒(HCV)感染是导致继发性 MPGN 最常见的病因,可通过免疫复合物介导或混合性冷球蛋白血症(Ⅱ型和Ⅲ型)而导致 MPGN。

表 1-6-1 继发性膜增生性肾小球肾炎的病因

有免疫复合物沉积
 （1）慢性感染
   丙型肝炎病毒，乙型肝炎病毒，EB 病毒，艾滋病
   病毒
   支原体、疟疾、血吸虫、蝉
   感染性心内膜炎、脑室心房分流感染
 （2）自身免疫性疾病
   系统性红斑狼疮、类风湿关节炎、干燥综合征
 （3）异常蛋白血症
   冷球蛋白血症、轻链或重链沉积病、华氏巨球
   蛋白血症、纤维样或免疫触须样肾小球病

无免疫复合物沉积
 （1）慢性肝病
   肝硬化、α1-抗胰蛋白酶缺乏
 （2）血栓性微血管病
   溶血性尿毒症综合征、血栓性血小板减少性紫
   癜、抗磷脂综合征、放射性肾炎、镰状红细胞贫
   血、移植性肾小球病、系统性硬化症

临床及实验室表现：有 HCV 慢性感染史，肾小球肾炎多在 HCV 感染 10 年以上发病，60% 以上的病人表现肝功能异常，20% 的病人符合慢性丙型肝炎或肝硬化的诊断。血清 HCV 抗体或（和）HCV RNA 阳性。其中，约 2/3 的病例血清冷球蛋白阳性，类风湿因子阳性，血清 C3 和 C4 降低。常见的肾脏症状是蛋白尿伴轻度肾功能不全，70% 的病例出现大量蛋白尿，部分合并血尿。

肾脏病理表现：最常见的病理类型是 Ⅰ 型 MPGN，其次为 Ⅲ 型 MPGN（Burkholder 亚型）。若合并冷球蛋白血症时，除表现 MPGN 的病理特征外，还具备以下特点：肾小球毛细血管内细胞增生明显，伴有单核细胞和中性白细胞浸润，内皮下和毛细血管腔内可见大量免疫复合物沉积，形成白金耳和微血栓；电镜可见电子致密物内有微管样、指纹样等有形结构，提示为冷球蛋白形成的结晶。

发病机制：HCV 感染可形成 HCV 抗原血症，并与相应抗体结合，形成抗原抗体复合物沉积肾小球，导致免疫复合物介导的肾小球肾炎。另一方面，HCV 感染可诱发混合型冷球蛋白血症，由它引起肾损害。HCV 通过其包膜蛋白 E2 与 B 细胞膜上的受体 CD81 结合后，降低了 B 细胞的活化阈值，刺激多克隆的 B 细胞活化，产生了针对 IgG 的多克隆 IgM 抗体，首先形成 Ⅲ 型冷球蛋白血症；进一步多克隆 B 细胞在病毒刺激后过度活化，发生了染色体易位和免疫球蛋白基因重排，转化为单克隆 B 细胞的异常增生，产生单克隆 IgM 型类风湿因子，即形成 Ⅱ 型冷球蛋白血症，导致冷球蛋白血症性肾小球肾炎。

治疗及预后：主张以抗病毒治疗为主，采用 α 干扰素联合利巴韦林（ribavirin）治疗，也有研究显示聚乙二醇干扰素（peginterferon）联合利巴韦林治疗效果更优。有报道病毒复制指标下降后，肾病可相应减轻，蛋白尿减少。多数患者病情常进行性发展，抗病毒治疗难以逆转肾脏病变。

二、冷球蛋白血症相关性膜增生性肾小球肾炎

又称为冷球蛋白血症性肾小球肾炎（cryoglobu-linemic glomerulonephritis），MPGN 是其最常见的病理类型，该病是由冷球蛋白沉积于肾小球诱发炎症及增生性病变而引起。冷球蛋白是血液中在低温（4℃）发生凝集沉淀、而温度回升至 37℃ 时溶解的一种免疫球蛋白。冷球蛋白血症根据血中冷球蛋白的成分不同分为三型：Ⅰ 型含一种单克隆免疫球蛋白，多为 IgGκ 或 IgMκ；Ⅱ 型含一种单克隆免疫球蛋白（多为 IgMκ）和多克隆球蛋白（通常为 IgG）；Ⅲ 型由多克隆免疫球蛋白组成，多为 IgG 和 IgM。Ⅱ 型和 Ⅲ 型属于混合性冷球蛋白血症。三型冷球蛋白血症的特点及其常见疾病见表 1-6-2。

表 1-6-2 冷球蛋白血症的分型及其常见疾病

类型	冷球蛋白成分	常见疾病
Ⅰ	单克隆免疫球蛋白，多为 IgG 和 IgM，也可见 IgA，轻链以 κ 多见	多发性骨髓瘤，B 细胞性淋巴瘤，华氏巨球蛋白血症
Ⅱ	单克隆免疫球蛋白（多为 IgMκ）和多克隆免疫球蛋白（多为 IgG），其中 IgMκ 具有类风湿因子活性	常见于 HCV 慢性感染和其他感染，包括 HBV、EB 病毒和细菌性心内膜炎等，也可见于副蛋白血症和自身免疫性疾病
Ⅲ	多克隆免疫球蛋白，多为 IgG 和 IgM，具有类风湿因子活性	多见于自身免疫性疾病（包括 SLE、干燥综合征、类风湿关节炎）和慢性感染

注：HCV：丙型肝炎病毒；HBV：乙型肝炎病毒；SLE：系统性红斑狼疮

　　临床表现：多为隐匿起病，肾脏症状表现为血尿、蛋白尿、高血压伴肾功能不全，约 20% 病人表现为肾病综合征。全身表现类似系统性血管炎的特点，表现为乏力、不适、皮肤紫癜、雷诺征、关节痛和关节炎、腹痛、周围神经病、肢体远端溃疡等。

　　实验室检查：血清冷球蛋白阳性，进一步分析冷球蛋白的成分，进行免疫分型。Ⅰ型的血免疫固定电泳，可见单克隆免疫球蛋白，多为 IgG 和 IgM，也可见 IgA，轻链则以 κ 多见；Ⅱ型和Ⅲ型的类风湿因子常为阳性，其中Ⅱ型单克隆免疫球蛋白以 IgMκ 为主。90% 的患者有低补体血症，血清 C4 降低常见，也可见血清 C3 减低。

　　肾脏病理：光镜表现为 MPGN 的病理特征外，冷球蛋白血症相关性 MPGN 常表现明显的炎症渗出性改变，肾小球内可见较多的单核细胞伴中性白细胞浸润；其次，肾小球内皮下可见 PAS 阳性的沉积物，并可突入毛细血管腔内，形成类似于白金耳和微血栓的结构。少见新月体形成。约 1/3 病例合并血管炎，以小动脉受累为主，表现为动脉内膜炎，血管内膜下或血管腔内可见冷球蛋白沉积或血栓，少见透壁性坏死性血管炎。免疫荧光检查肾小球内沉积的免疫球蛋白种类，与血清中冷球蛋白成分一致。Ⅰ型冷球蛋白血症可见肾小球内单克隆免疫球蛋白和轻链沉积伴补体 C3 和 C1q 沉积，以单克隆 IgG-κ 常见，华氏巨球蛋白血症可见单克隆 IgMκ 沉积。Ⅱ型和Ⅲ型可见多克隆免疫球蛋白伴补体 C3 和 C1q 沉积，以 IgG 和 IgM 常见，其中Ⅱ型冷球蛋白血症可见单克隆 IgMκ 强阳性沉积。电镜检查可见肾小球毛细血管腔内浸润的单核细胞具有丰富的溶酶体；内皮下和系膜区可见电子致密物沉积，上皮下及毛细血管腔内有时也可见沉积。沉积的电子致密物呈颗粒样基质或形成有形子结构（substructure），尤其是Ⅰ型和Ⅱ型冷球蛋白血症含有单克隆免疫球蛋白成分时，易形成结晶，形态多种多样，如纤维状、微管状、晶格样和指纹状等，以直径 20~35nm 的微管结构最常见。由此可见电镜检查对于冷球蛋白血症性肾小球肾炎的诊断具有重要价值。

　　治疗和预后：包括针对原发病的治疗、冷球蛋白血症的治疗和对症治疗。Ⅰ型冷球蛋白血症应针对其原发病，治疗骨髓瘤和淋巴瘤为主。Ⅱ型和Ⅲ型冷球蛋白血症患者病程中，部分病例可发生自发性部分或完全缓解；但是多数患者的肾脏和全身表现反复发作或加重，与血中冷球蛋白水平的波动

有关。针对冷球蛋白血症可用糖皮质激素联合细胞毒药物（环磷酰胺或硫唑嘌呤等）进行治疗；对于严重肾脏病、发生指（趾）端坏疽或重要脏器受累者，也可用血浆置换疗法清除血清中的冷球蛋白。ESRD 患者，可采用透析和肾移植，但移植肾可再次复发冷球蛋白血症性肾小球肾炎。

第四节　C3 肾小球病

一、定义和命名

　　C3 肾小球病是指肾组织内孤立的 C3 沉积，无免疫球蛋白和 C1q 沉积的一类肾脏病。最早对该病的认识，始于 1974 年 Verroust 等，描述了一组肾小球肾炎患者，免疫荧光检查只有 C3 沉积，免疫球蛋白和 C1q 阴性，当时并未将这种疾病独立出来。其后相继有学者报道了表现为系膜增生、内皮增生的肾小球肾炎病例，其免疫荧光仅见 C3 沉积而免疫球蛋白阴性，先后以不同的名称进行了报道，如"系膜区孤立 C3 沉积"、"C3 沉积性系膜增生性肾小球肾炎"、"伴孤立 C3 沉积的原发性肾小球肾炎"、"C3 沉积性肾小球病"、"C3 肾小球肾炎"等。此外，部分 MPGN 病例也表现孤立的 C3 沉积，包括Ⅱ型 MPGN（即 DDD）和部分Ⅰ型 MPGN，并以"Ⅰ型 MPGN 伴孤立的内皮下 C3 沉积"的名称报道。直到 2010 年才由 Fakhouri 等将此病独立出来，正式命名为"C3 肾小球病"，根据电镜下超微结构的不同，又可进一步分为 DDD 和 C3 肾小球肾炎。目前证实 C3 肾小球病主要与补体旁路途径的调节失衡导致补体异常活化相关。

二、发病机制

（一）补体系统的激活途径及其调节

　　补体系统是人体天然的免疫系统，包括 30 多种蛋白，一部分存在于循环的血液或体液中，另一部分位于细胞膜上。正常生理状态下，补体系统激活，可以通过裂解靶细胞和促进吞噬等作用清除病原微生物或凋亡、坏死的细胞；同时，其活化过程产生的活性片段具有过敏毒素、趋化作用等致炎症作用，因此，补体的过度激活会导致组织损伤。补体系统的活化通常有三条途径，分别为经典途径（classical pathway）、甘露糖结合凝集素途径（mannan-binding lectin pathway）和旁路途径（alternative pathway）。经典途径的激活需要抗体介导，主要参与特异性免疫应答；甘露糖结合凝集素途径和旁路

途径的激活,不需要抗体参与,在感染早期即可激活,参与非特异性免疫应答(图1-6-1)。

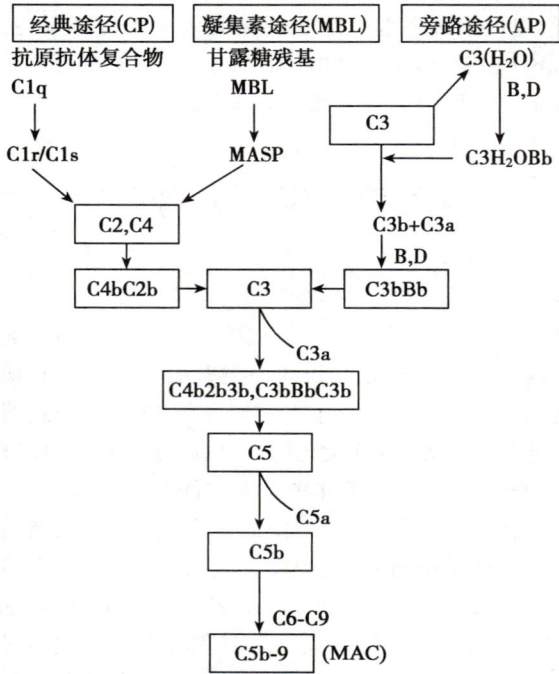

图1-6-1 病原体系统激活的三条途径

补体旁路途径为自主活化,正常时C3被低水平地持续水解为C3(H_2O),再与B因子结合后在D因子作用下生成起始阶段的补体旁路C3转化酶,即C3(H_2O)Bb,降解C3为C3a和C3b。C3b再与B因子结合,并在D因子作用下生成旁路途径的C3转化酶,即C3bBb,C3bBb再降解更多的C3生成C3a和C3b,由此进入一个正反馈。C3bBb再与C3b结合形成C5转化酶,即C3bBbC3b,降解C5生

成C5a和C5b,C5b作用于后续的其他补体成分C6至C9,最终形成补体活化终末产物,即MAC,导致细胞膜损伤和靶细胞裂解。

补体旁路途径的活化需要一个精致复杂的调节系统以保持其处于平衡状态。由于补体旁路途径活化存在正反馈,因此,体内相应有一系列液相或固相的补体调节蛋白,在各个水平抑制补体旁路途径的激活。H因子通过与B因子竞争性结合C3b,抑制旁路C3转化酶形成;同时,加速C3转化酶降解;还作为I因子的辅助因子,降解C3b生成iC3b和C3f。膜辅助蛋白(MCP,CD46)分布于细胞表面,作为I因子的辅助因子降解C3b和C4b。I因子是一种丝氨酸蛋白酶,在H因子、膜辅助蛋白和补体I型受体(CR1,CD35)的辅助下降解C3b成为iC3b和C3dg(图1-6-2)。抑制补体旁路激活的调节蛋白因先天性基因突变或后天获得性自身抗体作用而出现功能异常,即能使补体旁路途径调节平衡失调,补体旁路过度活化。产生的补体代谢片段和补体终末活化产物MAC沉积于肾小球,诱发肾组织损伤。

(二)补体旁路途径异常活化与C3肾小球病

C3肾小球病的发病机制与补体旁路途径的异常活化以及补体活化产物在肾小球的沉积有关。目前已在C3肾小球肾炎和DDD的病例中,检测到补体调节蛋白的遗传性异常或自身抗体存在,并通过动物实验进一步得到验证。

1. 遗传学变异和基因突变 在家族性C3肾小球病家系中,已经检测到H因子的纯合突变,形成突变的H因子,不具有抑制C3转化酶的功能。对C3肾小球病的散发个例和较大宗病例进行研

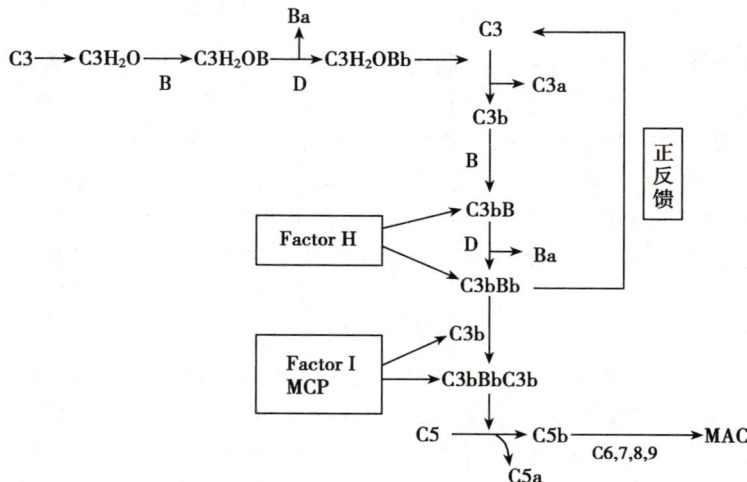

图1-6-2 补体旁路激活的调节

究,已检测到 H 因子、I 因子和膜辅助蛋白的纯合或杂合突变,同时,这些杂合突变也见于不典型溶血性尿毒症的病例,提示两类疾病在发病机制上具有相似之处。此外,在 DDD 家系中检测到 C3 基因两个密码子的杂合缺失,形成了功能亢进的 C3 分子。在塞浦路斯的一家系中,发现 H 因子相关蛋白 5(CFHR5)的基因突变。除了基因突变,在 DDD 病例还检测到 H 因子、C3 和 CFHR5 的基因多态性。至于这种基因变异是否参与了 C3 肾小球病的发病,尚待进一步对基因功能进行研究证实。

2. 自身抗体 C3Nef 是一种 IgG 型针对旁路途径 C3 转化酶(C3bBb)的自身抗体,与 C3 转化酶结合后,延长其半衰期,具有稳定 C3 转化酶、拮抗 H 因子的作用,导致 C3 转化酶持续激活,C3 被大量降解,致使血 C3 水平显著降低,补体旁路途径过度激活。尤其是 DDD 病例的 C3Nef 阳性率高达 80%。但是,C3Nef 在 I 型 MPGN 病例、少数狼疮肾炎和非肾脏病的病例也可阳性,因此,其在 DDD 发病机制的作用并不具有特异性。此外,部分病例也可检测到 H 因子、B 因子和 C3b 的自身抗体,而 B 因子的自身抗体与其结合后,也可稳定 C3 转化酶,从而导致补体系统过度激活。

3. 动物模型 H 因子先天性缺乏的 Norwegian Yoykshire 猪以及 H 因子基因敲除(Cfh-/-)小鼠,均出现血 C3 下降,免疫荧光仅见 C3 在肾小球中沉积,电镜检查可见内皮下、系膜区及基底膜内的电子致密物沉积,是接近人类 C3 肾小球病的动物模型。给 H 因子基因敲除的小鼠喂养 H 因子,血 C3 水平可恢复至正常,肾小球基底膜内沉积的 C3 出现溶解。H 因子和 B 因子同时敲除的小鼠(Cfh-/-Cfb-/-)则不出现 C3 肾小球病,是由于 B 因子缺乏,不能形成 C3 转化酶和导致旁路途径过度激活。上述动物实验证实,补体旁路途径的过度活化参与了 C3 肾小球病的发病。

C3 肾小球病包括 DDD 和 C3 肾小球肾炎两大类,由于 DDD 除具有 C3 肾小球肾炎的基本临床病理特征外,在临床病理特征及其发病机制方面,尚具有自身的独有特点,将在第五节进行专门讨论。本节只着重介绍 C3 肾小球肾炎的临床病理诊断及其治疗原则。

三、临床病理表现

可发生于任何年龄,男女之间发病率无差异,主要表现为血尿、蛋白尿,可伴有高血压和不同程度的肾功能不全,可出现血 C3 水平降低,血 C4 水

平多正常。45% ~ 50% 病例 C3Nef 阳性。血清抗 HBV 抗体、抗 HCV 抗体、抗核抗体(ANA)及抗中性白细胞胞浆自身抗体(ANCA)等均阴性。有报道个别病例血清单克隆免疫球蛋白或轻链阳性,并证实其为针对补体 H 因子的自身抗体。多数患者病情缓慢进展,5 年和 10 年进展至 ESRD 的病例分别占 25% 和 50%。移植肾可在 12 ~ 18 个月内再次复发 C3 肾小球肾炎。

肾脏病理的常见类型为 MPGN,其次为系膜增生性肾小球肾炎和毛细血管内增生性肾小球肾炎,也可表现为肾小球轻微病变、局灶增生坏死性肾小球肾炎、新月体性肾小球肾炎、局灶硬化性肾小球病等。免疫荧光具有诊断意义,表现为 C3 强阳性沉积于肾小球系膜区及毛细血管壁,免疫球蛋白和轻链均为阴性。通过激光微切割技术和质谱分析显示,肾小球内含有补体旁路途径成分和终末补体成分,以 C3 和 C9 的含量最丰富,其次为 C5、C6、C7、C8 和 CFHR-1、CFHR-5,而无免疫球蛋白及补体经典途径的代谢成分 C1、C2 和 C4,这与 DDD 病例的分析结果一致。电镜检查可见肾小球内皮下、系膜区的电子致密物沉积,个别病例可伴有上皮下驼峰样电子致密物和节段性基底膜内电子致密物沉积。

四、诊断与鉴别诊断

临床表现无特异性,血清补体 C3 降低而 C4 正常,除外继发性疾病,即提示本病。肾活检组织免疫荧光检查是诊断本病的主要依据。肾小球仅见 C3 的强阳性沉积,分布于系膜区及毛细血管壁,无免疫球蛋白及其轻链和 C1q 沉积;同时,电镜检查除外 DDD,即可诊断 C3 肾小球肾炎。进一步检查补体旁路调节蛋白(H 因子、I 因子)水平、及其自身抗体和基因突变,对于明确疾病发病机制和采取针对性治疗措施很重要。但是有关补体代谢的检查方法,尚未得到广泛应用,目前仍处于研究阶段。

鉴别诊断:①DDD:两者的临床表现和肾活检的光镜组织学特点相似,但是 DDD 的免疫荧光表现有其特点,典型的 DDD 可见 C3 沿肾小球毛细血管壁呈条带样、系膜区呈圆圈样分布,可伴肾小囊壁和肾小管基底膜的线条样沉积;电镜检查可见其特征性改变,肾小球基底膜致密层呈均匀飘带样的电子致密物沉积。②链球菌感染后毛细血管内增生性肾小球肾炎:部分 C3 肾小球肾炎的病理光镜表现为毛细血管内增生性肾小球肾炎,电镜下可见

上皮下驼峰状电子致密物，与急性感染后肾小球肾炎难以区分。但是，急性感染后肾小球肾炎的肾组织免疫荧光检查常伴 IgG 沉积，而且疾病呈自限性，发病后 6~8 周血清补体 C3 恢复正常，临床症状逐渐缓解。若表现为持续性低补体血症、血尿、蛋白尿不缓解，甚至病情进行性加重，即应考虑为 C3 肾小球肾炎。

五、治疗与展望

C3 肾小球肾炎属于少见病。而且由于 C3 肾小球病的独立命名时间较短，临床上尚缺乏大宗病例的治疗经验。现在的治疗措施如下：一般性治疗包括应用 ACEI 或 ARB 类药物控制高血压及减少尿蛋白排泄，以及进行调脂治疗等。主要治疗是针对补体旁路调节异常的治疗，包括：①血浆输注：针对补体抑制因子的基因突变，导致其功能缺陷者。如 H 因子突变的家族性 C3 肾小球肾炎患者，此方案可使病情得到有效的控制。②依库珠单抗（eculizumab）：为抗 C5 单克隆抗体，可阻断终末补体活化产物 MAC 的形成，减轻炎症反应。有部分 C3 肾小球肾炎和 DDD 病例，治疗后病情减轻。但其确切疗效尚需进一步研究验证。③免疫抑制剂：针对 C3Nef 等自身抗体进行治疗，对于活动的 C3 肾小球病可能有抑制炎症作用，少数病例治疗后有一定疗效。但是关于病例的入选及免疫抑制药物的选择和用法，目前尚无统一认识。

总体上讲，C3 肾小球肾炎预后较 DDD 好，目前的临床观察主要来自非 MPGN 型 C3 肾小球肾炎，短期预后较好。Ginesta 等延长随访至 7 年以上，发现部分患者已进入维持性透析治疗，提示长期预后可能较差；但是 Orfila 等对部分患者随访至 10~17 年，只有 2/13 例患者出现中度肾功能减退。上述差异可能与当时的 C3 肾小球肾炎诊断标准不统一及病例数少有关。来自美国梅奥医学中心（Mayo Clinic）的报道，对 12 例 C3 肾小球肾炎随访 26 个月，无明显肾功能下降，因此认为 C3 肾小球肾炎病程相对缓和，预后相对较好。C3 肾小球肾炎肾移植后复发率也较 DDD 低。

第五节 致密物沉积病

DDD 是 C3 肾小球病中的特殊类型，其特征表现为电镜下肾小球基底膜致密层可见均匀的、飘带样电子致密物沉积，肾小管基底膜和肾小囊基底膜也可见类似电子致密物。传统上将 DDD 划为 II 型

MPGN，但陆续的病例报道发现，DDD 并非全部表现为 MPGN，也可表现为系膜增生性肾小球肾炎等其他病理类型。

一、发病机制

DDD 的发病机制与补体旁路调节失衡导致液相的补体旁路过度活化有关，可由于补体旁路调节蛋白的基因突变或其自身抗体产生所致。报道较多的是在家族性 DDD 患者检测到 H 因子的纯合突变，发生于 N 末端的 SCR4、SCR7 的氨基酸替换和缺失的突变，导致 H 因子功能缺陷。另有 C3 的基因突变，形成循环中突变型 C3 和 C3 转换酶（C3$_{\Delta 923DG}$），其不能被 H 因子结合和抑制，导致液相的补体旁路的过度激活。也有报道 DDD 患者检测到基因多态性，包括 H 因子、B 因子和 C3 的基因多态性具有患病倾向，可通过叠加效应，导致 DDD 发病。关于自身抗体的报道，最早见于 1969 年 Spitzer 首先发现了一种能与裂解 C3 的蛋白结合的物质，后证实为 C3 转化酶的自身抗体，命名为 C3Nef。C3Nef 是一种 IgG 型抗体，与 C3 转化酶结合后，使其半衰期由几秒钟延长至 45~60 分钟，同时拮抗 H 因子的作用，C3 转化酶持续降解 C3，导致补体过度激活。C3Nef 在 DDD 患者的阳性率高达 80%，提示其在 DDD 的发病机制中具有重要作用。另有报道 DDD 患者检测到 H 因子和 B 因子自身抗体，后者与 B 因子结合后也可稳定 C3 转化酶（C3bBb），加速补体活化。Sethi 等对 DDD 肾小球的成分进行质谱分析显示，肾组织内的沉积物主要含补体旁路的代谢成分和终末补体活化产物（C3、C5、C8、C9），以及补体液相活化的调节蛋白——玻连蛋白（vitronectin），不含 B 因子。后者是在细胞表面（固相）形成补体旁路 C3 转化酶（C3bBb）和 C5 转化酶（C3bBbC3b）所必需的调节因子，说明 DDD 的补体旁路激活主要发生于液相而非固相。基因敲除的动物模型也证实，H 因子和 I 因子同时敲除（Cfh-/-Cfi-/-）的小鼠，仅见系膜区 C3 沉积而无毛细血管壁的 C3 沉积，说明液相的补体调节因子——I 因子对于毛细血管壁的 C3 沉积必不可少。

另一个有趣的现象是，同样是补体旁路途径调节异常导致补体旁路过度活化致病，为什么 C3 在 DDD 和 C3 肾小球肾炎的肾小球内沉积的形态却不相同？DDD 和 C3 肾小球肾炎到底是同一疾病的不同阶段还是两个不同疾病？从人和动物模型的观察结果推测，C3 在肾小球的沉积形态不同可

能与沉积的补体片段不同有关:C3b 倾向于沉积在系膜区,导致非 MPGN 型 C3 肾小球肾炎;在 I 因子作用下,C3b 降解为 iC3b,倾向于沉积在毛细血管祥,可导致 MPGN 型 C3 肾小球肾炎。目前多数人认为 DDD 患者其肾小球基底膜内沉积的 C3 也应为 iC3b,但至今未能获得直接证据。如果都是 iC3b 沿毛细血管祥沉积,为什么有时形成 DDD,有时形成 MPGN 型 C3 肾小球肾炎呢? 有学者推测可能 DDD 和 MPGN 型 C3 肾小球肾炎是同一疾病的不同阶段,依据是:在 H 因子缺失的 Norwegian Yorkshire 猪观察到肾小球电子致密物最开始出现在内皮下,后逐渐发展至肾小球基底膜致密层,同时可有上皮下沉积;部分 DDD 患者可同时伴内皮下电子致密物沉积,而 C3 肾小球肾炎患者也可见节段性肾小球基底膜内电子致密物沉积,出现两种疾病的形态并存的现象,提示两种疾病可能是同一疾病的不同阶段,其确切的发病机制尚待进一步的研究。

二、临床表现

DDD 多见于儿童,也可见于成人,老年患者可因副蛋白血症继发的自身抗体(如 H 因子抗体)导致 DDD。美国的 DDD 数据库显示,女性比例略高于男性(男与女比例为 2:3)。发病前可有上呼吸道感染史。表现为急性肾炎综合征(16% ~38%)、单纯肉眼血尿(21% ~36%)、肾病综合征(12% ~55%)、镜下血尿伴非肾病综合征水平蛋白尿(15%)、单纯蛋白尿(15% ~41%),还可有无菌性白细胞尿。多数患者 C3 下降,C3 水平与病情活动无明显相关性,C4 一般正常。

肾外表现有视网膜黄斑变性,是包含补体的物质(电镜下为电子致密物)在视网膜色素上皮细胞和 Bruch 膜之间沉积形成疣状物所致,黄斑变性与肾脏病变活动无明显相关性。不到 5% 的患者也可合并获得性部分脂肪营养不良(aquired partial lipodystrophy),表现自面部到上半部躯体皮下脂肪萎缩,可先于肾脏病数年出现,与补体旁路介导的脂肪组织损伤相关。

三、病理表现

DDD 特征性改变为电镜下肾小球基底膜致密层均匀的电子致密物沉积,似缎带样或香肠状改变,有时也可呈间断性沉积。类似电子沉积物也可见于肾小囊壁和肾小管基底膜。免疫荧光可见 C3 沿肾小球毛细血管壁、肾小囊壁及肾小管基底膜呈线条样沉积,在系膜区呈圆环状沉积,免疫球蛋白阴性或少量沉积。光镜检查可见肾小球基底膜呈带状增厚,用过碘酸-雪夫染色(PAS)片观察尤显著。病理类型可多种多样,25% ~43.8% 患者表现为 MPGN,其余可表现为系膜增生性肾小球肾炎(44%)、新月体性肾小球肾炎(18%)、毛细血管内肾小球肾炎(12%)和硬化性肾小球病。

四、诊断及鉴别诊断

临床上如发现 C3 下降而 C4 正常、合并视网膜黄斑变性或获得性部分脂肪营养不良则高度提示 DDD 可能,但最终明确诊断仍需进行肾活检病理检查。DDD 诊断明确后,应进一步寻找补体旁路调节异常的具体环节,检测血浆 C3Nef、H 因子自身抗体及基因、B 因子自身抗体及免疫固定电泳等。鉴别诊断主要依靠免疫荧光和电镜与 C3 肾小球肾炎鉴别。

五、治疗及展望

本病为罕见病,无大规模的临床试验,治疗方法主要基于少数病例的治疗经验报道和针对可能发病机制的治疗尝试。DDD 的一般治疗与 C3 肾小球肾炎治疗相同,而主要治疗也是针对补体旁路调节异常进行,包括:①血浆置换:适用于 H 因子基因突变、H 因子自身抗体、C3Nef、副蛋白血症等,机制是置换出各种致病因子,及通过新鲜冰冻血浆补充缺乏的 H 因子等补体辅助因子。H 因子基因突变引起的 DDD 理论上应终身实施血浆治疗,目前已能重组 H 因子,但尚未在人类使用。副蛋白血症患者还可能采用化疗或化疗及干细胞移植。②利妥昔单抗(rituximab):为抗 CD20 单克隆抗体,它与 B 淋巴细胞表面的 CD20 抗原结合后,能发挥免疫抑制作用。理论上讲,其对 C3Nef 阳性、抗 H 因子抗体阳性、抗 B 因子抗体阳性及副蛋白血症等患者均可能有效,但目前尚无相关报道。③依库珠单抗:此抗 C5 单克隆抗体与 C5 结合后可抑制 C5 分解为 C5a 和 C5b,从而可以阻断 C5a 和 MAC 的产生,有报道依库珠单抗对部分 DDD 患者有效,有限的经验认为起病时间短、肾活检有活动性病变(如新月体、毛细血管内增生)、肾小球和肾间质慢性病变轻、近期有血肌酐或(和)尿蛋白上升、循环 MAC 升高者效果较好,有待今后进一步研究验证。④免疫抑制剂:可选用糖皮质激素、环磷酰胺、环孢素 A 等药物,部分病例报道有一定疗效。

DDD 预后较差,10 年 50% ~70% 发展至 ESRD。

肾移植后50%～100%复发,通常在移植后1～2.5年内复发。肾移植前、后行血浆置换是否能减少复发或治疗复发目前尚不肯定。随着DDD发病机制研究的深入,未来更有效的新的治疗方法将可能出现。

（王素霞 刘刚）

参 考 文 献

1. Sethi S, Nester CM, Smith RJ. Membranoproliferative glomerulonephritis and C3 glomerulopathy:resolving the confusion. Kidney Int,2012,81(5):434-441.

2. Alchi B, Jayne D. Membranoproliferative glomerulonephritis. Pediatr Nephrol,2010,25(8):1409-1418.

3. Sethi S, Fervenza FC. Membranoproliferative glomerulonephritis-A new look at an old entity. N Engl J Med,2012, 366(12):1119-1131.

4. Fakhouri F, Frémeaux-BacchiV, Noël LH, et al. C3 glomerulopathy:a new classification. Nat Rev Nephrol,2010, 6(8):494-499.

5. Li LS, Liu ZH. Epidemiology data of renal disease from a single unit inChina:analysis based on 13519 renal biopsies. Kidney Int,2004,66:920-923.

6. Zhou FD, Zhao MH, Wan ZZ, et al. The changing spectrum of primary glomerular diseases within the last 15 years:A survey of 3331 patients in a single Chinese centre. Nephrol Dial Transplant,2009,24:870-876.

7. Zhou XJ, Silva FG. Membranoproliferative glomerulonephritis//Jennette JC, Olsen JL, Schwartz MM, et al. Heptinstall's pathology of the kidney. 6th ed. Philadelphis: Lippincott Williams & Willkins,2007:253-319.

8. Cansick JC, Lennon R, Cummins CL, et al. Prognosis, treatment and outcome of children mesangiocapillary (membranoproliferative) glomerulonephritis. Nephrol Dial Transplant,2004,19:2769-2777.

9. Kamar N, Rostaing L, Alric L. Treatment of hepatitis C virus-related glomerulonephritis. Kidney Int,2006,69:436-439.

10. 王素霞,邹万忠,王海燕. 透射电镜检查在冷球蛋白血症肾损害诊断中的作用. 中华肾脏病杂志,2005,21:328-332.

11. Dillon JJ, Hladunewich M, Haley WE, et al. Rituximab therapy for Type I membranoproliferative glomerulonephritis. Clin Nephrol,2012,77(4):290-295.

12. Servais A, Frémeaux-Bacchi V, Lequintrec M, et al. Primary glomerulonephritis with isolated C3 deposits:a new entity which shares common genetic risk factors with hemolytic uremic syndrome. J Med Genet,2007,44:193-199.

13. Pickerina MC, D'Agati VD, Nester CM, et al. C3 glomerulopathy:consensus report. Kidney Int, 2013, 84: 1079-1089.

14. Fang CJ, Frémeaux-Bacchi V, Liszewski MK, et al. Membrane cofactor protein mutations in atypical hemolytic uremic syndrome(aHUS), fatal Stx-HUS, C3 glomerulonephrits, and the HELLP syndrome. Blood, 2008, 111: 624-632.

15. Habbig S, Mihatsch MJ, Heinen S, et al. C3 deposition glomerulopathy due to a functional factor H defect. Kidney Int,2009,75:1230-1234.

16. Dragon-Durey MA, Frémeaux-Bacchi V, Loirat C, et al. Heterozygous and homozagous factor H deficiencies associated with hemolytic uremic syndrome or membranoproliferative glomerulonephritis report and genetic analysis of 16 cases. J Am Soc Nephrol,2004,15:787-795.

17. Heurich M, Martinez-Barricarte R, Francis NJ, et al. Common polymorphism in C3, factor B, and factor H collaborate to determine systemic complement activity and disease risk. Proc Natl Acad Sci USA,2011,108:8761-8766.

18. Sethi S, Fervenza FC, Zhang YZ, et al. C3 glomerulonephritis:clinicaopathological findings, complement abnormalities, glomerular proteomic profile, treatment, and follow-up. Kidney Int,2012,82:465-473.

19. Servais A, Noël LH, Roumenina LT, et al. Acquired and genetic complement abnormalities play a critical role in dense deposit disease and other C3 glomerulopathies. Kidney Int,2012,82(4):454-464.

20. Martinez-Barricarte R, Heurich M, Valdes-Cañedo F, et al. Human C3 mutation reveals a mechanism of dense deposit disease pathogenesis and provides insights into complement activation and regulation. J Clin Invest, 2010,120:3702-3712.

21. Gale DP, deJorge EG, Cook HT, et al. Identification of a mutation in complement factor H-related protein 5 in patients of Cypriot origin with glomerulonephritis. Lancet, 2010,376:794-801.

22. Heurich M, Martinez-Barricarte R, Francis NJ, et al. Common polymorphism in C3, factor B, and factor H collaborate to determine systemic complement activity and disease risk. Proc Natl Acad Sci USA,2011,108:8761-8766.

23. Pickering MC, Cook HT, Warren J, et al. Uncontrolled C3

activation causes membranoproliferative glomerulonephritis in mice deficient in complement factor H. Nat Genet,2002,31:424-428.

24. Rose KL,Paixao-Cavalcante D,Fish J,et al. Factor I is required for the development of membranoproliferative glomerulonephritis in factor H-deficient mice. J Clin Invest,2008,118 2:608-618.

25. Fakhouri F,Goicochea de Jorge E,Brune F,et al. Treatment with human complement factor H rapidly reverses renal complement deposition in factor H-deficient mice. Kidney Int,2012,78:279-286.

26. Sethi S,Fervenza FC,Zhang YZ,et al. C3 glomerulonephritis:clinicaopathological findings,complement abnormalities,glomerular proteomic profile,treatment,and fol-low-up. Kidney Int,2012,82:465-473.

27. Sethi S,Sukov WR,Zhang Y,et al. Dense deposit disease associated with monoclonal gammopathy of undetermined significance. Am J Kidney Dis, 2012, 56: 977-982.

28. Nasr SH,Valeri AM,Appel GB,et al. Dense deposit disease:clinicopathologic study of 32 pediatric and adult patients. Clin J Am Soc Nephrol,2009,4(1):22-32.

29. 喻小娟,刘刚,赵明辉.12 例 C3 肾小球肾炎的临床病理特点及其血浆补体活化成分分析.中华肾脏病杂志,2011,27:797-801.

30. Smith RJH,Alexander J,Barlow PN,et al. New approaches to the treatment of dense deposit disease. J Am Soc Nephrol,2007,18:2447-2456.

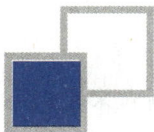

第二篇

代谢病相关肾损害

第一章　糖尿病肾病

随着肥胖人口的增加及饮食结构改变,糖尿病已成为继肿瘤、心血管疾病之后第三大威胁人类健康的慢性非传染性疾病,2007年全球有1.7亿糖尿病患者,至2010年全球糖尿病患者已达2.8亿,其增长速度每年达2.2%。糖尿病的高发年龄在40~60岁,但有年轻化趋势。世界卫生组织(WHO)资料显示,2025年中国和印度将有1.3亿糖尿病患者,该数字将消耗医疗预算的40%,将严重阻碍经济发展。目前全球患者已达3.66亿。我国2007~2008年的全国抽样流行病学调查资料显示,20岁以上成人糖尿病及糖尿病前期患病率已分别达到9.7%和15.5%;而2010年的再次流调资料显示,18岁以上成人糖尿病及糖尿病前期患病率已更高,分别达到11.6%及50.1%。按此估计,我国成年人中现已有近1.14亿糖尿病患者和逾4.93亿糖尿病前期患者。

糖尿病肾病(diabetic nephropathy,DN)是糖尿病常见的慢性微血管并发症之一。15%~25%的1型糖尿病及30%~40%的2型糖尿病将出现肾脏受累,DN是西方国家终末期肾脏病(end stage renal disease,ESRD)及进行肾脏替代治疗的首位病因,在我国也是继慢性肾小球疾病后的第二位病因。1936年Kimmelestiel和Wilson首先报道糖尿病本身病情进展能累及肾脏,导致肾损害,后命名为DN。2007年美国肾脏病基金会(NKF)下属组织K/DOQI制定的"糖尿病和慢性肾脏病临床实践指南和临床实践推荐",建议把由于糖尿病导致的肾脏病命名为糖尿病肾脏病(diabetic kidney disease,DKD),来取代DN。随着糖尿病发病率在全球范围的迅速增加以及糖尿病患者生存时间的延长,DKD在糖尿病以及ESRD患者中的比例也在逐年增加。美国USRDS数据显示,糖尿病引起的DKD占ESRD的44.1%;在我国,仅以2012年上半年全国血液透析登记质控分析数据为例,新增血液透析患者32 000例中,18.4%患者的基础肾脏病为DKD;新增腹膜透析患者9249例中,17.5%为DKD。DKD的高发病率带来了沉重的社会经济负担。

迄今为止,DKD发生发展的机制尚未完全明了,DKD的防治也是医学界的难题。因此,探讨DKD的发病机制,寻求预防和综合治疗DKD的措施具有重要的社会意义和经济价值。

第一节　糖尿病肾脏病的临床病理表现、诊断与鉴别诊断

一、DKD的临床表现及早期筛查

作为糖尿病最主要的微血管并发症之一,糖尿病肾损害早期出现肾小球高滤过,实验室检查肾小球滤过率(GFR)增高,而后逐渐出现微量白蛋白尿、蛋白尿及进行性肾功能减退。2013年美国糖尿病学会(ADA)制定的"糖尿病诊疗标准"要求,对糖尿病患者需早期实施尿白蛋白排泄和估算肾小球滤过率(eGFR)筛查,以早期发现糖尿病肾损害,及时进行干预。

(一)尿白蛋白排泄

30~299mg/d范围的持续性白蛋白尿(既往称为microalbuminuria,即微量白蛋白尿)已被认为是1型糖尿病患者出现DKD的早期表现及2型糖尿病患者肾脏病变进展的标志,同时,它也是糖尿病患者心血管疾病风险增高的标志。患者从微量白蛋白尿进展到更显著水平($\geq$300mg/d,既往称为macroalbuminuria,即显著白蛋白尿),则意味着DKD可能进展到终末期肾病(ESRD)。因此,2013年ADA的"糖尿病诊疗标准"推荐,病程超过5年的1型糖尿病患者或新诊断的2型糖尿病患者均应每年进行1次尿白蛋白排泄率的筛查(证据等级B)。

白蛋白尿的检测有3种方法:①留取任何时间点的尿液(最好留清晨首次尿),测定白蛋白和肌酐比值(ACR)。②留取24小时尿液,测定白蛋白浓度,计算全天尿白蛋白排泄量。③留取过夜8小时尿液,测定白蛋白浓度,计算8小时尿白蛋白排泄量。2013年ADA制定的"糖尿病诊疗标准"推荐

用 ACR 作为测定尿白蛋白排泄的检查法,并划定其正常值为<30μg/mg,≥30μg/mg 为尿白蛋白排泄增加。

(二) 估算肾小球滤过率

2013 年 ADA 的"糖尿病诊疗标准"推荐,所有糖尿病患者无论其尿白蛋白排泄水平是否正常,每年均应检验一次血清肌酐水平,以估计 eGFR(证据等级 E)。由于肾脏病的并发症与肾功能水平密切相关,因此从 eGFR<60ml/(min·1.73m²)起,即应筛查和处理慢性肾脏疾病的并发症(证据等级 E)。

二、DKD 的病理表现

(一) DKD 的病理改变

DKD 的主要病理表现为肾小球基底膜弥漫性增厚,肾小球系膜基质增宽及 Kimmelstiel-Wilson 结节形成,并可见渗出性病变(肾小囊滴和纤维素帽)及肾小球毛细血管瘤,而且肾小球入、出球小动脉常发生玻璃样变。这些组织学病变有助于 DKD 与其他类型肾小球疾病相鉴别。另外,随病变进展肾间质可出现不同程度的炎细胞浸润和纤维化,以及肾小管颗粒空泡变性和萎缩。

1. 系膜 Kimmelstiel-Wilson 结节　DKD 进展到第Ⅲ级病变时(详见后叙),即可能出现 Kimmelstiel-Wilson 结节,病变肾小球系膜基质高度增多,形成同心圆状排列的结节状硬化。在糖尿病患者中,Kimmelstiel-Wilson 结节的出现与糖尿病病程长和不良预后相关,故其被认为是 DKD 从早、中期转化为更严重阶段的一个标志。

2. 渗出性病变　渗出性病变包括肾小囊滴(出现在肾小球囊基底膜与壁层上皮之间)及纤维素帽(出现在肾小球毛细血管壁基底膜与内皮之间),内含血浆蛋白成分。渗出性病变常出现于 DKD 进展期。尽管它们并非 DKD 所特有,但在其他疾病时很少见。

3. 肾小球毛细血管瘤　毛细血管瘤样扩张虽然也非 DKD 特异病变,但是也主要见于糖尿病肾损害时。

(二) DKD 的病理分级

DKD 不同于其他肾脏疾病,既往缺少一个统一的国际病理分级标准。直至 2010 年,由肾脏病理学会发起、多国肾脏病理学家共同完成的"糖尿病肾病病理分级"标准公布,才填补了这一空缺。此标准对 1 型和 2 型糖尿病继发的 DKD 都适用,它分成肾小球病变(表 2-1-1)及肾小管间质和血管病变(表 2-1-2)两部分讲述。

表 2-1-1　糖尿病肾病肾小球病变的病理分级

分级	描述	分级标准
Ⅰ	轻度或非特异性光镜改变,电镜显示肾小球基底膜增厚	病变未达到Ⅱ～Ⅳ级标准,基底膜厚度>395nm(女性)或>430nm(男性)
Ⅱa	轻度系膜增宽	病变未达到Ⅲ及Ⅳ级标准,>25%的系膜区系膜呈轻度增宽
Ⅱb	重度系膜增宽	病变未达到Ⅲ及Ⅳ级标准,>25%的系膜区系膜呈重度增宽
Ⅲ	结节性硬化(Kimmelstiel-Wilson 结节)	病变未达到Ⅳ级标准,至少可见一个确定的 Kimmelstiel-Wilson 结节
Ⅳ	晚期糖尿病肾小球硬化	>50%的肾小球呈球性硬化

表 2-1-2　糖尿病肾病肾小管间质及血管病变

病变	诊断标准	评分
肾小管间质病变		
IFAT	无	0
	<25%	1
	25%～50%	2
	>50%	3
间质炎症	无	0
	仅浸润于 IFAT 相关区域	1
	无 IFAT 的区域也有浸润	2
肾血管病变		
小动脉玻璃样变	无	0
	至少 1 个区域存在	1
	多于 1 个区域存在	2
是否有大血管		是/否
动脉硬化	无内膜增厚	0
	内膜增厚未超过中膜厚度	1
	内膜增厚超过中膜厚度	2

注:IFAT:间质纤维化与肾小管萎缩

三、DKD 的诊断及鉴别诊断

（一）诊断

由于 1 型糖尿病的 DKD 自然史比较清晰，丹麦学者 Mogensen 1987 年将其分为如下 5 期，Ⅰ期：肾小球高滤过期（仅表现为 GFR 增高）；Ⅱ期：正常白蛋白尿期（平时尿白蛋白排泄率正常，应激时出现微量白蛋白尿）；Ⅲ期：早期糖尿病肾病期（出现持续性微量白蛋白尿）；Ⅳ期：临床糖尿病肾病期（出现蛋白尿，并在数年内进展至大量蛋白尿及肾病综合征）；Ⅴ期：肾衰竭期（进入肾衰竭）。

对于 2 型糖尿病所致 DKD，Mogensen 的分期标准仅能做参照，而且疾病进展速度也不一样。1 型糖尿病的肾损害约 5 年进展一期，而 2 型糖尿病肾损害却 3~4 年进展一期，这是因为后者常发生在中老年已出现退行性变的肾脏基础上，而且除高血糖外，还常有代谢综合征的其他因素如高血压、高血脂及高尿酸等共同作用损害肾脏，所以疾病进展相对较快。由于 2 型糖尿病起病较隐袭，许多患者并不知道自己糖尿病的准确起病时间，这在估计患者的病程上必须注意。

如患者糖尿病病程短、无糖尿病眼底病变、短期内 GFR 迅速下降、短期内尿蛋白急剧增多或（和）尿中红细胞增多时，应高度怀疑糖尿病合并其他肾脏疾病。如果患者无禁忌证，则应进行肾穿刺病理检查。国外研究资料显示，糖尿病患者做肾穿刺病理检查能发现 12%~39% 患者并非 DKD。

（二）鉴别诊断

光学显微镜检查肾小球系膜呈结节性硬化改变在 DKD 中常见，这需要与轻链沉积病、膜增生性肾炎、淀粉样变肾病等可能具有系膜结节改变的疾病相鉴别，表 2-1-3 为临床-病理表现的鉴别要点。

表 2-1-3 具有肾小球系膜结节样改变的肾脏病鉴别要点

肾脏疾病	病理学特点	临床特点
糖尿病肾脏病	系膜基质增宽及结节形成，伴基底膜弥漫增厚	具有长期糖尿病病史，临床呈现肾病综合征
轻链沉积肾病	系膜结节形成，刚果红染色阴性。免疫荧光检查可见轻链沉积。电镜检查于基底膜内皮侧可见沙粒样电子致密物沉积	血清免疫固定电泳呈现轻链单克隆条带
膜增生性肾炎	弥漫性系膜细胞增生及基质增多，广泛插入呈现双规征，严重时形成系膜结节。免疫荧光检查可见 IgG 及 C3 于系膜区及毛细血管壁呈颗粒样沉积（花瓣样分布）。电镜检查于系膜区及内皮下见到电子致密物	临床常出现肾炎综合征及肾病综合征，50%~75% 患者血清补体 C3 水平持续降低
肾脏淀粉样变	可见均质无结构物质沉积于系膜区及小动脉壁，有时形成系膜结节。刚果红染色阳性。电镜检查可见排列紊乱直径 8~10nm 的细纤维结构	临床呈现肾病综合征，肾功能进行性减退。并常伴心脏及其他器官病变

第二节 糖尿病肾脏病发病机制的研究概况及热点

DKD 发生发展的机制尚未完全明了。目前公认，由胰岛素分泌或（和）作用缺陷导致的长期高血糖是 DKD 发生的始动因素及关键。高血糖造成的肾脏血流动力学变化及代谢异常是造成肾损害的基础，众多细胞因子的激活及炎症介质的释放，也将作为上述机制的下游环节在 DKD 发病中发挥重要作用，而且 DKD 发生在某种程度上也有遗传因素参与，探讨 DKD 的发病机制一直是糖尿病领域的一个热点研究课题，对其深入了解将有利于发掘 DKD 的有效防治措施。

一、DKD 的肾小球损害机制

DKD 既往被称为"糖尿病肾小球硬化症"，认为它是起源于肾小球的疾病，肾小管间质病变是继发于肾小球损害的结果。虽然其后已认识到 DKD 的肾小管间质病变在肾损害早期即已出现，并非完全是肾小球损害的结果，但是仍应认为 DKD 是以肾小球病变为主。

肾小球由肾小囊及其包裹的一团毛细血管构成，是肾单位的重要组成部分。肾小球结构复杂而独特，其固有细胞包括肾小球内皮细胞、系膜细胞和壁层及脏层上皮细胞，它们在结构和功能上密切联系,相互关联。

由于系膜细胞的分离、纯化和培养相对容易,在一个相当长的时期内,对 DKD 发病机制的研究主要集中在系膜细胞上,人们进行了大量研究工作,对糖尿病状态下系膜细胞肥大、细胞外基质(ECM)产生与降解失衡有了较清楚的认识。例如,目前认为转化生长因子-β(TGF-β)是 DKD 发病的重要因素,研究证实 DKD 时 TGF-β 在系膜细胞表达增强,它通过调节 ECM 的基因表达,增加 ECM 蛋白积聚,而促进 DKD 发生。细胞肥大被认为与细胞周期蛋白、细胞周期蛋白激酶和细胞周期蛋白激酶抑制剂的调控失衡相关。P21 和 P27 是目前已知的具有最广泛活性的细胞周期蛋白激酶抑制剂,DKD 时 P21 和 P27 在系膜细胞表达增加,导致细胞周期停滞,从而引起细胞肥大。此外,公认的 DKD 发病机制中蛋白激酶 C(PKC)途径、己糖激酶途径、醛糖还原酶途径激活及糖基化终末产物(AGEs)形成也主要在系膜细胞中有较为深入的研究。

肾小球脏层上皮细胞是一种高度分化的、贴附于肾小球基底膜(GBM)外侧面的特殊细胞,它由胞体、主突起及次级突起构成,次级突起即为足突,故此细胞又被称为足细胞(podocyte)。其足突间的滤过裂孔是构成肾小球滤过屏障的结构之一。在生理状态下,足细胞不仅构成滤过屏障,对血浆蛋白发挥选择性滤过作用,而且还参与 GBM 的更新和修复。此外,在肾小球固有细胞功能调节以及机体免疫应答中足细胞也起着重要作用。糖尿病的代谢和血流动力学因素是足细胞损伤的始动因素。糖尿病状态下高糖、非酶糖基化反应引起足细胞裂孔膜蛋白 nephrin 表达下调,导致足细胞足突消失;另一方面,肾小球高压、高灌注及高滤过(所谓"三高"现象)造成的机械牵张力进一步影响足细胞功能,削弱足细胞与 GBM 的附着,加速足细胞凋亡。此外,血管紧张素 Ⅱ(Ang Ⅱ)也能导致 nephrin 表达下调,并激活其他细胞因子如 TGF-β 和血管内皮生长因子(VEGF),促进系膜基质合成、GBM 增厚、和足细胞凋亡及脱落;高糖条件下,活性氧簇(ROS)产物过表达,氧化-抗氧化平衡遭破坏,也能诱导足细胞结构和功能损伤。足细胞损伤导致患者出现大量蛋白尿,而大量蛋白尿本身又会进一步加重足细胞损伤,形成恶性循环,最终导致肾小球硬化。有人曾将 DKD 归类于足细胞病,此尚存争议,但是足细胞病变在 DKD 发病中占有重要地位,这已是共识。

肾小球毛细血管壁由一层扁平内皮细胞构成,是肾小球滤过膜的首道屏障。糖尿病患者血糖持续升高引发细胞功能紊乱时,内皮细胞是首当其冲的受害者。由于肾小球内皮细胞难以在体外分离、纯化和培养,因此对内皮细胞参与 DKD 发病机制的研究起步较晚。在糖尿病及其并发症中,内皮细胞受损被认为是多种血管病变发生的重要机制。导致糖尿病血管内皮损伤的因素包括高血糖、血脂异常、氧化应激反应、炎症因子及 Ang Ⅱ 活化等,其中炎症因子受到格外关注。内皮损伤可表现为内皮细胞通透性增加、舒缩功能障碍及黏附分子表达上调等。我们通过 1 型糖尿病模型大鼠的实验研究证实,在高糖刺激下,补体甘露聚糖结合凝集素(MBL)途径能被激活,最终产生补体膜攻击复合物 C5b-9,导致肾小球内皮细胞损伤,且此 MBL 途径的激活与高糖浓度和时间呈依赖性。我们通过体外培养的人肾小球内皮细胞实验研究又证实,高糖刺激的 MBL 途径激活,可能导致多糖-蛋白复合物缺失和膜表面核心蛋白多配体蛋白聚糖(syndecan)及磷脂酰蛋白聚糖(glypican)表达降低,如此造成内皮通透性增加,这可能也是 DKD 的发病机制之一。

总之,肾小球三种固有细胞——系膜细胞、脏层上皮细胞和内皮细胞均参与 DKD 的发生与发展。三种细胞之间又存在相互联系和相互影响。例如,VEGF 是一种内皮特异性有丝分裂原,是内皮细胞重要的存活因子,它主要表达于足细胞的足突,而 VEGF 受体则以跨膜蛋白的形式表达于内皮细胞,所以足细胞可以通过旁分泌途径调节内皮细胞功能。此外内皮细胞也可以通过分泌血小板源生长因子(PDGF)对系膜细胞的功能进行调节。进一步全面阐明肾小球固有细胞之间的相互联系和作用将有助于加深对 DKD 发病机制的认识。

二、DKD 的肾小管间质损害机制

在 DKD 中对占肾脏体积 90% 的肾小管间质病变的研究甚少。至 1999 年 Gilbert 提出 DKD 时肾小管间质损害并不依赖于肾小球病变,而是导致 DKD 的独立因素后,对肾小管间质在 DKD 发生发展中的作用才逐渐受到重视。事实上,DKD 早期其病理特征之一的肾脏肥大,在很大程度上即与肾小管上皮细胞肥大相关,早期发生的这些结构改变正是启动和促进肾小管间质纤维化进程的一个关键因素。进一步研究还证实,糖尿病时肾小管间质病变的严重程度直接影响 DKD 的预后,因此关注 DKD 的肾小管间质病变具有十分重要的意义。高血糖是引起 DKD 肾小管间质损害的始动因素。高糖时肾小管 Na^+-K^+-ATP 酶活性增强,此酶活性的改变在一定程度上参与了肾小管间质功能和结构的改变。另外,高糖能下调阻止细胞凋亡的 *Bcl2* 基因表达,并上调促进细胞凋亡的 *Bax* 基因表达,从而引起肾小管上皮细胞凋亡。近年研究指出,Ang Ⅱ通过其受体在肾小管间质纤维化过程中扮演着重要角色。Ang Ⅱ通过 AT1 受体刺激肾小管上皮细胞肥大,诱导肾间质成纤维细胞增生,并促使它们转分化或分化为肌成纤维细胞,合成及分泌 ECM,导致肾小管间质纤维化。

三、发病机制的研究热点

(一)炎症机制

既往 DKD 并没有被视为炎症性疾病。近来的研究显示肾脏炎症在促进 DKD 的进展中起着重要作用。有学者认为,PKC 途径激活、AGEs 形成及肾小球内“三高”是导致 DKD 发生及发展的三大致病因素,而在这些致病因素的上游是始动因素高血糖,下游则是微炎症及其致成的 ECM 聚集。

传统观点认为,单核-巨噬细胞在肾组织中浸润是炎症的特征性表现,浸润的单核-巨噬细胞通过分泌炎症介质及产生氧自由基等造成肾组织破坏,促进 DKD 进展。但是,新近研究指出,远离血流的细胞如足细胞产生的细胞因子,也能作为炎症介质,共同诱发炎症反应,所以炎症细胞不仅限于单核-巨噬细胞等。另外,参与 DKD 发病的炎症介质也多种多样,包括前炎症细胞因子如肿瘤坏死因子-α(TNF-α)白介素-1(IL-1)及白介素-6(IL-6),趋化因子如单核细胞趋化蛋白-1(MCP-1),黏附分子如细胞间黏附分子-1(ICAM-1),脂肪细胞因子如瘦素,转录因子如 NF-κB,Toll 样受体及核受体等,它们可以进入血流发挥作用,也可以通过旁分泌和自分泌途径发挥效应。

越来越多的研究显示,DKD 的发病也涉及补体系统激活。正如前述,糖尿病患者可经 MBL 途径激活补体,最终形成补体膜攻击复合物 C5b-9。有报道在 DKD 患者的肾组织和尿液中能检测到高浓度的膜攻击复合物。补体激活也是导致炎症的重要因素。

(二)遗传因素

研究发现 DKD 发病常呈家庭聚集性及种族差异,提示 DKD 发病存在遗传易感性。全基因组连锁分析显示 3q,7q35-36,7p15,10q26,13q33.3,18q22-23 等区域与 DKD 相关。结合基因功能研究,发现了多个与 DKD 易感性相关的候选基因,例如 *ADIPOQ*,*IGF1*,*IGFBP1*,*TIMP3*,*CNDP1*,*AGTR1*,*SMAD3*,*APOE*,*SLC2A1* 等。利用候选基因关联分析或全基因组关联分析,也发现多个基因变异可能与 DKD 易感性相关。

Mooyaart 等对 671 篇有关 DKD 的遗传关联研究进行荟萃分析,发现有 34 个重复基因变种,通过随机效应荟萃分析(random-effects meta-analysis)显示,有 21 个变种与 DKD 显著相关,这些变种分别是或者邻近于下述基因:*ACE*,*AKR1B1*(两个变种),*APOC1*,*APOE*,*EPO*,*NOS3*(两个变种),*HSPG2*,*VEGFA*,*FRMD3*(两个变种),*CARS*(两个变种),*UNC13B*,*CPVL*,*CHN2* 和 *GREM1*,另外四个变种未邻近特殊基因。

(三)microRNA

microRNA 是一类非编码的小分子 RNA,参与调控细胞的增殖、分化和凋亡,在多种疾病的发生发展过程中起到了重要的调节作用。近年研究显示 microRNA 参与了 DKD 的发生发展。研究发现 DKD 患者肾脏组织的 microRNAs 表达谱与正常人存在明显差异,其中 miR-155 及 miR-146a 表达明显增高,原位杂交结果进一步证实其主要表达于肾小球系膜及内皮细胞。体外研究发现,高糖可以诱导人肾小球内皮细胞高表达 miR-155 及 miR-146a,而 miR-155 及 miR-146a 可促进该细胞产生炎症因子 TNF-α、IL-1β 及致纤维化因子 TGF-β1 和结缔组织生长因子(CTGF),参与 DKD 发病。除此而外,文献报道还有 miR-192、miR-216a、miR-217、miR-377、miR-93 及 miR-29a 等表达异常与 DKD 发病相关。

总之,DKD 的发病机制错综复杂,炎症与非炎症效应相互影响,许多机制尚未明了,存在宽广的研究空间。但是于不同侧面和深度探讨 DKD 的发病机制时,还应注意从系统的层面对已有的认识进行整合与分析,以便得出相对完整的概念。

第三节 糖尿病肾脏病的防治方案现状与探索

如何将 DKD 发病机制的研究和疾病早期诊断指标的开发成果用于指导临床治疗,优化治疗方案,改善患者预后,提高生存质量,这是医学研究的终极目标,也是每一个临床医师的职责。面对 DKD 患者日渐增多的趋势及 DKD 对人类健康的危害,加强 DKD 防治十分重要,同时也极具挑战性。

由于 DKD 病程长,并发症多,因此依据病期具体制订防治方案就很重要。近年来,人们提倡实施三级预防:①一级预防(primary prevention):病人一经诊断为糖尿病或发现糖耐量减低(impaired glucose tolerance,IGT)就应积极治疗。仅为 IGT 者,应纠正 IGT 状态,防范糖尿病发生;已诊断为糖尿病者,则应竭力防止微量白蛋白尿出现。这一阶段的防治措施主要是改变生活方式(饮食管理、运动、降低体重)和严格控制血糖(合理选择和使用降糖药物),使糖化血红蛋白(HbA1c)水平达标。②二级预防(secondary prevention):糖尿病患者出现微量白蛋白尿是其肾脏损害进展的标志,应积极加以干预以减少和延缓蛋白尿产生。这一阶段的危险因素包括血糖水平及尿白蛋白水平等,防治措施除饮食及生活方式管理和继续控制血糖达标外,还应该服用血管紧张素转化酶抑制剂(ACEI)或血管紧张素 AT1 受体拮抗剂(ARB),以减少尿白蛋白排泄。③三级预防(tertiary prevention):此阶段的尿蛋白量、高血压、高血糖、高血脂及高尿酸血症等都是导致肾损害持续进展的重要危险因素,所以尽力控制这些危险因素是延缓 DKD 进程、预防肾功能不全发生发展的主要措施,也是防治心血管并发症及降低病死率的主要措施。

一、生活方式的改善和饮食管理

生活方式的改善仍然是糖尿病和 DKD 治疗的基础,如控制糖类及热量摄入减肥、适度体力活动、戒烟限酒等。

2011 年的 ADA 制定的"糖尿病诊疗标准"强调医学营养治疗对糖尿病及其肾病患者极为重要,且应根据糖尿病的类型、肥胖情况、蛋白尿的程度、肾功能的状态及有无并发症而进行个体化的食谱制定和营养管理,最好由注册营养师来进行相关辅导,并应将其纳入医保或其他第三方付款范围。

对慢性肾功能不全患者实施低蛋白饮食,能减轻胰岛素抵抗,改善蛋白、糖及脂肪代谢,并能减少尿蛋白排泄,延缓 DKD 进展,减轻尿毒素所致症状。2005 年我国专家协作组修订的"慢性肾脏病蛋白营养治疗共识"推荐对 DKD 患者实施如下治疗方案:①蛋白质入量:从出现蛋白尿起即减少饮食蛋白入量,推荐 0.8g/(kg·d);从 GFR 下降起即开始低蛋白饮食治疗,推荐蛋白入量为 0.6g/(kg·d),并可同时补充复方-α 酮酸制剂 0.12g/(kg·

d)。②热量摄入:实施低蛋白饮食治疗时,热量摄入需维持于 125.5 ~ 146.4kJ/(kg·d),即 30 ~ 35kcal/(kg·d)。但是,肥胖的 2 型糖尿病患者需适当限制热量(每日总热量摄入可比上述推荐量减少 1046 ~ 2092kJ,即 250 ~ 500kcal),直至达到标准体重。由于病人蛋白入量(仅占总热量的 10% 左右)及脂肪入量(仅能占总热量的 30% 左右)均被限制,故所缺热量往往只能从糖类补充,必要时应注射胰岛素保证糖类利用。

慢性肾功能不全患者从 GFR 小于 60ml/min 起即容易发生营养不良,故从此时起即应对患者进行营养状态监测;对已实施低蛋白饮食治疗的患者,为防止营养不良发生,就更应对患者营养状态进行密切监测。常用的营养状态监测指标包括:摄入的热量(据饮食记录计算,连续 3 日),摄入的蛋白质量(测定氮表现率蛋白相当量或蛋白分解代谢率)、体质指数(BMI)、上臂肌围及皮褶厚度检测,血浆白蛋白、前白蛋白及胆固醇检验,以及主观综合营养评估(SGA)等。

二、控制血糖

(一)血糖控制目标值

近年 ADA 制定的"糖尿病诊疗标准"都对 HbA1c 的治疗目标值作了基本相同的推荐,指出:①无论 1 型或 2 型糖尿病患者,将 HbA1c 水平控制在 7% 左右或 7% 以下,可以降低糖尿病微血管并发症发生的风险;如果在糖尿病确诊后立即将 HbA1c 水平控制达标,也能长时期地降低大血管疾病发生风险。②对于糖尿病患病时间短、无心血管并发症、预期寿命长并能很好耐受治疗(无低血糖或其他不良反应)的患者,可以考虑将 HbA1c 水平控制得更严格(如低于 6.5%)。③对于有低血糖病史、预期寿命短、存在较重的微血管或大血管并发症,以及多病并存的患者,应该放宽 HbA1c 水平的控制(如低于 8.0%)。所以,应个体化地制定 DKD 患者的血糖控制目标值。

这里需要强调的是,已出现肾功能不全的 DKD 患者(多为老年人,常存在糖尿病的心脑血管并发症,且常合并其他疾病,因此预期寿命较短),特别是他们的血糖水平波动大或(和)曾有低血糖发生史时,均应将 HbA1c 控制水平放宽,根据我国内分泌学专家 2011 年制订的"中国成人 2 型糖尿病 HbA1c 控制目标的专家共识",此时可放宽至 7% ~9% 范围。对于这些患者避免因治疗引起严重低血糖反应尤为重要,否则可能诱发致命性心血管事件。

(二) 治疗药物的应用

1. 注射用胰岛素的应用 对于 1 型 DM 患者，以及 DKD 进入临床糖尿病肾病期或肾衰竭期的患者，应该选用胰岛素治疗。目前的胰岛素制剂有短效、中效及长效三大类：①短效者有正规胰岛素（RI），可供皮下及静脉注射。②中效者有低精蛋白锌人胰岛素（NPH）及慢胰岛素锌混悬液，仅供皮下注射。③长效者有精蛋白锌胰岛素（PZI）及特慢胰岛素锌混悬液，仅供皮下注射。市售商品还有不同比例的短效及中效胰岛素的预混制剂，例如诺和灵 30R，为 30% RI 与 70% NPH 的混悬液；诺和灵 50R，为 50% RI 与 50% NPH 的混悬液。

除此而外，目前还有胰岛素类似物（氨基酸序列与胰岛素不同，但是能与胰岛素受体结合，发挥类似于胰岛素的功能）可供使用，包括：①速效者如赖脯胰岛素（insulin lispro）及门冬胰岛素（insulin asport）；②长效者如甘精胰岛素（insulin glargine）。市售商品也有速效与中效双时相胰岛素类似物的预混制剂，例如诺和锐 30，为 30% 的可溶性门冬胰岛素与 70% 的精蛋白门冬胰岛素的混悬液。

使用胰岛素时应注意个体化，从小剂量开始。多数肾功能不全患者，体内胰岛素水平高，更需要减少外源性胰岛素注射量，以免低血糖发生。建议：当 eGFR 为 $30 \sim 50 \text{ml}/(\text{min} \cdot 1.73\text{m}^2)$ 时，胰岛素用量宜减少 25%；当 eGFR<$30 \text{ml}/(\text{min} \cdot 1.73\text{m}^2)$ 时，胰岛素用量应减少 50%。

短效或预混胰岛素餐前 15 ~ 30 分钟皮下注射，中效应餐前 1 小时给药；自行混合的胰岛素应先抽吸短效胰岛素，再抽吸中效胰岛素；动物胰岛素不与人胰岛素相混，不同厂家生产的胰岛素不能相混；动物胰岛素换用人胰岛素时，总量需减少 20% ~ 30%。

2. 口服降糖药物的应用 临床常用的口服降糖药如下：①促胰岛素分泌剂：包括磺脲类、格列奈类及二肽基肽酶 4（DPP4）抑制剂；②胰岛素增敏剂：包括双胍类及噻唑烷二酮类；③α-葡萄糖苷糖抑制剂。本文不拟对各种口服降糖药物的药理作用及临床应用作详细介绍，只想强调上述口服药中的某些药物，因为原药或（和）代谢产物主要经肾排泄，故在肾功能不全时必须减少用量或禁止使用，否则，它们在体内蓄积可导致严重副作用，如磺脲类药物蓄积导致严重低血糖反应，双胍类药物蓄积导致乳酸酸中毒。

2013 年中国医师协会内分泌代谢医师分会制订的"2 型糖尿病合并慢性肾脏病患者口服降糖药应用原则的中国专家共识"，对肾功能不全时口服降糖药的应用作了清楚阐述，对临床实践很有帮助。现将其转录于此（图 2-1-1），供临床医师参考。

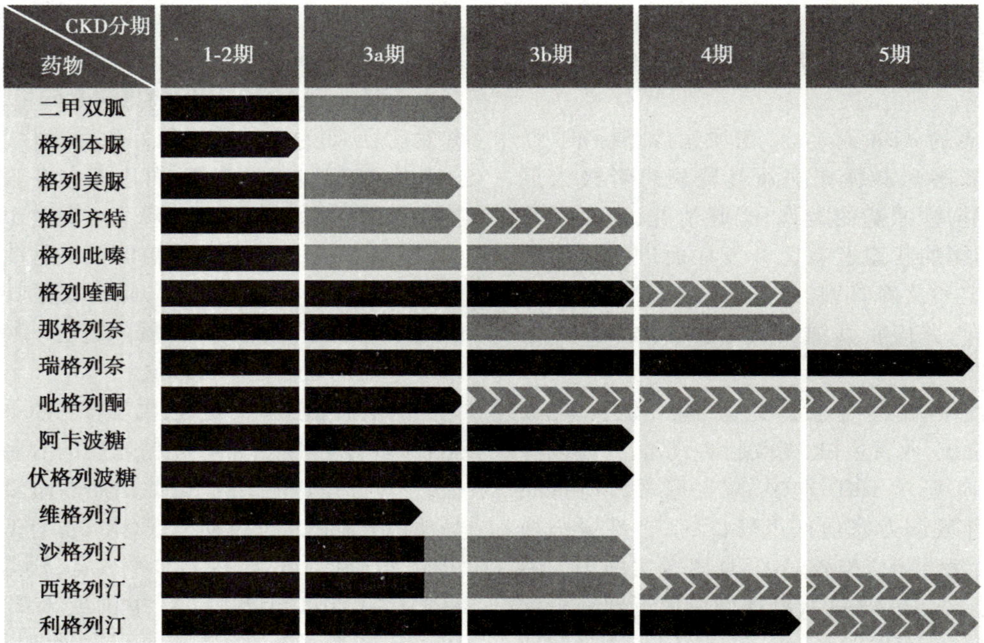

图 2-1-1 肾功能不全时口服降糖药物应用的调整

注 ▬▶ 表示无需减量 ▬▬ 表示减量应用 ▶▶▶ 表示用药经验有限 CKD 慢性肾脏病

三、肾素-血管紧张素系统阻断剂治疗

虽然 DKD 发生和发展的机制尚未完全阐明，但是目前认为肾素-血管紧张素系统（RAS）激活是其重要机制之一。20 世纪 80 年代至 21 世纪初，许多临床研究都已证实，RAS 阻断剂（包括 ACEI 及 ARB）除具有降压依赖性肾脏保护作用外，尚有独立于降压效应的肾脏保护作用，是它们直接作用于肾脏的结果。因此糖尿病患者只要出现微量白蛋白尿，无论有无高血压，都应给予 ACEI 或 ARB 治疗，这已经成为共识。美国 NKF 2012 年更新的"糖尿病及慢性肾脏病 KDOQI 临床实践指南"指出：对于正常血压和正常白蛋白尿的糖尿病患者不推荐使用 ACEI 或 ARB 对 DKD 做一级预防（证据强度 1A）；对于正常血压，但 ACR 大于 30mg/g 的糖尿病患者（他们处于 DKD 高危或 DKD 进展中）建议使用 ACEI 或 ARB（证据强度 2B）。

在应用 ACEI 或 ARB 的过程中应该注意监测肾功能及血钾水平。由于应用 ACEI 或 ARB 后，Ang II 效应被阻断，肾小球出球小动脉扩张，球内压、灌注及滤过降低，即有可能导致血清肌酐水平升高。若上升幅度<35% 是正常反应，不应停药；但是，如果上升幅度>35% 则为异常反应，主要见于肾脏有效血容量不足时（如脱水、肾病综合征、左心衰竭及肾动脉狭窄），此时应该及时停用 ACEI 或 ARB，认真寻找肾脏血容量不足原因并设法改善。如果肾脏有效血容量能改善，血清肌酐回落到用药前水平，ACEI 或 ARB 仍能重新应用；如果血容量不能改善（如肾动脉狭窄未行血管成型术），则不可再用。另外，肾功能不全时，肾脏排钾受限，此时若用 ACEI 或 ARB 可导致醛固酮生成减少，肾脏排钾进一步受阻，有可能诱发高钾血症。因此，肾功能不全患者要慎用 ACEI 或 ARB，并在整个用药过程密切监测血钾水平，一旦血钾增高必须及时处理。

四、控制血压

高血压在 DKD 中不仅常见，同时还是导致 DKD 进展的一个重要因素。有效地控制高血压既能延缓 DKD 进展，又能改善心血管并发症。因此，对伴随 DKD 的高血压应该积极治疗。

（一）降压治疗的目标值

高血压患者应该将血压降低到什么程度？是个一直在探索的问题。关于糖尿病合并高血压的降压目标值，2013 年欧洲高血压学会及欧洲心血管学会（ESH/ESC）修订的"高血压治疗指南"，及

2014 年美国高血压国家联合委员会修订的"成人高血压治疗指南（JNC8）"，都推荐糖尿病的降压目标值为 ≤ 18.62/11.97kPa（140/90mmHg）。关于 DKD 合并高血压的降压目标值，不同指南推荐值不同，2012 年 KDIGO 制定的"CKD 高血压治疗临床实践指南"的推荐可能最为合理，该指南推荐：AUE <30mg/d 的 CKD 患者降压目标值为 ≤ 18.62/11.97kPa（140/90mmHg）（证据强度 2B），而 AUE> 30mg/d 的 CKD 患者降压目标值为 ≤ 17.29/10.64kPa（130/80mmHg）（证据强度 2DB）。所以绝大多数 DKD 属于后者，应该将高血压降达 ≤ 17.29/10.64kPa（130/80mmHg）。

（二）降压药物的选择

在治疗糖尿病或 DKD 合并的高血压时，国内、外高血压治疗指南均一致推荐首选 ACEI 或 ARB，若无禁忌均应首先使用，所以 ACEI 或 ARB 已被称为治疗糖尿病或 DKD 高血压的基石药物。

为了有效地达到降压目标值，大多数患者均需要多种药物联合治疗。指南推荐，首先与 ACEI 或 ARB 配伍的降压药是钙通道阻滞剂（CCB）或（和）利尿剂。如此联用能增强疗效并减少副作用。如果血压还不能达标，则应再联合其他降压药物，包括 α 受体阻滞剂（2003 年及以后国内外发表的高血压治疗指南，已不再推荐它为第一线降压药）、β 受体阻滞剂（2014 年的"美国成人高血压治疗指南 JNC8"，已不推荐它为第一线降压药）及其他降压药。

这里需要强调的是，近年国内、外高血压治疗指南均不提倡 ACEI 与 ARB 联合治疗。2009 年 ESH/ESC 发表的"欧洲高血压治疗指南再评价"最先明确指出，ACEI 与 ARB 联合治疗并不能确切地增强降压疗效，但却可能增加严重副作用，因此不提倡联用。至于两药联用能否增强减少尿蛋白及延缓肾损害的疗效？既往研究证据不足，但是 2013 年发表的两个大型随机对照试验却一致地获得了否定结论。西班牙完成的 PRONEDI 试验显示，厄贝沙坦与赖诺普利联用在减少尿蛋白及降低高血压上疗效并不比单药优越，不过不良反应也并未增加；美国完成的 VA NEPHRON-D 试验显示，与单药治疗比较，氯沙坦与赖诺普利联合治疗并未减少原发肾脏终点事件、心血管事件及死亡率，而高钾血症及急性肾损害副作用却显著增加，致使试验提前中止。

五、控制血脂

糖尿病患者常伴脂代谢紊乱，同时高脂血症能

加速 DKD 的肾损害进展,促进心血管并发症发生及增加病死率,因此应该积极治疗。在调脂治疗的靶目标上,近代指南都特别强调要首先将血清低密度脂蛋白控制正常。治疗首先要改变不良生活方式,如增加体力活动,进低胆固醇饮食及戒烟等,这是有效治疗的前提。在药物治疗上,美国 2012 年更新的"糖尿病及慢性肾脏病 KDOQI 临床实践指南"推荐,选用羟甲基戊二酰辅酶 A 还原酶抑制剂(他汀类药物)治疗,或用该类药与依折麦布(ezetimibe,为肠道胆固醇吸收抑制剂)进行联合治疗(证据强度 1B)。而对于已经进行维持性透析且未用他汀类药物治疗的患者,该指南不推荐开始应用(证据强度 1B),因为 4D、AURORA 及 SHARP 等几个大型随机对照临床试验并未提供能有效减少动脉粥样硬化事件的证据。至于透析前已经服用他汀类药物的患者是否需要停止服用? 目前尚缺临床研究资料,还无法回答。

六、其他探索中对 DKD 的治疗

(一) 蛋白激酶 C 抑制剂

PKC 激活参与了 DKD 发病。动物实验证实 PKC β 亚型选择性抑制剂芦布妥林(ruboxistaurin)能减少肾间质巨噬细胞浸润和纤维化。2005 年 Tuttle 等通过多中心随机双盲对照研究发现芦布妥林可减轻 2 型 DKD 患者的蛋白尿,该研究对 123 例用 RAS 抑制剂治疗仍有持续性蛋白尿的 2 型糖尿病患者,予以芦布妥林治疗,随访 1 年。芦布妥林治疗组 ACR 下降了 24%($P<0.05$),而安慰剂组仅下降了 9%($P>0.05$);芦布妥林治疗组患者 GFR 无显著降低($P>0.05$),而安慰剂组却显著降低($P>0.01$)。

(二) 舒洛地特

舒洛地特(sulodexide)是高纯度的醣胺聚糖(glycosaminoglycan)类药物,它由 80% 的肝素片断(硫酸艾杜糖糖胺聚糖)及 20% 的硫酸肤质构成。该药进入体内后能迅速附着至血管内皮,它能促进肾小球毛细血管内皮细胞合成及分泌硫酸类肝素,并竞争性抑制肝素酶-1 活性减少酶对硫酸类肝素的降解,如此维护和修复 GBM 阴电荷,因此它能减少 DKD 的尿蛋白排泄。2002 年 Gambaro 等完成的、纳入了 223 例患者的 Di N. A. S 临床研究显示,伴有微量白蛋白尿或显著白蛋白尿的 1 型和 2 型糖尿病患者经过舒洛地特治疗 4 个月后,尿白蛋白排泄均显著减少。但是,2012 年发表的 Sun-MAC-RO 临床研究却获得了阴性结果,此试验纳入了 1248 例 2 型糖尿病并发 DKD 和轻度肾功能不全的患者,用舒洛地特治疗观察 48 个月,试验结束时治疗组与安慰剂组在到达原发终点(血清肌酐上升 1 倍或达到 $\geqslant 530.4\mu mol/L$ 或进入终末肾衰竭)上并无显著差别。因此,舒洛地特的确实疗效还需要更多临床研究进行验证,疗效可能与 DKD 病期、舒洛地特用量及给药途径(口服或静脉给药)均相关。

(三) 吗替麦考酚酯

炎症反应参与了 DKD 的发生和发展。目前已有学者在动物模型中尝试对 DKD 进行抗炎治疗,并取得了一定效果。吗替麦考酚酯(MMF)是一种新型高效免疫抑制剂,但是它还能下调多种细胞因子表达,抑制氧化应激反应,从而具有抗炎症效应。从 2003 年 Utimura 等首次报道开始,现在国内外已有不少动物实验研究,显示 MMF 对 DKD 大鼠模型具有肾脏保护效应(尿白蛋白排泄减少,肾组织病变改善)。但是,至今尚无用 MMF 治疗 DKD 的临床试验报告。

七、肾脏替代治疗

一般认为,DKD 患者开始透析治疗应比非 DKD 的 ESRD 患者早,早期进入透析有利于心、脑等重要器官的保护。DKD 患者的内生肌酐清除率(CCr)下降至 20~30ml/min 时,即可开始做透析准备,当 CCr 进一步降至 15~20ml/min,或(和)血清肌酐升至 >530μmol/L(6mg/dl)时,即应开始透析治疗。若出现严重尿毒症症状或合并药物难以纠正的心力衰竭时,即使 CCr 或血清肌酐没有达到上述水平也应进行透析。

DKD 患者采用血液透析为好? 还是腹膜透析为好? 文献报道并无一致。比如,在近年的文献报道中,Weinhandl 等认为从总体上讲腹膜透析较优,而 Chang 等却认为血液透析较优。其实血透与腹透谁优于谁? 不应一概而论,两种透析模式各有各的适应证及禁忌证、优点及缺点,需要据患者具体情况进行个体化的分析才能决定。

DKD 的器官移植包括单独肾移植及胰肾联合移植,联合胰腺移植能使血糖、糖压血红蛋白及 C 肽浓度恢复正常。Martins 等报道胰肾联合移植、单独肾移植的 5 年存活率分别为 82%、60%,因此胰肾联合移植比单纯肾移植具有更好的效果,似应作为 1 型糖尿病 DKD 的首选治疗。

总之,随着对 DKD 发病机制认识的不断深入,DKD 的防治措施已取得了较大进展。我们深信,随着今后研究的继续深入,一定会有更多更有效的治疗药物和措施被进一步发掘,并应用于临床,改善 DKD 预后。

（黄颂敏　刘芳　柳飞）

参 考 文 献

1. 黄颂敏. 糖尿病肾病//谌贻璞. 肾内科学. 北京:人民卫生出版社,2008,70-86.

2. Shan G,Yang W,Xiao J,et al. Prevalence of diabetes among men and women in China. N Engl J Med,2010,362(12):1090-1101.

3. Xu Y,Wang L,He J,et al. Prevalence and control of diabetes in Chinese adults. JAMA,2013,310(9):948-959.

4. National Kidney Foundation. KDOQI clinical practice guidelines and clinical practice recommendations for diabetes and chronic kidney disease. Am J Kidney Dis,2007,49:S1-S180.

5. National Kidney Foundation. KDOQI Clinical Practice Guideline for Diabetes and CKD:2012 update. Am J Kidney Dis,2012,60(5):850-886.

6. American Diabetes Association. Standards of medical care in diabetes-2013. Diabetes Care,2013,36(1):S11-S66.

7. Tervaert TW,Mooyaart AL,Amann K,et al. Pathologic classification of diabetic nephropathy. J Am Soc Nephrol,2010,21(4):556-563.

8. Kanwar YS,Sun L,Xie P,et al. A glimpse of various pathogenetic mechanisms of diabetic nephropathy. Annu Rev Pathol,2011,6(1):395-423.

9. Stitt-Cavanagh E,MacLeod L,Kennedy C. The podocyte in diabetic kidney disease. Scientific World Journal,2009,9:1127-1139.

10. Weil EJ,Lemley KV,Mason CC,et al. Podocyte detachment and reduced glomerular capillary endothelial fenestration promote kidney disease in type 2 diabetic nephropathy. Kidney Int,2012,82(9):1010-1017.

11. Gilbert RE. The endothelium in diabetic nephropathy. Curr Atheroscler Rep,2014,16(5):410.

12. Habib SL. Diabetes and renal tubular cell apoptosis. World J Diabetes,2013,4(2):27-30.

13. Lim AK,Tesch GH. Inflammation in diabetic nephropathy. Mediators Inflamm,2012,2012:146-154.

14. Wada J,Makino H. Inflammation and the pathogenesis of diabetic nephropathy. Clin Sci,2013,124(3):139-152.

15. 杨玉玺,黄颂敏,颜骁勇,等. 糖尿病肾病模型中 NF-κB 与甘露聚糖结合凝集素途径补体激活的关系. 四川大学学报(医学版),2011,42(4):490-493.

16. 邱红渝,樊文星,黄颂敏,等. 高糖对人肾小球内皮细胞膜表面多糖-蛋白复合物厚度及核心蛋白 Syndecan-1 和 Glypican-1 表达的影响. 四川大学学报(医学版),2010,41(6):980-985.

17. Mooyaart AL,Valk EJ,van Es LA,et al. Genetic associations in diabetic nephropathy:a meta-analysis. Diabetologia,2011,54(3):544-553.

18. Kato M,Natarajan R. microRNA cascade in diabetic kidney disease:Big impact initiated by a small RNA. Cell Cycle,2009,8(22):3613-3614.

19. Khella HW,Bakhet M,Lichner Z,et al. MicroRNAs in kidney disease:an emerging understanding. Am J Kidney Dis,2013,61(5):798-808.

20. Smith AC,Burton JO. Exercise in kidney disease and diabetes:time for action. J Ren Care. 2012,38 Suppl 1:52-58.

21. α酮酸制剂在肾内科应用专家协作组. 慢性肾脏病蛋白营养治疗共识. 中华肾脏病杂志,2005,21(7):421-424.

22. Haimoto H,Sasakabe T,Umegaki H,et al. Reduction in urinary albumin excretion with a moderate low-carbohydrate diet in patients with type 2 diabetes:a 12-month intervention. Diabetes Metab Syndr Obes,2012,5:283-291.

23. 中华医学会内分泌学分会. 中国成人 2 型糖尿病 HbA1c 控制目标的专家共识. 中国医学前沿杂志(电子版),2011,3(4):73-77.

24. 中国医师协会内分泌代谢科医师分会. 2 型糖尿病合并慢性肾脏病患者口服降糖药应用原则的中国专家共识. 中国糖尿病杂志,2013,21(10):865-870.

25. Mancia G,Fagard R,Narkiewicz K,et al. 2013 ESH/ESC Guidelines for the management of arterial hypertension:The Task Force for the management of arterial hypertension of the European Society of Hypertension (ESH) and of the European Society of Cardiology (ESC). J Hypertens,2013,31(7):1281-1357.

26. James PA,Oparil S,Carter BL,et al. 2014 evidence-based guideline for the management of high blood pressure in adults:report from the panel members appointed to the Eighth Joint National Committee(JNC 8). JAMA,2014,311(5):507-520.

27. Kidney Disease:Improving Global Outcomes (KDIGO) Blood Pressure Work Group. KDIGO clinical practice guideline for the management of blood pressure in chronic kidney disease. Kidney Int Suppl,2012,2:337-414.

28. Mancia G,Laurent S,Agabiti-Rosei E,et al. Reappraisal

of European guidelines on hypertension management: a European Society of Hypertension Task Force document. J Hypertens. 2009,27(11):2121-2158.

29. Fernandez Juarez G, Luño J, Barrio V, et al; PRONEDI study group. Effect of dual blockade of the renin-angiotensin system on the progression of type 2 diabetic nephropathy: a randomized trial. Am J Kidney Dis, 2013, 61(2):211-218.

30. Fried LF, Emanuele N, Zhang JH, et al; VA NEPHRON-D investigators. Combined angiotensin inhibition for the treatment of diabetic nephropathy. N Engl J Med, 2013, 369(20):1892-1903.

31. Morello CM. Pharmacokinetics and pharmacodynamics of insulin analogs in special populations with type 2 diabetes mellitus. Int J Gen Med, 2011, 4:827-835.

32. Weinhandl ED, Foley RN, Gilbertson DT, et al. Propensity-matched mortality comparison of incident hemodialysis and peritoneal dialysis patients. J Am Soc Nephrol, 2010, 21(3):499-506.

33. Chang JH, Sung JY, Ahn SY, et al. Hemodialysis leads to better survival in patients with diabetes or high comorbidity, compared to peritoneal dialysis. Tohoku J Exp Med, 2013, 229(4):271-277.

34. Slinin Y, Ishani A, Rector T, et al. Management of hyperglycemia, dyslipidemia, and albuminuria in patients with diabetes and CKD: a systematic review for a KDOQI clinical practice guideline. Am J Kidney Dis, 2012, 60(5):747-769.

第二章 肥胖相关性肾小球病

1997 年世界卫生组织明确宣布肥胖是一种疾病。近 20 年其发病率明显升高,已成为当今世界一个非传染病性流行病。2004 年 10 月卫生部公布我国成人超重和肥胖人数已分别为 2 亿和 6000 多万,大城市成人超重率与肥胖率分别高达 30.0% 和 12.3%。而且青少年的肥胖率也在逐年升高,2010 年教育部公布的全国学生体质与健康调研结果显示,7~22 岁城市男、女生及农村男、女生的肥胖检出率分别为 13.33%、5.64%,和 7.83%、3.78%;超重检出率分别为 14.81%、9.92% 和 10.79%、8.03%。现已明确肥胖是许多疾病的起源,它不仅能诱发代谢综合征、糖尿病、高血压及动脉粥样硬化,而且它还能导致及加重肾脏病。

肥胖引起的肾脏病被称为"肥胖相关性肾小球病"(obesity-related glomerulopathy,ORG),包括"肥胖相关性肾小球肥大症"(obesity-associated glomerulomegaly,OB-GM)及"肥胖相关性局灶节段性肾小球硬化"(obesity-associated focal and segmental glomerulosclerosis,OB-FSGS)。该病最早由 Weisinger 等于 1974 年报道。近年随着肥胖患者日益增多,ORG 发病率也在迅速增加。Kambham 等对 1986~2000 年间 6818 例肾活检资料进行分析,发现 ORG 患者所占比例已从 0.2%(1986~1990 年)上升至 2.0%(1996~2000 年)。笔者曾对卫生部中日友好医院肾内科 2005~2008 年两年半所做的 1186 例肾穿刺病例进行分析,发现 ORG 患者占 3.8%,因此对 ORG 必须充分重视。本文即拟对此病作一讨论。

第一节 ORG 的临床病理表现、诊断及应思考的问题

一、临床表现

患者肥胖(尤其是呈腹型肥胖),肾脏病起病隐袭。OB-GM 病初仅出现微量白蛋白尿,而后逐渐增多,直至出现大量蛋白尿(尿蛋白>3.5g/d),肾

小球滤过率(GFR)增高(提示出现肾小球高滤过)或正常;OB-FSGS 常呈现中、大量蛋白尿,GFR 逐渐下降,而后血清肌酐增高,直至进入终末肾衰竭,但是与原发性局灶节段性肾小球硬化(FSGS)相比,其肾功能坏转速度较慢。ORG 镜下血尿发生率低(约 1/5 患者),不出现肉眼血尿;呈现大量蛋白尿时,很少发生低白蛋白血症及肾病综合征;伴随出现的脂代谢紊乱常为高三酰甘油血症,胆固醇增高不显著。这些特点均可在临床上与其他肾小球疾病鉴别。

在目前绝大多数有关 ORG 的报道中,肥胖都只用体质指数(body mass index,BMI)来判断,并认为要达到肥胖标准才可能发生 ORG。西方国家常用美国国立卫生研究院(NIH)1998 年制订的标准,即成人 BMI 25~29.9 为超重,30~34.9 为 I 度肥胖,35~39.9 为 II 度肥胖,>40 为 III 度肥胖。我国常用中国肥胖问题工作组 2002 年制订的标准,即 BMI 24~27.9 为超重,>28 为肥胖。但是,应用 BMI 此指标来判断肥胖存在如下问题:①BMI 是测量整个身体质量,其结果能受肌肉、骨骼等因素影响,而出现"假性"降低或升高,此时即不可能准确反映肥胖。②即使 BMI 增高是由肥胖引起,它也不能区分此肥胖是内脏脂肪或皮下脂肪增多引起,不能反映脂肪分布。

近代研究显示,身体脂肪的分布与肥胖相关性疾病(代谢综合征、糖尿病、高血压、高脂血症、心血管疾病及肾脏病等)的发生密切相关。现已了解内脏脂肪组织与皮下脂肪组织在结构及功能方面存在极大差异,只有腹型肥胖(又称内脏性肥胖或中心性肥胖)才易诱发胰岛素抵抗,引发各种肥胖相关性疾病,包括 ORG。因此,在临床上已涌现出不少能反映腹型肥胖的检测指标,它们包括腰围(waist circumference,WC)、腰围臀围比率(waist-to-hip ratio,WHR)、腰围身高比率(waist-to-height ratio,WHtR)等人体测量指标,以及腹腔计算机断层扫描(computerized tomography scanning,于腰椎 4-5 平面做 CT 扫描测量其皮下及腹腔脂肪组织面积)和空

73

气置换体积描记（air displacement plethysmography，用全身光密度测定法去检测身体成分）等器械检查。用器械检查判断腹型肥胖的敏感性及特异性均较高，但是需要相应设备，检查费用较贵，无法应用于流行病学调查；人体测量指标无需特殊设备，操作容易，在流行病学调查中已广泛应用，但是这些检查较易出现误差，而且具体应用它们预测肥胖相关性疾病风险时，不同人体检测指标的敏感性及特异性仍有不同，需要注意。

我们自己的资料显示，有的患者BMI并未达到肥胖标准，只在超重水平，但是具有腹型肥胖，且临床呈现GFR增高或（和）微量白蛋白尿，此时做肾穿刺病理检查证实已罹患ORG。所以对ORG患者肥胖的判断，腹型肥胖似乎更重要。

二、病理表现

光学显微镜检查是确诊ORG的关键检查，并能清楚地区分OB-GM（仅呈现肾小球肥大，有时可伴轻度系膜细胞增生及基质增加）与OB-FSGS（在肾小球肥大基础上出现局灶节段性肾小球硬化病变，有时可伴少数球性硬化）。此FSGS绝大多数为门周型FSGS（旧称经典型FSGS），其形成可能与肾小球高滤过相关，但是有时也能见到其他类型的FSGS，如非特殊型FSGS等。免疫荧光检查OB-GM为阴性，而OB-FSGS与原发性FSGS相似，有时在病变肾小球的受累节段上见到IgM和C3沉积。电子显微镜检查于呈现大量蛋白尿的患者可见不同程度的肾小球足突融合。

通过光学显微镜检查，确定肾小球肥大是诊断ORG的病理基础，因此如何判断肾小球肥大就极为重要！这会涉及如下3个问题：

首先，用什么方法来测量肾小球大小？文献报道的测量方法有：Cavalieri测量法、Weibel-Gomez测量法、数密度（disector）测量法、肾小球两平行剖面测量法及肾小球最大剖面测量法等。一般认为Cavalieri测量法获得的结果最可靠，可以作为测量肾小球容积的"金指标"，但是此方法需要做肾组织连续切片，较耗费肾组织，难以应用于组织块较小的肾穿刺标本检查。目前应用得最多的是肾小球最大剖面测量法，此方法简单易行，而且其检测获得的肾小球容积结果与Cavalieri法所获结果具有很强的相关性。Kambham等改良了肾小球最大剖面测量法，他们不再计算肾小球容积，而以此剖面上的肾小球毛细血管袢直径来反映肾小球大小，更为简单实用。我们在光学显微镜下用计算机图像分析系统测量肾小球直径，包括直接测量法检测（直接测量毛细血管袢最大剖面上相互垂直的两条最长直径，求平均值），及间接测量法检测（从毛细血管袢的边缘勾画出肾小球最大剖面，测其面积然后计算直径，取平均值），都同样获得了良好结果。

第二，成人肾小球大小的正常值是多少？不同种族人群的肾小球大小常不同。早在20世纪90年代，Moore等即发现，澳大利亚土著人Aborigine的肾小球容积显著大于非土著人；同样，Lane等发现，美国南亚利桑那州的比马人（印第安人的一个部落）肾小球容积显著大于白种人，而黑种人及非比马部落印第安人的肾小球大小在上述二者之间。所以，检查获得国人自己的肾小球大小正常值范围十分重要。欲用正常人肾组织标本来检测肾小球大小几无可能，怎么办？一般都是用肾小球几无病变的肾穿刺标本作为替代来进行测量。医学统计学讲："所谓'正常人'不是指完全健康的人，而是指排除了影响所研究指标的疾病和有关因素的同质人群"，所以这样测量是合理和允许的。Kambham等以孤立性血尿或轻度蛋白尿的患者来替代正常人进行测量，测获肾小球直径的正常值范围为$168\pm12\mu m$，所以>192μm（均数加2倍标准差）为肾小球肥大；我们选择临床为无症状性血尿或（和）轻度蛋白尿、病理诊断为肾小球轻微病变或薄基底膜肾病、血糖及体重正常的患者替代正常人进行检测，肾小球直径的正常值范围直接测量法为$147.1\pm19.4\mu m$，间接测量法为$146.6\pm19.5\mu m$，无论用哪种测量法若肾小球直径>186μm即为肾小球肥大。所以，不考虑人种区别，盲目挪用国外的生理正常值于国人是不可取的。

第三，要检测多少肾小球才能下ORG诊断？至今没有明确规定。但是正如肾穿刺标本中的肾小球数一样，肾小球越多，代表性越大，诊断越可靠。为了获得更多的具有最大剖面的肾小球[指具有血管极或（和）尿极的肾小球，及大于上述最小含极肾小球的无极肾小球]，可以多切切片，但是这会耗费宝贵的肾穿刺标本。无法这样做时，至少要仔细看完各种染色的全部病理片，来找寻最多的最大剖面肾小球。

三、诊断及鉴别诊断

（一）诊断

ORG目前尚无统一的诊断标准，可以参考如下标准进行诊断：①肥胖（尤其是腹型肥胖）。②临床以蛋白尿为主，从呈现微量白蛋白尿直至大量蛋白尿,但是大量蛋白尿患者很少出现肾病综合征;OB-GM 患者早期 GFR 可增高,而 OB-FSGS 患者晚期可出现肾功能损害。③病理检查呈现肾小球肥大,不伴或伴局灶节段性硬化(前者为 OB-GM,后者为 OB-FSGS)。④能排除其他肾脏疾病。

　　在上述诊断标准中,应该用什么指标来判断肥胖? 这需要明确。目前不少研究都仅用 BMI 来判断,正如前述,这有很大局限性。我认为可以参考代谢综合征诊断标准中判断肥胖的指标,将其应用到 ORG 诊断中来。代谢综合征判断肥胖的指标有一衍变过程。1998 年世界卫生组织(WHO)最早制定的代谢综合征诊断标准中,肥胖用了 BMI、WC 及 WHR 三个指标判断;2001 年美国胆固醇教育计划成人治疗组第三次报告(NCEP-ATP Ⅲ)制定的标准,已将其改为 WC 一个指标;而 2005 年国际糖尿病联盟(IDF)制定的新标准,不仅仍然沿用 WC 一个指标,而且强调 WC 增高是诊断代谢综合征的必备条件。为什么会有这样的衍变呢? 这与对腹型肥胖在肥胖相关性疾病发病中的重要作用认识越来越深入相关。ORG 的发病机制在某些方面与代谢综合征十分相似,为此,在 ORG 诊断标准中突出腹型肥胖的地位十分必要。

(二) 鉴别诊断

　　最需要与 ORG 鉴别的肾脏病是早期糖尿病肾损害,两者都能由腹型肥胖引起,而且临床-病理表现有重叠。糖尿病肾损害第 1 期呈现 GFR 增高,第 2 期间断(常在应激时)出现微量白蛋白尿,此时做肾穿刺病理检查,主要见肾小球肥大,出现微量白蛋白尿后还可能见到轻度肾小球基底膜增厚及系膜基质增宽(常需电镜检查才能发现)。除基底膜轻度增厚外,OB-GM 完全可以呈现上述全部表现。鉴别要点是看临床有没有糖尿病存在,如果有糖尿病,特别是电镜检查见到肾小球基底膜明显增厚时,应该诊断早期糖尿病肾损害,否则诊断 OB-GM。

　　另外,还需要注意,其他非 ORG 的肾小球疾病导致较多肾小球硬化时,残存肾小球也会代偿性肥大,此时不要误认为 ORG,应结合临床资料全面分析。

第二节　ORG 发病机制的研究现状及思索

一、ORG 是肾小球足细胞病

　　肾小球疾病似有这样一个规律,临床以肾炎综

合征(血尿,轻、中度蛋白尿,水肿,高血压,乃至肾功能损害)为主要表现者,病理常呈现为肾小球系膜细胞或系膜及内皮细胞病变(细胞增生等);而临床上以大量蛋白尿或肾病综合征为主要表现者,病理常表现为足细胞病变(足突融合等)。

　　ORG 以蛋白尿为主要临床表现,早期出现微量白蛋白尿,后期呈现大量蛋白尿。电镜检查可以见到各种足细胞损伤表现,包括足细胞肿胀、肥大,胞浆空泡变性;足突宽度增加,轻度足突融合;足细胞密度及数量减少;足细胞从基底膜上剥脱等。而且这些足细胞损伤(如足细胞密度及数量减少和足突形态改变)与临床上的蛋白尿及肾功能损害密切相关。因此,ORG 是一个足细胞病,现在已成共识。

　　绝大多数的足细胞病在呈现大量蛋白尿后,即很快出现肾病综合征,但是 ORG 与它们不同,呈现大量蛋白尿却很少发生肾病综合征,这是为什么? 有学者认为这与肾小球足细胞损伤程度、蛋白尿严重度和选择性相关;与肾小管上皮细胞重吸收及降解滤过蛋白的能力相关;与本病尿蛋白增加缓慢,机体足以动员代偿机制抗衡蛋白尿的后果相关,并认为这现象在肾小球高滤过性肾病中普遍存在。上述机制的解释已被一些文献转载,但是它们都具有足够说服力吗? 第一个解释似乎认为 ORG 患者足细胞病变轻所以不出现肾病综合征,但是从上述电镜检查所见及患者蛋白尿程度看,这一解释不能成立;第二个解释推测与近端肾小管上皮细胞处置滤过蛋白的能力增强相关,支持此推测的实验证据足吗? 肾小管又为什么会出现这一代偿反应? 有待说明;第三个解释可能最合理,但是 ORG 时机体产生了哪些代偿机制去抗衡蛋白尿后果? 作者并未详述,上述第二种解释是否正是这个代偿机制之一,都非常值得今后深入研究。

二、脂肪细胞因子在 ORG 发病中的作用

　　肥胖时常见脂肪细胞数量增多或(和)体积肥大。既往认为脂肪细胞仅是一个能量储存场所,而近代研究发现,它更是一个非常活跃的内分泌器官。脂肪细胞能分泌许多被称为脂肪细胞因子(adipocytokines)的活性物质,它们包括一些主要由脂肪细胞分泌的因子,如瘦素(leptin)、脂联素(adiponectin)、抵抗素(resistin)、内脏脂肪素(visfatin)、网膜素(omentin)、降脂素(adipsin)、酰化刺激蛋白(acylation-stimulating protein, ASP)、禁食诱导脂肪因子(fasting-induced adipose factor)、adiponutrin、 apelin 等;同时也包括一些已在其他细胞发现的因子,如肾素、血管紧张素 Ⅱ(Ang Ⅱ)、纤溶酶原激活物抑制物(PAI-1)、转化生长因子-β1(TGF-β1)、肿瘤坏死因子-α(TNF-α)、白介素-1β(IL-1β)、白介素-6(IL-6)、白介素-8(IL-8)、白介素-10(IL-10)等。

脂肪细胞因子在 ORG(包括 OB-GM 及 OB-FSGS)的发病中发挥什么作用?现在已有一些认识。

(一) 脂肪细胞因子与足细胞损伤

足细胞损伤能够表现为形态或(和)功能异常,并由此引起蛋白尿。脂肪细胞因子失调是足细胞损伤的一个重要原因。现有资料已有如下发现:

脂联素基因敲除小鼠能出现肾小球足突融合及白蛋白尿,而给予脂联素后上述病变能够逆转,提示脂联素在维持足细胞正常功能上具有重要作用。进一步研究显示,脂联素的足细胞保护效应是通过活化 AMPK 及抑制活性氧而获得。

Ang Ⅱ 能增加足细胞胞浆游离钙,进而活化氯离子通道,使足细胞去极化;Ang Ⅱ 还能使足细胞过度表达瞬时受体电位阳离子通道蛋白 6(TRPC6,它定位于足细胞裂孔隔膜,参与足细胞信号传导),导致足细胞肌动蛋白细胞骨架重组,足细胞受损,发生蛋白尿。

另外,现已知 Ang Ⅱ 抑制剂及过氧化酶体增殖体激活受体 γ(PPARγ)激动剂的肾脏保护效应,部分系通过抑制 PAI-1 而发挥,由此提示 PAI-1 对足细胞也可能有害。

(二) 脂肪细胞因子与肾小球节段性硬化

OB-FSGS 是 ORG 的一个重要病理类型,肾小球节段性硬化的发生也与脂肪细胞因子密切相关。现有研究资料有如下发现:

瘦素能促进肾小球内皮细胞增殖,上调其 TGF-β1 和 TGF-β Ⅱ 型受体表达,增加 Ⅰ 型胶原及 Ⅳ 型胶原合成;并能刺激肾小球系膜细胞肥大,上调其 TGF-β Ⅱ 型受体表达和 Ⅰ 型胶原合成。肾小球细胞外基质蓄积是 OB-FSGS 发生的基础。动物实验显示,给大鼠输注瘦素可诱发肾小球硬化;瘦素转基因小鼠的肾组织 Ⅳ 型胶原及纤连蛋白 mRNA 的表达显著上调。进一步证实了瘦素的致病作用。

Ang Ⅱ 能致高血压,系统高血压传入肾小球即能诱发球内高压、高灌注及高滤过(所谓"三高");Ang Ⅱ 能收缩肾小球入、出球小动脉,对出球小动脉作用更强,也能使球内"三高"发生。肾小球内"三高"对 OB-FSGS 发病具有重要作用。Ang Ⅱ 还能与胰岛素协同,显著上调系膜细胞 TGF-β1 及细胞外基质表达,参与 OB-FSGS 致病。

新近发现肾素可以不依赖 Ang Ⅱ,而通过与前肾素/肾素受体结合,刺激系膜细胞合成 TGF-β1、PAI-1、Ⅰ 型胶原及纤连蛋白,因此肾素也能直接对 OB-FSGS 发病发挥作用。

TGF-β1 可促进细胞外基质合成,PAI-1 可抑制细胞外基质降解,均促进 OB-FSGS 发病,这已为共识不再详述。

三、内分泌素在 ORG 发病中的作用

肥胖患者常出现胰岛素抵抗等内分泌功能紊乱,它们也参与 ORG 致病。

(一) 胰岛素的致病作用

脂肪细胞因子能通过"脂肪胰岛素轴"(adipo-insular axis)对胰岛素发挥重要调控作用,其中瘦素、抵抗素、ASP、PAI-1、TNF-α 及 IL-6 能促进胰岛素抵抗,而脂联素、内脏脂肪素和网膜素则能拮抗胰岛素抵抗,如果它们的调控作用发生紊乱,即会出现胰岛素抵抗及高胰岛素血症。

胰岛素能刺激胰岛素样生长因子(IGF)产生。胰岛素和 IGF-1 可通过磷脂酰肌醇激酶/蛋白激酶(PI3K/Akt)信号转导途径,活化内皮细胞一氧化氮合成酶,导致一氧化氮合成增加;同时,还能减少血管平滑肌细胞内钙离子(Ca^{2+})浓度及 Ca^{2+}-肌球蛋白轻链敏感性,而导致血管舒张。肾小球前小动脉的扩张,即能导致肾小球内"三高"。持续的肾小球内"三高"将促进 OB-FSGS 发生。

此外,胰岛素还能直接上调系膜细胞的 TGF-β1 及细胞外基质(Ⅰ 型胶原、Ⅳ 型胶原、纤连蛋白及层连蛋白)表达,致 OB-FSGS。

(二) 醛固酮的致病作用

脂肪细胞能够分泌醛固酮释放因子(ARF),ARF 能刺激肾上腺皮质合成醛固酮,因此肥胖患者常出现高醛固酮血症。而肾小球足细胞表面具有盐皮质激素受体,醛固酮能通过此受体作用及损伤足细胞。SHR/cp 代谢综合征大鼠常出现足细胞损伤及蛋白尿,醛固酮是其致病因素;高盐饮食能加重肾脏病变,与其能活化醛固酮受体相关。现已知醛固酮是通过诱导效应激酶 Sgk1(即血清和糖皮质激素诱导蛋白激酶1)、活化 NADPH 氧化酶及产生活性氧等机制而导致足细胞损伤。

四、对 ORG 发病机制研究的一些思考

(一) 内分泌与自分泌及旁分泌

脂肪细胞因子的上述各种效应都是通过内分

泌途径而发挥（脂肪细胞分泌这些因子入血，然后通过循环作用于远隔脏器而发挥效应）。可是，近年发现某些所谓脂肪细胞"特异"的细胞因子如脂联素，也可能被一些非脂肪细胞合成，我们即发现肾小球内皮细胞可以合成及分泌脂联素，而Cammisotto等发现肾小球内皮细胞、系膜细胞及足细胞都有脂联素受体，这就提示我们肾小球内皮细胞分泌的脂联素，能否在肾小球局部以自分泌及旁分泌形式对ORG发病发挥调节作用（包括拮抗ORG发生）呢？这非常值得研究。

同样，前文已谈，脂肪细胞能分泌ARF，ARF能通过血循环到达肾上腺皮质，刺激醛固酮分泌。而近年发现足细胞也具有合成及分泌醛固酮的功能，那么ARF是否也能通过血循环到达足细胞，促其合成醛固酮，然后以自分泌形式在肾小球局部发挥致病作用呢？同样值得研究。

（二）致病因子与保护因子

在临床工作中我们存在着一个困惑，即同等肥胖（包括腹型肥胖）的患者为什么有的发生ORG，有的不发生ORG？甚至有时极度肥胖的患者不发生ORG，而超重水平的患者却发生了ORG？也就是说，肥胖患者在ORG发病上可能存在易感性差异，那么是什么因素在决定这个易感性呢？应该说机体同万物一样，永远处在矛盾的对立与统一中，肥胖时前述的许多因子在促进ORG发病，但是机体又一定有保护因子，能与之斗争而拮抗ORG发病。只有致病因子与保护因子失衡，前者占优势时ORG才发生。因此，在研究ORG的发病机制时，大力寻找可能的保护因子十分重要。现在比较肯定的是脂联素是重要的保护因子之一，我们最近的研究发现α-klotho也可能是另一个保护因子。若对保护因子有了充分了解，即有可能寻获新的干预治疗途径。

第三节　肥胖相关性肾小球病的治疗对策及防治展望

从前认为ORG是一个良性疾病，但是其后观察发现，部分OB-FSGS患者确能逐渐进展至终末肾衰竭。所以，对ORG应积极治疗，以尽力延缓或阻止肾脏病进展。ORG需要综合治疗，下列措施可考虑应用：

一、减轻体重治疗

ORG系由肥胖导致，因此减肥是最有效治疗方法。动物实验及临床观察均证实，减轻体重可显著减少尿蛋白，延缓肾损害进展。甚至体重仅仅中度下降，数周后尿蛋白即能显著减少。Morales等对慢性肾脏病（CKD）肥胖患者进行研究发现，患者体重从$87.5\pm11.1kg$减至$83.9\pm10.9kg$，仅减少$4.1\%\pm3\%$（$P<0.05$），5个月后尿蛋白即从$2.8\pm1.4g/d$减至$1.9\pm1.4g/d$，减少$31.2\%\pm37\%$（$P<0.05$）。

（一）改变饮食及生活习惯

欲减轻体重首先应改变不良生活习惯，减少饮食热量摄入，增加体力活动。但是，要做到这一点并不容易。这必须与营养师配合，由营养师亲自指导患者膳食；并应加强宣教，将疾病知识教给患者，使他们充分认识减肥重要性，自觉坚持治疗。

（二）减肥药物

上述治疗无效时才考虑应用药物，而且药物治疗也需与控制饮食及增加体力活动配合，才能获得良好效果。减肥药物曾经有如下3种：神经末梢单胺类物质（5-羟色胺和去甲肾上腺素）再摄取抑制剂盐酸西布曲明（sibutramine，1997年批准上市）；胃肠道脂肪酶抑制剂奥利司他（orlistat，1999年批准上市）；及选择性大麻素CB1受体阻滞剂利莫那班（rimonabant，2006年批准上市）。临床试验已证实这些药物在减肥上确有疗效，能减少患者体重的$8\%\sim10\%$，其最大疗效常在持续服药$20\sim28$周时出现。

但是，这些药物的副作用必须充分注意。盐酸西布曲明因能升高血压，增加心、脑血管事件，2010年后已被欧盟、美国及我国药监部门禁用；奥利司他由于可能诱发肝功能损害，乃至肝衰竭，2010年后也已被药监部门责令修改药物说明，加以警示。利莫那班也有引起患者情绪障碍的报道。

（三）外科手术

对于那些极度肥胖（如NIH标准中BMI>40kg/m^2的Ⅲ度肥胖），及应用上述各种方法减肥无效的患者，还可考虑做胃肠改道手术。几位学者报道了手术减肥后$1\sim2$年的治疗疗效，术后1年与术前比较，体重（包括BMI）显著下降，肾小球高滤过状态减轻，尿白蛋白排泄量减少，而且此疗效能巩固至术后2年。

二、胰岛素增敏剂治疗

胰岛素抵抗在ORG发病中占有重要地位，故可考虑应用胰岛素增敏剂对ORG进行治疗，包括双胍类药物如二甲双胍（metformin）及噻唑烷二酮类药物如曲格列酮（trosiglitazone，1997年上市）、罗格列酮(rosiglitazone,1999 年上市)及吡格列酮(pioglitazone,1999 年上市)。

二甲双胍能增加组织对葡萄糖的利用,抑制肝糖原异生及肝糖输出,并能减少肠壁对葡萄糖的摄取,从而降低血糖。该药副作用较轻,主要为胃肠反应(腹胀、腹泻、恶心、呕吐及食欲减退)。但是,肾功能不全时要减量使用(CKD3a 期)或禁用(CKD3b~5 期),因为该药系从肾脏排泄,肾功能不全时药物体内蓄积,可能引起严重乳酸酸中毒。

噻唑烷二酮类药物是通过激活 PPARγ 而发挥治疗效果,动物实验及临床观察均显示,这类药物对肥胖 Zucker 大鼠及 2 型糖尿病肾病患者均具有确凿肾脏保护效应,能减少尿白蛋白排泄,并延缓肾损害进展。但是,这类药能增加肥胖(增大脂肪细胞体积),并能导致水钠潴留而加重心力衰竭。更重要的是,在广泛应用后还发现曲格列酮具有严重肝毒性,有诱发急性肝衰竭风险,罗格列酮能显著增加心血管事件(心肌梗死、脑卒中),增加死亡风险,所以这两个药已先后于 1999 年及 2010 年被许多国家(包括我国)责令禁用或慎用。此外,2011 年美国药监部门对吡格列酮也发出了警告,认为长期服用此药有增加膀胱癌风险,应予注意。

三、拮抗血管紧张素 Ⅱ 治疗

由于 AngⅡ 也参与了 ORG 发病,所以可应用血管紧张素转化酶抑制剂(ACEI)或(和)血管紧张素 AT1 受体阻滞剂(ARB)来进行干预治疗,同其他 CKD 治疗一样,伴随或不伴高血压的 ORG 患者均可应用,以减少尿蛋白排泄及延缓肾损害进展。临床上至今仅有少数应用 ACEI 或 ARB 治疗 ORG 的零星观察,例如 2001 年 Kambham 等报道,18 例接受 ACEI 治疗的 ORG 患者,尿蛋白平均下降了 1g/d;同年 Adelman 等报道,3 例美国非洲裔 OB-FSGS 少年接受了 ACEI 治疗,结果尿蛋白从 2.9g/d 下降至 0.7g/d;同年 Praga 等也报道,12 例接受 ACEI 治疗的 OB-FSGS 患者,治疗前半年尿蛋白从 4.6±3.3g/d 下降到 2.4±1.3g/d,但是其后尿蛋白逐渐增加,至治疗一年时已回复至治疗前水平,不过其中多数患者体重也同时增加,作者分析体重增加可能影响了 ACEI 疗效。今后很需要进行用 ACEI 或 ARB 治疗 ORG 的大样本临床试验,观察长期治疗后患者尿蛋白及肾功能的变化,以寻获更有说服力的证据。

四、ORG 合并症的治疗

ORG 患者常合并代谢综合征,因为两者发病都与肥胖(尤其腹型肥胖)相关。在治疗 ORG 时,对代谢综合征的其他组分如高血压、糖代谢紊乱(包括糖尿病)、脂代谢失调(主要为高三酰甘油血症及低高密度脂蛋白胆固醇血症)及高尿酸血症等也要同时治疗,因为它们都能加重肾脏损伤,加速 ORG 进展。而且,治疗这些并发症时一定要达标(医师应熟悉它们的治疗目标值,此处不再赘叙),治疗而不达标,对保护靶器官(包括肾脏)而言,与未行治疗无本质区别。

五、对肥胖相关性肾小球病防治的展望

(一)加强对 ORG 危险因素研究,对高危患者早期实施干预

正如前述,肥胖患者在 ORG 发病上存在着易感性差异,我们推论这与体内 ORG 致病因子与保护因子的体内状态相关,二者失衡且前者增多或(和)后者减弱时 ORG 即易发病。因此,对这两组矛盾因子及其平衡状态进行研究,并从中寻获预测 ORG 发病的临床实验室指标,对指导 ORG 防治十分重要。已有学者在这方面做了一些探索,发现 WC 增粗或(和)腰椎 4-5 平面计算机断层扫描腹腔脂肪面积增大、胰岛素抵抗(用 HOMA-IR 评估)、血清胰岛淀粉肽(amylin,又称淀粉素)水平增高及血清脂联素水平下降均可能影响 ORG 发病。我们最近发现血清 α-klotho 水平下降也与 ORG 发病相关。目前对 ORG 发病危险因素的了解还十分不够,研究还需要继续深入,而且单凭其中一个危险因素很难预测 ORG 发病,只有对多种危险因素进行综合分析,并做出危险分层,才可能得到良好预测效果。利用此危险分层从肥胖人群中筛选出 ORG 高危患者,早期实施干预,对 ORG 防治具有重要意义。

(二)深入研究 ORG 发病机制,进一步寻获有效治疗措施

只有深入了解疾病发病机制,才能有针对性地寻找有效治疗措施。正如前述,对胰岛素抵抗在 ORG 发病中作用的了解,促使临床医师应用胰岛素增敏剂治疗 ORG。又如,对 AngⅡ(包括脂肪细胞产生的 AngⅡ)在 ORG 发病中作用的认识,又促进临床应用拮抗 AngⅡ 药物对 ORG 进行治疗。笔者相信,随着醛固酮在 ORG 发病中致病作用研究的深入,应用醛固酮拮抗剂对某些 ORG 患者进行治疗也将成为可能。今后欲想获得更多的 ORG 有效治疗措施,深入研究 ORG 发病机制是前提及基础。

(谌贻璞)

参 考 文 献

1. 谌贻璞,程虹. 肥胖相关性肾小球病//谌贻璞. 肾内科学. 北京:人民卫生出版社,2008:87-97.

2. Weisinger JR, Kempson RL, Eldridge FL, et al. The nephrotic syndrome:a complication of massive obesity. Ann Intern Med,1974,81(4):440-447.

3. Kambham N, Markowitz GS, Valeri AM, et al. Obesity-related glomerulopathy:An emerging epidemic. Kidney Int, 2001,59:1498-1509.

4. 程虹,谌贻璞,张聪,等. 比较两种肥胖相关性肾小球病的临床-病理特点. 中华肾脏病杂志. 2009,25:261-264.

5. 董葆,陈文,程虹,等. 肥胖相关性局灶节段性肾小球硬化症临床与病理表现. 中华肾脏病杂志,2002,18:389-392.

6. Chen HM, Li SJ, Chen HP, et al. Obesity-related glomerulopathy in China:a case series of 90 patients. Am J Kidney Dis,2008,52(1):58-65.

7. Praga M, Hernandez E, Morales E, et al. Clinical features and long-term outcome of obesity-associated focal segmental glomerulosclerosis. Nephrol Dial Transplant,2001,16: 1790-1798.

8. Adelman RD, Restaino IG, Alon US, et al. Proteinuria and focal segmental glomerulosclerosis in severely obese adolescents. J Pediatr,2001,138(4):481-485.

9. Ritz E, Kolgeganova T, Piecha G. Is there an obesity-metabolic syndrome related glomerulopathy? Curr Opin Nephrol Hypertens,2011,20(1):44-49.

10. Serra A, Romero R, Lopez D, et al. Renal injury in the extremely obese patients with normal renal function. Kidney Int,2008,73(8):947-955.

11. Darouich S, Goucha R, Jaafoura MH, et al. Clinicopathological characteristics of obesity-associated focal segmental glomerulosclerosis. Ultrastruct Pathol,2011,35(4): 176-182.

12. Agarwal R, Bills JE, Light RP. Diagnosing obesity by body mass index in chronic kidney disease:an explanation for the"obesity paradox?". Hypertension,2010,56 (5):893-900.

13. Burton JO, Gray LJ, Webb DR, et al. Association of anthropometric obesity measures with chronic kidney disease risk in a non-diabetic patient population. Nephrol Dial Transplant,2012,27(5):1860-1866.

14. Ibrahim MM. Subcutaneous and visceral adipose tissue: structural and functional differences. Obes Rev,2010,11 (1):11-18.

15. Chen H, Liu Z, Li S, et al. The relationship between body fat distribution and renal damage in Chinese with obesity. Exp Clin Endocrinol Diabetes,2008,116(2):99-103.

16. Ashwell M, Gunn P, Gibson S. Waist-to-height ratio is a better screening tool than waist circumference and BMI for adult cardiometabolic risk factors:systematic review and meta-analysis. Obes Rev,2012,13(3):275-286.

17. Lane PH, Steffes MW, Mauer SM. Estimation of glomerular volume:a comparison of four methods. Kidney Int, 1992,41:1085-1089.

18. Cheng H, Dong HR, Lin RQ, et al. Determination of normal value of glomerular size in Chinese adults by different measurement methods. Nephrology,2012,17(5): 488-492.

19. Moore L, Lloyd MS, Pugsley DJ, et al. Renal disease in the Australian Aboriginal population:A pathological study. Nephrology,1996,2:315-321.

20. Chen HM, Liu ZH, Zeng CH, et al. Podocyte lesions in patients with obesity-related glomerulopathy Am J Kidney Dis,2006,48(5):772-779.

21. Camici M, Galetta F, Abraham N, et al. Obesity-related glomerulopathy and podocyte injury:a mini review. Front Biosci(Elite Ed),2012,4:1058-1070.

22. Wolf G, Ziyadeh FN. Leptin and renal fibrosis. Contrib Nephrol,2006,151:175-183.

23. Hunley TE, Ma LJ, Kon V. Scope and mechanisms of obesity-related renal disease. Curr Opin Nephrol Hypertens,2010,19(3):227-234.

24. Ballantyne GH, Gumbs A, Modlin IM. Changes in insulin resistance following bariatric surgery and the adipoinsular axis:role of the adipocytokines, leptin, adiponectin and resistin. Obes Surg,2005,15(5):692-699.

25. Ehrhart-Bornstein M, Lamounier-Zepter V, Schraven A, et al. Human adipocytes secrete mineralocorticoid-releasing factors. Proc Natl Acad Sci U S A,2003,100: 14211-14216.

26. Kiyomoto H, Rafiq K, Mostofa M, et al. Possible underlying mechanisms responsible for aldosterone and mineralocorticoid receptor-dependent renal injury. J Pharmacol Sci,2008,108(4):399-405.

27. 唐功耀,杨敏,谌贻璞,等. 脂联素在人肾小球微血管内皮细胞中的表达与调节. 中华医学杂志,2010,90 (9):633-637.

28. Lee SH, Yoo TH, Nam BY, et al. Activation of local aldosterone system within podocytes is involved in apoptosis under diabetic conditions. Am J Physiol Renal Physiol,

2009,297:1381-1390.

29. Chen HM,Chen Y,Zhang YD,et al. Evaluation of metabolic risk marker in obesity-related glomerulopathy. J Ren Nutr,2011,21(4):309-315.

30. Kiortsis DN,Christou MA. Management of obesity-induced kidney disease:A critical review of the Literature. Obes Facts,2012,5(6):821-832.

31. Shen WW,Chen HM,Chen H,et al. Obesity-related glomerulopathy:body mass index and proteinuria. Clin J Am Soc Nephrol,2010,5(8):1401-1409.

32. Navarro-Díaz M,Serra A,Romero R,et al. Effect of drastic weight loss after bariatric surgery on renal parameters in extremely obese patients:long-term follow-up. J Am Soc Nephrol,2006,17(12 Suppl 3):S213-S217.

33. Rucker D,Padwal R,Li SK,et al. Long term pharmacotherapy for obesity and overweight:updated meta-analysis. BMJ,2007,335(7631):1194-1199.

34. Sarafidis PA,Bakris GL. Protection of the kidney by thiazolidinediones:an assessment from bench to bedside. Kidney Int,2006,70(7):1223-1233.

35. Tanner RM,Brown TM,Muntner P. Epidemiology of obesity,the metabolic syndrome,and chronic kidney disease. Curr Hypertens Rep,2012,14(2):152-159.

第三章　尿酸性肾病

第一节　高尿酸血症、痛风及尿酸性肾病的发病机制

一、发病机制的基本认识

（一）高尿酸血症

尿酸（uric acid）是人体嘌呤代谢的终产物，它是一种弱有机酸，电离的尿酸很容易形成尿酸一价钠盐，以下简称为尿酸盐（urate）。在血液 pH 7.4 时，尿酸主要以尿酸盐形式分布于血浆、细胞外液和滑膜液，只有 4%～5% 的尿酸能与血浆蛋白结合。尿酸的溶解度很低，其分解产物尿囊素的溶解度是尿酸的 5～10 倍，然而人类体内无分解尿酸为尿囊素的尿酸酶，因此在人体内尿酸就是嘌呤代谢的终产物。37℃ 时血浆中尿酸的饱和浓度是 420μmol/L（7.0mg/dl）。虽然血浆尿酸水平经常超过此值，但尿酸仍可超饱和地存在血浆中而不析出，其确切机制目前尚不清。

嘌呤代谢与尿酸合成过程需要一系列酶的参与，每种酶的异常都会导致尿酸产生异常。目前研究得比较清楚的尿酸代谢相关酶异常导致的疾病有如下几种：①磷酸核糖焦磷酸合成酶（PRS1）：其基因突变可导致酶活性增高，从而生成过多的 1-焦磷酸 5-磷酸核糖（PRPP），导致高尿酸血症（hyperuricemia）和高尿酸尿症（hyperuricosuria）。②次黄嘌呤-鸟嘌呤磷酸核糖转移酶（HGPRT）：莱施-奈恩综合征（Lesch-Nyhan syndrome）是一种 X 性连锁的遗传性疾病，患者的 HGPRT 活性几乎完全丧失，造成嘌呤核苷酸补救合成途径障碍，次黄嘌呤和鸟嘌呤于体内堆积，生成大量尿酸。③葡萄糖-6-磷酸酶（G-6-PD）：Ⅰ 型糖原贮积病（冯·吉尔克病，Von Gierke disease）即为一种 G-6-PD 缺陷所致疾病，患者体内糖原不能分解成葡萄糖，戊糖分解增加，从而合成大量尿酸，出现高尿酸血症。

尿酸的排泄主要通过肾脏和肾外途径。每日尿酸的 2/3 经肾脏从尿中排泄，剩余的 1/3 经消化道由胆道、胃及小肠排出体外。肾功能受损时消化道的尿酸排泄会大大增加，以维持血尿酸水平稳定。尿酸在肾脏排泄的经典模型是由如下 4 步组成：①肾小球滤过（血中尿酸能 100% 滤过）；②肾小管重吸收（达 98%～100%）；③肾小管再分泌（达 50%）；④分泌后的再重吸收（达 40%）。所以，最后只有 8%～12% 经肾小球滤过的尿酸被尿排出体外。负责尿酸重吸收的转运蛋白主要是位于近端肾小管刷状缘侧的尿酸盐转运蛋白 1（URAT1）、尿酸盐转运蛋白 v1（URATv1）/葡萄糖转运蛋白 9（GLUT9）及有机阴离子转运蛋白 OAT4；而负责尿酸分泌的转运蛋白有多药耐药蛋白 4（MRP4）及有机阴离子转运蛋白 OAT1、OAT2 及 OAT3。因此，肾脏疾病时引起高尿酸血症的机制主要有两方面：①肾小球滤过率（GFR）下降导致血尿酸滤过减少；②肾小管功能异常导致对尿酸的重吸收增加和（或）分泌下降。

（二）痛风

尿酸盐在关节等部位形成结晶沉积并进一步形成结石是痛风（gout）发作的物质基础。尿酸盐结石可以直接破坏骨与关节，而尿酸盐结晶可以诱发炎症促进痛风发作及进展。尿酸盐形成结晶甚至结石导致骨关节破坏的证据早在 20 世纪 50 年代就已被发现：Levin 等发现尿酸盐形成的结晶及结石可以导致软骨破坏及关节结构破坏；Guerra 和 Resnick 用影像学和组织化学方法证实尿酸结石可以导致侵蚀性骨破坏；Sokoloff 等发现尿酸结石不仅可直接破坏骨组织，还可以侵蚀性地破坏软骨及肌腱，从而导致明显的结构损害。随着现代组织化学等技术的不断发展，使人们对痛风的精细病理有了更清楚的认识，发现导致痛风的尿酸盐结晶或结石周围被肉芽组织包裹；2006 年的两项研究进一步揭示炎症在痛风中的重要作用，包括白介素-1β（IL-1β）在内的许多细胞因子都参与发病。

（三）尿酸性肾病

高尿酸血症可以导致如下 3 种肾损害：

1. 急性尿酸性肾病　急性高尿酸血症常导致

急性肾损害,呈现急性肾衰竭,被称为急性尿酸性肾病(acute uric acid nephropathy)。其发病机制是肾小球滤过的大量尿酸盐在肾小管及集合管析出,形成结晶堵塞管腔所致。一项报道称,正常人联用吡嗪酰胺和高嘌呤饮食数天后出现了急性高尿酸血症,但却不出现肾损害。吡嗪酰胺能抑制尿酸盐从肾脏排泄,所以即使产生了高尿酸血症,尿中尿酸盐水平仍旧很低,故无肾损害发生。为此,急性高尿酸血症时,采取措施(如碱化尿液及水化)防止肾小管中尿酸盐析出及沉积是预防其急性肾损害发生的重要措施。

急性尿酸性肾病通常发生在体内大量组织破坏时,如横纹肌溶解综合征及恶性肿瘤化疗后,大量细胞破坏释放大量嘌呤导致急性高尿酸血症,而诱发肾损害。急性高尿酸血症患者不宜应用促尿酸排泄药物来降低血尿酸,这些药物抑制了尿酸在近段肾小管的重吸收,导致大量尿酸涌入远端肾小管及集合管堵塞管腔,诱发急性尿酸性肾病。许多年前应用替尼酸造成急性可逆性肾衰竭的报道就是一个实例,替尼酸是一种能促进尿酸排泄的利尿剂,在患者使用其他利尿剂已造成体液不足情况下,换用替尼酸,首次用药即可引发急性尿酸性肾病。

2. 慢性尿酸性肾病 慢性高尿酸血症引起的慢性肾脏损害称为慢性尿酸性肾病(chronic uric acid nephropathy),习惯称为痛风性肾病(gouty nephropathy),是最常见的高尿酸血症肾脏损害。尿酸盐结晶沉积于肾组织(主要沉积于肾间质)导致间质性肾炎及纤维化是其主要致病机制。此外,尿酸盐也可阻塞肾小管及集合管。高尿酸血症常合并肥胖、糖尿病、高血压及高脂血症等病,这些疾病也都能加重慢性尿酸性肾病的肾损害。

3. 尿酸结石 尿酸在尿路的结晶可引起结晶尿、尿路结石和梗阻。在美国尿酸结石占整个肾脏结石的5%~10%,但是这一比例在全球不同地区各不一样,英国接近这一比例,德国和法国稍高于这一比例,以色列报道的比例最高,占结石的75%。尿酸结石多在痛风的关节症状出现前就已形成,随着血尿酸水平升高和尿尿酸排泄增加,尿酸结石形成的几率增大。

二、发病机制的研究现状及热点

(一) 高尿酸血症

如前所述,高尿酸血症的发病与嘌呤代谢异常和(或)尿酸排泄障碍有关。关于嘌呤代谢异常,目前除前面提到的几个已知的先天性疾病外,知之甚

少;而肾脏排泄尿酸障碍,除肾小球滤过功能减低外,人们现已十分注意肾小管尿酸转运蛋白的异常。

某些慢性肾脏病患者肾小球滤过率(GFR)已明显下降但血尿酸水平却正常,而另一些慢性肾脏病患者GFR并无显著下降血尿酸水平却已明显升高,这些事实即提示肾小管尿酸转运蛋白在其中发挥着重要作用。关于这些转运蛋白表达或功能异常导致高尿酸血症的研究甚少,目前研究比较明确的主要有两种转运蛋白:URAT1和URATV1/GLUT9。URAT1基因突变可以导致肾小管重吸收尿酸的功能改变,临床上出现高尿酸或严重的低尿酸血症。我们通过对部分IgA肾病患者的分析证实了肾功能正常的IgA肾病也有很大一部分伴有高尿酸血症,而且发现伴有高尿酸血症的这部分IgA肾病患者肾脏血管病变和肾小管间质病变明显重于血尿酸正常的IgA肾病患者,这与Myllymaki等报道的一致。我们进一步用免疫组化染色检查发现伴有高尿酸血症的IgA肾病患者肾脏URAT1表达明显高于血尿酸正常的IgA肾病患者。体外试验证明醛固酮可以刺激肾小管上皮细胞高表达URAT1,提示肾脏疾病时局部醛固酮增加可能是刺激URAT1表达增加从而导致高尿酸血症的重要机制之一。URATV1/GLUT9的系统性敲除可引起轻至中度高尿酸血症及严重高尿酸尿症,而肝脏特异性URATV1/GLUT9敲除可引起严重高尿酸血症,说明URATV1/GLUT9在肝脏的尿酸转运及肾脏的尿酸重吸收中发挥着重要作用,关于URATV1/GLUT9基因突变与血尿酸水平的关系已有报道。

(二) 痛风

尿酸盐结晶及结石、以及随后发现的炎症反应固然在痛风的发病及进展过程中发挥着重要作用,但是近年来的深入研究发现,痛风的发病机制远非那么简单,事实上,许多组织、细胞、甚至生物分子均参与了该病的发生发展过程。

1. 慢性痛风的侵蚀性骨及关节破坏 尿酸盐结石的逐渐扩大可机械性地逐渐增加压力破坏周围骨组织,但是更为重要的是结石周围的许多细胞及其分泌的细胞因子、化学趋化因子及某些酶类,在侵蚀性骨破坏及关节损害中发挥着重要作用。这些细胞包括单核/巨噬细胞、肥大细胞、T淋巴细胞和B淋巴细胞等,其中单核/巨噬细胞系统发挥决定性作用。实验研究证明尿酸盐结晶可促使单核/巨噬细胞分泌环氧化酶-2(COX-2)和前列腺素E2(PGE2),二者均可促进破骨细胞的形成及增殖。IL-1β是另一个介导骨破坏的重要炎症介质,IL-1β不仅可以促进破骨细胞形成和增殖,而且可以促使

间充质细胞分泌基质金属蛋白酶(MMPs)促进骨基质的降解。单核/巨噬细胞还可以表达肿瘤坏死因子(TNF-α),促进破骨细胞的形成及增殖。痛风发病过程中 IL-1β 和 TNF-α 活化破骨细胞的机制与类风湿关节炎的发病机制十分相似。

2. 破骨细胞的作用 通过对类风湿关节炎及银屑病性关节炎的研究发现,破骨细胞在侵蚀性骨及关节破坏中发挥着重要作用。随后的许多研究也证实,破骨细胞在痛风性关节炎的发病中起着与类风湿关节炎及银屑病性关节炎相似的作用。破骨细胞是一种多核的吞噬细胞,通过吸收矿化的骨组织在骨的重塑中发挥着重要作用。骨髓的造血细胞含有破骨细胞的前体细胞,这类细胞的表面有一种膜受体,称为核因子 κB 受体激活因子(RANK),当成骨细胞、骨髓间充质细胞等细胞分泌的 RANK 配体(RANKL)与破骨细胞前体细胞表面上的 RANK 结合,并有单核细胞集落刺激因子(M-CSF)参与,就能促使破骨细胞的前体细胞分化成为成熟的破骨细胞。骨保护素(osteoprotegerin,OPG)是一种由成骨细胞等细胞分泌的可溶性诱饵受体,它的配体也是 RANKL,当它与 RANKL 结合时,即能抑制 RANKL 与 RANK 结合,从而抑制破骨细胞成熟。因此机体能通过 OPG、RANK 和 RANKL 的变化来调控成骨与破骨之间的动态平衡,调控骨重塑。痛风患者外周血中破骨细胞样多核细胞明显增多,在 RANKL 及 M-CSF 存在时,这些细胞很容易被诱导成酒石酸抗酸性磷酸酶(TRAP)染色阳性的破骨细胞。虽然用尿酸盐结晶直接刺激破骨细胞前体细胞并不能使其分化为成熟的破骨细胞,但是用尿酸盐结晶刺激过的成骨细胞条件培养液却可诱导破骨细胞前体细胞分化为成熟的破骨细胞,提示尿酸盐结晶系通过体液调节来诱导破骨细胞形成。后来的实验证实,尿酸盐结晶及结石均可以诱导 RANKL 和 M-CSF 分泌、抑制 OPG 基因转录及蛋白表达,从而促进破骨细胞分化成熟。

3. 成骨细胞的作用 成骨细胞负责新骨形成,它与破骨细胞一起是调控骨重塑的两种主要细胞。成骨细胞的前体细胞分化为成熟成骨细胞的过程需要多种因子参与,这些因子包括 RUNX2、osterix、骨涎蛋白(IBSP)、骨 γ-羧基谷氨酸蛋白(BGLAP)等。尿酸盐结晶显著抑制这些因子,从而抑制成骨细胞的成熟及骨矿化;尿酸盐结晶周围招募的中性粒细胞,还能进一步抑制成骨细胞分化成熟。这些研究表明,尿酸盐结晶一方面可以直接抑制成骨细胞的形成及骨矿化从而减少新骨形成,而另一方面又可以通过调控 RANKL 与 OPG 的比例,

间接促进破骨细胞分化成熟,从而使生理状态下的骨重塑平衡遭受破坏,抑制新骨形成及加快骨吸收从而导致侵蚀性骨破坏。

4. 软骨细胞的作用 软骨细胞代谢相对缓慢,在关节软骨中,软骨细胞在细胞外基质形成和维持中发挥着重要作用,这些细胞外基质包括各种胶原纤维、蛋白多糖等。尿酸盐结晶很容易沉积于关节软骨表面,导致骨关节炎。关于尿酸盐结晶导致软骨破坏的机制尚不十分清楚,但近期的研究表明,一氧化氮(NO)可能发挥着重要作用,尿酸盐结晶导致的前炎症状态可以导致软骨细胞 NO 活化,NO 可显著抑制蛋白多糖及 MMPs 的合成,加快软骨细胞的变性,导致骨关节炎,在这一过程中 Toll 样受体2(TLR2)介导的核转录因子 NF-κB 活化也发挥了重要作用。此外,COX-2 和 PGE2 也参与这一发病过程。

5. 炎症小体的作用 炎症小体(inflammasome)是由多种蛋白组成的复合体,现已证实它在尿酸盐结晶导致的炎症反应中担负着重要角色。NALP3 炎症小体能介导尿酸盐结晶诱发的 IL-1β 和白介素-18(IL-18)分泌,促进炎症反应。*NALP3* 基因敲除可以显著抑制 IL-1β 和 IL-18 水平及 IL-1β 受体表达,从而减轻尿酸盐结晶导致的炎症反应。

(三)尿酸性肾病

1. 急性尿酸性肾病 前已述及,这是因急性高尿酸血症致使大量尿酸从肾小球滤过涌入肾小管及集合管堵塞管腔而发病。如此可导致肾小管内压增加,肾小囊压增加,从而肾小球滤过压下降;尿酸结晶也可以通过血管外挤压肾内小静脉网,而导致肾脏血管阻力增加,肾血流量减少,肾小球滤过率降低。上述机制共同诱发急性肾衰竭。关于急性尿酸性肾病发生过程中,炎症介质及细胞因子等是否参与了疾病发病过程?目前尚缺研究。

2. 慢性尿酸性肾病 许多随机对照研究证实高尿酸血症是慢性肾脏病进展的独立危险因素。早期的研究发现肾髓质间质有尿酸盐小结石形成,围绕结石会有巨细胞反应,因此认为尿酸盐结石的形成以及结石导致的异物反应最终导致慢性炎症和肾脏纤维化。但是后来的多项大型研究显示,慢性高尿酸血症或痛风患者事实上鲜有尿酸盐结石甚至尿酸结晶直接沉积在肾脏,而且发现有尿酸结晶在肾脏沉积者也只有部分患者会发生难以解释的肾功能不全。因此,目前最新的假说是,高尿酸血症可能导致肾脏的自身调节能力遭到破坏,从而导致高血压、微量白蛋白尿直至显性蛋白尿,最终

导致肾功能不全的持续进展。动物实验研究结果显示尿酸可以通过活化肾素-血管紧张素系统（RAS）以及 COX-2 促进血管平滑肌细胞增殖，也可以通过增强单核细胞趋化蛋白-1（MCP-1）表达和活化核转录因子 NK-κB 来增强炎症，从而使肾小球前小动脉增厚，导致肾小球及球后缺血。RAS 阻断剂可以预防氧嗪酸（oxonic acid）诱导的高尿酸大鼠的肾小球前血管病变、抑制尿酸介导的血管平滑肌细胞增殖，然而，这些可能的分子机制在人体尚缺乏有力的研究证据。

三、对痛风发病机制研究的思索

人们对痛风发病机制的认识经历了漫长的过程，最初将其多归咎于淫乱、奢靡的生活，是上帝的惩罚，后来发现尿酸盐结晶及结石是其病因，人们对其发病机制的研究才步入正轨。后来的研究证明尿酸盐结晶及其结石，以及由其导致的炎症是痛风发作的主要机制，为此，人们使用非甾体抗炎药（NSAID）治疗痛风急性发作获得成功；而通过控制血尿酸水平显著抑制了慢性痛风的发展。然而，通过对痛风发病机制的深入研究发现，痛风的发病及进展过程远非人们最初想象的那么简单，包括破骨细胞、成骨细胞、软骨细胞、中性粒细胞及单核/巨噬细胞等许多细胞都参与其中，NO、TLR2、IL-1β、IL-18、COX-2、PGE2 等多种分子也在其中发挥着重要作用。而在痛风发病机制的研究过程中尚存一些难以解释的问题，这些问题值得我们去积极思考和探索。

（一）痛风发作为什么有明显的个体差异？

尿酸是一种弱有机酸，37℃，pH 7.4 时，98% 的尿酸在血浆中以一价钠盐形式存在，当其浓度超过 420μmol/L（7.0mg/dl）时易在关节等部位析出形成结晶，导致痛风发作。但问题是某些痛风患者在血尿酸不太高甚至没有大于 420μmol/L 时就能导致痛风发作，而另外一些高尿酸血症患者（例如肿瘤化疗后患者）血中尿酸水平即便达到甚至远远超过 1000μmol/L 也不容易导致痛风发作，分析可能的原因是这些患者血浆中有增加尿酸溶解度的物质存在，但是这样的物质是否真存在？是什么物质？它们导致尿酸溶解度发生改变的确切机制是什么？均值得我们探索。

（二）对痛风发病机制的思索

尿酸的一价钠盐在关节等部位析出结晶是痛风发作的始动因素，然而痛风的严重程度与尿酸盐结晶的量以及结晶形成的大小是否直接相关？尚需进一步研究。从尿酸盐结晶形成后机械性破坏及导致炎症反应的角度看，似乎结晶形成的多少及

结晶的大小与痛风的严重度相关；但是也有证据证明，一旦尿酸盐结晶促发破骨细胞、成骨细胞、软骨细胞及某些分子导致痛风发病后，炎症破坏将持续进行，与尿酸盐结晶的大小并无明显关系。这就提示我们在思考痛风发病机制的时候需要多方位、多角度地考虑，甚至通过分析现有发病机制的合理之处及尚存问题，设计更加科学的实验来解决目前尚不清楚和存在争议的问题。

第二节 痛风及尿酸性肾病的表现、检查、诊断及局限性

一、临床表现

（一）痛风

急性痛风性关节炎发病前没有任何先兆。高嘌呤食物、过度饮酒、感染、手术、外伤、疲劳、情绪紧张等均可诱发痛风急性发作。夜间发作的急性单关节或多关节疼痛通常是首发症状。疼痛进行性加重。关节局部出现红肿热痛及功能障碍。足踇趾的跖趾关节最常受累，足弓、踝关节、膝关节、腕关节和肘关节等也是常见发病部位，少数情况下骶髂、胸锁或颈椎等部位关节亦可累及。全身表现包括发热及不适，化验外周血白细胞增多。开始的几次发作常只累及一个关节，且只持续数日，而后则可同时或相继侵犯多个关节，可持续数周。而后局部症状和体征消退，关节功能恢复。无症状间歇期长短差异很大，随着病情的进展愈来愈短。如果不进行预防，每年会发作数次，逐渐转变成慢性关节炎，发生永久性破坏性关节畸形。关节黏液囊壁与腱鞘内常能发现尿酸盐沉积。手、足可出现增大的痛风石并从皮肤破口排出白垩样尿酸盐结晶碎块。

（二）尿酸性肾病

血液系统肿瘤化疗导致的急性尿酸性肾病常表现为少尿性急性肾衰竭。慢性尿酸性肾病主要表现为间质性肾炎，患者出现少量蛋白尿，一般不超过++，伴或不伴少量镜下血尿。患者常出现中度高血压。肾小管浓缩功能受损一般早于肾小球功能受损，患者出现夜尿多、尿比重及渗透压降低，而后 GFR 下降，血清肌酐升高。病情常缓慢进展，并最终进展到终末期肾脏病，需要进行透析治疗。痛风性肾病导致的慢性肾衰竭约占尿毒症患者的 1%。

二、影像学检查

（一）X 线检查

X 线检查具有快捷、方便、良好的天然对比度

及空间分辨率等优势。痛风早期X射线仅呈现关节周围软组织肿胀,无特异性。中、晚期常可见典型征象:关节边缘波浪状或穿凿样骨质破坏;软组织偏心性肿胀及痛风石形成。晚期关节间隙明显变窄甚至消失,形成纤维性强直,可出现关节半脱位。X线检查虽有上述特征,但发现这些特征性改变时往往已到晚期,与计算机断层扫描(CT)、核磁共振成像(MRI)及超声检查相比,其诊断的敏感性仅为30%左右。

(二) 计算机断层扫描

CT克服了X线的组织重叠、敏感性低等缺点,有成像速度快、密度分辨率高等优点,能为痛风的早期诊断提供依据。CT的高分辨率、强大的图像后处理功能、特别是三维重建技术能较完整地显示并测量痛风石体积,观察其演变及评估临床治疗效果。双源双能量CT(dual energy CT,DECT)利用不同原子序数的物质对不同能量X线产生的衰减变化不同而成像,用特殊的软件对组织进行彩色编码,借此区分尿酸盐(红色)及钙化组织(蓝色)。双源双能量CT评估痛风患者尿酸盐沉积的价值较高,尤其是鉴别无症状的痛风石。它的彩色编码信息和自动化软件可以计算痛风患者周围关节的尿酸盐沉积总量,其显示的尿酸盐沉积量可以是体格检查的4倍多,从而可以早期防治关节和骨质破坏,并在一定程度上避免关节畸形的发生。然而,部分研究者对CT检查痛风性关节炎的敏感性及诊断价值仍存疑问,Chen等通过回顾性研究发现,CT及MRI难以显示通过关节镜发现的沉积在关节软骨表面的尿酸盐结晶,而DECT在一定程度上能补充上述检查。由于CT昂贵的检查费用及电离辐射,可能会限制其作为评估痛风疗效的常规检查方法。

(三) 核磁共振成像

MRI具有较高的软组织分辨率,可以任意方位成像,无电离辐射等优点,在骨关节及软组织成像中具有独特的优势,能早期发现病变。CT相对MRI在评价骨改变及病变内钙化方面较优,而MRI在评估软组织、滑膜厚度及炎性改变方面优越。MRI显示痛风石敏感性高,但因痛风石复杂的组织结构,信号范围相对较宽,此信号代表蛋白、纤维组织、晶体及含铁血黄素等多种组织成分,易和其他骨关节病变相混淆,如巨细胞肿瘤,所以在判定痛风石上特异性较低。虽然目前还没有MRI对痛风石体积变化的敏感性研究,但MRI是一种测量痛风石大小的可靠方法;与对比增强梯度回波图像相比,平扫的自旋回波图像受伪影干扰少,更有利于

痛风石大小的测量。Carter等用MRI检查X线表现正常的受试者,发现56%受试者有关节内骨质破坏,甚至在间隙期也可以观察到慢性炎性反应,在部分患者的无症状关节也能发现隐匿性关节破坏。MRI在发现这部分骨关节破坏方面比超声敏感性高。以上表明,MRI可能是发现上述早期骨破坏的最佳影像方法。

(四) 超声检查

在评估晶体导致的关节病中,高分辨率超声(high resolution ultrasonography,HRUS)是一种有前景的工具。在痛风骨关节改变方面,高分辨率超声(频率约13MHz)的敏感性高于MRI,它能早期显示沉积在痛风患者关节内的尿酸盐结晶及软组织内的痛风石;这种方法无辐射、经济、方便、快捷,能动态监测痛风对治疗的反应,直接引导穿刺。缺点是对微小骨质破坏不敏感及复杂结构难以良好显示,而且目前尚没有在超声下诊断痛风的金标准。

三、肾组织病理检查

单纯性尿酸性肾病,如果病因非常清楚,一般不需要做肾活检。但如果考虑可能伴随其他肾脏病或需与其他肾脏病鉴别时,则需要进行肾活检病理检查以明确诊断。

(一) 急性尿酸性肾病

短时间内大量尿酸经肾小球滤过进入原尿,导致尿酸盐结晶在肾小管及集合管内堆积,阻塞肾小管及集合管而出现急性肾衰竭。显微镜检查可见肾小管及集合管管腔内大量尿酸盐结晶沉积,被阻塞的肾小管近端管腔扩张。肾小球结构正常。肾间质并无纤维化。这种肾脏损害通常可逆,治疗得当可恢复正常。

(二) 慢性尿酸性肾病

长期高尿酸血症可导致尿酸盐结晶在集合管和肾间质(尤其在肾髓质乳头)沉积,致成慢性间质性肾炎,其严重程度与血尿酸升高的持续时间和幅度相关。显微镜检查可见尿酸盐在集合管及肾间质内沉积,并可见白细胞、巨噬细胞及纤维物质包绕其周。尿酸盐的长时间作用,将最终导致肾间质纤维化。

四、痛风诊断的局限性

从关节滑膜积液或痛风石中检出尿酸盐结晶对确诊痛风固然重要,但这样的检查是有创性的,在临床实际应用中受到限制,这就为痛风的确诊带来一定的困难。典型的临床表现、血尿酸水平检测、影像学检查及痛风家族史在痛风的诊断起着重

要作用,事实上有这些典型表现者在没有创伤性检查时也能确诊,但遇到临床表现不很典型、而又需要与其他疾病进行鉴别时就有一定困难,这时就需要综合尽量多的信息来分析。创伤性检查有其弊端,而使用 CT、MRI 等大型仪器检查又费用昂贵,因此未来仍需要进一步开发无创伤性、简便、廉价、高敏感和高特异性的诊断手段。

第三节 痛风及痛风性肾病的治疗原则、进展与展望

一、一般治疗

(一) 饮食治疗

人体尿酸主要来自如下两方面:①内源性:为人体细胞核分解代谢产生,约占体内尿酸总量的 80%;②外源性:由摄入的富含嘌呤食物(如动物内脏及某些肉类及海鲜)分解代谢产生,约占尿酸总量的 20%。外源性来源可控,为此高尿酸血症患者应严格限制高嘌呤饮食摄入。

也应限制高热量食物的摄入,肥胖患者应减肥。肥胖(特别是腹型肥胖)易导致代谢综合征,高尿酸血症是其组分之一。而且高尿酸血症引起尿酸性肾病时,代谢综合征的其他组分如肥胖、高血压、高血糖及脂代谢紊乱还能加重其肾损害。痛风患者还应少食蔗糖或甜菜糖,因为它们分解后一半能成为果糖,而果糖能增加尿酸生成,蜂蜜含果糖较多,痛风患者也不宜食用。

另外,还应限制饮酒,酒精能使体内乳酸堆积,乳酸对肾小管排泄尿酸具有竞争性抑制作用,可使血尿酸急剧增高,诱发痛风急性发作。啤酒除具有上述作用外,还因为嘌呤含量高,更易导致高尿酸血症。

(二) 碱化尿液

服用碳酸氢钠碱化尿液能增加尿酸溶解,防止尿酸结石形成。宜将尿 pH 值维持在 6.5 ~ 6.8 范围。但是不宜过分碱化,当尿液 pH 超过 7.0 时,钙盐容易沉淀,而形成含钙结石。患者应该多饮水,包括睡前饮水,以促尿酸从尿排出。

二、高尿酸血症的治疗

(一) 抑制尿酸合成药物

包括别嘌呤醇及非布索坦,前者是临床已应用很久的药物,而后者为近年新开发药。

1. 别嘌呤醇 (allopurinol) 此药为嘌呤类似物,能通过竞争性抑制黄嘌呤氧化酶,而阻断尿酸合成。此药尤其适用于促尿酸排泄药物治疗无效或不宜应用的痛风患者,临床上也常给肿瘤化疗患者预防性服用此药,以防止急性尿酸性肾病发生。患者对此药一般都能很好耐受,仅少数人会出现胃肠道不适、肝功能受损、骨髓抑制或过敏皮疹。文献报道严重的过敏反应会导致 Stevens-Johnson 综合征,皮肤出现多形性红斑,乃至表皮溶解坏死。此药的代谢产物主要经肾排泄,肾功能不全患者要酌情减少药量。

2. 非布索坦 (febuxostat) 此药为非嘌呤类的选择性黄嘌呤氧化酶抑制剂,也能阻断尿酸合成。临床上别嘌呤醇不能耐受或用药后血尿酸不能降达目标值时,应选用此药。非布索坦的不良反应轻,偶有胃肠不适、肝功能损害及皮疹。轻、中度肾功能不全患者无需调整剂量。服药初期为避免痛风急性发作,可以同时服用秋水仙碱 (colchicine) 或萘普生 (naproxen) 进行预防。

(二) 促进尿酸排泄的药物

常用如下几种药物:①丙磺舒 (probenecid,又称羧苯磺胺);②磺吡酮 (sulfinpyrazone,又称硫氧唑酮);③苯溴马隆 (benzbromarone)。上述药物都能抑制肾小管对尿酸的重吸收,从而增加尿酸排泄,其中苯溴马龙排泄尿酸作用最强,目前临床应用较多。这类药物在肾功能不全时要慎用。

此外,降血压药物氯沙坦 (losartan)、扩张冠状动脉药物苯碘达隆 (benziodarone) 及抗焦虑药左托非索泮 (levotofisopam) 也具有一定的促尿酸排泄作用。

(三) 尿酸酶类药物

尿酸酶能将尿酸氧化成无活性的尿囊素,随尿排出体外。目前商品化的尿酸酶主要有两类:一类是天然的尿酸酶,如从黄曲霉菌提取纯化的 uricozyme;另一类则是用基因重组技术制备的尿酸酶,如拉布立酶 (rasburicase,2001 年在欧洲最早批准上市) 及 pegloticase (2010 年美国批准上市)。目前临床上主要用于对传统药物治疗抵抗的高尿酸血症患者。拉布立酶从静脉输注给药,能有效降低血尿酸,并缩小痛风石。偶见过敏反应,G-6-PD 缺乏患者禁用,以免诱发溶血。

三、痛风急性发作的治疗

痛风急性发作时,应给予抗炎药物治疗,以缓解急性炎症及疼痛。急性期的主要治疗药物有以下三种:

1. 非甾体抗炎药 对已确诊的痛风急性发作有效。痛风发作急性期可短时间使用 NSAID 如萘普生等。NSAID 通常与食物一起服用,连续服 2 ~ 5

天。NSAID 具有较多副作用,常见胃肠不适及体液潴留,偶见过敏反应及肾损害。老年人、脱水患者要慎用。

2. 糖皮质激素 不能使用 NSAID 或 NSAID 无效甚至发生多发性关节炎时,可以使用糖皮质激素。泼尼松 35mg/d 用药 5 日的疗效与萘普生 1000mg/d 的疗效相当。长效糖皮质激素也可以通过关节腔注射治疗痛风。

3. 秋水仙碱 疗效常很显著,通常于治疗后 12 小时症状开始缓解,36～48 小时内完全消失。传统的秋水仙碱用法是首次给予 1.2mg,然后每小时追加 0.6mg 至 6 小时,累计总剂量 4.8mg。但是最近的一项临床对照研究发现,首次给予 1.2mg 后随后 1 小时追加 0.6mg、累计总剂量仅 1.8mg 的小剂量治疗方法,疗效与大剂量疗法相当,但副作用却明显减少,甚至与安慰剂相当,因此,临床也可用小剂量方法来控制痛风的急性发作。秋水仙碱的副作用主要为胃肠道症状(恶心、呕吐、腹泻等,严重腹泻可造成严重的电解质紊乱,在老年人可导致严重后果),与用药剂量密切相关,另外也可引发严重的骨髓抑制和过敏性休克。

临床上需要注意的是,降低血清尿酸浓度的药物(包括抑制尿酸合成或促进尿酸排泄的药物)在痛风急性发作初期不要应用,否则会延长发作期或(和)引起转移性痛风,一般在急性症状完全缓解 1～2 周后才用。但是,在原本服用这些降尿酸药物过程中出现急性痛风,则可不必停药而加服抗炎药治疗。

除上述药物治疗外,在急性发作期还需要注意休息,大量摄入液体。肿痛的关节可给予冷敷。

四、痛风性肾病的治疗

患者的一般治疗及降血尿酸治疗与前述内容相同。发生急性痛风性肾病出现急性肾衰竭时,或慢性痛风性肾病进入终末期肾衰竭时,均应予透析治疗,包括血液透析及腹膜透析。

五、治疗痛风新药展望

对痛风发病机制认识的日渐深入,已推动人们去发掘新药及新途径来治疗痛风,这里拟对开发中的两类新药作一介绍。

(一) IL-1β 抑制剂

IL-1β 抑制剂能减轻痛风急性发作的症状,目前已经有三种药物:①anakinra,是 IL-1β 受体的拮抗剂,最初用于治疗类风湿关节炎;②rilonacept,称为 IL-1 诱骗剂,是将两个分子的 IL-1β 受体用免疫球蛋白 Fc 段连接在一起的制剂;③canakinumab,是抗 IL-1β 的单克隆抗体。2007 年已有用 anakinra 治疗痛风急性发作的小样本报道,当用其他药物不能耐受或治疗失败时,换用 anakinra 治疗,获得了满意疗效。而近年用治疗 canakinumab 治疗痛风急性发作的临床研究已较多,包括 canakinumab 与肌注氟羟泼尼松龙(triamcinolone)及 canakinumab 与口服秋水仙碱或 NSAID 治疗痛风急性发作的随机对照研究,结果显示 canakinumab 具有显著的治疗作用。2011 及 2012 年完成的 rilonacept 治疗痛风急性发作的两个 3 期临床试验,均显示它在控制痛风急性发作上具有良好疗效。

(二) 尿酸转运蛋白抑制剂

前文已介绍 URAT1 是近端肾小管的一个尿酸转运蛋白,在重吸收尿酸上发挥重要作用,lesinurad 能抑制 URAT1 的转运尿酸功能,从而增加尿酸排泄,降低血尿酸水平。2011 年已完成 2B 期临床扩展研究。

另外,arhalofenate 能通过抑制肾小管尿酸转运蛋白 URAT1 及 OAT4,减少尿酸重吸收,促进尿酸排泄;而且还能抑制 IL-1β 产生,发挥抗炎症效应。已完成 2 期临床试验。

(三) 其他在研新药

Ulodesine 为嘌呤核苷磷酸化酶抑制剂,它与别嘌呤醇联合应用能增强后者的降血尿酸效应。2012 年已完成 2 期临床试验。

关于这些新治疗药物的疗效及安全性尚需进一步观察,相信随着这些新药和治疗手段的不断涌现,痛风的防治将会逐渐走向更加有效、副作用更少的未来。

(吴 镝)

参 考 文 献

1. 许国双,吴镝. 尿酸与肾脏. 西安:第四军医大学出版社,2008:24-217.

2. McQueen FM,Chhana A,Dalbeth N. Mechanisms of joint damage in gout:evidence from cellular and imaging stud-

ies. Nat Rev Rheumatol,2012,8(3):173-181.

3. Han SY,Lee NK,Kim KH,et al. Transcriptional induction of cyclooxygenase-2 in osteoclast precursors is involved in RANKL-induced osteoclastogenesis. Blood, 2005, 106: 1240-1245.

4. Zwerina J,Redlich K,Polzer K,et al. TNF-induced structural joint damage is mediated by IL-1. Proc. Natl Acad Sci USA,2007,104:11742-11747.

5. Kim JH,Jin HM,Kim K,et al. The mechanism of osteoclast differentiation induced by IL-1. J Immunol, 2009, 183:1862-1870.

6. Boyce BF,Xing L. Biology of RANK,RANKL,and osteoprotegerin. Arthritis Res Ther,2007,9(Suppl 1):S1.

7. Horowitz MC,Xi Y,Wilson K,et al. Control of osteoclastogenesis and bone resorption by members of the TNF family of receptors and ligands. Cytokine Growth Factor Rev, 2001,12(1):9-18.

8. Dalbeth N,Smith T,Nicolson B,et al. Enhanced osteoclastogenesis in patients with tophaceous gout:urate crystals promote osteoclast development through interactions with stromal cells. Arthritis Rheum,2008,58:1854-1865.

9. Denoble AE,Huffman KM,Stabler TV,et al. Uric acid is a danger signal of increasing risk for osteoarthritis through inflammasome activation. Proc Natl Acad Sci USA,2011, 108:2088-2093.

10. Sánchez-Lozada LG,Tapia E,Santamaría J,et al. Mild hyperuricemia induces vasoconstriction and maintains glomerular hypertension in normal and remnant kidney rats. Kidney Int,2005,67:237-247.

11. Mazzali M,Kanellis J,Han L,et al. Hyperuricemia induces a primary renal arteriolopathy in rats by a blood pressure-independent mechanism. Am J Physiol Renal Physiol,2002,282:991-997.

12. Kang DH,Nakagawa T. Uric acid and chronic renal disease:possible implication of hyperuricemia on progression of renal disease. Semin Nephrol,2005,25:43-49.

13. Xu GS,Wu D,Chen XM,et al. Generation of mouse antihuman urate anion exchanger antibody by genetic immunization and its identification. Chin Med J,2005,118: 627-632.

14. 吴镝,张萍,陈香美,等. 人肾尿酸转运蛋白1基因克隆、抗体制备及其在肾小管上皮细胞中的定位. 解放军医学杂志,2005,30:397-400.

15. Xu GS,Wu D,Chen XM,et al. Development of high-specificity antibodies against renal urate transporters using genetic immunization. J Biochem Mol Biol, 2006, 39 (6):696-702.

16. Xu GS,Wu D,Chen X,et al. Aldosterone-induced upreg-

ulation of urate transporter 1 may be responsible for hyperuricemia. Endocrine,2007,13:145(abstract).

17. Schlesinger N. Diagnosis of gout:clinical,laboratory,and radiologic findings. Am J Manag Care,2005,11(15 Suppl):S443-50.

18. Perez-Ruiz F,Dalbeth N,Urresola A,et al. Imaging of gout:findings and utility. Arthritis Res Ther, 2009, 11 (3):232.

19. Rettenbacher T,Ennemoser S,Weirich H,et al. Diagnostic imaging of gout:comparison of high-resolution US versus conventional X-ray. Eur Radiol, 2008, 18: 621-630.

20. Paparo F,Zampogna G,Fabbro E,et al. Imaging of tophi with an extremity-dedicated MRI system. Clin Exp Rheumatol,2011,29:519-526.

21. Perez-Ruiz F, Martin I, Canteli B. Ultrasonographic measurement of tophi as an outcome measure for chronic gout. J Rheumatol,2007,34:1888-1893.

22. Ruoff G. The Treatment of Gout. J Family practice, 2012,61(6):S11-S15.

23. 李宏超,伍沪生. 痛风和新型降尿酸药:非布索坦. 临床药物治疗杂志,2012,10(1):52-55,62.

24. Garay RP,El-Gewely MR,Labaune JP,et al. Therapeutic perspectives on uricases for gout. Joint Bone Spine, 2012,79(3):237-242.

25. Sundy JS. Progress in the pharmacotherapy of gout. Curr Opin Rheumatol,2010,22(2):188-193.

26. Terkeltaub R. Update on gout:new therapeutic strategies and options. Nat Rev Rheumatol,2010,6(1):30-38.

27. Singh JA. Emerging therapies for gout. Expert Opin Emerg Drugs,2012,17(4):511-518.

28. Harrold L. New developments in gout. Curr Opin Rheumatol,2013,25(3):304-309.

29. Crittenden DB,Pillinger MH. New therapies for gout. Annu Rev Med,2013,64:325-337.

30. Schlesinger N. Treatment of chronic gouty arthritis:it is not just about urate-lowering therapy. Semin Arthritis Rheum,2012,42(2):155-165.

31. Curiel RV,Guzman NJ. Challenges associated with the management of gouty arthritis in patients with chronic kidney disease:a systematic review. Semin Arthritis Rheum,2012,42(2):166-178.

32. Johnson RJ,Nakagawa T,Jalal D,et al. Uric acid and chronic kidney disease:which is chasing which? Nephrol Dial Transplant,2013,28(9):2221-2228.

33. Harrold L. New developments in gout. Curr Opin Rheumatol,2013,25(3):304-309.

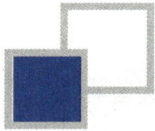

第三篇

风湿病相关肾损害

第一章 狼疮性肾炎

系统性红斑狼疮（systemic lupus erythematosus，SLE）是一累及全身多系统、器官的自身免疫性疾病，患者血清含有以抗核抗体为代表的多种自身抗体。我国 SLE 的患病率为 0.7/1000～1/1000，高于西方国家报道的 0.5/1000。SLE 主要发生于女性，性别比例为 7.0∶1～9.5∶1，育龄期（15～40 岁）女性发病率尤高，此时性别比例可达 11∶1。尽管 80% 的 SLE 发生于育龄期妇女，但是儿童、青少年、老年及男性也可发病。

肾脏是 SLE 最易累及的器官，肾活检免疫荧光检查显示，肾受累率几乎为 100%，而有临床表现者占 45%～85%，被称为狼疮性肾炎（lupus nephritis，LN）。LN 的临床表现包括血尿、蛋白尿、肾炎综合征、肾病综合征、急性及慢性肾衰竭等，病理改变也同样多样化。本章将作一简介。

第一节 狼疮性肾炎发病机制的研究现状

SLE 是一个自身免疫性疾病，免疫调节异常致使机体自身耐受丧失，而诱发自身免疫反应。此病的发病机制十分复杂，尚未完全阐明，可能涉及环境因素、免疫因素及遗传因素等多个方面，此处仅将近年的某些进展作一简介。

一、自身抗体与肾脏免疫复合物沉积

SLE 的自身抗体直接针对核抗原，包括 DNA（dsDNA 和 ssDNA）、组蛋白、SSA、SSB 及核糖核蛋白等。其中抗 dsDNA 抗体是 SLE 的标志性抗体，与 LN 发病密切相关。

含抗 dsDNA 的免疫复合物是如何沉积于肾小球进而致病的呢？现在认为可能有 3 种机制导致其肾小球沉积：①自身抗体与抗原形成循环免疫复合物，而后沉积至肾小球；②自身抗体与肾小球抗原（如层黏连蛋白、膜蛋白 A2 及硫酸类肝素等）于肾小球原位形成免疫复合物；③循环中 DNA/核小体通过电荷作用沉积于肾小球基底膜，作为抗原刺激抗 dsDNA 产生，然后原为形成免疫复合物。

这些免疫复合物能通过 Fcγ 受体（FcγRs）与胞内体 toll 样受体（TLRs）的复合刺激，或（和）通过补体系统激活，来进一步放大免疫反应，导致组织损伤。

二、补体系统激活与抗 C1q 抗体

补体系统活化对 SLE 和 LN 的发病具有极重要作用，它不但导致肾小球疾病，而且参与肾小管损伤。在 SLE 和 LN 发病中，早已认识到补体系统的经典途径激活是补体激活的最主要途径，但是近年也已肯定补体系统的旁路途径激活及甘露糖-凝集素途径激活也起重要作用。

另外，近年还在 30%～80% 的 LN 患者血清中发现了抗 C1q 特异自身抗体，Ⅳ型 LN 阳性率尤高。国内外观察均显示，其抗体滴度与肾脏病变活动指数及患者蛋白尿程度呈正相关。血清抗 C1q 抗体与抗 dsDNA 抗体并存能加速 LN 进展。当 LN 治疗好转时抗 C1q 抗体滴度将降低甚至消失，有报道此抗体滴度的显著下降（≥50%）能预测疾病缓解；而缓解病例复发时此抗体滴度又会升高，有报道抗 C1q 抗体在预测 LN 复发上优于抗 dsDNA 抗体。

三、遗传因素

SLE 的发病机制涉及环境因素和基因因素两者的相互作用。现已认识到 SLE 是一种多基因疾病，全基因组扫描使 SLE 易感基因的研究取得了重要进展，现已发现约 30 个易感基因。不过，LN 目前还没有得到这样的数据，迄今为止在人群中进行的大多数关联研究所获结果并不一致。

已经证明 SLE 的易感性与 *HLA-DRB1 * 1501* 和 *HLA-DRB1 * 0301* 相关，在高加索人群中尤其如此。一些研究发现 *HLA-DRB1 * 15* 与 LN 相关，有研究提示 *DRB1 * 15* 和 *DQA1 * 01* 的相互作用增加了 LN 易感性，然而尚未被独立验证。有趣的是有学者在单变量分析中发现 *DRB1 * 0301* 等位基因是 LN 的保护性因素，但是在多种族队列的多变量

分析中却未能证实。

最近发现 FcγR I、II 和 III 基因与 SLE 的敏感性及严重性密切相关。然而一项近期的荟萃分析表明,仅在亚洲人群中 LN 与 *FCγR III a-V/F158* 的 F158 等位基因显著相关,而在欧洲或者非洲裔人群无相关性。另外,已证明 *FCγR II a-R/H131* 和 *FCγR III b-NA1/NA2* 的基因多态性与 LN 无相关性,关于 *FCγR II b-232T/I* 基因多态性的研究数据有限。

有研究观察了 I 型干扰素通路中的多种候选基因与 LN 的可能相关性。其中 *STAT4* 编码一种转录因子,可以被包括干扰素 α(IFNα)在内的多种生长因子和细胞因子激活。几个人群的全基因组扫描发现 *STAT4* 是 SLE 的危险因素。欧洲裔患者的两个大型研究中发现 *STAT4* 单体型与 LN 具有相关性,但是另一个欧洲较小的研究却未发现相关,在日本 SLE 患者及中国汉族人群中也没有检测到相关。提示 *STAT4* 基因型和 SLE 表现型的相关性可能存在种族差异。

一个最近的中国汉族人群全基因组扫描发现了几个既往在欧洲人群中未发现的 SLE 相关基因,其中 *IKZF1* 被发现独特地与 LN 相关。这个基因编码 *Ikaros* 家族的锌指 1 转录因子,能够促进淋巴细胞的分化和增殖,部分是通过调控 T 细胞的 *STAT4* 起作用。

干扰素调节因子(IRFs)是 TLR 介导的 I 型 IFN 表达的关键调节者,随后诱导许多 I 型 IFN 调节基因。虽然 IRF5 是 SLE 明确的危险因素,目前还没有发现其与 LN 显著相关。然而在一个中国汉族人群中发现 LN 与 *IRF7/KIAA1542* 区域强烈相关(1 个 IRF7 多态性与 *KIAA1542* 的 SNP 严重的连锁不平衡)。

第二节　狼疮性肾炎的病理表现及病理-临床联系

制订 LN 的治疗方案需以肾活检病理表现作基础。因此,在治疗前应进行肾穿刺病理检查。尽管肾活检仍可能存在一定局限性,譬如有时取材不够造成诊断偏倚,但是它仍是非常有用的检查手段:①肾活检能对 LN 进行正确诊断和病理分型。②可对 LN 肾组织的活动性和慢性化程度进行半定量评分,预测肾脏病变的可逆性。③通过重复肾活检,能动态地准确了解 LN 的转归(缓解、转型及慢性化)。上面这一切对于指导 LN 的治疗都非常重要。

一、狼疮性肾炎的病理表现

(一)免疫病理检查

LN 是一种自身免疫性疾病,患者体内有多种自身抗原-抗体形成的免疫复合物,所以其成分及沉积部位也多样化。免疫荧光或免疫组化检查显示,绝大多数 LN 患者的肾组织均有 IgG、IgA、IgM、C3、C1q 和纤维蛋白相关抗原(FRA)沉积,被称为"满堂亮"(full-house)现象。免疫沉积物除能沉积于肾小球系膜区和毛细血管壁外,也可同时沉积于肾小管基底膜和小动脉壁。

(二)光学显微镜检查

1. 肾小球基本病变

(1)细胞增生及浸润:活动性 LN 都有不同程度的肾小球固有细胞增生及循环炎症细胞(淋巴细胞、单核细胞及中性粒细胞等)浸润。肾小球固有细胞增生以系膜细胞最常见,轻者呈节段性增生,重时呈球性增生,并且伴系膜基质增多。LN 明显活动时,内皮细胞也常伴随系膜细胞增生。足细胞增生有时也可见。

(2)新月体形成:早期为细胞新月体,见于 LN 高度活动时,细胞新月体主要由壁层上皮细胞及单核巨噬细胞构成,足细胞也能参与。若不及时治疗,则将迅速进展成细胞纤维新月体及纤维新月体,变成不可逆性病变。

(3)纤维素样坏死:常见于 LN 明显活动时,坏死常累及肾小球毛细血管祥的某个节段,该处毛细血管正常结构消失,并有纤维蛋白沉积。

(4)毛细血管内透明血栓:透明血栓充填于毛细血管腔中,HE 染色呈红色均质结构。常见于活动性 LN,多与纤维素样坏死并存;也常见于 SLE 伴抗磷脂抗体阳性患者。

(5)核碎裂及苏木素小体:可能与抗核抗体作用相关,见于 LN 活动时。

(6)嗜复红蛋白沉积:肾小球中多部位出现嗜复红蛋白沉积是 LN 的常见病变。内皮下大块嗜复红蛋白沉积被为白金耳样沉积物,也是 LN 活动的标志。

(7)肾小球硬化:是 LN 的慢性化病变,可表现为节段性硬化或球性硬化,并常伴球囊粘连。

2. 肾小管及间质基本病变

LN 常见肾间质炎性细胞(淋巴细胞、单核-巨噬细胞及中性粒细胞等)浸润及肾小管上皮细胞变性,慢性化时出现不同程度的肾间质纤维化肾小管萎缩。这可能由肾小球病变继发,但是也可能由免疫反应直接导致,后者的肾小管间质病变严重程度与肾小球病变不平行，常相对较重。

3. 血管病变 活动性狼疮可出现血管炎病变，表现为免疫复合物于血管壁沉积，管壁出现纤维素样坏死，并可伴管腔透明血栓。

（三）电子显微镜表现

电镜下可见肾小球内多部位电子致密物沉积，包括内皮下的大块高密度电子致密物（与光镜下白金耳样沉积物一致）。有时还能见到如下特殊结构，对 LN 诊断也有一定参考价值：①苏木素小体（hematoxylin bodies）：细胞器完好，细胞核染色质浓缩和边集，核膜完整，与凋亡细胞相似；②电子致密物中的指纹状结构（fingerprint configuration）：为含有磷脂成分的结晶产物；③管泡状小体（tubulovesicular bodies）：为一种直径 20nm 的中空的微管状结构，常见于内皮细胞胞浆内，也可见于肾间质的小血管内皮细胞内，属于一种变性的糖蛋白，可能为细胞内质网对病毒性感染的一种反应；④病毒样颗粒：是 LN 常见的现象。

（四）LN 的活动性和非活动性病变

LN 的肾组织病理检查，除明确病理诊断及病理分型外，还必须注意肾脏病变有无活动，以指导临床治疗及判断疾病预后。LN 的活动性与非活动性病变已列入表 3-1-1。

二、狼疮性肾炎病理分型的演变

LN 的病理分型有一个不断完善的演变过程，历史上重要的病理分型标准包括：1974 年世界卫生组织（WHO）制订的标准，1982 年 WHO 及儿童肾脏病国际研究组织（International Study of Kidney Disease in children, ISKD）制定的标准，1995 年 WHO 制订的标准，及 2003 年国际肾脏病学会（ISN）与肾脏病理学会（RPS）制定的标准。现将 2003 年 ISN/RPS 标准与应用较广的 1982 年 WHO/ISKD 标准的病理分型作一对比（表 3-1-2），这两种标准都主要依据 LN 的肾小球病变来作分型，不过 ISN/RPS 标准强烈推荐病理报告要描述肾小管间质病变及肾血管病变。

表 3-1-1 狼疮性肾炎的活动性和非活动性病变

部位	活动性病变	非活动性病变
肾小球	严重的细胞增生	单纯的基底膜增厚
	中性粒细胞浸润	节段性硬化或球性硬化
	细胞性新月体形成	纤维性新月体
	内皮下嗜复红蛋白沉积	单纯的上皮下嗜复红蛋白沉积
	白金耳样病变	单纯的系膜区嗜复红蛋白沉积
	纤维素样坏死	球囊粘连
	微血栓形成	
	核缩和核碎形成	
	苏木素小体形成	
肾小管	上皮细胞严重变性乃至坏死	萎缩
肾间质	炎症细胞浸润	纤维化
肾血管	纤维素样坏死	硬化

表 3-1-2 1982 年 WHO/ISKD 标准与 2003 年 ISN/RPS 标准的对比

WHO/ISKD 标准（1982 年）	ISN/RPS 标准（2003 年）
Ⅰ型 正常肾小球	轻微系膜性 LN
A. 所有检查均无异常；B. 光镜检查正常，免疫荧光或电镜检查可见沉积物	光镜检查肾小球正常，但免疫荧光检查可见系膜区免疫沉积物
Ⅱ型 纯系膜病变	系膜增生性 LN
A. 系膜区增宽或（和）轻度系膜细胞增生；B. 中度系膜细胞增生	光镜检查见不同程度的纯系膜细胞增生或系膜区增宽，伴系膜区免疫沉积物 免疫荧光或电镜可见少量孤立的上皮下或内皮下免疫沉积物，而光镜检查不能发现
Ⅲ型 局灶节段性肾小球肾炎	局灶性 LN
A. 伴活动性坏死病变；B. 伴活动性和硬化性病变；C. 伴硬化性病变	活动或非活动性，局灶性，节段性或球性，毛细血管内或毛细血管外肾小球肾炎，累及<50% 肾小球。可见局灶性内皮下沉积物 Ⅲ（A）活动性病变：局灶增生性 LN；Ⅲ（A/C）活动性和慢性病变：局灶增生和硬化性 LN；Ⅲ（C）慢性非活动性病变伴有肾小球瘢痕：局灶硬化性 LN

续表

WHO/ISKD 标准（1982 年）	ISN/RPS 标准（2003 年）
Ⅳ型　弥漫性肾小球肾炎 严重的系膜、毛细血管内或膜增生肾炎，或（和）广泛的内皮下沉积物。A. 无节段性病变；B. 伴活动坏死性病变；C. 伴活动性和硬化性病变；D. 伴硬化性病变	弥漫性 LN 活动或非活动性，弥漫性，节段性或球性，毛细血管内或毛细血管外肾小球肾炎，累及≥50% 肾小球。可见弥漫性内皮下沉积物 Ⅳ-S 弥漫节段性 LN：即>50% 肾小球有节段性病变（累及<50% 肾小球毛细血管祥）；Ⅳ-G 弥漫球性 LN：即>50% 肾小球有球性病变。几乎无或无细胞增生，但却有弥漫性白金耳样沉积物的 LN 也属于此型 Ⅳ-S（A）活动性病变：弥漫节段增生性 LN；Ⅳ-G（A）活动性病变：弥漫球性增生性 LN；Ⅳ-S（A/C）活动性和慢性病变：弥漫节段增生和硬化性 LN；Ⅳ-G（A/C）活动性和慢性病变：弥漫球性增生和硬化性 LN；Ⅳ-S（C）慢性非活动性病变伴瘢痕：弥漫节段硬化性 LN；Ⅳ-G（C）慢性非活动性病变伴瘢痕：弥漫球性硬化性 LN
Ⅴ型　弥漫膜性肾小球肾炎 A. 纯膜性肾小球肾炎；B. 合并Ⅱ型病变；C. 合并Ⅲ型病变；D. 合并Ⅳ型病变	膜性 LN 球性或节段性上皮下免疫沉积物，或由其引起的光镜、免疫荧光或电镜形态学改变，伴或不伴系膜病变 Ⅴ型 LN 可能与Ⅲ型或Ⅳ型并存，此时应做出复合性诊断；Ⅴ型 LN 也可能进展成Ⅵ型
Ⅵ型　晚期硬化性 LN	晚期硬化性 LN ≥90% 肾小球硬化，已无残留活动病变

注：LN. 狼疮性肾炎

2003 年 ISN/RPS 分型更强调了临床和病理的紧密联系，它具有如下特点：①免疫病理、光镜和电镜检查均正常的肾活检标本，不再诊断 LN。②Ⅲ型和Ⅳ型 LN 都强调要区分活动性病变（A）及非活动性（C），Ⅳ型 LN 还强调要区分节段性病变（S）及球性病变（G）。③明确指出Ⅴ型 LN 可与Ⅲ型或Ⅳ型重叠，此时应诊断为Ⅴ+Ⅲ型或Ⅴ+Ⅳ型。④Ⅵ型 LN 的球性硬化肾小球比例必须超过 90%。

另外，2003 年 ISN/RPS 分型还明确界定了 LN 的活动性病变和慢性病变。

三、狼疮性肾炎病理类型的转换

不但不同病理类型的 LN 可以互相重叠，如Ⅴ+Ⅲ型或Ⅴ+Ⅳ型，而且不同类型的 LN 还可能随疾病活动和治疗缓解而互相转换，例如病变较轻的Ⅱ型，可因疾病活动而转化成病情严重的Ⅳ型；而Ⅳ型弥漫增生型 LN，经过治疗随病情缓解又能转换成Ⅱ型或Ⅴ型。LN 的慢性化过程可由多次反复发作的急性病变累积而成。所以，LN 在病情变化时（活动或缓解），若必要则应进行重复肾活检，以准确掌握肾脏病变变化，制定相应治疗措施。

四、狼疮性肾炎的病理-临床联系

LN 的病理分型与临床表现之间存在一定的联系。Ⅰ型 LN 常无肾损害临床表现。Ⅱ型 LN 肾损害表现轻，常仅出现少至中量蛋白尿。Ⅲ型 LN 患者除呈现蛋白尿及血尿（肾小球源血尿）外，约 30% 患者有肾病综合征，15%～25% 患者肾小球滤过率下降，并可出现高血压。Ⅳ型 LN 常出现于 SLE 高度活动的患者，临床上除呈现肾炎综合征表现（血尿、蛋白尿、水肿及高血压）外，还经常伴随出现肾病综合征，且肾功能常急剧坏转。Ⅳ型 LN 是肾损害最严重的类型，但是如能及时治疗，将 SLE 活动控制，受损的肾功能也常能显著好转或完全恢复。Ⅴ型 LN 常呈现大量蛋白尿及肾病综合征，血尿不显著，血压及肾功能也经常正常。另外，此型 LN 与特发性膜性肾病相似，容易发生血栓栓塞并发症。Ⅵ型 LN 患者已进入终末肾衰竭，此型并不多见，只有长期存活的 LN 患者才可能逐渐进入此期。

第三节　狼疮性肾炎的治疗原则、具体措施、评价及展望

一、制订狼疮性肾炎治疗方案的原则

LN 患者治疗方案的制订主要取决于 SLE 活动度及 LN 的活动度，同时要考虑患者的治疗反应及副作用。评价 SLE 疾病活动性的标准很多，如下 3 个标准应用最广泛：①SLEDAI（the Systemic Lupus

Erythematosus Disease Activity Index，即系统红斑狼疮疾病活动指数）；②BILAG（the British Isles Lupus Assessment Group Scale，即英国狼疮评估组评分）；③SLAM（the Systemic Lupus Activity Measure，即系统性狼疮活动测定）。SLEDAI 标准较简明实用，它采集评分时及评分前 10 天内的临床及实验室表现

进行评分，其中评为 8 分者包括 7 个中枢神经系统及 1 个血管异常表现，4 分者包括 4 个肾脏及两个肌肉骨骼异常表现，2 分者包括两个浆膜、3 个皮肤黏膜及两个免疫学异常表现，1 分者包括发热及两个血液系统异常表现。为此，SLEDAI 评分的最高分为 105 分，详细内容见表 3-1-2、表 3-1-3。

表 3-1-3　SLE 疾病活动性的 SLEDAI 评分

评分	疾病表现
8	癫痫发作，精神异常，器质性脑病综合征，视觉障碍，颅神经受累，狼疮性头痛，脑血管意外，血管炎
4	关节炎，肌炎，血尿，蛋白尿，白细胞尿，管型尿
2	新发皮疹，脱发，黏膜溃疡，胸膜炎，心包炎，低补体血症，抗 DNA 抗体滴度增高
1	发热，白细胞减少，血小板减少

LN 病理组织学检查显示的活动病变及慢性化病变已列入表 3-1-1，在此基础上也有学者制定了病理评分标准。应用较多的有 1984 年 Austin 等制定的标准，此标准中 LN 的活动指标有：肾小球毛细血管内增生，白细胞渗出，核碎裂及纤维素样坏死，细胞新月体，玻璃样沉积物（白金耳病变及血栓）及肾间质炎症。慢性化指标有：肾小球硬化，纤维新月体，肾小管萎缩，肾间质纤维化。每个指标根据病变严重度分别授予 1、2、3 分，而活动性指标中"核碎裂及纤维素样坏死"及"细胞新月体"这两项所授分数加倍，为此，活动性指标的最高分为 24分，慢性化指标为 12 分。

LN 的治疗目的是控制 SLE 活动及 LN 活动，从而保护靶器官包括肾脏。因此治疗前一定要对患者的 SLE 活动及 LN 活动情况认真评估，权衡治疗利弊，才能制订合理有效的治疗方案。

二、狼疮性肾炎的具体治疗措施

活动性 LN 的治疗，要划分为诱导期及维持期两个治疗阶段。诱导治疗阶段主要是针对 SLE 的急性活动病变治疗，此期要迅速控制免疫介导性炎症反应，减轻器官组织损伤，防止病变慢性化。一般认为 LN 的缓解标准为：血清补体正常，抗 dsDNA 抗体转阴或仅低滴度存在，无 SLE 肾外表现，尿化验蛋白<0.3g/d，红、白细胞和管型转阴，肾功能正常。维持治疗阶段重在稳定 SLE 病情，巩固治疗疗效，防止病情复发。维持治疗期应该多长？尚无定论，但对于大多数 LN 患者来讲，维持治疗可能需要 3～5 年或更长。

本章不准备介绍 LN 的对症治疗（如利尿消肿、降血压、调血脂等）及肾脏替代治疗（包括急性肾衰竭的透析治疗，及慢性肾衰竭的维持性透析治

疗及肾移植），有关内容可参阅相关章节。此处仅拟着重介绍 LN 的免疫抑制治疗。

（一）糖皮质激素

糖皮质激素通过其强大的抗免疫-炎症效应治疗 SLE 及 LN。激素治疗包括常规口服治疗及大剂量冲击治疗，前者适用于 SLE（包括 LN）疾病一般性活动患者，以泼尼松或泼尼松龙为例，起始剂量为 1mg/（kg·d），以后逐渐减量，直至维持量（5～10mg/d）（参见第一篇第一章叙述）；后者适用于重症 SLE 患者，主要包括：Ⅳ型 LN 肾功能急剧坏转患者，中枢神经狼疮呈现神经精神症状患者，狼疮性心肌炎严重心律紊乱患者，累及血液系统出现严重血小板减少或（和）白细胞减少或（和）严重贫血患者，冲击治疗能顿挫狼疮活动，使病情迅速缓解，常用甲泼尼龙静脉点滴，每次 0.5～1.0g，每日或隔日 1 次，3 次为 1 个疗程，根据患者病情可用 1～2 个疗程。

糖皮质激素类治疗具有多方面副作用，例如：诱发感染（包括结核），高血压，水钠潴留，消化道溃疡甚至出血穿孔，类固醇糖尿，高脂血症，血钾降低，眼压增高，精神兴奋，股骨头无菌性坏死，骨质脱钙疏松，伤口愈合不良，向心性肥胖及痤疮等。具体应用时应予注意。

（二）环磷酰胺（cyclophosphamide，CTX）

CTX 是一种细胞毒药物，具有免疫抑制作用，特别是对 B 细胞的抑制。它与激素合用治疗Ⅳ型 LN 疗效很好，缓解率可达 70%～80%。CTX 可常规口服治疗或大剂量静脉滴注治疗。CTX 口服的常用剂量为 2mg/（kg·d），成人常为 100mg/d，一般认为累积剂量达 8～12g 即停药。大剂量 CTX 静脉滴注治疗的方案如下：每次 0.5～0.75g/m²（外周血白细胞大于 $4×10^9$/L 时，可增量至 1g/m²），以生

理盐水稀释后静脉滴注,每月 1 次,共 6 次;6 个月后,每 3 个月再静滴 1 次,又 6 次,总治疗疗程为 24 个月。美国国立卫生研究院(NIH)于 1996 年最早报道此大剂量 CTX 静脉滴注疗法,认为尤适用重症增生性Ⅳ型 LN,能改善疾病预后,减少复发。

CTX 的主要副作用有:骨髓抑制(外周血白细胞减少,肾衰竭时更易发生此时用药要减量),中毒性肝炎、胃肠反应、性腺抑制(主要为男性)、脱发及出血性膀胱炎等。另外,用药时间过长、药物累积量过大时还可能诱发肿瘤。

(三) 吗替麦考酚酯(mycophenolate mofetil, MMF)

MMF 是一种新型免疫抑制剂,口服吸收后它将在肠壁和肝脏代谢为吗替麦考酚酸,后者能抑制次黄嘌呤单核苷酸脱氢酶,从而阻断鸟嘌呤核苷酸的从头合成,抑制 T、B 淋巴细胞增殖而发挥免疫抑制作用。因此 MMF 现已广泛应用于 LN 治疗。对于应用 CTX 治疗疗效欠佳者、或出现毒副作用不能耐受者均可改用 MMF。成人诱导期治疗剂量一般为 1.5~2.0g/d,维持期治疗剂量并未统一,常用 1.0g/d。有条件时可监测药物浓度作治疗参考。一般均与糖皮质激素联合应用。

MMF 的不良反应主要有:①胃肠道反应:腹痛、腹胀、腹泻、呕吐和食欲不振,主要见于治疗初期。此时可以暂时将 MMF 减量,待症状缓解后再逐渐加到全量,病人多能耐受,不影响疗效。②感染:感染是 MMF 治疗中最严重的不良反应。带状疱疹病毒、巨细胞病毒等病毒感染,细菌及霉菌感染较常见,而且已有卡氏肺孢子菌病感染的报道,严重可以致死,这必须注意。③骨髓抑制:比较少见,但还是有个别病人出现白细胞减少、贫血和血小板减少。一般 MMF 减量或停药后骨髓抑制多可以恢复。④肝功能损害:可见血清转氨酶一过性升高。

(四) 来氟米特(leflunomide,LEF)

LEF 是异噁唑类化合物,口服吸收后在肠壁和肝脏内通过打开异噁唑环转化成活性代谢物,后者能抑制二氢乳清酸脱氢酶,从而拮抗嘧啶核苷酸的从头合成,抑制激活状态下的淋巴细胞增殖,发挥免疫抑制作用。适合于 SLE(包括 LN)治疗。LEF 治疗 LN 的起始剂量为 1mg/(kg·d),最大不超过 50mg/d,连续服用 3 天,然后改为 20~30mg/d 继续服用半年。缓解期服用 10~20mg/d 维持治疗。来氟米特一般均与糖皮质激素联合治疗。

LEF 的不良反应主要有消化道症状(恶心、呕吐及腹泻等,症状轻重与剂量相关),肝脏损害(可

逆性转氨酶升高),外周血白细胞下降,感染。另外,还可见皮疹及脱发。

(五) 环孢素 A(cyclosporin A,CsA)

CsA 为钙调神经磷酸酶抑制剂,能抑制白介素-2(IL-2)产生,从而选择性抑制 T 辅助细胞及 T 细胞毒细胞效应,发挥免疫抑制作用。常用剂量为 3~5mg/(kg·d),分 2 次口服,服药期间需监测并维持其血浓度谷值为 100~200ng/ml。出现明显疗效后,缓慢减量至维持量 1.0~1.5mg/(kg·d),必要时可服 1~2 年。CsA 若与糖皮质激素联合治疗,后者的起始剂量应减半,如泼尼松 0.5mg/(kg·d)。

CsA 的主要不良反应有肾毒性、肝毒性、高血压、高尿酸血症、震颤、多毛症和齿龈增生,并偶见高钾血症。CsA 的肾毒性分为急性及慢性两种,前者与 CsA 起始用药剂量过高相关,为肾前性急性肾损害,及时停药多能完全恢复;慢性肾毒性是长期应用 CsA 导致的肾间质纤维化,是不可逆性不良反应,应高度警惕,因此临床应用 CsA 治疗时,需密切监测血清肌酐变化,若血清肌酐较基线升高 30%,即应减量或停药。

(六) 他克莫司(tacrolimus)

他克莫司又称为普乐可复(prograf)及 FK506,是一种新型的免疫抑制剂,与 CsA 一样同属于钙调神经磷酸酶抑制剂,其作用机制也与 CsA 相似。临床上他克莫司的起始用量为 0.05~0.1mg/(kg·d),分 2 次空腹服用。用药期间须每月监测血药浓度,目标谷浓度一般为 4~8ng/ml,如果超过此值或出现明显不良反应时应减量。6 个月后如病情缓解,应逐步减少剂量。同 CsA 一样,若与糖皮质激素联合治疗,后者的起始剂量应减半。

他克莫司的不良反应在某些方面与 CsA 相似,如肾毒性、肝毒性、高血压、震颤、高钾血症等,另外还可以引起血糖升高,但是齿龈增生及多毛症罕见。其毒副作用与药物剂量相关,因此治疗过程中应密切检测血药浓度。

(七) 硫唑嘌呤(azathioprine,AZA)

AZA 是具有免疫抑制作用的抗代谢药物,主要抑制 T 淋巴细胞介导的免疫反应,可用于 LN 的维持治疗,剂量为 1~2mg/(kg·d)。不良反应主要是骨髓抑制,肝损害,胃肠道反应等。用药期间一定要密切监测外周血白细胞变化,警惕严重骨髓抑制作用发生。

(八) 羟氯喹(hydroxychloroquine,HCQ)

抗疟药羟氯喹能阻断抗原呈递,调节免疫反应,抑制炎性细胞因子产生,减轻炎症反应,故已被应用于 SLE 治疗。2012 年改善全球肾脏病预后组

织（KDIGO）制定的肾小球肾炎临床实践指南指出，若无禁忌证，所有类型的 LN 都应该用羟氯喹治疗，指南推荐的最大用量为 $6.0 \sim 6.5 mg/(kg \cdot d)$，现在临床上常每日服药 2 次，每次 $0.1 \sim 0.2g$。羟氯喹对血象、肝肾功能影响小，主要副作用为视力减退，服药期间应定期做眼科检查，并建议每服药半年，即停药 1 月，以减少视力损害。

（九）丙种球蛋白（gamma globulin）

大剂量丙种球蛋白静脉输注治疗 SLE（包括 LN）的作用机制尚未完全清楚，可能与其封闭巨噬细胞及 B 细胞上 Fc 受体，活化 T 抑制细胞 CD8，从而减少自身抗体产生相关。常用剂量为 $400mg/(kg \cdot d)$，连续 5 日 1 个疗程，必要时可重复治疗。一些小型非对照研究结果显示此治疗对活动性 SLE（包括 LN）有效，但是尚缺高质量的循证医学证据。一般认为，此治疗尤适用于合并感染而不能应用糖皮质激素及其他免疫抑制剂治疗的患者。大剂量丙种球蛋白静脉输注的不良反应较少，偶见发热及过敏反应。

（十）其他免疫治疗措施

1. 血浆置换治疗 理论上讲，血浆置换（plasmapheresis）可以清除 SLE 患者的致病自身抗体、循环免疫复合物、凝血因子等，从而对疾病发挥有益效应。但是，临床实践中血浆置换对 LN 的疗效并未肯定。1992 年公布了一项大样本随机对照多中心试验的研究结果，该研究对 46 例严重 LN 患者采用泼尼松和 CTX 治疗，另 40 例采用上述药物联合血浆置换治疗（每周置换 3 次，共 4 周），平均随访 136 周，两组结局并无差异，血浆置换并未改善疾病预后。为此，目前国内外指南均不推荐血浆置换作为 LN 的常规治疗。尽管如此，血浆置换对下列 LN 患者仍然可能有益：①LN 合并严重的肺出血、狼疮性脑病、抗磷脂抗体综合征或狼疮相关性血栓性血小板减少性紫癜（TTP）患者；②常规药物治疗无效的重症患者；③骨髓抑制等原因不能应用细胞毒性药物的患者。因此，上述情况仍可考虑应用。

2. 免疫吸附治疗 免疫吸附疗法能选择性地清除患者血液中的内源性致病因子，从而达到净化血液和缓解病情的目的。免疫吸附目前已经广泛用于自身免疫性疾病的治疗。对重症狼疮患者，免疫吸附治疗可能较血浆置换更有效。

3. 造血干细胞移植治疗 对于严重的顽固性 SLE（包括 LN）可以进行造血细胞和免疫系统的深层清除，随后进行造血干细胞移植，有可能缓解甚至治愈 SLE，具有一定的应用前景，目前还在研究和论证之中。

三、新的治疗策略及在开发的新生物制剂

（一）多靶点疗法

LN 的免疫介导炎症发病机制非常复杂，在这样情况下，单独用一种药物，专攻某一种病变很难全面奏效。2005 年，我国已故肾脏病学家黎磊石院士提出了针对重症 LN 患者的多靶点免疫疗法，即联合应用激素、MMF 及他克莫司进行治疗，利用它们作用于不同疾病环节的协同作用提高疗效，并通过减小药物剂量而减少副作用。

（二）生物制剂治疗

1. 贝利木单抗 2011 年贝利木单抗（belimumab）同时被美国食品与药物管理局（FDA）和欧洲药品审理部门批准用于 SLE 治疗，是近十年来第一个被批准治疗 SLE 的新药。它是一个完全针对人 B 淋巴细胞刺激物（BLyS）的单克隆抗体，BLyS 也被称作 B 细胞活化因子（BAFF），是一种为 B 细胞提供生存信号的细胞因子，在 SLE 患者中过表达。应用贝利木单抗抑制 BLyS 导致循环 $CD20^+B$ 淋巴细胞和短效浆细胞亚型减少，从而发挥免疫抑制作用。

两个应用贝利木单抗联合泼尼松、免疫抑制剂或抗疟药治疗活动性 SLE 患者的Ⅲ期临床试验，已证明它在减少疾病活动性和复发方面有效。这两个临床试验均未纳入严重活动的 LN 患者，但贝利木单抗在纠正抗 dsDNA 抗体和低补体水平上的显著效果，提示它对 LN 也可能有益。

2. 利妥昔单抗和奥瑞珠单抗 利妥昔单抗（rituximab）是抗 CD20 嵌合体的单克隆抗体，能溶解前 B 淋巴细胞体和成熟 B 淋巴细胞，发挥免疫抑制效应。2008 年欧洲风湿病防治联合会（EULAR）制订的"系统性红斑狼疮治疗推荐"总结说，一些小的非对照短期治疗观察已显示，约 50% CTX 治疗抵抗的 SLE 患者改用利妥昔单抗后病情能显著改善。2012 年美国风湿病学会（ACR）公布的"狼疮性肾炎筛查、治疗及管理指南"明确提出，利妥昔单抗可以应用于 MMF 或静脉 CTX 诱导治疗无效的患者。

利妥昔单抗最常见的不良反应是感染，输液反应也较多见（多发生于首次静脉滴注时），而最值得关注的副作用是进行性多灶性脑白质病，2006 年美国 FDA 已为此发出警告。

一项应用完全人化的抗 CD-20 单克隆抗体奥瑞珠单抗（ocrelizumab）与糖皮质激素和 MMF 或 CTX 联合治疗 LN 的Ⅲ期临床试验正在进行中（www.clinicaltrials.gov）。

3. 其他生物制品 例如依帕珠单抗（epratuzumab，抗 CD22 的人源性单克隆抗体），阿巴他塞（abatacept，通过与 CD28 竞争性结合 CD80/86，来阻止 T 细胞活化），阿塞西普（atacicept，是一种重组融合蛋白，能影响 B 细胞发育，减少 B 细胞数量），阿贝莫司（abetimus，为 B 细胞耐受原，可与 B 细胞抗 dsDNA 抗体交联而诱导 B 细胞产生免疫耐受）等，它们都具有免疫抑制作用，那么能否用于 SLE 及 LN 治疗呢？目前尚无研究，还有待今后临床试验观察。而肿瘤坏死因子（TNF）拮抗剂及白介素-1（IL-1）受体拮抗剂目前不建议用于 LN 治疗。

四、狼疮性肾炎治疗临床实践指南

近年 LN 治疗已有不少进展，许多国家的风湿病或肾脏病学会或组织已纷纷发布了各自的 LN 治疗指南或推荐意见。最新的指南是 2012 年 ACR、欧洲风湿病防治联合会/欧洲肾脏协会-欧洲透析和移植协会（EULAR/ERA-EDTA）及 KDIGO 分别发表的 LN 治疗指南，现将这些指南的主要内容简述如下。

（一）Ⅰ型和Ⅱ型狼疮性肾炎

KDIGO 指南建议，Ⅰ型 LN 应根据 SLE 的肾外临床表现来决定治疗；Ⅱ型 LN 尿蛋白<3g/d 的患者也应根据 SLE 的肾外临床表现来决定治疗；对Ⅱ型 LN 尿蛋白>3g/d 的患者，则应使用糖皮质激素或钙调神经磷酸酶抑制剂进行治疗，具体方案与治疗微小病变肾病相同（证据强度 2D）。而 ACR 指南对于Ⅰ型或Ⅱ型 LN 患者的肾脏损害，不建议使用免疫抑制疗法。

（二）Ⅲ型和Ⅳ型狼疮性肾炎

1. **Ⅲ/Ⅳ型 LN 的诱导治疗** KDIGO 指南和 ACR 指南均推荐应予以糖皮质激素联合 CTX 或 MMF 进行治疗（证据强度 1A 和 1B）。

ACR 指南推荐先用甲泼尼龙静脉滴注冲击（500~1000mg/d）3 天，然后再予足量激素口服，并认为用上述方案治疗半年无效时，宜将其中 CTX 换成 MMF，或将 MMF 换成 CTX，如果再无效，对某些病例可考虑用利妥昔单抗治疗。而 KDIGO 指南建议，如果经过上述方案治疗 3 个月，患者病情未控制反而恶化（血清肌酐上升，尿蛋白增加）时，则应改变治疗方案，或重复肾活检来指导后续治疗。

2. **Ⅲ/Ⅳ型 LN 的维持缓解治疗** KDIGO 指南及 ACR 指南均推荐用 AZA 或 MMF 联合小剂量糖皮质激素（≤10mg/d）进行维持治疗（证据强度 1B）。

当患者不能耐受上述治疗时，KDIGO 指南建议，可改为钙调神经磷酸酶抑制剂及小剂量糖皮质激素治疗。

（三）Ⅴ型狼疮肾炎

对于单纯Ⅴ型 LN 呈现非肾病水平蛋白尿及肾功能正常的患者，KDIGO 指南推荐应用抗蛋白尿及抗高血压药物治疗，至于是否需用糖皮质激素和免疫抑制剂？指南认为应根据 SLE 的肾外表现来决定（证据强度 2D），而 ACR 指南对这部分患者未作建议。

对于单纯Ⅴ型 LN 并呈现肾病水平蛋白尿的患者，KDIGO 指南建议用糖皮质激素联合免疫抑制剂进行治疗，后者包括 CTX（证据强度 2C），钙调神经磷酸酶抑制剂（证据强度 2C），MMF（证据强度 2D）或 AZA（证据强度 2D）；而 ACR 指南推荐用糖皮质激素联合 MMF 或 CTX 治疗。

对于伴增殖性病变的Ⅴ型 LN 患者，即Ⅴ+Ⅲ或Ⅴ+Ⅳ型患者，KDIGO 指南及 ACR 指南均认为治疗方案应与Ⅲ型或Ⅳ型相同。

（四）Ⅵ型狼疮性肾炎

KDIGO 指南推荐，此型患者需根据 SLE 的肾外表现来决定是否使用糖皮质激素及免疫抑制剂治疗，而 ACR 指南对于这部分患者未作建议。

（五）狼疮性肾炎的辅助治疗

两 KDIGO 指南及 ACR 指南都指出，若无禁忌证，所有类型的 LN 患者均应加用 HQC 作为基础治疗；除此而外，ACR 指南还强调应用肾素-血管紧张素系统拮抗剂、进行降血压及调血脂治疗在 LN 基础治疗中的重要性。

关于复发性 LN、难治性 LN、合并血管病变（血管炎、微血管病等）的 LN、及 LN 孕妇的治疗，KDIGO 指南和 ACR 指南也都给出推荐意见或建议。

除了 KDIGO 及 ACR 指南外，EULAR/ERA-EDTA 指南也对成人和儿童 LN 的治疗作了如下推荐：①对于Ⅲ/Ⅳ型 LN、或Ⅲ/Ⅳ型+Ⅴ型 LN 患者，推荐采用 CTX 或 MMF 联合糖皮质激素进行治疗；②对于单纯Ⅴ型 LN 伴大量蛋白尿的患者，也推荐采用 CTX 或 MMF 联合激素治疗；③对于Ⅱ型 LN 尿蛋白>1g/d 用肾素-血管紧张素系统拮抗剂治疗无效的患者，推荐用小至中等剂量糖皮质激素如泼尼松 0.25~0.5mg/(kg·d)治疗，或用上述剂量激素与 AZA 联合治疗；④对于Ⅰ型 LN 合并足细胞病的患者，可考虑用糖皮质激素联合免疫抑制剂治疗。

这 3 部 LN 治疗指南的发布对于规范临床实践具有重要的指导意义，但是任何指南的制定均是基于目前现有的证据，都有其特定的背景，不可避免地具有一定的局限性。因此在应用指南时，一定要结合自己国家国情，特别要结合每例患者的具体病情，来个体化地制定出最合理治疗方案。

五、狼疮性肾炎的预后和复发

影响 LN 预后的因素颇多。男性、高血压、大量蛋白尿、血清肌酐增高、贫血、白细胞及血小板减少、抗 dsDNA 抗体滴度高及低补体血症，均被认为是影响预后的临床因素；而新月体比例、肾小球硬化及间质纤维化程度、及肾脏血管病变，是影响预后的重要病理指标。研究还发现，诱导治疗 6 个月后重复肾活检，观察病理指标的变化，将有助于判断 5 年内肾功能不全发生的风险。此外，LN 的预后还与治疗因素相关，积极的诱导治疗及其后的长程维持治疗，可以使患者病情持续缓解、不复发。

一般而言，I 型和 II 型 LN 患者除非转型，一般预后较好。增殖性病变只累及少数肾小球的 III 型 LN 患者对药物治疗反应较好，5 年内终末期肾病发生率<5%。而肾小球有坏死性病变或（和）新月体形成的 III 型 LN 患者，预后与 IV（A）型 LN 患者类似。多数研究认为 IV 型 LN 的预后不佳，IV-S 型患者的预后较 IV-G 型更差。V 型 LN 患者肾功能减退相对缓慢，5 年、10 年肾存活率分别为 96.1%、92.7%。

SLE 复发在临床上较常见，27%～66% 的患者会出现 SLE 复发。肾脏病复发的表现包括出现明显的血尿及无菌性白细胞尿，尿蛋白排泄量增加和血清肌酐水平上升。由于 LN 复发与肾功能减退风险的增加独立相关，因此对治疗缓解的 SLE 患者，一定要定期检验狼疮活动指标（补体 C3 水平及自身抗体滴度等）及肾病状况（尿化验及肾功能检测等）。若有复发，就要尽早重新开始诱导治疗，研究显示，绝大部分的 LN 复发患者，通过再次诱导治疗病情仍能缓解。

六、对狼疮性肾炎治疗的展望

近年来，随着遗传学、免疫学、细胞分子生物学的突飞猛进发展，SLE 及 LN 发病机制中的免疫-炎症级联反应环节已被日益了解，这对寻找更具靶向性、更有效及毒性更小的治疗药物提供了前提。实际上，近年已涌现出不少很有希望的新药物（如针对不同把抗原的单克隆抗体及一些新型生物制剂）及新疗法（如免疫系统深层清除后的造血干细胞移植），它们很可能打破传统免疫抑制治疗模式，为 SLE 及 LN 带来新希望。但是，由于这些药物及疗法价格昂贵或（和）需要一定特殊的医疗条件，从而限制了它们的临床应用，更难以组织大规模前瞻随机对照试验对疗效及副作用进行评价，这一局面需要尽力改变。

现在能应用于治疗 SLE 及 LN 的免疫抑制剂的确不少，除了糖皮质激素及 CTX 这些已于临床用了几十年的药物外，而且近二十余年又涌现出了一些疗效不错的新药如 MMF 及钙调神经磷酸酶抑制剂等。对于上述药物的应用，指南已提出了一些推荐意见及建议，但是还需要从临床实践中去摸索更多经验，尤其是如何减少它们在治疗中的不良反应。临床医师都知道，在已有不少强效免疫抑制剂可供选用的今天，SLE 患者死于狼疮活动已越来越少，而死于治疗副作用（尤其是严重感染）却越来越多，这是一个必须高度关注的问题。

（王力宁　范秋灵）

参 考 文 献

1. 邹万忠. 肾活检病理学. 第 2 版. 北京：北京大学医学出版社，2009：93-107.

2. Weening JJ, D'Agati VD, Schwartz MM, et al. The classification of glomerulonephritis in systemic lupus erythematosus revisited. Kidney Int, 2004, 65:521-530.

3. Kidney Disease: Improving Global Outcomes (KDIGO) Glomerulonephritis Work Group. KDIGO clinical practice guideline for glomerulonephritis. Kidney Int Suppl, 2012, 2:139-274.

4. Hahn BH, McMahon MA, Wilkinson A, et al. American College of Rheumatology. American College of Rheumatology guidelines for screening, treatment, and management of lupus nephritis. Arthritis Care Res (Hoboken), 2012, 64(6):797-808.

5. Bertsias GK, Tektonidou M, Amoura Z, et al. European League Against Rheumatism and European Renal Association-European Dialysis and Transplant Association. Joint European League Against Rheumatism and European Renal Association-European Dialysis and Transplant Association (EULAR/ERA-EDTA) recommendations for the management of adult and paediatric lupus nephritis. Ann Rheum Dis, 2012, 71(11):1771-1782.

6. Borchers AT, Leibushor N, Naguwa SM, et al. Lupus nephritis: a critical review. Autoimmun Rev, 2012, 12(2):174-194.

7. Sprangers B, Monahan M, Appel GB. Diagnosis and treatment of lupus nephritis flares—an update. Nat Rev Nephrol, 2012, 8(12):709-717.

8. Najafi CC, Korbet SM, Lewis EJ, et al. Significance of histologic patterns of glomerular injury upon long-term prognosis in severe lupus glomerulonephritis. Kidney Int, 2001,59:2156-2163.

9. Hill GS, Delahousse M, Nochy D, et al. Class IV-S versus class IV-G lupus nephritis: clinical and morphologic differences suggesting different pathogenesis. Kidney Int, 2005,68:2288-2297.

10. Mittal B, Hurwitz S, Rennke H, et al. New subcategories of class IV lupus nephritis: are there clinical, histologic, and outcome differences? Am J Kidney Dis, 2004,44: 1050-1059.

11. Yu F, Tan Y, Wu LH, et al. Class IV-G and IV-S lupus nephritis in Chinese patients: a large cohort study from a single center. Lupus, 2009,18:1073-1081.

12. Hiramatsu N, Kuroiwa T, Ikeuchi H, et al. Revised classification of lupus nephritis is valuable in predicting renal outcome with an indication of the proportion of glomeruli affected by chronic lesions. Rheumatology (Oxford),2008,47:702-707.

13. Fu SM, Deshmukh US, Gaskin F. Pathogenesis of systemic lupus erythematosus revisited 2011: end organ resistance to damage, autoantibody initiation and diversification, and HLA-DR. J Autoimmun,2011,37:104-112.

14. Scheinecker C, Bonelli M, Smolen JS. Pathogenetic aspects of systemic lupus erythematosus with an emphasis on regulatory T cells. J Autoimmun,2010,35:269-275.

15. Nowling TK, Gilkeson GS. Mechanisms of tissue injury in lupus nephritis. Arthritis Res Ther,2011,13:250.

16. Sato N, Ohsawa I, Nagamachi S, et al. Significance of glomerular activation of the alternative pathway and lectin pathway in lupus nephritis. Lupus, 2011, 20: 1378-1386.

17. Cai X, Yang X, Lian F, et al. Correlation between serum anti-C1q antibody levels and renal pathological characteristics and prognostic significance of anti-C1q antibody in lupus nephritis. J Rheumatol,2010,37(4):759-765.

18. Moroni G, Radice A, Giammarresi G, et al. Are laboratory tests useful for monitoring the activity of lupus nephritis? A 6-year prospective study in a cohort of 228 patients with lupus nephritis. Ann Rheum Dis, 2009,68: 234-237.

19. Yu F, Wu LH, Tan Y, et al. Tubulointerstitial lesions of patients with lupus nephritis classified by the 2003 International Society of Nephrology and Renal Pathology Society system. Kidney Int,2010,77:820-809.

20. Hsieh C, Chang A, Brandt D, et al. Predicting outcomes of lupus nephritis with tubulointerstitial inflammation and scarring. Arthritis Care Res,2011,63:865-874.

21. Ramos PS, Brown EE, Kimberly RP, et al. Genetic factors predisposing to systemic lupus erythematosus and lupus nephritis. Semin Nephrol,2010,30:164-176.

22. Bombardier C, Gladmman DD, Urowitz MB, et al. Derivation of the SLEDAI. A disease activity index for lupus patients. Arthritis rheum,1992,35(6):630-640.

23. Kojo S, Sada KE, Kobayashi M, et al. Clinical usefulness of a prognostic score in histological analysis of renal biopsy in patients with lupus nephritis. J Rheumatol,2009, 36:2218-2223.

24. Austin III HA, Muenz LR, Joyce KM, et al. Diffuse proliferative lupus nephritis: Identification of specific pathologic features affecting renal outcome. Kidney Int,1984, 25(4):689-695.

25. Illei GG, Austin HA, Crane M, et al. Combination therapy with pulse cyclophosphamide plus pulse methylprednisolone improves long-term renal outcome without adding toxicity in patients with lupus nephritis. Ann Intern Med,2001,135:248-257.

26. Yee CS, Gordon C, Dostal C, et al. EULAR randomised controlled trial of pulse cyclophosphamide and methylprednisolone versus continuous cyclophosphamide and prednisolone followed by azathioprine and prednisolone in lupus nephritis. Ann Rheum Dis,2004,63:525-529.

27. Ginzler EM, Dooley MA, Aranow C, et al. Mycophenolate mofetil or intravenous cyclophosphamide for lupus nephritis. N Engl J Med,2005,353:2219-2228.

28. Chen W, Tang X, Liu Q, et al. Short-term outcomes of induction therapy with tacrolimus versus cyclophosphamide for active lupus nephritis: a multicenter randomized clinical trial. Am J Kidney Dis,2011,57:235-244.

29. Alarcón GS, McGwin G, Bertoli AM, et al. Effect of hydroxychloroquine on the survival of patients with systemic lupus erythematosus: data from LUMINA, a multiethnic US cohort(LUMINA L). Ann Rheum Dis,2007, 66:1168-1172.

30. Yap DY, Yu X, Chen XM, et al. Pilot 24 month study to compare mycophenolate mofetil and tacrolimus in the treatment of membranous lupus nephritis with nephrotic syndrome. Nephrology(Carlton),2012,17:352-357.

31. Navarra SV, Guzman RM, Gallacher AE, et al. Efficacy and safety of belimumab in patients with active systemic lupus erythematosus: a randomised, placebo-controlled, phase 3 trial. Lancet,2011,377:721-731.

32. Bao H, Liu ZH, Xie HL, et al. Successful treatment of class V + IV lupus nephritis with multitarget therapy. J Am Soc Nephrol,2008,19(10):2001-2010.

33. Dall'era M, Chakravarty EF. Treatment of mild, moderate, and severe lupus erythematosus: focus on new therapies. Curr Rheumatol Rep,2011,13(4):308-316.

第二章　原发性小血管炎肾损害

第一节　原发性小血管炎及其肾损害发病机制研究现状

一、历史回顾

系统性血管炎是指以血管壁的炎症和纤维素样坏死为病理特征的一组系统性疾病,从前常将其分为原发性和继发性两大类,继发性是指其他疾病(如感染、冷球蛋白血症、系统性红斑狼疮等)引起的血管炎,原发性则指当时病因不明者。

人们自100多年前就开始认识不同类型的血管炎。经典的结节性多动脉炎于1866年由Kussmahl和Maier报道。直到1930年和1931年,Arkin和Spiegel又分别报道了一种小血管炎,称之为显微镜下型多动脉炎(microscopic polyarteritis),现在则改称为显微镜下型多血管炎(microscopic polyangiitis,MPA),原因为MPA不仅侵犯小动脉,也可以侵犯小静脉和毛细血管,如引起坏死性肾小球肾炎。另一重要的血管炎综合征是1936年由德国病理学家韦格纳博士报道的鼻源性肉芽肿病,并由此称之为韦格纳肉芽肿病(Wegener's granulomatosis,WG)。1951年Churg和Strauss则描述了一种血管炎,可伴随哮喘和嗜酸性粒细胞增多,并从此称之为Churg-Strauss综合征(Churg-Strauss syndrome,CSS),也称之为过敏性肉芽肿性血管炎。为统一血管炎的分类标准,1994年在美国的Chapel Hill召开了有关系统性血管炎命名的国际会议,会议根据受累血管的大小将系统性血管炎分为三类,即大血管炎、中等血管炎和小血管炎;而2012年在美国的Chapel Hill召开的血管炎国际大会上,又将这一沿用了近20年之久的分类命名标准进行了一些修订(表3-2-1),并且将其中的韦格纳肉芽肿病更名为肉芽肿性多血管炎(granulomatosis with polyangiitis,GPA),将Churg-Strauss综合征更名为嗜酸细胞性肉芽肿性多血管炎(eosinophilic granulomatosis with polyangiitis,EGPA)。

表 3-2-1　2012 年 Chapel Hill 系统性血管炎命名国际会议所制定的血管炎名称

大血管炎
巨细胞动脉炎
Takayasu(高安)动脉炎
中等血管炎
结节性多动脉炎
Kawasaki(川崎)病
小血管炎
抗中性粒细胞胞浆抗体(ANCA)相关小血管炎
显微镜下性多血管炎
肉芽肿性多血管炎
嗜酸细胞性肉芽肿性多血管炎
免疫复合物性小血管炎
抗肾小球基底膜病
冷球蛋白血症性血管炎
IgA(过敏性紫癜)性血管炎
低补体血症性荨麻疹性血管炎(抗 C1q 性血管炎)
变异性血管炎
贝赫切特综合征(白塞病)
Cogan 综合征
单器官性血管炎
皮肤白细胞碎裂性血管炎
皮肤动脉炎
原发性中枢神经系统血管炎
孤立性主动脉炎
其他
与全身系统性疾病相关的血管炎
狼疮性血管炎
类风湿性血管炎
结节病性血管炎
其他
与以下疾病可能相关的血管炎
丙肝病毒相关的冷球蛋白血症性血管炎
乙肝病毒相关性血管炎
梅毒相关性主动脉炎
药物引起的免疫复合物性血管炎
药物引起的 ANCA 相关性血管炎
肿瘤相关性血管炎
其他

抗中性粒细胞胞浆抗体（anti-neutrophil cyto-plasmic antibodies，ANCA）是一种以中性粒细胞和单核细胞胞浆成分为靶抗原的自身抗体，目前已经成为部分原发性小血管炎的特异性血清学诊断工具。ANCA 的主要检测方法包括间接免疫荧光（IIF）和酶联免疫吸附法（ELISA）。间接免疫荧光法可呈胞浆型（cytoplasmic ANCA，cANCA）和环核型（peri-nuclear ANCA，pANCA）；cANCA 的主要靶抗原是蛋白酶 3（proteinase 3，PR3），pANCA 的主要靶抗原之一是髓过氧化物酶（myeloperoxidase，MPO）。目前将 GPA、MPA 和 EGPA 统称为 ANCA 相关小血管炎（ANCA-associated vasculitis，AAV），是本文论述的重点。

二、病因的研究现状

AAV 的病因尚不清楚。目前认为该类疾病的发生是多因素的，有可能是在某些遗传背景下由某些环境因素诱发的，后者包括感染、药物以及职业接触史等。

（一）遗传

AAV 的发生有一定的家族聚集倾向，有几项家族性的病例报告提示遗传因素可能是其病因之一，但主要组织相容性复合物与 AAV 的关系还不明确。Heckmann 等针对德国患者的研究发现，HLA-DPB1 * 0401 等位基因与发生 GPA 相关；而来自荷兰的研究发现 HLA-DR4 和 DR13(6) 与发生 GPA 相关。对于 EGPA，HLA-DRB4 可能是个危险的遗传因素。来自日本的研究显示，HLA-DRB1 * 0901 与发生 MPA 相关。最近，来自欧洲血管炎研究组（European Vasculitis Study Group，EUVAS）的全基因组关联研究（GWAS）显示，HLA-DP 基因和编码 α1-抗胰蛋白酶的基因 SERPINA1 与发生 PR3-ANCA 阳性血管炎密切相关，而 HLA-DQ 基因与发生 MPO-ANCA 阳性血管炎密切相关。

（二）感染

鼻腔慢性携带金黄色葡萄球菌是 GPA 复发的一个重要危险因素，应用磺胺治疗可能对减少 GPA 的复发有益，但该效应是通过作用于葡萄球菌抑或因为磺胺通过其他免疫调节机制来实现，目前尚不知晓。另外有研究显示，由编码 PR3 基因 DNA 的互补 DNA 链所重组的肽链（又称为 PR3 的互补链）与金黄色葡萄球菌具有高度的同源性。近来，Kain 等发现在 AAV 肾损害的患者中大多可以检测出另一种 ANCA，其靶抗原是人类溶酶体膜蛋白 2（human lysosomal membrane protein-2，LAMP-2）。LAMP-2 与许多革兰阴性杆菌的成分具有很强的交叉抗原性，而且抗 LAMP-2 抗体具有直接导致寡免疫沉积性新月体肾炎的作用。这进一步说明感染和 AAV 之间的潜在联系。但该研究结果有待进一步证实。

（三）药物

药物可以诱发 ANCA 阳性小血管炎，其中以丙硫氧嘧啶（propylthiouracil，PTU）和肼屈嗪研究最为深入。

在服用 PTU 的患者中，血清 ANCA 的阳性率在 4%～46%，其中大约 1/4 的患者临床发生血管炎。PTU 诱发 AAV 的机制尚不清楚，国外曾有研究认为 PTU 在进入体内后可能成为 MPO 的酶的作用底物，也有人认为 MPO 与 PTU 反应后可能改变了 MPO 的部分结构并使之成为一种可以诱发自身免疫反应的半抗原。

PTU 诱发的主要为 pANCA，可以识别多种中性粒细胞的胞浆成分，其中多数患者血清可识别 MPO。PTU 诱发的抗 MPO 抗体缺乏 IgG3 亚型，而以 IgG1 和 IgG4 为主，提示患者血清中可能长期存在具有抗原性的物质。在针对 PTU 诱发的抗 MPO 抗体的抗原决定簇的分析中则发现其识别的抗原决定簇较原发性 AAV 患者血清中的抗 MPO 抗体更为局限，说明二者产生的机制可能有一定区别，但二者所识别的抗原决定簇有较大程度的重叠。抗内皮细胞抗体也与临床出现小血管炎密切相关，说明 PTU 诱发的 ANCA 阳性血管炎可能有多种因素参与。

（四）硅

AAV 的发生与吸入或接触某些特殊的过敏原或化学物质有关，各种变态反应如过敏性鼻炎及哮喘等在 GPA 和 EGPA 患者中很常见。流行病学调查显示 AAV 的发生与接触或吸入含硅的物质密切相关。接触或吸入含硅物质引发 AAV 的可能机制主要包括两个方面：①硅颗粒是 T、B 淋巴细胞的激活剂，可导致自身免疫反应和自身抗体的产生如抗核抗体（ANA）、ANCA 以及类风湿因子（RF）；②硅颗粒可激活单核细胞和巨噬细胞使它们释放白介素-1（IL-1）、白介素-12（IL-12）、肿瘤坏死因子-α（TNF-α）、氧自由基和中性粒细胞脱颗粒而释放 PR3 和 MPO 等，引起血管内皮细胞的损伤。

三、发病机制的研究现状

AAV 的发病机制至今虽然尚未完全阐明，但主要与 ANCA、中性粒细胞和补体的相互作用密切相关，此外，淋巴细胞、抗内皮细胞抗体等也发挥一定作用。

（一）ANCA

来自临床研究、体内实验以及体外实验的研究均表明，ANCA本身具有致病作用。Schlieben报道了一个罕见病例，母亲循环中的MPO-ANCA通过胎盘进入胎儿体内，出生48小时后，新生儿即出现肺肾综合征。这为ANCA的致病性提供了最直接的证据。Xiao等用小鼠MPO免疫MPO基因敲除的小鼠（MPO−/−），产生抗小鼠MPO的抗体。将此抗体注射到野生型小鼠或T、B淋巴细胞功能缺失的Rag2（−/−）小鼠，可观察到与人类AAV类似的寡免疫坏死性新月体肾炎、肺泡小血管炎。随后的动物实验证实细菌脂多糖（LPS）与MPO-ANCA的协同作用可加重肾脏损伤。体外实验证实ANCA可以使经过TNF-α预处理的中性粒细胞发生脱颗粒反应，产生大量具有致病活性的氧自由基和释放中性粒细胞颗粒中的各种蛋白酶，使内皮细胞直接暴露于蛋白酶的损伤之下，中性粒细胞与内皮细胞之间的相互作用最终导致内皮细胞的损伤。

（二）中性粒细胞

由于ANCA的靶抗原主要贮存于中性粒细胞的嗜天青颗粒中，且AAV典型的病理表现包括大量的中性粒细胞在病变部位如肾小球浸润，故中性粒细胞一直就是众多研究者关注的焦点。

如前所述，体外实验证明，ANCA能够激活中性粒细胞，导致中性粒细胞发生呼吸爆发和脱颗粒，释放活性氧自由基和各种蛋白酶等，损伤血管内皮细胞，从而造成血管炎的发生。

Xiao等的实验动物模型中，在病变的肾小球可以见到大量中性粒细胞浸润，尤其是毛细血管袢纤维素样坏死处。用抗小鼠中性粒细胞抗体NIMP-R14清除循环中的中性粒细胞后，MPO-ANCA则不能诱发小鼠出现坏死性新月体肾炎。

最近，Kessenbrock等发现了中性粒细胞参与AAV发生的新的致病机制。ANCA介导的中性粒细胞活化可以产生"中性粒细胞细胞外罗网"（neutrophil extracellular traps，NETs），其中也包含PR3和MPO；NETs可以黏附和损伤内皮细胞，还可以激活浆细胞样树突状细胞，后者可以产生干扰素α并激活B细胞产生ANCA。

（三）补体

由于AAV典型的病理特点是寡免疫沉积性炎症，故在很长的一段时间里补体在本病发生中的作用被忽略了。然而，最近的研究发现补体的旁路活化途径在AAV的发病机制中起了非常重要的作

用，从而成为当今本病发病机制研究的重大热点。

Xiao等运用基因敲除的小鼠确证了补体的旁路激活途径参与了AAV的致病过程。首先，在上述MPO-ANCA的大鼠模型中耗竭补体之后可以完全阻断抗MPO抗体诱发的坏死性新月体性肾炎；其次，基因敲除补体C4（C4是补体经典途径和凝集素活化途径所必需的因子）并不影响上述坏死性新月体性肾炎动物模型的建立，而基因敲除补体C5（C5是三条补体活化途径所必需的共同因子）或B因子（B因子是补体旁路活化所必需的因子）则不发生肾脏病变，说明补体旁路途径的活化参与了本病的发病机制。

进一步的研究发现过敏毒素C5a是补体参与AAV发病机制的关键因子之一，C5a可以刺激中性粒细胞表面上调ANCA靶抗原的表达，随后在ANCA的作用下，中性粒细胞发生呼吸暴发和脱颗粒反应，释放大量过氧化物和蛋白水解酶，同时还释放补体旁路途径活化所必需的因子（P因子等），进一步活化补体旁路途经，因此，C5a及其在中性粒细胞上的C5a受体所形成的正反馈环路在ANCA介导的中性粒细胞活化中发挥了重要作用。

总之，ANCA、中性粒细胞和补体三者之间的相互作用，是AAV发病机制中最为关键的部分，如图3-2-1所示。

四、思索与展望

目前对于AAV的分类诊断标准仍然是一个困扰临床的问题，国际上尚无统一、公认的临床诊断标准。美国风湿病学会1990年已经分别制定了WG（即GPA）、MPA和CSS（即EGPA）的诊断标准，虽然应用较为广泛，但该分类诊断标准把MPA和经典的结节性多动脉炎混为一谈，还需要进一步加以区分；对WG（即GPA）的诊断标准则过于宽松，在欧洲并未得到广泛认同，还需进一步修订。1994年Chapel Hill系统性血管炎命名国际会议所制定的血管炎名称和定义（以及之后的2012年修订版）无疑是目前应用最为广泛的分类诊断标准，但由于GPA与MPA在临床和病理表现存在很大的重叠性，有时难以截然界定是GPA抑或MPA；传统理论认为血清ANCA的类型对于界定GPA和MPA有一定帮助，例如cANCA/抗PR3抗体与GPA密切相关，pANCA/抗MPO抗体与MPA密切相关，但国人的GPA是以pANCA/抗MPO抗体阳性者为主，提示不同种族、不同环境的AAV患者的血清学标志可能存在很大的差异。因此也有作者认为AAV的

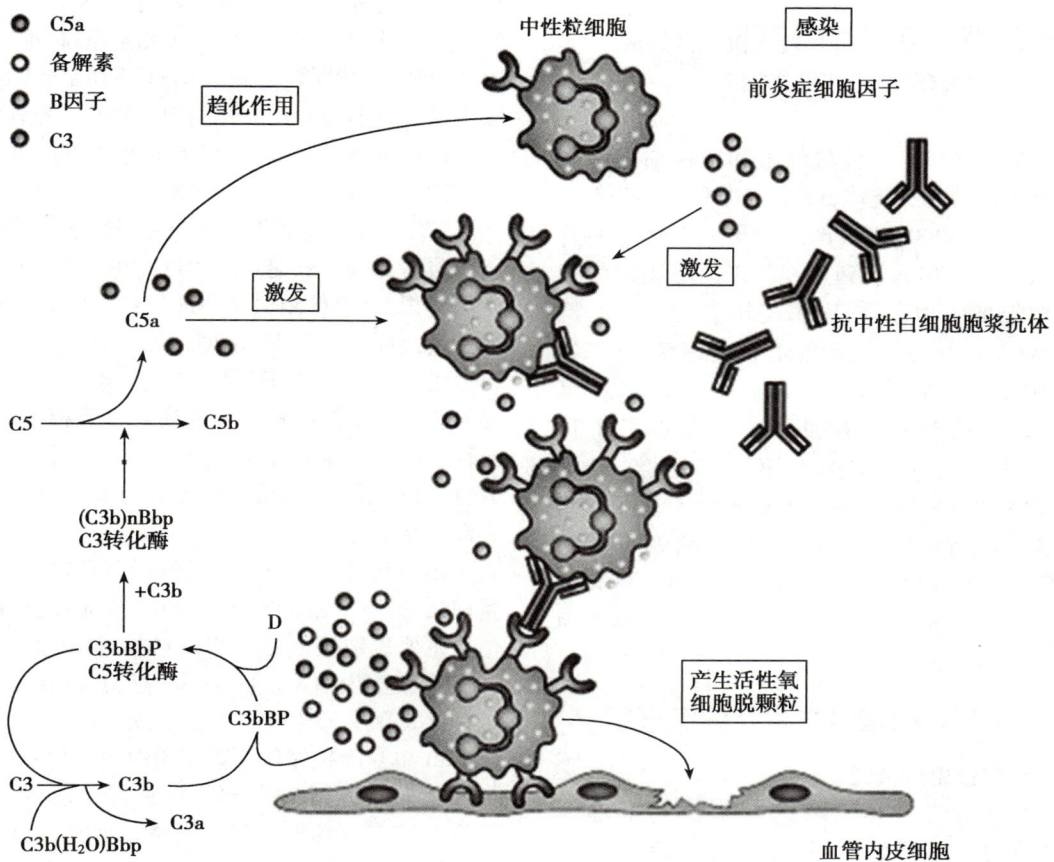

图 3-2-1　抗中性粒细胞胞浆抗体、中性粒细胞和补体间的相互作用

注:在细胞因子的激发下,原本储存在中性粒细胞胞浆内的 PR3 和 MPO 可转移至细胞膜表面。ANCA 的 F(ab)2 与细胞膜表面的靶抗原结合、Fc 片段与中性粒细胞表面的 Fcγ 受体结合,①促使中性粒细胞脱颗粒释放超氧化物等有毒物质,杀伤血管内皮细胞;②使中性粒细胞表面的黏附分子表达增加,进而增加中性粒细胞对血管内皮细胞的黏附和穿透;③中性粒细胞的活化过程中释放的某些物质,通过旁路途径活化补体,形成攻膜复合物杀伤血管内皮细胞。补体活化后产生的 C3a 和 C5a 可趋化更多的中性粒细胞聚集到炎症局部。中性粒细胞脱颗粒的产物可黏附在内皮细胞表面,使内皮细胞成为 ANCA 直接作用的对象

分类应根据血清 ANCA 类型而非临床病理分类,即不用 GPA、MPA 和 EGPA 的分类命名方法,代之以抗 PR3 阳性小血管炎、抗 MPO 阳性小血管炎及 ANCA 阴性小血管炎的分类命名方法,且关于全基因组关联研究也显示,易感基因位点与血清 ANCA 类型(即 PR3-ANCA 和 MPO-ANCA)的相关性较与疾病的临床病理分类(即 GPA、MPA 和 EGPA)更为密切,这似乎更支持应该用血清 ANCA 类型替代疾病的临床病理分类,但这一观点尚未得到广泛认同,其原因是一些尚未累及内脏系统的 AAV 患者,ANCA 阳性率比较低,以血清 ANCA 的类型对患者进行分类势必会遗漏这部分 ANCA 阴性的患者。2007 年,Watts 等对 AAV 和结节性多动脉炎提出了新的分类诊断流程;然而,这一分类诊断流程更加适合应用于流行病学研究而非具体某个患者的诊断。

关于发病机制的研究,近年来的热点问题之一关于 PR3-ANCA 阳性小血管炎动物模型的建立。以往用类似建立 MPO-ANCA 阳性小血管炎动物模型的方法却不能够使 PR3 缺失的小鼠发生系统性血管炎,这极大地限制了对 PR3-ANCA 致病作用的研究,近年来在该领域已有重大突破。其次是关于补体活化在本病发病机制中的作用,目前的研究已证实补体 C5a 与其在中性粒细胞上的受体的相互作用是 AAV 发病机制的核心,并因此启动了应用 C5a 受体抑制剂治疗 AAV 的全球多中心随机对照研究,因此 C5a 在本病发病机制中的确切作用现已成为研究的另一热点。

第二节　抗中性粒细胞胞浆抗体的检测及其意义

ANCA 是一种以中性粒细胞和单核细胞胞浆成分为靶抗原的自身抗体，1982 年由 Davies 等人首先发现，但直到 1985 年认识到它与原发性小血管炎的联系后才于临床受到重视。以乙醇固定的正常人中性粒细胞为底物，应用间接免疫荧光法检查，van der Woude 等人发现重症 WG（即 GPA）患者血清中存在着胞浆型 ANCA，即 cANCA；Savage 等人随后又发现 MPA 患者血清中存在着另一种 ANCA——环核型 ANCA，即 pANCA。20 世纪 80 年代后期的大量研究证实，ANCA 化验对上述原发性小血管炎的诊断具有重要意义。20 世纪 90 年代初期，随着 ANCA 特异性靶抗原的发现，用此特异抗原进行 ELISA 检查 ANCA 即应运而生，并逐渐成为国际通用的检查方法。

一、ANCA 的检测技术及注意事项

（一）间接免疫荧光

IIF 法是最先应用且目前仍常应用的经典 ANCA 检测法。应用乙醇固定的白细胞可产生两种荧光形态：在胞浆中成粗大颗粒状、不均匀分布者称为 cANCA，荧光沿细胞核周围呈线条状分布者称为 pANCA。

应用 IIF 法时应注意：①应选用健康人肝素抗凝的外周血分离白细胞，其中除 ANCA 的靶细胞中性粒细胞和单核细胞外，还应包括淋巴细胞和嗜酸性粒细胞，后两者可作为内参照物。淋巴细胞可用来判断自身抗体是否为中性粒细胞和单核细胞所特异，从而帮助鉴别 pANCA 和 ANA；pANCA 只识别中性粒细胞和单核细胞，而 ANA 则同时还识别淋巴细胞的细胞核。嗜酸性粒细胞可帮助判断荧光强度及判断制片是否成功。嗜酸性粒细胞内有粗大均匀一致的颗粒，在紫外光激发下可产生暗黄绿色的均匀一致的自发荧光，由此可以帮助判断制片是否成功，细胞形态是否满意；以嗜酸性粒细胞的自发荧光为基础，并与其比较，可确定 ANCA 荧光亮度。②每次检测均应设阴性对照、cANCA 和 pANCA 的阳性对照，并两人双盲读片来判断结果。目前已有商品化的试剂盒，操作简便，质量也多有保证。

IIF 无法判定 ANCA 的特异靶抗原，已知 cANCA 主要靶抗原为 PR3，pANCA 主要靶抗原之一为 MPO，但是两者均同时具有其他靶抗原，特别是

pANCA。另外，pANCA 和 ANA 很难区分，尤其当两者并存且 ANA 滴度较高时，可相互掩盖，难以鉴别，因此单独应用 IIF 法检测 ANCA（特别是 pANCA）并不可靠。目前部分商品化的 IIF-ANCA 试剂盒除含有中性粒细胞外，还同时配备了鼠肝切片或喉癌上皮细胞用以鉴别 ANCA 和 ANA。

（二）抗原特异性酶联免疫吸附法

将特异性的抗原（如 MPO、PR3 等）直接包被于酶标板上，再检测血清中的抗体。随着 ANCA 特异性靶抗原逐一发现，这种方法在 20 世纪 90 年代得到迅速推广。由于不同抗原特异性的 ANCA 往往和临床上不同的疾病或临床综合征相关，抗原特异性 ELISA 则显示出其优点，该方法更敏感、更特异，可直接用于协助临床诊断和分类，在指导治疗、判断复发上意义重大。

用纯化抗原包被酶标板时，不可避免地会影响蛋白质分子三维结构，而抗 PR3 抗体和抗 MPO 抗体均主要识别抗原的三维立体构像，因此，可能影响试验敏感性。为克服这一缺点，目前检测抗 PR3 抗体已常用夹心 ELISA 法。该方法首先以纯化的抗 PR3 单克隆抗体作为固相蛋白包被酶标板，然后加纯化的 PR3 或含有 PR3 的粗抗原，实际上相当于将 PR3 在酶标板上亲和层析并保持了其蛋白质的立体构像。国内外研究均证明夹心 ELISA 法检测抗 PR3 抗体的敏感性更高。

二、临床意义

ANCA 是诊断 AAV 的重要指标，特异性、敏感性均较好。晚近欧洲多中心联合研究结果证实，如 cANCA 合并抗 PR3 抗体阳性或 pANCA 合并抗 MPO 抗体阳性，则诊断 AAV 的特异性可以达到 99%。

关于 ANCA 对于判断病情的活动性和复发的价值目前还存在广泛争议，部分 ANCA 阳性的患者在疾病进入缓解期后 ANCA 滴度虽有下降，但仍然长期维持阳性。最近一项针对 156 名 AAV 患者的多中心前瞻性研究发现，ANCA 水平的变化与病情缓解或复发无关。因此，目前认为，ANCA 虽然是 AAV 的特异性诊断学指标，但单凭其水平的高低变化不足以判断疾病的活动性和进行治疗决策。

第三节　原发性小血管炎肾损害的临床病理表现

一、临床表现

AAV 可见于各年龄组，但尤以老年人多见，

50～60 岁为高发年龄,好发于冬季,患者常有不规则发热、疲乏、关节肌肉疼痛和体重下降等非特异性全身症状。

肾脏受累时,活动期常呈现血尿,多为镜下血尿,可见红细胞管型,并伴蛋白尿;缓解期患者血尿可消失。肾功能受累常见,半数以上表现为急进性肾小球肾炎(rapidly progressive glomerulonephritis,RPGN)。患者起病急性或隐匿性,通常从局部开始发病,如 GPA 多首先累及上呼吸道,逐渐进展成伴有肾受累的系统性疾病,肾脏病变可轻重不等。相比较而言,MPA 的肾脏受累发生率较高,而且可以呈肾脏为唯一受累器官。肾脏病变不经治疗病情可急剧恶化。EGPA 国内发病率低,只有个例报道,常于哮喘后平均 3 年内发生,相隔时间短则提示预后不良,EGPA 伴高滴度 ANCA 者肾损害程度可与 GPA、MPA 等相仿。

本病几乎可以累及任何一个系统器官,肾外表现中最值得注意的是肺部病变,临床症状有咳嗽、痰中带血甚至咯血,严重者因肺泡广泛出血发生呼吸衰竭而危及生命。EGPA 患者常出现哮喘。MPA 患者胸片显示双侧中下野小叶性炎症,或因肺泡出血呈密集的细小粉末状阴影,由肺门向肺野呈蝶形分布。GPA 常累及上、下呼吸道,肺部可见非特异性炎症浸润、中心空洞或多发性空洞,其他可有眼、耳、鼻和喉部等的受累。

二、肾脏病理表现

肾脏是 AAV 最易受累的脏器,也是经常进行活检的器官。无论是 MPA、GPA 或 EGPA,其肾脏病理变化基本相同,即以寡免疫沉积性坏死性肾炎伴新月体形成为特征。

免疫荧光和电镜检查一般无免疫复合物或电子致密物发现,或仅呈微量沉着。光学显微镜检查绝大多数患者表现为局灶节段性肾小球毛细血管袢坏死和新月体形成,约有 40% 患者表现新月体肾炎。一般肾小球内无明显细胞增殖。肾小球毛细血管袢坏死区域肾小球基底膜(GBM)断裂,肾小囊壁粘连、破裂,肾小球周围可伴有多核巨细胞。肾活检标本内经常具有多种不同病变和(或)病变的不同阶段,如细胞性和纤维性新月体、肾小球节段坏死和球性硬化同时存在等。

20%～50% 肾活检标本显示肾小动脉呈纤维素样坏死,这一发现远少于尸解和开放性肾活检的结果,与受累的肾小血管病变呈局灶、节段性分布有关。

肾间质常有不同程度、范围不一的炎症细胞浸润,通常为淋巴细胞、单核细胞和浆细胞,偶可较为丰富的嗜酸性白细胞(尤其在 EGPA 病例)。肾间质病变程度、范围与肾小球病变严重性和受累肾小球的比例相关。病变后期肾间质常呈现多灶性纤维化伴肾小管萎缩。肾间质还能偶见以血管为中心的、上皮样细胞及巨细胞形成的肉芽肿样病变。

三、肾脏病理的最新分型

关于 AAV 肾损害,长久以来一直缺乏统一的肾脏病理分型体系。针对这一问题,欧洲血管炎研究组在 2010 年提出一种关于 AAV 肾损害的病理分型的方法,该分型包括局灶型、新月体型、硬化型以及混合型四类:①局灶型:即活检组织中正常肾小球比例 ≥50%;②新月体型:即活检组织中细胞性新月体比例 ≥50%;③硬化型:即活检组织中硬化性肾小球比例 ≥50%;④混合型:即正常肾小球比例、新月体肾小球比例以及硬化肾小球比例均 <50%。该组研究者又选取了 100 例 AAV 患者进行了至少 1 年的随访,在随访中发现患者进入终末期肾脏病的几率是按照局灶型、新月体型、混合型以及硬化型的顺序而逐渐升高,且患者初始肾功能与随访至第 12 个月的肾功能也是按照上述顺序逐渐变差的;但是肾间质小管的病变如间质炎症细胞浸润、间质纤维化和小管萎缩等并不是肾脏预后的独立预测因素。北京大学第一医院肾内科的研究者对该病理分型方法进行了外部验证,发现本分型方法可以反映患者的初始肾功能,并在一定程度上预测出肾脏对治疗的反应;更为重要的是,该分型方法是患者进入终末期肾脏病的独立预测因素。与欧洲研究结果不同的是,我国的患者按照局灶型、混合型、新月体型以及硬化型的肾脏病理分型顺序,进入终末期肾脏病的几率而逐渐升高。造成这一差异的原因可能是由于国人的 AAV 患者中,MPO-ANCA 阳性患者占绝大多数,其肾脏的慢性病变比 PR3-ANCA 阳性者突出,因而对强化免疫抑制治疗反应欠佳。

值得一提的是,这种肾脏病理的分类方法仅仅是根据病理形态学的差异进行的,虽然临床简便实用、也有助于预测患者的肾脏预后,但并不能够反映不同类型之间发病机制的差异。

第四节　原发性小血管炎的治疗与预后

一、治疗

近十余年来许多前瞻性多中心的随机对照临

床研究积累了大量有价值的治疗经验和方法,特别是欧洲血管炎研究组为此做出了重要贡献。目前AAV治疗的很多方面已形成一致看法。

AAV的治疗分为诱导缓解、维持缓解的治疗。诱导缓解期治疗是应用糖皮质激素联合细胞毒性药物,对于重症患者应采取必要的抢救措施,包括大剂量甲泼尼龙(MP)冲击和血浆置换。维持缓解期主要是长期应用免疫抑制药物伴或不伴小剂量激素治疗。

(一) 诱导缓解期的治疗

国内外研究均表明糖皮质激素联合细胞毒药物,特别是环磷酰胺可明显提高患者生存率。

1. 糖皮质激素联合环磷酰胺 目前,糖皮质激素联合环磷酰胺仍然是治疗AAV的标准方案,能够使90%以上的患者临床显著缓解。泼尼松(龙)初期治疗为1mg/(kg·d),4~6周,病情控制后可逐步减量。环磷酰胺口服剂量一般为2mg/(kg·d),持续3~6个月。近年来环磷酰胺静脉冲击疗法越来越受到推崇,常用方法为0.75g/m²,每月1次,连续6个月。环磷酰胺静脉冲击与口服治疗的诱导缓解率和复发率均相似,但由于静脉冲击疗法的环磷酰胺累计剂量小,因此感染等不良反应的发生率显著偏低。对于老年患者和肾功能不全者,环磷酰胺应酌情减量。有重要脏器活动性受损的重症患者(如存在小血管纤维素样坏死、细胞新月体和肺出血者)诱导治疗初期可以应用MP冲击治疗,每日1次或隔日1次,每次0.5~1g,3次为1个疗程,继之以口服糖皮质激素治疗。

2. 糖皮质激素联合利妥昔单抗 糖皮质激素联合利妥昔(rituximab)单抗可以作为非重症AAV或应用环磷酰胺有禁忌的患者的另一可选择的方案,其循证医学证据来源于欧洲血管炎研究组的两个大型随机对照研究,分别称之为RITUXIVAS研究和RAVE研究。在RITUXIVAS研究中,44名新发的AAV患者按照3:1的比例随机分配到利妥昔单抗(375mg/m²,每周1次共4次)加环磷酰胺(15mg/kg,共2次,分别在第1次和第3次给予利妥昔单抗时应用)治疗组和环磷酰胺治疗组(15mg/kg,每2周1次共3次,继之以每3周1次,最多10次),两组患者均接受甲泼尼龙的冲击治疗继之以口服糖皮质激素,两组的缓解率和严重不良事件的发生率均相仿。

3. 血浆置换 主要适应证为合并抗GBM抗体、严重肺出血和严重急性肾衰竭者。在欧洲血管炎研究组进行的随机对照研究(MEPEX研究)中,针对严重急性肾衰竭(起病时Scr>500μmol/L)的AAV患者,在给予口服泼尼松和环磷酰胺治疗的基础上,随机分为两组,分别接受强化血浆置换(在14天内进行7次)和MP(1g/次,共3次)冲击治疗,结果发现,强化血浆置换较MP冲击治疗更有利于患者肾功能的恢复(3个月时两组患者摆脱透析的比例分别为69%和49%,1年时进入终末期肾脏病的患者比例分别为19%和43%)。

在应用糖皮质激素与免疫抑制剂治疗的过程中,有学者主张应用磺胺类药物预防卡氏肺孢子菌的感染。

(二) 维持缓解期的治疗

诱导缓解结束之后就进入维持缓解治疗,其目的是减少患者的复发。鉴于长期应用环磷酰胺的副作用,在进入维持缓解治疗之后,应选用其他副作用较小的免疫抑制剂来替代环磷酰胺。维持缓解治疗可供选择的免疫抑制剂较多,列举如下。

1. 硫唑嘌呤 硫唑嘌呤1~2mg/(kg·d)是在维持缓解治疗阶段能够替代环磷酰胺证据最强的药物,其证据主要来自欧洲血管炎研究组的CYCAZAREM研究,应用硫唑嘌呤可以替代环磷酰胺用于系统性小血管炎的维持缓解治疗,随访18个月,两组患者的复发率没有显著性差别。用药期间应密切监测外周血白细胞计数,警惕其骨髓抑制作用。

2. 氨甲蝶呤 氨甲蝶呤是AAV维持缓解治疗的又一重要的可选方案。来自法国的最新随机对照研究表明,氨甲蝶呤[起始剂量每周0.3mg/(kg·d),之后逐渐增加到每周25mg]用于维持缓解治疗,其疗效与安全性与经典的硫唑嘌呤2mg/(kg·d)方案相仿。目前推荐氨甲蝶呤治疗仅限于Scr<177μmol/L者,且治疗期间应注意补充叶酸。

3. 吗替麦考酚酯 吗替麦考酚酯用于维持缓解治疗具有副作用较小的优点,但对肾功能不全者需谨慎,其疗效还有待于进一步的研究证实。来自欧洲血管炎研究组的IMPROVE研究对比了吗替麦考酚酯和硫唑嘌呤用于维持缓解的治疗,初步的结果显示吗替麦考酚酯疗效不及硫唑嘌呤。目前吗替麦考酚酯多作为二线方案使用。

4. 来氟米特 来氟米特用于AAV维持缓解治疗的研究始于2004年,Metzler等报道20例GPA患者用来氟米特(30~50mg/d)进行维持缓解治疗获得成功。2007年该组作者又报道了来氟米特(30mg/d)与氨甲蝶呤(开始时每周8mg,8周后达到每周20mg)作为维持缓解治疗的疗效与安全性随机对照研究,结果表明,来氟米特组复发较少,但是副作用较多,包括高血压、白细胞减少等。

此外,研究证实 GPA 患者鼻部携带金黄色葡萄球菌是 GPA 复发的重要原因,随机对照研究显示应用复方磺胺甲噁唑(即复方新诺明)清除金黄色葡萄球菌可显著减少 GPA 的复发。应用剂量为磺胺甲噁唑 800mg 和甲氧苄啶 160mg,每周 3 次。鼻部局部应用莫匹罗星(mupirocin)也有较好的清除金黄色葡萄球菌的作用,还可以用于肾脏受损和无法应用复方新诺明的 GPA 患者。

(三)复发的治疗

目前缺乏循证医学证据。建议在病情出现小的波动时,可以适当增加糖皮质激素和免疫抑制剂的剂量;而病情出现大的反复时,则应重新开始诱导缓解治疗。

二、预后

由于 AAV 肾脏受累常迅速进展至肾衰竭、肺脏受累可发生大量肺出血而危及生命,因此本病未经治疗者预后极差,90% 患者在 1 年内死亡。应用糖皮质激素和环磷酰胺治疗有确切疗效,可以使患者的 5 年生存率达到 80%。影响患者预后的独立危险因素包括:高龄、继发感染特别是肺部感染及肾功能不全。这里值得引起注意的是,随着糖皮质激素和免疫抑制剂的广泛应用,AAV 的活动性往往能够得到很有效的控制,但治疗所带来的副作用不容忽视,继发感染特别是肺部感染已经成为患者重要的死亡原因之一。而进一步分析发现,肺脏存在基础病变特别是肺间质纤维化是继发肺部感染的独立危险因素,因此对于这类患者,在治疗时应加强监测,例如外周血淋巴细胞计数(不宜 <600/mm^3)及 CD4$^+$ 淋巴细胞计数(不宜 <200/mm^3)等等,以减少治疗所造成的不良反应。

如前所述,部分患者对传统的糖皮质激素联合环磷酰胺治疗无效,其独立危险因素包括:高龄、女性、黑种人、抗 MPO 抗体阳性者以及肾功能不全。

虽然糖皮质激素联合环磷酰胺治疗能够使多数患者获得缓解,但即使给予积极的维持缓解治疗,也有至少 15% 的患者会在诱导缓解成功后的 2 年内复发,复发是造成器官损害和进展到终末期肾衰竭的独立危险因素;严重的复发(例如肺出血)可以危及患者生命。复发的独立危险因素包括:PR3-ANCA 阳性、上呼吸道以及肺脏受累者。

三、思索与展望

目前在 AAV 的治疗和预后领域还存在一些亟待探索的热点问题。

首先是关于维持缓解期治疗所需要持续的时间。如前所述,对于 AAV 维持缓解期治疗主要应用免疫抑制剂(硫唑嘌呤等)或同时联合小剂量的糖皮质激素。由于 AAV 是一组易于复发的疾病,即或在应用硫唑嘌呤或环磷酰胺维持治疗期间,每年的复发率至少在 15% 以上,因此停用免疫抑制治疗后的复发是临床上关注的焦点;而另一方面,如果延长应用免疫抑制剂的时间势必会增加不良反应的发生,包括肝功能损害、骨髓抑制等等,因此决定维持缓解期治疗的时间必须权衡利弊。一般认为应在诱导缓解完成后维持至少 2 年,但也有作者认为应延长到 4 年。欧洲血管炎研究组正在进行一项随机对照研究以确定是否需要将维持治疗延长到 4 年,后者称为 REMAIN 研究。

其次是诱导缓解期治疗能否应用环磷酰胺以外的免疫抑制剂。众所周知,糖皮质激素和环磷酰胺的联合应用从根本上改变了本病的预后,但大剂量应用环磷酰胺所造成的副作用(肝功能损害、感染、出血性膀胱炎、诱发泌尿系统肿瘤等)成为临床医师最为担忧的问题之一。多年来研究者们一直在探索是否有其他的免疫抑制剂能够在诱导缓解治疗中替代环磷酰胺,但现有的循证医学证据表明,只有价格昂贵的利妥昔单抗可以替代环磷酰胺作为一线用药,与糖皮质激素联合治疗非重症病例。有学者曾用氨甲蝶呤联合糖皮质激素治疗肾功能接近正常的非致命性病例,然而存在高复发率之虞。随着近年来多种新型免疫抑制剂(如吗替麦考酚酯、来氟米特、他克莫司等)在肾移植领域和其他自身免疫疾病(如系统性红斑狼疮等)中的成功应用,国外已有学者开始探索这些新型免疫抑制剂应用于 AAV 的诱导缓解期治疗。

第三是关于 AAV 患者的远期预后。如前所述,糖皮质激素联合免疫抑制剂的治疗使大多数患者得以缓解。虽然仍有少部分患者死于活动性血管炎、以及一些患者在血管炎急性期的强化免疫抑制治疗中死于治疗并发症(特别是继发性感染),但是多数患者能够获得较长时间的生存。越来越多的研究显示,心血管事件和恶性肿瘤(特别是长时间大剂量使用环磷酰胺者)是这些患者远期死亡的主要原因。如何减少这两类疾病发生? 也将是本领域未来几年研究的热点。

(陈　旻)

参 考 文 献

1. Jennette JC, Falk RJ, Bacon PA, et al. 2012 revised International Chapel Hill Consensus Conference Nomenclature of Vasculitides. Arthritis Rheum, 2013, 65: 1-11.
2. Lyons PA, Rayner TF, Trivedi S, et al. Genetically distinct subsets within ANCA-associated vasculitis. N Engl J Med, 2012, 367: 214-223.
3. Stassen PM, Cohen-Tervaert JW, Lems SP, et al. HLA-DR4, DR13(6) and the ancestral haplotype A1B8DR3 are associated with ANCA-associated vasculitis and Wegener's granulomatosis. Rheumatology (Oxford), 2009, 48: 622-625.
4. Kain R, Exner M, Brandes R, et al. Molecular mimicry in pauci-immune focal necrotizing glomerulonephritis. Nat Med, 2008, 14: 1088-1096.
5. Chen M, Gao Y, Guo XH, et al. Propylthiouracil-induced antineutrophil cytoplasmic antibody-associated vasculitis. Nat Rev Nephrol, 2012, 8: 476-483.
6. de Lind van Wijngaarden RA, van Rijn L, Hagen EC, et al. Hypotheses on the etiology of antineutrophil cytoplasmic autoantibody associated vasculitis: the cause is hidden, but the result is known. Clin J Am Soc Nephrol, 2008, 3: 237-252.
7. Xiao H, Heeringa P, Hu P, et al. Antineutrophil cytoplasmic autoantibodies specific for myeloperoxidase cause glomerulonephritis and vasculitis in mice. J Clin Invest, 2002, 110: 955-963.
8. Pfister H, Ollert M, Fröhlich LF, et al. Antineutrophil cytoplasmic autoantibodies against the murine homolog of proteinase 3 (Wegener autoantigen) are pathogenic in vivo. Blood, 2004, 104: 1411-1418.
9. Chen M, Yu F, Zhang Y, et al. Characteristics of Chinese patients with Wegener's granulomatosis with anti-myeloperoxidase autoantibodies. Kidney Int, 2005, 68: 2225-2229.
10. Chen M, Wang F, Zhao MH. Circulating neutrophil gelatinase associated lipocalin: a useful biomarker for assessing disease activity of ANCA-associated vasculitis. Rheumatology, 2009, 48: 355-358.
11. Xiao H, Heeringa P, Liu Z, et al. The role of neutrophils in the induction of glomerulonephritis by anti-myeloperoxidase antibodies. Am J Pathol, 2005, 167: 39-45.
12. Kessenbrock K, Krumbholz M, Schönermarck U, et al. Netting neutrophils in autoimmune small-vessel vasculitis. Nat Med, 2009, 15: 623-625.
13. Xiao H, Schreiber A, Heeringa P, et al. Alternative complement pathway in the pathogenesis of disease mediated by anti-neutrophil cytoplasmic autoantibodies. Am J Pathol, 2007, 170: 52-64.
14. Schreiber A, Xiao H, Jennette JC, et al. C5a receptor mediates neutrophil activation and ANCA-induced glomerulonephritis. J Am Soc Nephrol, 2009, 20: 289-298.
15. Berden AE, Ferrario F, Hagen EC, et al. Histopathologic Classification of ANCA-Associated Glomerulonephritis. J Am Soc Nephrol, 2010, 21: 1628-1636.
16. Haas M, Eustace JA. Immune complex deposits in ANCA-associated crescentic glomerulonephritis: a study of 126 cases. Kidney Int, 2004, 65: 2145-2152.
17. Watts R, Lane S, Hanslik T, et al. Development and validation of a consensus methodology for the classification of the ANCA-associated vasculitides and polyarteritis nodosa for epidemiological studies. Ann Rheum Dis, 2007, 66: 222-227.
18. Finkielman JD, Merkel PA, Schroeder D, et al. Antiproteinase 3 antineutrophil cytoplasmic antibodies and disease activity in Wegener granulomatosis. Ann Intern Med, 2007, 147: 611-619.
19. Stone JH, Merkel PA, Spiera R, et al. Rituximab versus cyclophosphamide for ANCA-associated vasculitis. N Engl J Med, 2010, 363: 221-232.
20. Jones RB, Tervaert JW, Hauser T, et al. Rituximab versus cyclophosphamide in ANCA-associated renal vasculitis. N Engl J Med, 2010, 363: 211-220.
21. Jayne DR, Gaskin G, Rasmussen N, et al. Randomized trial of plasma exchange or high-dosage methylprednisolone as adjunctive therapy for severe renal vasculitis. J Am Soc Nephrol, 2007, 18: 2180-2188.
22. Jayne D, Rasmussen N, Andrassy K, et al. A randomized trial of maintenance therapy for vasculitis associated with antineutrophil cytoplasmic autoantibodies. N Engl J Med, 2003, 349: 36-44.
23. Pagnoux C, Mahr A, Hamidou MA, et al. Azathioprine or methotrexate maintenance for ANCA-associated vasculitis. N Engl J Med, 2008, 359: 2790-2803.
24. Hiemstra TF, Walsh M, Mahr A, et al. Mycophenolate mofetil vs azathioprine for remission maintenance in antineutrophil cytoplasmic antibody-associated vasculitis: a randomized controlled trial. JAMA, 2010, 304: 2381-2388.
25. Metzler C, Miehle N, Manger K, et al. Elevated relapse rate under oral methotrexate versus leflunomide for maintenance of remission in Wegener's granulomatosis. Rheumatology (Oxford), 2007, 46: 1087-1091.

26. Stassen PM, Cohen Tervaert JW, Stegeman CA. Induction of remission in active anti-neutrophil cytoplasmic antibody-associated vasculitis with mycophenolate mofetil in patients who cannot be treated with cyclophosphamide. Ann Rheum Dis,2007,66:798-802.

27. Walsh M, Chaudhry A, Jayne D. Long-term follow-up of relapsing/refractory anti-neutrophil cytoplasm antibody associated vasculitis treated with the lymphocyte depleting antibody alemtuzumab(CAMPATH-1H). Ann Rheum Dis,2008,67:1322-1327.

28. Flossmann O, Baslund B, Bruchfeld A, et al. Deoxyspergualin in relapsing and refractory Wegener's granulomatosis. Ann Rheum Dis,2009,68:1125-1130.

29. Chen M, Yu F, Zhang Y, et al. Antineutrophil cytoplasmic autoantibodies associated vasculitis in older patients. Medicine(Baltimore),2008,87:203-209.

30. Hogan SL, Falk RJ, Chin H, et al. Predictors of relapse and treatment resistance in antineutrophil cytoplasmic antibody-associated small-vessel vasculitis. Ann Intern Med,2005,143:621-631.

31. Pagnoux C, Hogan SL, Chin H, et al. Predictors of treatment resistance and relapse in antineutrophil cytoplasmic antibody-associated small-vessel vasculitis: Comparison of two independent cohorts. Arthritis Rheum,2008,58:2908-2918.

第三章　干燥综合征肾损害

干燥综合征（Sjögren's syndrome）是一种主要累及外分泌腺的自身免疫性慢性炎症疾病，能导致腺体结构破坏，功能丧失。最常累及唾液腺和泪腺，表现为口干和眼干。其他受累的外分泌腺还包括胰腺、汗腺及肠道、支气管和阴道的黏液分泌腺体，肾脏和中枢神经系统也常受累。

干燥综合征是 Sjögren 于 1933 年首先描述，目前该病分为原发性干燥综合征（pSS）与继发性干燥综合征。pSS 主要侵犯外分泌腺，部分患者也能伴随出现系统性损害。与其他自身免疫性风湿性疾病共同存者为继发性干燥综合征，主要见于类风湿关节炎。大约 1/3 的类风湿关节炎患者会存在继发性干燥综合征，其口腔及眼睛的干燥与 pSS 相似，只不过是在类风湿关节炎发生后才出现。其他自身免疫性风湿性疾病，包括系统性红斑狼疮、硬皮病和多发性肌炎以及原发性胆汁性肝硬变也可发生干燥综合征。

第一节　干燥综合征肾病的临床表现、病理及诊断

一、干燥综合征的临床与病理表现

（一）发病率

该病症状轻微，许多患者已经患病而自己并未察觉，也不会到医院去寻求帮助，故 pSS 的确切发病率并不清楚。但是在自身免疫性风湿性疾病中此病仅次于类风湿关节炎，是第二个常见病。该病主要累及女性，女性患病大约是男性的 10 倍；任何年龄均可发生，高峰年龄为 40~60 岁。

（二）眼及口腔表现

导致患者就医的眼部症状常是主诉对风沙敏感、光敏感、不能耐受角膜接触镜、眼睛疼痛不适及结膜炎表现等，确认眼干燥须做泪液分泌试验（即 Schirmer 试验）及角膜荧光素染色检查；口干症状往往主诉进食干食物（如饼干、馒头）需用水助吞，或者夜间口渴需要饮水等，半数以上患者还会主诉

腮腺肿胀，确认涎腺疾病须做唾液流率试验、涎腺放射性核素检查及腮腺造影等检查。另外，均应检测血清抗 SSA 和抗 SSB 抗体。

pSS 的典型的病理学改变是外分泌腺慢性炎症。浸润的细胞主要是 CD4$^+$ T 淋巴细胞、B 淋巴细胞及浆细胞。在疾病的早期，腺小叶有灶性淋巴细胞浸润及聚集，首先浸润至小叶间-小叶内导管周围，而后进入实质，最后形成弥漫性浸润，伴随出现腺上皮细胞病变（在附着及外型上发生变化）及凋亡。临床上常做下唇腺活检病理检查，指南规定淋巴细胞灶≥1 个（在 4mm^2 组织内有 ≥50 个淋巴细胞聚集称为 1 个灶）才能诊断干燥综合征。

（三）全身系统表现

部分 pSS 患者可以出现眼、口以外的全身系统表现，包括：①一般症状：约 50% 患者有疲乏、精神压抑表现，并偶尔出现体重减轻，自述"仿佛患了恶性肿瘤一样"。疲乏是最早的主诉，原因不甚清楚，由于本病常合并甲状腺功能低下，故疲乏也可能与此相关。②关节肌肉表现：50% 的 pSS 有关节痛、晨僵、间断发作的滑膜炎、慢性多肌炎，有时为雅库关节病（Jaccud's arthropathy）。与类风湿关节炎不同的是在 X 线检查时并无关节侵蚀性病变。③皮肤表现：55% 的患者叙诉皮肤干燥、头发干燥。亦可发生皮肤损害，呈多样性改变，包括紫癜、红皮病、冻疮样损害。紫癜多与高丙种球蛋白血症及血管炎相关。④消化系统表现：胃肠道受累及时，黏液分泌减少，防御功能下降，患者常表现为反流性食管炎和食管动力障碍，可致吞咽困难；恶心、上腹部疼痛，活检显示萎缩性胃炎。结肠和直肠黏液分泌减少可导致便秘。肝脏是最大的外分泌腺，pSS 患者的肝脏常受累，肝脾大或肝功能异常者发生率达 25%~58%，5% 抗线粒体抗体阳性，活检显示轻度肝内胆管炎。北京协和医院的 135 例 pSS 病例分析显示，肝损害发生率为 28.1%，其中 22% 与 pSS 相关。亚临床型胰腺病变少见，25% 患者可有淀粉酶的轻度升高，因胰腺功能受损而导致的吸收不良综合征罕有发生。⑤呼吸道表现：常为支气管

黏膜分泌减少导致的干咳,也可因气道阻塞而导致呼吸困难。X线检查示轻微的间质性改变,高分辨CT检查示节段性支气管壁变厚,活检示支气管周围单核细胞浸润。严重的肺间质性病变在pSS少见。一般不出现胸水。⑥泌尿生殖系统表现:pSS也可发生间质性膀胱炎,这是一种非细菌感染引起的慢性膀胱炎,很早即认识到它是"胶原血管性疾病"的合并症,而近来的研究证实,很多这些疾病即是pSS。间质性膀胱炎的临床表现与细菌感染性膀胱炎类似,但是反复尿培养无细菌生长,其诊断只有靠膀胱镜检查和组织活检。30%的患者阴道分泌物减少而导致性交困难。⑦神经系统表现:神经病变可发生于周围感觉神经或运动神经,常累及单一神经,如三叉神经和视神经。中枢神经病变少见,其发病率仍有争议。Alexander等在1986年报告可发生类似于多发性硬化的中枢神经性疾病,其发生率约为30%。而Vincent等2003年报告,主要是横断性脊髓炎,发生率只有1%。⑧内分泌系统表现:自身免疫性甲状腺疾病在pSS中发生率为10%~45%。Ramos-Casals等报道的160例pSS患者中,约36%合并甲状腺疾病,主要为自身免疫性甲状腺炎,其他作者也报告可合并慢性淋巴细胞性甲状腺炎(桥本甲状腺炎)和甲状腺功能减退,30%~40%患者血清出现抗甲状腺抗体和促甲状腺激素水平升高。⑨血管病变表现:血管炎的发生率为5%,累及小及中型血管。最常见的表现为紫癜,少见情况下,血管炎可累及肾脏、肺、胃肠道、乳腺和生殖道。干燥发生若干年后可出现雷诺现象,发生率约为35%。⑩淋巴瘤:大约5%的pSS患者可发生淋巴瘤,表现为持续的、广泛的唾液腺肿胀、广泛的淋巴结病及皮肤浸润。近年来淋巴瘤的发生较以前已有明显增加。

二、干燥综合征肾损害的临床与病理表现

肾脏是pSS常累积的器官,早在1962年报告一例pSS患者出现肾性尿崩症。在对另外8例pSS患者进行研究后发现,4例患者有持续性尿浓缩功能障碍及水丢失,但无蛋白尿和其他肾脏异常表现。此后关于pSS的低比重尿及肾脏浓缩功能受损的研究逐渐增多。pSS患者肾脏受累的发生率各家报告不一,在18%~67%范围,一般认为在50%以上。确切的患病率很难估计,原因可能为:①病变的严重程度及病程差异很大,其中不乏为亚临床型患者,在很长时间并无明显症状;②缺乏统一的

被大家接受的诊断标准;③对该病的重视程度不一,许多早期患者已存在肾小管功能不全表现,而患者没有主诉也未被医师重视;④目前肾脏损害的研究报道只是一些小样本研究。

pSS的肾损害主要包括如下3方面疾病:

(一)肾小管间质肾炎

肾小管间质肾炎为pSS最主要和最突出的肾损害表现,即使以大量蛋白尿或肾病综合征为主要表现的pSS肾小球肾炎患者,其肾间质和小管的病变也很突出。一般认为,pSS肾小管间质病变的发病机制与其肾小球病变机制不同,后者是免疫复合物介导性疾病,而肾小管间质肾炎、肝脏损害及阻塞性支气管炎是由淋巴细胞侵犯上皮细胞导致,发生在疾病早期。肾小管间质肾炎多见于相对年轻患者,肾脏病理学改变为轻-中度的肾间质淋巴细胞浸润,伴不同程度的肾小管萎缩和间质纤维化。浸润的细胞多为CD4$^+$T淋巴细胞、B淋巴细胞及浆细胞,其细胞类型与pSS的其他外分泌腺浸润的细胞类型一致。而非干燥综合征原因导致的慢性间质性肾炎浸润的细胞多为毒性T淋巴细胞。

pSS肾小管间质肾炎的临床表现常十分隐匿,有些患者只有亚临床型肾损害表现。报告最多的慢性肾小管间质肾炎临床表现为低渗尿、肾小管酸中毒(RTA)及范可尼综合征,并最终进入慢性肾衰竭。

因肾脏浓缩功能受损而出现的多饮多尿往往是pSS患者最早的临床表现,甚至有些患者在明显的口干、眼干等症状出现前多年即已存在。1965年Shearm及Tu报告了一例年轻女性的pSS,在口干、眼干前10年即有多饮多尿。多饮多尿的症状轻微,常不为患者所重视,因而导致疾病在很长的时间内不能得到确诊。临床上许多多饮多尿的病例常与其他肾小管功能异常表现(如RTA、肾性糖尿及范可尼综合征)先后出现或同时出现,但是也可以孤立存在。RTA与尿浓缩功能障碍并不一定相互关联,这提示pSS中的肾小管间质损伤可能是多部位和多种功能的受损。

pSS患者还常出现RTA,其中主要为Ⅰ型RTA,其次为Ⅱ型RTA。pSS患者中RTA的发生率为20%~25%,协和医院报告的407例干燥综合征中只有60例(14.7%)诊为RTA。不过这60例均为症状较重需要住院治疗的患者,其中Ⅰ型RTA为88.1%,Ⅱ型为18.3%,94%的Ⅰ型RTA患者反复出现低钾性肌麻痹,亚临床型RTA只占7.6%,远远低于文献报告的33%。很清楚,此研究只纳入

了临床症状严重的干燥综合征病例,而未包含轻症及亚临床型患者。长时间地对 pSS 患者进行追踪观察,RTA 患病率会明显升高。Ren 等报告我国 130 例 pSS 患者的回顾性分析发现,多达 95 例 (73.1%)合并 RTA,而其中 91 例为Ⅰ型 RTA。RTA,尤其是Ⅰ型 RTA 在 pSS 患者中的高发病率提示 pSS 是 RTA 重要的发病因素之一。长期的 RTA 可导致泌尿系结石以及肾钙化,并可因此而导致慢性肾功能不全。另外,pSS 患者的范可尼综合征也时有报告。北京协和医院报告的 42 例范可尼综合征中,11.9% 是 pSS。个别作者报告 pSS 可合并 Giteiman 综合征。

肾脏的主要病理改变是慢性肾小管间质肾炎。Maripuri 等报告的 24 例 pSS 患者经肾活检诊断为慢性间质性肾炎者 11 例(45.8%);北京协和医院的 26 例 pSS 患者经肾活检诊断为慢性间质性肾炎者 18 例(69.2%);上海瑞金医院的 30 例 pSS 患者经肾活检诊断为慢性间质性肾炎者 20 例(66.7%)。病理检查可见肾间质淋巴细胞浸润,同外分泌腺一样,浸润的细胞也主要为 $CD4^+T$ 淋巴细胞、B 淋巴细胞及浆细胞。随疾病进展将出现不同程度的肾间质纤维化和肾小管萎缩,甚至肾小球缺血性损害(缺血性皱缩或硬化)。免疫荧光检查常阴性。

(二) 免疫复合物性肾小球肾炎

以往认为 pSS 合并肾小球肾炎者少见,文献只是个案报告。笔者 1984 年在国内首先报告了两例 pSS 合并肾小球肾炎病例,其中一例为 IgA 肾病,同时又合并Ⅰ型 RTA 低钾性麻痹,当时见诸于文献报告者只有 8 例。但此后文献报告 pSS 合并肾小球肾炎者逐渐增多。2001 年 5 月至 2006 年 5 月期间北京协和医院共有 48 例 pSS 患者接受肾活检,肾脏病理表现为慢性间质病变为主者 23 例,以肾小球受累为主者 25 例,占肾活检总数的 52%。上海瑞金医院报告的 103 例 pSS 中,肾小球损害者占 15 例(14.6%)。由于未在所有 pSS 患者中进行肾小球性蛋白尿的筛查,而 pSS 患者接受肾活检的病例数毕竟很少,而且各单位选择进行肾活检的指征也有很大差别,为此,很难确定 pSS 患者中肾小球肾炎的确切发生率。美国梅奥医学中心(Mayo Clinic)在长达 40 年的时间里,观察了 7276 名 pSS 患者,只有 24 例进行了肾活检。现在随着大家对 pSS 患者肾小球疾病的重视,已发现它不是少见疾病,而是导致 pSS 慢性肾衰竭不可忽略的原因之一。

pSS 患者肾小球肾炎的病理学类型以膜性肾病多见,约占全部肾小球疾病的一半,其次为系膜增生性肾小球肾炎、膜增生性肾小球肾炎及局灶节段性肾小球硬化症等。膜增生性肾炎有时合并冷球蛋白血症。少数患者有肾脏及肾外血管炎表现。2007 年,北京协和医院报告的 48 例行肾活检的 pSS 患者中,以肾小球受累为主者 25 例,其中膜性肾病占 17 例(占 68%)。这与 1997 年作者所在科室早期报告的 pSS 肾活检病理诊断有明显区别,1997 年的 26 例活检标本中单纯慢性间质性肾炎占 18 例(69%)。这 5 年来,除了对明显高丙种球蛋白血症伴肾小管功能损伤的患者进行肾活检外,也选择了中至大量肾小球源性蛋白尿患者或(和)血清肌酐升高的患者进行肾活检,因此 pSS 的肾病疾病谱有了变化。上海瑞金医院的病例中,10 例临床表现为肾病综合征者,其病理类型为系膜增生性肾炎 5 例,局灶节段性肾小球硬化症 2 例,膜性肾病 1 例,微小病变肾病 2 例。少见情况下 pSS 还可合并其他类型的肾小球疾病,如抗中性白细胞胞浆抗体(ANCA)相关性新月体肾炎。

(三) 肾衰竭

文献报道 pSS 患者肾功能损害的发生率差别较大,从 2% ~ 33%。Aasarod 等报道,21% 患者出现肾小球滤过率下降。上海瑞金医院报告的 103 例 pSS 患者中,22 例有肾功能损害,占 21.4%,其中 13 例为轻度损害(血清肌酐 < 176μmol/L)。北京协和医院 1997 年报告的肾活检患者 26 例中,有 5 例(占 19.23%)肌酐清除率 < 50ml/min。Maripuri 等报告的患者肾功能损害所占比例较大,24 例中 10 例(41.7%)呈慢性肾功能不全,7 例(29.2%)呈急性肾衰竭。但是由于该组患者是长达 40 年时间里的少数肾活检患者,其结果可能会存在偏倚,国内北京协和医院和上海瑞金报告的肾功能损害发生率可能比较客观。儿童 pSS 也可以发生终末期肾脏病(ESRD),而儿童的 pSS 由于症状不典型,故 ESRD 患儿中 pSS 所占比例很可能被低估。发生肾衰竭的主要原因为慢性肾小管间质肾炎导致的肾间质纤维化,而肾小球肾炎所致肾小球硬化、肾结石和肾钙质沉着症所致肾损害也都参与了慢性肾衰竭发生。pSS 还可发生急性间质性肾炎,Maripuri 等报道的 24 例 pSS 病例中,急性间质性肾炎即占 6 例(25.0%),临床呈现急性肾衰竭。

三、干燥综合征的诊断与鉴别诊断

(一) 诊断标准

pSS 的诊断在很长一段时间并无统一标准,曾经使用的标准有:①1975 年旧金山标准:1975 年由 Daniels 等创意制定。②哥本哈根标准:1976 年由 Manthorpe 设计并在 1981 年第一次干燥综合征讨论会上报告的标准。③圣地亚哥标准:1986 年由 Fox 等人提出,故又称为 Fox 标准。④欧洲标准:于 1993 年提出,1996 年又发表了对其验证的资料。欧洲标准是国际上最先建立在前瞻性、多中心研究基础上的诊断标准,分为如下 6 项指标:眼干症状,口干症状,眼客观检查包括泪液分泌试验和角膜荧光素染色,口腔客观检查包括唾液流率测定、唾液腺核素闪烁扫描及腮腺造影,血清自身抗体包括抗核抗体(ANA)、类风湿因子、Ro 及 La 抗体(又称为抗 SSA 及抗 SSB 抗体),以及下唇黏膜活检(查淋巴细胞浸润),6 项中符合 4 项即可诊断。一般认为在诊断 pSS 时,圣地亚哥标准常过严,而欧洲标准过宽。⑤欧美合议标准:2002 年原制订欧洲标准的人员与美国学者,在原欧洲标准基础上重新分析合议而制订。此标准认为肯定的 pSS 诊断必须具备自身免疫表现,即唇黏膜活检显示局灶性涎腺炎及抗 SSA 和(或)抗 SSB 抗体阳性,二者至少必具其一。另外,唇黏膜活检原要求至少有 2 个病灶,已降为 1 个病灶;Scheirmer 试验 5 分钟泪液湿润长度由 8mm 降为 5mm;角膜荧光素染色检查磨损点由 10 个降为 4 个;而且自身抗体检验未再包括 ANA 及类风湿因子。欧美合议标准被广泛接受,已成为国际上诊断 pSS 的基本标准。⑥干燥综合征国际分类(诊断)标准:2002 年 5 月在日本举行的第 8 届干燥综合征国际会议上,根据中国及日本的验证材料对欧美合议标准进行了修订,称为干燥综合征国际分类(诊断)标准(2002 年修订版)。我国学者应用此标准分析后发现,其敏感性为 87%,特异性为 97.8%。2003 年中华医学会风湿病学分会指定的干燥综合征诊治指南(草案)也推荐使用此标准,目前已在我国广泛使用。

2002 年欧美合议干燥综合征分类(诊断)标准见表 3-3-1 及表 3-3-2。

(二)鉴别诊断

根据典型的临床表现和实验室检查,pSS 的诊断一般不难。但需要与某些有眼干、口干症状及腮腺肿胀表现的疾病鉴别。结节病与 pSS 的临床表现很相像,但是腮腺活检显示非干酪样肉芽肿及抗 SSA、SSB 抗体阴性可资鉴别。其他需要与 pSS 鉴别的疾病包括艾滋病、丙型肝炎病毒感染、移植物抗宿主反应。艾滋病患者有干燥综合征症状、腮腺肿胀、肺脏受累和淋巴结病,但是血清抗 SSA、SSB

抗体阴性,人免疫缺陷病毒(HIV)抗体阳性,腮腺浸润的淋巴细胞以 CD8+ T 细胞为主,均有助于鉴别。丙型肝炎病毒感染可以导致淋巴细胞性腮腺炎,很像干燥综合征,但是 pSS 患者的血清抗 SSA、SSB 抗体阳性,抗丙型肝炎病毒抗体阴性,可资鉴别。

表 3-3-1 干燥综合征分类标准的项目

Ⅰ 眼部症状:3 项中有 1 项或 1 项以上阳性 1. 每日感到不能耐受的眼干持续 3 个月以上 2. 有反复的沙子进眼或砂磨感觉 3. 每日需用人工泪液 3 次或 3 次以上
Ⅱ 口腔症状:3 项中有 1 项或 1 项以上阳性 1. 每日感到口干持续 3 个月以上 2. 成年后腮腺反复或持续肿大 3. 吞咽干性食物时需用水帮助
Ⅲ 眼部体征:两项中有 1 项或 1 项以上阳性 1. 泪液分泌试验(+)(5min 泪液湿润长度 ≤ 5mm) 2. 角膜染色(+)(≥4 个,用 van Bijsterveld 计分法)
Ⅳ 组织学检查:下唇腺病理活检示淋巴细胞灶 ≥1(4mm² 唇腺组织内有 ≥50 个淋巴细胞聚集为 1 个灶)
Ⅴ 涎腺受损:3 项中有 1 项或 1 项以上阳性 1. 唾液流率(+)(15min 唾液流率 ≥1.5ml) 2. 腮腺造影(+) 3. 涎腺核素检查(+)
Ⅵ 自身抗体:抗 SSA 或(和)抗 SSB 抗体(+)(双扩散法)

表 3-3-2 分类标准项目的具体分类

1. 原发性干燥综合征:无任何潜在疾病的情况下,有下述任 1 条即可诊断: A. 符合表 1 中 4 条或 4 条以上,但必须符合条目Ⅳ(组织学检查)或(和)条目Ⅴ(自身抗体) B. 条目Ⅲ、Ⅳ、Ⅴ、Ⅵ 4 条中任 3 条阳性
2. 继发性干燥综合征:患者有潜在的并发疾病(如另一确定的结缔组织病),符合表 1 条目Ⅰ、Ⅱ中任何 1 条,同时符合条目Ⅲ、Ⅳ、Ⅴ中任 2 条
3. 必须除外:颈、头面部放疗史,丙型肝炎病毒感染,艾滋病,淋巴瘤,结节病,移植物抗宿主病,抗乙酰胆碱药的应用

(三)干燥综合征诊断的困惑

遵照欧美合议干燥综合征分类(诊断)标准,国内有报道用此诊断 pSS 的敏感性为 87%,特异性为

97.8%,但是这只是单中心资料分析,欲全面验证此标准对我国 pSS 诊断的准确性,还必须进行多中心研究。其次,由于 pSS 的临床表现多样化,而且受累器官出现时间及数量不一,也使得 pSS 易被误漏诊。笔者本人经历过这样一个病例,在 20 世纪 50 年代因为高丙种球蛋白血症和皮肤紫癜而被诊断为"高丙种球蛋白性紫癜",予以肾上腺皮质激素治疗。患者接受了长达 40 年的小剂量激素治疗,直到 90 年代死于干燥综合征慢性肾衰竭。尽管此激素治疗对患者干燥综合征病情有益,但是此疾病诊断实际是误诊。鉴于慢性肾小管间质肾炎伴淋巴细胞及浆细胞浸润是 pSS 较为特征的肾损害病理表现,因此肾活检病理检查可能为 pSS 诊断提供有价值线索,凡疑及 pSS 且出现肾损害的患者均应进行肾活检,这可能会避免不少误漏诊。

第二节 干燥综合征的发病机制

尽管对 pSS 的病因及发病机制已做了广泛研究,但是至今仍欠清楚。宽泛的讲,pSS 发病与多种因素相关,已经积累的证据显示,遗传因素与 pSS 发病关系密切,而环境因素如病毒感染,性激素变化、组织损伤等都对启动 pSS 的自身免疫疾病过程具有作用。

一、遗传因素与干燥综合征

对于遗传因素的研究依然有限,北京协和医院报告的 150 例病例中,有 2 例为姐妹。也有不少研究报告了 pSS 与 HLA 抗原分型的关系。来自不同国家报告的类型都是 HLA-DR 抗原,意大利为 HLA-DR3,希腊为 HLA-DR5、HLA-DR53,以色列为 HLA-DR11,日本为 HLA-DRw53,中国为 HLA-DR3。

近来有学者对基因多态性与 pSS 之间的关系进行了研究。通过病例对照研究已发现干扰素(IFN)基因多态性与 pSS 发病相关,最重要的是 pSS 和 IRF5(编码干扰素调节因子 5,累及 I 型干扰素途径)及 STAT4(编码信号传导及转录激活因子 4,累及 II 型干扰素途径)基因多态性的关系。关于 pSS 的第一个全基因组关联研究(genome-wide association study,GWAS)的初步结果目前已经公布,对 395 例欧洲的 pSS 患者和 1975 例健康人进行了对比研究,而在重复试验中,又扩大对比了 1243 例患者与 4779 例健康者。与 pSS 最相关的遗传位点是 MHC/HLA 区域,峰值在 HLA-DQB1。与 pSS 相关的多种基因位于此区域内。该研究确定了与基因多态性相关的 6 个独立的位点:IRF5、STAT4、BLK(编码 B 淋巴细胞激酶)、IL12A(编码 IL-12 亚单位 α)、TNIP1(编码 TNFAIP3-相互蛋白 1)和 CXCR5(编码 CXC 趋化因子受体 5)。该研究也首次证实了 IL12A 基因多态性与 pSS 之间的关系。

表观遗传学异常在包括 pSS 在内的多种自身免疫性疾病发病中具有重要作用,尽管目前对 pSS 表观遗传学的了解尚有限,但是已经观察到唾液腺 miRNA 的表达类型与该疾病相关。

二、病毒感染与干燥综合征

某些感染性疾病会产生类似于 pSS 的症状,而被称为干燥综合征样疾病,提示感染可能是 pSS 的病因之一。唾液腺的病毒感染可启动致干燥综合征的自身免疫过程,而且在 pSS 患者的唾液腺中已检测到 EB 病毒 DNA,故嗜唾液腺病毒如 EB 病毒感染已被认为是 pSS 的启动因素,可导致 pSS 发生。除 EB 病毒外,巨细胞病毒(CMV)也认为与 pSS 有关。有报道在 pSS 患者的血清中已测得高水平的 CMV IgM 抗体,甚至在其他自身免疫性疾病中也观察到同样结果,因此作者认为 CMV 感染不仅与 pSS、而且许多自身免疫疾病的发病均相关。反转录病毒可感染免疫系统,引起免疫调节异常,因而也被认为是 pSS 的病因。HIV-1 感染可累及唾液腺和其他器官(包括肾脏的 $CD8^+T$ 细胞浸润),其临床表现与 pSS 十分相似,但是此病未被划归 pSS,而独立命名为"弥漫性浸润性淋巴细胞增多综合征",文献报道有 3%~8% 的 HIV 感染者具有此综合征。类似表现也见于其他反转录病毒感染性疾病,如人类 T 细胞白血病反转录病毒-I(human T leukaemia retrovirus-I,HTLV-I)。在 HTLV-I 感染者中约 3% 具有干燥综合征表现,而在 36 例 pSS 患者中有 13 例检测到了 HTLV-I 病毒抗体。尽管在这两个反转录病毒感染疾病中都看到了 pSS 的类似临床表现,但是它们在 pSS 中的确切致病作用仍待进一步证实。1997 年 Rigby 等在 pSS 患者中测得了反转录病毒序列,另有学者用 pSS 患者的唾液腺与淋巴细胞共同培养发现反转录病毒-A 型颗粒存在,不过这些证据仍显不足。在动物实验中,反转录病毒感染与 pSS 的关系也只有非直接证据。

三、免疫功能失调与自身免疫

环境因素对于那些有发病倾向的患者可启动自身免疫过程。在这个过程中,有 T 和 B 淋巴细胞的激活和相互作用,有细胞因子的产生和激活以及自身抗体的产生。而自身反应性 T 和 B 淋巴细胞在 pSS 外分泌腺的炎症浸润及自身抗体的产生方面起着决定性的作用。在最近,临床和实验室观察已经提高了上皮细胞在发病中的中枢环节作用,并提出此病的病因学名称应为"自身免疫性上皮病"。该病的外分泌腺表现应分为两组:①间质性肾炎、肺及肝脏受累,这是淋巴细胞侵犯上皮组织的结果;②肾小球肾炎、皮肤血管炎及周围神经病变,这些是免疫复合物介导性疾病,这类疾病合并淋巴瘤的风险增加。

pSS 患者可测得多种自身抗体,其中与 pSS 相关者为抗 Ro/SSA 和抗 La/SSB 抗体。Nardi 等研究了 335 例 pSS 的自身抗体,测定了 ANA、抗 SSA 抗体、抗 SSB 抗体、抗 Sm 抗体、抗核糖核蛋白(RNP)抗体、抗平滑肌抗体(ASMA)、抗壁细胞抗体(APCA)、抗肝肾微粒体 1 型(LKM-1)抗体和抗微粒体抗体(AMA)。其中抗 Ro/SSA 抗体阳性者 111 例(33%),抗 La/SSB 抗体阳性者 78 例(23%),而 ANA 阳性者 278 例(83%),ANA 阳性者在滴度达 > 1:80 时与抗 SSA/SSB 抗体相关。

细胞因子是免疫反应的强有力效应器。特异性的效应 T 细胞亚群如辅助细胞 Th1、Th2、Th17 和 T 滤泡辅助细胞(TFH)的分化是受不同的细胞因子影响的。而在病情恶性循环中,效应 T 细胞亚群反过来也产生一组信号细胞因子,在目标组织中发挥特殊效应,并常常同时促进同一效应亚群细胞的进一步分化和扩充。许多细胞因子水平在 pSS 患者的靶组织及血循环中升高。

Th1-相关的细胞因子有干扰素-γ(IFN-γ)、白介素-12(IL-12)、白介素-18(IL-18)和肿瘤坏死因子-α(TNF-α)等。文献报道,与非 pSS 患者比较,pSS 患者的唾液腺和唾液中的 IFN-γ 水平显著升高;在 pSS 患者的受累器官中 IL-12 水平也升高,其主要来源为巨噬细胞和树突状细胞;在 pSS 患者的血清、唾液腺和唾液中已测得高水平的 IL-18,其水平升高程度与疾病严重度相关;pSS 患者较非 pSS 患者的唾液有更高水平的 TNF-α,TNF-α 能促进 Ro/SSA 和 La/SSB 在角质细胞表面表达,诱发自身免疫。体外研究显示 TNF-α 单独或与 IFN-γ 合作能诱导唾液腺细胞的凋亡并损伤其分泌功能。Th2-相关的细胞因子有白介素-4(IL-4)和白介素-13(IL-13)。文献报道,在部分 pSS 患者的唾液腺中已检测到水平增高的 IL-4;在 pSS 患者的外分泌腺中也检测到 IL-13 mRNA 高表达,IL-13 可影响肥

大细胞而导致靶器官损害。Th17-相关的细胞因子有白介素-17(IL-17)和白介素-22(IL-22),而 Th17 细胞的存活需要依赖细胞因子白介素-23(IL-23)。文献报道,在 pSS 患者的唾液腺和血清中 IL-17 和 IL-23 水平升高,且免疫组化分析显示在淋巴细胞浸润的部位和导管部位 IL-17 和 IL-23 蛋白及其受体呈高表达;pSS 患者的血清 IL-22 水平也显著升高,且升高程度与自身抗体和类风湿因子的程度相关,提示 IL-22 可能在 pSS 的发病中起着作用。其他细胞因子还有白介素-21(IL-21)和白介素-10(IL-10)等。文献报道,pSS 患者的血清 IL-21 浓度显著升高,且与 IgG1 水平相关,免疫组化显示在 pSS 病人唾液腺的淋巴浸润灶有高水平的 IL-21 表达;pSS 患者的唾液及血清中 IL-10 水平也显著升高,前者升高程度与眼干和口干严重度相关,后者升高程度与 IgG1 水平及免疫细胞浸润程度呈显著正相关。这些结果也提示 IL-21 及 IL-10 在 pSS 发病中具有作用。综上所述,T 细胞来源的或 T 细胞影响的细胞因子,在 pSS 的发病中可能发挥着重要作用。在这些因子中,IL-4、IL-13、IFN-γ、IL-17、IL-21 和 IL-10 已有较强说服力显示它们在 pSS 发病中具有重要作用,而其他细胞因子如 IL-12、IL-23、IL-18、TNF-α 和 IL-22 也高度提示在 pSS 发病中具有作用,但还需要进一步进行验证。

各种细胞和炎症因子及抗体是如何造成组织损伤的?Lessard 等阐述了发病中 B 细胞激活、B 细胞受体激活及 T 细胞激活三个主要过程。Fox 具体描述了如下几个主要步骤:①病毒或非病毒侵入腺体,导致细胞坏死或凋亡,此后在腺细胞表面表达 SSA 蛋白;②损伤的腺体产生细胞因子,上调腺体内皮小静脉上的趋化因子和细胞黏附分子,促进淋巴细胞和树突状细胞迁移(或归巢)到受损腺体;③通过 HLA-DR 阳性抗原递呈细胞递呈 SSA 抗原,在 T 辅助细胞的影响下由 B 细胞产生 SSA 抗体;④形成包含抗 SSA 和核糖体蛋白的免疫复合物,通过 Toll 受体和 Fc-γ 受体结合到腺体的树突状细胞上;⑤树突状细胞产生 I 型干扰素,进一步促进淋巴细胞归巢,淋巴细胞及金属蛋白酶活化,以及腺细胞凋亡。连接固有免疫系统与获得性免疫系统的恶性循环即会在具有基因倾向性的个体(HLA-DR 阳性)中发生,产生对 SSA 的免疫反应形成免疫复合物,刺激 Toll 受体产生特征性的 I 型干扰素信号。Nocturne 在讲述发病机制的最近进展后,绘制了一个发病机制示意图(图 3-3-1),可供参考。

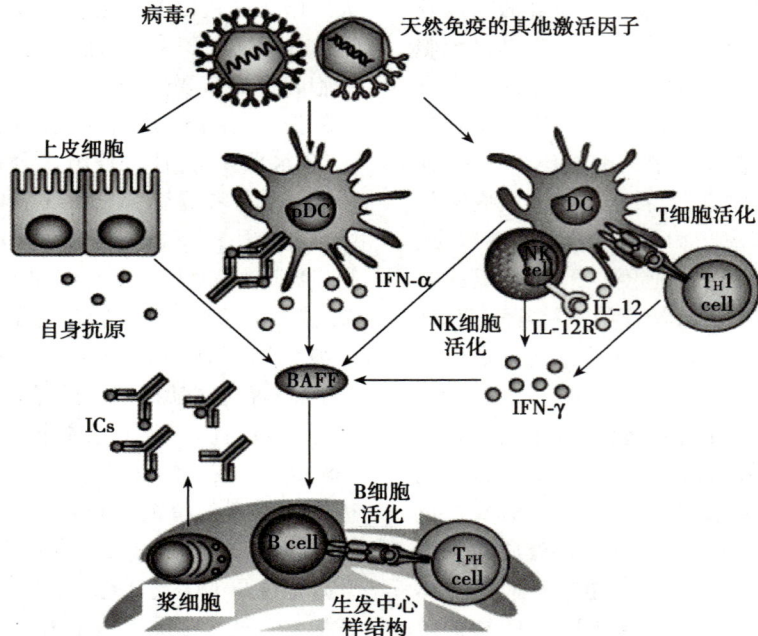

图3-3-1　原发性干燥综合征发病机制示意图

环境的因素如病毒或其他天然免疫的激活因子导致上皮细胞和DC激活，pDCs也可被已形成的ICs激活。DCs促进Ⅰ、Ⅱ型IFN途径活化。进而传统的DCs分泌IL-12导致NK细胞和TH1细胞的活化，增加IFN-γ产生和介导组织损伤。IFN-α和IFN-γ增加了BAFF的分泌（导致BAFF的过度产生）和B细胞和T细胞的激活。在患pSS的个体，B细胞的激活意味着在GC样结构中产生自身抗体。上皮细胞释放自身抗原，参与ICs形成及免疫系统持续激活的恶性循环。

英文缩语：DC：树突细胞；pDC：浆细胞样树突细胞；ICs：免疫复合物；IFN：干扰素；IL-12：白介素12；IL-12R：白介素12受体；NK：自然杀伤细胞；T_H1：1型T辅助细胞；T_{FH}：滤泡辅助性T细胞；BAFF：B细胞活化因子

（摘自：Nocturne G，Mariette，X. Nat Rev Rheumatol，2013，9：544-556）

第三节　干燥综合征及其肾损害的治疗

非脏器的损伤如关节痛等一般可用非甾类抗炎药和羟氯喹治疗，糖皮质激素也可以缓解症状，但是由于其副作用而限制了其长期使用。对于血沉增快、多克隆丙种球蛋白增加及淋巴结病的患者，羟氯喹有较好的疗效，其剂量为6～8mg/（kg·d）。虽然羟氯喹能缓解非特异性症状，但不会增加泪液和唾液，改善眼干及口干症状。对于羟氯喹的眼睛副作用（视觉及角膜病变）应予以关注，每6～12个月应进行一次常规的眼科检查。

有脏器损伤者，应使用肾上腺糖皮质激素，其剂量与治疗系统性红斑狼疮所用剂量相同，为减少激素用量，可与其他免疫抑制剂联合使用如羟氯

喹、环磷酰胺、硫唑嘌呤及甲氨蝶呤等，对某些选择性病例也可以使用来氟米特。环孢素A也是治疗pSS的常用药物。环磷酰胺常用于病情严重和合并血管炎的患者，由于pSS常合并淋巴瘤，故主张以小剂量给予，而不使用大剂量的静脉注射。不能耐受环磷酰胺者也可以使用吗替麦考酚酯。生物制剂如英夫利昔单抗（infliximab，能抑制TNF-α）和利妥昔单抗（rituximab，抗CD20单克隆抗体）都已经用于pSS治疗。2009年Maripuri等报道3例pSS合并肾损害（2例为肾小管间质肾炎，1例为冷球蛋白血症性肾小球肾炎）患者在接受激素及利妥昔单抗治疗后，肾功能长期维持稳定。

合并RTA者现在尚无根治方法，以对症处理为主。对于此类患者是否应使用肾上腺糖皮质激素治疗？仍无明确意见。合并高丙种球蛋白血症者，使用小剂量激素治疗可能有助于肾功能的长期

稳定。对于肾间质有明显的淋巴细胞和浆细胞浸润、肾功能受损的高丙种球蛋白血症 pSS 患者应积极使用激素和免疫抑制剂治疗。我们认为，对于单纯的肾小管间质肾炎患者，其治疗应依据肾活检的肾小管间质损伤程度（病变广泛程度，活动及慢性化程度）而选择使用或不使用激素及免疫抑制剂治疗。

pSS 合并肾小球肾炎者，应参照狼疮性肾炎的治疗方案处理。北京协和医院 1997 年报道的 26 例 pSS 合并肾损害者，有 10 例为明显蛋白尿，其中 5 例肾病综合征，经激素和免疫抑制剂（环磷酰胺，环孢素 A）治疗后，7 例完全缓解，2 例部分缓解，1 例疗效较差 1 年内进展到 ESRD。而后 2007 年报告的 pSS 膜性肾病（包括非典型膜性肾病）患者，临床表现为肾病综合征时，均给了激素联合环磷酰胺治疗，而尿蛋白定量<3g/d 者用激素联合血管紧张素转化酶抑制剂或血管紧张素 AT1 受体阻滞剂治疗，12 例患者随诊 4~59 个月，肾病综合征完全缓解者 8 例，部分缓解者 4 例。

肾上腺糖皮质激素及免疫抑制剂联合治疗，对肾功能的稳定和改善至关重要。即使肾损害已达到慢性肾脏病Ⅳ期水平的患者，治疗后病情也能取得较长时间的稳定。上海瑞金医院 2005 年报告的 103 例 pSS 患者中，22 例合并肾功能不全，经治疗后 12 例肾功能恢复正常。Maripuri 等 2009 年报告的一组 pSS 伴肾损害病例，经肾上腺糖皮质激素和免疫抑制剂治疗，并随访 17~192 个月（中位数为 76 个月），结果显示 16 例患者中的 14 例肾功能维持原水平或有所改善，其中 7 例慢性肾脏病Ⅳ期的患者，无一例进展到Ⅴ期。北京协和医院治疗的病例也获得了类似良好结果。为此，pSS 合并肾功能损害者，即使已到较晚期（如慢性肾脏病Ⅳ期），若无禁忌证也应给予糖皮质激素和（或）免疫抑制剂治疗，以期改善预后。

（李学旺）

参 考 文 献

1. 张乃峥. 干燥综合征//张乃峥. 临床风湿病学. 上海：上海科技出版社,1999:287-299.

2. 李学旺. 干燥综合征肾病//方圻,主编. 现代内科学. 北京：人民军医出版社,1995:2992-2994.

3. Venables PJW. The patient with Sjögren's syndrome and overlap syndromes//Divison AM, Cameron JS, Grunfeld J-P, et al. eds. Oxford Textbook of Clinical Nephrology. 3rd ed. London: Oxford University Press,2005:871-878.

4. Ramos-Casals M, Garcia-Carrasco M, Cervera R, et al. Thyroid disease in primary Sjögren syndrome. Study in a series of 160 patients. Medicine (Baltimore), 2000, 79: 103-108.

5. Tzioufas AG, Voulgarelis M. Update on Sjögren's syndrome autoimmune epithelitis: from classification to increased neoplasias. Best Pract Res Clin Rheumatol, 2007, 21(6):989-1010.

6. 郑法雷,赵素梅,李雪梅. 范可尼综合征的临床特点与生化异常. 中华内科杂志,2000,39:735-736.

7. 张卓莉,王燕,董怡. 原发性干燥综合征并发肾小管酸中毒的预后与治疗. 中华风湿病杂志,2001,5:90-82.

8. 杨军,李学旺,黄庆元,等. 原发性干燥综合征 26 例合并肾脏损害临床及病理分析. 中华内科杂志,1997,36:28-31.

9. 任红,陈楠,等. 干燥综合征合并肾脏损害 147 例临床病理及随访情况. 中华风湿病杂志,2005,9:351-353.

10. Maripuri S, Grande JP, Osborn TG, et al. Renal involvement in primary Sjögren's syndrome: a clinicopathologic study. Clin J Am Soc Nephrol,2009,4(9):1423-1431.

11. 李学旺,毕增祺,何祖根,等. 干燥综合征合并肾小球肾炎、间质性肾炎及肾小管酸中毒. 中华内科杂志,1984,23:220.

12. 李航,文煜冰,李学旺. 原发性干燥综合征合并膜性肾病. 中华肾脏病杂志,2007,23:426-428.

13. Aasarod K, Haga HJ, Berg KJ, et al. Renal involvement in primary Sjögren's syndrome. QJM,2000,93(5):297-304.

14. Johnson S, Hulton SA, Brundler MA, et al. End-stage renal failure in adolescence with Sjögren's syndrome autoantibodies SSA and SSB. Pediatr Nephrol, 2007, 22(10):1793-1797.

15. Cornec D, Devauchelle-Pensec V, Tobón GJ, et al. B cells in Sjögren's syndrome: from pathophysiology to diagnosis and treatment. J Autoimmun, 2012, 39(3):161-167.

16. Shiboski SC, Shiboski CH, Criswell L, et al. American College of Rheumatology classification criteria for Sjögren's syndrome: a data-driven, expert consensus approach in the Sjögren's International Collaborative Clinical Alliance cohort. Arthritis Care Res (Hoboken), 2012,64(4):475-487.

17. Appel GB, Radhakrishnan J, D'Agati VD. Secondary Glomerular Disease. In: Taal MW, Cherlow GM, Marsden PA, et al. eds. Brenner & Rector's The Kidney. 9th ed. Philadelphia: Saunders,2012:1226-1227.

18. 李学旺,陈丽萌.原发性干燥综合征肾病//王海燕,主编.肾脏病学.第3版.北京:人民卫生出版社,2008:1389-1398.

19. Manthorpe R,Oxholm P,Prause JU,et al. The Copenhagen criteria for Sjögren's syndrome. Scand J Rheumatol Suppl,1986,61:19-21.

20. Fox RI,Robinson CA,Curd JG,et al. Sjögren's syndrome. Proposed criteria for classification. Arthritis Rheum,1986,29(5):577-585.

21. Vitali C,Bombardieri S,Moutsopoulos HM,et al. Preliminary criteria for the classification of Sjögren's syndrome. Results of a prospective concerted action supported by the European community. Arthritis Rheum,1993,36(3):340-347.

22. Vitali C,Bombardieri S,Moutsopoulos HM,et al. Assessment of the European classification criteria for Sjögren's syndrome in a series of clinically defined cases:results of a prospective multicenter study. The European Study Group on Diagnostic Criteria for Sjögren's Syndrome. Ann Rheum Dis,1996,55(2):116-121.

23. 中华医学会风湿病学分会.干燥综合征诊治指南(草案).中华风湿病杂志,2003,7(7):446-448.

24. Voulgarelis M,Tzioufas AG. Pathogenetic mechanisms in the initiation and perpetuation of Sjögren's syndrome. Nat Rev Rheumatol,2010,6(9):529-537.

25. Nikolov NP,Illei GG. Pathogenesis of Sjögren's syndrome. Curr Opin Rheumatol,2009,21(5):465-470.

26. Stojanovich L,Marisavljevich D. Stress as a trigger of autoimmune disease. Autoimmunity Rev,2008,7(3):209-213.

27. Gestermann N,Mekinian A,Comets E,et al. STAT4 is a confirmed genetic risk factor for Sjögren's syndrome and could be involved in type 1 interferon pathway signaling. Genes Immun,2010,11(5):432-438.

28. Lu,Q. The critical importance of epigenetics in autoimmunity. JAutoimmun,2013,41:1-5.

29. Barzilai O,Sherer Y,Ram M,et al. Epstein-Barr virus and cytomegalovirus in autoimmune diseases:are they truly notorious? A preliminary report. Ann N Y Acad Sci,2007,1108:567-577.

30. Katsifis GE,Moutsopoulos NM,Wahl SM. T lymphocytes in Sjögren's syndrome:contributors to and regulators of pathophysiology. Clin Rev Allergy Immunol,2007,32(3):252-264.

31. Nardi N,Brito-Zeron P,Ramos-Casals M,et al. Circulating auto-antibodies against nuclear and non-nuclear antigens in primary Sjögren's syndrome:prevalence and clinical significance in 335 patients. Clin Rheumatol,2006,25(3):341-346.

32. Roescher N,Tak PP,Illei GG. Cytokines in Sjögren's syndrome:potential therapeutic targets. Ann Rheum Dis,2010,69(6):945-948.

33. Nocturne G,Mariette X. Advances in understanding the pathogenesis of primary Sjögren's syndrome. Nat Rev Rheumatol,2013,9(9):544-556.

34. Fox RI. Sjögren's syndrome:current therapies remain inadequate for a common disease. Expert Opin Investig Drugs,2000,9(9):2007-2016.

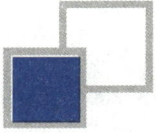

第四篇

副蛋白血症肾损害

第一章 多发性骨髓瘤肾损害

多发性骨髓瘤(multiple myeloma,MM)是浆细胞的恶性肿瘤疾病,异常增生的瘤细胞主要浸润骨髓和软组织,并产生大量的异常单克隆免疫球蛋白,导致骨骼破坏、贫血、免疫功能异常和肾损害。该病累及肾脏时可呈现多种表现,最常见的表现为:①管型肾病(cast nephropathy),它由大量轻链(light chain,LC)从肾脏排泄,阻塞及损害肾小管导致;②肾脏淀粉样变(renal amyloidosis),它由淀粉样变轻链蛋白沉积肾组织导致;③轻链沉积病(light chain deposition disease,LCDD),它由非淀粉样变单克隆轻链蛋白沉积肾组织导致。

第一节 多发性骨髓瘤及肾损害的流行病学

MM占所有肿瘤的比例约为1%,占血液系统肿瘤的10%左右。美国1999年统计显示,MM已成为仅次于非霍奇金淋巴瘤的血液肿瘤,按死亡人数增长计,在所有肿瘤中,MM排名第四。在英国以及北欧国家的年发病率大约为百万分之五十,发病年龄平均约为70岁,大约15%的患者年龄小于60岁,年龄在60~65岁者占15%,不超过2%的MM患者在诊断时年龄小于40岁。

MM所致肾功能不全的发生率在15%~40%,其范围变动较大,主要源于不同研究采纳的肾功能不全定义不统一。30%~40%的MM患者就诊时血肌酐(SCr)水平即高于正常范围。Knudsend等调查了1353例初发MM病例,以肌酐清除率(CCr)评估肾功能,51%肾功能正常,轻度肾功能损害占25%,中度15%,重度9%。男性占47%,女性占53%,平均年龄68岁。

美国肾脏病数据系统(USRDS)2011年报告,在终末期肾脏病(ESRD)患者中MM发病率为1.0%。欧洲肾脏学会及欧洲透析移植协会(ERA/EDTA)数据系统报告,1986~2005年开始做肾脏替代治疗(RRT)的ESRD患者中MM占1.54%;MM所致ESRD而做RRT的人数由1986~1990年的0.7pmp(百万人口)增加到2001~2005年的2.52pmp;MM患者进行RRT治疗的中位生存时间为0.91年,而非MM患者却长达4.46年。

第二节 多发性骨髓瘤肾病的发病机制

一、骨髓瘤发病的危险因素

MM发生可能与辐射接触、病毒感染(如人类疱疹病毒-8感染)、慢性抗原刺激、骨髓微环境变化(如黏附分子异常表达)及遗传等危险因素相关。50%MM有核型异常,包括14q32易位,17p和22q缺失及13号染色体的单体性和缺失、易位,其中有些发生频率高且直接与预后相关,尤其13号染色体异常。

二、骨髓瘤肾损害的发病机制

(一)游离轻链蛋白的肾损害

MM中异常免疫球蛋白或其片段的重链(heavy chain,HC)和LC的产生比例发生了改变,所产生的过多游离LC,即本周蛋白(Bence-Jones protein,BJP),在引起肾损害方面非常重要。LC分子量为22.5kDa,有210~220个氨基酸残基,κ链有4个亚型,常以单体形式出现,也有部分为非共价结合形成的二聚体,λ链则有6个亚型,以二聚体形式为主。正常人尿液LC为多克隆,浓度为0.002 5g/L,在MM患者尿液单克隆LC含量明显增高(0.02~11.8g/L)。尿中λ型LC患者的肾损害发生率高于κ型,并非所有尿中排泌BJP的患者均发生肾损害,部分患者于病程中排泌大量BJP而无肾脏受累。这些表明BJP毒性作用与其理化特性有关。

1. **轻链蛋白毒性损伤肾小管** LC对近曲小管细胞有直接毒性。动物试验向Sprague-Dawley大鼠体内注射人BJP,发现LC进入细胞核内且激活溶酶体,细胞出现脱屑和裂解,胞浆明显出现空泡,微绒毛缘呈局灶性丢失。将猪近曲小管细胞与MM

患者 BJP 培养,发现 BJP 有细胞毒素作用及 RNA 酶活性,可侵入细胞及细胞核而不被降解,进入胞核的 BJP 诱导 DNA 裂解和细胞死亡。BJP 还可抑制大鼠近曲小管细胞 Na^+-K^+ ATP 酶的活性和钠依赖性磷及糖的转运,明显抑制胸苷酸的合成,致核固缩,有丝分裂消失,细胞肌动蛋白骨架破坏,甚至细胞裂解。

2. 轻链蛋白形成管型阻塞肾小管　MM 肾损害以管型肾病最常见。正常人肾小球滤过的少量 LC 90% 以上被近曲小管重吸收,MM 患者肾小球滤过的 LC 超过近端小管最大重吸收能力时,到达远端肾小管的 LC,在酸性环境中与 Tamm-Horsfall 蛋白(THP)以及白蛋白等形成管型,并围绕多核巨细胞,阻塞远端肾小管,即导致管型肾病。THP 是一种高度糖基化的酸性蛋白,是正常尿蛋白的主要成分,由肾小管髓袢升支粗段细胞合成,分泌入管腔。THP 上糖基有助于同型 THP 的凝集,去糖基的 THP 可与 BJP 结合。BJP 以不同的亲和力与 THP 主链上的特殊位点共价结合,分析表明此片段位于 THP 的第 6~287 氨基酸残基。THP 单克隆抗体可有效地竞争性抑制 BJP 与 THP 结合。

影响管型形成的因素除了上述 BJP 的浓度与类型,THP 的浓度与糖含量外,远端肾小管的内环境也是重要因素。细胞外液减少可加速 BJP 形成管型,其原因可能是肾小管液流速的减慢,延长了 BJP 在远端小管的停留时间,并无法冲走肾小管中的蛋白质复合体所致。在体外,当氯化钠浓度超过 80mmol/L 时,可促进 BJP 与 THP 的结合,增加钙浓度也有相同效果,上述因素还可通过促进 THP 自身聚集形成巢核,使 BJP 易与之结合而形成管型。尿 pH 值也与管型形成有关,酸性环境能增加 BJP 与 THP 的亲和力及聚集率。因此,环境因素能调节 BJP 与 THP 的相互作用,在 MM 管型形成中起重要作用。

3. 变性的轻链蛋白沉积肾组织　轻链蛋白被单核巨噬细胞吞噬,在胞内加工形成 β 褶片蛋白,分泌至胞外,在温度、pH、金属离子、蛋白水解及氧化等因素作用下,形成寡聚体原纤维,并进一步在血清淀粉样物质 P 及糖胺聚糖参与下,聚集成淀粉样纤维,沉积肾组织导致肾淀粉样变病。导致淀粉样变病的致病轻链蛋白主要是 λ 轻链。

LCDD 的发病机制与淀粉样变病相似,但是变性的轻链蛋白不形成 β 褶片蛋白,它们沉积肾组织导致肾脏 LCDD。导致 LCDD 的致病轻链蛋白主要是 κ 轻链。

(二)其他致病因素

1. 高钙血症肾损害　MM 分泌大量破骨细胞活化因子导致骨质吸收、溶骨破坏引起高钙血症,急性高钙血症可以导致肾小球滤过率(GFR)下降,这可能与高钙导致肾小球入球小动脉收缩后肾小球滤过压下降及多尿导致血容量减少有关;慢性高钙血症可以引起严重的肾小管损伤,肾小管间质钙盐沉积,病变以髓袢升支和髓质集合管最明显。

2. 高尿酸血症肾损害　MM 患者核酸分解代谢增强,产生大量嘌呤代谢产物尿酸,引起高尿酸血症;化疗后高尿酸血症更明显,可导致尿酸沉积肾小管间质,诱发急性高尿酸性肾病。

3. 高黏滞血症　MM 患者血清中过量的 M 蛋白,可诱发血液中红细胞聚集,形成缗钱状,增高血液黏稠度,并由此引起肾脏小动脉及肾小球血管堵塞,损害肾脏。

4. 骨髓瘤细胞髓外浸润　当大量骨髓瘤细胞浸润肾脏时,也可引起或加重肾损害。

5. 其他　脱水、应用对比剂造影、服用非甾类抗炎药、服用血管紧张素转化酶抑制剂(ACEI)或血管紧张素 AT1 受体阻滞剂(ARB),皆可能加重 MM 肾损害,甚至诱发急性肾损害(AKI)。

第三节　骨髓瘤肾损害的临床病理表现及诊断

一、临床表现

MM 主要由瘤细胞增生破坏骨骼、浸润髓外组织及产生大量异常 M 蛋白而引起疾病表现。临床表现多种多样。

(一)肾外表现

1. 骨骼破坏　75% 患者有骨痛,为早期和主要症状,腰骶部疼痛最常见。骨骼破坏好发于颅骨、肋骨、腰椎骨、骨盆等部位,骨质破坏处易发生病理性骨折。

2. 浸润性表现　70% 患者有髓外瘤细胞浸润,以肝、脾、淋巴结、肾脏浸润最常见,呈现器官肿大及功能障碍;部分患者还能出现神经系统浸润表现,包括椎体破坏压迫脊髓引起截瘫,浸润脑膜及脑引起精神症状、颅内压增高及局灶性神经体征,浸润周围神经引起对称性四肢远端感觉运动障碍等。

3. 异常 M 蛋白相关症状　由于正常免疫球蛋白形成减少,感染几率较正常人高 15 倍;M 蛋白使血小板功能障碍或抑制Ⅷ因子活性,或合并淀粉样变时Ⅰ、Ⅴ、Ⅹ因子缺乏,导致出血,常见皮肤紫癜,内脏和颅内出血也可见于晚期病人;高黏滞综合征发生率4%~9%,表现为头晕、乏力、恶心、视物模糊、手足麻木、心绞痛等,严重者出现呼吸困难、充血性心衰、偏瘫、昏迷,也可见视网膜病变;约10%患者发生轻链型淀粉样变,多见于IgD型及轻链型MM。

(二) 肾脏损害表现

部分MM患者是以肾脏损害为首发表现。

1. 蛋白尿 60%~90%患者出现蛋白尿,较少伴血尿、水肿及高血压,临床上易误诊为隐匿性肾炎或慢性肾炎。患者尿蛋白定量常<1g/d,但是少数患者也可≥1g/d,甚至出现大量蛋白尿,提示肾小球受累。由于干化学法检测的尿蛋白为白蛋白,轻链蛋白检测不出,故有时可见到干化学法检测尿蛋白阴性或少量,而尿蛋白定量却较多的矛盾现象。

2. 肾病综合征 MM患者出现肾病综合征(NS)者并不多,但在轻链型和IgD型MM肾损害中却较常见,常由肾脏淀粉样变或LCDD引起。MM所致NS多无镜下血尿,无高血压,双肾体积增大。即使在严重肾衰竭时,患者尿蛋白仍很多,肾脏体积仍无明显缩小。此外,肾小管功能也常受损出现肾性糖尿,而且肾静脉血栓发生率也较高。

3. 慢性肾小管功能损害 尿中长期排泄LC(以κ型多见)可引起慢性肾小管病变,肾小管上皮细胞内出现LC沉积。临床表现为:尿浓缩功能障碍,出现口渴、多饮、夜尿增多;尿液酸化功能障碍,出现远端或(和)近端肾小管性酸中毒;以及范可尼综合征,出现肾性糖尿、氨基酸尿、磷酸盐尿等。

4. 慢性肾功能不全 发生率40%~70%,半数以上患者就诊时已存在肾功能不全。MM导致的慢性肾功能不全常具有如下特点:贫血出现早,与肾功能受损程度不成正比;临床多无高血压,甚至有时血压偏低;双肾体积多无明显缩小。

5. 急性肾损伤 可发生在肾功能正常或慢性肾衰竭的基础上,管型肾病是导致急性肾损害的最重要原因,脱水(如呕吐、腹泻、应用利尿剂等)、感染、药物(肾毒性药物、对比剂等)、高尿酸血症、高钙血症均为重要诱发因素。

6. 尿路感染 MM患者全身免疫力低下,化疗后白细胞下降,加之LC及高钙血症等因素导致肾小管病变,因此易于发生泌尿系感染。约1/3病例反复发生膀胱炎、肾盂肾炎,后者易引起革兰阴性杆菌败血症,并使肾功能恶化。

不同MM分型的肾脏损害特点:IgG型、IgA型MM的肾脏损害多以肾小管病变、肾衰竭为主要表现,少数患者合并肾脏淀粉样变或LCDD;轻链型、IgD型MM的肾脏损害发生率显著较前两者高,临床除呈现肾小管病变外,肾小球病变(肾脏淀粉样变或LCDD)发生率亦高,出现肾病综合征,轻链型MM肾衰竭发生率约为50%,IgD型可达90%以上。

二、实验室及影像学检查

(一) 实验室检查

1. 血象 贫血常见,多为正细胞正色素性贫血,血小板及白细胞计数正常或降低,重者全血细胞减少。晚期血中可出现大量骨髓瘤细胞。

2. 骨髓象 可见大于10%的异常浆细胞,即骨髓瘤细胞。但是骨髓瘤早期瘤细胞可呈灶状分布,需要在多部位进行骨髓穿刺才能确诊。

3. 血清单株球蛋白检验

(1) 血清免疫球蛋白:单株血清IgA或IgG显著增高,其他免疫球蛋白降低,则可能为IgA或IgG型MM;血清IgA、IgG及IgM皆降低,则应检查血清IgD及轻链,可能为IgD或轻链MM。

(2) 血清蛋白电泳:可见M蛋白,即在$\alpha2$~γ区形成基底较窄、高而尖锐的蛋白峰(在γ区,蛋白峰的高与宽之比>2:1;在$\alpha2$区和β区>1:1)。

(3) 血清免疫固定电泳:能确定MM的类别(IgA、IgG型、IgD型、轻链κ或λ型等),显著提高了MM诊断的敏感性和准确性。

4. 尿液轻链蛋白检验 有多种方法可以检验尿液轻链蛋白,但是仍以尿液免疫固定电泳检验最敏感及特异。

5. 血液生化检验 应检验:①血清钙:由于骨质破坏常导致高钙血症,而血清磷及碱性磷酸酶正常。②血尿酸:由于核酸分解代谢增强,而出现高尿酸血症。③血β_2-微球蛋白(β_2-MG):是判断预后与疗效的重要指标,血浓度高低与肿瘤活动程度成正比。但是,肾小球滤过功能受损时,β_2-MG在体内蓄积,其血浓度也能增高,需要加以区别。④血清乳酸脱氢酶:增高与疾病严重度相关。⑤血白介素-6(IL-6)和可溶性IL-6受体:血IL-6和可溶性IL-6受体增高者疗效差、预后不良。

6. 尿及肾功能检验 患者常出现轻重不等的蛋白尿,血尿较少见。并能出现肾小管及肾小球功能损害(详见前述)。

（二）放射学检查

确诊时多数患者 X 线平片可见特征性的溶骨性损害，表现为单个或多个圆形或椭圆形穿凿样透亮缺损，也可呈"虫咬"状改变，常出现于颅骨、肋骨、锁骨、椎体、骨盆及长骨近端。另外，还常见弥漫性骨质疏松及病理性骨折。磁共振成像（MRI）可早期发现 MM 骨骼病变。

三、肾脏病理表现

（一）肾小管间质病变

MM 肾损害主要以小管-间质病变为主。光镜下骨髓瘤管型伴周围巨细胞反应为 MM 管型肾病的特征性改变，其多见于远端肾小管和集合管。管型浓稠，中有裂隙（图 4-1-1、图 4-1-2）。肾小管变性或萎缩；肾小管间质内有时有钙盐、尿酸盐沉积；肾间质炎性细胞浸润、纤维化。免疫荧光检查无特异性，骨髓瘤管型中可见 κ 或 λ 轻链，与骨髓瘤类型无关。电镜下骨髓瘤管型一般由许多呈丝状扁长形或菱形结晶组成，而其他疾病管型呈颗粒、尖针状，电子致密度高。

（二）肾小球病变

1. 淀粉样变 多发生于轻链型或 IgD 型 MM 患者。为轻链型淀粉样变（以 λ 型为主），临床呈现 NS。光镜下淀粉样蛋白可沉积于肾脏各组织，以肾小球为主。初期肾小球系膜区呈无细胞性增宽，晚期毛细血管基底膜也增厚，有大量嗜伊红的均质无结构淀粉样物质沉积。肾小动脉壁、肾小管基底膜及肾间质也可受累（图 4-1-3、图 4-1-4）。刚果红染色呈砖红色，偏振光显微镜下呈苹果绿色。电镜下可见细纤维状结构（直径 8 ~ 10nm，长度 30 ~ 100nm），无分支，僵硬，紊乱排列。

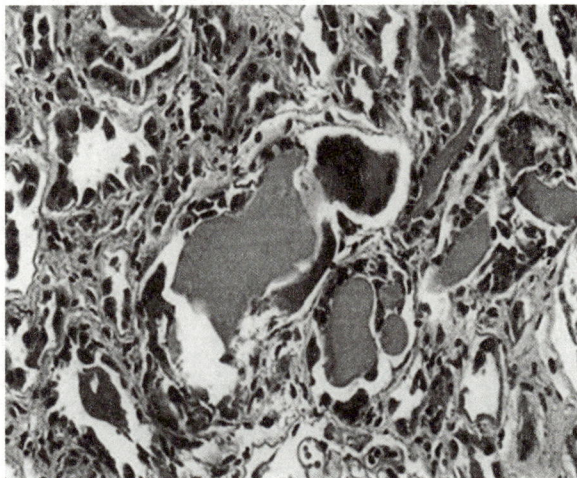

图 4-1-2 肾小管内骨髓瘤管型
异物巨细胞反应（HE×400）

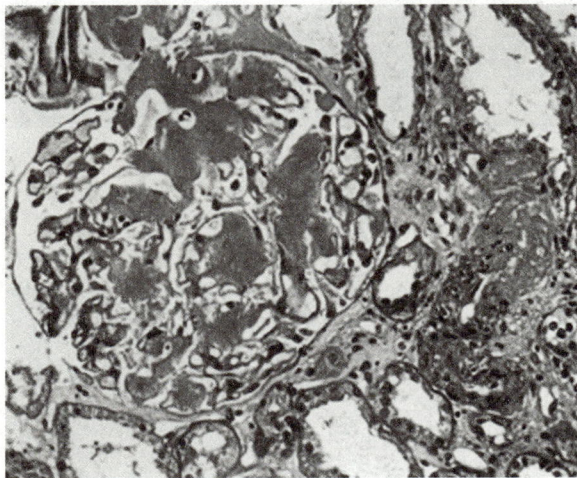

图 4-1-3 骨髓瘤并发淀粉样
淀粉样物质沉积在肾小球及小动脉壁（PAS×400）

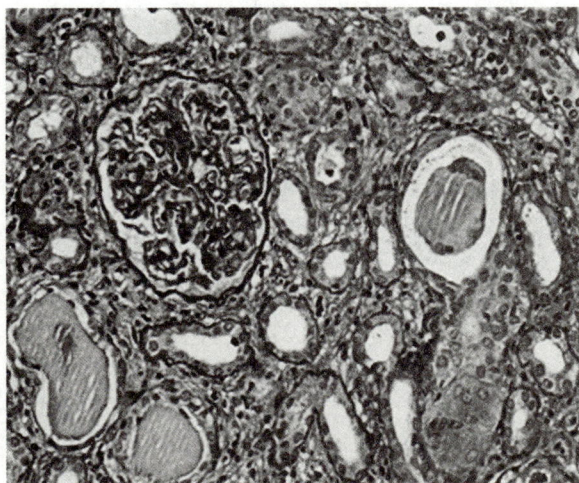

图 4-1-1 肾小管内骨髓瘤管型（PAS×400）

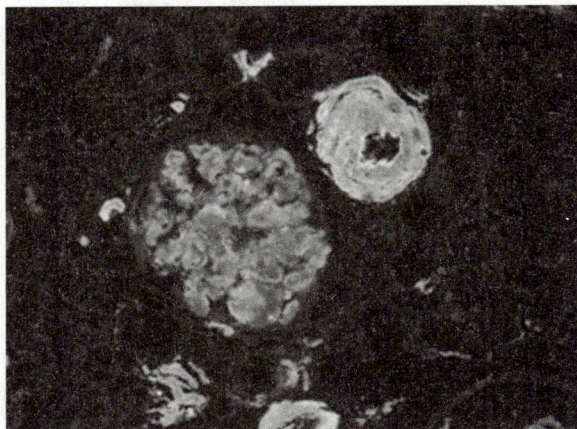

图 4-1-4 骨髓瘤并发淀粉样变
λ 轻链沉积在肾小球及小动脉壁（免疫荧光×400）

2. 轻链沉淀病 光镜下肾小球系膜区被轻链蛋白沉积而形成无细胞结节硬化,毛细血管受压。确诊依靠肾组织免疫荧光检查,可见游离轻链 κ 或 λ(以 κ 型多见,约占 80%)沉积于肾小球系膜结节、肾小囊及肾小管基底膜(图 4-1-5)。电镜检查可见细颗粒状电子致密物密集地沉积于肾小球及肾小管基底膜内侧(图 4-1-6)。MM 合并 LCDD 时骨髓瘤管型较少见。

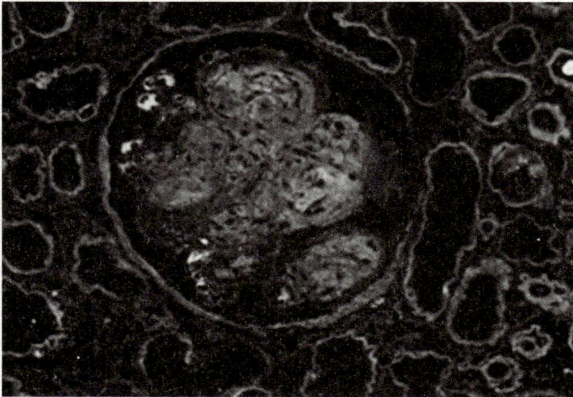

图 4-1-5 骨髓瘤并发轻链沉积病
游离轻链 κ 在肾小球系膜结节内及沿肾小管基底膜沉积(×400)

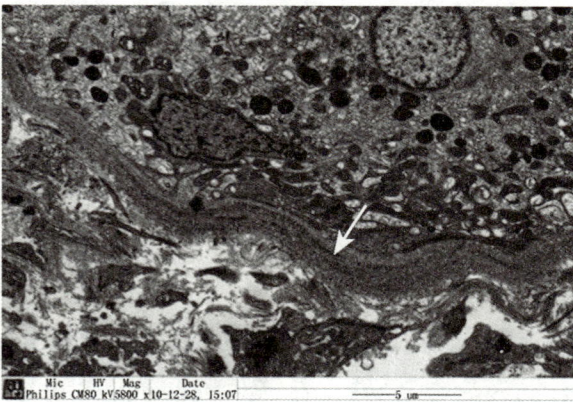

图 4-1-6 骨髓瘤并发轻链沉积病
密集细颗粒状电子沉积物沿肾小管基底膜沉积(电镜×5800)

四、诊断、分期及肾损害评估

(一)诊断标准

MM 存在多种诊断标准,我国 2011 年修订的诊断标准如下:

1. 无症状 MM ①血清 M 蛋白 ≥ 30g/L 或(和)单克隆浆细胞 ≥ 10%;②无骨髓瘤相关器官或组织损害。

2. 症状性 MM ①血清或(和)尿中出现 M 蛋白(无 M 蛋白量的限制);②骨髓单克隆浆细胞或浆细胞瘤(单克隆浆细胞常 ≥ 10%,未设最低阈值,但诊断不分泌型 MM 常需浆细胞 ≥ 10%);③存在骨髓瘤相关器官或组织损害(如高钙血症,肾功能不全,贫血,溶骨损害)。

MM 需与反应性浆细胞增多症、意义未明的高丙球蛋白血症(MGUS)及转移性癌的溶骨病变相鉴别。

(二)分期

目前常采用 1975 年 Durie 与 Salmon 制定的分期体系(表 4-1-1)和 2005 年国际骨髓瘤工作组指定的国际分期体系(ISS)(表 4-1-2)。

表 4-1-1 多发性骨髓瘤 Durie-Salmon 分期体系

分期	分期标准	瘤细胞数
Ⅰ期	符合以下 4 项: 血红蛋白大于 100g/L 血钙<2.6mmol/L X 线检查骨质正常或只有孤立性浆细胞瘤 M 成分 IgG 小于 50g/L,IgA 小于 30g/L,尿轻链小于 4g/d	$<0.6×10^{12}/m^2$ 体表面积
Ⅱ期	介于 Ⅰ 期和Ⅲ期之间	$0.6~1.2×10^{12}/m^2$ 体表面积
Ⅲ期	符合以下 1 项或 1 项以上: 血红蛋白小于 85g/L 血钙>3.0mmol/L 多处进行性溶骨性病变 M 成分 IgG 大于 70g/L,IgA 大于 50g/L 尿轻链大于 12g/d	$>1.2×10^{12}/m^2$ 体表面积

表 4-1-2 多发性骨髓瘤 ISS 分期体系

分期	血清 $β_2$-MG(μmol/L)	血清白蛋白(g/L)
Ⅰ期	<3.5	≥35
Ⅱ期	≥3.5~<5.5	<35
Ⅲ期	≥5.5	

ISS 分期体系应用血清 $β_2$-MG 和白蛋白进行分期,简便易掌握,影响因素少,错误分期可能小,且对患者的预后有较好的预测作用。

(三) 肾损害的评估

既往研究中存在的重要问题之一,即使用多种评估标准导致难对不同研究结果进行比较分析。近年,对于慢性肾脏病(CKD)及 AKI 的肾损害评估国际上已制定出几个重要标准:①CKD 可通过检测 SCr 用 Cockroft-Gault 公式估算 CCr、或用简化 MDRD 公式或 CKD-EPI 公式估算 GFR,然后依据 2013 年 KDIGO 制定的 CKD 指南对肾损害进行分期。②AKI 可参考 RIFLE 标准、AKIN 标准或 2012 年 KDIGO 制定的 AKI 标准来进行诊断。

第四节　骨髓瘤肾病的治疗原则及评价

一、肾损害患者中骨髓瘤的治疗

近十年来,MM 化疗的进展极大,新型药物和外周血自体干细胞移植(ASCT)的应用,使得 MM 患者疗效明显提高,预后改善,图 4-1-7 为当前 MM 推荐的化疗模式。对 MM 进行有效治疗可降低血浆 LC 浓度,改善半数以上 MM 肾衰竭患者的肾功能。MM 治疗的目的是获得高质量的完全缓解(complete response,CR),延长患者的无疾病进展生存期(progression-free survival,PFS)。研究发现化疗后的 MM 缓解程度与 PFS 密切相关,与获得 CR 或严格的完全缓解(stringent CR)相比,免疫表型或分子的完全缓解(immunophenotypic or molecular

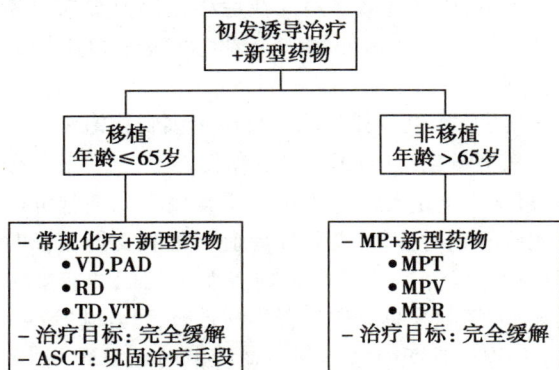

图 4-1-7　当前多发性骨髓瘤的化疗模式

注:VD:硼替佐米+地塞米松;PAD:硼替佐米+多柔比星(阿霉素)+地塞米松;RD:雷利度胺+地塞米松;TD:沙利度胺+地塞米松;VTD:硼替佐米+沙利度胺+地塞米松;ASCT:外周血自体干细胞移植;MP:美法仑(马法兰)+泼尼松;MPT:美法仑+泼尼松+沙利度胺;MPV:美法仑+泼尼松+硼替佐米;MPR:美法仑+泼尼松+雷利度胺

CR)可以获得更显著的 PFS 延长。

(一) 蛋白酶体抑制剂

硼替佐米(bortezomib)是一种合成的高选择性 26S 硼酸盐蛋白酶体抑制剂,可作用于包括血液系统肿瘤的多种人类肿瘤细胞系,是治疗 MM 最有前途的新药。蛋白酶体参与多种蛋白质和调节蛋白的降解过程,选择性抑制蛋白酶体可以稳定细胞周期的调节蛋白、干扰细胞增殖、诱导细胞凋亡和抗血管生成。其联合治疗方案(与地塞米松、美法仑、沙利度胺、环磷酰胺等联合治疗)有效率可达 50%～80%,其中 CR 及接近完全缓解(near CR,nCR)的比率达 20%～40%,疗效远优于传统化疗。美国国家综合癌症网络(NCCN)已推荐硼替佐米单药或联合用药治疗初发或难治性 MM。硼替佐米可安全、有效用于任何程度肾功能损伤的 MM 患者。

Ludwig 等报道,用 PAD 方案(硼替佐米、多柔比星及地塞米松联合应用)治疗 8 例 MM 管型肾病导致急性肾衰竭(ARF)的患者,5 例 MM 获得了 CR、nCR 或非常好的部分缓解(very good partial remission,VGPR),这些患者的 ARF 均得到逆转,中位数 SCr 水平从 800.0μmol/L(9.05mg/dl)下降到 185.6μmol/L(2.1mg/dl)。在另一项研究中,96 例新诊断的 MM 肾损害患者,被分成 3 组分别进行硼替佐米为基础的化疗、免疫调节药物为基础的化疗及传统化疗,MM 治疗的总有效率分别为 82%、69%、57%($P=0.02$),肾功能好转率分别为 94%、79%、59%($P=0.02$),其中累积达到 CR 或部分缓解者分别为 82%、51%、47%($P=0.043$),达到肾脏治疗效应的中位时间分别为 0.69、1.6 及 1.8 月($P=0.007$),提示前两类新治疗药物为基础的化疗疗效显著优于传统化疗。Chanan-Kahn 等应用硼替佐米为基础方案治疗 MM 肾衰竭透析患者,治疗后总有效率为 75%(CR 及 nCR 为 30%),12.5%脱离透析。肾功能损害不影响本药药代动力学,肾功能不全者无需调整硼替佐米剂量。由于透析会降低药物浓度,应透析结束后再给予本药。该药标准剂量为 1.3mg/m²,第 1、4、8、11 天给药,然后停药 10 天,3 周 1 个疗程。不管后续干细胞移植与否,硼替佐米为基础的化疗目前已作为 MM 的一线治疗,包括 VD 方案(硼替佐米与地塞米松联合)、PAD 方案及 MPB 方案(硼替佐米与美法仑及泼尼松联合)等。

(二) 免疫调节药物

沙利度胺(thalidomide)是第一个被证实治疗 MM 有效的免疫调节药物,其通过多方面机制发挥治疗 MM 效应,包括:抑制血管内皮生长因子

（VEGF）和碱性成纤维细胞生长因子（bFGF）的表达，促进新生血管内皮细胞凋亡；改变肿瘤细胞和基质细胞之间的相互作用，并能通过调节细胞因子的分泌而影响肿瘤生长和生存；经自由基介导造成细胞 DNA 氧化损伤直接杀伤肿瘤细胞；促进白介素-2（IL-2）和 γ-干扰素（γ-IFN）分泌，增强自然杀伤细胞（NK 细胞）对肿瘤的杀伤力。

以沙利度胺为基础的化疗方案在 MM 肾损害患者中的应用，目前尚缺乏随机对照研究数据。一项小规模研究显示在 MM 肾功能不全患者（SCr>176.8μmol/L），单用沙利度胺或合并地塞米松治疗，MM 有效率如下：部分缓解率 45%，微小缓解率 30%，治疗效应的中位时间 7 个月，肾脏有效率为 75%。肾功能损害不影响其药代动力学，其在 MM 肾损害患者中不需要调节剂量，但可能导致高钾血症，尤其在透析患者中，应密切监测。

沙利度胺可致静脉血栓（VTE），但 VTE 的发生率通常小于 5%。建议用药时评估 VTE 的风险因素，包括：①MM 相关因素：应用大剂量地塞米松、多柔比星治疗，或多种药物化疗，高黏滞血症等；②个体风险因素：肥胖、既往 VTE 史、糖尿病、手术、促红细胞生成素治疗等。单个危险因素者可用阿司匹林预防，2 个危险因素以上应使用华法林或低分子肝素预防。该药副作用还包括镇静嗜睡、周围神经病变、便秘、中性粒细胞减少、胎儿出生缺陷等。

雷利度胺（lenalidomide）为沙利度胺的衍生物，主要经肾脏排泄，需要根据肾功能调整剂量：CCr 30～50ml/min 时剂量应减为 10mg/d；CCr<30ml/min 时应改为隔日 15mg 服用；透析患者剂量为 5mg/d，透析后服用。在肾功能不全的 MM 患者中应用此药研究尚少。一项给复发性或（和）抵抗性 MM 患者应用 RD 方案治疗（雷利度胺与地塞米松联用）的研究显示，肾功能正常或轻度损害组与肾功能中、重度损害组比较，治疗总有效率并无显著差异；但是，肾功能受损者与肾功能正常者比较，前者血小板减少发生率高，总体生存时间较短。RD 方案可作为 MM 肾衰竭患者硼替佐米治疗失败后的营救方案。

（三）传统化疗

1. MP 方案 美法仑 6～8mg/（m² · d）及泼尼松 40～60mg/d，服用 4～7 天，间隔 4～6 周再给药。此方案作用缓和，患者耐受性好，但是疗效较差，完全缓解仅<3%，有效率为 40%～60%，MM 中位缓解时间约为 18 个月，中位生存时间 24～30 个月。现在，大多数不准备做大剂量化疗的患者常选择 MP 方案做初始治疗。治疗前中性粒细胞应>1.0×10⁹/L，血小板>75×10⁹/L。拟行 ASCT 患者应避免使用美法仑，它对正常骨髓干细胞的毒性可能蓄积，并损害以后的干细胞采集。

美法仑水解后通过肾脏排泄，肾功能损害的患者足量使用可能发生骨髓抑制。如果 GFR 低于 40～50ml/min 应将初始药量降低到 50%，并在随后的疗程中根据骨髓毒性而加以调整。GFR 低于 30ml/min 的患者不应使用美法仑。

2. VAD 及相关方案 VAD 方案为长春新碱、多柔比星连续输注 4 天，同时联合大剂量地塞米松。它对刚确诊的患者有效率达 60%～80%，完全缓解率可达 10%。VAD 起效快，90% 在 2 个疗程后可达到最大疗效，能迅速降低瘤负荷，不损伤造血干细胞，长春新碱、多柔比星和地塞米松有肾功能损害时无需调整剂量，骨髓抑制程度较轻，恢复较快，可安全地在重度肾衰竭患者中使用，也不增加这些患者的毒性反应。这些特点使其成为严重肾功能不全、拟采集干细胞行大剂量化疗联合 ASCT、需迅速降低肿瘤负荷（如高钙血症、肾衰竭、神经受压等）的患者的首选方案。缺点为糖皮质激素相关副作用发生率高，剂量上受多柔比星心脏毒性限制。VAD 方案与 MP 方案相比没有长期生存的优势。

地塞米松在 VAD 方案疗效中发挥了重要作用。单用大剂量地塞米松（HDD）作为初治治疗的优点包括简便易行，无骨髓毒性，适用于肾功能不全的患者，以及起效迅速。在后续化疗方案未定和其他支持手段尚未使用前，HDD 可被作为初始紧急治疗。

（四）大剂量化疗联合自体干细胞移植

大剂量化疗（HDT）的治疗目标是获得完全缓解，包括大剂量美法仑合用或不合用其他细胞毒药物或全身辐射，同时需要外周血干细胞支持。长时间化疗造成骨髓衰竭会影响造血干细胞的有效采集，故干细胞采集应在病程早期进行，可在化疗 3～4 个疗程后骨髓中瘤细胞负荷较低时动员采集，采集前先给予 VAD 方案或类似方案诱导化疗，最多用至 6 个疗程。移植前应避免使用美法仑以免影响干细胞采集。肾功能不全对于干细胞动员、采集、质量无明显不利影响。

年龄<65 岁的初诊患者，HDT-ASCT 应被视为基本治疗措施之一，并据此选择初始诱导治疗方案。>70 岁的患者不推荐该方案，MP 方案加硼替佐米或沙利度胺是该年龄组的标准治疗方案。

HDT 的主要化疗药物美法仑剂量使用范围为 $140\sim200mg/m^2$。Badros 等报道了 81 例 MM 肾衰竭患者($SCr>176\mu mol/L$,38 例已行透析)接受了大剂量美法仑及 ASCT 治疗,其中 60 例患者(27 例在透析)接受美法仑 $200mg/m^2$,另外 21 例患者(11 例在透析)接受了美法仑 $140mg/m^2$。追踪观察 31 个月,结果显示:美法仑 $200mg/m^2$ 组与 $140mg/m^2$ 组比较,完全缓解率及总体生存时间两者无统计学差异,而无事件生存时间(event-free survival)前者略优于后者,毒副作用(如肺部并发症及黏膜炎)后者优于前者。血透患者与非血透患者比较,两组的总体生存时间及无事件生存时间相似,但是美法仑 $200mg/m^2$ 组的心脑并发症显著高于 $140mg/m^2$ 组。此外,研究发现 ASCT 前化疗敏感、血浆白蛋白正常及年龄相对轻,是治疗后总体生存时间较好的独立预测因素。西班牙移植登记处报道肾衰竭患者 HDT-ASCT 治疗的移植相关死亡率为 29%,但移植后 43% 的患者肾功能有改善,多因素分析显示移植相关死亡率的独立危险因素为:诊断时基本状况差,血红蛋白 $<95g/L$,$Scr\geq442\mu mol/L$($5mg/dl$)。

目前的治疗指南认为:尽管对稳定透析患者或稳定的轻度肾功能不全患者进行干细胞移植治疗是可行的,但是在获得充分的循证医学证据前,尚不推荐把 ASCT 作为对 $SCr>150\mu mol/L$ 患者的标准治疗。严重肾功能不全($GFR<30ml/min$)患者,虽可考虑 HDT 和 ASCT,但仅建议在有特别专长的中心实施。

(五) 骨髓瘤的对症治疗

1. 二膦酸盐　有利于减缓骨痛,减轻骨骼相关病变如溶骨损害,从而减少止痛药使用,改善生活质量。无论骨病损伤是否明显,建议进行化疗的 MM 患者宜长期使用二膦酸盐,至少持续治疗 2 年。目前多用帕米膦酸钠(pamidronate)静脉使用(每月 $30\sim90mg$),或第 3 代二膦酸盐唑来膦酸(zoledronate),静脉使用(每月 $4mg$)。肾脏是二膦酸盐的唯一排泄途径,重度肾衰竭患者需要调整剂量。

2. 促红细胞生成素　MM 患者 $Hb<10g/L$ 时应接受基因重组人促红细胞生成素(rHuEPO)治疗,起始剂量不低于每周 30 000U 皮下注射,治疗前和治疗中应监测机体铁状态,根据铁蛋白及转铁蛋白饱和度的检验结果来补充铁剂,必要时可予静脉铁。如治疗 4 周 Hb 升高仍<1g/L,则应停用 rHuEPO。MM 伴慢性肾衰竭贫血时,rHuEPO 的治疗可参考 2012 年 KDIGO 制定的肾性贫血治疗指南执行。

二、骨髓瘤肾脏损害的治疗

所有 MM 合并肾衰竭者都应积极处理,约半数以上的肾损害患者适当治疗后肾功能可完全或部分恢复,且恢复多发生在治疗后 3 个月内。适宜的治疗措施可以逆转或阻止肾衰竭进展。因此对肾功能损害者早期合理治疗十分重要。

(一) 去除加重肾功能损害的因素

纠正脱水,尽早发现和控制高钙血症,避免使用对比剂、非甾类抗炎药和肾毒性药物,积极控制感染。

(二) 充分饮水

除心力衰竭、大量蛋白尿等水肿少尿患者外,勿限制食盐入量,并给患者水化处理,分次摄入足够液量,保证尿量>$2\sim3L/d$。大量饮水保证尿量,有利于 LC、尿酸和钙盐的排泄,以防肾小管和集合管内管型形成。患者有脱水时,更应多饮水,甚至静脉补液,部分 AKI 患者只需摄入足够液体(>3L/d)就可逆转肾功能。老年及心力衰竭患者可能需要监测中心静脉压来指导补液量。

(三) 碱化尿液

为减少尿酸和 LC 在肾内沉积,预防肾衰竭,可以口服和静脉注射碳酸氢盐,维持尿 pH>7。对 MM 合并高钙血症的患者,过分碱化尿液可促使钙盐沉积,故宜保持尿 pH 值在 $6.5\sim7$ 之间。纠正高血钙后仍应加强尿液碱化。

(四) 防治高钙血症

1. 轻度高钙血症　宜采取如下措施:①进食含钙量低而富含草酸盐和磷酸盐的食物,保证钠摄入量和水摄入;②利尿剂:口服小剂量呋塞米;③糖皮质激素:泼尼松口服 $30\sim60mg/d$;④二膦酸盐:方法见上;⑤降钙素:$5\sim10U/(kg\cdot d)$,分 $1\sim2$ 次皮下或肌内注射,也可鼻喷雾剂 $200\sim400U$,分次给予(单次最高给药剂量为 200U)。

2. 高钙危象　治疗方案如下:①补液:危象者常有脱水,一般每日补液 3000ml 左右,但需根据心功能和尿量调整,首先补生理盐水,不但纠正脱水,且使肾脏排钠、钙增加;②利尿剂:容量补足后,静脉推注呋塞米 40mg,必要时 $2\sim6$ 小时后重复;③糖皮质激素:可静脉滴注甲泼尼龙 $40\sim80mg$;④降钙素:$5\sim10U/(kg\cdot d)$,缓慢静脉滴注 6 小时以上;⑤严重高血钙可实施低钙透析治疗。

(五) 防治高尿酸血症

选用抑制尿酸合成药物别嘌呤醇 0.1g,一日

2~3 次口服,肾功能减退时需减量。与化疗同时合用时应注意监测外周血白细胞计数及分类,警惕骨髓抑制。

(六) 血浆置换治疗

血浆置换(PE)治疗理论上对于快速去除循环中的异常单克隆球蛋白及轻链、减轻 MM 管型肾病、改善和恢复肾功能有益。以往相关临床试验不多,且例数少(20~30 例),结果不一。至今最大的一组多中心、开放随机对照研究是 2005 年由 Clark 等报道:106 例 MM 合并 ARF 患者,其中 61 例患者随机入 PE 联合化疗组,并在入选 10 天内接受 5~7 次 PE 治疗,试验终点是入组 6 月后死亡、透析依赖或 GFR<30ml/min,结果显示 PE 并无显著益处,但 6 个月时透析依赖的发生率单纯化疗组是联合 PE 治疗组的 2 倍。PE 目前并未被推荐为 MM 肾衰竭的标准治疗,多数指南仅推荐 MM 并发高黏滞综合征时或 MM 引起快速进展肾衰竭时才应用 PE,方案多为 10~14 天内行 6 次单膜或双膜 PE,注意 PE 治疗和使用化疗药物治疗应相隔一定时间。

(七) 透析治疗

透析疗法适用于严重肾衰竭患者,并可治疗高钙危象。长期维持性血液透析已成为 MM 合并终末期慢性肾衰竭的治疗手段。早期透析可减少尿毒症并发症,并清除大剂量糖皮质激素治疗时的高分解代谢产物。除外初始治疗 2 个月内的死亡病例,维持性透析患者应用传统 MM 化疗后的中位生存时间接近 2 年。部分 ARF 患者可能透析数月后肾功能改善而脱离透析。老年患者心血管并发症较多,透析时应避免过分超滤脱水,加重高粘滞血症;同时可适当灌注碳酸氢钠,促进轻链的排出。腹膜透析在 MM 患者中缺少大组对照研究,部分患者易并发感染。

常规透析不能去除游离 LC,高通量膜通过对流、弥散、吸附等方式大量清除多种具有致病作用的中分子物质,在体外试验中,高通量透析膜如聚甲基丙烯酸甲脂膜(PMMA)等可有效清除血清游离 LC,但尚需循证研究进一步确证其在患者中的疗效。

(八) 肾移植治疗

目前仅对少数严格选择的 MM 肾衰竭患者(预后良好的骨髓瘤,治疗后达到平台期)进行过肾移植治疗,尚无充分的循证医学证据支持 MM 终末期肾衰竭患者行肾移植。

第五节 对骨髓瘤肾损害诊治的认识和思考

一、提高诊断水平,减少误、漏诊

MM 肾脏受累常见,部分患者以肾脏损害为首发症状而就诊,肾科医生要重视提高对该病及肾损害的认识。首先,要注意 MM 诊断标准的更新,2011 年修订版《中国多发性骨髓瘤诊治指南》强调在发现血清和(或)尿液 M 成分的基础上,倘能证实单克隆性浆细胞的存在,即可诊断为 MM。恶性增生的浆细胞及分泌的 M 蛋白是否造成相关组织和器官的损伤是 MM 诊断的关键,而不应机械地套用诊断指标。

其次,肾脏病若遇以下情况应考虑 MM,进一步做骨髓穿刺及活检检查,以及血、尿免疫固定蛋白电泳检验:①年龄 40 岁以上不明原因肾功能不全;②贫血和肾功能损害程度不成正比;③NS 不伴血尿、高血压,伴贫血和肾衰竭;④早期肾功能不全伴高钙血症;⑤血沉明显增快,高球蛋白血症且易感染(如泌尿道、呼吸道感染等);⑥干化学法检测尿蛋白阴性或少量,与 24 小时尿蛋白定量结果(尿蛋白较多,甚至大量尿蛋白)不一致;⑦肾脏淀粉样变性患者应常规做骨髓穿刺排查 MM 可能。

二、MM 肾损害的诊断及疗效判断标准需要进一步规范

MM 已有明确的诊断、分期及疗效评估标准,但 MM 肾损害的定义和疗效判断标准尚未规范,这也是以往研究中存在的重要问题之一,即使用多种标准使得不同研究结果难以进行比较分析,包括准确估计 MM 的肾损害发病率,不同治疗方案的疗效对比等。近年新的 CKD 及 AKI 指南为规范 MM 肾损害的标准提供了可能。上海瑞金医院肾脏科首次应用 RIFLE 标准对 78 例发生 AKI 的 MM 患者进行了回顾性分析,发现 AKI 的 RIFLE 分期与长期预后存在一定关联($OR = 2.04$, $P = 0.06$)。MM 肾损害的疗效判断标准至今尚未统一,2010 年国际骨髓瘤工作组推荐应用 Ludwig 等创建疗效评价体系,这可供我们临床实践参考。

三、大力推广新药物、新疗法在 MM 肾损害患者中的应用

MM 仍是一种不可彻底治愈的疾病，且异质性强，生存差异大，遗传学因素在 MM 进展中发挥着重要作用，复发/难治 MM 患者中高危遗传学异常十分多见。可以认为，硼替佐米的应用是治疗 MM 的一个里程碑，它能克服部分细胞遗传学异常带来的负性预后影响，在肾功能不全乃至透析患者中都可以安全使用，它现在已是各类指南的第一线用药。但是在我国，昂贵的治疗费用限制了该药的广泛使用。沙利度胺、雷利度胺则需要在肾衰竭患者中进行更多循证研究。值得注意的是，HDT 联合 ASCT 是指南中 60 岁以下 MM 患者的推荐治疗，但是目前国内医疗中心却极少在 MM 肾损害患者中开展，不同学科之间应加强合作，在部分肾功能轻、中度损害的患者中积极探索应用。与以前不同的是，当前治疗所希望达到的目标是更深度的缓解，除了游离 LC 比率正常、骨髓中无单克隆浆细胞外，常用多参数的流式细胞仪（MFC）评估微小残留病灶（MRD）来确认是否达到免疫学缓解，以此获得更长的 PFS。

四、继续努力探索 MM 肾损害的新疗法

血浆置换治疗对改善 MM 肾损害患者长期预后的效果尚不肯定，既往的研究或试验设计有缺陷或规模太小，需要今后更好的循证医学试验验证。延时高截量滤器血液透析可能是今后的治疗方向之一。高截留量透析膜 HCO1100 是已经体内实验证实能有效清除游离 LC 的新型多芳基砜醚（PAES）透析膜，膜面积 1.1m²，有效筛系数 50kDa，孔径为普通高通量滤器 3 倍，能降低 MM 患者体内的游离 LC 浓度达 23.6%~81%，增加透析时间或增加滤器数量效果会更佳，目前在欧洲正对该滤器进行两项前瞻性研究（EuLITE 研究和 MYRE 研究），验证其疗效，我们寄予热望。

肾脏损害是 MM 最常见并发症，MM 及相关肾损害的治疗近年有很大进展。硼替佐米显著提高了治疗疗效，改善了疾病预后，且肾衰竭时剂量不需调整，推荐为一线治疗。化疗联合延时高截留量透析膜血液透析有望显著改善管型肾病患者预后，但尚需循证研究进一步证实。

（陈楠 史浩）

参 考 文 献

1. 傅卫军，冯丽. 浆细胞疾病的流行病学//侯健，傅卫军. 多发性骨髓瘤及其相关疾病. 上海：上海科学技术出版社，2002：1-9.
2. Smith A, Wisloff F, Samson D, et al. Guidelines on the diagnosis and management of multiple myeloma. Br J Haematol, 2006, 132(4):410-451.
3. Knudsen LM, Hippo E, Hjorth M, et al. Renal function in newly diagnosed multiple myeloma-a demographic study of 1353 patients. The Nordic Myeloma Study Group. Eur J Haematol, 1994, 53(4):207-212.
4. Collins AJ, Foley RN, Chavers B, et al. United States Renal Data System 2011 Annual Data Report: Atlas of chronic kidney disease and end stage renal disease in the United States. Am J Kidney Dis, 2012, 59(1 Suppl 1):A7, e1-420.
5. Tsakiris DJ, Stel VS, Finne P, et al. Incidence and outcome of patients starting renal replacement therapy for end-stage renal disease due to multiple myeloma or light-chain deposit disease: An ERA-EDTA Registry study. Nephrol Dial Transplant, 2010, 25:1200-1206.
6. Matsuura K, Ikoma S, Watanabe M, et al. Some Bence-Jones proteins enter cultured renal tubular cells, reach nuclei and induce cell death. Immunology, 1999, 98(4):584-589.
7. Ying WZ, Sanders PW. Mapping the binding domain of immunoglobulin light chains for Tamm-Horsfall protein. Am J Pathol, 2001, 158(5):1859-1866.
8. Huang ZQ, Sanders PW. Biochemical interaction of Tamm-Horsfall glycoprotein with Ig light chains. Lab Invest, 1995, 73:810-817.
9. 中国医师协会血液科医师分会，中华医学会血液学分会，中国多发性骨髓瘤工作组. 中国多发性骨髓瘤诊治指南（2011 年修订）. 中华内科杂志，50:892-896.
10. Durie BGM, Salmon SE. A clinical staging system for multiple myeloma. Cancer, 1975, 36(9):842-854.
11. Greipp PR, San Miguel J, Durie BG, et al. International staging system for multiple myeloma. J Clin Oncol, 2005, 23(15):3412-3420.
12. Kidney Disease: Improving Global Outcomes (KDIGO) CKD Work Group. KDIGO clinical practice guideline for

the evaluation and management of chronic kidney disease. Kidney Int Suppl,2013,3:1-150.

13. Bellomo R,Ronco C,Kellum JA,et al,and the ADQI workgroup. Acute renal failure-Definition,outcome measures,animal models,fluid therapy and information technology needs:The Second International Consensus Conference of the Acute Dialysis Quality Initiative(ADQI) Group. Crit Care,2004,8:R204-212.

14. Mehta RL,Kellum JA,Shah SV,et al. Acute Kidney Injury Network:report of an initiative to improve outcomes in acute kidney injury. Crit Care,2007,11(2):R31.

15. Kidney Disease:Improving Global Outcomes(KDIGO) AKI Work Group. KDIGO Clinical Practice Guideline for Acute Kidney Injury. Kidney Int,2012,2(Suppl 1):1-138.

16. Harousseau JL,Attal M,Avet-Loiseau H. The role of complete response in multiple myeloma. Blood,2009, 114(15):3139-3146.

17. Anderson KC,Alsina M,Bensinger W,et al. National Comprehensive Cancer Network(NCCN). Multiple myeloma. Clinical practice guidelines in oncology. J Natl Compr Canc Netw,2007,5(2):118-147.

18. Ludwig H,Drach J,Graf H,et al. Reversal of acute renal failure by bortezomib-based chemotherapy in patients with multiple myeloma. Haematologica,2007,92:1411-1414.

19. Roussou M,Kastritis E,Christoulas D,et al. Reversibility of renal failure in newly diagnosed patients with multiple myeloma and the role of novel agents. Leuk Res,2010, 34(10):1395-1397.

20. Chanan-Khan AA,Kaufman JL,Mehta J,et al. Activity and safety of bortezomib in multiple myeloma patients with advanced renal failure:A multicenter retrospective study. Blood,2007,109:2604-2606.

21. Tosi P,Zamagni E,Cellini C,et al. Thalidomidealone or in combination with dexamethasone in patients with advanced,relapsed or refractory multiple myeloma and renal failure. Eur J Haematol,2004,73:98-103.

22. Harris E,Behrens J,Samson D,et al. Use of thalidomide in patients with myeloma and renal failure may be associated with unexplained hyperkalaemia. Br J Haematol, 2003,122:160-161.

23. Kristinsson SY. Thrombosis in multiple myeloma. Hematology Am Soc Hematol Educ Program,2010,2010:437-444.

24. Dimopoulos MA,Alegre A,Stadtmauer EA,et al. The efficacy and safety of lenalidomide plus dexamethasone in relapsed and/or refractory multiple myeloma patients with impaired renal function. Cancer,2010,116:3807-3814.

25. UK myeloma forum. British Committee for Standards in Haematology. Guideline:Diagnosis and management of multiple myeloma. Br J Haematol,2001,115:522-540.

26. Abrahamson GM,Bird JM,Newland AC,et al. A randomized study of VAD therapy with either concurrent or maintenance interferon in patients with newly diagnosed multiple myeloma. Br J Haematol,1996,94:659-664.

27. Badros A,Barlogie B,Siegel E,et al. Results of autologous stem cell transplant in multiple myeloma patients with renal failure. Br J Haematol,2001,114:822-829.

28. San Miguel JF,Lahuerta JJ,Garcia-Sanz R,et al. Are myeloma patients with renal failure candidates for autologous stem cell transplantation? Hematol J,2000,1:28-36.

29. Barosi G,Boccadoro M,Cavo M et al. Management of multiple myeloma and related-disorders:guidelines from the Italian Society of Hematology(SIE),Italian Society of Experimental Hematology(SIES)and Italian Group for Bone Marrow Transplantation(GITMO). Haematologica, 2004,89(6):717-741.

30. Kidney Disease:Improving Global Outcomes(KDIGO) Anemia Work Group. KDIGO clinical practice guideline for anemia in chronic kidney disease. Kidney Int Suppl, 2012,2:279-335.

31. Clark WF,Stewart AK,Rock GA,et al. Plasma exchange when myeloma presents as acute renal failure. A randomized,controlled trial. Ann Intern Med,2005,143:777-784.

32. Shi H,Zhang W,Li X,et al. Application of RIFLE criteria in patients with multiple myeloma with acute kidney injury:a 15-year retrospective,single center,cohort study. Leuk Lymphoma,2013 Aug 20.[Epub ahead of print].

33. Dimopoulos MA,Terpos E,Chanan-Khan A,et al. Renal impairment in patients with multiple myeloma:a consensus statement on behalf of the International Myeloma Working Group. J Clin Oncol,2010,28(33):4976-4984.

34. Hutchison CA,Cockwell P,Reid S,et al. Efficient removal of immunoglobulin free light chains by hemodialysis for multiple myeloma:in vitro and in vivo studies. J Am Soc Nephrol,2007,18:886-895.

35. Bridoux F,Fermand JP. Optimizing treatment strategies in myeloma cast nephropathy:rationale for a randomized prospective trial. Adv Chronic Kidney Dis,2012,19 (5):333-341.

第二章　肾脏淀粉样变

第一节　淀粉样变的分子机制研究进展

一、淀粉样变纤维的分子结构

早在 1854 年，德国病理学家 Rudolph Virchow 就提出了"淀粉样物质"一词，用于描述神经系统的一种特殊的病理改变。这种病变的神经组织表现出类似淀粉样的染色特性，即碘染色后呈现红色或紫色，从此"淀粉样变"术语就一直沿用至今。可是早在 1859 年，两位德国科学家 Friedreich 和 Kekulé 通过测定氮含量的方法证实，沉积在病变组织中的特殊物质不是淀粉，而是某种蛋白质。随后研究又发现，此淀粉样沉积物可以被刚果红染料染成特殊砖红色，此染色能特异地区分淀粉样沉积物和非淀粉样沉积物。1927 年，比利时学者 Divry 和 Florin 发现组织中的淀粉样沉积物经刚果红染色后，在偏振光显微镜下观察呈现出特殊的苹果绿色双折光现象。这一现象提示，淀粉样沉积物并不是无结构的物质，它具备纤维状结构特性。这一结论在 1959 年被美国学者 Cohen 和 Calkins 证实，他们通过电镜观察发现淀粉样沉积物的超微结构为一种特征性的细纤维丝结构。1968 年，研究者通过 X 射线晶体衍射方法验证了淀粉样纤维的分子构象：氨基酸多肽链以连续平行的 β 片层结构折叠形成原纤维丝，数条（4~6 条）原纤维丝沿长轴互相缠绕形成一条淀粉样纤维。正是这种特殊的分子构象使得淀粉样纤维对刚果红染料具有亲和性。

20 世纪 60 年代，随着生物化学和分子生物学的进展，人们发现淀粉样沉积物的构成成分中除了淀粉样纤维以外，还有一些非纤维成分，包括血清淀粉样物质 P（serum amyloid P component，SAP）、葡胺聚糖和载脂蛋白 E。70 年代以后，通过氨基酸测序分析等研究方法，人们发现来自不同病例的淀粉样纤维可以来源于不同的蛋白质或多肽。也就是说，沉积于组织中的淀粉样纤维可以来源于不同的前体蛋白。

根据淀粉样纤维的前体蛋白不同，淀粉样变被分为不同的类型。按照惯例，将淀粉样变命名为大写字母 A 加淀粉样变前体蛋白的英文缩写。目前已知的淀粉样变前体蛋白已经超过了 25 种，包括免疫球蛋白轻链（immunoglobulin light chain）、血清淀粉样蛋白 A（serum amyloid A）、转甲状腺素蛋白（transthyretin）、纤维蛋白原 A α 链（fibrinogen Aα chain）、载脂蛋白 A Ⅰ（apolipoprotein A Ⅰ）、载脂蛋白 A Ⅱ（apolipoprotein A Ⅱ）和溶菌酶（lysozyme）等。白细胞趋化因子 2（leukocyte chemotactic factor 2）是最近发现的一种新的淀粉样变前体蛋白。故目前已证实淀粉样变前体蛋白应为 26 种，今后随着研究深入还必将有所增加。

根据病变范围不同，淀粉样变分为系统性（累及全身多器官）和局限性（仅累及某一器官如阿尔茨海默病及皮肤限局性淀粉样变）两类。肾脏是系统性淀粉样变最常累及的脏器，常累及肾脏的系统性淀粉样变类型见表 4-2-1。

二、淀粉样变纤维的形成机制

尽管不同的淀粉样变前体蛋白在生理情况下结构和功能各不相同，但在特殊条件下都可以形成一种在形态学上一致的淀粉样纤维。淀粉样变前体蛋白因具有形成不同构象的能力又被称之为"变色龙蛋白"，故有学者提出淀粉样变应当归属于蛋白质构象疾病。淀粉样纤维丝形成的第一步，也是最关键的一步是蛋白质分子发生了构象改变，即原来稳定的球状分子结构转变为另一种不稳定的构象，这种不稳定构象的主要特征是其二级结构中含有大量的连续反向平行的 β 片层结构，这种 β 片层结构是通过两条相邻肽链主链的酰胺氢与羧基氧之间形成的氢键维持的。具有这种构象的蛋白质分子很容易发生折叠和自我聚合，形成原纤维丝后，进一步形成淀粉样纤维。

表 4-2-1　常见累及肾脏的系统性淀粉样变类型

分型	英文简写	前体蛋白	病　因
免疫球蛋白轻链淀粉样变	AL	免疫球蛋白轻链	原发性淀粉样变;多发性骨髓瘤、华氏巨球蛋白血症和意义未明的单克隆 γ 球蛋白血症等浆细胞病伴发淀粉样变
淀粉样蛋白 A 淀粉样变	AA	血清淀粉样蛋白 A	继发性淀粉样变,主要继发于慢性感染性疾病如慢性化脓性感染、结核、炎症性肠病等,自身免疫性疾病如类风湿关节炎等,以及肿瘤性疾病如霍奇金淋巴瘤
转甲状腺素蛋白淀粉样变	ATTR	转甲状腺素蛋白	遗传性或老年性
纤维蛋白原 Aα 链淀粉样变	AFib	纤维蛋白原 Aα 链	遗传性
载脂蛋白 AⅠ淀粉样变	AApoAⅠ	载脂蛋白 AⅠ	遗传性
载脂蛋白 AⅡ淀粉样变	AApoAⅡ	载脂蛋白 AⅡ	遗传性
溶菌酶淀粉样变	ALys	溶菌酶	遗传性
白细胞趋化因子 2 淀粉样变	ALECT2	白细胞趋化因子 2	病因及发病机制不清,国内外报道发病率较高

蛋白质发生构象改变进而形成淀粉样纤维机制可归纳于以下:①蛋白质本身具有折叠特性,当血中浓度持续升高(如透析相关淀粉样变的前体β2 微球蛋白)或随着年龄的增长(如老年性淀粉样变中的前体转甲状腺素蛋白)这种折叠特性变得明显。②基因突变导致蛋白质氨基酸序列中的某个氨基酸改变,使得其变异体的构象稳定性降低。例如突变的转甲状腺素蛋白热力学稳定性降低,容易从四聚体解聚为单体。而溶菌酶的基因突变则使其三级结构变得不稳定,形成部分折叠的构象异构体。转甲状腺素蛋白的单体和溶菌酶的构象异构体很容易发生自我聚合形成纤维丝结构。此外,某个氨基酸被替换后,突变蛋白携带的净电荷减少,使其与其他蛋白质分子之间的相互排斥作用减弱,易导致淀粉样纤维的形成。③蛋白质被蛋白酶水解,产生了不稳定的多肽片段。如阿尔茨海默病的淀粉样前体蛋白全长共有 753 个氨基酸残基,但是构成淀粉样纤维的只有包含第 39～43 位氨基酸残基的水解片段。④某些蛋白因功能需要,使其构象具有较大的可塑性。如载脂蛋白 AⅠ/AⅡ和血清淀粉样蛋白 A,它们是一组独特的蛋白,有着相似的结构特点。载脂蛋白 AⅠ在没有与脂质结合时是一种展开的未折叠的构象,这种状态保证了蛋白的灵活性,当它将脂质释放后,呈部分伸展的状态,当它与脂质结合时,则再次折叠。这种构象可塑性满足了功能的需要,但是同时也更容易形成淀粉样

纤维。⑤局部环境因素的改变如温度升高、pH 值改变、金属离子浓度以及前体蛋白与细胞外基质的相互作用都会促进或影响淀粉样纤维产生的过程。⑥组织中淀粉样物质沉积的多少取决于淀粉样纤维形成和降解的相对率。在淀粉样变纤维形成的过程中,葡胺聚糖和 SAP 的参与使得淀粉样纤维的形成速率增快而降解速度减慢,促进了淀粉样物质的沉积。葡胺聚糖如硫酸类肝素可以沉积在组织间隙,定位于细胞外基质的构成分子如基底膜聚糖(perlecan)、层粘连蛋白(laminin)、巢蛋白(entactin)和Ⅳ型胶原中,与这些分子一起构成类似脚手架样结构,加速了淀粉样纤维最初形成阶段的成核作用。SAP 能促进多肽聚合成稳定的纤维,并与形成的淀粉样纤维结合,保护其不被蛋白酶水解,稳定地沉积在组织中。

三、淀粉样变蛋白导致组织损伤的机制

目前认为,淀粉样变蛋白主要通过以下两种机制导致受累的脏器损伤。首先,大量的淀粉样变蛋白沉积于细胞外间隙,对组织结构造成破坏,导致器官功能障碍。其次,淀粉样变前体蛋白构象改变后形成的不稳定中间体、原纤维丝及最终形成的淀粉样变纤维,能与细胞表面受体相互作用或通过受体进入胞内,发挥细胞毒性作用,直接导致细胞损伤(包括细胞凋亡)。

四、免疫球蛋白轻链的生物学特性及其导致肾脏损伤的机制

（一）免疫球蛋白轻链分子和基因结构

轻链淀粉样变（light chain amylodosis，AL）的前体蛋白是单克隆免疫球蛋白轻链或轻链的 N-端可变区片段。免疫球蛋白轻链有 κ 和 λ 两种类型。每条轻链都包括可变区和恒定区，其氨基酸序列包含 220 个氨基酸残基，分子量约 25kDa。编码轻链的基因分别位于第 2 和第 22 条染色体上。人的轻链基因结构由三组分离的基因片段 V、J、C 组成，在这些基因片段之间有一些长度不等的非编码 DNA 将其隔开。互补决定区（complementary determining region）的多样性反映了 V-J 基因片段连接的多种可能性，κ 轻链可变区来源于 40 种 Vκ 和 5 种 Jκ 基因片段的连接，λ 轻链可变区来源于 30 种 Vλ 和 8 种 Jλ 的连接。轻链可变区的编码基因是由众多的 V 和 J 片段中的某个 V 和某个 J 以不同的排列组合方式连接。在 V-J 重组连接的过程中，轻链可变区的氨基酸替换将导致轻链分子的结构改变，在某种特定的环境下会在组织沉积造成组织损伤。

（二）致淀粉样变轻链的特性

浆细胞病时，异常增生的浆细胞产生大量的单克隆免疫球蛋白，使血中游离轻链（free light chain，FLC）增多。但是，在多发性骨髓瘤患者中，只有 11%～21% 的患者合并淀粉样变，并不是所有的免疫球蛋白轻链都会形成淀粉样变纤维，这与轻链的固有性质有关。AL 型淀粉样变中，受累轻链的类型多为 λ 轻链，λ 与 κ 之比为 3～4∶1，在肾脏 AL 淀粉样变中，λ 与 κ 之比可高达 12∶1。λ 轻链可变区编码基因中的 V 基因片段以 VλVI 亚组中的 6a 片段和 VλⅢ 亚组中的 3r 片段多见。这两种基因类型约占所有 AL-λ 的 42%，可变区编码基因为 VλVI 亚组的游离轻链更易沉积在肾小球。

与非致病性 FLC 比较，致 AL 的 FLC 轻链可变区氨基酸序列的某个氨基酸发生替代，导致其热力学不稳定，容易形成纤维样结构。另外，致 AL 的 FLC 可能在其互补决定区或在骨架区发生了异常的糖基化也可能参与淀粉样变纤维的形成机制。

（三）致病性轻链导致肾脏损伤的机制

循环中的 FLC 主要在肾脏清除，所以浆细胞病患者肾脏是最常受累的脏器。经肾小球滤过的 FLC 被转运到系膜区或进入肾小管的超滤液中。系膜细胞和肾小管上皮细胞对某种克隆增生的 FLC 的反应决定了损伤发生的特殊类型。单克隆增生的 FLC 通过以下途径导致肾小球损伤：①导致 AL 的游离轻链通过受体途径进入系膜细胞，在溶酶体内被分解代谢，最终形成纤维样物质沉积在系膜区。②致 AL 的 FLC 可以使系膜细胞基质金属蛋白酶（matrix metalloproteinase，MMP）表达增加，其中 MMP-7 的功能是降解细胞外基质蛋白腱糖蛋白（tenascin），最终导致细胞外基质减少，被淀粉样物质所取代。③致 AL 的 FLC 使得系膜细胞向巨噬细胞表型转化，以完成更多的分解代谢作用。

第二节　肾脏淀粉样变的临床、病理特点及诊断

一、肾脏淀粉样变的发病率和各型所占比例

系统性淀粉样变是一种相对少见的疾病，英国最新统计的每年每百万人口新发病例大约为 8 例。诊断时平均年龄 62 岁，男女比例约为 3∶2。与发展中国家的 AA 型淀粉样变最常见（可能与这些国家慢性感染性疾病患病率较高相关）不同，在发达国家 AL 是淀粉样变最常见类型。我国几家医院的初步报道显示，我国现在也以 AL 型为主。北京大学第一医院的资料显示，1990～2011 年间肾内科经肾活检诊断的肾脏淀粉样变共 205 例，占同时期肾穿刺患者的 0.9%（205/23 400 例）。205 例肾脏淀粉样变中 190 例为 AL 型，占 92.7%，其中 λ 轻链型占 86.8%（165/190 例），κ 轻链型占 13.2%（25/190 例）。其余 15 例中，2 例为白细胞趋化因子 2 淀粉样变（leukocyte chemotactic factor 2-associated amyloidosis，ALECT2），占 1.0%（2/205 例），1 例淀粉样蛋白 A 淀粉样变（amyloid A amyloidosis，AA），占 0.5%（1/205 例），1 例为纤维蛋白原 Aα 链淀粉样变（fibrinogen Aα amyloidosis，AFib），占 0.5%（1/205例），其余 11 例（5.4%）分型不明确。必须指出，ALECT2 为最近国外报道发病率很高的一种新的淀粉样变类型。在 Larsen 等 2010 年报道的 285 例淀粉样变病例中，它约占 2.5%，仅次于 AL 和 AA 淀粉样变（前者 86.3%，后者 7.0%）。北京大学第一医院肾内科资料显示，ALECT2 发病率仅次于 AL 型，占所有肾脏淀粉样变患者的 1%，是值得引起重视的新认识的淀粉样变。

二、肾脏淀粉样变的临床表现

蛋白尿是肾脏淀粉样变最常见的、也常是最早

的临床表现,70%~80%患者呈现肾病综合征。镜下血尿发生率不高,若出现肉眼血尿或显著性镜下血尿(呈均一性血尿类型)应考虑膀胱、输尿管累及。少数肾病综合征患者可合并肾静脉血栓,加速肾功能恶化,偶导致急性肾衰竭。高血压不常见、发生率约为20%;与此相反,体位性低血压发生率却明显增多。部分患者肾小管间质也可受累,出现肾小管功能异常,如肾性糖尿、范可尼综合征或(和)肾小管酸中毒。我国 AL 型肾脏淀粉样变确诊时约有20%患者已出现肾功能不全。随着肾病综合征的发展,肾功能常呈进行性恶化,逐渐进入终末期肾脏病。

肾脏淀粉样变临床上可同时具有肾外的多器官系统受累表现,如心、血管、肝、脾、胰、胃、甲状腺、脑、神经、皮肤和关节等,淀粉样蛋白在组织中沉积可引起组织结构损伤和器官功能失调,甚至衰竭。国外资料显示,AL 淀粉样变累及的脏器依次为肾脏(74%),心脏(60%),肝脏(27%),消化道(10%~20%),自主神经系统(18%)。69%的患者在疾病确诊时已存在两个或更多的脏器受累。

三、肾脏淀粉样变的病理改变

(一) 光镜检查

淀粉样物质可以沉积在肾组织中的任何部位,包括肾小球、肾小动脉、肾小管及间质。在大多数病例中,肾小球是主要的沉积部位,光镜下可见均质无结构的物质弥漫沉积在肾小球系膜区和毛细血管壁,六胺银(PASM)染色有时还能在基底膜上皮侧见到节段性"睫毛状"结构。淀粉样物质在系膜区大量沉积可以形成结节样病变,类似于糖尿病肾病或轻链沉积病。由于形成结节的物质是淀粉样蛋白,并非细胞外基质,故过碘酸-Schiff 试剂(PAS)染色不着色,而刚果红染色阳性(普通光镜检查呈砖红色,偏振光显微镜检查呈苹果绿色双折光)。淀粉样物质还可以沉积在小动脉、微动脉以及肾小管基底膜和间质。淀粉样物质在肾小管间质沉积可以导致肾小管萎缩和肾间质纤维化。在小部分病例中,淀粉样物质主要沉积在肾小管间质或肾小动脉,而无明显的肾小球沉积。

(二) 免疫荧光或免疫组化检查

免疫球蛋白 IgG、IgA、IgM、补体 C3、C1q 及纤维蛋白相关抗原(FRA)检查阴性或呈非特异阳性,无诊断价值。抗体与相应淀粉样蛋白呈阳性反应,具有协助诊断和分型的意义。临床上常用抗 AA 蛋白、抗 κ 或 λ 轻链、抗 LECT2 抗体来协助诊断和分

型。如怀疑遗传性淀粉样变时,应该用常见的遗传性淀粉样变如 AFib、转甲状腺素蛋白淀粉样变(transthyretin amyloidosis,ATTR)、载脂蛋白 A I 淀粉样变(apolipoprotein A I amyloidosis,AApoA I)、载脂蛋白 A II 淀粉样变(AApoA II)及溶菌酶淀粉样变(lysozyme amyloidosis,ALys)的前体蛋白抗体作免疫荧光或免疫组化染色来明确诊断。

(三) 电镜检查

电镜下,肾组织沉积物中可见排列紊乱无分支的细纤维结构,直径 8~10nm,见到这样特征性的淀粉样纤维,即能高度提示肾脏淀粉样变。电镜下看到的淀粉样纤维与其他免疫球蛋白沉积病的纤维性状不同,纤维样肾小球病(fibrillary glomerulopathy)的纤维虽也紊乱排列,但其直径为 15~20nm,而免疫触须样肾小球病(immunotactoid glomerulopathy)的纤维丝直径为 30~60nm,并排列有序,形成微管样结构,均不难鉴别。免疫电镜检查还能用来做疾病分型。

正如前述,肾脏淀粉样变常同时伴随肾外器官系统淀粉样变,所以也可以取其他部位组织做病理检查。文献报道,腹壁脂肪活检刚果红染色的敏感度在 AL 为80%~90%,在 AA 为65%~75%,而在一些遗传性淀粉样变则相对较低,所以以腹壁脂肪活检刚果红染色阴性不能排除淀粉样变。唾液腺和直肠活检创伤相对较小,也可以用来获取组织标本做刚果红染色等病理检查。但是,肾脏毕竟是淀粉样变最经常且往往最早受累的器官,其组织活检的阳性率最高,因此,肾活检病理学检查是诊断淀粉样变的最重要手段。

四、AL 型肾脏淀粉样变的临床与病理的相关性

迄今为止,关于肾脏淀粉样变临床病理相关性的研究较少,因而目前肾脏病理改变特点与 AL 患者临床和预后的关系还不十分明确。部分学者认为淀粉样物质在肾组织沉积的程度可能与蛋白尿和肾功能无关。但近年来对 AL 和 AA 肾脏淀粉样变患者的研究都发现肾小球受累为主的患者蛋白尿水平高,而局限于肾血管沉积的患者蛋白尿少。梅奥医学中心(Mayo Clinic)的研究显示,淀粉样物质局限沉积在肾血管的患者临床表现为少量蛋白尿和严重的肾功能不全,提示淀粉样物质在肾组织的沉积部位与临床表现相关;也曾有小样本研究结果提示肾组织淀粉样变沉积的程度与 AL 患者的肾脏预后呈负相关。

北京大学第一医院对 205 例肾脏淀粉样变的研究显示,通过对淀粉样物质在肾组织不同部位沉积的程度进行半定量评分,发现在 AL 型肾脏淀粉样变,肾小球淀粉样变的程度与确诊时的蛋白尿水平和肾功能相关,肾小球淀粉样变程度重的患者蛋白尿水平高、肾功能不全的发生率高;肾血管淀粉样变的程度与心脏和肝脏受累相关:肾血管淀粉样变程度越重,肝脏、心脏受累的发生率越高;另外还发现,不同轻链类型的 AL 型肾脏淀粉样变的病理和临床特点存在差异,AL-κ 患者肾血管淀粉样变程度重,容易发生肝脏和心脏受累。

五、肾脏淀粉样变诊断、分型与鉴别诊断

(一)肾脏淀粉样变的诊断

肾脏淀粉样变诊断依赖于肾脏病理学检查,主要依据为:光镜下肾小球系膜区见到均质无结构的团块状物质沉积,基底膜有时出现"睫毛状"结构。此均质状物质有时也能沉积于肾血管等其他部位。沉积物刚果红染色呈砖红色,在偏振光显微镜下呈苹果绿双折光;电镜检查在上述沉积物中见到大量直径为 8~10nm、僵硬无分支、杂乱排列的纤维丝样物质。

凡有以下情况,应做相应检查且必要时做肾活检病理检查以明确肾脏淀粉样变诊断:①中老年患者不明原因出现蛋白尿、肾病综合征、慢性肾功能不全而肾脏体积增大;②多发性骨髓瘤患者出现大量蛋白尿或肾病综合征,且尿中蛋白以白蛋白为主;③呈家族性发病,出现大量蛋白尿或肾病综合征的中老年患者;④有明确的慢性感染性疾病或类风湿关节炎等自身免疫性疾病患者,出现蛋白尿或肾病综合征。尤其是上述肾脏病合并心脏疾患(心脏肥大、心力衰竭、心律失常等)、肝脾肿大及胃肠功能紊乱(便秘和消化不良等)等系统性表现时。

(二)肾脏淀粉样变的分型

正如前述,目前至少已知有 26 种淀粉样变的前体蛋白,依据前体蛋白的不同肾脏淀粉样变基本上可以分为如下 4 型:AL、AA、ALECT2 及遗传性淀粉样变(表 4-2-1)。用形态学检查(光镜下的组织改变和电镜下的纤维丝结构)无法将它们区别,分型诊断只能依靠鉴定出组织中沉积的淀粉样蛋白成分。

最早人们应用高锰酸钾氧化后刚果红染色的方法来鉴别原发与继发性淀粉样变(即现在分类的 AL 及 AA 淀粉样变),认为高锰酸钾处理后刚果红

染色转阴者为继发性淀粉样变,但是该检查的特异性和敏感性都差,而且无法区分其他类型淀粉样变,因此目前已很少应用。目前最常用和简便的分型诊断方法是用上述各型淀粉样变的前体蛋白抗体做免疫荧光或(和)免疫组化检查。胶体金标记抗体免疫电镜检查可用于早期淀粉样变的分型诊断,较之免疫荧光/免疫组化染色更为敏感,但是操作难度较大。

对临床上考虑遗传性淀粉样变的病例,应进行家系调查和基因分析。鉴于常见的几种遗传性淀粉样变遗传外显率变异很大,多数患者并没有家族史,临床上对于那些不是 AL、又没有确凿证据证实是 AA 和 ALECT2 的患者都应进行基因分析,筛查其是否携带淀粉样变前体蛋白编码基因的突变。需要指出的是,不能单靠基因分析结果确定分型,最终的确诊仍需依据免疫荧光/免疫组化、免疫电镜、质谱分析或氨基酸序列分析等方法对肾组织中沉积的淀粉样蛋白做鉴定。

近年来,已有研究报道利用质谱分析或氨基酸序列分析方法,对从组织中提取的淀粉样蛋白进行鉴定,能准确对淀粉样变进行分型。但是由于这些分析方法需要先进设备,技术难度较高,且花费昂贵,故无法在临床上广泛应用。

在临床工作中,我们建议按照如下流程来进行肾脏淀粉样变的分型诊断(图 4-2-1)。

(三)肾脏淀粉样变的鉴别诊断

电镜下在肾脏淀粉样变性组织中观察到的纤

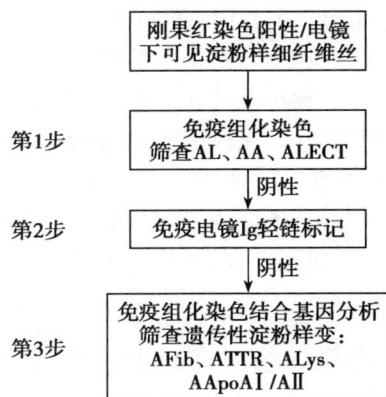

```
┌─────────────────────────┐
│ 刚果红染色阳性/电镜      │
│ 下可见淀粉样细纤维丝     │
└─────────────────────────┘
            ↓
第1步  ┌─────────────────────────┐
       │ 免疫组化染色            │
       │ 筛查AL、AA、ALECT       │
       └─────────────────────────┘
            ↓ 阴性
第2步  ┌─────────────────────────┐
       │ 免疫电镜Ig轻链标记      │
       └─────────────────────────┘
            ↓ 阴性
第3步  ┌─────────────────────────┐
       │ 免疫组化染色结合基因分析 │
       │ 筛查遗传性淀粉样变:     │
       │ AFib、ATTR、ALys、      │
       │ AApoAⅠ/AⅡ              │
       └─────────────────────────┘
```

图 4-2-1 肾淀粉样变分型诊断流程

注:AL. 轻链淀粉样变;AA. 淀粉样蛋白 A 淀粉样变;ALECT. 白细胞趋化因子 2 淀粉样变;Ig. 免疫球蛋白;AFib. 纤维蛋白原 Aα 链淀粉样变;ATTR. 转甲状腺素蛋白淀粉样变;ALys. 溶菌酶淀粉样变;AApoAⅠ/AⅡ. 载脂蛋白 AⅠ/AⅡ淀粉样变

维丝样淀粉样物质,需与纤维样肾小球病、免疫触须样肾小球病及某些呈现纤维样结晶的冷球蛋白血症相鉴别。肾脏淀粉样变刚果红染色阳性,而其他疾病染色都阴性,是重要的鉴别依据。此外,电镜下纤维丝的直径和形状和各自的临床及实验室检查特点等均有助于鉴别。

AL 淀粉样变属于浆细胞病,故全部 AL 淀粉样变患者的骨髓均有异常增生的浆细胞或淋巴浆细胞克隆群。应用敏感的血和(或)尿免疫固定电泳检查,AL 型肾脏淀粉样变患者单克隆轻链的检出率高达 75%~90%。由于肾脏淀粉样变是非糖尿病老年肾病综合征的一个重要病因,AL 型又是肾脏淀粉样变最常见的类型,所以近年来不少学者强烈呼吁:对中老年肾病综合征患者应常规做血和尿免疫固定电泳检查,以尽早发现和诊断 AL 淀粉样变或多发性骨髓瘤等浆细胞病。

以其他脏器受累为主并经组织活检证实的系统性淀粉样变患者,若出现蛋白尿(尿蛋白定量常大于 0.5g/d,以白蛋白为主),均应考虑合并肾脏淀粉样变。

第三节 传统诊断方法的评价、不足之处和展望

一、早期淀粉样变的诊断

刚果红染色的方法是诊断淀粉样变的"金标准"。但是部分早期肾淀粉样变患者因肾组织中沉积的淀粉样物质过少,刚果红检查可呈假阴性;另外,已出现严重肾小球硬化的患者,因肾小球内的淀粉样沉积物被增多的细胞外基质掩盖,刚果红染色也能呈假阴性。所以,对每例可疑的肾活检标本都应该进行电镜超微结构检查,电镜可以早期发现肾组织中的淀粉样纤维,减少误漏诊,有利于疾病早期诊断。

二、重视淀粉样变分型诊断的重要性

近年来有关淀粉样变的治疗研究取得了很大进展,而制定正确治疗方案的前提是正确分型。AL 患者应给予化疗,符合条件的患者可以进行大剂量美法仑联合自体外周血干细胞移植治疗;对于其他类型的淀粉样变患者,化疗或联合自体干细胞移植不但没有任何帮助,反而会增加治疗带来的风险。因此,对淀粉样变进行正确分型至关重要。

三、目前肾脏淀粉样变病理诊断和分型中某些不足

首先应该指出,目前应用免疫组化或免疫荧光进行 AL 淀粉样变的诊断和分型仍存在不足之处,即对肾组织中淀粉样变轻链的染色可能出现假阴性,或由于非特异着色背景较强而影响结果判读。主要有以下几点:①形成 AL 淀粉样变纤维的片段多来源于轻链可变区,而商品化的抗体针对的抗原位点主要在轻链恒定区,所以有些轻链来源的淀粉样变蛋白可能对商品化的抗体不产生免疫反应,出现假阴性;②免疫球蛋白轻链是一种高丰度的血浆蛋白,在标本制作过程中,血浆中蛋白会对组织切片造成污染;免疫球蛋白轻链又是小分子蛋白,经肾小球滤过后在近端肾小管被大量重吸收,且可以弥散到组织间隙。上述两点导致在某些病例中轻链的免疫组化染色背景较强,影响了结果判读。③对于石蜡组织切片,由于在甲醛固定的过程中会使抗原发生变性,也是免疫组化染色出现假阴性的一个可能原因。因此,刚果红染色阳性而 κ、λ 轻链染色均阴性时,仍不能完全排除 AL 淀粉样变,此时血清免疫固定电泳及胶体金免疫电镜检查可能对明确 AL 诊断有帮助。

其次,目前 AL 型淀粉样变和遗传性淀粉样变的分型鉴别上仍存在难点。即在缺乏家族史的情况下,遗传性淀粉样变和 AL 的临床表现非常相似。近期的研究发现,肾脏淀粉样变患者中,遗传性淀粉样变的比例接近 10%。常见的几种遗传性淀粉样变均为常染色体显性遗传,但遗传外显率变异很大,多数患者没有家族史。其中部分(24%)遗传性淀粉样变的患者还存在低水平的单克隆免疫球蛋白血症。由于前述原因,对 κ、λ 两种轻链染色出现假阴性或染色背景较强难以清晰分辨时,可出现 AL 型与遗传性淀粉样变的病理分型混淆。既往研究中曾有过将遗传性淀粉样变误诊为 AL,因而接受了化疗甚至自体干细胞移植的报道。对于肾组织轻链免疫组化染色均阴性的患者,正如前述,可以进行胶体金免疫电镜检查,已肯定免疫电镜检查对 AL 诊断的敏感性高于免疫组化染色,造成这两种方法敏感性差异的原因并不清楚,可能与标本制备和保存条件不同从而对抗原影响不同相关。如果轻链的免疫电镜检查仍阴性,则应进一步进行遗传性淀粉样变的免疫组化染色,并进行相关基因分析。

四、蛋白质组学方法的应用

由于没有相应的抗体或由于未知淀粉样蛋白的存在,致使国内外大样本的肾脏淀粉样变研究均有近10%的患者不能明确分型。随着研究的进展,现在如下蛋白质组学检查方法已成熟,即对肾活检组织中沉积的淀粉样物质进行微切割,然后提取其中全长蛋白,再利用生物质谱技术或(和)氨基酸序列分析技术进行淀粉样蛋白成分分析,这不但能对淀粉样变作准确分型诊断,而且还能帮助发现新的淀粉样蛋白。

第四节　肾脏淀粉样变的治疗

早期诊断和正确分型是有效治疗的关键。针对不同类型的肾淀粉变应采取不同的治疗方法。

下文将作一简介。

一、AL型肾脏淀粉样变的治疗

(一)治疗目标和疗效判断标准

治疗的目标为促进循环中错误折叠的致病性轻链蛋白清除,保护脏器功能。表4-2-2为第12届国际淀粉样变研讨会修订的血液和器官反应标准,它能帮助判断治疗疗效。获得血液学反应将使总的生存时间延长。循环中FLC水平的显著下降将意味着很好的临床反应,而血清脑利钠肽N末端前体肽(NT-ProBNP)水平降低能敏感地反映心功能改善,因此在治疗过程中应该对它们进行密切监测。

(二)常规化学疗法

1. 美法仑联合泼尼松(MP)方案　应用美法仑[melphalan,0.15mg/(kg·d)]及泼尼松0.8mg/(kg·d)口服,两者连续服用7天,每6周重复,持续2年。

表4-2-2　血液和器官反应的标准

反应类型	判断标准
血液学反应	
完全缓解(CR)	血及尿免疫固定电泳检查阴性,κ/λ比值正常
非常好的部分缓解(VGPR)	dFLC<40mg/L
部分缓解(PR)	dFLC下降≥50%
无反应(NR)	dFLC下降<50%
器官反应	
心脏	平均室间隔厚度下降2mm;或左室射血分数提高20%,在没有使用利尿剂的情况下心功能(NYHA分级)改善两个级别;或室壁厚度无增加;或NT-ProBNP下降≥30%[eGFR≥45ml/(min·1.73m²)的患者]
肾脏	24小时尿蛋白定量下降50%,前提是eGFR较基线值下降不超过25%或血肌酐较基线值升高不超过44.2μmol/L
肝脏	血清碱性磷酸酶下降50%;或超声测量肝脏大小至少缩小2cm

注:dFLC. 血清中两种游离轻链的差值;NT-ProBNP. 脑钠肽N末端前体肽;eGFR. 估算肾小球滤过率

MP方案治疗淀粉样变开始于20世纪70年代,已经历近40年的历史。MP方案疗效明显优于单独使用美法仑、泼尼松或秋水仙碱。220例患者的随机对照试验结果显示:MP组中28%患者对治疗有反应,表现为血或尿单克隆轻链消失或减少≥50%,或蛋白尿减少≥50%,肾功能维持稳定或有改善;而单独使用秋水仙碱的对照组中仅有3%患者对治疗有反应($P<0.001$)。尽管如此,MP方案的疗效仍不尽人意,MP治疗组的平均存活时间仅为18月。

2. 美法仑联合地塞米松(MD)方案　应用美法仑10mg/m²及地塞米松40mg/d口服,二者连续服用4天,每月重复,疗程18个月。在Jaccard等的研究中,对46例不适合做外周血自体干细胞移植的患者给予MD方案治疗,治疗后48%的患者出现脏器受累程度改善,同时治疗相关的死亡率只有4%。随访6年后,仍有一半以上患者存活,其中无进展生存的患者比例占40%。MD治疗组中位生存时间为56.9个月。鉴于MD方案的低毒性,而且对晚期患者也可以产生效果,故MD方案目前被列为治疗 AL 的一线方案。

（三） 大剂量美法仑联合自体干细胞移植（HDM-ASCT）方案

美法仑用量 200mg/m² （≤60 岁），140mg/m²（61～70 岁），100mg/m²（≥71 岁），可依据受累器官损伤程度和患者一般状况适当调整剂量。常用剂量为 140～200mg/m²。

1996 年首次应用自体造血干细胞移植治疗 AL 淀粉样变。HDM-ASCT 治疗方案能清除克隆增生的异常浆细胞，从而清除致淀粉样变的免疫球蛋白轻链。临床研究显示，接受 HDM-ASCT 治疗的患者完全缓解率明显提高，生存期明显延长。HDM-ASCT 治疗的致命的弱点是治疗相关死亡率很高，可能与应用初期没有对接受 HDM-ASCT 治疗的患者进行严格的危险分层和严格选择相关，有些患者其实并不适合接受 HDM-ASCT 治疗。自 2006 年以来，HDM-ASCT 治疗相关的死亡率已经下降至 7%。美国 Boston 大学统计了 421 例接受 HDM-ASCT 治疗患者的预后资料，其中 34% 的患者得到完全缓解，其器官反应率为 78%，中位生存时间是 13.2 年；没有获得完全缓解的患者，其器官反应率为52%，中位生存时间是 5.9 年。该研究显示，对于符合条件的患者进行 HDM-ASCT 治疗，即便治疗后没有获得完全缓解，仍能使患者总的生存期延长。该项研究中，治疗相关的死亡率为 11.4%，其中 5 年内治疗相关死亡率为 5.6%。

北京大学第一医院血液科 2006～2011 年应用 HDM+ASCT 治疗 AL 型共 20 例。除 3 例早期死亡（移植后 3 个月内死亡，占 15%）外，11 例达到血液学缓解（血液学总反应率 73%），其中完全缓解 6 例（40%）、部分缓解 5 例（33%）。11 例血液学缓解者均有肾脏器官治疗反应。除去 3 例早期死亡外，其余 17 例随访 15 个月（4～55 个月），3 年生存率达 71.4%。研究显示在严格掌握入选标准的前提下，HDM+SCT 治疗 AL 淀粉样变性可获得较好疗效。

大约只有不到 1/4 的淀粉样变患者符合 HDM-ASCT 治疗入选标准。自体干细胞移植的入选标准为：①年龄≤70 岁；②体能状态评分≤2，③肌钙蛋白 T（cTNT，系心脏损伤的生物标记物）<0.06ng/ml；④心功能为纽约心脏病协会（NY-HA）分级的Ⅰ级或Ⅱ级；⑤肌酐清除率≥30ml/min；⑥明显受累的器官不超过两个（肝脏、心脏、肾脏或自主神经系统）。

对于符合 HDM-ASCT 治疗入选标准的患者，

HDM-ASCT 是一个重要的选择。

（四）治疗 AL 淀粉样变的新药物

1. 硼替佐米　应用硼替佐米（bortezomib）1.3mg/m² 于第 1、4、8 及 11 天静脉注射，21 天为 1 个疗程，一般不超过 8 个疗程。常与地塞米松或其他药物联合应用。

硼替佐米为蛋白酶体抑制剂，通过抑制核转录因子 NF-κB 活性发挥作用，研究显示应用硼替佐米治疗，血液学反应率为 50%～80%，完全缓解率为 16%～20%（最高达 44%）。还有研究发现，应用硼替佐米后患者的心功能得到改善。硼替佐米联合地塞米松（BD）方案进行治疗，完全缓解率为 25%～31%。BD 方案治疗还被用于 HDM-SCT 治疗后，以达到深度缓解的目的。

硼替佐米的主要副作用有周围神经病变如肢体麻木、感觉异常等，发生率为 30% 左右，停药后可基本恢复或明显改善。其他常见副作用有疲劳、感染、骨髓抑制（如血小板下降、贫血、中性粒细胞减少等），胃肠道症状（如恶心、呕吐、腹泻、便秘等），患者多可耐受，且停药后恢复正常。

2. 沙利度胺　常用沙利度胺（thalidomine）100～200mg/d 口服，从小剂量开始，逐步增量，一般不超过 400mg/d。有效者宜继续治疗或减量使用，以求在最低副作用下巩固治疗疗效。

沙利度胺通过免疫调节效应（如抑制肿瘤坏死因子-α 产生、刺激 Th1 免疫反应、抑制 NF-κB 活性等）及非免疫效应（如抗血管生成作用、抗增殖和抗凋亡作用等）发挥治疗作用。有研究显示应用沙利度胺后，48% 的患者出现了血液学反应，其中 19% 的患者为完全缓解；沙利度胺联合美法仑和地塞米松治疗，22 例患者中 8 例出现血液学反应，4 例出现器官反应。沙利度胺还被用于和环磷酰胺、地塞米松合用（CTD 方案），血液学反应率为 74%，完全缓解率为 21%。

沙利度胺治疗相关的不良反应为便秘、腹痛、极度疲惫、认知困难、心动过缓、周围神经炎和深静脉血栓等，部分患者难以耐受不得不停药。

除此而外，近年还有应用沙利度胺衍生物来那度胺（lenalidomide）及泊马度胺（pomalidomide）治疗 AL 淀粉样变的报道。

（五）治疗方案的选择

早期诊断十分关键。只有做到早期诊断，可供选择的治疗方法才会更多、更有效。根据年龄、脏器受累情况和药物的副作用，应对不同患者制定个体化的治疗方案（图 4-2-2、图 4-2-3）。

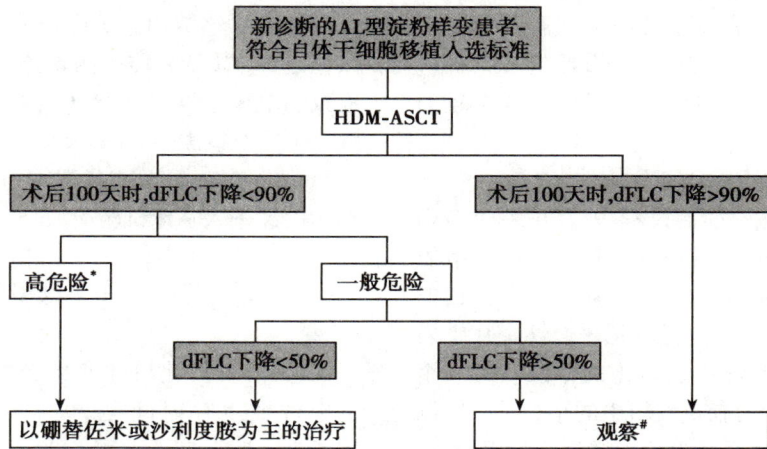

图 4-2-2　AL 型淀粉样变治疗流程（一）

注：*. Mayo stage Ⅲ（cTnT>0.035μg/L 和 NT-proBNP>332ng/L）
\#. 如果器官受累发生进展，随时采用其他治疗方案
dFLC. 血清中两种游离轻链的差值；HDM-ASCT 大剂量美法仑联合自体干细胞移植

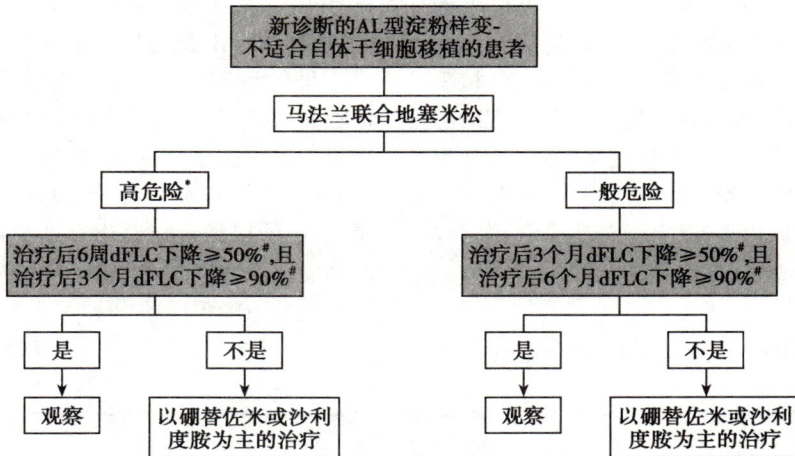

图 4-2-3　AL 型淀粉样变治疗流程（二）

注：*. Mayo stage Ⅲ（cTnT>0.035μg/L 和 NT-proBNP>332ng/L）
\#. 如果器官受累发生进展，随时采用其他治疗方案
dFLC. 血清中两种游离轻链的差值

二、AA 型肾脏淀粉样变的治疗

对于 AA 患者，治疗的目标是快速、完全的控制炎症反应过程。治疗过程中应监测血清淀粉样 A 物质（SAA）的水平，来评估治疗效果。

（一）秋水仙碱

家族性地中海热患者约 30% 会发生 AA 淀粉样变。通过口服秋水仙碱（colchicine）1.5mg/d 能有效地控制炎症反应，防止淀粉样变发生。即使淀粉样变已发生，秋水仙碱治疗仍然有效。

（二）抗细胞因子制剂

继发于类风湿关节炎的 AA 患者可考虑使用抗肿瘤坏死因子-α 制剂治疗，包括单独应用或与甲氨蝶呤联合应用。

白介素-1 的异常分泌是导致自身免疫性疾病及家族性地中海热患者发生淀粉样变的一个重要机制，因此可考虑应用抗白介素制剂进行治疗。对于那些秋水仙碱治疗无效或不能耐受的患者，抗白介素-1 制剂无疑是另一种治疗选择。

但是，何时开始治疗还需要认真考虑。因为如何平衡治疗获益与风险还是一个问题。抗细胞因子制剂治疗将增加患者发生感染的风险。目前认为,如果 SAA 水平持续大于 10mg/L 或携带某种特殊基因突变的家族性地中海热患者可以考虑较为严格的抗炎治疗。

(三) 新型药物

一些新型药物正在研制过程中,其中一个新药为依罗沙特(eprodisate),该药能抑制 SAA 与组织基质中葡胺聚糖相互作用,从而抑制淀粉样蛋白的聚合沉积,研究显示依罗沙特有延缓慢性炎症继发性 AA 淀粉样变患者肾功能恶化的作用。另一个新药是 CPHPC,此药为脯氨酸衍生的小分子生物制剂,能与 SAP 结合,从而减少淀粉样物质沉积,不过其确切疗效尚待临床试验观察。

三、遗传性肾淀粉样变的治疗

(一) 肝脏移植

对于前体蛋白主要在肝脏产生的淀粉样变类型如 ATTR、AFib、AApoA Ⅰ 和 AApoA Ⅱ,可以考虑肝脏移植,从而清除异常的突变蛋白,达到治疗目的。肝脏移植最早应用于 ATTR 患者,由于移植手术相关的死亡率较高,因此仅应用于少数适宜的患者。普遍认为肝移植应在淀粉样变早期进行,如果肾活检显示肾组织中淀粉样物质大量沉积,预示肝移植术后结果差。近年来,已有肝肾联合移植治疗 AFib、AApoA Ⅰ 和 AApoA Ⅱ 的成功案例。

(二) 新型药物

基因突变导致的 ATTR 变异体热力学稳定性降低,容易从四聚体解聚为单体,进后发生自我聚合形成纤维丝结构。研究证实一些小分子物质可以稳定 ATTR 变异体的四聚体结构,防止其解聚形成致病单体。这些小分子药物包括双氟尼酸(diflunisal)、双氯酚酸(diclofenac)、碘代氟酚那酸(iodoflufenamic acid)及碘代双尼氟酸(iododiflunisal),有的已经进入临床试验阶段。

第五节　淀粉样变的预后

总体来说,淀粉样变患者的预后差。AL 患者的中位数生存时间是 20.4 个月,5 年生存率是 19.6%。近年来随着早期诊断及治疗的进展,AL 患者的预后有所改善。1997~2006 年 10 年里,AL 患者的 4 年生存率已达 33%,较前两个十年明显提高。决定淀粉样变预后的主要因素是心脏受累程度。淀粉样变患者死亡的最主要原因是心力衰竭和猝死,合并充血性心衰的 AL 患者中位生存时间只有 4 个月,所以 cTNT 和 NT-ProBNP 是目前公认的用以判断 AL 淀粉样变患者预后的敏感指标。

北京大学第一医院肾内科对随访的 66 例 AL 肾脏淀粉样变患者进行了生存分析,结果显示:本组患者的中位生存时间是 48 个月(随访时间 1~120 个月),1 年死亡率为 29%。在校正了心脏受累、肝脏受累和治疗对生存的影响后,肾组织淀粉样物质沉积程度是影响预后的独立危险因素,沉积程度重的患者预后差。

(章友康　姚英)

参 考 文 献

1. Dumoulina M, Bader R. A short historical survey of developments in amyloid research. Protein Pept Lett, 2006, 13: 213-217.
2. Westermark P, Benson MD, Buxbaum JN, et al. Amyloid: toward terminology clarification. Report from the Nomenclature Committee of the International Society of Amyloidosis. Amyloid, 2005, 12: 1-4.
3. Larsen CP, Walker PD, Weiss DT, et al. Prevalence and morphology of leukocyte chemotactic factor 2-associated amyloid in renal biopsies. Kidney Int, 2010, 77: 816-819.
4. Merlini G, Bellotti V. Molecular mechanisms of amyloidosis. N Engl J Med, 2003, 349: 583-596.
5. Dember LM. Amyloidosis-associated kidney disease. J Am Soc Nephro, 2006, 17: 3458-3471.
6. Basnayake K, Stringer SJ, Hutchison CA, et al. The biology of immunoglobulin free light chains and kidney injury. Kidney Int, 2011, 79: 1289-1301.
7. Picken MM, Westermark P. Amyloid detection and typing: summary of current practice and recommendations of the consensus group. Amyloid, 2011, 18 Suppl 1: 43-45.
8. Picken MM. Immunoglobulin light and heavy chain amyloidosisAL/AH: renal pathology and differential diagnosis. Contrib Nephrol, 2007, 153: 135-155.
9. Veeramachaneni R, Gu X, Herrera GA. Atypical amyloidosis: diagnostic challenges and the role of immunoelectron microscopy in diagnosis. Ultrastruct Pathol, 2004, 28: 75-82.
10. Lachmann HJ, Booth DR, Booth SE, et al. Misdiagnosis

of hereditary amyloidosis as AL(primary) amyloidosis. N Engl J Med,2002,346:1786-1791.

11. Pinney JH,Smith CJ,Taube JB,et al. Systemic amyloidosis in England:an epidemiological study. Br J Haematol,2013,161:525-532.

12. Gertz MA. Immunoglobulin light chain amyloidosis:2011 update on diagnosis,risk-stratification,and management. Am J Hematol,2011,86:180-186.

13. Yao Y,Wang SX,Zhang YK,et al. A clinicopathological analysis in a large cohort of Chinese patients with renal amyloid light-chain amyloidosis. Nephrol Dial Transplant,2013,28:689-697.

14. 姚英,王素霞,章友康,等. 205 例肾脏淀粉样变性病患者的分型诊断研究. 中华肾脏病杂志,2013,29:88-92.

15. Eirin A,Irazabal MV,Gertz MA,et al. Clinical features of patients with immunoglobulin light chain amyloidosis (AL) with vascular-limited deposition in the kidney. Nephrol Dial Transplant,2012,27:1097-1101.

16. Dispenzieri A,Gertz MA,Kyle RA,et al. Serum cardiac troponins and N-terminal pro-brain natriuretic peptide:a staging system for primary systemic amyloidosis. J Clin Oncol,2004,22:3751-3757.

17. Palladini G,Barassi A,Klersy C,et al. The combination of high-sensitivity cardiac troponin T(hs-cTnT) at presentation and changes in N-terminal natriuretic peptide type B (NT-proBNP) after chemotherapy best predicts survival in AL amyloidosis. Blood, 2010, 116: 3426-3430.

18. Addis MF, Tanca A, Pagnozzi D, et al. Generation of high-quality protein extracts from formalin-fixed, paraffin-embedded tissues. Proteomics,2009,9:3815-3823.

19. Merlini G,Seldin DC,Gertz MA. Amyloidosis:pathogenesis and new therapeutic options. J Clin Oncol, 2011, 29:1924-1933.

20. Jaccard A,Moreau P,Leblond V,et al. High-dose melphalan versus melphalan plus dexamethasone for AL amyloidosis. N Engl J Med,2007,357:1083-1093.

21. Cibeira MT,Sanchorawala V,Seldin DC,et al. Outcome of AL amyloidosis after high-dose melphalan and autologous stem cell transplantation:long-term results in a series of 421 patients. Blood,2011,118:4346-4352.

22. 邱志祥,王茫桔,王莉红,等. 自体造血干细胞移植治疗原发性淀粉样变性的临床研究. 中华血液病杂志,2012,33:187-190.

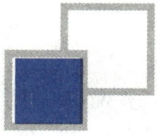

第五篇

感染相关性肾损害

第一章　乙型肝炎病毒相关性肾炎

第一节　乙型肝炎病毒相关性肾炎概念及认识历程

一、乙型肝炎病毒及其慢性感染的概述

乙型肝炎病毒（hepatitis B virus，HBV）是 1964 年在澳大利亚土著人血清中发现的一种 DNA 病毒，属于嗜肝 DNA 病毒科。HBV 只侵犯人类和其他灵长类动物。HBV 感染者血清中常存在具有传染性的完整病毒颗粒，又称 Dane 颗粒。Dane 颗粒呈球形，直径为 42nm，分为外壳和核心两部分，外壳含乙型肝炎表面抗原（hepatitis B surface antigen，HBsAg），核心含乙型肝炎核心抗原（hepatitis B core antigen，HBcAg）、环状双股 HBV DNA 和 HBV DNA 多聚酶。

HBV 基因组长约 3.2kb，为双链、部分环状 DNA，由长链及短链组成。长链为负链，为长度固定的闭合环状 DNA；短链为正链，为长度可变的半闭合（有一缺口，未完全闭合）环状 DNA。HBV DNA 负链有四个开放区，分别称为 S、C、P 及 X，能编码全部已知的 HBV 蛋白质。S 区可分为二部分，S 基因和前 S 基因。S 基因负责编码 HBsAg，前 S 基因负责编码前 S1 及前 S2 蛋白。C 区基因包括前 C 基因和 C 基因，分别编码乙型肝炎 e 抗原（hepatitis B e antigen，HBeAg）和 HBcAg。HBeAg 的功能尚未完全阐明，其对病毒复制并非必要，但与免疫耐受及持续感染有关。P 区编码 HBV 的 DNA 多聚酶。X 区编码一个 16.5kd 的蛋白（HBxAg），具有信号传导、转录激活、DNA 修复和抑制蛋白降解等多种功能，X 蛋白对病毒复制是重要的，还与肝癌的发生相关。

HBV 是在肝细胞内繁殖。首先，HBV 侵入肝细胞后，HBV DNA 进入胞核内，在 DNA 多聚酶作用下，以负链 DNA 为模板延长正链，修补正链中的缺口，形成共价闭合环状 DNA（covalently closed cir-cular DNA，cccDNA）。然后仍在 DNA 多聚酶作用下，以 cccDNA 中负链为模板，转录成几种不同长度的 mRNA，进入胞质。这些 mRNA 在胞质中分别编码翻译 HBV 的各种抗原，而其中的 3.5kd mRNA 还能在逆转录酶（即 DNA 多聚酶）作用下，作为模板，逆转录生成新的 HBV DNA。cccDNA 半寿（衰）期较长，很难从肝细胞内被彻底清除。

HBV 有逆转录的复制过程，故其基因变异率较一般 DNA 病毒高，容易逃脱宿主的免疫应答清除作用，导致病毒感染持续存在。已发现 HBV 有 9 个基因型，即 A 基因型至 I 基因型。HBV 基因型分布具有一定地域性，在我国以 C 型和 B 型为主。HBV 基因型与疾病进展有关。与 C 基因型感染者相比，B 基因型感染者较早出现 HBeAg 血清学转换（即血清出现 HBeAb，而 HBeAg 转阴），较少进展为慢性肝炎、肝硬化和原发性肝细胞癌。

乙型病毒性肝炎是血源传播性疾病，主要通过血液（如静脉滥用毒品、输血制品和血液透析等）、母婴（即垂直传染）及性接触途径传播。HBV 感染于全世界流行，但是不同地区 HBV 感染的流行强度差异很大。据世界卫生组织报道，全球约 20 亿人口感染过 HBV，其中 3.5 亿人为慢性 HBV 感染者，每年约有 100 万人死于 HBV 感染所致肝衰竭、肝硬化和原发性肝细胞癌。持续性 HBeAg 阳性和（或）HBV DNA>2000U/ml（相当于 10^4 拷贝/ml）是肝硬化和原发性肝细胞癌发生的显著危险因素。

HBV 感染的肝外并发症包括血清病样综合征（serum sickness like syndrome）、肾小球肾炎、结节性多动脉炎和儿童丘疹性皮炎（Gianotti-Crosti syndrome）等。这些肝外并发症见于 1%～10% 的慢性 HBV 感染患者。其发病机制不明，一般认为是由免疫复合物引起，与高水平的病毒抗原血症相关。

二、乙型肝炎病毒相关性肾炎的认识过程

HBV 相关性肾小球肾炎（hepatitis B virus asso-ciated glomerulonephritis，HBV-GN）是与 HBV 感染

相关的肾小球疾病，它是 HBV 感染的常见肝外并发症。

　　HBV-GN 患者包括儿童及成人，伴或不伴明显的肝炎病史。1971 年 Combes 等首次报道一例 53 岁男性 HBV 携带者发生膜性肾病（MN），在其肾活检组织的肾小球内发现 HBsAg 免疫复合物。随后研究证实，在 HBV-GN 患者的肾小球中均可发现 HBsAg、HBcAg 或 HBeAg。HBV-GN 的病理类型以 MN 最常见，此外还有系膜增生性肾炎（MsPGN，伴或不伴系膜硬化病变）及膜增生性肾炎（MPGN），在亚洲还有 IgA 肾病（IgAN）的报道。

　　HBV-GN 中，儿童 MN 与 HBV 感染的关系已得到流行病学调查资料支持。上世纪 80 年代的流行病学研究显示，在人群 HBsAg 感染率低（为 0.1%~1.0%）的美国和西欧，MN 患儿的血清 HBsAg 检出率为 20%~60%；而在 HBV 感染率高的亚洲和非洲（如我国感染率为 15%），MN 患儿的血清 HBsAg 检出率常高达 80%~100%。所以，儿童 MN 与慢性 HBV 感染之间存在密切关系。

　　HBV-MN 患儿的预后大多良好，但是部分 HBV-GN 成人病例可进展到终末肾脏病（ESRD），提示该病具有慢性进展性质。

　　文献关于该病的命名，除 HBV-GN 外，还包括乙型肝炎病毒相关性肾病（hepatitis B virus-associated nephropathy）和乙型肝炎病毒感染相关性肾小球肾炎（hepatitis B virus infection-related glomerulonephritis）等。

第二节　乙型肝炎病毒相关性肾炎发病机制的研究现状

　　一般认为，病毒导致肾小球疾病的发病机制可能有：①免疫复合物介导疾病，包括循环免疫复合物沉积及原位免疫复合物形成；②病毒感染引起的细胞病变效应（cytopathic effect）。

一、免疫复合物介导肾损害

　　许多学者认为病毒抗原与宿主抗体结合形成免疫复合物，激活补体系统导致肾小球损伤是 HBV-GN 的主要发病机制。支持证据包括：①患者循环中存在免疫复合物，而且从免疫复合物中分离出 HBsAg 及 HBcAg；②肾活检组织免疫病理检查常见肾小球内有 HBsAg、HBcAg 或（和）HBeAg，且上述抗原的分布与免疫球蛋白和补体的分布一致；③用患者肾活检组织作酸洗脱试验，可从洗脱液中找到抗 HBV 抗体；④动物实验早已证实注入 HBsAg 可诱发狒狒的免疫复合物性肾炎，肾组织出现 HBsAg 及免疫球蛋白沉积。

　　下文将对免疫复合物致肾损害的几个问题作一简要讨论：

（一）HBV 抗原特性与免疫复合物形成

　　虽然在 HBV-MN 患者肾活检组织中可检出 HBsAg、HBeAg 或 HBcAg 等多种 HBV 抗原，但是许多研究显示 HBeAg 是主要致病抗原。Lai 等（1989 年）用单克隆抗体的 F(ab′)$_2$ 片段进行检测肯定 HBeAg 是 HBV-MN 肾小球沉积的特异成分。Lin 等（1997 年）在 HBV-MN 患者的血清和肾脏中都发现了 HBeAg 和抗 HBe 抗体形成的免疫复合物，提示 HBeAg 在 HBV-MN 发病中起重要作用。Takekoshi 等（1991 年）发现 HBV-MN 患者循环中 HBeAg 存在两种形式，小分子的游离 HBeAg 和大分子的与 IgG 结合的 HBeAg，后者即可能为循环免疫复合物。此外，临床上还观察到 HBV-MN 患者蛋白尿的缓解与血清 HBeAg 清除相关，这也间接支持 HBeAg 在 HBV-GN 发病中具有重要作用。

　　除循环免疫复合物沉积于肾小球外，肾小球内原位免疫复合物形成也是 HBV-MN 的重要发病机制之一。一般认为，能够穿过肾小球基底膜（GBM）定位于上皮下的物质相对分子质量应较小（小于 $3 \times 10^5 \sim 5 \times 10^5$，最大不超过 1×10^6），并且携带阳电荷。在 HBV 抗原成分中，HBsAg 及 HBcAg 分子量皆大，并带负电荷，因此无法穿过 GBM 而于上皮下形成原位免疫复合物。HBeAg 的分子量小，仅为 $3.9 \times 10^4 \sim 9.0 \times 10^4$，因此有可能穿过 GBM 到达上皮下，再与抗 HBe 抗体结合原位形成免疫复合物；但是 HBeAg 也带负电荷，不一定能克服 GBM 的负电荷屏障到达上皮下，所以又有学者认为，是带强正电荷的抗 HBe-IgG（其分子量也小，约为 1.6×10^5）靠其电荷穿过 GBM 植入上皮下，然后再吸引 HBeAg 至上皮下原位形成免疫复合物。此外，抗 HBe-IgG 与 HBeAg 形成的循环复合物也可能沉积于上皮下，此循环免疫复合物分子量也较小（$2.4 \times 10^5 \sim 5.4 \times 10^5$），带正电荷，因此也能通过 GBM 到上皮下。

　　HBsAg 分子量大（可达 $3.7 \times 10^6 \sim 4.6 \times 10^6$），HBcAg 分子量更大（可达 $8.5 \times 10^6 \sim 9.0 \times 10^6$），都不能通过 GBM，但它们往往也能在 HBV-MN 患者的肾小球毛细血管壁上皮下检测到，如何解释？一

种解释认为这是它们的肽链碎片所致。完整的 HBV 抗原在体内代谢,最后能分解成许多仍然含有抗原决定簇的小分子多肽亚单位,这些亚单位能到达上皮下形成原位免疫复合物,或形成循环免疫复合物再沉积至上皮下。

(二) HBV 基因突变与机体免疫应答异常

HBV-GN 的发病涉及病毒、宿主以及二者间的相互作用。文献报道,HBV-MN 患者的血清检验 HBeAg 多阳性,反映病毒复制活跃,说明 HBV 持续感染是 HBV-GN 发生的一个必要条件。

HBV 感染持续存在有病毒方面因素,与 HBV 基因突变相关。有报道发现,感染 HBV-MN 患儿的 HBV 有 S 基因或(和)前 S 基因(前 S1,前 S2)的突变,这些基因突变都可能影响机体免疫应答,干扰宿主对病毒的清除。

HBV 感染持续存在也与机体免疫功能受损相关。Lin 等研究发现,HBV-MN 患者的 T 细胞亚群失调,$CD4^+$ 细胞较少,$CD8^+$ 细胞增多,$CD4^+/CD8^+$ 比率下降,这将使特异性抗体生成不足,清除 HBV 能力减低。另外,Lin 等还发现 HBV-MN 患者的细胞毒性 T 细胞活性降低,Th1 细胞相关的白介素-2 (IL-2)和干扰素-γ(INF-γ)水平也明显低,提示细胞免疫反应也存在缺陷,对清除 HBV 不利。

(三) 遗传因素

遗传因素对 HBV-GN 的发病也可能有影响。1998 年 Vaughan 等在波兰 HBV-MN 患者中发现 DQB1 * 0303 的基因频率显著增加;2002 年 Bhimma 等在南非黑人 HBV-MN 患儿中发现 DQB1 * 0603 基因频率显著增加;2003 年 Park 等在南韩 HBV-GN 患者中发现 DQB1 * 1502 及 * 0601 与 HBV-MPGN 发病相关,DQB1 * 1501 与 HBV-MN 发病相关,而 DRB1 * 1302、DQB1 * 0402 和 DQB1 * 0604 在慢性 HBV 感染中具有保护作用。

二、病毒感染引起细胞病变效应

许多病毒感染都可能通过细胞病变效应导致细胞变性死亡。2004 年 Bhimma 等在讨论 HBV-GN 的发病机制时,认为 HBV 也可能通过细胞病变效应导致肾组织损害。但是,这一假说十分缺乏证据。

首先,HBV 是否能够感染肾脏细胞并复制? 尽管早年来自动物实验和尸体解剖的研究提示 HBV 除嗜肝外也具有轻度泛嗜性,而且一些原位杂交和原位 PCR 研究也发现在某些 HBV-GN 患者的肾小球系膜细胞中确有 HBV DNA 存在,这似乎十分支持 HBV 能感染系膜细胞并于胞内复制的看法。可是,近年的转基因动物实验已清楚显示 HBV 并不攻击系膜细胞,为此这些在系膜细胞内发现的 HBV DNA,很可能是被系膜细胞吞噬进入,并无其它意义。

其次,HBV-MN 是一种足细胞病,即使 HBV 真能感染系膜细胞并引起细胞病变效应的话,也无法解释 HBV-MN 的足细胞损害。

第三节　乙型肝炎病毒相关性肾炎的表现和诊断

一、病理表现

1990 年中华内科杂志发表的"乙型肝炎病毒相关性肾炎座谈会纪要"指出:我国 HBV-GN 最常见的病理类型为 MN,其次为 MPGN 或 IgAN。2012 年美国出版的肾脏病学专著"The Kidney"(第 9 版)认为:在 HBV-GN 的病理类型中,虽有系膜增生及硬化的报道,但是最常见者仍为 MN,而 MPGN (包括 I 型及 III 型)及新月体肾炎(包括 MN 合并新月体肾炎及或原发性新月体肾炎)则报道较少。

国内外资料都公认 HBV-GN 最常见的病理类型是 MN,儿童尤其如此,在儿童罕见特发性 MN,MN 都主要继发于 HBV 感染或系统性红斑狼疮。HBV-MN 可呈现与特发性 MN 相同的病理改变,但也能出现与其不同的病理特征,例如:①免疫病理检查呈现"满堂亮"表现,即 IgG、IgA、IgM、C3、C1q 及纤维蛋白相关抗原均阳性,它们不但沉积于毛细血管壁,也能同时沉积于系膜区。②光镜检查不一定都出现基底膜"钉突样"改变,但是却经常出现"假双轨征"(并非由系膜插入形成的双轨征)及不同程度的系膜增生,嗜复红蛋白不但沉积于上皮下,也常同时沉积在基底膜内、内皮下及系膜区。③电镜检查除上皮下外,其他部位(基底膜内、内皮下和系膜区)也常见电子致密物沉积,而且有时还能见到病毒样颗粒及管网样包涵体。有学者将上述具有特殊表现的 MN 称之为"非典型膜性肾病"。

当然,无论哪种病理类型的肾小球疾病,进行免疫病理检查时,都必须在肾小球内发现 HBV 抗原包括 HBsAg、HBcAg 或(和)HBeAg 才能诊断 HBV-GN。

二、临床表现

HBV-GN 多发生于 HBV 感染流行区,患者包括成人及儿童,男性居多。一般而言,HBV-GN 的临床表现与相同病理类型的原发性肾小球肾炎相似,但是 HBV-MN 可能有如下特点与特发性 MN 不同:HBV-MN 患者可偶见肉眼血尿,发病初期血清补体 C3、C1q 及 C4 水平下降,循环免疫复合物增多,且在此免疫复合物中能发现 HBV 抗原。

文献报告 HBV-MN 病例诊断初血清 HBeAg 常阳性,例如在 Lai 等、Lin 等和 Tang 等报告的 HBV-MN 病例中,血清 HBeAg 阳性率分别为 100%(5/5 例)、100%(20/20 例)和 70%(7/10 例)。临床观察发现,血清病毒复制指标(包括 HBeAg)阴转常伴随 HBV-MN 病情好转,而 HBV 不被清除则肾病常逐渐进展。

HBV-MN 儿童患者的自发缓解率高达 30% ~ 60%,尤其是出现 HBeAg 血清学转换者;而成人患者自发缓解率低,约 10% 患者将最终进入 ESRD,需要进行透析或肾移植治疗。

三、诊断标准

(一) HBV-GN 诊断标准

国际上尚无 HBV-GN 的统一诊断标准。目前,我国成人患者仍在沿用 1990 年公布的"乙型肝炎病毒相关性肾炎座谈会纪要"建议的 HBV-GN 诊断标准,包括:①血清 HBV 抗原阳性;②患肾小球肾炎,并可排除狼疮性肾炎等继发性肾小球病变;③在肾组织切片中找到 HBV 抗原,包括 HBsAg、HBcAg 及 HBeAg。座谈会纪要强调,此中第③点为最基本条件,无此即不能下 HBV-GN 诊断,而第①点可以缺如,因为 HBV 感染者的血清 HBV 抗原滴度时高时低呈现波动,且血清中 HBV 抗原的消长也并不与组织中的消长同步。

2010 年中华医学会儿科学会制订了"儿童乙型肝炎相关性肾炎诊断治疗指南"规定 HBV-GN 的诊断依据为:①血清乙肝病毒标志物阳性,包括 HBV 抗原、抗体或(和)DNA 阳性;②患肾病或肾炎并能除外其它肾小球疾病;③肾小球中有 1 种或多种 HBV 抗原沉积;④肾脏病理改变绝大多数为膜性肾病,少数为膜增生性肾炎和系膜增生性肾炎。确诊标准为:同时具有上述①②③三条;同时具有上述①②及④中的膜性肾病;个别患者具有上述②③两条,而血清乙肝病毒标志物阴性也能诊断。

(二) HBV 复制指标

判断 HBV 有无复制对制订治疗方案意义很大,1990 年公布的"乙型肝炎病毒相关性肾炎座谈会纪要"讲述,如下血清 HBV 标志物阳性即提示病毒复制:HBeAg 阳性、HBV DNA 多聚酶阳性、HBV DNA 阳性及存在高滴度抗 HBc IgM 抗体。但是,一般医院都未开展血清 HBV DNA 多聚酶检测。

四、关于 HBV-GN 检查法及诊断标准的思考

(一) 关于 HBV-GN 诊断标准

"乙型肝炎病毒相关性肾炎座谈会"制订的 HBV-GN 诊断标准已应用 20 余年尚未修订,看来此标准中的如下内容已值商榷:首先,标准第①条是企图证实患者有或曾经有 HVB 感染,如此仅写"血清 HBV 抗原阳性"即不全面,而应改为"血清乙肝病毒标志物阳性",包括 HBV 抗原或(和)抗体(乃至 HBV DNA)阳性。其次,标准第③条写"肾组织切片中找到 HBV 抗原"也不够准确,因为 HBV-GN 是肾小球疾病,故应写为"肾小球中有 HBV 抗原沉积"。所以,应该讲 2010 年"儿童乙型肝炎相关性肾炎诊断治疗指南"中的诊断标准更为合理。至于此儿科标准认为血清 HBV 病毒标志物阳性、能除外狼疮性肾炎等其它肾小球疾病的 MN 也能诊断为 HBV-GN,这是因为儿童罕见特发性 MN,他们的 MN 主要继发于系统性红斑狼疮或 HBV 感染,所以除外狼疮性肾炎后即基本能诊断 HBV-MN。需要注意的是此条标准并不适用于成人患者。

除了在肾小球中发现 HBV 抗原外,还有两项检查技术对诊断 HBV-GN 也极有意义,即用肾组织切片做原位杂交在肾小球中发现 HBV DNA,以及用肾活检组织进行酸洗脱于洗脱液中查找到 HBV 抗体,但是这两项检查的技术要求都很高,很难应用于临床,所以它们一般只用于科研,而不作为临床诊断 HBV-GN 的依据。

(二) 关于组织中 HBV 抗原的检测

通过免疫病理检查(包括免疫荧光或免疫组化检查)在肾小球中发现 HBV 抗原(包括 HBsAg、HBcAg 及 HBeAg)是诊断 HBV-GN 的最基本条件,因此保证检查的准确性很重要。除了高质量试剂及规范化操作外,有如下两点需要强调:①要注意肾组织中具有抗球蛋白活性的 IgM 对试验的干扰,这常见于狼疮性肾炎。具有抗球蛋白活性的 IgM 能与试剂抗体分子 IgG 的 Fc 段结合造成假阳性结果,解决办法是用酸性缓冲液先将组织切片上的抗体全部洗脱,然后再重新染色;②如果患者血清中存在高滴度的抗 HBV 抗体,而且它们已将肾切片上的 HBV 抗原位点全部饱和,此时试剂中的抗 HBV 抗体即无法与 HBV 抗原再结合而造成假阴性

结果。假若临床高度怀疑有此情况,仍需应用酸洗脱术将切片上的抗体洗掉,再重新染色。

第四节 乙型肝炎病毒相关性肾炎的治疗对策及防治展望

一、抗病毒治疗

由于肾小球中免疫复合物的原位形成或沉积是 HBV-GN 发病的关键,所以进行抗病毒治疗减少或清除 HBV,即可能减少免疫复合物形成,帮助肾损害恢复。临床已观察到,随着体内 HBV 被清除(包括机体自发清除或药物治疗清除),HBV-GN 患者的蛋白尿也常随之减少。所以,对血清 HBV 复制指标阳性的 HBV-GN 患者,进行抗病毒治疗已是标准治疗方案,包括使用干扰素和核苷类似物治疗。

(一) 干扰素治疗

普通干扰素 α(IFNα-2a,-2b 及 -1b)和聚乙二醇干扰素 α(Peg-IFNα-2a 及 2b,为长效制剂)具有抗病毒和免疫调节的双重作用。它们能抑制病毒 DNA 转录、降解病毒 RNA 及干扰病毒蛋白质合成,从而阻止病毒复制。已有临床观察显示,用 IFNα 或 Peg-IFNα 治疗 HBV-MN 患儿,当血清 HBeAg 转阴后,蛋白尿也随之缓解。需要注意的是干扰素治疗疗程要足够长(有学者认为至少需要治疗 1 年),否则停药后血清 HBV 又会重新转阳。干扰素的主要副作用为流感样反应及一过性外周血白细胞或(和)血小板下降,绝大多数患者都能耐受。干扰素治疗的禁忌证为:高龄、严重抑郁症、失代偿性肝硬化、有临床症状的冠心病、未控制的自身免疫性疾病等。

(二) 核苷类似物治疗

核苷类似物包括拉米夫定(lamivudine)、阿德福韦酯(adefovir dipivoxil)、恩替卡韦(entecavir)、替比夫定(telbivudine)、替诺福韦(tenofovir)等,它们能通过抑制 DNA 多聚酶而阻止 HBV 复制。与干扰素比较,核苷类似物具有给药方便和耐受性好的优点,但是同样需要长期服药,否则停药后 HBV 又会重新复制。

拉米夫定为第一代核苷类似物药物,在我国应用已经 15 年,所以病毒变异株已显著增多,而当变异株成为优势株时即出现耐药,此时即应改用新的其它核苷类似物治疗。临床应用已显示,这些新核苷类似物药物对野生型 HBV 和拉米夫定耐药型 HBV 都有明显的抑制作用,不过它们在治疗 HBV-GN 上的疗效研究尚少,还需进一步观察。在使用核苷类似物进行治疗时要注意:①已知阿德福韦酯及替诺福韦具有肾毒性,较大剂量使用时毒性更明显,可导致范可尼综合征及血清肌酐增高,所以应用这两种药治疗 HBV-GN 时需要密切监测血清肌酐和血磷变化。②上述核苷类似物都主要经肾排泄,所以肾功能不全患者用药,一定要根据肾功能调节用药剂量或用药间隔时间,以免药物体内蓄积增加副作用(替诺福韦需特别注意,因为它在体内蓄积时可引起乳酸酸中毒)。

2006 年 Fabrizi 等、2010 年 zhang 等及 2011 年 Yi 等先后发表了 3 篇单独用抗病毒药物(绝大多数用 IFNα,个别用拉米夫定)治疗 HBV-GN 疗效的荟萃分析,结果均显示抗病毒治疗十分有效,能显著提高 HBeAg 清除率,减少蛋白尿,及促进肾病综合征缓解。

二、糖皮质激素和免疫抑制剂的使用

关于 HBV-GN 患者能否应用糖皮质激素及免疫抑制剂治疗? 治疗是否有效? 一直存在着争论。1990 年发表的"乙型肝炎病毒相关性肾炎座谈会纪要"认为:HBV 复制指标阴性且肝功能正常的患者,可试用激素及免疫抑制剂进行治疗,但在治疗过程中应密切监测 HBV 复制指标及肝功能变化。而 2010 年公布的"儿童乙型肝炎相关性肾炎诊断治疗指南"认为:HBV-GN 患儿应以抗病毒治疗为主,在抗病毒治疗同时可慎用糖皮质激素,但不推荐单用糖皮质激素治疗。另外,对 HBV-MN 患儿不推荐应用免疫抑制剂,而对 HBV-MPGN 患儿可以在应用抗病毒治疗基础上加用免疫抑制剂,但不推荐单用免疫抑制剂治疗。

国内应用糖皮质激素或(和)免疫抑制剂(多为吗替麦考酚酯)或(和)抗病毒药物(多为核苷类似物)治疗 HBV-GN 的文章很多,可是高质量的随机对照试验却十分缺乏,所以至今仍难对上述治疗的疗效及不良反应作一客观评价。2012 年 Zheng 等对 1980~2010 年收集到的国内外发表的免疫抑制药物(应用糖皮质激素、吗替麦考酚酯或来氟米特)联合抗病毒药物(应用拉米夫定、恩替卡韦或阿德福韦酯)治疗 HBV-GN 的研究资料进行了荟萃分析,结果显示此联合治疗能显著减少尿蛋白、增加血清白蛋白,而对 HBV-DNA 复制及肝功能并无明显不良影响。可是本文作者并没有将联合治疗与

单独抗病毒治疗的疗效进行比较，由于单独抗病毒治疗的疗效已比较肯定，那么此联合治疗中激素及免疫抑制剂到底起了治疗作用没有？以及起了多大作用？并不清楚。

在治疗 HBV-GN 时激素及免疫抑制剂是把双刃剑，它们可能通过免疫抑制作用对免疫介导的 HBV-GN 发挥治疗效应，但是它们又可能促进 HBV-DNA 复制、延迟 HBV 中和抗体产生而加重乙型肝炎，甚至导致重症肝炎爆发。因此 HBV-GN 患者是否该用糖皮质激素及免疫抑制剂治疗？如果能用，用药指证是什么？应该选用什么药物？如何制定治疗疗程？这一切问题都没有解决，需要今后进行大样本前瞻随机对照试验来深入研究。

三、防治乙型肝炎病毒相关性肾炎的思考及展望

接种乙型肝炎疫苗是预防 HBV 感染的最有效策略。已证明在 HBV 感染高发区普及乙型肝炎疫苗接种能显著降低 HBV-GN 发生率。其他的预防措施包括对慢性乙型肝炎患者的适当隔离和对高危人群的管教。为防止医院院内交叉感染，各项规章制度必须严格执行。

HBV 持续复制的患者更容易并发 HBV-GN，因此对于血清 HBeAg 持续阳性者需要额外重视，应定期进行尿常规化验，若出现蛋白尿等异常就应及时进行肾活检，以早期明确诊断进行干预治疗。

HBV cccDNA 存在于肝细胞核内，目前的药物很难将其清除，所以长期应用抗 HBV 药物抑制病毒复制，乃是防止 HBV 感染患者肝外并发症包括 HBV-GN 的现实策略。

抗 HBV 药物的疗效目前仅限于少数小样本临床观察，且主要为儿童 HBV-MN 患者，而儿童患者有很高的自然缓解率，故很难排除自发缓解对试验结果的影响。因此今后需要进行更大规模的前瞻随机对照临床试验，并包括成人 HBV-MN 患者，才能更准确地判断抗 HBV 药物疗效。

HBV-GN 的发生由病毒及宿主两方面因素共同决定，在人体免疫系统无法清除 HBV 抗原的情况下才会导致免疫复合物性肾炎发生。目前对 HBV-GN 的研究主要是由肾内科医师进行，故对 HBV 的病毒学特征及机体抗 HBV 的免疫状态，及它们在发病及治疗过程中的动态变化往往研究较少，所以今后对 HBV-GN 的研究需要加强不同学科之间的合作，要有更多的病毒学家及免疫学家参与，这十分必要。

（黄朝兴）

参 考 文 献

1. 中华内科杂志编委会. 乙型肝炎病毒相关性肾炎座谈会纪要. 中华内科杂志,1990,29:518-521.
2. 中华医学会儿科学会肾脏病学组. 儿科常见肾脏疾病诊治循证指南(试行)(五):儿童乙型肝炎相关性肾炎诊断治疗指南. 中华儿科杂志,2010,48(8):592-595.
3. 谌贻璞. 乙型肝炎病毒相关性肾炎//王海燕. 肾脏病学. 第 2 版. 北京:人民卫生出版社,1996:1077-1086.
4. 林清渊. 乙型肝炎病毒相关性肾炎//王海燕. 肾脏病学. 第 3 版. 北京:人民卫生出版社,2008:1507-1514.
5. 黄朝兴,吴淑珍,李凡凡. 原位杂交检测 HBV 相关性肾炎患者肾组织 HBV DNA. 浙江医学,2000,22:136-138.
6. 陈楠,王朝晖,任红,等. 肾组织中乙型肝炎病毒 DNA 和 RNA 的存在及其意义. 中华医学杂志,2001,81:1309-1312.
7. 王素霞,邹万忠,张波. 乙型肝炎病毒相关性肾炎肾组织中 HBV DNA 的原位检测. 北京大学学报医学版,2001,33:132-135.
8. Appel GB,Radhakrishnan J,D'Agati VD. Secondary Glomerular Disease. In:Taal MW,Chertow GM,Marsden PA, et al. eds. Brenner and Rector's The Kidney. 9th ed. Philadelphia:Saunders,2012,1248-1251.
9. European Association for the Study of the Liver. EASL clinical practice guideline:Management of chronic hepatitis B virus infection. JHepatol,2012,57(1):167-185.
10. Combes B,Shorey J,Barrera A,et al. Glomerulonephritis with deposition of Australia antigen-antibody complexes in glomerular basement membrane. Lancet,1971,2(7718):234-237.
11. Liang TJ. Hepatitis B:the virus and disease. Hepatology,2009,49(5 Suppl):S13-21.
12. Johnson RJ,Couser WG. Hepatitis B infection and renal disease:clinical,immunopathogenetic and therapeutic considerations. Kidney Int,1990,37:663-676.
13. Bhimma R,Coovadia HM. Hepatitis B virus-associated nephropathy. Am J Nephrol,2004,24:198-211.
14. Kes P,Slavicek J. Hepatitis B virus and chronic progressive kidney disease. Acta Med Croatica,2009,63(5):397-402.
15. Appel G. Viral infections and the kidney:HIV,hepatitis

B, and hepatitis C. Cleve Clin J Med, 2007, 74: 353-360.

16. Vaughan RW, Zurowska A, Moszkowska G, et al. HLA-DRB and-DQB1 alleles in Polish patients with hepatitis B associated membranous nephropathy. Tissue Antigens, 1998, 52(2): 130-134.

17. Bhimma R, Hammond MG, Coovadia M, et al. HLA class I and II in black children with hepatitis B virus-associated membranous nephropathy. Kidney Int, 2002, 61(4): 1510-1515.

18. Park MH, Song EY, Ahn C, et al. Two subtypes of hepatitis B virus-associated glomerulonephritis are associated with different HLA-DR2 alleles in Koreans. Tissue Antigens, 2003, 62(6): 505-511.

19. Venkataseshan VS, Lieberman K, Kim DU, et al. Hepatitis-B-associated glomerulonephritis: pathology, pathogenesis, and clinical course. Medicine(Baltimore), 1990, 69(4): 200-216.

20. Ozdamar SO, Gucer S, Tinaztepe K. Hepatitis-B virus associated nephropathies: a clinicopathological study in 14 children. Pediatr Nephrol, 2003, 18(1): 23-28.

21. Khaira A, Upadhyay BK, Sharma A, et al. Hepatitis B virus associated focal and segmental glomerular sclerosis: report of two cases and review of literature. Clin Exp Nephrol, 2009, 13(4): 373-377.

22. Lin CY. Hepatitis B virus deoxyribonucleic acid in kidney cells probably leading to viral pathogenesis among hepatitis B virus associated membranous nephropathy patients. Nephron, 1993, 63: 58-64.

23. Kidney Disease: Improving Global Outcomes (KDIGO) Glomerulonephritis Work Group. KDIGO clinical practice guideline for glomerulonephritis. Kidney Int Suppl, 2012, 2: 203-204.

24. Sorrell MF, Belongia EA, Costa J, et al. National Institutes of Health Consensus Development Conference Statement: management of hepatitis B. Ann Intern Med, 2009, 150: 104-110.

25. Tang S, Lai FM, Lui YH, et al: Lamivudine in hepatitis B-associated membranous nephropathy. Kidney Int, 2005, 68: 1750-1758.

26. Yang YF1, Xiong QF, Zhao W, et al. Complete remission of hepatitis B virus-related membranous nephropathy after entecavir monotherapy. Clin Res Hepatol Gastroenterol, 2012, 36(5): e89-92.

27. Moon JY, Lee SH. Treatment of hepatitis B virus-associated membranous nephropathy: lamivudine era versus post-lamivudine era. Korean J Intern Med, 2012, 27(4): 394-396.

28. Elewa U, Sandri AM, Kim WR, et al. Treatment of hepatitis B virus-associated nephropathy. Nephron Clin Pract, 2011, 119(1): c41-49.

29. Xu G, Duang Z, Wu X, et al. Treatment of hepatitis B virus-associated membranous nephritis patients in Chinese: an open parallel controlled trial. Clin Chem Lab Med, 2011, 49(6): 1077-1078.

30. Ochi A, Ishimura E, Ichii M, et al. Successful Treatment of Hepatitis B Virus-associated Membranous Nephropathy with Entecavir and Immunosuppressive Agents. Nephrology(Carlton), 2014, 19(9): 595-596.

31. Fabrizi F, Dixit V, Martin P. Meta-analysis: anti-viral therapy of hepatitis B virus-associated glomerulonephritis. Aliment Pharmacol Ther, 2006, 24: 781-788.

32. Zhang Y, Zhou JH, Yin XL, et al. Treatment of hepatitis B virus-associated glomerulo-nephritis: a meta-analysis. World J Gastroenterol, 2010, 16(6): 70-77.

33. Yi Z, Jie YW, Nan Z. The efficacy of anti-viral therapy on hepatitis B virus-associated glomerulonephritis: A systematic review and meta-analysis. Ann Hepatol, 2011, 10(2): 165-173.

34. Zheng XY, Wei RB, Tang L, et al. Meta-analysis of combined therapy for adult hepatitis B virus-associated glomerulonephritis. World J Gastroenterol, 2012, 18(8): 821-832.

第二章　丙型肝炎病毒相关性肾炎

第一节　丙型肝炎病毒相关性肾炎的认识历程

一、丙型肝炎病毒及人群感染率

丙型肝炎病毒(hepatitis C virus,HCV)是1989年发现的一种小分子核糖核酸(RNA)病毒,属于黄病毒科丙型肝炎病毒属。它是一种球形病毒,直径30~80nm。病毒最外层为带脂质的包膜(envelope),其内是核衣壳(nucleocapsid),壳内含有单股正链RNA基因组,由大约9500bp组成。

HCV在肝细胞内复制,基因组两侧分别为5′和3′非编码区,中间为开放性读码框(ORF),编码一条含有3008~3037个氨基酸的病毒前体多肽蛋白。编码区从5′端依次为核心蛋白区(C区)、包膜蛋白区(E1,E2/NS1区)和非结构蛋白区(NS2,NS3,NS4A,NS4B,NS5A和NS5B区)。C区编码分子量为19kDa的核心蛋白构成核衣壳。E1,E2/NS1区编码分子量为33kDa的E1蛋白及分子量为72kDa的E2蛋白构成包膜,E蛋白具有高度变异性,可导致病毒不断逃避宿主的免疫应答而维持HCV感染。非结构蛋白区能编码几种重要的蛋白酶,如病毒特异性解螺旋酶(virus-specific helicase,主要由NS3区编码)及RNA依赖性RNA聚合酶(RNA-dependent RNA polymerase,主要由NS5区编码),它们在病毒复制中发挥重要作用。

由于HCV的高度变异性,基因序列之间存在较大差异。2005年Simmonds等根据基因序列的差异将HCV分为6型及11个亚型。HCV基因型分布具有明显的地域性,其中1型呈全球性分布,占所有HCV感染的70%以上,1b和2a基因型在我国常见,其中以1b型为主。

HCV主要通过血液传播(包括输血及血制品,静脉滥用毒品,脏器移植等),另外还有母婴垂直传播、性交传播及家庭日常接触传播等,其感染途径与人类免疫缺陷病毒(HIV)基本相同。据世界卫生组织统计,全球HCV的平均感染率约为3%,估计约1.8亿人已感染HCV。不同国家和地区的感染率存在差异,例如加拿大和北欧为0.3%,美国和中欧为0.6%,日本和南欧为1.2%~1.5%,我国为3.2%,而非洲某些地区可高达3.5%~6.4%。

二、慢性丙型肝炎病毒感染与混合性冷球蛋白血症

慢性HCV感染的定义是感染后血清HCV RNA持续阳性6个月以上。慢性HCV感染可引起多种肝外并发症,其中混合性冷球蛋白血症(mixed cryoglobulinemia)是重要并发症之一。

冷球蛋白指在4℃下沉淀的血清蛋白,根据组成可分为三种类型:Ⅰ型由单克隆免疫球蛋白组成,多为单克隆IgM或IgG,常见于淋巴增生性疾病如多发性骨髓瘤及华氏巨球蛋白血症;Ⅱ型的抗多克隆免疫球蛋白抗体是具有类风湿因子(RF)活性的单克隆IgM(免疫固定电泳检查显示几乎全是IgMκ),它们与免疫球蛋白共同构成免疫复合物如IgM-IgG等;Ⅲ型的抗多克隆免疫球蛋白抗体为多克隆IgM或多克隆IgG,也与免疫球蛋白共同构成免疫复合物。Ⅱ型和Ⅲ型是由2种免疫球蛋白构成,因此称为混合性冷球蛋白血症。近年发现慢性HCV感染是混合型冷球蛋白血症的主要原因,Ⅱ型混合性冷球蛋白血症中95%的病例与HCV感染相关,Ⅲ型混合性冷球蛋白血症30%~50%的病例与HCV感染相关;而36%~55%慢性HCV感染患者的血液中存在冷球蛋白。

研究发现,HCV极易感染B淋巴细胞,这很可能是其导致冷球蛋白产生的初始因素。1996年意大利科学家发现CD81是HCV受体。HCV通过其包膜蛋白E2与B细胞膜上的受体CD81结合后,降低了B细胞的活化阈值,刺激多克隆的B细胞活化,产生了针对IgG的具有RF活性的多克隆IgM,首先形成Ⅲ型冷球蛋白血症;进一步多克隆B细胞在病毒刺激后过度活化,发生了染色体易位和免疫球蛋白基因重排,转化为单克隆B细胞的异常增

生,产生具有 RF 活性的单克隆 IgM,即形成Ⅱ型冷球蛋白血症。

混合型冷球蛋白血症常引起免疫复合物介导性系统性血管炎,临床出现相应症状(详见后述)。

第二节 丙型肝炎病毒相关性肾炎发病机制研究现状

一、免疫复合物介导肾损害

丙型肝炎病毒相关性肾炎(HCV-GN)可以分为混合型冷球蛋白血症肾小球肾炎(mixed cryoglobulinemic glomerulonephritis,CGN)及非冷球蛋白血症肾小球肾炎(non-cryoglobulinemic glomerulonephritis,nCGN),现将它们的发病机制作一简介。

(一)混合型冷球蛋白血症肾小球肾炎

从 1993 年 Johnson 等首次报告慢性 HCV 感染伴混合型冷球蛋白血症的患者发生膜增生性肾小球肾炎(MPGN)以来,HCV 感染所致 CGN(HCV-CGN)已受到充分重视。

现在认为,HCV-CGN 是由 HCV 抗原、抗 HCV 抗体及具有抗 IgG 活性的 IgM-RF 形成免疫复合物沉积于肾小球激活补体而致病。已发现 IgM-RF 与肾小球系膜基质中的纤连蛋白(fibronectin)具有亲和性,这能促进上述免疫复合物沉积于肾小球。动物实验发现,将患者血清冷球蛋白中的单克隆 IgM 注射给小鼠,可在小鼠肾小球中见到类似于冷球蛋白血症的肾损害。

2007 年 Roccatello 等对 HCV-CGN 的遗传背景作了研究,发现本病呈肾炎表现患者 *DRB1 * 11* 基因频率显著增加,而 *DRB1815* 基因频率显著降低,提示前者可能与发病相关,而后者具有保护作用。

(二)非冷球蛋白血症肾小球肾炎

HCV 感染也能通过与乙型肝炎病毒相关性肾炎(HBV-GN)类似的机制引起 nCGN(HCV-nCGN),它们是 HCV 抗原和抗 HCV 抗体形成免疫复合物沉积肾小球激活补体致病。2009 年 Cao 等用免疫组化检查,在 3 例 HCV-MPGN 患者的肾小球中发现 HCV 抗原成分(HCV-NS3)与 IgM、IgG 及补体一起沉积系膜区及毛细血管壁;在 1 例 HCV 相关膜性肾病(MN)患者的肾小球中发现 HCV-NS3 与 IgG、IgM 及补体一起沉积于毛细血管壁。这些发现均支持免疫复合物致病观点。

二、病毒感染引起细胞病变效应

病毒感染可引起细胞病变效应(cytopathic effects),包括促细胞凋亡、生长或变性(transfomation)。在 HCV 感染的 B 淋巴细胞上已观察到,HCV 的核心蛋白能促细胞凋亡,而胞膜蛋白能促细胞生长及变性。所以,这些病毒蛋白之间的平衡状态,能决定 HCV 感染的后果。

利用 HCV-GN 患者的肾活检组织,2008 年 Fowell 等做酶链聚合反应(PCR)检查,已在肾组织提取物中发现 HCV RNA 存在;而 2005 年 Sansonno 等应用显微切割技术分离患者肾小球及肾小管,也在这些分离组织中检测到 HCV RNA 及 HCV 核心蛋白,这些研究都提示 HCV 有感染肾细胞可能。

更重要的是近年还发现,HCV 不必进入细胞及复制,只要通过细胞表面的某些受体附着到细胞上,就能引起细胞病变效应。例如,2006 年 Wörnle 等在 HCV-MPGN 患者的肾小球系膜细胞内发现 Toll 样受体 3(Toll-like receptor 3,TLR3)表达增强,并伴随病毒载量增加,白介素-1β(IL-1β)、白介素-6(IL-6)、白介素-8(IL-8)、单核细胞趋化蛋白-1(MCP-1)及 RANTES 等细胞因子及趋化因子增多,和肾功能下降。这一观察为细胞病变效应可能参与肾炎致病提供了某些线索。

第三节 丙型肝炎病毒相关性肾炎的表现及诊断

一、病理改变

(一)混合型冷球蛋白血症肾小球肾炎

HCV-CGN 的病理表现主要为Ⅰ型 MPGN,常发生于Ⅱ型混合型冷球蛋白血症患者。光镜检查可见系膜细胞增生及基质增加,并插入基底膜与内皮之间形成"双轨征",毛细血管袢呈现"分叶状"。但是如下特点却与原发性 MPGN 不同:①大量单核-巨噬细胞和少数多形核白细胞滞留于肾小球毛细血管腔,使肾小球细胞数显著增多;②肾小球毛细血管腔内可见"透明血栓"样物质,它们由含冷球蛋白的免疫复合物沉积形成,嗜伊红染色阳性;③部分病例还伴随出现肾脏血管炎,中小动脉壁炎细胞浸润及纤维素样坏死。病理检查可见大量腔内"透明血栓"或(和)血管炎的病例,临床上容易出现急性肾炎综合征及肾功能迅速减退。

免疫荧光或免疫组化检查常见 IgM、IgG、补体

C3 和 C1q 呈颗粒样沉积于系膜区和肾小球毛细血管壁。轻链染色常见 κ 链沉积于系膜区、毛细血管壁及"透明血栓"中。CD68 染色可见大量单核-巨噬细胞滞留于毛细血管腔。

电镜检查常于内皮下及腔内"透明血栓"沉积物中见到呈现多种形态(纤维、微管、晶格及球状等)的结晶物质,提示冷球蛋白沉积。

(二)非冷球蛋白血症肾小球肾炎

文献报道,HCV-nCGN 的病理类型也以 I 型 MPGN 最常见,此外还有 MN 以及其他病理类型。这些患者的 MPGN 及 MN 的病理表现与原发性肾小球疾病中的相同病理类型表现一样,唯这些患者的血清可发现 HCV-RNA 及抗 HCV 抗体,而没有冷球蛋白。在已报道的病例中,仅 Cao 等报道的少数病例检查和发现了肾小球内的 HCV 抗原,而绝大多数病例都未检测肾小球内 HCV 抗原及 HCV RNA。

笔者认为只根据 HCV 感染与肾小球肾炎并存就诊断 HCV-nCGN 是很不可靠的。所以,文献中报道的其他 HCV-nCGN 如急性感染后肾炎、IgA 肾病、局灶节段性肾小球硬化、急进性肾炎、糖尿病肾病、狼疮性肾炎、纤维样肾小球病、免疫触须样肾小球病及血栓性微血管病等疾病,是否真与 HCV 感染相关?并不十分清楚。

二、临床表现

(一)混合型冷球蛋白血症肾小球肾炎

HCV-CGN 常呈现如下几方面表现:

1. HCV 感染及肝炎表现　患者感染 HCV 后,首先是血清 HCV RNA 水平升高,4 ~ 12 周后才逐渐出现肝炎表现及血清抗 HCV 抗体。多数患者在 HCV 感染的急性期并无症状,或仅出现轻度消化道症状及血清转氨酶增高。所以绝大多数患者表现为无黄疸型肝炎,仅少数患者出现黄疸,若不与 HBV 感染重叠更罕有重症肝炎出现。

仅 15% ~ 40% 的急性丙型病毒肝炎病情能自限,而 60% ~ 85% 的患者将转成慢性。患者出现肝脾肿大,血清转氨酶轻度持续增高或反复波动,血清 HCV RNA 及抗 HCV 抗体持续阳性(少数免疫功能低下者抗体可阴性)。慢性丙型病毒肝炎还常能进展成肝硬变及肝细胞癌。

2. 混合型冷球蛋白血症表现　文献报道仅约 1/3 的患者会出现临床症状,被称为"混合型冷球蛋白血症综合征"(mixed cryoglobulinemia syndrome),包括发热、关节痛或关节炎、紫癜样皮损、寒冷性荨麻疹,雷诺现象、周围神经病(感觉异常或活动障碍)、肝脾淋巴结肿大及肾脏损害。个别患者还可以出现 B 细胞淋巴瘤。化验血清冷球蛋白阳性,常伴 RF 阳性及明显的低补体血症(血清 C3 水平轻度降低,而 C1q 及 C4 水平明显下降,甚至检查不出)。

3. 肾脏损害表现　临床上约 1/3 HCV 感染伴 II 型混合型冷球蛋白血症的患者会出现肾损害,即 HCV-CGN。冷球蛋白血症多出现在肾损害前若干年,但有时二者也能同时出现。临床表现为非肾病或肾病范围蛋白尿、镜下血尿(变形红细胞性血尿)、不同程度的肾功能损害及高血压。据文献统计,大约 20% 的患者呈现肾病综合征,25% ~ 30% 的患者呈现急性肾炎综合征,5% 的患者出现少尿性急性肾衰竭,10% ~ 15% 的患者最后进入终末肾脏病(ESRD)。

(二)非冷球蛋白血症肾小球肾炎

文献中报道的绝大多数 HCV-nCGN 病例,正如前述,都没有进行肾小球中 HCV 抗原或(和)HCV RNA 的检查,所以诊断并不准确,其发病率更无法统计。不过,有文献报道在不伴冷球蛋白血症的 MPGN 或 MN 患者中,HCV 感染率为 1% ~ 10%,这可以从另一侧面粗略了解二者关系。HCV-nCGN 中 MPGN 及 MN 的临床表现与原发性肾小球疾病中相同病理类型的表现相似,此处不拟再叙。

由于 HCV 感染可能出现 HCV-CGN 及 HCV-nCGN,所以 2008 年"改善全球肾脏病结局"机构(KDIGO)制订的"慢性肾脏病患者预防、诊断、评估及治疗丙型肝炎的临床实践指南"建议,HCV 感染患者至少要每年检查一次蛋白尿、血尿及肾小球滤过率(GFR),而慢性肾脏病患者也应筛查 HCV 感染。该指南还建议 HCV 感染患者出现肾小球肾炎的临床证据时即应进行肾活检。

三、对诊断标准及检查方法的思考

至今国内、外尚无统一的 HCV-GN 诊断标准,下列标准似可参考:

HCV-CGN 的诊断标准:①存在 HCV 感染,血清 HCV RNA 或(和)HCV 抗体检验阳性;②具有冷球蛋白血症,血清冷球蛋白检验阳性,常伴补体 C3、C4 降低(C4 降低尤明显);③患肾小球肾炎,病理检查符合 MPGN,且肾小球毛细血管腔内有大量 CD68$^+$细胞及"透明血栓",沉积物中有轻链蛋白 κ 及特殊结晶物质。④能够除外其他肾小球疾病。文献中,诊断 HCV-CGN 通常不把肾小球中检出 HCV 抗原或(和)HCV RNA 作为必备条件。

HCV-nCGN 的诊断标准似可参照 HBV-GN 的诊断标准,故应包括如下几方面指标:①存在 HCV 感染,血清 HCV RNA 或(和)HCV 抗体检验阳性;②患肾小球肾炎并能除外其他肾小球疾病;③在肾小球内检出 HCV 抗原或(和)HCV RNA。上面第③条最重要,应作为诊断的基本条件,但是,既往受试剂和实验条件所限,文献报道的绝大多数病例都没有做此检查,今后必须改进。

近年,美国密理博(Millpore)公司已生产出商品化的抗 HCV-NS3 单克隆抗体,可用于免疫病理检查,检测肾小球内 HCV-NS3 抗原,应该推广应用。除此而外,HCV 还有多种抗原成分,希望今后也能研制出相应的特异抗体用于免疫病理检查,这必定会进一步提高 HCV-nCGN 的检出率及准确性。

2000 年 Rodríguez-Iñigo 等曾用原位分子杂交技术,给 10 例感染 HCV 的肾病患者肾组织进行了检查,发现 HCV RNA 存在于肾小管及肾小球内皮细胞中,而给 4 例非 HCV 感染患者的肾组织做检查,结果阴性。但是,这 10 例肾病患者中有多囊肾、高血压肾硬化症及结节性多动脉炎各 1 例,他们的肾脏病变能认为与 HCV 感染相关吗?而另有 MPGN、局灶节段性肾小球肾炎、新月体肾小球肾炎各两例,这些肾炎都有明显的系膜病变,为何却未能在系膜中发现 HCV RNA 存在?因此对此检测结果的可靠性应存质疑。作者解释,他们的检测结果证明"HCV 感染肾细胞是普遍现象","不一定与发病机制存在联系"。如果真是这样,那么做原位杂交检查对诊断 HCV-GN 就毫无意义了。

2005 年 Sabry 等从肾组织中提取 RNA 做 PCR 试验检测 HCV RNA 时发现,从石蜡包埋组织中提取 RNA 做检测结果阴性,而从冰冻组织中提取 RNA 则结果阳性。作者解释,因为 HCV 是 RNA 病毒,不像 DNA 病毒那样稳定,在福尔马林固定及石蜡包埋过程中易遭破坏,尤其肾组织中 HCV 病毒载量低,一破坏就容易出现假阴性。Sabry 等的这一发现很有意义,在做原位杂交检测时也应参考。

应该认为用原位杂交技术检测肾小球中 HCV RNA,目前还存在不少问题,需要进一步研究。

第四节 丙型肝炎病毒相关性肾炎的治疗对策及防治展望

一、治疗药物及措施

(一)抗病毒治疗

抗病毒治疗能减少或清除体内 HCV,从而减少 HCV 免疫复合物形成,有助于 HCV-GN 病情改善。它适用于所有血清 HCV RNA 阳性的病例,包括 HCV-CGN 及 HCV-nCGN 患者,文献报道,冷球蛋白血症并不影响抗病毒治疗疗效。

1. **抗 HCV 治疗药物及其疗效** 抗 HCV 治疗的主要药物是干扰素 α(IFNα),它具有直接抗病毒作用(抑制 HCV 吸附及脱衣壳,诱导胞内抗病毒蛋白及脱氧核糖核酸酶产生)及免疫调节效应,能抑制 HCV 复制。20 世纪 90 年代初,常单独应用 IFNα 治疗,疗程 6 个月,虽然近期有效,但是远期疗效差,持久性病毒学应答(SVR,抗病毒治疗结束后 6 个月血清 HCV RNA 始终阴性)比例很低,仅 10%。为提高远期疗效,此后对治疗方案做了很大改进,用聚乙二醇干扰素 α(Peg-IFNα,为干扰素 α 长效制剂)与利巴韦林(ribavirin)联合治疗已成为当今标准治疗方案,而且疗程长短需依据 HCV 基因型决定:1 型及 4 型对治疗欠敏感,需要持续治疗 48 周;2 型及 3 型对治疗较敏感,一般治疗 24 周;5 型的治疗敏感性与 2、3 型相似;6 型治疗敏感性介于 1 型与 2、3 型之间。应用这一标准方案进行治疗,HCV 的 SVR 比例已显著提高,1 型已达 41% ~ 54%,2、3 型更高达 80%。

2. **不同 CKD 分期的抗 HCV 治疗** 2008 年 KDIGO 制订临床实践指南建议,应根据 CKD 分期调整抗 HCV 治疗,具体内容已列入表 6-2-1。

3. **抗病毒治疗对 HCV-GN 的效果** 1994 年 Johnson 等首先应用 IFNα 治疗 HCV-GN,至今绝大多数临床试验(包括用 Peg-IFNα 与利巴韦林联合治疗的试验)均显示此抗病毒治疗对肾病有益。抗病毒治疗获得 SVR 的病例,肾病也随之好转,表现为尿蛋白减少、血尿减轻、肾功能稳定或改善。

表 5-2-1　根据 CKD 分期推荐的抗丙型肝炎病毒治疗

CKD 分期	干扰素治疗*	利巴韦林治疗**
1 和 2 期	Peg-IFNα-2a 180μg/w SQ Peg-IFNα-2b 1.5μg/(kg·w)SQ	800~1200mg/d 分 2 次服
3 和 4 期	Peg-IFNα-2a 135μg/w SQ Peg-IFNα-2b 1.0μg/(kg·w)SQ	eGFR>50ml/(min·1.73m²) 时 400~800mg/d 分 2 次服；eGFR<50ml/(min·1.73m²) 时不推荐用
5 期	Peg-IFNα-2a 135μg/w SQ Peg-IFNα-2b 1.0μg/(kg·w)SQ	不推荐用
5 期透析	IFNα-2a 3mU 每周 3 次 SQ IFNα-2b 3mU 每周 3 次 SQ	不推荐用

注：CKD. 慢性肾脏病；IFN. 干扰素；Peg-IFN. 聚乙二醇干扰素；SQ. 皮下注射；eGFR. 估算肾小球滤过率。
* 如果 12 周内已获得早期病毒学应答（病毒滴度下降>2log），HCV 基因型 1、4 型患者应治疗 48 周，2、3 型患者应治疗 24 周。** 对于 CKD 1 和 2 期患者，HCV 基因型为 1、4 型时应服 1000~1200mg/d，而基因型为 2、3 型时服 800mg/d

2012 年 Feng 等进行了一项荟萃分析研究，分析 HCV-GN 治疗疗效。此荟萃分析共纳入 11 个临床试验，225 例 HCV-GN 患者，其中 5 个试验单用 IFNα 治疗，6 个试验用 IFNα 或 Peg-IFNα 联合利巴韦林治疗。结果显示，以 IFNα（包括 Peg-IFNα）为基础的抗病毒治疗能显著减少患者蛋白尿，稳定血肌酐，其中治疗后 HCV RNA 阴转的患者，尿蛋白改善更显著。

4. 抗 HCV 治疗的安全性　总体上看，上述抗病毒治疗是安全的，患者能很好耐受。IFNα 治疗的常见副作用及禁忌证可参阅 HBV-GN 治疗的叙述（见本篇第一章）。1999 年 Ohta 等在用 IFNα 治疗 HCV-GN 时，发现 IFNα 能使患者蛋白尿或（和）血尿增多，虽然以后再未见类似报道，但仍应关注。利巴韦林的主要副作用是溶血性贫血，此药主要经肾排泄，因此肾功能不全时用药必须小心，以免药物蓄积加重此副作用，当 GFR<50ml/min 时应禁用此药。

（二）免疫抑制治疗
免疫抑制治疗主要用于 HCV 相关性冷球蛋白血症及其并发症包括 HCV-CGN 的治疗，简述如下：

1. 糖皮质激素　糖皮质激素常与环磷酰胺等免疫抑制剂配合治疗 HCV-CGN。如果出现冷球蛋白血症严重并发症，包括肾病范畴蛋白尿或（和）肾功能快速减退时，还常用大剂量甲泼尼龙冲击治疗来加快病情缓解。尽管激素治疗对 HCV-CGN 可能有效，但是多数学者仍不主张长期用低-中剂量糖皮质激素如泼尼松 0.5~1.0mg/(kg·d) 治疗 HCV-CGN，这有激活 HCV 加重肝炎的较大风险。

2. 免疫抑制剂　环磷酰胺常与激素或（和）血浆置换配合应用，但不推荐单独治疗。对环磷酰胺不耐受的患者，已有学者试用吗替麦考酚酯进行替代。环磷酰胺除可能激活 HCV 外，还具有直接肝毒性作用，应用时必须小心。

3. 利妥昔单抗　利妥昔单抗（rituximab）是抗 CD20 的单克隆抗体，它能通过耗竭表达 CD20 的 B 淋巴细胞而抑制冷球蛋白产生。从 21 世纪开始，利妥昔单抗已应用于 HCV 相关性混合型冷球蛋白血症（包括 HCV-CGN）治疗，其标准治疗方案是：375mg/m²，每周静脉输注 1 次，共 4 次，治疗初可短期联合应用糖皮质激素，也可以完全不用激素而单独治疗。该药疗效十分显著，可见外周血 B 淋巴细胞数减少，血清冷球蛋白及 RF 水平降低，补体 C4 上升，随之冷球蛋白血症的各种病症也显著改善乃至消失。文献报道，应用利妥昔单抗治疗约 90% 以上的 HCV-CGN 患者能够显效，疗效常出现在治疗后 1~6 个月（多数出现在头 3 个月）。显效的患者多数疗效稳定，但也有少数患者在停药后短期内（3~4 个月）病情复发，复发病例再次使用利妥昔单抗治疗仍然有效。

利妥昔单抗的副作用有发热、恶心、呕吐、荨麻疹、支气管痉挛等，这些副作用常出现在静脉输注药物时，事先给予糖皮质激素或抗组胺药常能预防。利妥昔单抗的免疫抑制作用强，因此容易继发严重感染如致死性播散性隐球菌感染等，必须高度警惕。尽管利妥昔单抗治疗也会增加 HCV 病毒载量，但是一般并不加重肝脏损害。为了减轻 HCV 复制，利妥昔单抗与抗病毒药物的联合治疗已被推荐。

（三）血浆置换治疗
血浆置换，包括双重滤器血浆置换，可以清除血浆中冷球蛋白和细胞因子，从而减少免疫复合物的肾脏沉积,改善冷球蛋白血症及 HCV-CGN 病情。目前主张血浆置换仅应用于出现冷球蛋白血症严重并发症包括出现肾病范畴蛋白尿或(和)肾功能快速减退的患者。血浆置换应与糖皮质激素或(和)环磷酰胺联合应用,以抑制冷球蛋白生成,预防其清除后的"反跳"。至于血浆置换治疗本病的方案(置换量、频度及次数)目前尚无统一意见。

二、治疗方案及其适应证

2008 年 KDIGO 制订的"慢性肾脏病患者预防、诊断、评估及治疗丙型肝炎的临床实践指南"对 HCV-GN 治疗方案做了具体建议:

(一) 对 HCV-CGN 的治疗

1. 中度蛋白尿、肾功能损害缓慢进展的患者 可采用 IFNα 单药治疗(3mU 每周 3 次,SQ);也可采用 Peg-IFNα-2a (180μg/w, SQ) 或 Peg-IFNα-2b (每周 1.5μg/kg,SQ) 与利巴韦林[800 ~ 1200mg/d 分 2 次服,GFR<50ml/(min·1.73m^2)患者不推荐使用]联合治疗。此抗病毒治疗至少持续 1 年。

2. 肾病范畴蛋白尿或(和)肾功能快速减退的患者 推荐进行血浆置换治疗(3L 血浆,每周置换 3 次,共 2 ~ 3 周);或利妥昔单抗治疗(375mg/m^2,每周静脉输注 1 次,共 4 次);或甲泼尼龙冲击(0.5 ~ 1.0g/d 静脉滴注,共 3 天)与环磷酰胺(每日 2mg/kg,共 2 ~ 4 个月)联合治疗。将冷球蛋白血症的血管炎综合征控制后,将针对 HCV 感染实施抗病毒治疗(与前述治疗方法同)。

(二) 对 HVC-nCGN 的治疗

2008 年的 KDIGO 临床实践指南对于 HCV-nCGN,包括 MPGN 及 MN,仅推荐进行抗病毒治疗,治疗方法与 HCV-CGN 的抗病毒治疗基本相同。指南并未建议对 HCV-nCGN 患者进行免疫抑制治疗。

当然,所有的 HCV-GN 患者还应进行对症治疗,包括抗高血压、利尿及减少蛋白尿治疗等,降压治疗可参阅第十篇第一章叙述,利尿及减少蛋白尿治疗可参阅第一篇第一章叙述,此处也不再讨论。

三、对治疗现状的思考和展望

与 HBV 感染相比,急性 HCV 感染很少引起重型肝炎,但是很易转成慢性感染,而慢性 HCV 感染却容易诱发混合型冷球蛋白血症及 HCV-GN,并容易使慢性肝炎转变成肝硬化及肝癌,所以危害极大。而另一方面,应用当今标准的抗病毒治疗方案(Peg-IFNα 与利巴韦林联合治疗)治疗慢性 HCV 感染,其疗效常比 HBV 的抗病毒疗效好,总 SVR 比例可达 61% ~ 65%。所以,应像 HBV 感染一样,对人群的 HCV 感染进行普查,以早期发现感染者并早期实施规范化抗病毒治疗,只有这样才能减少 HCV-GN 等并发症发生。

重症 HCV-CGN 患者,尤其伴发冷球蛋白血症的其他较重并发症(如神经病变)时,指南推荐在抗病毒治疗基础上可用糖皮质激素、免疫抑制剂、甚至利妥昔单抗进行免疫抑制治疗。但是,对于 HCV-nCGN,指南却没有进行免疫抑制治疗的建议。这种差异可能与 HCV-nCGN 病情相对较轻,及 HCV-nCGN 缺乏免疫抑制治疗试验证据相关。笔者认为,HCV-nCGN 在某些方面与 HBV-GN 十分相似,后者可以在抗病毒治疗基础上对有选择的病例进行免疫抑制治疗,那么 HCV-nCGN 也应能进行类似治疗探索,这是一个值得思考的问题。当然,进行免疫抑制治疗时,均应高度警惕药物促病毒复制及加重肝炎的可能不良反应。

当今治疗 HCV-GN 的多数临床试验质量欠高,或样本数少,或观察期短,或未设试验对照等,因此它们提供的试验证据强度较低,难以据此准确判断及比较不同方案的治疗疗效,及进行指南推荐。所以,今后对 HCV-GN 患者,开展多中心高质量长时间的大型队列研究,来观察药物疗效(近、远期疗效)十分重要。

(黄朝兴 谌贻璞)

参 考 文 献

1. Tang SC, Lai KN. Hepatitis C virus-associated glomerulonephritis. Contrib Nephrol,2013,181:194-206.

2. Morales JM, Kamar N, Rostaingb L. Hepatitis C and renal disease:epidemiology, diagnosis, pathogenesis and therapy. Contrib Nephrol,2012,176:10-23.

3. Latt N, Alachkar N, Gurakar A. Hepatitis C virus and its renal manifestations:a review and update. Gastroenterol

Hepatol(N Y),2012,8(7):434-445.

4. Ozkok A, Yildiz A. Hepatitis C virus associated glomerulopathies. World J Gastroenterol, 2014, 20 (24): 7544-7554.

5. Kamar N, Izopet J, Alric L, et al. Hepatitis C virus-related kidney disease:an overview. Clin Nephrol,2008,69(3):149-160.

6. Simmonds P, Bukh J, Combet C, et al. Consensus proposals for a unified system of nomenclature of hepatitis C virus genotypes. Hepatology, 2005, 42(4):962-973.

7. Fabrizi F. Hepatitis C virus, cryoglobulinemia, and kidney: novel evidence. Scientifica (Cairo), 2012, 2012: 128382.

8. Barsoum RS. Hepatitis C virus: from entry to renal injury--facts and potentials. Nephrol Dial Transplant, 2007, 22 (7):1840-1848.

9. Roccatello D, Fornasieri A, Giachino O, et al. Multicenter study on hepatitis C virus-related cryoglobulinemic glomerulonephritis. Am J Kidney Dis, 2007, 49(1):69-82.

10. Cao Y, Zhang Y, Wang S, et al. Detection of the hepatitis C virus antigen in kidney tissue from infected patients with various glomerulonephritis. Nephrol Dial Transplant, 2009, 24(9):2745-2751.

11. Rodriguez-Iñigo E1, Casqueiro M, Bartolomé J, et al. Hepatitis C virus RNA in kidney biopsies from infected patients with renal diseases. J Viral Hepat, 2000, 7(1): 23-29.

12. Fowell AJ, Sheron N, Rosenberg WM. Renal hepatitis C in the absence of detectable serum or hepatic virus. Liver Int, 2008, 28(6):889-891.

13. Sansonno D, Lauletta G, Montrone M, et al. Hepatitis C virus RNA and core protein in kidney glomerular and tubular structures isolated with laser capture microdissection. Clin Exp Immunol, 2005, 140(3):498-506.

14. Wörnle M, Schmid H, Banas B, et al. Novel role of toll-like receptor 3 in hepatitis C-associated glomerulonephritis. Am J Pathol, 2006, 168(2):370-385.

15. Johnson RJ, Gretch DR, Yamabe H, et al. Membranoproliferative glomerulo-nephritis associated with hepatitis C virus infection. N Engl J Med, 1993, 328(7):465-470.

16. Kidney Disease: Improving Global Outcomes (KDIGO). KDIGO Clinical Practice Guidelines for the Prevention, Diagnosis, Evaluation, and Treatment of Hepatitis C in Chronic Kidney Disease. Kidney Int Suppl 109, 2008, 73:S1-99.

17. Gordon CE, Balk EM, Becker BN, et al. KDOQI US commentary on the KDIGO clinical practice guideline for the prevention, diagnosis, evaluation, and treatment of hepatitis C in CKD. Am J Kidney Dis, 2008, 52(5):811-825.

18. Kiremitci S, Calayoglu R, Ensari A, et al. Pathologist's puzzle: Membranoproliferative glomerulonephritis-like features in cryoglobulinemic glomerulonephritis. Pathol Res Pract, 2012, 208(4):254-258.

19. Sumida K, Ubara Y, Hoshino J, et al. Hepatitis C virus-related kidney disease: various histological patterns. Clin Nephrol, 2010, 74(6):446-456.

20. Sabry A, E-Agroudy A, Sheashaa H, et al. HCV associated glomerulopathy in Egyptian patients: Clinicopathological analysis. Virology, 2005, 334(1)10-16.

21. di Belgiojoso GB, Ferrario F, Landriani N. Virus-related glomerular diseases: histological and clinical aspects. J Nephrol, 2002, 15(5):469-479.

22. Johnson RJ, Gretch DR, Couser WG, et al. Hepatitis C virus-associated glomerulonephritis. Effect of alpha-interferon therapy. Kidney Int, 1994, 46(6):1700-1704.

23. Garini G, Allegri L, Vaglio A, et al. Hepatitis C virus-related cryoglobulinemia and glomerulonephritis: pathogenesis and therapeutic strategies. Ann Ital Med Int, 2005, 20(2):71-80.

24. Garini G, Allegri L, Lannuzzella F, et al. HCV-related cryoglobulinemic glomerulonephritis: implications of antiviral and immunosuppressive therapies. Acta Biomed, 2007, 78(1):51-59.

25. Fabrizi F, Lunghi G, Messa P, et al. Therapy of hepatitis C virus-associated glomerulonephritis: current approaches. J Nephrol, 2008, 21(6):813-825.

26. Ghany MG, Strader DB, Thomas DL, et al. Diagnosis, management, and treatment of hepatitis C: an update. Hepatology, 2009, 49(4):1335-1374.

27. Iannuzzella F1, Vaglio A, Garini G. Management of hepatitis C virus-related mixed cryoglobulinemia. Am J Med, 2010, 123(5):400-408.

28. Rossi P, Bertani T, Baio P, et al. Hepatitis C virus-related cryoglobulinemic glomerulonephritis: long-term remission after antiviral therapy. Kidney Int, 2003, 63(6): 2236-2241.

29. Kamar N, Rostaing L, Alric L. Treatment of hepatitis C-virus-related glomerulonephritis. Kidney Int, 2006, 69 (3):436-439.

30. Fabrizi F, Bruchfeld A, Mangano S, t al. Interferon therapy for HCV-associated glomerulonephritis: meta-analysis of controlled trials. Int J Artif Organs, 2007, 30(3):212-219.

31. Feng B, Eknoyan G, Guo ZS, et al. Effect of interferon-alpha-based antiviral therapy on hepatitis C virus-associated glomerulonephritis: a meta-analysis. Nephrol Dial Transplant, 2012, 27:640-646.

32. Pietrogrande M, De Vita S, Zignego AL, et al. Recommendations for the management of mixed cryoglobulinemia syndrome in hepatitis C virus-infected patients. Autoimmun Rev, 2011, 10(8)444-454.

33. Quartuccio L, Salvin S, Fabris M, et al. Disappearance of bone marrow B cell clonal expansion in patients with type II hepatitis C virus-related cryoglobulinemic glomerulonephritis after clinical efficient rituximab therapy. Ann Rheum Dis, 2008, 67(10):1494-1495.

第三章 感染性心内膜炎肾损害

感染性心内膜炎（infective endocarditis, IE）是病原微生物经血行途径感染心瓣膜和（或）心内膜引起的炎症，并伴赘生物形成。据调查，IE 的年发病率为每百万人口 30～100 人，美国报道为每百万人口 50～79 人。随着医疗技术发展，在过去几十年里 IE 的诊断及治疗（包药物治疗及外科手术）水平都有很大提高，但是患者死亡率仍居高不下，文献报道住院期间死亡率为 10%～20%，患病第一年死亡率为 30%～40%。导致死亡率高的原因很多，但是肾功能损害是重要因素之一。Buchholtz 等发现内生肌酐清除率每下降 10ml/min，患者死亡风险比将增加 23.1%。IE 患者的肾损害可由 IE 本身引起（如肾小球肾炎，间质性肾炎，小灶性肾梗塞及肾皮质坏死等），也可能由 IE 治疗引起（如抗生素肾损害，外科手术并发症等），本文将对前者作一讨论。

第一节 感染性心内膜炎的易感人群及病原体：历史与变迁

IE 发病涉及病原微生物与人体之间复杂的相互反应，微生物方面包括侵入人体血循环能力、黏附于受损内皮及赘生物（内皮受损，其下胶原纤维暴露，致使血小板聚集及纤维蛋白沉积而形成）能力、以及进入赘生物生长繁殖的能力等，而人体方面包括是否存在心脏解剖异常、内膜损伤、及免疫功能低下等易感因素。本文不拟讨论 IE 的详细发病机制，只准备在易感人群、病原体及侵入途径 3 方面作一简述，与历史上的 IE 不同，近代它们都发生了很大变化。

一、易感人群

原有心脏结构异常的患者容易罹患 IE，这很肯定，但是从前这主要是风湿性瓣膜病，而现在退行性瓣膜病（如二尖瓣脱垂及主动脉瓣病变）、先天性

心脏病（如主动脉瓣二叶瓣畸形），人工瓣膜及其他人工心内装置（如起搏器）继发 IE 者已显著增加。

近代血液透析患者明显增多，长期使用静脉通路及免疫力低下使他们也成为了当今 IE 高危人群，其发病率高于一般人群 20～60 倍。另外，近代老年人及糖尿病病人明显增多，他们免疫力低下也易罹患 IE。

二、病原体

IE 病原体从前主要是草绿色链球菌，它常在风湿性瓣膜病基础上引起亚急性心内膜炎，但是现在也发生了很大变化。许多研究资料显示，金黄色葡萄球菌 IE 发病率已显著增加，在西方发达国家中它已是首位致病菌，这可能与近代静脉注射毒品、血管内侵入性医疗操作及血液透析患者增多相关。金黄色葡萄球菌毒力强，甚至能使原无心脏瓣膜疾病者发生 IE，且此 IE 病情常严重，死亡率高。IE 的第二位致病菌为链球菌，有报道它是心脏起搏器继发 IE 的最常见病原体，除草绿色链球菌外，牛链球菌感染也在明显增加。链球菌导致的 IE 治愈率较高。IE 的第三位致病菌为肠球菌，肠球菌感染常发生于老年人，尤其在胃肠道、尿路或妇产科侵入性医疗操作后。肠球菌对抗生素常耐药，治疗较困难。尽管在不同国家和地域上述病原体的排列顺序可能不同，而且社区获得性 IE 与医院获得性 IE 的病原体也可能存在差异，但是上述 3 类球菌是 IE 的最主要病原体，占 80%～90%，这并无异议。除此而外，文献报道 5%～10% IE 是由革兰阴性 HACEK 杆菌组（包括嗜血杆菌属、放线杆菌属、心杆菌属、艾肯杆菌属及金氏杆菌属）致病，而不到 1% 的 IE 是由真菌致病。此外，还有一些少见微生物如立克次体属（Coxiella）及巴尔通体属（Bartonella）等致病的报道。

三、微生物侵入途径

微生物只有从身体外周部位侵入，经血循环进

入心脏才可能导致 IE。从前草绿色链球菌常从牙科手术伤口进入体内，而现在，正如上述，静脉注射毒品、导管侵入性操作及血液透析已经变成金黄色葡萄球菌侵入的主要途径，而肠球菌感染则常由胃肠道、尿路或妇产科手术操作引起。

第二节　感染性心内膜炎的表现：临床表现及相关检查

一、临床表现

常见表现如下：①发热：是 IE 的最常见症状，几乎所有患者均有发热。急性 IE 常呈寒战、高热，而亚急性 IE 可呈弛张热，常伴盗汗、食欲减退、体重下降等非特异性表现。②心脏杂音：约 85% 的患者可以闻及心脏杂音，主要为瓣膜关闭不全杂音，约 48% 的患者可出现新的心脏杂音或杂音性质改变。③皮肤、黏膜及视网膜淤斑：如肢端皮肤出血，Janeway 损害（手掌及脚掌的出血斑或结节），Osler 结节（手掌及脚掌的红或紫色痛性结节），Roth 斑（中心苍白的视网膜出血）等。④赘生物脱落栓塞：可出现在身体任何部位，如右心赘生物脱落造成肺栓塞，左心赘生物脱落致成脑及肾栓塞等。⑤其他：常见脾大及贫血，亚急性 IE 还常见杵状指。

二、实验室检查

（一）血常规

白细胞计数升高或正常，分类核左移；出现正色素正细胞性贫血；血沉增快。

（二）血培养

血培养对诊断 IE 及帮助选择敏感抗生素治疗都十分重要。2012 年英国的 IE 诊断及治疗指南，对血培养操作做了许多重要推荐，现摘录如下：①需严格遵守无菌操作规程，避免操作不当细菌污染出现假阳性。②临床呈慢性或亚急性表现的患者，开始抗生素治疗前，至少应做 3 次血培养，且每次抽血需间隔至少 6 小时。③临床怀疑 IE 且有严重脓毒败血症或感染性休克的病人，在开始试验性抗生素治疗前应至少应做 2 次血培养，且两次抽血需间隔 1 小时以上。④由于 IE 的菌血症持续存在，所以如果多次做血培养只 1 次

阳性时，下 IE 诊断需谨慎。⑤尽量避免从血管导管内抽血做血培养，因为污染风险较大。⑥在怀疑 IE 前已用抗生素治疗者，若病情稳定，则应停用抗生素，然后做 3 次血培养（常需停抗生素 7～10 天血培养才阳性）。⑦在血培养获得肯定的微生物学诊断后，即无必要常规地反复做血培养。⑧抗生素治疗 7 天以上患者仍发热，则应重复进行血培养。

（三）免疫学检查

可出现单株或多株血清免疫球蛋白升高，并导致血清 γ 球蛋白及总球蛋白增高。血清类风湿因子及循环免疫复合物常阳性，甚至血清冷球蛋白（Ⅲ型）也阳性，血清补体 C3 及 C4 水平下降。上述免疫血清学异常尤其易见于亚急性 IE 及 IE 并发肾小球肾炎患者。

另外，从 1998 年起已有报道，在极少病例亚急性 IE 并发急性肾衰竭（已做肾活检者显示为寡免疫沉积物性新月体肾炎）患者的血清中发现了抗中性白细胞胞浆自身抗体（ANCA）主要是针对蛋白酶 3 的抗中性白细胞胞浆自身抗体（PR3-ANCA），有学者认为这是 IE 患者出现血管炎性肾损害的原因。

三、影像学检查

（一）超声心动检查

超声心动检查对 IE 诊断及病情判断十分重要，它能观察有无瓣膜赘生物（大小和形态）、脓肿、新出现的瓣膜关闭不全及人工瓣膜裂开等表现，帮助 IE 诊断及判断并发症风险。2012 年英国的 IE 诊断及治疗指南有如下推荐意见：①临床怀疑 IE 即应尽早（最好在 24 小时内）行超声心动检查。②首先选择经胸壁超声心动检查（TTE）。③如果 TTE 或经食管超声心动检查（TEE）皆阴性，而临床仍怀疑 IE 时，7～10 天后应重复 TTE 或 TEE。④金黄色葡萄球菌或念珠菌败血症患者均应做超声心动检查（怀疑 IE 时应在 24 小时内检查，否则也应在治疗第 1 周进行检查）。⑤IE 患者抗生素治疗结束时，应复查 TTE，以评估心脏及瓣膜的形态和功能。⑥治疗期间并不需要常规反复进行超声心动检查。文献报道，TTE 诊断 IE 的敏感性是 70%～80%，TEE 的敏感性可达 90%～100%。而近来有报道，TTE 及 TEE 未能发现瓣膜赘生物时，心内超声心动检查（ICE）却能发现，提示 ICE 诊断 IE 的敏

感性可能更高。

（二）其他检查

如果出现赘生物脱落栓塞时需要及时进行相应检查，如考虑肺栓塞应进行放射性核素肺通气/灌注扫描、肺 CT 或磁共振检查，以及肺动脉造影等；考虑脑栓塞时做脑 CT 或磁共振检查及脑动脉造影等。

四、对血培养阴性结果的考虑

部分 IE 患者血细菌培养阴性。Katsouli 等认为在>48 小时里进行了 ≥3 次的需氧菌及厌氧菌培养（培养时间>1 周）结果皆阴性才能称为"血培养阴性"。这些患者在 IE 中占多大比例？不同文献报道并不一样，Hill 等报道占 9% ~25%，而且 4% ~7% 患者抽血前未用过抗生素；Naber 等报道占 10% ~30%；而 Houpikian 等及 Katsouli 等报道占 2.5% ~31%。那么这阴性结果应该怎样分析呢？首先，患者在留血标本前用过抗生素是个重要原因。Katsouli 等报道 45% ~60% 的血培养阴性 IE 实际上仍是普通的葡萄球菌或链球菌感染，只不过因为用了抗生素后细菌不生长，做多聚酶链反应（PCR）即可检出其 DNA 证实其存在。第二，病原体是真菌。第三，病原体为非细菌、真菌微生物，例如立克次体属（引起 Q 热的伯纳特立克次体等）、巴尔通体属（五日热巴尔通体等）及衣原体属（鹦鹉热衣原体等）微生物，以及某些难培养（需要特殊培养基或细胞培养系统发现胞内细菌）生长慢（需培养 3 ~42 天）的细菌。Houpikian 等报道了法国的一项研究发现，在血培养阴性的 348 例 IE 疑诊患者中，最后确定 48% 为立克次体感染，28% 为巴尔通体感染。为了提高病原微生物检出率，不但应留取血标本，而且已行手术的患者还应留取切除的瓣膜及赘生物标本进行检查；除做一般细菌（包括需氧菌及厌氧菌）培养外，还应做特殊微生物培养。另外，还应做某些特殊微生物的免疫血清学检验来检测其抗体，做免疫组化染色、免疫印迹试验及 PCR 来检测其蛋白质及核酸表达。第四，右侧心内膜炎（常由静脉注射毒品、静脉留置导管引起），有学者解释这类患者血培养阴性原因是细菌被肺滤过，但尚缺乏足够证据支持。最后，仍有少数 IE 寻找不到致病微生物，有学者将这部分心内膜炎称为"非感染性心内膜炎"（non-infectiv endocarditis），是否恰当？尚待商榷。

第三节　感染性心内膜炎的诊断标准：产生、衍变、局限性

1981 年 von Reyn 等以临床表现及微生物学检查为基础制订了最早的 IE 诊断标准；1994 年美国 Duck 大学医学院 Durack 等对此标准作了修订，加上了重要的超声心动检查资料，这标准被称为 Duck 标准。经过极多的临床研究验证，甚至与病理检查"金指标"对照，用 Duck 标准诊断 IE 的敏感性高达 80% 以上，而且特异性及阴性预测价值也高。但是，随着对 IE 认识的深入，尤其对血培养阴性致病微生物认识的深入，以及疾病检查手段的提高，如 TEE 在临床上的广泛应用，Duck 标准仍显现出一些不足，为此又有学者提出了一些修订建议，其中以 2000 年 Li 等修订的标准最重要。2005 年美国制订的 IE 指南、2009 年欧洲制订的 IE 指南及 2012 年英国制定的 IE 指南都推荐应用 Li 等修订的 Duck 标准（或略作修改）对 IE 进行诊断。下面将 Li 等修订标准作一介绍（表 5-3-1 及表 5-3-2）：

表 5-3-1　感染性心内膜炎的 Duke 诊断标准（修订版）

确诊感染性心内膜炎

病理标准
1. 微生物：用赘生物、栓塞的赘生物或心内脓肿标本做培养或组织学检查证实微生物；或
2. 病理改变：由组织学检查证实有赘生物或心内脓肿存在，提示活动性心内膜炎

临床标准
1. 2 个主要指标；或
2. 1 个主要指标及 3 个次要指标；或
3. 5 个次要指标

可疑感染性心内膜炎
1. 1 个主要指标及 1 个次要指标；或
2. 3 个次要指标

排出感染性心内膜炎
1. 能用一个强有力替代诊断去解释感染性心内膜炎的证据；或
2. 用抗生素治疗 ≤4 天，感染性心内膜炎表现即消失；或
3. 用抗生素治疗 ≤4 天，手术或尸解病理检查无感染性心内膜炎证据；或
4. 没有符合"可疑感染性心内膜炎"诊断标准

表 5-3-2　用于感染性心内膜炎 Duke 诊断标准的术语定义（修订版）

主要指标

（一）血培养结果阳性

1. 两次独立的血培养均出现典型的与 IE 相符的微生物：草绿色链球菌，牛链球菌，HACEK 杆菌组，金黄色葡萄球菌；或社区获得性肠球菌而无原发病灶；或

2. 与 IE 相符的微生物血培养持续阳性：两次间隔至少 12 小时的血培养阳性，或 3 次血培养全部阳性，或≥4 次血培养中多数阳性（第一次与最后一次血培养至少间隔 1 小时）

3. 一次伯纳特立克次体血培养阳性或抗 I 相 IgG 抗体滴度>1∶800

（二）心内膜受累的证据

1. 超声心动图发现阳性 IE 表现（人工瓣膜患者、临床评估为"可能 IE"的患者或复杂 IE 患者如瓣周脓肿均推荐进行 TEE 检查，而其他患者仍首选 TTE 检查）：在瓣膜或支撑结构上、在血液反流途径中、或在心内植入物上见到无法用其他解剖因素解释的摆动物；或脓肿；或新出现的人工瓣膜部分裂开

2. 新出现的瓣膜反流（增强或改变了原来不明显的杂音）

次要指标：

1. 易患因素：心脏存在易患情况或静脉注射毒品

2. 发热：体温>38 ℃

3. 血管现象：较大动脉栓塞，脓毒性肺梗死，真菌性动脉瘤，颅内出血，结膜出血，janeway 损害

4. 免疫学现象：肾小球肾炎，Osler 结节，Roth 斑，类风湿因子阳性

5. 微生物学发现：血培养阳性但尚不符合上述主要指标条件，或出现与 IE 相关微生物活动感染的血清学证据

注：IE. 感染性心内膜炎；TEE. 经食管超声心动检查；TTE. 经胸壁超声心动检查

Duck 诊断标准原将"符合 IE，但尚不能满足主要指标条件"的超声心动检查结果订作一条"次要指标"，Li 等认为在 TEE 广泛应用后，超声心动检查水平已显著提高，能清楚判断是否符合 IE，所以这一"次要指标"已无必要存在，在修订标准中他们已将这一指标删除。另外，2012 年英国制定的 IE 指南还在 Li 等的修订指标中加了一条多聚酶链反应检查，认为"针对细菌 DNA 的宽范围 PCR 阳性"可以作为"次要指标"之一。

上述各个 IE 指南都强调，在推荐应用修订的 Duck 标准时，还必须充分认识它的局限性。最初制订 Duck 标准是为了流行病调查及临床研究，现在把它延伸到指导临床诊疗实践，必有一定局限性；加之，IE 是一个异质性疾病，临床表现多样化，简单地套用一个标准去诊断，必然会出现困难。所以，临床医师必须清楚，修订的 Duck 标准对诊断 IE 很有帮助，但决不能替代临床判断，而且临床判断对某些 IE 患者尤为重要，例如血培养阴性 IE、累及人工瓣膜或起搏器的 IE、及右心 IE（静脉注射毒品导致者尤甚），Duck 标准在诊断这些患者时敏感性较低。

第四节　感染性心内膜炎肾损害：严重并发症之一

一、概况

Neugarten 等复习文献认为，抗生素问世前肾小球肾炎是 IE 的一个常见并发症，发生率超过 75%。但是，近代抗生素广泛应用和外科手术日趋推广后，情况已发生明显改变。1984 年 Neugarten 等报道的 107 例 IE 患者尸解结果，仅发现 22.4% 患者并发肾小球肾炎。

2000 年 Majumdar 等对经肾活检或尸解确诊的 62 例 IE 肾损害病例作了报道，其中 31% 是小灶性肾梗死（约一半为脓毒性栓子造成），26% 为肾小球肾炎，10% 为间质性肾炎，10% 为肾皮质坏死。肾梗死及肾皮质坏死仅在尸解时被发现。所以全面地讲，IE 肾损害应包括上面 4 方面病变。

2005 年国内曾有一篇 IE 合并肾损害的报道，作者对 155 例 IE 患者做了回顾性分析，发现 137 例出现肾损害，占 88.4%。由于仅对其中 4 例患者做了肾活检病理检查，因此这肾损害性质并不完全清楚，抗生素肾损害未能完全排除。

二、发病机制

左心赘生物脱落，以及右心赘生物脱落通过卵圆孔到达左心，随血流移动最后栓塞至肾脏小动脉，即能引起小灶性肾梗死，脓毒性栓子还可能在局部引起小脓肿。肾小球肾炎是通过免疫机制产生。许多患者的肾小球有免疫球蛋白及补体沉积，甚至还有细菌抗原存在，提示免疫复合物致病；约 50% 的 IE 患者伴发Ⅲ型冷球蛋白血症，有时还能在肾小球中发现冷球蛋白，提示冷球蛋白致病；而且，正如前述，少数 IE 患者血清 ANCA 阳性，病理

为寡免疫沉积物性肾炎,故提示血管炎致病。急性间质性肾炎可能由感染引起,但也难完全除外药物过敏所致。肾皮质坏死的发生主要与严重低血压或严重脓毒败血症相关。

三、临床及实验室表现

IE 肾损害呈多样化表现,与其肾脏病变性质相关。这里仅拟作一简述。①蛋白尿:多数患者皆有蛋白尿,尿蛋白一般不多,仅少数肾小球肾炎(如新月体肾炎)患者可出现大量蛋白尿,乃至肾病综合征。②血尿:镜下血尿十分常见,个别患者(如新月体肾炎或肾皮质坏死)也偶尔发生肉眼血尿。要注意尿中红细胞形态,肾小球肾炎及间质性肾炎为变性红细胞血尿,而肾梗塞及肾皮质坏死则为均一红细胞血尿。③白细胞尿:应做尿微生物学检查(涂片染色及培养),新月体肾炎及间质性肾炎为无菌性白细胞尿,而脓毒性栓子所致肾梗塞则能查出致病微生物。④肾功能损害:文献报道约 1/3 IE 肾损害患者会出现急性肾损害,血清肌酐升高,而新月体肾炎或肾皮质坏死还可能导致急性肾衰竭。⑤高血压:常出现于增生性肾小球肾炎及肾功能不全患者。

四、病理表现

肾小球肾炎多并发于亚急性 IE 病例,急性 IE 较少发生。最常见的病理改变为弥漫分布的增生性肾小球肾炎,其中新月体肾炎约占一半,包括免疫复合物性及寡免疫沉积物性新月体肾炎。此外,还可见膜增生性肾小球肾炎及毛细血管内增生性肾小球肾炎等。除此而外,还有局灶节段性增生或增生坏死性肾小球肾炎,及少数膜性肾病的报道。

急性间质性肾炎患者肾间质可见弥漫性炎细胞(单个核细胞及多形核细胞)浸润;若伴有较多的嗜酸细胞浸润,则需要考虑药物过敏可能。严重的肾小球肾炎也会伴随肾间质炎细胞浸润,此时莫误认为急性间质性肾炎,笔者认为此时的炎细胞浸润多呈灶状或多灶状分布,严重度与肾小球病变平行,可资鉴别。

小灶性肾梗死及急性肾皮质坏死常在尸体解剖时才发现,前者尚可能诱发小脓肿。

五、影像学表现

临床怀疑出现肾皮质坏死或肾梗死时,可以做肾脏计算机断层扫描(CT)或磁共振成像(MRI)检查,较大病灶有时能被发现。

第五节　感染性心内膜炎及其肾损害的治疗:现状与问题

一、抗微生物药物治疗

根除致病微生物是治疗 IE 的关键,而药物治疗是基础。应用抗微生物药物的基本原则如下:

(一) 血培养检查

在开始抗生素治疗前应先做血培养。正如前述,2012 年英国 IE 诊疗指南推荐:对临床怀疑 IE 和具有严重脓毒败血症或感染性休克的病人,在开始试验性抗生素治疗前应至少做 2 次血培养,且两次抽血需间隔 1 小时以上;对临床呈慢性或亚急性表现的 IE 患者,开始抗生素治疗前,至少应做 3 次血培养,且每次抽血需间隔至少 6 小时。

Lee 等对血培养次数与发现致病菌几率的关系进行了调查,结果显示:24 小时内做 2 次血培养发现致病菌的几率仅 90%,只有进行多达 4 次血培养此几率才达到 99%,因此他们认为 24 小时内做 2~3 次血培养次数不够,这一传统认识应改变。

(二) 抗生素治疗的开始时间与药物选择

留完血培养标本,不等化验结果即应尽早开始抗生素治疗,先做经验性治疗,血培养出现阳性致病菌后,再根据药敏试验进行药物调整。一般而言,抑菌药物治疗疗效差,要选用杀菌药物(它能更好地进入赘生物消灭细菌),并可联合用药(包括与抑菌药物联用)。另外,人工瓣膜 IE 的治疗方案与自体瓣膜 IE 基本相同,但由葡萄球菌感染引起的人工瓣膜 IE 治疗药物则必须包括利福平(无论药敏试验是否敏感)及庆大霉素。

选择经验性治疗药物时应考虑如下因素:患者为自体瓣膜或人工瓣膜感染;当地 IE 流行病学状态(常见致病菌及其耐药情况);患者是否接受过抗生素治疗。2009 年欧洲制订的 IE 指南推荐:①自体瓣膜 IE 及换瓣术后 ≥12 个月的人工瓣膜 IE:宜选用氨苄西林/舒巴坦或阿莫西林/克拉维酸加庆大霉素;或选用万古霉素加庆大霉素及环丙沙星(尤适用于对 β 内酰胺类抗生素不耐受者)。②换瓣术后 <12 个月的人工瓣膜 IE:宜选用万古霉素加庆大霉素及利福平。2012 年 Pierce 等推荐选用万古霉素或氨苄西林/舒巴坦加一种氨基核苷类抗生素,若为人工瓣膜 IE 还需加利福平。均可参考。

如果 IE 患者已并发肾损害,尤其已有肾功能损伤时,在应用抗生素时需注意如下两点:①在有效治疗 IE 前提下,尽可能选用无肾毒性或肾毒性小的药物,以免药物毒性加重肾损害;②抗生素要根据肾功能调节药量或给药间隔时间,若药物能被血液净化清除,则尽量在血液净化结束后给药。必要时应监测血药浓度(尤其针对万古霉素及氨基核苷类抗生素进行检测)指导合理用药。

(三) 抗生素治疗疗程

1. 治疗疗程长短　抗生素治疗一定要充分,以根除致病微生物。现代指南均建议:自体瓣膜 IE 疗程为 2~6 周,人工瓣膜 IE 的疗程要长,至少 6 周。若在抗生素治疗期间,自体瓣膜 IE 患者行人工瓣膜置换术,其抗生素要按自体瓣膜 IE 治疗疗程用药,不应转换成人工瓣膜 IE 的治疗疗程。

2. 疗程计算方法　进行换瓣手术的患者,无论是自体瓣膜或人工瓣膜 IE,其抗生素治疗疗程均应从有效用药的第一天计算,而不从手术日计算;但是如果瓣膜细菌培养阳性,则一个新的治疗疗程需从手术后重新开始。

(四) 血细菌培养阴性 IE 的治疗

首先应按前述思路进行全面检查,绝大多数患者最后仍能发现致病微生物,然后针对这些病原体给予相应治疗。

二、外科手术治疗

合理的抗生素治疗已使 IE 预后显著改观,但是一些病例仍然需要外科手术治疗,以清除感染组织及进行瓣膜修复或置换,成功的心脏外科手术又进一步提高了患者生存率。现将 2005 年美国 IE 指南、2009 年欧洲 IE 指南及 2012 年英国 IE 指南有关进行急诊手术(emergency surgery,手术在 24 小时内进行)、紧急手术(urgent surgery,手术在数天内进行)及择期手术(elective surgery,至少在抗生素治疗 1~2 周后再行手术)的治疗指征介绍如下:

1. 心力衰竭:主动脉瓣或二尖瓣 IE 出现如下情况:①严重的急性瓣膜关闭不全或瓣膜梗阻导致难治性肺水肿或休克(急诊手术);②形成瘘进入心腔或心包导致难治性肺水肿或休克(急诊手术);③严重的急性瓣膜关闭不全或瓣膜梗阻并发持续性心力衰竭或超声心动显示血流动力学不耐受征象(如二尖瓣早关闭或肺动脉高压)(紧急手术);④严重瓣膜关闭不全,但无心力衰竭(择期手术)。

2. 不能控制的感染:①局部不能控制的感染,包括脓肿,假性动脉瘤、瘘或增大的赘生物(紧急手术);②使用合适的抗生素治疗 7~10 天以上,患者仍持续发热,且血培养阳性(紧急手术);③由真菌或对多种药物抵抗的微生物引起的感染(紧急或择期手术)。

3. 预防栓塞:①主动脉瓣或二尖瓣 IE 的赘生物大于 10mm,尽管已使用合适的抗生素治疗,但仍有一次或多次栓塞事件发生(紧急手术);②主动脉瓣或二尖瓣 IE 的赘生物大于 10mm,并发心力衰竭,持续感染或脓肿(紧急手术);③大于 15mm 的特大赘生物(紧急手术)。

另外,2012 年英国 IE 指南还强调,累及人工瓣膜及其他心内人工装置的 IE 要尽早进行外科手术治疗。

是否进行外科手术,需要根据每位患者的具体情况来个体化地决定。但是在临床实践中,及时正确地作出决策并不容易。一项调查资料显示,按指南内容应该进行外科手术治疗的患者中,约 42% 实际未做,这可能影响疾病预后。调查还发现,能否及时做出进行手术的正确决策往往与医师的专业及经验相关。为克服这一缺点,由心内科专家、感染病专家、微生物专家及心外科专家共同组成一个"ET 专家组",会诊决定手术治疗,是一个很好的解决方法。

三、感染性心内膜炎并发肾损害治疗上的困惑与思考

在治疗 IE 肾损害上,如下措施十分重要:①清除病原体:包括抗生素治疗及心脏外科手术治疗,彻底清除病原体是治疗 IE 的根本措施,对预防及治疗 IE 肾损害也十分重要。②肾脏替代治疗:当肾损害导致急性肾衰竭时需及时做血液净化治疗,以赢得治疗时间控制 IE,改善预后;而如果肾损害已发展成慢性终末肾衰竭,也需进行维持性血液净化治疗或肾移植维持生命。

但是在 IE 肾损害的某些方面,尤其对 IE 并发的肾小球肾炎应该如何治疗? 却存在不少困惑,前述的几个 IE 诊治指南也未给出任何明确意见。由于感染诱发机体免疫反应是导致 IE 相关肾小球肾炎发病的主要机制,所以从理论上讲控制感染及抑制免疫应该是治疗的重要环节。从 20 世纪 80 年代起即有学者做了不少努力,进行了多种治疗探索,但是全部都是个案总结,并无足够样本的循证医学观察。

有报道单用抗生素治疗或抗生素及外科手术治疗,在 IE 病情控制后肾小球肾炎,包括新月体肾炎,病情也随之好转,甚至获得临床痊愈(血清肌酐

及尿化验均恢复正常）。笔者也观察到一例 IE 患者，临床呈现急性肾衰竭、病理表现为新月体性肾炎（2/3 肾小球呈现大细胞新月体伴纤维素沉积），在早期实施外科手术（清除病灶，置换主动脉瓣及二尖瓣）并予抗生素治疗后，肾功能及尿化验也逐渐完全恢复正常。不过，也有不少病例单纯控制感染并不能使肾炎、尤其是新月体肾炎病情改善，所以不少医师在控制感染基础上，又加用了各种免疫抑制治疗，包括糖皮质激素，糖皮质激素及细胞毒药物，糖皮质激素及强化血浆置换治疗等。上述个案的治疗也很成功，也能使新月体肾炎获得显著好转或临床痊愈。

应用免疫抑制治疗在理论上讲合理，但是应该何时开始治疗？选用什么制剂及疗法？治疗疗程应多长？都并不清楚。由于肾小球肾炎是由 IE 引起，所以如果应用免疫抑制治疗不当，尤其在病灶及病原体未清除前即应用，会有加重 IE 感染的风险；可是，如果应用过晚，肾脏病变已慢性化（包括细胞新月体转变成纤维新月体），又会达不到治疗效果。所以，如何选择免疫抑制治疗的开始时间尤其重要。

Kannan 等复习文献后认为，IE 并发的新月体肾小球肾炎，与原发性肾小球疾病的新月体肾炎不同，预后相对良好。笔者持同样看法。所以认为对 IE 并发的肾小球肾炎包括新月体肾炎，控制感染（包括抗生素治疗及外科手术治疗）绝对是第一线治疗，感染控制后肾病不随之缓解才加用免疫抑制剂疗。至于单加激素？或加激素及免疫抑制剂？可参考病情决定，是否病情较重或治疗偏晚的患者，宜选用激素加免疫抑制剂（如环磷酰胺）治疗？至于 IE 并发的新月体肾炎是否需要进行血浆置换？笔者认为需要更多临床观察验证。正如前述，由 IE 导致的新月体肾炎是免疫复合物致病或血管炎致病，因此似无必要像抗肾小球基底膜抗体所致新月体肾炎那样，积极应用强化血浆置换治疗。有学者是将其作为第三线治疗（即抗生素治疗及激素治疗无效时应用）应用，似有一定道理。总之，在治疗 IE 并发肾炎（包括新月体肾炎）上还存在很多问题与困惑，需要今后进行进一步研究解决。

（谌贻璞　杨敏）

参 考 文 献

1. Thuny F, Grisoli D, Collart F, et al. Management of infective endocarditis: challenges and perspectives. Lancet, 2012, 379(9819): 965-975.

2. Buchholtz K, Larsen CT, Hassager C, et al. In infectious endocarditis patients mortality is highly related to kidney function at time of diagnosis: a prospective observational cohort study of 231 cases. Eur J Intern Med, 2009, 20(4): 407-410.

3. Bashore TM, Cabell C, Fowler V Jr. Update on infective endocarditis. Curr Probl Cardiol, 2006, 31(4): 274-352.

4. Pierce D, Calkins BC, Thornton K. Infectious endocarditis: diagnosis and treatment. Am Fam Physician, 2012, 85(10): 981-986.

5. Murdoch DR, Corey GR, Hoen B, et al. Clinical presentation, etiology, and outcome of infective endocarditis in the 21st century: the international collaboration on endocarditis-prospective cohort study. Arch Intern Med, 2009, 169(5): 463-473.

6. Buchholtz K, Larsen CT, Hassager C, et al. Infective endocarditis: long-term reversibility of kidney function impairment. A 1-y post-discharge follow-up study. Scand J Infect Dis, 2010, 42(6-7): 484-490.

7. Tornos P, Gonzalez-Alujas T, Thuny F, et al. Infective endocarditis: the European viewpoint. Curr Probl Cardiol, 2011, 36(5): 175-222.

8. Hill EE, Herijgers P, Claus P, et al. Infective endocarditis: changing epidemiology and predictors of 6-month mortality: a prospective cohort study. Eur Heart J, 2007, 28(2): 196-203.

9. Rodriguez-Iturbe B, Burdmann EA, Barsoum RS. Glomerular diseases associated with infection. In: Taal MW, Chertow GM, Marsden PA, et al. eds. Brenner & Rector's The Kidney, 9th ed. Philadelphia: Saunders, 2012. 665-666.

10. Houpikian P, Raoult D. Blood culture-negative endocarditis in a reference center: etiologic diagnosis of 348 cases. Medicine(Baltimore), 2005, 84: 162-173.

11. Habib G, Hoen B, Tornos P, et al. Guidelines on the prevention, diagnosis, and treatment of infective endocarditis (new version 2009): the Task Force on the Prevention, Diagnosis, and Treatment of Infective Endocarditis of the European Society of Cardiology(ESC). Endorsed by the European Society of Clinical Microbiology and Infectious Diseases (ESCMID) and the International Society of Chemotherapy(ISC) for Infection and Cancer. Eur Heart J, 2009, 30(19): 2369-2413.

12. Gould FK, Denning DW, Elliott TS, et al. Guidelines for the diagnosis and antibiotic treatment of endocarditis in adults: a report of the Working Party of the British Society for Antimicrobial Chemotherapy. Chemo J Antimicrob ther,2012,67(2):269-289.

13. Fukasawa H, Hayashi M, Kinoshita N, et al. Rapidly progressive glomerulonephritis associated with PR3-ANCA positive subacute bacterial endocarditis. Intern Med, 2012,51(18):2587-2590.

14. Konstantinov KN, Harris AA, Hartshorne MF, et al. Symptomatic anti-neutrophil cytoplasmic antibody-positive disease complicating subacute bacterial endocarditis: to treat or not to treat? Case Rep Nephrol Urol, 2012,2(1):25-32.

15. Berdejo J, Shibayama K, Harada K, et al. Evaluation of Vegetation Size and its Relationship with Embolism in Infective Endocarditis: A Real-time Three-dimensional Transesophageal Echocardiography Study. Circ Cardiovasc Imaging,2013 Nov 8. [Epub ahead of print].

16. Cheung G, Vejlstrup N, Ihlemann N, et al. Infective endocarditis following percutaneous pulmonary valve replacement: diagnostic challenges and application of intracardiac echocardiography. Int J Cardiol,2013,169(6): 425-429.

17. Katsouli A, Massad MG. Current issues in the diagnosis and management of blood culture-negative infective and non-infective endocarditis. Ann Thorac Surg, 2013, 95 (4):1467-1474.

18. Naber CK, Erbel R. Infective endocarditis with negative blood cultures. Int J Antimicrob Agents,2007,30 Suppl 1:S32-36.

19. Durack DT, Lukes AS, Bright DK. New criteria for diagnosis of infective endocarditis: utilization of specific echocardiographic findings. Duke Endocarditis Service. Am J Med,1994,96(3):200-209.

20. Li JS, Sexton DJ, Mick N, et al. Proposed modifications to the Duke criteria for the diagnosis of infective endocarditis. Clin Infect Dis,2000,30(4):633-638.

21. Baddour LM, Wilson WR, Bayer AS et al. Infective endocarditis: diagnosis, antimicrobial therapy, and management of complications: a statement for healthcare professionals from the Committee on Rheumatic Fever, Endocarditis, and Kawasaki Disease, Council on Cardiovascular Disease in the Young, and the Councils on Clinical Cardiology, Stroke, and Cardiovascular Surgery and Anesthesia, American Heart Association: endorsed by the Infectious Diseases Society of America. Circulation, 2005,111(23):e394-434.

22. Neugarten J, Baldwin DS. Glomerulonephritis in bacterial endocarditis. Am J Med,1984,77(2):297-304.

23. Neugarten J, Gallo GR, Baldwin DS. Glomerulonephritis in bacterial endocarditis. Am J Kidney Dis,1984,3(5): 371-379.

24. Majumdar A, Chowdhary S, Ferreira MA, et al. Renal pathological findings in infective endocarditis. Nephrol Dial Transplant,2000,15(11):1782-1787.

25. 高瑞通,文煜冰,李航,等. 感染性心内膜炎的肾脏损害. 中华肾脏病杂志,2005,8:438-442.

26. Lee A, Mirrett S, Reller LB, et al. Detection of bloodstream infections in adults: how many blood cultures are needed? J Clin Microbiol,2007,45(11):3546-3548.

27. Hoen B, Duval X. Clinical practice. Infective endocarditis. N Engl J Med,2013,368(15):1425-1433.

28. Orfila C, Lepert JC, Modesto A, et al. Rapidly progressive glomerulonephritis associated with bacterial endocarditis: efficacy of antibiotic therapy alone. Am J Nephrol, 1993,13(3):218-222.

29. Gao GW, Lin SH, Lin YF, et al. Infective endocarditis complicated with rapidly progressive glomerulonephritis: a case report. Zhonghua Yi Xue Za Zhi(Taipei),1996, 57(6):438-442.

30. Kannan S, Mattoo TK. Diffuse crescentic glomerulonephritis in bacterial endocarditis. Pediatr Nephrol,2001, 16(5):423-428.

31. Sadikoglu B, Bilge I, Kilicaslan I, et al. Crescentic glomerulonephritis in a child with infective endocarditis. Pediatr Nephrol,2006,21(6):867-869.

32. Couzi L, Morel D, Deminière C, et al. An unusual endocarditis-induced crescentic glomerulonephritis treated by plasmapheresis. Clin Nephrol,2004,62(6):461-464.

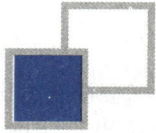

第六篇

药物性肾损害

第一章 对比剂肾病

对比剂肾病（contrast-induced nephropathy，CIN），又称造影剂肾病，是指血管内（静脉或动脉）注射碘对比剂后发生的一种急性肾损伤（AKI）。随着影像学检查及血管介入技术在临床上的广泛应用，CIN 已成为当今医院内获得性急性肾衰竭（ARF）的第三大病因，占全部院内获得性 ARF 的 11%。CIN 发生后不但可延长患者住院时间和增加医疗费用，更为重要的是增加患者住院期间病死率、晚期心血管事件、透析及死亡的风险。为此临床医师对 CIN 应予足够重视。

第一节 对比剂肾病的诊断及存在的问题

一、临床及病理表现

（一）临床表现

CIN 常在对比剂使用后 2～3 天内发生，血清肌酐（SCr）迅速上升，第 3～5 天达高峰，而后逐渐下降，1～3 周内恢复至基线水平。与 SCr 上升同时，患者出现肾小管损伤表现（如尿酶升高），及近、远端肾小管功能异常（前者如尿 α1 微球蛋白及 β2 微球蛋白水平升高，后者如尿浓缩功能障碍）。CIN 患者的尿化验变化轻微，仅出现少量蛋白、颗粒管型及肾小管上皮。绝大多数 CIN 患者表现为非少尿型 AKI，不需要透析治疗。但是少数重症患者于 AKI 极期仍需要进行短期透析。文献报道，约 30% 的 CIN 患者（特别是老年及重症患者）最后会残留不同程度的肾功能损害。

（二）病理表现

CIN 的主要病理改变是急性肾小管坏死（ATN），尤易发生于肾髓质髓袢升支，病变轻重不一。但是，一般而言，CIN 诊断并不困难，常不需要进行肾穿刺病理检查。

二、诊断标准及存在问题的思考

（一）诊断标准

目前最常用的 CIN 诊断标准有：1999 年欧洲泌尿生殖放射学会（ESUR）对比剂安全性委员会制定的标准，及 2006 年国际对比剂肾病共识工作组制定的标准。这两个标准的具体内容已列入表 6-1-1。

表 6-1-1 对比剂肾病诊断标准比较

1999 年欧洲泌尿生殖放射学会标准	2006 年国际 CIN 共识工作组标准
应用碘对比剂后 3 天内，SCr 升高 44.2～88.4μmol/L（0.5～1.0mg/dl）或升高 25%～50%，并能排除其他致肾功能损伤原因	应用碘对比剂后 2 天内，SCr 升高 ≥44.2μmol/L（≥0.5mg/dl）或升高≥25%，并能排除其他致肾功能损伤原因

注：SCr. 血清肌酐

仔细比较这两个诊断标准，发现主要差别在发病时间上，1999 年 ESUR 标准是应用碘对比剂后 3 天内发病，而 2006 年国际 CIN 共识工作组标准是 2 天内，其他诊断标准均相同。

（二）诊断标准存在问题的思考

1. 目前的诊断标准需要修订 国内外学者都已发现，应用上述标准诊断 CIN 会造成过度诊断，此过度诊断主要发生在基线 SCr 值较低的正常人，及应用 SCr 上升相对值（即≥25%）进行诊断时，也即是说，相当一部分基线 SCr 值较低的正常人，应用对比剂后 SCr 上升 ≥25%，但是并未罹患 CIN。ESUR 对比剂安全性委员会也已注意到这一情况，他们在 2011 年讨论更新 CIN 指南时，也认为应用 SCr 上升绝对值诊断 CIN 比用上升相对值可靠，但是他们建议目前仍沿用原诊断标准，以等待肾脏病学专家提出修改建议。所以，目前所用诊断标准需要修改已成共识。

2. 需要早期诊断的更敏感指标 目前指南及

共识推荐的 CIN 诊断标准都是用 SCr 来判断肾功能损害，SCr 检测不但受年龄、性别、身高、体重、种族等因素影响，而且其升高往往滞后，不够敏感，因此寻找更敏感的早期诊断指标极为重要。

近年对早期诊断 CIN 的生物标志物的研究方兴未艾。最有前景的生物标志物是中性粒细胞明胶酶相关脂质运载蛋白（neutrophil gelatinase-associated lipocalin，NGAL）。研究显示，CIN 患者造影后 2~6 小时血及尿中 NGAL 浓度就已显著上升，而 SCr 升高却会迟至 24 小时后。文献报道，NGAL 诊断 CIN 的灵敏度和特异性分别高达 90%~91.6% 和 80%~83.3%。此外，尿液肾损伤分子-1（kidney injury molecule-1，KIM-1）、白细胞介素-18（interleukin-18，IL-18）、甘露糖结合凝集素（mannose binding lectin，MBL）和神经生长因子-1（netrin-1）等生物标记物对诊断 CIN 的意义也已被研究。虽然目前上述血和尿生物标志物的检测还未广泛应用于临床，但是它们已显示出良好的应用前景。

第二节　对比剂肾病的发病机制研究现状

研究表明，CIN 的病理改变是 ATN，主要由如下两方面发病机制导致：①碘对比剂促进肾血管收缩，导致肾髓质缺氧引起 ATN；②碘对比剂本身的肾毒性作用，直接损伤肾小管细胞导致 ATN。临床上多数 CIN 患者的 AKI 恢复较快，提示这些患者的 ATN 病变较轻。

一、肾血管收缩是对比剂肾病发病的重要机制

动物试验显示，注射碘对比剂后肾动脉血管呈现双向反应，最初引起短暂（数秒至数分钟）血管扩张，继之出现血管持续收缩。血管持续收缩与缩血管物质（包括血管紧张素 II、内皮素、血管加压素、多巴胺及腺苷等）活性增高，及舒血管物质（包括一氧化氮及前列腺素等）活性降低相关，肾动脉收缩导致肾缺血及缺氧。研究发现，用碘对比剂造影后至少 4 小时肾脏血流量会低于基线水平的 45%。肾脏外髓质具有主动转运钠功能，对氧需求量大，故此部位最易受缺血缺氧伤害，这是 CIN 时髓质髓袢升支最易发生坏死的原因。

另外，碘对比剂（特别是等渗制剂）引起的血液黏稠度增加及导致的红细胞聚集，也会减少肾脏血流，加重肾脏缺血。

二、对比剂的肾小管毒性作用是发病的另一重要机制

碘对比剂的直接细胞毒作用及其诱发的氧自由基的细胞损伤作用可引起肾小管上皮细胞坏死及凋亡，而导致 CIN 发病。动物模型研究显示，碘对比剂可降低抗氧化酶活性，增加氧自由基，而 N-乙酰半胱氨酸（NAG）能通过其抗氧化作用在一定程度上对 CIN 发挥保护效应。

此外，在某些情况下肾前因素或肾小管内阻塞也可能参与 CIN 发病。

第三节　对比剂肾病危险因素的筛查与预警

CIN 的发病率高低与造影前患者的危险因素密切相关，因此造影前对患者的 CIN 风险进行评估及预警十分重要。研究表明，无任何危险因素的个体造影后 CIN 发病率为 ≤3.3%，但高危患者（如肾功能不全或糖尿病患者）造影后未进行水化处理时，CIN 发生率高达 12%~26%。

一、危险因素分析

CIN 危险因素包括机体及对比剂两方面因素。机体方面的危险因素主要有：①高龄；②慢性肾脏病（CKD），尤其肾功能不全时；③糖尿病；④肾有效血容量不足或血流动力学不稳定。对比剂方面的危险因素主要为：①使用离子化高渗碘对比剂；②碘对比剂剂量大；③动脉途径给药。下面分别作一简介：

（一）慢性肾脏病

CKD 患者的 CIN 发病率较高，且其发病率高低与肾功能不全程度成正比。一项试验研究了 7586 例经皮冠状动脉介入术（PCI）的患者，其 AKI 总发病率为 3.3%，但是基线 SCr 为 177~265μmol/L（2~3mg/dl）的患者发病率却为 22%，SCr ≥ 265μmol/L（≥3mg/dl）的患者发病率更高，达 31%。与本试验结果一样，许多研究都显示，肾功能不全是导致 CIN 发生的最强危险因素。肾功能不全时肾脏储备力下降，因此肾毒物质包括对比剂即很易诱发 AKI。

（二）糖尿病

在 CKD 患者中，合并糖尿病的患者发生 CIN 的风险比非糖尿病患者高。一项随机研究对 250 例肾功能不全患者（SCr >133μmol/L，即 1.5mg/dl）

做 PCI 后 CIN 的发生率进行了观察,结果显示糖尿病患者的 CIN 发生率比非糖尿病患者显著高(33%比 12%)。但是,正如 2006 年国际 CIN 共识工作组指出的那样,对于没有肾损害的糖尿病患者,CIN 风险是否增高并不清楚,尚需进一步研究澄清。

(三) 肾有效血容量不足或血流动力学不稳定

这主要见于严重心力衰竭、急性心肌梗塞及低血压等情况。心力衰竭本身、使用袢利尿剂过度、急性心肌梗塞及低血压都可能导致肾脏有效血容量不足或(和)血流动力学不稳定,如此能显著增加 CIN 风险。如果心力衰竭严重已使用主动脉内球囊反搏治疗,尤其球囊位置过低时,扩张的球囊可导致肾动脉血流闭塞,CIN 更易发生。

(四) 机体方面的其他因素

包括:①高龄:这是 CIN 公认的危险因素,与老年患者的肾脏结构和功能发生退行性变相关,此退行性变一般从 40 岁开始,随年龄增长而缓慢加重。②高血压:持续性高血压可导致肾脏小动脉硬化,继发肾实质缺血性病变,肾单位丢失,故易发生 CIN。③多发性骨髓瘤:骨髓瘤患者血液黏滞性高并有轻链蛋白尿,碘对比剂可以增高血液黏稠度,加重肾缺血,并能促进肾小管中的轻链蛋白、Tomm-Horsfall 糖蛋白形成黏稠管型,堵塞及损伤肾小管,而易诱发 CIN。④使用血管紧张素转化酶抑制剂(ACEI)、血管紧张素 AT1 受体阻滞剂(ARB)或非甾类抗炎药(NSAIDs):从理论上讲,ACEI 及 ARB 能扩张出球小动脉,NSAIDs 能收缩入球小动脉,在对比剂已造成肾脏血流量减少时,它们的上述局部血流动力学反应,即能进一步降低肾小球血流灌注及滤过,从而诱发 CIN。但是,有的临床试验却没能肯定 ACEI、ARB 及 NSAIDs 的上述致 CIN 作用。

(五) 对比剂种类、剂量与给药途径

1. 对比剂种类 第一代碘对比剂如泛影葡胺,是离子型单体,相较于血浆渗透压它们的渗透压极高(1400~1800mOsm/kg)。第二代碘对比剂如碘海醇,为非离子单体,与第一代碘对比剂相比具有相对较低的渗透压,但仍远较血浆渗透压高(500~850mOsm/kg)。最新一代碘对比剂如碘克沙醇,为非离子型二聚体,属于等渗透压制剂,其渗透压为 290mOsm/kg,与血浆渗透压一致。

碘对比剂的类型与 CIN 发生风险密切相关。使用离子型高渗对比剂发生 CIN 的风险最高,研究显示,此类对比剂能引起肾血管收缩及细胞坏死和凋亡,故而容易诱发 CIN。临床观察已证实,在 CIN 高危人群中,使用非离子型低渗或等渗碘对比剂,CIN 的发生率确比使用离子型高渗碘对比剂显著低。至于等渗碘对比剂为什么会诱发 CIN?现认为与其高黏滞性相关,它能使肾脏微循环中红细胞聚集,减少肾脏血流量,诱发 AKI。

2. 对比剂使用剂量 一般而言,碘对比剂剂量越小越安全,但是小剂量并不能完全避免 CIN 发生。常认为碘对比剂剂量达 100ml 时 CIN 的风险才明显增加,但是 $SCr \geqslant 442\mu mol/L$(5mg/dl)的糖尿病肾病患者,注射 20~30ml 碘对比剂就可能导致 CIN。临床观察发现,经皮经腔插管做冠动脉或肾动脉选择性造影的患者,CIN 发生率常较非选择性螺旋 CT 血管造影低,原因之一即为使用碘对比剂剂量较小。

3. 对比剂给药途径 文献报道,碘对比剂从动脉注射造影,发生 CIN 的风险比从静脉注射给药高。

二、创建风险预警评分

在分析危险因素的基础上,根据危险因素的权重,建立评分系统,给每一个拟做造影的患者事先进行 CIN 风险评分,对其中高危患者进行预警,这在指导临床医师防治 CIN 上意义重大。

从 2004 年起,国外已创建了几个 CIN 预警评分系统,其中 Mehran 等创建的 PCI 后 CIN 预警评分最著名,在国内外都有学者使用。2014 年北京安贞医院肾内科发表了他们根据 3945 例国人资料创建的心导管术后 CIN 的预警评分,该文作者还利用这 3945 例患者资料对 Mehran 预警评分进行了外部验证,结果显示他们创建的预警评分在预测国人 CIN 风险上优于 Mehran 评分。

第四节 对比剂肾病的防治策略、存在问题和展望

一、对比剂肾病的防治策略及措施

CIN 一旦发生并无良好治疗方案,只能尽力维持水、电解质及酸碱平衡(包括必要时使用血液净化治疗),预防各种并发症,等待 ATN 自行恢复。

其实对待 CIN 最好的方法是预防。要利用 CIN 预警评分系统,对每个拟进行造影的患者,事先进行风险评分及分层。对于风险极高的患者是否还用碘对比剂进行造影?需要认真考虑,如可能则应改用其他影像学检查;对于中度风险的患者在

造影前、中、后一定要认真执行如下各项防治措施：

（一）造影前停用可能增加风险的药物

可能增加 CIN 风险的药物均应在造影前停用，至少应包括：①肾毒性抗生素（如万古霉素，两性霉素及氨基糖苷类抗生素等）；②钙调神经磷酸酶抑制剂（如环孢素 A 及他克莫司）；③NSAIDs（包括环氧化酶 2 抑制剂）；④ACEI 或 ARB。另外，要慎用袢利尿剂，假若利尿引起血容量不足肯定会增加 CIN 风险，而且还有试验观察到，没有引起血容量不足，利尿剂也能增高 CIN 发病率。

（二）对比剂种类及使用剂量

应尽量选用非离子型等渗或低渗碘对比剂进行造影，应尽量减少对比剂用量，应尽可能避免短时间（48～72 小时）内的重复使用碘对比剂。至于在减少 CIN 发生上，非离子型等渗或低渗碘对比剂孰优孰劣？并未确定，但是不少试验显示两者并无差别。2012 年"改善全球肾脏病预后"组织（KDIGO）制定的 AKI 指南指出：并无可靠证据能推荐首先选用等渗碘对比或低渗碘对比剂。

临床上检查某些血管病变（如冠状动脉狭窄或肾动脉狭窄），常先做螺旋 CT 血管造影（从静脉注射碘对比剂，常用剂量约 100ml）进行筛查，发现可疑狭窄时，再做经皮经腔插管选择性血管造影及血管成形术治疗。但是，对于 CIN 风险较大的患者，为减少碘对比剂用量及造影次数，完全可以省去螺旋 CT 血管造影，而直接做插管选择性血管造影及血管成形术治疗。

（三）水化处理

1. 水化处理方法 于造影前 3～12 小时及造影后 6～12 小时以 1.0～1.5ml/（kg·h）速度静脉滴注等渗（0.9% 浓度）氯化钠溶液，或于造影前 1 小时及造影后 6 小时以 3.0ml/（kg·h）速度静脉滴注等渗（154mEg/L 浓度，溶于 5% 葡萄糖液中）碳酸氢钠溶液或等渗氯化钠溶液，以期在整个水化过程中保持尿量达 75～125ml/h，这是预防 CIN 的标准水化方法，如此能增加肾血流量，减少对比剂肾脏停留时间，促进对比剂尽快从尿排泄。如果进行水化治疗时出现高血容量负荷，可以适当地配合应用利尿剂。

2011 年 ESUR 更新的 CIN 指南、2012 年加拿大放射医师协会更新的 CIN 预防指南及 2012 年 KDIGO 制定的 AKI 指南都推荐上述水化治疗方案。

2. 关于口服水化 尽管国内外指南都推荐静脉滴注晶体液进行水化治疗，但是在预防 CIN 上将口服与静脉滴注氯化钠溶液进行对比观察的研究并不多。只有 4 个规模较小的临床试验，其中 Trivedi 等的试验结果显示口服水化组 AKI 发生率高于静脉滴注组（34.6% 比 3.7%），但是另外 3 个试验均显示口服与静脉滴注生理盐水的预防效果无差异。因此，一些不方便做静脉滴注水化的患者（如门诊患者）不是完全不能考虑口服水化。

3. 关于静脉滴注等渗或低渗氯化钠水化 2002 年 Mueller 等对 1620 名患者进行了前瞻随机对照试验，分别静脉滴注 0.9% 氯化钠及 0.45% 氯化钠溶液做水化治疗，结果显示等渗盐水组 CIN 的发病率显著低于低渗盐水组（0.7% 比 2.0%），此优越性在糖尿病肾病患者中（0% 比 5.5%）和使用对比剂剂量超过 250ml 的患者中（0% 比 3%）更为明显，因此现在已很少应用低渗氯化钠液进行水化治疗。

4. 关于静脉滴注等渗碳酸氢钠水化 理论上静脉滴注碳酸氢钠护肾效果可能优于静脉滴注氯化钠溶液，因为碱化血液可减少肾脏氧自由基产生并增加其清除。自 2004 年 Merten 等首先静脉滴注等渗碳酸氢钠溶液做水化治疗以来，已有大量临床试验和荟萃分析来比较等渗碳酸氢钠与等渗氯化钠静脉滴注预防 CIN 的疗效，尽管试验结果不完全一致，一些小的临床试验显示碳酸氢钠水化优于氯化钠水化，但是多数试验及荟萃分析结果显示两者在减少死亡率及减少透析需要上并无显著差别。所以，目前国内外指南对静脉滴注等渗碳酸氢钠及等渗氯化钠进行水化的方法都推荐使用。

（四）预防性血液滤过

血液透析及腹膜透析均能有效清除对比剂，但是它们并不能减少 CIN 发生，这与它们清除对比剂速度较慢，大量对比剂已到达肾脏引起肾脏损伤相关。血液滤过，尤其是持续性肾脏替代治疗（CRRT）能够有效清除对比剂，但是在临床具体应用时，它们预防 CIN 的效果却不一致，有效及无效均有报道，为此国内外指南目前都没有推荐它作为 CIN 的常规预防措施，认为还需要做进一步临床研究观察。但是，对于已有严重心、肾疾病不能耐受水化治疗的患者，或是因高容量负荷已进行肾脏替代治疗的患者，若果需要造影，还是可以考虑用 CRRT 来预防 CIN。

（五）预防性用药

2006 年国际 CIN 共识工作组认为，预防性用药的实际效果可以分成如下 3 类：①可能有效：茶碱/氨茶碱、他汀类、抗坏血酸、前列腺素 E1；②效果不定：N-乙酰半胱氨酸、非诺多泮、多巴胺、钙离子拮抗剂、心房肽、L-精氨酸；③没有疗效：呋塞米、甘露醇、内皮素受体拮抗剂。所以，没有证据显示预防性用药确能有效减少 CIN 发生，目前均不能被指南推荐应用。

2011 年 ESUR 更新的 CIN 指南也对预防性用药效果作了如下评价：①证据有限、结果矛盾、甚至显示无效：非诺多泮、多巴胺、钙离子拮抗剂、心房肽、L-精氨酸、前列腺素 E1、呋塞米、甘露醇、内皮素受体拮抗剂；②似乎具有疗效：茶碱/氨茶碱、他汀类、N-乙酰半胱氨酸、抗坏血酸、伊洛前列腺素（iloprost）。所以，改 CIN 指南也同样认为，尚无充分证据显示这些药物能有效减少 CIN 发生，目前它们均不能被指南推荐应用。

下面拟对几个药物作一简单介绍：

1. 茶碱 理论上讲，茶碱（包括氨茶碱）可通过拮抗腺苷发挥血管扩张作用而减轻对比剂肾损害，但是许多临床研究及荟萃分析并没有见到这一效果。2005、2008 及 2012 年先后有 3 篇关于茶碱预防 CIN 的荟萃分析资料发表，它们分别包括 9 个随机对照试验 585 例患者，6 个随机对照试验 629 例患者，及 13 个随机对照试验 1222 例患者。前两个荟萃分析结果显示茶碱有减少 CIN 发生倾向，但是差别并无统计学意义，第 3 个荟萃分析显示对一般人群茶碱能减少 CIN 发生，但是对肾功能不全患者（SCr≥132.6μmol/L，即≥1.5mg/dl）却无效。所以，目前国内外指南都没有推荐用茶碱预防 CIN。

2. 他汀类药物 他汀类药物能改善血管内皮功能，减少内皮素-1（ET-1）合成及增加一氧化氮（NO）产生，能下调血管紧张素受体表达，能减轻氧化应激反应及活性氧簇引起的缩血管反应，从而舒张肾血管，预防 CIN 发生。尽管一项对 304 例肾小球滤过率（GFR）<60ml/min 患者进行的随机对照试验并没有发现他汀组优于安慰剂组，但是另外一些试验、及我国学者 2014 年完成的包含 2 998 例 2 型糖尿病合并 CKI 患者的多中心随机对照试验结果都显示，他汀类药物能够显著减少 CIN 发生。2014 年还发表了 4 个荟萃分析资料，它们分别包括 9 个随机对照试验 5143 例患者，17 个随机对照试验 6323 例患者，15 个随机对照试验 6622 例患者，及 8 个随机对照试验 4734 例患者，这 4 个荟萃分析的结论完全一致，即他汀类药能显著降低 CIN 发生。因此这些试验及荟萃分析的作者都主张，在应用对比剂前服用他汀类药预防 CIN。但是应该在

造影前多久开始服用他汀类药？它的的最适剂量是多少？均还有待进一步研究明确。

3. 乙酰半胱氨酸 NAC 具有抗氧化和舒张血管作用，因此对预防 CIN 可能有效。但是现有的临床试验（截至 2012 年已有 40 余篇临床试验资料发表，包括口服或静脉给药）和荟萃分析（截至 2012 年已有 15 篇荟萃分析资料发表）结果显示，其预防 CIN 的效果并不肯定。鉴于研究结果矛盾，2006 年的国际 CIN 共识及 2011 年的 ESUR CIN 指南均不推荐用 NAC 预防 CIN，2012 年的加拿大 CIN 预防指南也指出不能用 NAC 替代水化。不过，并不能完全排除 NAC 对预防 CIN 仍可能有一定效果，且价格低廉，耐受性好，因此 2012 年 KDIGO 制定的 AKI 指南建议，对 CIN 高危患者，可以与静脉输注等渗晶体液配合口服 NAC。

4. 其他药物

（1）伊洛前列素：有研究纳入了 208 例 SCr≥123.8μmol/L（1.4mg/dl）的患者，试验组于造影前 30～90 分钟及造影后 4 小时于静脉注射伊洛前列素 1ng/（kg·min），结果显示，与安慰剂组比较，伊洛前列素组的 CIN 发病率显著低（8% 比 22%），因此可能具有预防效果。但是，伊洛前列素组有 3 例患者出现了严重低血压，因此还需要做更多临床观察来对其安全性进行评估。

（2）抗坏血酸：动物实验显示抗坏血酸可预防缺血性或中毒性肾损伤，一些随机对照临床试验也观察到它能预防 CIN 发生。2004 年完成了一项临床试验，此试验包含了 231 例 SCr≥106.1μmol/L（1.2mg/dl）的患者，在水化基础上分别给予抗坏血酸或安慰剂，结果抗坏血酸组的 CIN 发病率比安慰剂组显著低（9% 比 20%）。但是也有一些临床试验发现，在用等渗盐水水化后，抗坏血酸并没有提供额外预防作用。因此，目前指南尚不能推荐使用抗坏血酸预防 CIN。

（3）非诺多泮：非诺多泮是选择性多巴胺 A1 受体拮抗剂，它能增加肾血流量，故理论上可能预防 CIN 发生。早期的小型非对照性临床观察认为其有效，但是近年进行的前瞻随机对照临床试验却未证实它对 CIN 具有预防效果。2003 年完成的 CONTRAST 试验纳入了 315 例肾功能不全的 CKD 患者（平均 GFR 为 29ml/min，平均 SCr 为 159μmol/L，其中 1/2 为糖尿病肾病），结果显示，与安慰剂组比较，非诺多泮组 CIN 的发病率并无降低（34% 比

30%）。

（4）非选择性内皮素受体拮抗剂：对 CIN 高危患者进行的一项临床试验显示，与安慰剂组相比，试验组 CIN 的发病率更高（56% 比 29%），因此非选择性内皮素受体拮抗剂不能作为预防 CIN 的药物。

（5）心房肽：又称心钠素。由于动物实验显示此药对预防 CIN 有效，故用其进行了临床观察。一项多中心前瞻性随机对照临床试验纳入了 247 例 SCr>133μmol/L（1.5mg/dl）肾功能不全患者，于造影前 30 分钟开始静脉滴注心房肽（分别用 3 个剂量），持续至造影后 30 分钟。结果显示，与安慰剂组相比，任何剂量的试验组均未能减少 CIN 发病。

二、对比剂肾病防治中存在问题的思考及展望

对于使用碘对比剂存在 CIN 高危的患者，需要选择不用碘对比剂的影像学检查或采取某些特殊措施来预防 CIN 发生，下文将对此作一简要讨论。

（一）用钆对比剂做磁共振成像替代用碘对比剂做 X 线检查

曾经认为做磁共振成像（MRI）检查的钆对比剂并无肾毒性，因此 SCr≥265μmol/L（3mg/dl）的肾功能不全患者不能应用碘对比剂时，可以改用钆对比剂做 MRI 检查，包括增强 MRI 及磁共振血管造影（MRA）。但是，近 10 年已有不少钆对比剂肾毒性的报道，其发生率在 6.5% ~65% 之间，也常发生于肾功能不全（平均 SCr 为 267μmol/L，即 3.02mg/dl）、钆对比剂用量较大（平均剂量为 0.41mmol/kg）及动脉途径给药时，所以实际上钆对比剂的肾毒性并不比碘对比剂弱。

另外，从 21 世纪初已陆续有报道，肾功能不全患者应用钆对比剂还能引起肾源性纤维性皮肤病（nephrogenic fibrosing dermopath，仅累及皮肤，重时手足关节屈曲挛缩而致残）或肾源性系统性纤维化（nephrogenic systemic fibrosis，病情重可累及内脏器官，因心、肺、肝纤维化而危及生命）。因为肾功能不全时钆对比剂于体内蓄积，将释放出具有毒性的三价钆离子（Ga^{3+}），Ga^{3+} 能诱发机体炎症-免疫反应，最终导致皮肤或（和）内脏纤维化。因此，2006 年后，美国、欧盟等西方国家的药品监督管理部门都先后对此发出了警告或（和）建议，认为 GFR 30~60ml/min 时要慎用钆对比剂，GFR<30ml/min 时应禁用钆对比剂。

所以，肾功能不全时用钆对比剂做 MRI 替代碘对比剂做 CT 并不可取；但是，因碘过敏而不能做 CT 的肾功能正常患者，改用钆对比剂做 MRI 则完全可行。

（二）用二氧化碳对比剂替代碘对比剂做数字减影血管造影

1982 年 Hawkins 首先成功地应用二氧化碳（CO_2）气体做对比剂进行了数字减影动脉造影，现在 CO_2 已能作为一种替代对比剂试用于某些血管造影检查。它的优点是价廉、无过敏原性及无肾毒作用；缺点是显像质量尚欠高（比碘对比剂质量差），不是身体各部位血管都能显像，不适用于介入治疗的血管造影，且可能出现神经毒性及气体栓塞等副作用。由于这些缺点，2006 年国际 CIN 共识认为：目前的临床研究尚不足以推荐在 CIN 高危患者中用 CO_2 对比剂替代碘对比剂进行造影。

（三）进行远程缺血预处理

远程缺血预处理（remote ischemic preconditioning，RIPC）指故意诱发某器官组织不致命的短暂局部缺血来防止另一器官随后发生的缺血性损伤。有一些但并非所有的相关研究提示，心脏手术前行 RIPC 可防止术后 AKI 发生。2012 年 Er 等完成的一项随机双盲对照试验研究了 RIPC 对 CIN 的预防作用，研究纳入了 100 例 SCr>124μmol/L（1.4mg/dl）或 GFR<60ml/（min·1.73m²）的 CKD 患者，患者被分成 RIPC 组及对照组两组，每组 50 例。RICP 的具体操作如下：于选择性冠状动脉造影术前 45 分钟使用袖带充气压迫手臂，使手臂间歇缺血（每次充气 5 分钟，放气 5 分钟，重复 4 次）。所有患者均接受 NAC 口服及持续性等渗盐水水化。结果显示：试验结束时 RIPC 组的 CIN 发生率较对照组显著低（12% 比 40%）；而在 6 周的随访中，RIPC 组达到复合心血管终点（包括死亡、再次入院、或需要血液透析）的患者也较对照组显著少（16% 比 38%）。尽管此文报道疗效很好，但是应用 RIPC 预防 CIN 仍需要更大规模的多中心随机对照临床试验进行验证。

（倪兆慧）

参 考 文 献

1. 张翩,倪兆慧,王玲,等.多中心住院心内科冠状动脉造影患者造影剂肾病发生情况.中国血液净化,2010,9(7):375-379.

2. Morcos SK, Thomsen HS, Webb JA. Contrast-media-induced nephrotoxicity: a consensus report. Contrast Media Safety Committee, European Society of Urogenital Radiology(ESUR). Eur Radiol, 1999,9(8):1602-1613.

3. McCullough PA, Adam A, Becker CR, et al; CIN Consensus Working Panel. Epidemiology and prognostic implications of contrast-induced nephropathy. Am J Cardiol, 2006,98(6A):5K-13K.

4. Kidney Disease: Improving Global Outcomes (KDIGO) Acute Kidney Injury Work Group. KDIGO Clinical Practice Guideline for Acute Kidney Injury. Kidney Int Suppl, 2012,2:69-88.

5. Stacul F, van der Molen AJ, Reimer P, et al; Contrast Media Safety Committee of European Society of Urogenital Radiology(ESUR). Contrast induced nephropathy: updated ESUR Contrast Media Safety Committee guidelines. Eur Radiol, 2011,21(12):2527-2541.

6. Owen RJ, Hiremath S, Myers A, et al. Canadian Association of Radiologists consensus guidelines for the prevention of contrast-induced nephropathy: update 2012. Can Assoc Radiol J, 2014,65(2):96-105.

7. Weisbord SD, Palevsky PM. Radiocontrast-induced acute renal failure. J Intensive Care Med, 2005,20(2):63-75.

8. Pannu N, Wiebe N, Tonelli M; Alberta Kidney Disease Network. Prophylaxis strategies for contrast-induced nephropathy. JAMA, 2006,295(23):2765-2679.

9. Mitchell AM, Jones AE, Tumlin JA, et al. Incidence of contrast-induced nephropathy after contrast-enhanced computed tomography in the outpatient setting. Clin J Am Soc Nephrol, 2010,5(1):4-9.

10. Weisbord SD, Mor MK, Resnick AL, et al. Incidence and outcomes of contrast-induced AKI following computed tomography. Clin J Am Soc Nephrol, 2008,3(5):1274-1281.

11. Jabara R, Gadesam RR, Pendyala LK, et al. Impact of the definition utilized on the rate of contrast-induced nephropathy in percutaneous coronary intervention. Am J Cardiol, 2009,103(12):1657-1662.

12. Tuladbar SM, Piintmann VO, Soni M, et al. Rapid detection of acute kidney injury by plasma and urinary neutrophil gelatinase associated lipocalin after cardiopuknonary bypass. J Cardiovasc Phamlacol, 2009,53(3):261-266.

13. Duan SB, Liu GL, Yu ZQ et al. Urinary KIM-1, IL-18 and Cys-c as early predictive biomarkers in gadolinium-based contrast-induced nephropathy in the elderly patients. Clin Nephrol, 2013,80(5):349-354.

14. Stolker JM, McCullough PA, Rao S, et al. Pre-procedural glucose levels and the risk for contrast-induced acute kidney injury in patients undergoing coronary angiography. J Am Coll Cardiol, 2010,55(14):1433-1440.

15. Ding FH, Lu L, ZhangRY, et al. Impact of elevated serum glycated albumin levels on contrast-induced acute kidney injury in diabetic patients with moderate to severe renal insufficiency undergoing coronary angiography. Int J Cardiol, 2013,167(2):369-373.

16. Rim MY, Ro H, Kang WC, et al. The effect of renin-angiotensin-aldosterone system blockade on contrast-induced acute kidney injury: a propensity-matched study. Am J Kidney Dis, 2012,60(4):576-582.

17. Marenzi G, Assanelli E, Campodonico J, et al. Contrast volume during primary percutaneous coronary intervention and subsequent contrast-induced nephropathy and mortality. Ann Intern Med, 2009,150(3):170-177.

18. Mehran R, Aymong ED, Nikolsky E, et al. A simple risk score for prediction of contrast-induced nephropathy after percutaneous coronary intervention: development and initial validation. J Am Coll Cardiol, 2004,44:1393-1399.

19. Gao YM, Li D, Cheng H, et al. Derivation and validation of a risk score for contrast-induced nephropathy after cardiac catheterization in Chinese patients. Clin Exp Nephrol 2014 Feb 11. [Epub ahead of print].

20. Weisbord SD, Palevsky PM. Prevention of contrast-induced nephropathy with volume expansion. Clin J Am Soc Nephrol, 2008,3(1):273-280.

21. Mueller C, Buerkle G, Buettner HJ, et al. Prevention of contrast media-associated nephropathy: randomized comparison of 2 hydration regimens in 1620 patients undergoing coronary angioplasty. Arch Intern Med, 2002,162(3):329-336.

22. Hoste EA, De Waele JJ, Gevaert SA, et al. Sodium bicarbonate for prevention of contrast-induced acute kidney injury: a systematic review and meta-analysis. Nephrol Dial Transplant, 2010,25(3):747-758.

23. Klima T, Christ A, Marana I, et al. Sodium chloride vs. sodium bicarbonate for the prevention of contrast medium-induced nephropathy: a randomized controlled trial. Eur Heart J, 2012,33(16):2071-2079.

24. Berwanger O, Cavalcanti AB, Sousa AG, et al; ACT Investigators. Acetylcysteine for prevention of renal out-

comes in patients undergoing coronary and peripheral vascular angiography: main results from the randomized Acetylcysteine for Contrast-induced nephropathy Trial (ACT). Circulation, 2011, 124(11):1250-1259.

25. Cruz DN, Goh CY, Marenzi G, et al. Renal replacement therapies for prevention of radiocontrast-induced nephropathy: a systematic review. Am J Med, 2012, 125 (1):66-78.

26. Toso A, Maioli M, Leoncini M, et al. Usefulness of atorvastatin (80 mg) in prevention of contrast-induced nephropathy in patients with chronic renal disease. Am J Cardiol, 2010, 105(3):288-292.

27. Hoffmann U, Fischereder M, Reil A, et al. Renal effects of gadopentetate dimeglumine in patients with normal and impaired renal function. Eur J Med Res, 2005, 10 (4):149-154.

28. Dai B, Liu Y, Fu L, et al. Effect of theophylline on prevention of contrast-induced acute kidney injury: a meta-analysis of randomized controlled trials. Am J Kidney Dis, 2012, 60(3):360-370.

29. Spargias K, Adreanides E, Demerouti E, et al. Iloprost prevents contrast-induced nephropathy in patients with renal dysfunction undergoing coronary angiography or intervention. Circulation, 2009, 120(18):1793-1799.

30. Perazella MA. Current status of gadolinium toxicity in patient with kidney disease. Clin J Am Soc Nephrol, 2009, 4(2):461-469.

31. Shaw DR, Kessel DO. The current status of the use of carbon dioxide in diagnostic and interventional angiographic procedures. Cardiovasc Intervent Radiol, 2006, 29(3):323-331.

32. Er F, Nia AM, Dopp H, et al. Ischemic preconditioning for prevention of contrast medium-induced nephropathy: randomized pilot RenPro Trial(Renal Protection Trial). Circulation, 2012, 126(3):296-303.

第二章　马兜铃酸肾病

马兜铃酸(aristolochic acid, AA)为硝基菲羧酸(nitrophenanthene carboxylic acid)类化合物,是马兜铃科(aristolochiaceae)马兜铃属(aristolochia)植物共同含有的成分,包括马兜铃酸Ⅰ(AAⅠ)及马兜铃酸Ⅱ(AAⅡ)。AA具有肾毒性,其导致的肾损害被称为马兜铃酸肾病(aristolochic acid nephropathy, AAN),主要病变在肾小管间质。AAN在我国曾经发病率很高,这可能与当时对含AA中草药(如关木通、青木香及广防己)的肾毒性认识不足,这些药物被广泛应用相关。欧洲巴尔干地区曾有一个十分困扰当地居民的地方性肾病——巴尔干肾病,其表现与慢性AAN极相似,病因始终不清。直至数年前才查明它也是由AA引起。当地生长一种名为铁线莲马兜铃(aristolochia clematitis)的植物,其种子含有AA,在小麦收割时此种子混进麦粒中,然后与麦粒一同加工成面粉,当地人食用这种含有AA面粉做成的面包而患病。所以,AAN应该引起高度关注。

近十余年我国肾病学界已对此病进行了大量临床及实验室研究,本文将汇集这些研究成果,作一讨论。

第一节　马兜铃酸肾病的临床-病理表现及对诊断的思考

笔者2001年在国内最早报道了大宗AAN病例的临床病理分析,根据自己的观察及文献复习,首次明确地将AAN区分为急性AAN、慢性AAN及肾小管功能障碍型AAN三个类型,这一分型已被国家药品不良反应监测中心2004年发布的"药品不良反应信息通报(第6期)"引用。现在分别将它们作一介绍。

一、急性马兜铃酸肾病

急性马兜铃酸肾病(acute aristolochic acid nephropathy)是短期内服用过大量含AA成分中草药导致的严重急性肾损害,临床上出现少尿性或非少尿性急性肾衰竭,病理呈现急性肾小管坏死。本病由吴松寒于1964年最先报道,两例患者服用大剂量(关)木通导致急性肾衰竭。

(一)临床表现

患者在近期内服用过大量含AA成分的中草药(在笔者观察到的病例中,最小致病剂量为一次煎服关木通15g,最大剂量为连续两日煎服关木通各100g),然后迅速出现少尿性(尿量<400ml/d)或非少尿性急性肾衰竭(前者往往病情更重),血清肌酐迅速上升,超声检查双肾增大。还常伴随出现肾性尿糖(提示近端肾小管上皮细胞损伤重,这在缺血或肾毒性西药导致的急性肾小管坏死少见)。急性AAN致成的急性肾衰竭恢复很慢(常需数月至一年多时间),并容易转换成慢性AAN。

另外,有的患者还能出现大量蛋白尿(尿蛋白定量>3.5g/d)及低蛋白血症(血浆白蛋白<30g/L),提示AA在损伤肾小管的同时,还可能损伤肾小球。

而且,患者还常同时出现消化系统症状(恶心、呕吐及上腹不适等)、肝功能损害、血液系统异常(贫血、血小板减少等)及神经系统异常(听力减退、双手震颤等)等表现,提示AA对机体多器官组织均有毒性。

(二)病理表现

光镜检查见肾小管上皮细胞重度变性、坏死、崩解,部分肾小管基底膜裸露,肾间质水肿,偶见少量淋巴及单核细胞散在浸润,肾小球基本正常或系膜细胞轻度增生伴基质轻度增多,小动脉壁内皮细胞肿胀。免疫荧光检查阴性。电镜检查见肾小管上皮细胞微绒毛脱落,细胞器崩解,基底膜裸露及断裂,部分患者肾小球系膜细胞轻度增生及基质轻度增多,足突轻度节段性融合,无电子致密物沉积。这些病理表现证实急性AAN的主要病理表现为急性肾小管坏死,并可能伴肾小球损害。

(三)诊断与鉴别诊断

1. 诊断　本病诊断要点为:①近期服用过大

量含 AA 成分的中草药。②呈现少尿性或非少尿性急性肾衰竭，常伴肾性尿糖。③可出现其他系统表现，最常见恶心、呕吐、肝功能损害及贫血。④肾穿刺病理检查为急性肾小管坏死，常出现肾小管基底膜裸露。

2. 鉴别诊断　与肾毒性西药导致的急性肾小管坏死相比，两者病理均为急性肾小管坏死，临床均出现急性肾衰竭。但是，AA 导致者病理检查常见肾小管基底膜裸露，临床常出现肾性尿糖，并伴肾外多系统损害，这在西药导致者少见。另外，前文已述，AA 导致者疾病恢复远较西药所致者慢，而且很易发生肾间质纤维化转换成慢性肾衰竭，这在西药导致者也少见。

二、慢性马兜铃酸肾病

慢性马兜铃酸肾病（chronic aristolochic acid nephropathy）是较长时期间断小量服用含 AA 成分中草药引起的慢性肾脏病，临床上以慢性进行性肾衰竭为主要表现，病理呈现寡细胞性肾间质纤维化。此外，本病常伴发泌尿系统癌症。本病由比利时学者 Vanherweghem 等于 1993 年最先报道（两例女性患者分别服含中药的减肥药 10 个月及 18 个月，而后肾功能快速进行性减退至肾衰竭，肾穿刺病理检查证实为慢性间质性肾炎。此中药最后证实为广防己）。

（一）临床表现

患者有较长期或长期间断小量服用含 AA 中草药史，病变隐袭进展，逐渐出现肾小管功能损害（如远端肾小管浓缩功能损害，出现夜尿多及低渗透压尿，以及近端肾小管重吸收功能损害，出现肾性糖尿或范可尼综合征，而且还能出现远、近端肾小管酸中毒）及肾小球功能损害（之初仅肌酐清除率下降，而后失代偿血清肌酐增高），与后者相比前者常常出现早而重，数年后逐渐进入终末肾衰竭。患者尿蛋白一般不多（1g/d 左右），沉渣中有或无少量变形红细胞及管型。肾性贫血出现早（可能与肾脏合成促红细胞生成素位点被破坏相关），并常出现肾性高血压（尤其在出现肾功能不全后）。晚期病例超声检查双肾缩小，且两肾大小常不一致。

慢性 AAN 并发泌尿系统癌症（包括肾盂、输尿管及膀胱癌等）的发病率很高。Nortier 等给慢性 AAN 终末肾衰竭患者做肾移植时，均预防性切除双肾及输尿管，然后进行病理检查，结果在 39 例患者中发现 18 例存在泌尿系统癌症；笔者 2001 年统计，在确诊的 50 例慢性 AAN 病例中，发现膀胱癌 2

例及肾盂癌 1 例；而后当慢性 AAN 病例增加到 200 余例时，发现的泌尿系统癌症已逾 10 例，其中 2 例是在肾移植术后才出现（未发表数据），所以对此并发症必须高度警惕。此外，笔者还看到个别患者在服用 AA 引起泌尿系统癌症时，并无 AAN 存在，这些患者若不详细询问病史，很难发现癌症与 AA 相关。患者发生泌尿系统癌症时，常常首先出现血尿，包括明显的镜下血尿（多数至满视野红细胞）或肉眼血尿（常出现血丝或血块），相差显微镜检查为均一红细胞血尿。此时，即应及时进行泌尿外科检查，以尽快确诊及治疗。

（二）病理检查

光镜检查可见肾间质多灶状或大片状纤维化，偶伴小灶状淋巴及单核细胞浸润，肾小管呈多灶状或大片状萎缩或消失，部分基底膜裸露，肾小球可出现缺血性基底膜皱缩及硬化，小动脉管壁增厚，管腔狭窄。免疫荧光检查阴性。电镜检查可见肾间质大量束状胶原纤维，肾小管基底膜增厚，部分肾小球缺血性皱缩、硬化。所以，寡细胞性肾间质纤维化为本病最主要病理特点。

（三）诊断及鉴别诊断

1. 诊断　本病诊断要点为：①较长期或长期间断小量服用过含 AA 中草药。②尿化验蛋白不多（1g/d 左右），有或无少量变形红细胞及管型。③逐渐出现肾小管功能损害（夜尿多及低渗透压尿，肾性尿糖或范可尼综合征，肾小管酸中毒）及肾小球功能损害（肌酐清除率下降及血清肌酐升高）。④贫血出现较早。⑤超声检查双肾缩小且常不对称。⑥肾穿刺病理检查呈现寡细胞性肾间质纤维化，伴肾小球缺血性皱缩或硬化及肾小管萎缩，部分肾小管基底膜裸露。

2. 鉴别诊断　应与如下慢性肾脏病鉴别。

（1）慢性肾炎：患者尿蛋白量常较多，有时（如 IgA 肾病）尿中红细胞也多（为变形红细胞血尿），常出现不同程度水肿；肾小球功能损害（肌酐清除率下降）在先，而后逐渐出现肾小管功能损害（夜尿增多，尿渗透压减低等），极少出现肾性尿糖（偶见于局灶节段性肾小球硬化病例）；超声检查晚期病例双肾对称性缩小；肾穿刺病理检查以肾小球病变（增生、硬化）为主，重时伴肾小管（萎缩）及间质（灶状炎细胞浸润、纤维化）病变。上述特点可与慢性 AAN 鉴别。

（2）高血压肾硬化症：患者有长期高血压史，高血压持续约 10 年才出现肾损害；尿化验与慢性 AAN 相似，但是不出现肾性尿糖；肾功能损害也与慢性 AAN 相似,但是进展很慢,且不出现范可尼综合征及肾小管酸中毒;患者贫血出现晚;超声检查晚期病例双肾为对称性缩小;肾穿刺病理检查以小动脉壁增厚(入球小动脉玻璃样变,小叶间动脉及弓状动脉肌内膜增厚)及缺血性肾小球病变(缺血性皱缩及硬化)为主。这些特点也与慢性 AAN 不同。

(3)老年性缺血性肾病:是重度动脉粥样硬化导致起肾动脉狭窄继发的缺血性肾损害。常发生于中、老年患者;有全身多部位(心、脑及外周动脉血管)动脉粥样硬化表现;可伴或不伴高血压(此高血压不用抗肾素-血管紧张素药物较难控制,而用药量稍大又易引起血压骤降及血清肌酐增高);尿化验与肾功能变化与高血压肾硬化症极相似;超声检查晚期病例双肾缩小,且常不对称;肾动脉影像学检查证实肾动脉狭窄存在(部位常在肾动脉开口处及近端 1/3 范围)。上述特点也可资鉴别。

三、肾小管功能障碍型马兜铃酸肾病

肾小管功能障碍型马兜铃酸肾病(tubular dysfunctional aristolochic acid nephropathy)常在间断小量服含 AA 中草药后数月发病,主要表现为肾小管酸中毒和(或)范可尼综合征,而血清肌酐正常。

(一)临床表现

患者常在间断小量服含 AA 中草药数月后发病,呈现肾小管酸中毒或(和)范可尼综合征,并常伴肾小管浓缩功能障碍(夜尿多,尿比重及渗透压减低)。肾小管酸中毒的主要表现为低血钾、高血氯及阴离子间隙正常的代谢性酸中毒。做尿酸化功能检查,近端肾小管酸中毒尿 pH<5.5,尿中碳酸氢盐排泄增多,远端肾小管酸中毒尿 pH>5.5,尿中可滴定酸或(和)铵离子排泄减少。远端肾小管酸中毒还常因尿钙磷排泄增加,而出现低血钙及低血磷。范可尼综合征主要表现为肾性尿糖、全氨基酸尿及磷酸盐尿(可导致低血磷),并可伴随尿酸盐尿(可导致低尿酸血症)。患者尿化验可有轻度蛋白,血清肌酐正常,无贫血。超声检查双肾大小正常。

(二)病理表现

光镜检查可见近端肾小管上皮刷状缘脱落,细胞扁平,肾间质无明显病变或呈轻度水肿,或有小灶状纤维化,肾小球无明显病变,小动脉内皮细胞肿胀。免疫荧光检查阴性。电镜检查可见肾小管上皮细胞微绒毛脱落,线粒体肿胀,部分细胞器崩解,肾小球无明显病变。所以,该型 AAN 的主要病理表现为肾小管上皮细胞变性。

(三)诊断及鉴别诊断

1. 诊断 本病诊断要点为:①间断小量服用含 AA 中草药数月。②临床主要表现为近或远端肾小管酸中毒,或(和)范可尼综合征。常伴远端肾小管浓缩功能障碍(夜尿多及低渗透压尿)。③尿改变轻微,仅呈轻度蛋白尿。④血清肌酐正常。⑤无贫血。⑥超声检查双肾体积正常。⑦肾穿刺病理检查主要为肾小管上皮细胞变性。

2. 鉴别诊断 应与其他导致肾小管酸中毒或(和)范可尼综合征的肾脏病鉴别,成年患者罕见遗传因素致病者,几乎均为后天获得,这些后天致病因素包括:药物(如过期四环素、长期服用镇痛药等)、重金属(如汞、镉、锂等)、化学物质(如棉酚、粗制棉子油等),及某些疾病(如干燥综合征、系统性红斑狼疮等系统性疾病累及肾脏,或慢性肾盂肾炎等肾脏病)。鉴别要点是寻获并非 AA 的致病因素。

四、对马兜铃酸肾病诊断的思考

对 AAN 诊断标准国内还存在一些争论,笔者想在此谈谈自己看法。

(一)药物致病剂量

镇痛药肾病(analgesic nephropathy)是滥用西药镇痛药包括乙酰氨基苯乙醚(phenacetin)、对乙酰氨基酚(paracetamol)及乙酰水杨酸(aspirin)等引起的慢性间质性肾病,数十年前已有学者统计了它们致病时的药物累积量,认为需累积达 3kg 以上才发病,这一观点已写入了经典教科书,无形中就为镇痛药肾病增添了一条诊断标准。可能出于相似理由,国内一些学者也想统计慢性 AAN 发病时的药物累积量,并已进行了调查,但是没能获得任何明确结果。这有如下原因:①致病药量只能用回顾性调查来统计,但是国人与比利时人服减肥药不一样(服减肥药心切,常能规律服用),服含 AA 的中草药常断断续续,很不规律,而且在服药(甚至停药)若干年后才出现肾损害,让其回顾当时自己服药累积量,绝大多数患者都没法说清。②患者服用这些含 AA 中草药方法并不一致,有的服水煎剂,有的服成药(常为全药入药),有的还服用酊剂(如自己泡制药酒),AA 在水中溶解度很低,而在酒精中溶解度高,同一药量做成不同制剂其致病力差别很大,所以不考虑剂型仅统计药量意义不大。③不像西药制剂,中草药目前做不到统一规范,含 AA 中草药中 AA 的含量,会因产地及药品质量不同而存在很大差异,不考虑上述差异只一味地去统计药

物累积量,能有多大用处? ④中药材品种繁多,地方习用品种交叉混淆,同物异名,同名异物等现象普遍存在。如十余年前不少药店不区分关木通与川木通,统一按"木通"销售,不区分广防己与汉防己,统一以"防己"入药,可是关木通与广防己含AA,而川木通与汉防己不含AA,怎能相混?药品都混淆了,再去统计其致病累积量有何意义?我们曾参与对慢性AAN致病药物累积量的调查,最后只能得出了如下结论:药物累积量越大慢性AAN发病率越高,但是不同个体存在很大差异。

(二)体内药物检测

在AAN诊断上,另一个观点认为在患者体内检测到AA或其代谢产物才能确诊此病。国内一些学者也为此作了努力,但是在血循环中检测的努力显然不能成功。苏涛等用关木通水煎剂和^{125}I标记的AA-Ⅰ混合药液给大鼠单次灌胃,然后研究AA-Ⅰ的体内药代动力学,发现其动力学特征符合血管外给药二室模型。循环中AA-Ⅰ在灌胃后0.5~1.5小时达高峰,然后逐渐下降,24小时时仅存微量;其后AA-Ⅰ即在各脏器沉积,第4天时肝、肾高于其他脏器,第30及40天时唯肾脏显著高于其他脏器。刘莎等用不同剂量的广防己提取物给大鼠单次灌胃,然后研究AA-Ⅰ及其代谢产物马兜铃酸内酰胺-Ⅰ(AL-Ⅰ)的体内药代动力学,发现广防己提取其他物的代谢符合非线性代谢动力学特征,也属于血管外给药二室模型。循环中AA-Ⅰ在灌胃后0.62小时(大剂量组)及1.35小时(中剂量组)达峰,然后浓度逐渐下降,24小时时已检测不出,而AL-Ⅰ始终检测阴性;其后它们能在体内多个脏器中沉积,第8天时AA-Ⅰ浓度在肾脏最高,而AL-Ⅰ浓度在肺、脾、睾丸及脑最高。上述在大鼠体内进行的AA药代动力学实验,已清楚说明为什么从患者血中检测AA及其代谢产物不可能成功。笔者曾给一位连续两日服用超大剂量(100g/d)关木通煎剂导致急性肾衰竭的老年患者,用反相高效液相色谱法检测过血中AA浓度,由于是在停药后36小时患者才住院抽血,检验结果阴性(未发表资料),也支持了上述观点。

欲检测体内AA相关的标记物,只可能检测肾组织中马兜铃酸-脱氧核糖核酸加合物(AA-DNA加合物)。该AA-DNA加合物是1988年Schmeiser等首先在AA灌胃大鼠的前胃、肾和膀胱(AA致癌靶组织),以及胃和肝(非靶组织)中测得;而后,1996年又由Schmeiser等最早从慢性AAN患者的切除肾(5例患者均因慢性AAN肾衰竭进行了肾移

植,为预防移植后泌尿系统出现癌症,移植时已将患者肾脏及输尿管切除)中测到。此AA-DNA加合物甚至在患者停服含AA药物后44个月仍能发现,说明它能在靶组织中长期存在。2001年Gillerot等首先从1例慢性AAN华人患者的肾活检组织中检测到AA-DNA加合物,提供了临床实用可能。上述报道的AA-DNA加合物检测都是在比利时一个研究单位中完成,他们应用的方法是^{32}P-后标记法。几年前我们应用电喷雾-质谱法(ESI-MS)、高效液相色谱-串联线性离子阱质谱法(LC-MS/MS)、及傅里叶变换离子回旋共振质谱法(FT-ICRMS)检测AA-DNA加合物获得成功,它比^{32}P-后标记法更准确可靠。如果能用上述方法从患者肾组织或尿脱落细胞中检测到AA-DNA加合物,那对AAN诊断将极有帮助。

但是笔者并不认为作AAN诊断必需要检测到体内AA-DNA加合物,应该像镇痛药肾病一样,根据患者用药史及典型临床-病理表现即能诊断,只有用药史不清(国内许多地方中草药偏方或"制剂"并不告知所含药物成份)的个别患者才有检测AA-DNA加合物的必要。因为检测AA-DNA加合物的方法,无论^{32}P-后标记法或质谱法都需要特殊仪器,且操作繁杂,难于普及。

第二节　马兜铃酸肾病发病机制研究现状及思索

一、致病物质

前文已述,AA是硝基菲羧酸(nitrophenanthene carboxylic acid)类化合物,主要成分为AA-Ⅰ及AA-Ⅱ。AA-Ⅰ结构式为8-甲氧基-6-硝基-邻二氮杂菲-(3,4-d)-1,3-二乙恶嗪二酮-5-羧酸;AA-Ⅱ结构式为6-硝基-邻二氮杂菲-(3,4-d)-1,3-二乙恶嗪二酮-5-羧酸,两者差别仅在有无8-甲氧基上(图6-2-1)。

体外肾小管上皮细胞实验证明,AA能导致细胞坏死及凋亡,能激活细胞分泌细胞因子等物质,并且还能诱导细胞转分化成肌成纤维细胞(详见下述);此外,AL也具有类似反应,能导致细胞坏死、凋亡及细胞因子分泌。所以AA及AL都可能参与AAN致病。另外,曾有学者推测AA-DNA加合物除能致癌外,也可能在AAN发病中具有致病作用,但是尚未被证实。

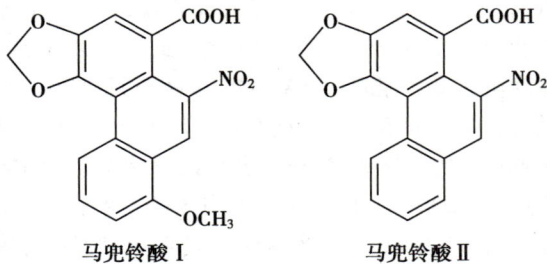

图6-2-1 马兜铃酸Ⅰ及马兜铃酸Ⅱ结构式

二、马兜铃酸肾病的发病机制

在大鼠体内进行的 AA 药代动力学实验显示，AA 能长时间滞留肾脏，这很可能是 AA 容易导致肾脏病的一个重要原因。前文已述，AA 主要引起肾小管间质疾病，但是有的患者也能同时出现肾小球及肾血管病变，下面将从细胞角度对这些病变机制作一简介。

（一）肾小管上皮细胞

1. 坏死及凋亡 体外细胞实验显示，大剂量 AA 或 AL 均可导致肾小管上皮细胞坏死和凋亡。动物实验也显示，给大鼠大剂量 AA-Ⅰ连续灌胃3天，即能出现典型急性肾小管坏死、急性肾衰竭，与临床上急性 AAN 所见十分相似。所以，大剂量 AA 的毒性作用导致肾小管上皮细胞坏死及凋亡，是急性 AAN 的主要发病机制。

2. 自噬 近期有国内外研究显示"自噬"在 AA 致病过程中也发挥作用。自噬是特定条件下细胞内的双层膜结构，通过包裹部分胞质和细胞内需降解的细胞器、蛋白质等成分形成自噬体，并与溶酶体融合形成自噬溶酶体，降解其所包裹的内容物。体外细胞实验显示小剂量 AA 刺激肾小管上皮细胞后，细胞自噬增加，凋亡减少；大剂量 AA 刺激使肾小管上皮细胞自噬及凋亡均增加，提示自噬在小剂量 AA 刺激时起到"保护细胞"的作用，而大剂量 AA 刺激后，自噬起到诱导细胞"死亡"的作用。动物实验也观察到类似现象。

3. 转分化 体外细胞实验显示，AA 可以使肾小管上皮细胞角蛋白表达下调，而出现 α-平滑肌肌动蛋白（α-SMA）表达，表明该上皮细胞已发生肾小管上皮细胞-肌成纤维细胞转分化（tubular epithelial-myofibroblast transdifferentiation，TEMT）。动物实验显示，与正常大鼠比较，慢性 AAN 模型大鼠肾组织中 α-SMA⁺肾小管百分数、肾间质 α-SMA⁺细胞数及肾间质 Col Ⅰ 相对阳性面积均显著增加，且 α-SMA⁺肾小管百分数与后二者呈显著正相关，同时

观察到部分肾小管 α-SMA⁺细胞，出现在肾小管基底膜裂孔中，似乎正向间质迁移。在慢性 AAN 患者的肾穿刺标本中，也发现部分肾小管上皮角蛋白表达转阴，而 α-SMA 表达阳性，且肾间质纤维化面积与肾小管间质 α-SMA 的阳性表达面积呈显著正相关，与肾小管角蛋白阳性表达面积呈显著负相关。这些观察提示，肾小管上皮细胞可在 AA 作用下发生 TEMT。其过程很可能像 Yang 等描述的那样：肾小管上皮细胞失去上皮细胞特征，转分化成 α-SMA⁺的肌成纤维细胞，然后分泌蛋白酶消化基底膜形成裂孔，再经基底膜裂孔移行至肾间质，分泌细胞外基质导致肾间质纤维化。

4. 分泌细胞因子及其他活性物质 体外细胞实验及动物实验已证实，肾小管上皮细胞受 AA 作用后能合成及分泌许多细胞因子和其他生物活性物质，包括转化生长因子 β1（TGF-β1）、结缔组织生长因子（GTGF）、金属蛋白酶1组织抑制物（TIMP-1）及纤溶酶原激活物抑制物1（PAI-1）等。肾小管上皮细胞分泌的这些细胞因子及活性物质能够通过旁分泌途径作用于肾间质成纤维细胞，TGF-β1及 GTGF 将促进细胞外基质合成，TGF-β1、TIMP-1及 PAI-1 将抑制细胞外基质降解，故而促进肾间质纤维化。另外，肾小管上皮细胞分泌的 TGF-β1 还能以自分泌途径促进自身发生 TEMT，而后生成的肌成纤维细胞将分泌细胞外基质促成肾间质纤维化。所以，这些细胞因子及活性物质在肾间质纤维化发生起到关键作用。除 AA 外，体外细胞实验显示 AL 也能刺激肾小管上皮细胞分泌 TGF-β1 及纤连蛋白，而且纤连蛋白的分泌可能是由 TGFβ1 自分泌作用介导。

AA 能作用于肾小球上皮细胞产生上述多种效应，但是 AA 如何进入细胞及其后细胞内信号转导途径仍不明确。2007 年我们发现，AA 系通过细胞表面的有机阴离子转运蛋白1（OAT1）和3（OAT3）转运入肾小管上皮细胞。另外，我们发现，AA 在胞内能够活化丝裂原活化蛋白激酶（MAPK）信号通路的支通路 MEKK4-MKK4/MKK7-JNK，并通过活化 JNK 进一步活化核转录因子 AP-1，而启动 TGF-β1 的转录和表达。AA 的胞内信号转导通路未必只此一条，今后还应继续深入探讨。

（二）肾间质成纤维细胞

肾间质成纤维细胞能被 AA 直接活化，也能被肾小管上皮细胞分泌的细胞因子（如 TGF-β1）活化，成纤维细胞活化后转变成表达 α-SMA 的肌成纤维细胞，进而分泌各种细胞外基质，导致肾间质

纤维化发生。

根据上述研究资料,我们已提出 AAN 发病机制假说,详见图 6-2-2。短期大量服用含 AA 中草药,能导致肾小管上皮细胞坏死及凋亡,诱发急性 AAN。短期间断小量服用含 AA 中草药,能致使肾小管上皮细胞变性,诱发肾小管功能障碍型 AAN。较长期或长期间断小量服用含 AA 药物,AA 能激活肾小管上皮细胞,分泌 TGFβ1 等生物活性物质,并能发生 TEMT 转变成肌成纤维细胞;AA 及肾小管上皮细胞分泌的 TGF-β1 又能使肾间质成纤维细胞活化,转换成肌成纤维细胞。肌成纤维细胞在细胞因子等活性物质调控下,将分泌大量细胞外基质,导致肾间质纤维化,致成慢性 AAN。

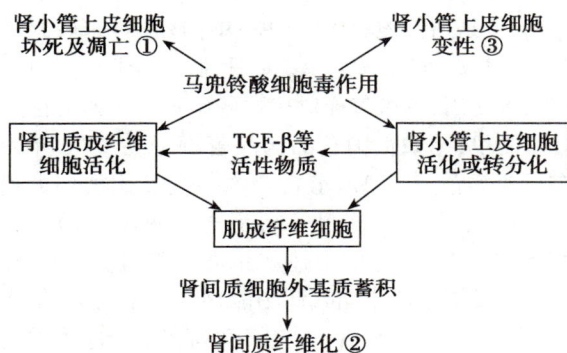

图 6-2-2　马兜铃酸肾病发病机制假说
①急性马兜铃酸肾病;②慢性马兜铃酸肾病;
③肾小管功能障碍型马兜铃酸肾病

这里还准备简单谈一下慢性 AAN 进程中,肾小管周围毛细血管(PTC)的变化及其促病变进展作用。我们及其他研究者发现,慢性 AAN 大鼠的 PTC 密度显著下降,肾小管低氧诱导因子 1α、肾小管间质的血小板反应蛋白-1(TSP-1,它能激活 TGF-β1)及 TGF-β1 表达显著增强,肾间质 I 型胶原显著增加,提示 PTC 消失可导致缺血、缺氧,增强 TSP-1—TGF-β1 轴表达,而加重肾间质纤维化。

(三)肾小球足细胞

由于我们的临床研究发现,部分急性 AAN 患者在出现急性肾小管坏死同时,能出现大量蛋白尿及低蛋白血症,提示较大剂量的 AA 在损伤肾小管同时,也可能损伤肾小球。为此,我们利用早期 AAN 大鼠模型对此作了研究。利用激光显微切割技术分离肾小球,然后做实时荧光定量多聚酶链反应检查,发现肾小球中 nephrin、podocin、CD2AP、podocalyxin、podoplanin 的 mRNA 表达均较对照组显著减少,电镜检查肾小球足突平均宽度较对照组显

著增宽,而且大鼠出现了白蛋白尿。因此我们认为较大剂量的 AA 确能损伤肾小球足细胞。

(四)肾血管内皮细胞

因为急性 AAN 能见到肾脏小动脉内皮细胞肿胀,慢性 AAN 又能见到小动脉壁增厚及管腔狭窄,因此我们推测 AA 也可能作用于血管内皮细胞导致 AAN 血管病变。2007 年我们用人脐静脉内皮细胞进行了初步研究,已发现 AA 能显著上调内皮细胞的 TGF-β1、TSP-1 及 PAI-1 mRNA 及蛋白质表达。如果有条件用肾脏小动脉内皮细胞重复上述实验并获得同样结果的话,那就会更加具有说服力。

三、致癌机制

由于慢性 AAN 患者及动物都极易发生泌尿系统癌症,所以在此有必要也简单讨论一下 AA 的致癌机制。现在认为的可能机制如下:①AA 能导致细胞 DNA 损害,并可能由此导致基因突变,诱发癌症。Schmeiser 等已在 AA 饲喂大鼠发生的肿瘤组织中,发现 c-Ha-ras、c-Ki-ras 及 c-N-ras 癌基因的 61 位密码子发生 AT→TA 颠换突变(transversion mutation)(CAA 变为 CTA),推测此突变可诱发癌症。Cosyns 等在慢性 CAA 患者发生的泌尿道移行细胞癌及尿路上皮不典型病变(urothelial atypia)中,发现抑癌基因 p53 蛋白过度表达,提示 p53 基因突变,也可能参与癌症发生。②AA 与 DNA 形成 AA-DNA 加合物致癌。在 AA 灌胃大鼠的致癌靶组织前胃、肾和膀胱组织中、和慢性 AAN 并发泌尿系统癌症患者的肾、输尿管组织中均已发现此 AA-DNA 加合物,高度提示它可能致癌。当然 AA 的致癌机制可能不仅于此,尚需继续深入研究。

四、对未来研究的思索

AA 及 AL 对肾脏具有细胞毒作用,由此引起 AAN。但是,目前绝大多数研究都集中在 AA 对肾小管上皮细胞的作用及对肾间质成纤维细胞的作用上,尽管这两种细胞在 AAN 发病机制中处于中心地位,但是,正如前述,AA 还可能引起肾小球病变及肾脏小动脉病变,因此,今后继续深入研究时,肾脏细胞种类应该扩展,只有这样才能更全面了解 AA 及 AL 的肾脏致病作用。

至今以临床及病理医师为主进行的 AAN 研究,都主要集中在对 AAN 临床、病理表现,肾损害发病机制及对其干预治疗上,可以说是对 AAN"下游环节"的研究。其实对 AAN 的研究还应该有另外一个重要部分,即如何减少 AA 的肾毒性,可以

认为这是对 AAN "上游环节" 的研究。2012 年陈敏等发表的论著 "代谢酶在马兜铃酸肾病中作用" 指出：氧化和还原是 AA I 体内快速清除必不可少的代谢过程。肝脏的细胞色素 P450 1A（CYP1A）参与体内 AA I 的氧化代谢，能减轻 AA I 导致的肾毒性；肾脏醌氧化还原酶 1（NQO1）参与体内 AA I 的还原代谢，而此代谢过程生成的活性中间体可能在 AA I 肾毒性中发挥重要作用。为此，AA 的肾毒性在一定程度上是有可能被调节的，临床医师只有与药学及生化专家密切配合才可能把这部分研究工作深入地开展起来。

第三节　马兜铃酸肾病的防治策略及展望

AAN 应该重在防，不让其发生，因为一旦发生、尤其已发展成慢性 AAN 时治疗十分困难。下面将对 AAN 的预防、治疗及预后作一简介。

一、马兜铃酸肾病的预防

为有效预防 AAN 发生，必须政府及医药界共同努力。

（一）禁用或限用含 AA 中草药

国内导致慢性 AAN 的最常见含 AA 中药是关木通（aristolochia manshuriensis）及青木香（aristolochia debilis），前者可能与患者广泛服用龙胆泻肝丸相关，后者可能与患者广泛服用冠心苏合丸相关；而国外比利时引起慢性 AAN 的含 AA 中药是广防己（aristolochia fangchi），与较多肥胖女性服用含广防己的减肥药相关。所以，国家食品药品监督管理总局已于 2003 年 4 月下文（国药监注 [2003] 121 号）取消了关木通的药用标准，2004 年 8 月又再次下文（国食药监注 [2004] 379 号）取消了广防己及青木香的药用标准。这一重大改变也已反映到了药典中，2000 年版《中国药典》共收录 5 味含 AA 中药，即关木通、广防己、青木香、马兜铃、天仙，而 2010 年《中国药典》新版中仅剩下了马兜铃及天仙藤两味，并且都添加了 "本品含马兜铃酸，可引起肾脏损害等不良反应，……肾功能不全者禁用" 的重要警示，这非常必要。

国家食品药品监督管理总局在停止上面 3 种中药的药用标准时，也宣布了它们的替代药，如用木通（木通科）替代关木通（国药监注 [2003] 121 号），用防己（防己科植物粉防己）替代广防己（国食药监注 [2004] 379 号），以土木香（菊科植物土木香）替代青木香（国食药监注 [2004] 379 号）。但是，笔者认为这种替代必须要有充分科学依据，正如前文所述及专家考证，替代品与被替代品并不属于同科植物，仅命名上有相似之处，它们药理作用就会一样吗？笔者认为在宣布替代前，国家食品药品监督管理总局能组织有关专家进行古文献考证、基础研究（化学成分及药理毒理比较）、动物实验及临床观察，需要在证据基础上决策。实际上，在国家食品药品监督管理总局做出上述替代决定后，一些专家已对关木通的替代药、广防己的替代药及青木香的替代药提出了异议，这些异议应引起充分重视。就是现在国家相关部门去组织上述考证、研究、实验和观察仍有必要。

另外，虽然导致 AAN 的最常见 3 种中药已被停用，但是估计还有 10 余种《中国药典》未收录的含 AA 中草药（如朱砂莲、寻骨风、汉中防己等）仍在临床使用，应该怎样对待这些中草药？西方国家处理简单，比如美国食品药品管理局在 2000 年发布了两个有关含 AA 植物药物和食品添加剂的通告，要求生产厂家确保药品及食品不含 AA 成分，并严禁含 AA 成分的上述产品进入美国。但是，作为中药发源地的中国我们不能这样简单决策，笔者认为国家应该组织有关力量，对尚在临床应用的含 AA 中草药进行认真研究和甄别。例如，对 AA 含量高、用药范围窄、未进入国家药典的某些药物（如朱砂莲），应该继续下令取消药用标准；而 AA 含量低、用药范围广、国家药典收录的药物，可以在严格控制适应证、限制用量和用药时间前提下，继续临床应用。

（二）对含 AA 中药进行炮制或药物配伍减毒

1. 炮制减毒　有毒中药通过炮制减少毒性，这在祖国医学中相当普遍，近年不少学者已对含 AA 中药进行了这方面研究。文献报道，关木通经炮制后 AA-I 含量减少（炒焦减少 67.5%，姜制减少 56.9%，醋制减少 42.3%，碱-醋制减少 80% 以上）；马兜铃经炮制后 AA 及 AA-I 含量也减少（蜜炙后 AA 减少 42.1%，AA-I 减少 52.8%）。但是，这些论著都没有研究药物炮制减毒后，药效有否减少？其实这也同等重要。

2. 药物配伍减毒　这也是祖国医学减少有毒中药的另一方法，近年对含 AA 中药也进行了不少研究。文献报道，关木通与下列中药配伍能减少 AA 含量：与炮附子配伍减少 AA 含量 30%；与生地、当归、丹皮、大黄、熟地配伍可分别减少 AA 含量 91.1%、90.7%、90.2%、89.0%、85.1%；与竹叶配伍能减少 AA 含量 62%。另外,关木通与下列中药配伍也能减少 AA- I 含量:与生地、大黄、当归、甘草配伍可分别减少 AA- I 含量 56.6%、56.5%、34.0%、33.0%。但是,各家报道的实验结果仍存在矛盾,如有报道与附子配伍或与生地配伍 AA 含量不减、反而略增。而且,同样没有检测配伍减毒后,药效有无减少?所以,仍需深入研究。

(三) 应用含 AA 中草药必须严格辨证论治

辨证论治是中医治疗的根本法则,不少学者认为不遵守辨证论治法则,滥用含 AA 中草药是致成 AAN 的一个重要原因。含 AA 中草药常为苦寒之药,若患者本为虚寒之病,再服用含 AA 药物即像"雪上加霜",很易出现毒副作用。而且在应用含 AA 药物时,必须严控用量,尤其较长期服用者。这都必须注意。

(四) 对有效预防 AAN 的思考

1. 加强对中草药的法制管理　欲有效预防 AAN 发生,国家职能部门必须加强对中草药的法制管理。根据 2001 年国家制订的"药品管理法",2003 年我国已取消了地方审批中成药权利,并取消了地方药品标准,这在中药管理上无疑是一个重大进步,对提高中药疗效、减少毒副作用肯定会做出重要贡献。但是,在中药法制管理上还有许多事情急需去做,例如,我国中成药往往不写出全部组方药物,这就埋藏了极大毒副作用隐患;中成药说明书书写过简,对毒副作用介绍十分不够,甚至不写,都欠缺法制约束。

就市场上仍准许流通的含 AA 中草药的管理,国家食品药品监督管理总局在 2004 年 8 月下文(国食药监注[2004]379 号)明确规定:"处方中含有马兜铃、寻骨风、天仙藤和朱砂莲的中药制剂生产单位必须于 2004 年 9 月 30 日前在药品标签和说明书的【注意事项】项下统一增加以下内容:①本品含×××药材,该药材含马兜铃酸,马兜铃酸可引起肾脏损害等不良反应。②本品为处方药,必须凭医师处方购买,在医师指导下使用,并定期检查肾功能,如发现肾功能异常应立即停药。③儿童及老年人慎用,孕妇、婴幼儿及肾功能不全者禁用。对于原药品标签和说明书中没有标注【注意事项】项的,应增加【注意事项】项及上述内容,未按规定加注上述内容的,一律依法查处"。可是而后执行情况如何?国家药监局应严格检查。笔者在国家取消关木通药用标准后,仍然见过服关木通导致 AAN 的新发病例。

2. 加强对中草药的科学研究　许多药学界专

家明确指出"中药材品种繁多,地方习用品种交叉混淆,同物异名,同名异物等现象普遍存在",正因为如此,像木通、防己及木香类药材实际"自古混用到今"。这种混乱局面,已十分影响中药走向世界,因此加强中草药科学研究,统一药材分类和鉴定标准,加强市场管理,已十分迫切。只有这样才能有效减少中草药毒副作用,包括减少 AAN 发生。

二、马兜铃酸肾病的治疗

对 AAN,尤其对慢性 AAN 目前尚缺乏有效治疗方案,目前一些有关治疗方法的报道主要来自实验室基础研究、动物模型实验、及样本数较小、时间较短的临床观察,尚无具有足够说服力的循证医学证据。可以考虑的治疗方法如下:

(一) 祛除致病因素

这对于急性 AAN 很重要。如果在服用大量含 AA 药物后 4 小时内就诊,应该给患者及时洗胃及导泻,以减少 AA 消化道吸收。对于就诊较晚的患者,能否用血液净化技术来清除体内 AA 呢?这并无临床应用报道。用关木通或广防己给大鼠灌胃进行药代动力学研究发现,进入体内的 AA 很快就从血循环消失(详见前述),所以运用血液透析清除血中 AA 恐难奏效。那么,能否用血浆置换疗法来清除循环中已与血浆蛋白结合的 AA 呢?这将取决于 AA 的血浆蛋白结合率。在研究 AA 体内药代动力学的论著中,有关 AA 血浆蛋白结合率的报道很少,笔者仅查获 1 篇资料,该资料用 AA I 给大鼠灌胃然后检测 AA 血浆蛋白结合率,结果显示半小时为 14.6±4.5%,10 天为 68.9±10.3%,如此推理血浆置换有可能清除掉部分与血浆蛋白结合的 AA。但是临床实际应用时,对急性 AAN 患者的病情减轻是否确有帮助?尚需验证。

对于慢性 AAN 及肾小管功能障碍型 AAN 患者应及时停服、并永不再服含 AA 中草药。

(二) 药物治疗

1. 类固醇激素　激素具有强大的抑制细胞因子(如 TGF-β1 等)作用,能发挥抗纤维化效应,所以应该应用于 AAN 治疗。20 世纪 90 年代中期 Vanherweghem 等曾给 12 例血清肌酐为 247.53±17.68μmol/L 的慢性 AAN 患者予泼尼松龙治疗,观察一年,治疗组血清肌酐显著低于未治疗组,进入透析人数显著减少。我们现在在临床上已对慢性 AAN 患者应用泼尼松(或泼尼松龙)治疗,确有类似效果。但是,在具体应用上还有不少问题有待摸索总结,包括适应证及禁忌证(特别是血清肌酐高于多少就不宜用激素治疗？并未澄清，我们现在是以 265μmol/L 划界，高于此值不用，但是这仅是临床经验，缺乏循证医学证据），以及治疗方案（始量多大、如何减量、维持多久）。

2. 血管紧张素转化酶抑制剂（ACEI）或血管紧张素 AT1 受体阻滞剂（ARB）　从理论上讲，这两类药能够通过拮抗血管紧张素Ⅱ而减少肾组织细胞外基质蓄积（减少生成并增加降解），所以我们已用它来拮抗 AA 所致肾间质纤维化。我们曾在大鼠慢性 AAN 模型上进行过实验，证实 ARB 类药缬沙坦确能减少大鼠肾间质胶原Ⅰ蓄积及纤维化，且此疗效可能是通过抑制 TGF-β1、CTGF（促细胞外基质合成因子）和 PAI-1、TIMP-1（拮抗细胞外基质降解因子）的表达（包括 mRNA 和蛋白质表达）而实现。目前，临床上已经应用 ACEI 或 ARB 治疗 AAN，但是至今尚无大规模前瞻、随机、对照临床试验对其进行疗效验证。

3. 中药　许多中药及方剂对器官组织纤维化具有明显拮抗作用，因此应用中药治疗 AAN 具有良好前景。近年报道的有关中药中，下述药物资料较充分：①冬虫夏草单方及复方制剂（复方制剂"益肾软坚散"含虫草菌丝、丹参、炙鳖甲、生黄芪、全当归等八味中药），我们已进行了较详尽的细胞生物学研究及动物模型研究，国内也有单位作了临床治疗的初步观察。②丹参，已初步进行了细胞生物学研究及动物模型研究。③甘草酸，已初步进行了细胞生物学研究、动物模型研究及初步临床观察。④银杏叶提取物，已初步进行了动物模型研究及临床观察。⑤当归黄芪合剂，已进行细胞生物学研究。⑥人参，已进行动物模型研究。总之，还应继续开发治疗 AAN 的中药，并严格验证。

4. 对药物治疗 AAN 的思考　慢性 AAN 患者已出现肾间质纤维化，为延缓病变发展，给予上述各种抗纤维化药物治疗很有必要。肾小管功能障碍型 AAN 及急性 AAN 并无、或无明显肾间质纤维化，有必要给予上述药物（包括激素）治疗吗？答案肯定。正如前文所述，急性 AA 中毒导致的急性肾小管坏死，与缺血或肾毒性西药导致的急性肾小管坏死很不一样，疾病恢复很慢，较易转换成慢性 AAN；而部分肾小管功能障碍型 AAN，也易进展成慢性 AAN。所以，早期给予上述各种抗纤维化药物（包括激素）治疗，防止它们慢性化转换很有必要。

（三）肾功能不全非透析治疗

当慢性 AAN 患者出现肾功能不全时，即应予非透析保守治疗，包括：①延缓肾损害进展：予低蛋白饮食（可配合服用复方 α 酮酸制剂）；控制高血压（应将血压降达 17.29/10.64kPa（130/80mmHg）以下，常需 3~4 种降压药物联合应用）；服用 ACEI 或 ARB（无高血压也应服用，但是肾功能不全严重时要警惕诱发高钾血症）；②排除代谢废物：服用大黄制剂从肠道排除毒素，减轻氮质血症；③治疗并发症：用基因重组人促红细胞生成素及铁剂治疗肾性贫血，使血色素升达 110~120g/L；用活性维生素 D3（骨化三醇）治疗甲状旁腺功能亢进症，预防肾性骨病；④维护水、电解质及酸碱平衡（详见第十三篇第一章）。

（四）肾脏替代治疗

急性 AAN 患者的透析指征与一般急性肾衰竭相同，在非高分解代谢情况下达到如下指标之一即应透析（血液透析或腹膜透析）：①无尿或少尿超过 2 天；②血清肌酐>442μmol/L（5mg/dl）；③血尿素氮>21mmol/L（60mg/dl）；④二氧化碳结合力<13mmol/L；⑤血清钾>6.5mmol/L；⑥有肺水肿或脑水肿先兆；⑦尿毒症症状极重。

慢性 AAN 患者的肾脏替代治疗指征同其他肾病导致的终末肾衰竭一样，当血清肌酐≥707μmol/L 或（和）肌酐清除率≤10ml/min 时即应开始维持性透析（包括血液透析及腹膜透析）或肾移植。正如前述，慢性 AAN 并发泌尿系统癌症的几率很高，故有学者主张做肾移植同时要预防性切除患者双侧肾脏及输尿管，但是这种手术创伤大，会增加患者痛苦和风险，国内尚未接受这一方案。不过保留患者肾脏及输尿管，确实存在术后出现癌症可能。

（五）其他治疗

慢性 AAN 患者并发泌尿系统癌症时，要尽快手术根治。肾小管功能障碍型 AAN 患者出现肾小管酸中毒或（和）范可尼综合征时，也应相应处理。远端肾小管酸中毒常需服枸橼酸合剂（枸橼酸 100g，枸橼酸钾 100g，加水至 1000ml）纠正酸中毒及补钾；近端肾小管酸中毒还常需加服碳酸氢钠（用量要大 6~12g/d）。范可尼综合征出现严重低磷血症时，可补充中性磷酸盐及活性维生素 D3（骨化三醇）。

三、马兜铃酸肾病的预后

急性 AAN 所致急性肾衰竭患者，停服含 AA 中草药，用透析维持生命，并服用抗纤维化药物治疗后，部分患者能缓慢恢复正常。笔者见过一例年轻女性患者，仅服中药煎剂一付，内含关木通 15g，服后即恶心、呕吐，而后血清肌酐迅速上升至

360μmol/L,肾穿刺病理检查诊断急性肾小管坏死。此例患者病情较轻,未予透析,也未服激素,仅对症处理,经过 14 个月后肾功能才恢复正常。为什么 AA 导致的急性肾小管坏死恢复如此慢? 机制未全清,不过可能与肾小管基底膜损害严重(裸露、断裂)及肾小管上皮细胞 DNA 受损相关。部分重症急性 AAN 患者,尽管积极治疗也无法恢复,而转换成慢性 AAN。

尽管停服含 AA 药物,但慢性 AAN 仍是一个进展性疾病,且不可逆转。给予上述各种抗纤维化药物治疗,仅能在一定程度上延缓疾病进展。一般而言,其肾损害进展速度远比肾血管性疾病(高血压肾硬化症,或肾动脉粥样硬化所致缺血性肾脏病)快,也比多数肾小球疾病快,尤其服用含 AA 药物较频繁、体内药物累积量较大者(如比利

时妇女服减肥药),AAN 进展更快。最终进入终末肾衰竭,需要进行肾脏替代治疗。另外,正如前述,慢性 AAN 患者的泌尿系统癌症发生率高,必须注意。

肾小管功能障碍型 AAN 常不稳定,部分患者治疗后可以逐渐恢复正常,部分患者却治疗无效转入慢性 AAN,逐渐进展至终末肾衰竭。我们 2001 年报道此型 AAN 8 例,其中 2 例治疗 3 ~ 6 个月后病情完全缓解,1 例虽经积极治疗(包括应用激素)也未显效,半年后进入终末肾衰竭。复习患者治疗前肾穿刺标本,发现前者肾间质主要为轻度水肿,灶状纤维化不明显,而后者肾间质已有灶状纤维化,预后不同是否与此相关? 尚需积累病例进一步观察。

(谌贻璞　芮宏亮)

参 考 文 献

1. 谌贻璞.马兜铃酸肾病∥谌贻璞.肾内科学(全国高等学校医学研究生规划教材).北京:人民卫生出版社,2008:132-149.
2. Cosyns J-P. Aristolochic acid and "Chinese herb nephropathy". A review of evidence to data. Drug Safety,2003,26(1):33-48.
3. 陈文,谌贻璞,李安,等.马兜铃酸肾病的临床及病理表现.中华医学杂志,2001,81(18):1101-1105.
4. Grollman AP, Shibutani S, Moriya M, et al. Aristolocshic acid and the etiology of endemic (Balkan) nephropathy. PNAS,2007,104(29):12129-12134.
5. Vanherweghem JL, Depierreux M, Tielemans C, et al. Rapidly progressive interstitial renal fibrosis in young women: association with slimming regimen including Chinese herbs. Lancet,1993,341(8842):387-391.
6. Nortier JL, Martinez MC, Schmeiser HH, et al. Urothelial carcinoma associated with the use of a Chinese herb (Aristolochia fangchi). N Engl J Med,2000,342(23):1686-1692.
7. 阳国平,袁洪,闾宏伟,等.炮制及提取方法对关木通中马兜铃酸 A 含量的影响.中南大学学报:医学版,2005,30(4):477-478.
8. 由丽双,王智民,姜旭,等.反相 HPLC 法测定不同产地关木通中马兜铃酸 A 的含量.中国中药杂志,2003,28(5):465-467.
9. 张小红.3 种含马兜铃酸药材与替换品以及易混淆品的鉴别.广东药学,2005,15(5)5:7-9.
10. 苏涛,屈磊,张春丽,等.马兜铃酸Ⅰ在大鼠体内的代谢特征研究.中国中药杂志,2004,29(7):676-681.
11. 刘莎,杜贵友,李丽,等.广防己提取物在大鼠体内的毒代动力学及组织分布研究.中药药理与临床,2006,22(3):90-94.
12. 季文萱,杨成对,谌贻璞.马兜铃酸Ⅰ-DNA 加合物合成及电喷雾质谱法检测.基础医学与临床,2007,27(6):685-689.
13. 季文萱,刘密新,杨成对,等.马兜铃酸-脱氧鸟苷酸加合物合成及质谱分析研究.药学学报,2008,43(3):295-298.
14. 季文萱,杨成对,刘密新,等.马兜铃酸-DNA 加合物的质谱分析研究.分析化学,2008,36(7):930-934.
15. 唐功耀,田雪飞,谌贻璞.马兜铃酸对人肾细胞作用的实验研究.中华肾脏病杂志,2002,18(4):266-269.
16. 苏震,徐少伟,郑法雷,等.马兜铃酸对人肾小管上皮细胞转分化和凋亡作用的体外实验研究.中华预防医学杂志,2002,36(5):301-304.
17. 李彪,李晓玫,张翠英,等.马兜铃酸Ⅰ及马兜铃内酰胺Ⅰ对肾小管上皮细胞损伤的差异.北京大学学报·医学版,2004,36(1):36-40.
18. Yang CC, Wu CT, Chen LP, et al. Autophagy induction promotes aristolochic acid-I-induced renal injury in vivo and in vitro. Toxicology. 2013,312:63-73.
19. 张聪,董鸿瑞,谌贻璞.慢性马兜铃酸肾病大鼠肾小管上皮细胞转分化与肾间质纤维化的关系.中国中西医结合肾病杂志,2007,8(2):69-72.
20. 陈文,谌贻璞,张晶,等.慢性马兜铃酸肾病患者肾小管上皮细胞转分化的研究.中华肾脏病杂志,2003,19(1):6-9.
21. 高艳丽,谌贻璞,董鸿瑞,等.慢性马兜铃酸肾病肾间

质纤维化发病机制的初步探讨. 中华肾脏病杂志, 2005,21(1):31-35.

22. 冯英,谌贻璞,程虹,等. 慢性马兜铃酸肾病血小板反应因子1高表达与肾间质纤维化及微血管丢失的关系. 中华肾脏病杂志,2006,22(4):221-225.

23. 方静,谌贻璞,杨彦芳,等. 益肾软坚散含药血清拮抗马兜铃酸对人近端肾小管上皮细胞的作用. 中国中药杂志,2005(9),30:704-707.

24. 张聪,谌贻璞,杨彦芳,等. 益肾软坚散拮抗慢性马兜铃酸肾病大鼠模型肾间质纤维化的作用. 中国中西医结合杂志,2005,25(8):714-718.

25. 张嫩,唐功耀,芮宏亮,等. 虫草菌液拮抗马兜铃酸对人近端肾小管上皮细胞的作用. 中华肾脏病杂志,2006,22(8):472-476.

26. 朱运锋,谌贻璞,芮宏亮,等. 虫草菌粉对慢性马兜铃酸肾病大鼠模型肾间质纤维化的保护作用. 中华医学杂志,2007,87(38):2667-2671.

27. 方静,谌贻璞,张嫩. 通过共培养观察被马兜铃酸活化后的肾小管上皮细胞对成纤维细胞的作用. 中华肾脏病杂志,2004,20(5):321-324.

28. 王艳艳,谌贻璞,芮宏亮. 有机离子转运蛋白介导马兜铃酸进入肾小管上皮细胞. 中国医学科学院学报,2009,31(4):476-480.

29. Rui HL, Wang YY, Cheng H, et al. JNK-dependent AP-1 activation is required for aristolochic acid-induced TGF-β1 synthesis in human renal proximal epithelial cells. Am J Physiol Renal Physiol. 2012, 302 (12): F1569-1575.

30. 方静,谌贻璞,杨彦芳,等. 益肾软坚散含药血清拮抗马兜铃酸对人肾间质成纤维细胞的作用. 中国中西医结合杂志,2004,24(9):811-815.

31. 程虹,谌贻璞,董鸿瑞,等. 马兜铃酸损伤大鼠肾小球足细胞的研究. 中华肾脏病杂志,2012,28(3):222-225.

32. 王艳艳,谌贻璞,唐功耀,等. 马兜铃酸对人脐静脉内皮细胞作用的研究. 中华肾脏病杂志,2007,23(10):652-656.

33. 高艳丽,邹万忠,董鸿瑞,等. 关木通致大鼠肿瘤作用的实验研究. 中华肾脏病杂志,2003(4),19:250-252.

34. 陈敏,宫丽崑,任进. 代谢酶在马兜铃酸肾病中的作用. 中草药,2012,43(2):388-392.

35. 胡世林,张宏启,甘志杰. 取消和取代关木通的商榷. 世界科学技术·中医药现代化,2003,5(3):69-71.

36. 卓兆莲,高英,李卫民,等. 防己替代广防己之我见. 中国中药杂志,2006,31(1):84-86.

37. 高卫东,李卫民,高英,等. 土木香能否代替青木香用药的探讨. 中国药房,2006,17(7):556-557.

38. Vanherweghem JL, Abramowicz D, Tielemans C, et al. Effects of steroids on the progression of renal failure in chronic interstitial renal fibrosis: a pilot study in Chinese herbs nephropathy. Am J Kidney Dis, 1996, 27: 209-215.

39. 张聪,谌贻璞,董鸿瑞,等. 波生坦及缬沙坦对马兜铃酸肾病大鼠肾间质纤维化的影响. 中华医学杂志,2005,85(37):2601-2606.

40. 柴晶晶,谌贻璞,芮宏亮,等. 虫草菌粉对慢性马兜铃酸肾病大鼠肾组织 TGF-β1 及 Snail 表达和 TEMT 的影响. 中国中西医结合杂志,2009,29(4):325-329.

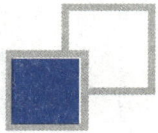

第七篇

遗传性肾脏病

第一章 Alport 综合征

Alport 综合征（Alport syndrome）又称遗传性进行性肾炎（hereditary nephritis），是最常见的遗传性肾脏病之一。该病临床主要表现为血尿和进行性肾功能减退，常伴有感音神经性耳聋和眼部异常。当前研究已经证实 Alport 综合征是因编码Ⅳ型胶原不同 α 链的基因突变所致，导致构成组织基底膜的主要成分Ⅳ型胶原 α 链异常或缺陷，致使组织基底膜的结构和功能异常而发生多种临床症状和体征。Alport 综合征最初由 Guthrie 于 1902 年提及，他描述了几例家族性特发性血尿患者并认为是来自母亲的遗传；1927 年 Alport 首次提出"综合征"的概念，认为血尿和神经性耳聋有关联，并发现该病的严重程度和性别相关；1954 年 Sohar 首次描述了眼部的异常；1961 年 Williamson 提议将临床上表现为血尿、耳聋，又具有明显的遗传倾向、自然病程有显著的性别差异的疾病命名为 Alport 综合征。

Alport 综合征作为一个疾病的命名已逾 80 多年，但近 20 多年来的研究进展才使我们对该病自身特点有了更深入理解，并因此引发了我们对肾小球基底膜结构和功能、对肾脏疾病某些特殊表型与基因型关系、对肾小球疾病进展机制等方面更多的思考与探究。因此，本章着重阐述研究进展、相关思考以及存在问题。

第一节 Alport 综合征的诊断、鉴别诊断及思考

一、Alport 综合征的临床及肾脏病理表现

（一）临床表现

Alport 综合征主要表现为血尿，随着疾病进展临床表现为血尿和蛋白尿，后者甚至可以达到大量蛋白尿水平；进行性肾功能减退；部分患者伴有眼部异常以及感音神经性耳聋。Alport 综合征为遗传性疾病，因此在谈及该病临床表现时，务必要注意到遗传型，因为不同遗传型的患者临床表现可能不同。Alport 综合征存在三种遗传方式，即：X 连锁显性遗传（X-linked dominant，XLAS）占 80%～85%，常染色体隐性遗传（autosomal recessive，ARAS）约占 15%，此外还有非常少见的常染色体显性遗传（autosomal dominant，ADAS）。

血尿是 Alport 综合征最常见的临床表现。血尿为肾小球源血尿。X 连锁遗传型的男性患者表现为持续性镜下血尿，外显率为 100%。大约 67% 的 Alport 综合征男性患者有发作性肉眼血尿，其中许多人在 10～15 岁前，肉眼血尿可出现在上呼吸道感染或劳累后。X 连锁遗传型女性患者 90% 以上有镜下血尿，少数女性患者出现肉眼血尿。几乎所有常染色体隐性遗传型的患者（不论男性还是女性）均呈现血尿；而常染色体隐性遗传型的杂合子亲属 50%～60%、至多 80% 出现血尿。

X 连锁遗传型 Alport 综合征男性迟早会出现蛋白尿。蛋白尿在小儿或疾病早期不出现或极微量，但随年龄增长而出现，甚至发展至大量蛋白尿。肾病综合征的发生率为 30%～40%。同样高血压的发生率和严重性也随年龄而增加，且多发生于男性患者。

X 连锁遗传型 Alport 综合征男性患者肾脏预后极差，几乎全部将发展至终末期肾脏病（ESRD），进展速度各家系间有差异，通常从肾功能开始异常至肾衰竭 5～10 年。但各家系中男性患者出现肾衰竭的年龄不同，因而有些作者根据家系中男性发生 ESRD 的年龄将 Alport 综合征家系分为青少年型（31 岁前发生）和成年型（31 岁以后）。部分 X 连锁遗传型 Alport 综合征女性患者也会出现肾衰竭，至 40 岁大约 12%、60 岁以上 30%～40% 患者出现肾衰竭。总体来说，X 连锁

遗传型 Alport 综合征女性患者临床表型较男性患者轻且差异很大,其可能机制推测与 X 染色体失活有关,但尚未得到证实。许多常染色体隐性遗传型的患者于青春期出现肾衰竭,30 岁前几乎所有患者均出现肾衰竭。常染色体显性遗传型的患者临床表现相对轻些。

Alport 综合征可伴有感音神经性耳聋,听力障碍发生于耳蜗部位。耳聋为进行性的,耳聋将渐及全音域,甚至影响日常的对话交流。X 连锁遗传型 Alport 综合征中男性发生感音神经性耳聋较女性多,而且发生的年龄较女性早。而常染色体隐性遗传型 Alport 综合征约 2/3 的患者于 20 岁前即表现出感音神经性耳聋。

对 Alport 综合征具有诊断意义的眼部病变为:前圆锥形晶状体(anterior lenticonus)、黄斑周围点状和斑点状视网膜病变(perimacular dot and fleck retinopathy)及视网膜赤道部视网膜病变(midperipheral retinopthy)。前圆锥形晶状体表现为晶状体中央部位突向前囊,患者可表现为进行性近视,甚至导致前极性白内障或前囊自发穿孔。前圆锥形晶状体并非出生时即有,多在 20 ~ 30 岁时出现。确认前圆锥形晶状体常需借助眼科裂隙灯检查,有作者认为检眼镜下见到"油滴状"改变也可诊断。60% ~70% X 连锁遗传型男性、10% X 连锁遗传型女性以及约 70% 的常染色体隐性遗传型 Alport 综合征患者出现前圆锥形晶状体病变。黄斑周围点状和斑点状视网膜病变和视网膜赤道部视网膜病变表现为暗淡、甚至苍白的斑点状病灶,最好用视网膜摄像的方法观察,这种病变常不影响视力,但病变会伴随肾功能的减退而进展。大约 70% X 连锁遗传型男性、10% X 连锁遗传型女性及约 70% 的常染色体隐性遗传型 Alport 综合征患者伴有这种视网膜病变,而且视网膜病变常与耳聋和前圆锥形晶状体同在,但视网膜病变发生常较前圆锥形晶状体早。

此外,Alport 综合征还可以表现为 AMME 综合征(AMME complex),即伴有血液系统异常的 Alport 综合征,该综合征表现为 Alport、精神发育落后、面中部发育不良以及椭圆形红细胞增多症等。还有少数 Alport 综合征伴发弥漫性平滑肌瘤(diffuse leiomyomatosis),肿瘤常位于食管、气管和女性生殖道(如阴蒂、大阴唇及子宫等),并因此出现相应的症状,如吞咽困难、呼吸困难等。

(二)肾脏病理表现

Alport 综合征患者肾脏组织在光镜下无特殊意义的病理变化。一般 5 岁前的 Alport 综合征患者,其肾组织病理显示肾单位和血管正常或基本正常,可能发现的唯一异常是 5% ~30% 表浅肾小球为"婴儿样"肾小球,即肾小球毛细血管丛被体积较大的立方形、染色较深的上皮细胞覆盖,而毛细血管腔较小;或仅见肾间质泡沫细胞。5 ~ 10 岁的 Alport 综合征患者肾组织标本大多表现为轻微病变,可见肾小球系膜及毛细血管壁损伤,包括节段或弥漫性系膜细胞增生、系膜基质增多,毛细血管壁增厚。晚期可见肾小球球性硬化,肾小管基底膜增厚、肾小管萎缩或扩张,肾间质纤维化等,并常见肾间质泡沫细胞。

常规免疫荧光学检查 Alport 综合征患者肾脏组织无特异性变化,有时甚至完全阴性。

Alport 综合征特征性的病理改变只有在电子显微镜下才可以看到,典型病变为肾小球基底膜出现广泛的增厚、变薄以及致密层分裂的病变。肾小球基底膜超微结构最突出的异常是致密层不规则的外观,其范围既可以累及所有的毛细血管袢或毛细血管袢内所有的区域,也可以仅累及部分毛细血管袢或毛细血管袢内的部分区域。Alport 综合征肾小球基底膜致密层可增厚至1200nm(正常为 100 ~350nm),并有不规则的内、外轮廓线;由于基底膜致密层断裂,电镜下还可见到基底膜中有一些"电子致密颗粒"(直径为 20 ~90nm),其性质不十分清楚,可能是被破坏的致密层"残迹",也有人认为可能缘自变性的脏层上皮细胞。肾小球基底膜弥漫性变薄(可薄至 100nm 以下)常见于年幼患儿、女性患者或疾病早期,偶尔见于成年的男性患者。

二、Alport 综合征诊断、鉴别诊断及思考

目前认为确诊 Alport 综合征主要依赖:①肾活检电镜下肾小球基底膜超微病理的典型改变;或②组织(皮肤以及肾小球)基底膜IV型胶原 α 链异常表达;或③COL4A3-6 基因突变。但是上述诊断"金标准"或"最确切"诊断证据在临床实践应用时仍会存在一定局限性。由于该病兼具临床综合征、遗传性疾病、基底膜病变的特性,因此在临床实践中该病诊断以及鉴别诊断可以分为以下几个"层

面"或"角度"考虑。

（一）临床综合征

当患者出现典型的临床症状，如血尿或血尿和蛋白尿，伴有耳聋、眼部异常，考虑 Alport 综合征的诊断并不困难。然而临床实践中常会遇到许多不典型病例，此时需要注意已有研究提供的 Alport 综合征临床表现的相关数据，综合分析临床症状出现的年龄特点、发生的比率以及发现异常需要的检查技术方法等，以做出正确判断。①并不是所有 Alport 综合征均以血尿为主要表现而就诊。有些 Alport 综合征患者就诊时表现为肾病综合征，血尿并不突出，诊断时可能会误诊为原发性肾病综合征，并予以足量糖皮质激素治疗。②Alport 综合征仅部分患者表现耳聋。确定是否伴有耳聋务必进行纯音测听，不可仅是"询问"；另外，Alport 综合征出现的感音神经性耳聋有进行性发展的特点，这一点有别于耳毒性药物所致的听力损伤。③部分 Alport 综合征患者出现的眼部异常是有诊断价值的，但需借助眼裂隙灯（诊断前圆锥形晶状体）和眼底照相术检查确诊。

（二）家族史

判断遗传性疾病家族史对于疾病确诊、患者预后估计以及病患家庭遗传咨询十分重要。判断家族史除了详尽询问并绘制系谱图，对于考虑可能为 Alport 综合征的家系，要尽量对先证者父母、乃至全家系成员进行晨尿检查。另外需要注意 Alport 综合征存在新发突变（de novo，有时也称作"从头突变"），即这部分患者没有血尿、肾功能衰竭等肾脏病家族史。在 Alport 综合征中新发突变的比例约 10% 以上。

（三）肾脏病理

如前所述，肾活检组织电镜下肾小球基底膜超微病理典型病变是诊断 Alport 综合征的"金标准"。但是在疾病早期或小年龄患儿、X 连锁遗传型女性患者基底膜往往呈现弥漫或节段性变薄（可薄至 100nm 以下），此时需要与薄基底膜肾病鉴别。近年有研究认为，常染色体隐性遗传型 Alport 综合征先证者父母，或该类遗传型致病基因携带者肾小球基底膜表现为弥漫性变薄。由此引发进一步的思考：Alport 综合征和薄基底膜肾病的关系是什么？是一类疾病，不同基因型；抑或，由于不同基因型，因此导致两种临床、病理以及预后各异的疾病？Alport 综合征基底膜病变导致疾病进行性

发展、直至达到 ESRD 和（或）肾脏纤维化的分子机制是什么？

另外，基底膜病变的分子基础是什么？基底膜变薄是否仅因为缺少了 IV 型胶原 α3-5 链？基底膜增厚又是哪些细胞外基质分子异常增多？尽管有少量研究提示增厚的 Alport 综合征基底膜主要为 IV 胶原 α1/2 链、整合素分子等，但目前并未完全澄清。

Alport 综合征肾活检组织免疫荧光学检测多为阴性，这对确诊价值不大，但有助于鉴别诊断，尤其与 IgA 肾病的鉴别诊断。

（四）检测组织基底膜 IV 型胶原 α 链表达

应用抗 IV 型胶原不同 α 链的单克隆抗体，在肾活检以及简单易行的皮肤活检组织进行免疫荧光学检查，可用于诊断 X 连锁遗传型 Alport 综合征的患者，也可助于筛查基因携带者，因为 X 连锁遗传型 Alport 综合征女性携带者的基底膜（皮肤或肾脏）与抗 IV 型胶原 α5 链的抗体的反应为间断阳性，或曰"镶嵌状"（mosaic pattern），这可能缘于女性为杂合的 COL4A5 基因突变。另外，抗 IV 型胶原不同 α 链单克隆抗体与肾小球基底膜的反应结果还可用于鉴定 Alport 综合征的常染色体隐性遗传型（表 7-1-1）。

值得注意的是：①若抗 α5（IV）单抗在皮肤基底膜染色为阴性，可以确诊为 X 连锁遗传型 Alport 综合征；②由于某些确诊的 X 连锁遗传型 Alport 综合征患者或基因携带者，可有基底膜 α5（IV）链的正常表达[抗 α5（IV）单抗染色阳性]，因而基底膜与抗 IV 型胶原 α5 链抗体反应呈阳性时（大约 30%），并不能除外 Alport 综合征的诊断；③无症状的基因携带者，通常皮肤的免疫荧光学检查正常。

（五）基因检测

检测 Alport 综合征致病基因是确诊、确定遗传性、携带者的有利手段，更是产前基因诊断的必备检查。X 连锁遗传型 Alport 综合征因 COL4A5 基因突变或 COL4A5 和 COL4A6 两个基因突变所致。常染色体隐性遗传型 Alport 综合征因 COL4A3 或 COL4A4 基因突变所致。常染色体显性遗传型 Alport 综合征非常少见，目前研究提示该型 Alport 综合征存在 COL4A3 或 COL4A4 基因的突变。IV 型胶原不同 α 链编码基因的染色人体定位、基因大小等信息见表 7-1-2。

表 7-1-1 Alport 综合征患者组织基底膜中Ⅳ型胶原 α 链表达特点

	肾小球基底膜	肾小囊	远曲小管基底膜	皮肤基底膜
XLAS 男性				
抗 α3（Ⅳ）单抗	阴性	正常无表达	阴性	正常无表达
抗 α4（Ⅳ）单抗	阴性	正常无表达	阴性	正常无表达
抗 α5（Ⅳ）单抗	阴性	阴性	阴性	阴性
抗 α6（Ⅳ）单抗	正常无表达	阴性	阴性	阴性
XLAS 女性				
抗 α3（Ⅳ）单抗	间断阳性	正常无表达	间断阳性	正常无表达
抗 α4（Ⅳ）单抗	间断阳性	正常无表达	间断阳性	正常无表达
抗 α5（Ⅳ）单抗	间断阳性	间断阳性	间断阳性	间断阳性
抗 α6（Ⅳ）单抗	正常无表达	间断阳性	间断阳性	间断阳性
ARAS				
抗 α3（Ⅳ）单抗	阴性	正常无表达	阴性	正常无表达
抗 α4（Ⅳ）单抗	阴性	正常无表达	阴性	正常无表达
抗 α5（Ⅳ）单抗	阴性	阳性	阴性	阳性
抗 α6（Ⅳ）单抗	正常无表达	阳性	阳性	阳性

表 7-1-2 Ⅳ型胶原 α 链不同编码基因的主要特征

	COL4A1	COL4A2	COL4A3	COL4A4	COL4A5	COL4A6
染色体位点	13q34	13q34	2q36.3	2q36.3	Xq22.3	Xq22.3
基因大小(bp)	158148	205744	150227	159352	257622	283866
外显子数目	52	48	52	47	51	45
mRNA 大小(bp)	6511	6276	8096	7844	6445	6689

分析外周血基因组 DNA 确定 COL4A5 突变的经典方法应用最多、应用时间最长，所采用的技术不断改进，包括限制性片段长度多态性（restriction fragment length polymorphisms，RFLP）、聚合酶链反应-变性梯度凝胶电泳（polymerase chain reaction-denaturing gradient gel electrophoresis，PCR-DGGE）、单链构象多态性（single strand conformation polymorphism，PCR-SSCP）和逐个扩增 COL4A5 基因 51 个外显子并直接测序法。这些基于外周血基因组 DNA 的 COL4A5 突变检测技术，花费较大，而且突变检测率较低。因此，其实用性和可行性都不能满足临床工作的需要，有必要探讨新的技术和方法以提高突变检测的灵敏性并且方法简便、可行、实用。国外有研究已经证实，COL4A5 基因突变后，其 mRNA 的转录并未关闭，在某些组织，如肾脏、白细胞、皮肤和头发中都存在着突变基因"非法"转录（illegitimate transcription）的 mRNA 产物，因此可以利用这些组织中存在的突变基因"非法"转录的 mRNA 产物和反转录-聚合酶链反应（reverse transcription polymerase chain reaction，RT-PCR）技术，进行 COL4A5 基因突变分析。此外，国外一些研究显示，在培养的皮肤成纤维细胞中也存在 α1（Ⅳ）、α5（Ⅳ）和 α6（Ⅳ）的转录产物。因此国内研究者成功地应用从皮肤成纤维细胞或外周血淋巴细胞中提取的 RNA 及 RT-PCR 技术，对 X 连锁遗传型 Alport 综合征患者进行基因诊断，与以前报道的各种 COL4A5 基因检测方法相比，该方法具有突变检测率较高、稳定可信、简便省力、有更大的可行性和实用性。

第二节 Alport 综合征发病机制研究现状、存在问题

一、基底膜中Ⅳ型胶原网状结构

Ⅳ型胶原是一种主要分布于基底膜的细胞外基质蛋白成分。作为胶原家族的一个成员，Ⅳ型胶原分子同样是由三条 α 链相互缠绕而形成的三股

螺旋结构的分子。现已证实参与Ⅳ型胶原分子结构的α链至少有6种，分别命名为α1（Ⅳ）至α6（Ⅳ）链。根据各链被确定的时间及组织分布的不同，将6种α（Ⅳ）链分为经典链（classical chains，包括α1和α2链）和新链（novel chains，包括α3~α6链）。另外，由于各种链之间的氨基酸序列有高度同源性，所以α1（Ⅳ）~α6（Ⅳ）链又可分为α1类链（α1-like chans，包括α1、α3和α5链）和α2类链（α2-like chains，包括α2、α4和α6链）。

研究证实每一种α（Ⅳ）链的分子量约为170~185千道尔顿，含有三个不同的结构域：含14~23个氨基酸的氨基端非胶原区（7S），含大量甘氨酸（glysine，Gly）-X-Y重复结构的胶原区（X、Y代表其他氨基酸），以及含约230个氨基酸残基的羧基端非胶原区，称NC1区（noncollagenous domain）。7S区含半胱氨酸较多，认为半胱氨酸间二硫键的形成有助于4个三股螺旋分子在氨基端的交联结合。胶原区的一个显著特征为Gly-X-Y重复序列被21~26个非胶原片段分隔，这些非胶原片段可增加Ⅳ型胶原的可塑性。NC1区呈球形，含有的12个半胱氨酸残基，对链内或链间二硫键的形成具有重要作用。以α5（Ⅳ）链为例，全长含1685个氨基酸残基，包括26个氨基酸残基的信号肽，14个氨基酸残基的氨基端非胶原区，1430个氨基酸残基的的胶原区，以及229个氨基酸残基的羧基端NC1区。其中胶原区中的Gly-X-Y重复序列被22个非胶原片段所分隔。

构成Ⅳ型胶原分子的相关的三条α链的羧基端NC1区通过二硫键结合，进而胶原区缠绕、折叠成三股螺旋状并延续至氨基端，从而形成Ⅳ型胶原分子。每一个Ⅳ型胶原分子的NC1区将与另一个Ⅳ型胶原分子的NC1区作用而形成二聚体，同时氨基端与另外三个胶原分子的氨基端经共价作用而形成四聚体。此外，每一个Ⅳ型胶原分子的羧基端还可与其他Ⅳ型胶原分子的胶原区的不同部位经侧方交联而结合。这些分子间的作用将使Ⅳ型胶原分子构成多边形网状结构的Ⅳ型胶原网，承载其他基质糖蛋白的沉积以及细胞的结合。

二、COL4An突变以及与表型关系的探讨

近年来，随着基因诊断技术的推广，表型和基因型资料不断积累，尤其一些Alport综合征相对大宗病例的报道，有助于提高对基因型和表型相关性的认识。有研究认为具有大片段重组突变和导致

蛋白截短小突变的男性患者90%在30岁前出现ESRD，而具有错义突变和剪切突变的男性患者30岁前出现ESRD的比例分别是50%和70%；具有错义突变的男性患者在30岁前出现耳聋和眼部异常的比例都是60%，其他突变的患者在30岁前出现耳聋和眼部异常的比例都是90%。此外，出现移植后抗肾小球基底膜（GBM）肾炎的3例患者都是大片段重组突变。2002年Gross等对44篇相关文献进行荟萃分析，总结后将突变分为3类：①严重型：包括大片段重组突变、移码突变、截短突变、剪切位点给位的突变、NC1区突变、15%新发突变，具有严重型突变的患者大约20岁出现ESRD，80%出现耳聋，40%眼部异常。②中等严重型：包括外显子21~47区间的甘氨酸替代突变、剪切位点受位的突变、整码突变和5%新发替代突变，具有中等严重型突变的患者大约26岁出现ESRD，65%出现耳聋，30%眼部异常。③中等突变（温和突变）型：包括外显子1~20区间的甘氨酸替代突变，具有中等突变型的患者大约30岁出现ESRD，70%出现耳聋，30%眼部异常。也有研究者提出较早出现ESRD、耳聋和眼部异常的患者可能为COL4A5基因5'端的突变。

关于女性携带者基因型与表型关系的报道较少。2003年来自欧洲的报道分析了195个X连锁遗传型Alport综合征家系的323例女性携带者，发现95.5%女性携带者具有镜下血尿，75%具有蛋白尿，28%在20岁前出现耳聋，15%存在眼部异常，12%出现慢性肾衰竭。另外错义突变进展至ESRD的速度最慢，但与其他突变相比无统计学差异。研究还提示合并耳聋的女性携带者进展至ESRD的风险大于不合并耳聋的。国内学者针对女性X连锁遗传型Alport综合征临床表型和X染色体失活的关系进行了研究，发现女性患者临床表型与外周血中X染色体失活比例呈负相关，即尿蛋白重的，外周血中致病等位基因所在X染色体失活比例均值低；相反蛋白尿轻者，外周血中致病等位基因所在X染色体失活比例均值高。研究还发现女性患者临床表型与皮肤成纤维细胞中X染色体失活比例无相关性。这一研究结果有望用于预测X连锁遗传型Alport综合征患者疾病预后。但是，如何克服X染色体随机失活在不同个体的不同组织、不同年龄的差异，仍是待研究的课题。

此外，Ⅳ型胶原α链基因突变除了导致相应编码蛋白部分或全部缺失，国内研究者应用园二色谱技术，发现Ⅳ型胶原α5链分子胶原结构域甘氨酸

的某些替代突变,将导致Ⅳ型胶原α5链二级结构异常;而这种二级结构的变化比甘氨酸替代突变的类型更与临床表型严重程度相关。但是,如何将这一研究结果"转化"到临床应用中,即建立简便易行的检测Ⅳ型胶原α链二级结构的方法,仍有待于进一步研究。

三、Alport 综合征进展机制的研究

Alport 综合征为进行性的肾脏疾病,即所有 X 连锁遗传型男性、少数 X 连锁遗传型女性以及所有常染色体隐性遗传型患者终将进展至 ESRD,肾脏病理表现为肾小球硬化及肾间质纤维化。近年国内外有关 Alport 综合征自然病史的研究均显示,患者在疾病进展过程中除血尿外,将逐渐出现蛋白尿,然后肾功能减退。国外应用 Alport 综合征动物模型的分析也显示了同样的临床发展过程以及肾脏病理进展特征。那么,由于Ⅳ型胶原α链编码基因突变导致肾小球基底膜异常的 Alport 综合征,疾病进展的分子机制是什么?与其他肾脏疾病进展机制有哪些异同?尽管国内外目前的研究尚不能完全澄清这些问题,但我们可以试图从如下几方面进行思考。

1. 已有研究显示,Alport 综合征疾病进展过程中,肾脏病理除特征性的基底膜病变,肾小球也会出现局灶节段性硬化,肾小管-间质出现纤维化。进一步检测发现,转化生长因子-β(TGF-β)等与肾脏疾病进展密切相关的分子在肾组织的表达增高。提示尽管 Alport 综合征的病因明确,即编码Ⅳ型胶原α链的基因突变,但疾病进展的分子机制与其他肾脏疾病雷同,可能不同病因的肾脏疾病在进入到硬化/纤维化的"轨道"后,存在"殊途同归"的分子机制。

2. Alport 综合征病因明确,相对单一,即编码Ⅳ型胶原α3~6链的基因突变。由于Ⅳ型胶原分子是组成肾小球基底膜的主要蛋白成分,因此突变引起的组织形态学病变主要表现在肾小球基底膜;此外,α3(Ⅳ)~α5(Ⅳ)链选择性地分布于眼部的晶状体囊、角膜后弹力层(Descemet 膜)、玻璃膜(Bruch 膜)、内界膜,以及耳部的耳蜗螺旋缘、螺旋凸、内沟、外沟、血管纹和基膜中,因此 Alport 综合征出现相应的眼部和听力异常。那么基底膜,或者具体地讲肾小球基底膜的病变如何引发肾脏病持续进展、直至出现 ESRD?是基底膜病变直接引起蛋白尿,然后持续和不断加重的蛋白尿导致肾脏疾病进展?抑或基底膜病变导致足细胞异常,然后引起蛋白尿,并"触发"肾脏疾病进展的"殊途同归"的机制?国内外在患者和动物模型的研究显示,Alport 综合征的肾脏首先表现了肾小球足细胞足突异常,因此患者或模型动物会先出现微量白蛋白尿,然后逐渐发展成蛋白尿、甚至大量蛋白尿。这些研究结果提示,Alport 综合征的基底膜病变很可能首先损伤了足细胞/足细胞足突。

3. 基底膜异常如何导致足细胞/足细胞足突的异常远未澄清,也是值得进一步研究的课题和难题。可能理解足细胞足突"附着"在基底膜的分子机制有助于这一难题的解决。当然Ⅳ型胶原α链、尤其α3(Ⅳ)~α5(Ⅳ)链对于足细胞足突的"附着"有哪些特殊贡献,以及用什么研究技术手段深入探讨相关问题等,都将成为该课题研究的"障碍"和难点。

4. 研究 Alport 综合征进展的分子机制有重要意义。①Alport 综合征病因明确、相对单一,从研究的角度考虑 Alport 综合征不失为探讨肾脏病进展分子机制的良好"模型"。②通过研究 Alport 综合征进展的分子机制,有望发现、确定一些重要和特异的生物标志物,用以预测 Alport 综合征进展速度,评价干预治疗疗效,甚至发现新的 Alport 综合征治疗的分子靶点。

第三节 Alport 综合征治疗进展及思索

迄今尚无治愈 Alport 综合征的药物或治疗方案。尽管下面会论及延缓 Alport 综合征肾脏病进展的药物干预,但目前并不能完全阻止疾病进展。Alport 综合征患者进展至 ESRD 者,肾移植是有效的治疗措施之一。Alport 综合征患者肾移植后移植肾会发生"移植后抗 GBM 肾炎",即患者体内产生针对移植的正常肾脏基底膜的抗体,因而发生抗-GBM 肾炎,由此导致移植失败,发生率 3%~5%,且大多数(约75%)均在肾移植后一年内发生;再移植可再次发生抗-GBM 肾炎。目前研究认为 Alport 综合征肾移植后产生的抗-GBM 抗体是针对移植肾基底膜Ⅳ型胶原α5、α3 和 α4 各链 NC1 区的同种抗体,以α5 链最常见,α3 链次之,其中基因缺失较点突变更易诱导同种抗体的产生。

同种肾移植是开展较早和例数最多的器官移植,目前技术已成熟。Alport 综合征时的肾移植与其他疾病时的肾移植基本相似,但有以下几个特殊问题:①关于供体的选择:除了常规供体以外,杂合

的 COL4A5 基因女性携带者如患儿的母亲,如果临床表现没有蛋白尿、高血压、肾功能减退和耳聋,可以作为供肾者。而男性 Alport 综合征不能作为供肾者,因为他们可能处于肾脏疾病的进展期,移植肾脏的存活期下降;②移植的效果与其他疾病时的肾移植效果相似甚至更优;③移植后有发生抗-GBM 肾炎的可能,因此移植后应密切追踪血清抗-GMB 抗体、尿常规及肾功能至少一年。

一、Alport 综合征治疗的国际专家共识

2012 年来自美国、中国、法国、德国以及加拿大的专家共同研讨发表了 Alport 综合征治疗的专家共识/建议。该专家共识的目的旨在提出用于延缓 Alport 综合征肾脏病进展的相对标准化的用药建议。建议中提及的主要药物为一线用药血管紧张素转化酶抑制剂(ACEI)和二线用药血管紧张素受体阻滞剂(ARB)及醛固酮抑制剂螺内酯,螺内酯可直接用作二线药物,或用于 ARB 治疗无效时的替代药物。建议认为少部分患者联合应用 ACEI 及螺内酯控制尿蛋白程度比 ACEI 联用 ARB 强,当然这些药物的联合治疗都应警惕诱发高钾血症。该建议还提出开始干预用药的指征:①具有微量白蛋白尿的男性患儿,家族中有 30 岁前进入 ESRD 的患者或有严重 COL4A5 突变(无义、缺失、剪接突变),即可开始干预治疗。②具有蛋白尿的所有患儿均建议干预治疗。目前较大宗的关于应用 ACEI 或(和)ARB 干预 Alport 综合征疾病进展的研究报道显示,经干预可以使 Alport 综合征患者延缓 13 年开始肾透析。

二、治疗存在的问题

除前述药物干预及出现 ESRD 后肾移植治疗外,不少研究者始终在探索新的治疗手段,但仍然存在许多问题,因此尚未应用于患者。

(一)基因治疗

理论上对 Alport 综合征进行基因治疗是可行的。首先,Alport 综合征只影响肾脏,肾外表现一般不致命且并非所有患者都有肾外表现;其次,肾血管系统利于基因转移;再次,Ⅳ型胶原更新速度相对较慢;最后,近年来的研究成果已经确定了各种遗传型 Alport 综合征的突变基因,为其基因治疗奠定了一定基础。但是,目前基因治疗仍存在一系列问题,如基因转染效率不高、靶基因的导入途径、导入时间/时机的选择、体内生存时间、病毒等载体的

安全性、及靶基因导入后的调控等问题都未能很好解决,因此 Alport 综合征的基因治疗用于临床治疗尚路途遥远。

(二)干细胞治疗

骨髓干细胞由于具有多向分化的可塑性而备受重视,用于多种疾病的治疗。初步研究显示骨髓干细胞在体外可向足细胞系分化,特别是在接触Ⅳ型胶原基质的情况下,能表达足细胞分子如 synaptopodin、肌球蛋白ⅡA(myosin ⅡA)、α-辅肌动蛋白(α-actinin)、肌动蛋白(actin)和 CD2 相关蛋白(CD2AP),但是这种分化不完全,并没有 podocin、Ⅳ型胶原 α3~α5 链蛋白的表达,CD2AP 不是分布在细胞的周围而是持续在胞质呈点状聚积。骨髓移植能改善 col4a3(-/-)小鼠(常染色体隐性 Alport 模型)的肾功能,可能的机制之一为移植后生成了基因功能正常的足细胞。骨髓移植为 Alport 综合征的治疗提供了新的方向,但临床应用也为时尚早,仍需进一步研究。

(三)抗 αvβ-6 整合素抗体

整合素(integrin)是由 α 和 β 两个亚单位构成的异源双聚体。现已发现 α 和 β 亚单位均有多种异构体,相互搭配可组成十几种整合素分子。国外学者研究发现 αvβ-6 整合素主要表达于 Alport 综合征小鼠肾脏的皮质小管上皮细胞且和纤维化的程度正相关,给予 αvβ-6 整合素单克隆抗体治疗能抑制活化的成纤维细胞的聚集和间质胶原的沉积,基因敲除的 αvβ-6 整合素缺陷 Alport 综合征小鼠肾脏纤维化同样被抑制,纤维化相关的因子和炎症介质表达均明显下降,进一步研究发现这种作用和 TGF-β 有关。提示 αvβ-6 整合素可望作为肾脏纤维化的一个新的治疗靶点,但这需要进一步研究证实。

三、今后发展趋势

综合分析当前国内外关于 Alport 综合征的研究进展,在治疗方面经过努力有可能取得进步、甚至突破。今后应努力开展如下工作:①进行国际性多中心、前瞻性药物临床试验。由于 Alport 综合征相对于其他原发或继发性肾脏疾病而言,属于罕见或少见病,因此疗效评价更需要多中心研究,以获得科学、客观的疗效证据。②针对研究肾脏疾病进展/纤维化机制中发现的分子靶点进行特异治疗。目前已经确定众多在肾脏纤维化中发挥重要作用的分子,应用拮抗分子、特异抗体等手段阻断或中和这些分子的作用,将是阻断肾脏病进展的很有希

望的分子靶点。以病因明确、相对单一的 Alport 综合征作为首选疾病进行试验,已经受到越来越多研究者的"青睐"。③随着生物学技术、细胞生物学技术以及分子生物学技术的发展和不断完善,以及生命科学、临床医学与其他学科的跨学科合作,一些新兴的治疗领域,例如基因治疗,干细胞治疗等,可能会从攻克技术屏障的角度取得令人瞩目的进展。

(丁 洁)

参 考 文 献

1. Abreu-Velez AM, Howard MS. Collagen Ⅳ in normal skin and in pathological processes. N Am J Med Sci, 2012, 4 (1):1-8.

2. Ahmed F, Kamae KK, Jones DJ, et al. Temporal macular thinning associated with x-linked alport syndrome. JAMA Ophthalmol, 2013, 131(6):777-782.

3. Al-Mahmood AM, Al-Swailem SA, Al-Khalaf A, et al. Progressive posterior lenticonus in a patient with alport syndrome. Middle East Afr J Ophthalmol, 2010, 17(4):379-381.

4. Allison SJ. Alport syndrome: ACEIs delay RRT and increase lifespan in Alport syndrome. Nat Rev Nephrol, 2012, 8(2):63.

5. Artuso R, Fallerini C, Dosa L, et al. Advances in Alport syndrome diagnosis using next-generation sequencing. Eur J Hum Genet, 2012, 20(1):50-57.

6. Cosgrove D. Glomerular pathology in Alport syndrome: a molecular perspective. Pediatr Nephrol, 2012, 27(6):885-890.

7. Deltas C, Pierides A, Voskarides K. The role of molecular genetics in diagnosing familial hematuria (s). Pediatr Nephrol, 2012, 27(8):1221-1231.

8. Gross O, Friede T, Hilgers R, et al. Safety and efficacy of the ACE-inhibitor ramipril in Alport syndrome: The double-blind, randomized, placebo-controlled, multicenter phase Ⅲ EARLY PRO-TECT Alport Trial in pediatric patients. ISRN Pediatr, 2012, 2012:436046.

9. Gross O, Licht C, Anders HJ, et al. Early angiotensin-converting enzyme inhibition in Alport syndrome delays renal failure and improves life expectancy. Kidney Int, 2012, 81(5):494-501.

10. Guan N, Yu LX, Wu GH, et al. Antigen retrieval with protease digestion applied in immunohistochemical diagnosis of Alport syndrome. Nephrol Dial Transplant, 2008, 23(11):3509-3513.

11. Kashtan CE, Ding J, Gregory M, et al. Clinical practice recommendations for the treatment of Alport syndrome: a statement of the Alport Syndrome Research Collaborative. Pediatr Nephrol, 2013, 28(1):5-11.

12. Li JG, Ding J, Wang F, et al. Drugs controlling proteinuria of patients with Alport syndrome. World J Pediatr, 2009, 5(4):308-311.

13. Massella L, Gangemi C, Giannakakis K, et al. Prognostic value of glomerular collagen IV immunofluorescence studies in male patients with X-linked Alport syndrome. Clin J Am Soc Nephrol, 2013, 8(5):749-755.

14. Rheault MN. Women and Alport syndrome. Pediatr Nephrol, 2012, 27(1):41-46.

15. Savige J, Gregory M, Gross O, et al. Expert guidelines for the management of Alport syndrome and thin basement membrane nephropathy. J Am Soc Nephrol, 2013, 24 (3):364-375.

16. Temme J, Peters F, Lange K, et al. Incidence of renal failure and nephroprotection by RAAS inhibition in heterozygous carriers of X-chromosomal and autosomal recessive Alport mutations. Kidney Int, 2012, 81(8):779-783.

17. Temme J, Kramer A, Jager KJ, et al. Outcomes of male patients with Alport syndrome undergoing renal replacement therapy. Clin J Am Soc Nephrol, 2012, 7(12):1969-1976.

18. Tsiakkis D, Pieri M, Koupepidou P, et al. Genotype-phenotype correlation in X-linked Alport syndrome patients carrying missense mutations in the collagenous domain of COL4A5. Clin Genet, 2012, 82(3):297-299.

19. Uliana V, Marcocci E, Mucciolo M, et al. Alport syndrome and leiomyomatosis: the first deletion extending beyond COL4A6 intron 2. Pediatr Nephrol, 2011, 26 (5):717-724.

20. Uzak AS, Tokgoz B, Dundar M, et al. A novel COL4A3 mutation causes autosomal-recessive Alport syndrome in a large Turkish family. Genet Test Mol Biomarkers, 2013, 17(3):260-264.

21. Wang F, Ding J, Guo S, et al. Phenotypic and genotypic features of Alport syndrome in Chinese children. Pediatr Nephrol, 2002, 17(12):1013-1020.

22. Wang F, Wang Y, Ding J, et al. Detection of mutations in the COL4A5 gene by analyzing cDNA of skin fibroblasts. Kidney Int, 2005, 67(4):1268-1274.

23. Wang Y, Zhang H, Ding J, et al. Correlation between mRNA expression level of the mutant COL4A5 gene and phenotypes of XLAS females. Exp Biol Med(Maywood),

2007,232(5):638-642.

24. Wang F,Zhao D,Ding J,et al. Skin biopsy is a practical approach for the clinical diagnosis and molecular genetic analysis of X-linked Alport's syndrome. J Mol Diagn, 2012,14(6):586-593.

25. Wang YF,Ding J,Wang F,et al. Effect of glycine substitutions on alpha5(IV)chain structure and structure-phenotype correlations in Alport syndrome. Biochem Biophys Res Commun,2004,316(4):1143-1149.

26. Webb NJ,Lam C,Shahinfar S,et al. Efficacy and safety of losartan in children with Alport syndrome—results from a subgroup analysis of a prospective, randomized, placebo-or amlodipine-controlled trial. Nephrol Dial Transplant,2011,26(8):2521-2526.

27. Webb NJ,Shahinfar S,Wells TG,et al. Losartan and enalapril are comparable in reducing proteinuria in children with Alport syndrome. Pediatr Nephrol, 2013, 28(5):737-743.

28. Zhang H,Ding J,Wang F,et al. Mutation detection of COL4An gene based on mRNA of peripheral blood lymphocytes and prenatal diagnosis of Alport syndrome in China. Nephrology(Carlton),2011,16(4):377-380.

29. Zhang H,Ding J,Wang F,et al. Attitudes toward genetic diagnosis and prenatal diagnosis of X-linked Alport syndrome in China. Nephrology (Carlton), 2012, 17 (4): 398-401.

30. Zhang H,Ding J,Wang F,et al. Prenatal diagnosis and genetic counseling of a Chinese Alport syndrome kindred. Genet Test,2008,12(1):1-7.

31. Zhang Y,Wang F,Ding J,et al. Genotype-phenotype correlations in 17 Chinese patients with autosomal recessive Alport syndrome. Am J Med Genet A,2012,158A(9): 2188-2193.

32. Zhao C,Wang F,Zhang Y,et al. A novel splice site mutation in the COL4A5 gene in a Chinese female patient with rare ocular abnormalities. Mol Vis,2012,18:2205-2212.

第二章　多囊肾病

多囊肾病(polycystic kidney disease,PKD)是指双肾多个肾小管节段或(和)肾小球囊进行性扩张,形成多个液性囊肿,并最终导致不同程度肾功能损害的一类遗传性肾脏疾病。多囊肾病根据遗传方式可分为常染色体显性多囊肾病(ADPKD)和常染色体隐性多囊肾病(ARPKD)两种。过去认为前者仅见于成年人,而后者发病在婴儿期,故一度曾分别称之为成人型和婴儿型多囊肾病。目前普遍认为两者不局限于固定的年龄组,ADPKD可于围生期发现,ARPKD也可在青春期发病,因而过去分型已被废弃。ARPKD是一种较为少见的疾病,发病率仅为两万分之一,无性别和种族差异。缺陷基因通过突变携带者遗传,只有在父母双亲同为杂合子情况下,子代纯合子发病几率才能达到25%。患者多在婴幼儿期夭折,所以不会将缺陷基因遗传给后代。由此可见,ARPKD远不如ADPKD常见和危害大,本章主要介绍ADPKD。

第一节　常染色体显性多囊肾病的致病基因及其突变

ADPKD是人类最常见的单基因遗传性肾脏疾病,发病率为1/400~1/1000,主要病理特征是双肾广泛形成囊肿,囊肿进行性长大,最终破坏肾脏的正常结构和功能,导致肾衰竭。50% ADPKD患者在60岁时进展至终末期肾脏病(ESRD),在ESRD中ADPKD患者占5%~10%。该病家系代代发病,子代发病几率为50%,是一类严重危害人类健康的疾病。

多囊肾病致病基因有两个,分别于1994年和1996年被克隆,按照发现先后命名为 PKD1 和 PKD2。PKD1 位于第16染色体短臂(16p13.3)上,基因长度52kb,有46个外显子,mRNA为14kb。PKD2 位于第4染色体长臂(4q21)上,基因长度68kb,有15个外显子,mRNA约2.9kb。PKD1 和 PKD2 蛋白表达产物分别称为多囊蛋白-1(polycys-tin-1,PC-1)和多囊蛋白-2(polycystin-2,PC-2)。PC-1是一种细胞膜上的糖蛋白,由4303个氨基酸组成,相对分子质量约为462kDa,主要分布于肾小管上皮细胞的腔膜侧、细胞连接和基底膜局灶黏附部位,参与细胞-细胞、细胞-细胞外基质相互作用。PC-2也是一种膜蛋白,由968个氨基酸组成,相对分子质量110kDa,在细胞膜上分布部位与PC-1相似,此外,还分布在内质网膜上,主要作为钙离子通道参与信号通路调节。

虽然 PKD2 突变引起的多囊肾病与 PKD1 突变所致的多囊肾病临床表型略有不同,但两者导致的病理改变相似,表明两者存在共同致病机制。结构学分析揭示了其分子基础:PC-1与PC-2通过羧基端螺旋-螺旋区相互作用(coil-coil interaction)形成多囊蛋白复合体,见图7-2-1,PC-1作为膜受体感知胞外配体刺激等外界信号,激活PC-2非特异性阳离子通道,引起钙离子快速内流,同时激活G蛋白等一系列信号通路转导至细胞核,调节细胞的增殖、分化和迁移,维持正常肾小管形态发生和分化。因此,PKD1 或 PKD2 基因突变,即能引起PC-1或PC-2结构和功能异常,进而导致肾小管细胞内信号转导异常,肾小管形态发生变化,在人类和鼠类引起病理改变相同的多囊肾病。

至今报道 PKD1 和 PKD2 基因突变形式分别有81种和41种,包括错义突变、无义突变、剪切异常、缺失、插入和重复等突变形式。PKD1 基因突变类型而非突变位置与多囊肾病预后密切相关。截短突变的患者与非截短突变患者相比,进展到ESRD的风险增加2.74倍。

少部分多囊肾病家系未能检出 PKD1 和 PKD2 突变,由此推测可能存在第三个致病基因(PKD3),但目前尚未在染色体上定位和克隆。Harris等在最新研究中对 PKD3 的存在提出质疑,原因在于将原来5个未检出 PKD1 和 PKD2 突变的家系进行了重复采样和基因检测。结果发现4个均能检出 PKD1 或 PKD2,最初未检出的原因与样本污染、技术手段限制、自发突变等因素有关。

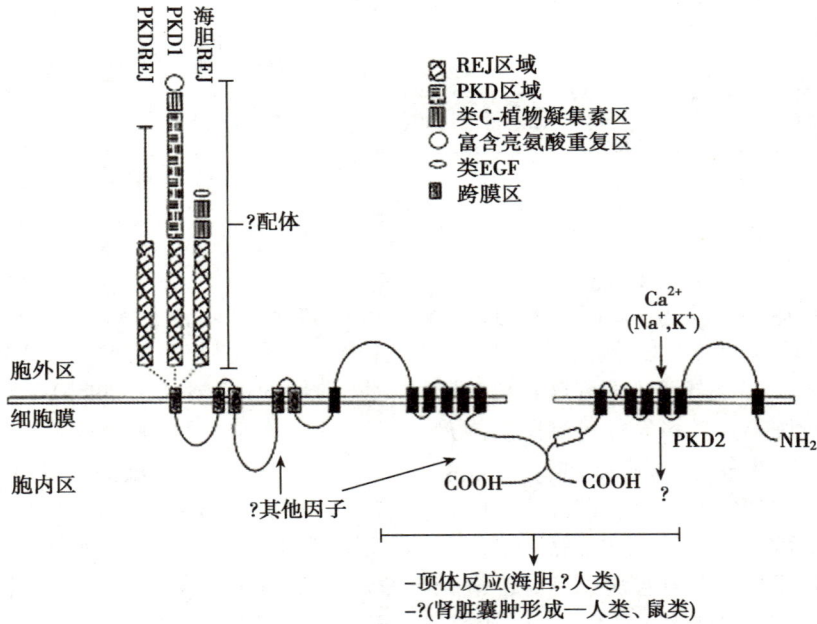

图 7-2-1 PC1 与 PC2 的相互作用模式图

第二节 利用模式生物研究多囊肾病发病机制的进展

模式生物由于其结构简单、生活周期短、培养简单、基因组小等特点,在生物医学等领域发挥重要作用。常见的模式生物包括从单细胞的简单衣藻,到多细胞线虫,到具有原肾的脊椎动物斑马鱼,到培养的哺乳动物肾脏细胞以及基因工程小鼠。在多囊肾病分子机制研究中,模式生物发挥了不可替代的作用。

一、模式生物的优点

首先,模式生物的基因组及基因作用通路和人类是高度保守的,为研究致病蛋白的分子机制提供了坚实的理论基础。其次,模式生物操作简单,各种分子细胞手段齐全,并且在生命现象的分子途径上与人有高度相似性。此外,采用模式生物易于建立研究单基因肾脏遗传病致病基因编码蛋白功能的实验模型,从而进行致病基因突变点的致病性研究。最后,模式生物平台便于开展高通量全基因组遗传筛选解析致病基因的作用通路和调节基因,以及高通量筛选小分子化合物和天然活性化合物,研发有临床应用前景的治疗药物。

二、发病机制

(一)"二次、三次打击"学说

病理显微解剖结果表明,ADPKD 时,<1% 肾单位发生囊肿。每个肾囊肿衬里上皮细胞由单个细胞增殖而成,均为单克隆性,而且存在体细胞突变。ADPKD 病人所有肾组织都遗传了相同的突变基因,为何只在局部形成囊肿呢? Qian 等 1996 年提出了体细胞等位基因突变学说,即"二次打击"学说(two-hit hypothesis)。该学说认为多囊肾病肾小管上皮细胞遗传了父代的 PKD 基因突变(生殖突变),基因型为杂合子,此时并不引起多囊肾病,只有在感染、中毒等后天因素作用下,杂合子的正常等位基因也发生了突变(体细胞突变),即"二次打击",丢失了正常单倍体,个体才发生多囊肾病。转基因小鼠模型为"二次打击"学说提供了直接证据,定点突变 PKD1 或 PKD2 等位基因的纯合子小鼠在子宫内就出现了肾囊肿,而杂合子转基因小鼠在出生后数月才出现肾囊肿。

根据"二次打击"学说,第二次基因突变发生的时间和部位决定肾囊肿发生的时间和部位。PKD1 基因被认为较 PKD2 更易于发生突变,因此 PKD1 基因突变导致的多囊肾病发病率高,起病早。除了单一的 PKD1 或 PKD2 基因二次突变外,也有可能 PKD1 和 PKD2 基因同时突变,这一现象称为"交叉杂合性"(trans-heterozygous),即在生殖细胞 PKD1

基因突变基础上发生了体细胞 *PKD2* 基因的突变，或单一个体同时发生 *PKD1* 和 *PKD2* 基因的突变。这种交叉杂合性突变较单一基因突变的病情更重。

Takakura 及 Happé 等近年来研究发现在缺血再灌注损伤、肾毒性药物可明显加重多囊肾病动物模型囊肿表型，表明基因突变基础上急性肾损伤也是导致肾囊肿发生发展的重要因素，即"三次打击"学说。

（二）纤毛在多囊肾病发病中的作用

纤毛是一组结构上高度保守并由微管蛋白为主构成的古老细胞器，广泛存在于哺乳动物大多数细胞表面。按其结构功能可分为运动纤毛（motile cilia）和初级纤毛（primary cilia），分别具有运动及感知外界信号的功能。运动纤毛由 9 对外周双联微管和一对中央微管（9+2 轴丝）组成，初级纤毛无中央微管（9+0 轴丝），见图 7-2-2A。每对外周微管分为 A、B 微管二部分，内动力蛋白臂和外动力蛋白臂与 A 微管相连，依赖三磷酸腺苷（ATP）酶供给能量，产生微管间的滑动和纤毛运动，见图 7-2-2C。真核生物纤毛的装配和维持必须依赖一个非常重要的生理过程——鞭毛内运输（intraflagellar transport，IFT）来完成。这一过程需要二种动力蛋白分子参与完成，其中驱动蛋白-II（kinesin-II）异二聚体参与顺向转运，细胞浆动力蛋白-1B（dynein-1B）异二聚体参与逆向转运，见 7-2-2D。肾脏纤毛属于初级纤毛，无运动功能，分布于所有节段（暗细胞之外的细胞均存在）。其长度一般 2～30μm，直径 0.20～0.25μm，末端膨大成直径 0.5μm 的球状结构，见图 7-2-2B。肾脏纤毛由肾小管上皮细胞伸入管腔，与尿液直接接触但不推动尿液的流动。长期以来一直被认为是一种无功能的遗迹小体，但最近几年的研究表明纤毛在肾脏发育中发挥重要作用，纤毛结构功能异常直接导致肾囊肿性疾病的发生。

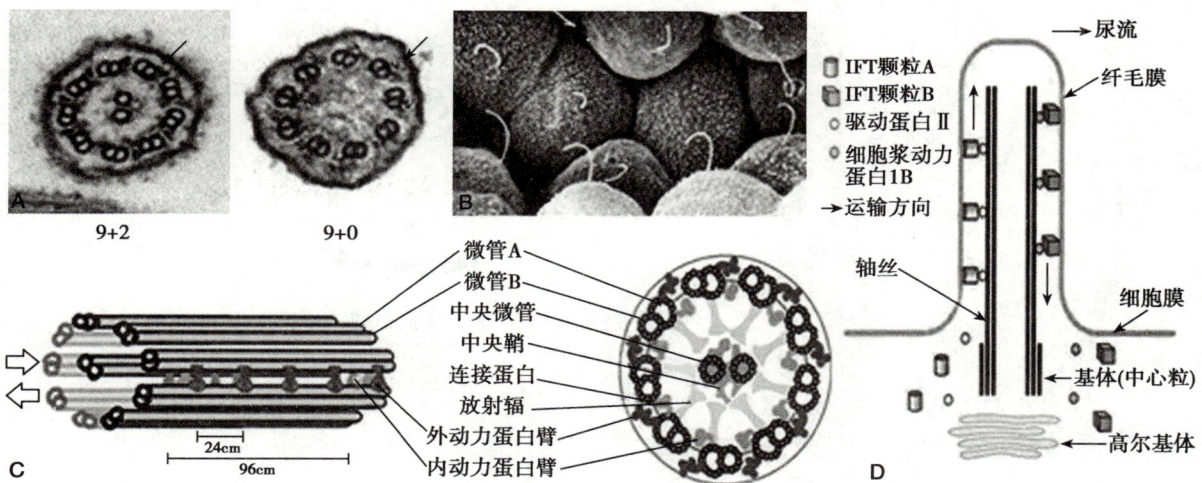

图 7-2-2 纤毛结构及鞭毛内运输过程

1999 年，Barr 等首先在秀丽隐杆线虫（caenorhabditis elegans）纤毛中发现了与 PC-1、PC-2 高度同源的几种蛋白（Lov-1，Pkd2，OSM-5），提示纤毛与多囊肾病之间可能存在一定的联系。Pazour 等 2000 年报道 *Tg737* 基因突变的小鼠除了初级纤毛显著短于正常外，还出现类似于多囊肾病的肾囊肿表型。*Tg737* 基因完全缺失的小鼠出生后不久即死于多囊肾病。此后的研究证实 PC-1、PC-2、*Tg737* 编码的 IFT88 蛋白均表达于肾小管上皮细胞的初级纤毛。2003 年 Lin 等利用 *KIF3A*（驱动蛋白-II 的亚单位）基因敲除小鼠进一步证实纤毛装配缺陷可导致多囊肾病。由此可见，初级纤毛在维持肾脏形态和功能中确实起着关键作用，初级纤毛的结构功能异常会导致多囊肾病。Nauli 提出其可能的发病机制是 PC-1 的胞外段可充当感受器，感知小管内尿液流动造成的纤毛弯曲，并可通过纤毛上多囊蛋白复合体中 PC-2 钙离子通道产生一个短暂微量的钙内流信号，后者进一步激活细胞质中内质网释放 Ca^{2+}，以钙离子为第二信号调节细胞各种功能，包括基因表达、生长发育、分化和凋亡等等。当基因突变造成多囊蛋白结构功能异常，PC-1 不能感知细胞外尿流的变化和（或）PC-2 不能将机械信号转化为化学信号，小管细胞的生长发育、分化和凋亡发生异常，出现肾小管上皮细胞异常增生、囊腔内液体异常积聚及细胞外基质异常重建,从而导致小管局部膨胀和囊肿的形成。

综合以上模式生物研究成果,多囊肾病分子发病机制及病理生理改变可归纳于图7-2-3。囊肿基因在毒素、感染等环境因素作用下,发生"二次打击",使多囊蛋白复合体及纤毛功能丧失,引起细胞周期调控和细胞内代谢异常,上皮细胞过度增殖和凋亡,形成微小息肉,阻塞肾小管腔,导致液体积聚。同时上皮细胞极性发生改变,Na^+-

K^+-ATP酶异位于小管细胞腔膜面,不断向囊腔内分泌液体。此外,基底膜成分异常,细胞外基质重塑,使病变局部小管易于向外扩张形成囊肿,并逐渐与小管分离,见图7-2-4。囊液中含有囊肿衬里上皮细胞分泌的促分裂因子,与肾小管腔膜面易位的受体结合,形成自分泌、旁分泌环,刺激囊肿持续增大。此外,正常肾组织的凋亡、间质炎症纤维化及血管改变也是导致肾功能进行性丢失的重要原因。

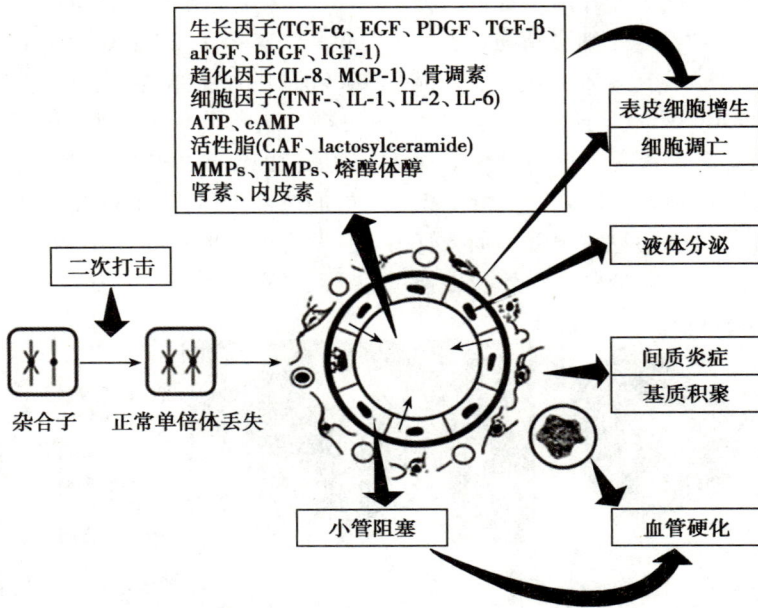

图7-2-3 常染色体显性多囊肾病的分子发病机制

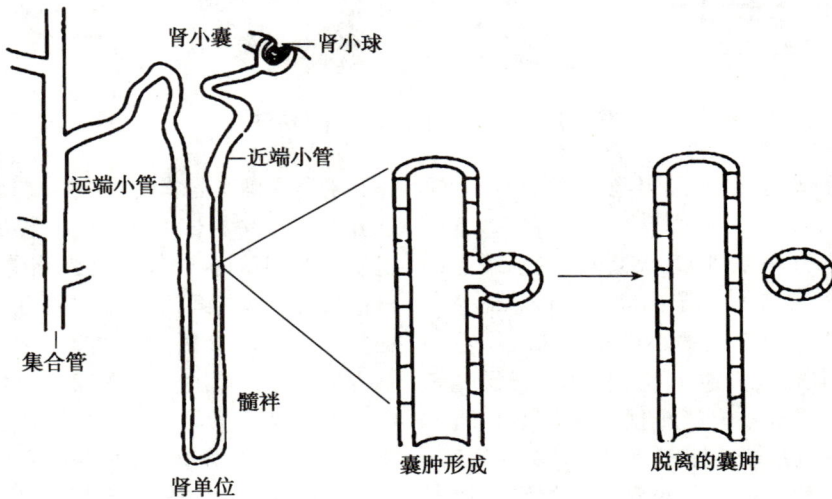

图7-2-4 肾囊肿形成过程

三、对发病机制研究的展望

除了以上几类已经为大家广泛接受的分子发病学说，还有一些研究也对 ADPKD 的发病机制做出了补充。首先，国外学者证实多囊肾病的很多临床表型是由于单倍体功能不全（遗传或胚胎期突变）引起。Dorein 等在 PC-1 基因敲除的嵌合子小鼠发现正常 PC-1 数量不足就可以引起肾囊肿的发生。Qian Q 等在 pkd2$^{+/-}$ 小鼠中发现心血管系统死亡率增加，提示 PC-2 在维持心血管系统稳定性中发挥重要作用，PC-2 数量不足可以导致某种肾外表型的发生。其次，有学者提出 PC-1 表达增加可能参与囊肿的发生。很早就有研究发现 *PKD1* 基因突变的多囊肾病患者囊肿组织中 PC-1 表达不仅没有减少，反而增加。Pritchard 等将 *PKD1* 基因导入正常小鼠胚胎干细胞发现可引起肝、肾囊肿，*PKD1* 转基因小鼠发生双侧肾脏广泛囊肿，并逐渐进展至肾衰竭。以上事实表明 *PKD1* 基因表达不足或过度均可导致肾囊肿表型，也使得多囊肾病的基因替代治疗走入困境。最后，新近提出的"PC-1 剪切学说"也进一步丰富了多囊蛋白复合体的调控机制。Qian F 等研究表明 PC-1 可在 G 蛋白偶联受体蛋白酶解位点（GPS）发生剪切，该过程依赖于卵胶受体同源区（REJ）的正常结构并对于 PC-1 正常生物学效应具有重要意义。采用转基因方法建立 REJ 区突变的"敲入"（knock in）纯合子小鼠，此小鼠出生时即已发生了多囊肾，并且在 3 个月内死于肾衰竭。Chauvet 等证实 PC-1 可发生细胞膜内蛋白水解（intramembrane proteolysis），释放出其羧基端尾部，直接进入细胞核活化激活蛋白-1（AP-1）信号通路。但目前这些 PC-1 剪切过程的障碍或过度活化，如何启动下游细胞生物学行为的异常，诱发囊肿的发生和发展，还有待进一步研究。

综上，ADPKD 的分子发病机制非常复杂，二次打击和纤毛致病学说并不足以解释所有现象。PC-1、PC-2 以及其他一些肾囊肿性疾病致病基因编码的蛋白产物虽然定位于纤毛，但在细胞其他部位同样广泛分布，并参与细胞-细胞、细胞-基质之间的相互作用，这些部位的功能缺陷也可以导致肾囊肿生成。此外，ADPKD 患者之间存在较大的表型差异似乎也难以用单一的纤毛致病学说来解释。因此，目前多数学者认为纤毛学说不是导致肾囊肿性疾病的唯一机制，非纤毛机制同样参与了肾囊肿的发生和发展。肾脏纤毛研究只是为我们研究 ADPKD 的发病机制打开了一扇窗户，如何尽快地阐明细胞内钙增加与下游信号通路、靶基因蛋白表达乃至细胞生物学行为的关系是我们面临的巨大挑战。AD-PKD 的分子发病机制仍然需要更加深入的研究。

第三节 多囊肾病临床-病理表现及诊断技术进展

多囊肾病是一种临床表现轻重不一的疾病，诊断主要依赖于家族遗传史和影像学检查，病理表现并非临床诊断所必需。无家族遗传史或影像学检查与其他肾囊肿性疾病鉴别困难时，可用分子诊断技术来进行诊断及鉴别诊断。此外，分子诊断技术还可用于产前诊断和发生囊肿前诊断。

一、病理表现

双侧肾脏增大可不对称，一侧肾脏可较对侧肾脏明显增大，但仍保留肾脏外形。从皮质到髓质充满大小不等球形囊肿，小至肉眼几乎看不到，大至直径数厘米。最大的双肾可重达 4kg 以上，但一般每侧肾脏平均 0.5～1.0kg。肾盏、肾盂发育正常，受囊肿压迫，可扩张或变形。

免疫组织化学等分析证实肾脏囊肿可起源于肾单位或集合管的任一节段，传统认为其中约 2/3 囊肿起源于近端肾小管，其余囊肿起源于远端肾小管和集合管，每天分泌囊液速度为 0.1～1ml。但近年很多学者对该理论提出质疑，认为早先用于分析的肾脏标本都是发展至 ESRD 的肾切除标本，其中近端来源的囊肿实际上是继发性肾囊肿，ADPKD 真正最早发生的囊肿 95% 以上起源于远端肾小管和集合管。

显微镜检查可见囊肿与囊肿之间尚存数量不等的正常肾组织，这与囊性肾发育不良可以进行鉴别。受囊肿的挤压，可以观察到肾小球硬化、肾小管萎缩、肾间质纤维化和上皮增生。无论是肾功能正常或早期肾衰竭病人，可见入球小动脉及小叶间动脉硬化，肾间质炎性细胞浸润，主要是巨噬细胞和淋巴细胞。靠近髓质的囊肿壁通常较薄，而皮质部分的囊肿壁较厚，常被纤维化的结缔组织包绕。囊肿衬里上皮细胞的增殖和凋亡率明显增加。

肝脏囊肿呈球形，通常为单房结构，与胆管不相通,直径可达数厘米。囊肿壁由单层立方上皮构成,形态类似胆管上皮细胞。无论囊肿或纤维化程度如何,极少损害肝功能。肝脏囊肿在患者接受肾移植后出现钙化。肝囊肿可能出现感染,偶见胆管细胞癌。

二、临床表现

ADPKD 是一种累及多个器官的全身性疾病,其临床表现包括肾脏表现、肾外表现及并发症。还有许多病人可能终身无明显的临床症状,最后通过尸检而诊断。表 7-2-1 列出了 ADPKD 的主要临床表现及其发生率。

(一) 肾脏表现

1. 肾脏结构异常 肾脏的主要结构改变为囊肿的形成。肾脏皮质、髓质存在多发性液性囊肿,直径从数毫米至数厘米不等,囊肿的大小、数目随病程进展而逐渐增加。囊液黄色澄清,出血或合并感染时可为巧克力色。随着囊肿的不断增多、增大,肾脏体积也逐渐增大,年增长率约为 5%,双侧肾脏大小可不对称。研究发现肾脏体积大小与肾脏功能及并发症显著相关,每侧肾脏超过 500g 可有临床症状,超过 1000g 出现肾功能不全。肾脏长径>15cm,易发生血尿和高血压。

2. 腹部肿块 当肾脏增大到一定程度,即可在腹部扪及。双侧可触及者为 50%~80%,单侧可触及者为 15%~30%。触诊肾脏质地较坚实,表面可呈结节状,随呼吸移动,合并感染时可伴压痛。

3. 疼痛 背部或季肋部疼痛是 ADPKD 最常见的早期症状之一,见于 60% 患者,发生率随年龄及囊肿增大而增加,女性更为常见。性质可为钝痛、胀痛、刀割样或针刺样,可向上腹部、耻骨上放射。急性疼痛或疼痛突然加剧常提示囊肿破裂出血,结石或血块引起尿路梗阻(伴明显绞痛)或合并感染(常伴发热)。慢性疼痛为增大的肾脏或囊肿牵拉肾包膜、肾蒂,压迫邻近器官引起。巨大肝囊肿也可引起右肋下疼痛。

4. 出血 30%~50% 的患者有肉眼血尿或镜下血尿。多为自发性,也可发生于剧烈运动或创伤后。引起血尿的原因有囊肿壁血管破裂、结石、感染或癌变等。研究发现,血尿的发生率随高血压程度加重、囊肿的增大而增加,且与肾功能恶化速度成正比,一般血尿均有自限性。外伤性囊肿破裂引起的肾周出血较为少见,计算机断层扫描(CT)检查有助诊断。

表 7-2-1 ADPKD 的主要临床表现及其发生率

疾病表现	发生率
肾脏表现	
解剖学	
肾囊肿	100%
肾腺瘤	21%
囊肿钙化	常见
功能	
肾浓缩功能下降	所有成人患者均可发生
尿中枸橼酸盐排泌减少	67%
尿酸化功能受损	未知
激素改变	
肾素合成增加	30% 儿童和几乎所有高血压成人患者
维持促红素生成	几乎所有 ESRD 成人患者
合并症	
高血压	80% ESRD 患者
血尿	50%
肾衰竭	至 60 岁时为 50%
尿路结石	20%
感染	常见
肾外表现	
胃肠道	
结肠憩室	80% ESRD 成人患者
肝囊肿	>50%
胰腺囊肿	10%
先天性肝脏纤维化	罕见
胆管癌	罕见
心血管	
心脏瓣膜异常	26%
颅内动脉瘤	5%~10%
腹主动脉瘤	罕见
生殖系统	
卵巢囊肿	未知
睾丸囊肿	未知
精囊囊肿	未知
子宫内膜囊肿	未知
其他	
蛛网膜囊肿	5%
松果体囊肿	罕见
脑室脉络丛囊肿	1.2%
脾脏囊肿	罕见
遗传性感音性耳聋	罕见
裂孔疝和腹股沟疝	未知

注:ADPKD:常染色体显性多囊肾病;ESRD:终末期肾脏病

5. **感染**　泌尿道和囊肿感染是多囊肾病患者发热的首要病因,女性较男性多见,主要表现为膀胱炎、肾盂肾炎、囊肿感染和肾周脓肿。致病菌多为大肠杆菌、克雷伯杆菌、金黄色葡萄球菌和其他肠球菌,逆行感染为主要途径。

6. **结石**　20%的ADPKD患者合并肾结石,其中大多数结石成分是尿酸和(或)草酸钙。尿pH、枸橼酸盐浓度降低可诱发结石。

7. **蛋白尿**　见于14%~34%的非尿毒症患者,在合并肾衰竭患者中达80%,男性多于女性。一般为持续性,定量多小于1g/d。蛋白尿较多的患者较无蛋白尿或蛋白尿较少的患者平均动脉压高、肾脏体积大、肌酐清除率低、病程进展快。因此蛋白尿被认为是促进肾功能恶化的一个重要危险因素。尿化验还常见白细胞,但尿培养多为阴性。60%的患者尿中可见脂质体。

8. **贫血**　未发展至ESRD的ADPKD患者通常无贫血。有持续性肉眼血尿的患者可有不同程度的贫血。另有5%患者因缺血刺激肾间质细胞产生促红细胞生成素增加而引起红细胞增多症。当病程进展至ESRD阶段,ADPKD患者较其他病因引起的肾衰竭患者贫血出现晚且程度轻。

9. **高血压**　是ADPKD最常见的早期表现之一,见于30%儿童患者、60%合并肾功能不全的成人患者,在ESRD患者中高达80%。血压的高低与肾脏大小、囊肿多少成正比,且随年龄增大不断上升。高血压是促进肾功能恶化的危险因素之一。据报道,合并高血压的ADPKD患者肾功能失代偿的平均年龄为47岁,而血压正常的患者为66岁。因此,早期监测、治疗高血压,对ADPKD患者保护肾功能、改善预后至关重要。

10. **慢性肾衰竭**　为ADPKD的主要死亡原因。其发病年龄从2~80岁不等,60岁以上的ADPKD患者50%进入ESRD阶段。一旦肾小球滤过率低于50ml/min,其下降速度每年为5.0~6.4ml/min,从肾功能受损发展到ESRD的时间约为10年,其中存在较大的个体差异。早期的肾功能损害表现为肾脏浓缩功能下降。血清肌酐正常的成年ADPKD患者最大尿渗透压较其正常家庭成员最大尿渗透压低16%,并随年龄增长逐渐下降。

(二) 肾外表现

ADPKD除影响肾脏外,还累及消化系统、心血管系统、中枢神经系统以及生殖系统等多个器官,因此ADPKD实际是一种全身性疾病。ADPKD的肾外病变可分为囊性和非囊性两种。囊肿可累及肝脏、胰脏、脾脏、卵巢、蛛网膜及松果体等器官,其中以肝囊肿发生率最高。肝囊肿随年龄增大而逐渐增多,20~29岁ADPKD患者中仅10%有肝脏囊肿,而60岁患者肝囊肿发生率可达75%。肝囊肿极少影响肝功能,也没有明显症状,但囊肿体积过大可引起疼痛及囊肿感染,肿瘤较少见。

非囊性病变包括心脏瓣膜异常、结肠憩室、颅内动脉瘤等。二尖瓣脱垂见于26%的ADPKD患者,可出现心悸和胸痛。主动脉瓣和二尖瓣出现黏液瘤样变,说明存在细胞外基质代谢紊乱。合并结肠憩室的患者结肠穿孔的发生率明显高于其他ADPKD患者。在ADPKD肾外表现中颅内动脉瘤危害最大,是导致患者早期死亡的主要病因之一。颅内动脉瘤家族史阴性患者发生率5%,家族史阳性患者发生率高达22%,平均发生率8%。多数患者无症状,少数患者出现血管痉挛性头痛,随着动脉瘤增大,动脉瘤破裂危险增加。

(三) ADPKD临床表型的异质性

由PKD1基因和PKD2基因突变引起的ADPKD在临床表现上有较大差异,前者更为严重。大样本流行病学资料显示:PKD1突变所致ADPKD患者死亡或发生ESRD的平均年龄约53岁,PKD2突变所致ADPKD患者死亡或发生ESRD的平均年龄为69.1岁;PKD2突变所致ADPKD女性患者生存期平均为71岁,男性患者为67.3岁,而PKD1突变所致患者中没有这种性别差异;此外,PKD1突变患者高血压、尿路感染及血尿的发生率明显高于PKD2突变患者。而少数同时发生PKD1和PKD2基因突变的患者,较单一基因突变的病人病情更重。ADPKD临床表型的异质性不仅仅表现在两种携带不同致病基因突变的患者间,同一基因不同突变的家系乃至同家系患者间往往也存在明显的表型差异,这种广泛存在的表型差异是基因突变、修饰基因和环境因素共同作用的结果。

ADPKD临床表型的异质性突出表现在进展至肾衰竭的速度快慢不一,目前已知的影响因素包括遗传性和非遗传性因素:①基因型:PKD1基因突变引起的ADPKD患者发生ESRD较PKD2基因突变引起的ADPKD患者早10~20年;②种族:黑种人发生ESRD较白种人早10年;③性别:女性患者ESRD发病比男性患者晚5年,这可能与性激素水平有关,因为睾丸酮具有促进液体分泌、离子转运的功能,因而能促进囊肿增大和肾功能恶化;④高血压:合并高血压的患者肾功能恶化较血压正常者早19年,可能与高血压促进肾脏小动脉硬化及肾间质纤维化有关;⑤血尿:Gabow 等证实有一次或一次以上发作性肉眼血尿史,甚至镜下血尿病史的患者肾功能受损较重;⑥发病时间:发病早的患者预后不良;⑦尿路感染:男性尿路感染与肾功能不全有关,而女性患者无此关联;⑧妊娠:目前尚无资料证实妊娠会加速 ADPKD 病程,但妊娠 4 次以上合并高血压的妇女通常预后不良。

对于以上影响肾功能的可干预因素,应给予积极有效的预防及治疗,它将有助于减轻症状、减少并发症,从而改善患者的预后,提高患者的生活质量及生存率。

三、诊断与鉴别诊断

目前 ADPKD 诊断主要依靠临床症状及家族史,大多数患者在 30 岁以后出现明显的临床症状后就诊,才被诊断为 ADPKD。30 岁以上成人诊断时首选肾脏超声检查,超声检查敏感性高,无创、价廉。小于 30 岁可疑患者可选用 CT、磁共振成像(MRI),如结果仍不明确,可采用分子诊断。近年来,随着影像学技术发展和 ADPKD 分子遗传学研究的进步,对 ADPKD 的诊断已达到症状前和产前诊断水平。

(一) 诊断标准

ADPKD 诊断标准分为主要诊断标准和次要诊断标准,见表 7-2-2。只要符合主要诊断标准和任意一项次要诊断标准 ADPKD 诊断即成立。

表 7-2-2 ADPKD 临床诊断标准

主要诊断标准	肾皮、髓质布满多个液性囊肿
	明确的 ADPKD 家族史
次要诊断标准	多囊肝
	肾功能不全
	腹部疝
	心脏瓣膜异常
	胰腺囊肿
	颅内动脉瘤
	精囊囊肿

注:ADPKD 常染色体显性多囊肾病

(二) 诊断方法

1. 询问家族史、症状和体检 60% 患者可问出明确的家族史,40% 患者无 ADPKD 家族遗传史,确诊须做影像学检查和分子诊断。

2. 影像学检查

(1) 超声检查:超声检查具有敏感度高,无放射、无创性,经济、简便等优点,是 ADPKD 首选诊断

方法。用高敏感度超声可发现直径 1.5 ~ 2.0mm 的微小囊肿,因此,也常作为产前诊断和对 ADPKD 患者直系亲属的检查方法。Ravine 等于 1994 年提出了以下超声检查诊断标准:30 岁以下患者单侧或双侧肾脏有 2 个囊肿;30 ~ 59 岁患者双侧肾脏囊肿至少各 2 个;60 岁以上患者双侧肾脏囊肿至少各 4 个;如果同时具有其他 ADPKD 表现,如肝囊肿等,诊断标准可适当放宽。此标准诊断敏感性 97%,特异性 90%。Pei 等于 2008 年提出对成人 ADPKD 诊断标准进行修订:15 ~ 40 岁患者单侧或双侧肾脏至少有 3 个囊肿;40 ~ 69 岁患者双侧肾脏囊肿至少各 2 个;60 岁以上患者双侧肾脏囊肿至少各 4 个可以诊断。而 40 岁以上患者双侧肾脏少于 2 个囊肿可排除诊断。该标准降低了假阳性率,具有更好的诊断特异性。

ADPKD 的超声检查的主要表现为肾体积明显增大、肾内无数个大小不等的囊肿和肾实质回声增强。中等以下囊肿往往表现为零乱、边界不齐的液性区。囊肿内出血时声像图变化较多,囊肿低回声或回声不均匀,形态多变,后方回声增强不明显。有时可见囊肿钙化影像。

彩色多普勒超声显示 ADPKD 在各囊壁间有花色血流,分布杂乱。肾动脉血流下降与肾实质血供减少。多普勒血流频谱检测出阻力指数增高。近年来采用彩色多普勒检测 ADPKD 患者肾脏血流情况。峰值血流速度(PFV)、血管阻力指数(RI)和血流量(Q)等血流动力学参数较血压和肾小球滤过率更为敏感地反映肾脏病变,为临床监测疾病进展、预测疾病转归提供了一种新的手段。

(2) CT 检查:两侧肾脏增大,整个肾实质充满大小不等的囊肿,CT 值为 8 ~ 20Hu。多囊肾边缘清楚,囊肿间隔厚薄不一,互不相通,肾盂受压变形。同时可见伴发的肝、胰等部位多发囊肿,增强后囊肿间隔强化明显。如囊肿内容不均一,囊壁不规则增厚则提示囊肿伴发感染。

(3) MRI 检查:表现为双侧肾脏体积增大呈分叶状。囊肿信号可能不一致,多呈长 T1 和长 T2 信号,也有短 T1、T2 信号,可能系囊内出血或含有较多蛋白所致。CT 和 MRI 可检出 0.3 ~ 0.5cm 的囊肿。

近期一项 ADPKD 多中心研究表明血尿、高血压和肾衰竭发生与肾脏体积大小密切相关,肾脏的大小直接反映 ADPKD 进展。用 MRI 检查肾脏体积,计算囊肿与正常肾组织截面积比值能敏感地反映 ADPKD 进展,可作为观察药物疗效的指标。美

国进行的 CRISP 多中心临床研究,应用 MRI 评价 ADPKD 患者肾脏体积及囊肿体积,结果显示诊断可信度分别达到 99.9% 和 89.2%,且重复性好,认为 MRI 检查能比肾小球滤过率更早地反映 ADPKD 进展。

3. 分子诊断

（1）基因连锁分析:根据存在于 PKD 基因内部和侧翼的遗传标记,使用限制性片段长度多态性分析（restriction fragment length polymorphism,RFLP）、微卫星 DNA（microsatellite DNA）或单核苷酸多态性（single nucleotide polymorphisms,SNPS）间接检测基因的突变。新近使用毛细管电泳-基因扫描技术（capillary electrophoresis-gene scanning technology）使基因连锁分析更精确、检出率更高。此法虽简便易行,但患者家族中至少要有其他两名患者提供 DNA 样本,父母之一必须是杂合子。

（2）变性高效液相色谱分析:变性高效液相色谱（denaturing high performance liquid chromatography,DHPLC）是用离子对反向高效液相色谱法分离并检测异源双链,自动检测单碱基替换、小片段插入和缺失等基因序列的改变。它也是一种直接突变基因检测方法,PKD1 和 PKD2 外显子核苷酸序列经 PCR 扩增后采用 DHPLC 方法检测灵敏度高、已知突变检出率达 95% 以上,特异性强、成本较低,是近年来较为成熟、应用最普遍的 ADPKD 分子诊断方法。

（3）高通量测序技术:对 PKD1 和 PKD2 外显子组进行测序。

（三）鉴别诊断

1. 非遗传性肾囊肿性疾病

（1）多囊性肾发育不良:多囊性肾发育不良是婴儿最常见的肾囊肿性疾病。双侧病变的婴儿不能存活,存活者多为单侧病变。与 ADPKD 的鉴别通常较易,发育不良的一侧肾脏布满囊肿,无泌尿功能,对侧肾脏无囊肿,常代偿性肥大或因输尿管梗阻而出现肾盂积水。

（2）多房性囊肿:多房性囊肿是一种罕见的单侧受累的疾病,在正常肾组织中存在孤立的、被分隔为多房的囊肿,有恶变可能。其特征为囊肿被分割为多个超声可透过的房隔。

（3）髓质海绵肾:髓质集合管扩张形成囊肿,排泄性尿路造影的典型表现为肾盏前有刷状条纹或小囊肿,可与 ADPKD 鉴别。

（4）单纯性肾囊肿:单纯性肾囊肿的发病率随年龄上升。与 ADPKD 的鉴别要点包括:无家族史,肾脏体积正常,典型肾囊肿为单腔,位于皮质,囊肿周围通常无小囊肿分布,无肝囊肿等肾外表现。一般无症状,呈良性经过,通常不需要治疗。

（5）获得性肾囊肿:获得性肾囊肿见于肾衰竭长期血透患者,透析时间 10 年以上者 90% 并发肾囊肿,无家族史,一般病人无临床症状。需警惕获得性肾囊肿发生恶变。

2. 遗传性肾囊肿性疾病

（1）ARPKD:一般发病较早,多在婴幼儿期发病,合并先天性肝纤维化,导致门脉高压、胆道发育不全等。发生于成人时,临床上与 ADPKD 很难鉴别,可行肝脏超声、肝活检鉴别,突变基因检测可确定诊断。

（2）髓质囊性肾病（medullary cystic kidney disease,MCKD）:包括家族性肾消耗病（family nephronophthisis,FN）和髓质囊性病（medullary cystic disease,MCD）。FN 为常染色体隐性遗传,而 MCD 为常染色体显性遗传。较为少见。前者发生于儿童或青少年,后者多发于成人。肾脏囊肿仅限于髓质,肾脏体积不增大,甚至缩小。超声、CT 有助于诊断。

（3）结节性硬化症（tuberous sclerosis complex,TSC）:为常染色体显性遗传性疾病,致病基因有 TSC1、TSC2 两个。除双肾囊肿和肝囊肿外,还出现皮肤及中枢神经系统的损害,如血管平滑肌脂肪瘤、恶性上皮样血管平滑肌脂肪瘤、面部血管纤维瘤和色素减退斑等。主要临床表现为惊厥,反应迟钝,可与 ADPKD 鉴别。

（4）von Hippel-Lindau 病:常染色体显性遗传病,双肾多发囊肿。此病常伴肾脏实体瘤（如肾细胞癌、嗜铬细胞瘤）、视神经和中枢神经肿瘤,可与 ADPKD 鉴别。不伴实体瘤的 von Hippel-LindaL 病与 ADPKD 相似,需要检测突变基因进行鉴别。

（5）口-面-指综合征（oral-facial-digital syndrome）:这是常见的 X 连锁显性疾病。男性不能存活,女性患者的肾脏表现与 ADPKD 很难区分,但肾外表现可供鉴别。口-面-指综合征患者有口腔异常如舌带增宽、舌裂、腭裂、唇裂、牙齿排列紊乱,面部异常如鼻根增宽、鼻窦、颧骨发育不良以及手指异常。

（6）Bardet-Biedl 综合征:是一类更为少见的疾病,临床表现为肥胖、智力低下、生殖腺发育不全、色素性视网膜病变、肾脏缺陷（包括肾囊肿）、嗅觉缺乏症及内脏转位,部分病人伴有多指（趾）。

ADPKD 的鉴别诊断要点见表 7-2-3。

表 7-2-3 ADPKD 鉴别诊断要点

特点	ADPKD	ARPKD	ACKD	SRC	FN/MCD	MSK	TSC	VHL
遗传方式	AD	AR	无	无	AR(FN)/AD(MCD)	AD	AD	AD
染色体定位	16,4	6			2	9,16	9,16	3
基因产物	PC-1(85%),PC-2(~15%)	fibrocystin/polyductin			nephrocystin(FN)/尿调节蛋白(MCD)		TSC1,TSC2	VHL 蛋白
发病率	1~2/1000	1/6000~1/50 000	90%维持透析>8年者	50% 40岁以上	罕见	1/5000~1/20 000	1/10 000	1/40 000
发病年龄	多为成人	儿童/成人	成人	成人	儿童/成人	成人常见	成人/儿童	成人
症状	疼痛、血尿、高血压、感染、肾衰竭	腹部肿块、高血压、肾衰竭、门静脉高压	血尿、疼痛、恶变	偶尔经超声检查发现	多尿、贫血、肾衰竭	肾结石、感染	发作性血尿、心律失常、皮肤、中枢神经系统损害	视网膜、脑或肾肿瘤、嗜铬细胞瘤
高血压	60%~75%	常见	决定于其他因素	无	病程晚期	无	偶发	合并嗜铬细胞瘤患者
肉眼血尿	20%~40%	偶发	偶发	罕见	罕见	常见	偶发	肾肿瘤患者
肾结石	20%~36%				常见			
肾体积	早期正常、晚期增大	增大	正常、增大或缩小	正常	缩小	正常	正常或增大	合并肿瘤时增大
肾外表现	常见	肝硬化			FN 可有眼、骨骼、大脑病变		常见	常见
肾癌变	罕见	无报道	常见	罕见	罕见	无	偶见	常见
诊断方法	超声、CT、MRI	超声、偶需肝、肾活检	CT、超声	超声	超声、CT	IVP	超声、脑 CT 或 MRI	超声、脑 CT 或 MRI

注：ADPKD：常染色体显性多囊肾病；ARPKD：常染色体隐性多囊肾病；ACKD：获得性肾囊性病；SRC：单纯性肾囊肿；FN：家族性肾消耗病；MCD：髓质囊性病；MSK：髓质海绵肾；TSC：结节性硬化症；VHL：von Hippel-Lindau 病；AD：常染色体显性；AR：常染色体隐性

四、现有诊断手段的局限性及发展前景

（一）诊断手段的局限性

对于有明确家族遗传史并且伴典型肾脏和肾外表现的 ADPKD 患者，依据影像学检查不难做出诊断。然而对于 40% 无 ADPKD 家族遗传史、临床表现不典型的囊性肾病患者，以及 ADPKD 家系成员的症状前诊断和产前诊断，现有诊断手段仍有诸多不足。

首先，现在广泛应用的 ADPKD 超声诊断标准（Ravine 等，1994）并未将患者的表型差异考虑在内，此标准对 PKD1 基因突变患者诊断敏感性 97%，特异性 90%。而对小于 30 岁的 PKD2 基因突变患者假阴性率则高达 24%，尽管运用 CT 及 MRI 等技术可明显提高肾脏囊肿的检出率，但价格昂贵，目前尚缺乏公认的诊断标准。

此外，对影像学检查无法确诊的多囊肾病患者，分子诊断是一个非常重要的手段。然而，基因连锁分析需要提供患者家系中多个患者及健康者的 DNA 样本，并且父母必须有一方是杂合子。对医师和病人来说，只有进行比较大的家系调查才有可能获得这些样本，而缺乏家族史的患者显然就不能采用此方法，这些都大大限制了其临床应用。直接检测基因突变的方法不受以上条件的制约，但 ADPKD 致病基因的复杂性又提出了巨大挑战。由于 PKD1 基因片段大、GC 含量高，其多拷贝区与基因组 DNA 中的部分基因同源性达 97%，并且无突变热点，使直接检测基因突变存在较大困难。迄今为止，国际上只有少数医学中心开展此项技术，可以完成 ADPKD 全长基因序列的突变检测工作。尽管国内外学者对于该技术进行了不断的革新和优化，但目前采用 DHPLC 方法对未知突变患者的检出率仅达 76%，这显然不能满足临床检测的需要。

（二）症状前诊断的临床价值

症状前诊断是为了在 ADPKD 患者直系亲属（高危人群）尚无临床表现时，确定其是否同样患此类疾病。分子诊断技术的发展使得 ADPKD 的早期诊断成为可能。但是，长期以来，由于临床上对于 ADPKD 都没有特异性治疗药物和干预措施，因此很多家系成员包括一些学者都对症状前诊断的价值存在质疑。而且症状前诊断给未来的 ADPKD 患者确实会带来很多负面影响如巨大的精神压力及就业、保险的限制等，这些客观存在的社会问题也是广大医务工作者所不能忽视的。

近年来基础研究的成果已使多囊肾病症状

前诊断的价值日益凸现。利用多种 ADPKD 动物模型已发现血管加压素 V2 受体拮抗剂及雷帕霉素能延缓肾损害进展，这两种药物都是临床上应用多年的药物，前者已用于治疗顽固性心力衰竭、肝硬化及抗利尿激素异常分泌综合征病人，后者已用于器官移植领域，它们都具有较好的安全性和耐受性。V2 受体拮抗剂已进入治疗 ADPKD 的临床试验阶段，并已显示出一定疗效；但是，雷帕霉素治疗多囊肾病的近期临床试验却未证明其有效。

（三）多囊肾病诊断的发展前景

现有诊断手段的局限性对广大医务工作者提出了更高的要求，除了对现有诊断手段进行革新优化提高诊断水平外，我们还可以从以下几个方面完善 ADPKD 的诊断体系。首先，采用较为敏感的影像学检查方法如 MRI 用于早期筛查，开展大样本多中心研究积累临床资料，制定出新的影像学诊断标准。其次，对多囊肾病的家系进行扩大采集，收集遗传资料和 DNA 样本，同时也为家系成员提供遗传咨询和生活指导。详尽的家系遗传资料可大大提高后期分子诊断的准确率。此外，将现有诊断方法联合起来，如基因连锁分析定位某个致病基因后再进行直接突变检测，这样可提高工作效率和诊断率。最后，运用现代分子生物学和生物信息学技术寻找新的诊断指标。蛋白质组学和代谢组学技术的发展可以为我们发现 ADPKD 患者与正常人血清或尿液之间大量的差异信息，从中筛选出一种或一组能够用于早期诊断的生物标记物，开展临床检测，较传统方法更加简便易行，具有很好的应用前景。

第四节　阻断常染色体显性多囊肾病遗传的策略

产前诊断是在婴儿出生前依靠各种检查手段确定其是否患有某种疾病，从而决定其是否出生。一般而言，产前诊断方法可分为三大类：第一类是采用特殊仪器检查胎儿是否畸形，如用超声检查观察胎儿肾脏形态，此类检查属于形态学水平；第二类是直接获取胎血、羊水或胎儿组织来诊断胎儿疾病；第三类采用母体血、尿等特殊检查，间接诊断胎儿先天性疾病。产前诊断可以从形态学、染色体、酶学、代谢产物和基因五个水平进行，对优生优育，提高人口素质具有重大意义。

一、产前诊断技术在 ADPKD 中的应用

目前对于 ADPKD 的产前诊断方法主要是前两类,即依赖于影像学及分子诊断分别进行形态学和基因水平检测。影像学方法无创简便,可长期随访,妊娠中后期诊断价值较高。分子诊断可早期明确诊断,但属有创性检查,需要在妊娠 10 ~ 12 周通过羊膜穿刺术获得羊水、胚胎绒毛膜细胞或取胎儿脐静脉血细胞标本。一些新型的基因诊断方法尚未应用于该病。

(一)影像学诊断

1. 超声检查 ADPKD 是一类延迟显性的疾病,很多患者都是在成年后才出现肾脏囊肿,因此对于携带 ADPKD 致病基因的胎儿来说,决大多数都不会在妊娠期间出现肾脏结构改变,为此产前超声检查常无法发现疾病。但是 ADPKD 是一类高度异质性的疾病,亦有少数患儿在产前即出现肾脏囊肿,并可在妊娠中后期为超声检查发现。20 世纪 90 年代前,文献报道的此类 ADPKD 胎儿总共 23 例,多数有家族史,少数散发;其中 7 例胎死宫腔,16 例出生时存活,9 例在 1 岁内死亡;其中仅 1 例出现肉眼可见的典型双肾囊性改变并很快死于尿毒症,多数患儿呈现不对称的双肾增大,病理检查可见广泛囊肿形成。肾脏病变之外,很多患儿伴有其他系统的病变,如肝脏病变、呼吸、心血管及中枢神经系统缺陷等,肾功能不全并非其唯一死亡病因。

20 世纪 90 年代之后,随着产科超声检查的普及和诊断水平的提高,国内外亦有为数不少的病例报道。总结相关文献资料可以发现,ADPKD 产前超声检查的主要表现是双侧肾脏不对称增大,皮质回声增加,髓质回声减弱,皮髓交界增强,妊娠中后期可发现一些主要分布于皮质的囊肿,个别严重病例羊水量可减少。这些表现应该与 ARPKD、孤立性肾囊肿、多囊性肾发育不良及泌尿系畸形肾积水相鉴别。Brun 等在一组多中心研究中,对出生后确诊的 27 例 ADPKD 患儿的产前超声资料进行回顾性分析发现:平均肾脏体积较正常肾脏明显增大,但存在很大的个体差异;25/27 例表现为皮质回声增加,20/27 例髓质回声减弱和皮髓交界增强,6/27 例表现为髓质回声也增强,皮髓交界消失(图 7-2-5A),1/27 例声像图完全正常;仅 4/27 例在妊娠 22 ~ 30 周时超声检查发现肾脏囊肿(图 7-2-5B),其余患儿大多在出生后 1 年内逐渐出现明显肾脏囊肿;只有 5/27 例有明确家族史,16/27 例依赖于父母或祖父母的肾脏超声影像改变而诊断。由此可见,ADPKD 超声产前检查并无特征性的影像表现,因此很难单纯依据超声检查结果做出诊断,确诊应当更加依赖于遗传病史和家系成员的肾脏超声学改变,由于超声分辨率的局限,肾脏囊肿并非诊断所必需。

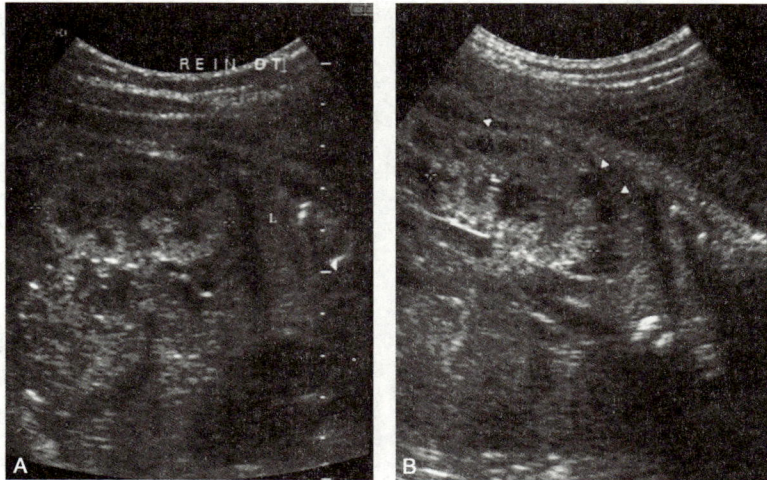

图 7-2-5 常染色体显性遗传多囊肾病产前超声检查声像图

A. 妊娠 33 周,可见皮质回声增加,髓质回声减弱和皮髓交界增强,肾脏增大超过正常肾脏 3 个标准差;B. 妊娠 32 周肾脏增大超过正常肾脏 2.5 个标准差,皮质可见散在囊肿

(引自 Brun M,et al. Ultrasound Obstet Gynecol,2004,2491:55-61)

2. MRI 检查　自 20 世纪 80 年代中期开始应用于孕妇的检查以来,因具有多方位成像、分辨率高及无辐射等特点,其应用已日趋广泛,目前国外发达国家已将其作为产科除超声检查外的另一项重要影像学检查。尤其是超声检查无法确诊的可疑 ADPKD 病例,MRI 可以为产科临床医师决定妊娠的去留提供更准确、更有价值的影像学信息。胎儿 MRI 检查的安全性问题已有很多学者进行了探讨,目前研究尚无证据表明短时间暴露于电磁场对胎儿及其发育有害。但尽管如此,大多数学者认为在妊娠 3 个月以内的胎儿应避免 MRI 检查,因为此期处于胚胎形成和发育的重要阶段。

(二) 分子诊断

1. 基因连锁分析　基因连锁分析方法就是选择那些与 ADPKD 致病基因紧密连锁、杂合性强,具有高度多态性的标记进行检测,以判断患者是否携带致病基因。最早用于 ADPKD 的基因标记的方法为 RFLP。1985 年,英国牛津大学医院 Reeders 等人将 ADPKD 突变基因 *PKD1* 定位于第 16 号染色体短臂上,并证实其与 α-球蛋白和磷酸乙醇酸磷酸酶的基因连锁。1986 年 Reeders 等报道了国际上首例用 RFLP 方法进行的 ADPKD 产前诊断。他们采用的 3' HVR DNA 探针对胎儿绒毛和亲属血液的 DNA 样本进行了连锁分析,证实胎儿患多囊肾的危险是 96%,父母于妊娠 12 周时选择了终止妊娠,尸体检查胎肾肉眼观察正常,但是显微镜检查可见肾皮质多处肾小球和肾小管囊肿。该方法为实现 ADPKD 症前诊断和产前诊断提供了重要手段。

近年来微卫星连锁分析方法已逐渐替代 RFLP。微卫星 DNA 是指人类基因组中普遍存在着 2~6 个碱基对的短串联重复序列(short tandem repeat,STR),它们在同一家系中具有高度多态性和遗传保守性。相比于 RFLP,微卫星连锁分析具有杂合性更高,可靠性强的优点。1991 年,Harris 等在 16 号染色体质粒文库中分离到两个与 *PKD1* 紧密连锁的微卫星 DNA,标记为 SM7(Dl6S283)和 SM5。以后陆续发现在 *PKD1* 基因的内部和侧翼,存在若干具有高度多态性的微卫星 DNA 与之连锁。随着 *PKD2* 基因的发现和被克隆,ADPKD 的基因诊断更趋完善。为提高诊断的准确率,可同时选取多个与 *PKD1* 或 *PKD2* 紧密连锁的微卫星 DNA 作为标记并设计相应的引物进行扩增分析。

无论是 RFLP 还是微卫星连锁分析,都需要提供足够的家系成员和父母 DNA 样本进行遗传标记的信息分析,从中选择合适的遗传标记才能保证结果的可靠性。

2. 基因突变的直接检测　直接进行的突变基因检测分析包括聚合酶链反应(PCR)扩增、单链构象多态性(SSCP)、变性梯度凝胶电泳(DGGE)、变性高效液相色谱仪(DHPLC)分析及二代基因测序技术。ADPKD 分子诊断方法的建立和完善大大推动了产前诊断的临床应用。目前产前诊断已经可以提前至胚胎植入前诊断(preimplantation genetic diagnosis,PGD),即直接取出母亲的卵子与父亲的精子进行体外受精,从发育的胚胎中取出单细胞进行基因分析。正常胚胎植入母体子宫继续妊娠,患病胚胎就终止妊娠。

二、产前诊断的伦理学问题及展望

(一) 产前检查的伦理学问题

ADPKD 产前诊断发展并不仅仅受到检测技术手段的制约,事实上在伦理方面也面临挑战,比如对妊娠 32 周以上已有生存能力的胎儿实施流产是否符合人道主义精神;对基因诊断确诊为携带 ADPKD 突变基因但无明显肾脏形态改变的胎儿中止妊娠是否符合伦理学原则;以及产前诊断使胎儿一出生就在教育、就业、保险等方面处于不利地位等。上述诸多问题均有待医学伦理学工作者加以阐明。

目前国际社会对于产前诊断这一领域的伦理问题非常重视,并初步达成如下共识:对于已经检查出缺陷的胎儿,应该当作病人对待,在干预处理中,医师应遵循病人利益第一和尊重胎儿父母自主选择的伦理学原则;在进行产前诊断及干预处理前,医师应向孕妇详细告知方案的利弊,供孕妇选择和做出最终决定;对于出生后仍能具有生存能力的缺陷儿,除非孕妇本身情况不允许继续妊娠,否则按伦理学原则反对终止妊娠。

(二) 对产前检查的认识与展望

ADPKD 产前诊断尽管还不完善,但对于优生优育、提高人口素质具有重要的价值。医务工作者除了应不断提高产前诊断水平外,更应最大限度地向家属提供详尽、真实、科学的遗传咨询,同时必需充分尊重胎儿的生存权利和父母的自主选择权。由于 ADPKD 是一种迟发性疾病,很多携带突变基因的患者 30 岁以后才会发病,有的直至晚年仍然维持良好的肾功能。也就是说即使患儿携带 ADPKD 致病基因,但是可以在相当长的时间内像健康人一样生活及参与社会活动,产前基因诊断的结果反而会使他们在教育、就业、保险等方面受到不公平的歧视,这显然违背了遗传伦理学的公正原则和非恶意原则。因此对于 ADPKD 家系成员的后代，产前分子诊断不应作为一项常规检查开展。而对于其中影像学检查发现异常的患儿，由于胎儿期先发的囊肿常预示早期发生肾衰竭，并且常伴有其他系统缺陷、新生儿期死亡率高等预后不良表现，应当积极建议父母进行分子诊断，以期为决定胎儿的去留提供重要信息。无任何肾脏形态改变及其他系统缺陷的胎儿，即使分子诊断为携带 ADPKD 致病基因也不是临床终止妊娠的指征。一般认为出现以下几种情况应建议孕妇终止妊娠：①合并多种畸形或累及重要器官的畸形；②肾功能严重受损，表现为胎儿尿量减少，膀胱不充盈，且羊水减少；③合并严重胸（肺）部发育不良，出生后恐难存活。

总之，ADPKD 产前诊断具有良好的临床应用前景，现代分子诊断技术和遗传伦理学的进步必将引领其进入一个更加广阔的发展空间。

第五节 药物治疗多囊肾病多中心临床研究结果的评价

多囊肾病至今尚无特效的治疗药物。目前主要治疗措施仍是缓解疾病症状及控制并发症的治疗。众多研究者一直致力于针对多囊肾病的核心发病机制（如细胞增殖、囊液分泌和钙内流下降等），寻找延缓其进展的新型治疗药物。近年来随着 MRI 监测囊肿体积技术的广泛应用，在评价药物疗效方面取得了相当可喜的进步，已公布多项关于潜在治疗药物疗效评价的多中心临床研究报告。

一、雷帕霉素靶蛋白抑制剂

多囊蛋白结构和功能异常所致的肾小管上皮细胞纤毛功能改变可直接激活雷帕霉素靶蛋白（mTOR）信号通路。突变的 PC-1 能通过 mTOR 介导的 S6 激酶活化，导致 ADPKD 患者的囊肿衬里细胞异常增殖，并抑制细胞凋亡。目前已有多项研究表明，mTOR 抑制剂西罗莫司（sirolimus，又名雷帕霉素）和依维莫司（everolimus）在多种多囊肾病动物模型中体现出抑制囊肿上皮细胞增殖、抗血管生成及抗纤维化作用。在临床研究方面，国际上有多个中心进行了西罗莫司临床试验，其中 SIRENA 研究证实 6 个月的西罗莫司治疗具有抑制 ADPKD 患者囊肿生长的作用。2010 年 6 月新英格兰医学杂志同时发布了 2 个关于 mTOR 抑制剂的多中心临床研究报告。一项研究表明在早期 ADPKD 患者

中，18 个月的西罗莫司治疗不能阻止多囊肾的生长，两组间的肾小球滤过率无统计学差异，且西罗莫司组患者的尿白蛋白排泄率增高。另一项临床研究应用依维莫司进行治疗，经过两年治疗，与对照组比较依维莫司能延缓 ADPKD 患者的肾脏体积增大，但并未能延缓肾功能损害进展。

二、生长抑素及其类似物

生长抑素及其类似物能抑制腺苷酸环化酶、下调环腺苷酸（cAMP），从而抑制囊液分泌，对肝肾囊肿增大均有抑制作用。Ruggenenti 等发现，长期应用奥曲肽（octrotide）可显著抑制 ADPKD 患者的肾脏体积扩大，且不良反应少，耐受性好。但该类药物可减少肾脏血流和降低肾小球滤过，其长期应用的疗效及安全性尚有待进一步研究。美国梅奥医学中心（Mayo Clinic）研究小组进行了应用奥曲肽治疗 ADPKD 并发严重多囊肝的随机双盲对照临床试验，结果显示，奥曲肽治疗组的肝体积较对照组显著小，同时延缓了肾脏体积增大。意大利 Mario Negri 药理研究所已启动对 ADPKD 患者应用奥曲肽治疗的Ⅲ期临床研究，共入组 66 例患者，拟随访 3 年，观察奥曲肽延缓多囊肾病进展的疗效，目前研究还在进行中。

三、抗利尿激素 V2 受体拮抗剂

抗利尿激素与肾脏集合管主细胞基底膜上的抗利尿激素 V2 受体（VPV2R）结合后，使细胞内 cAMP 浓度升高。cAMP 激活促进囊肿上皮细胞增殖和囊液分泌是多囊肾病病理生理过程中的核心环节。临床上已应用 VPV2R 拮抗剂治疗顽固性心力衰竭、肝硬化及抗利尿激素异常分泌综合征。在多种 PKD 动物模型中应用 VPV2R 拮抗剂 OPC31260 或托普伐坦（tolvaptan，曾用代号 OPC41061）进行干预，可以降低 cAMP 水平，抑制细胞外调节激酶（ERK）磷酸化，阻止肾囊肿发展，从而保护肾功能。2012 年 11 月，新英格兰医学杂志发表了托普伐坦治疗 ADPKD 的Ⅲ期临床研究——TEMPO 试验结果，该研究为多中心双盲安慰剂对照试验，以明确口服托普伐坦片剂治疗 ADPKD 的有效性及长期安全性，结果发现 VPV2R 拮抗剂可抑制囊肿生长、改善肾功能，但口干、肝酶升高等副作用也明显增加，23% 的患者因副作用而停药。所以这类药物的耐受性和安全性仍有待提高，使用时必须权衡治疗的利与弊。

四、对药物治疗多囊肾病研究的展望

除以上几类药物外,目前还有多种候选药物正在开展临床疗效评价,简述如下。

(一) 血管紧张素转换酶抑制剂(ACEI)及血管紧张素 AT1 受体阻滞剂(ARB)

ADPKD 患者高血压很常见,其发生机制在于肾囊肿影响肾动脉血流,激活肾素-血管紧张素-醛固酮系统,造成 ADPKD 患者血浆肾素水平明显上升。Ecder 等在小样本临床实验中也发现依那普利和氨氯地平可减缓 ADPKD 患者肾功能下降速度。但后来其他几个应用贝那普利、雷米普利的临床研究却并未证明 ACEI 的此种作用。最近 ACEI 治疗进展性肾脏疾病协作组公布了一个 ACEI 治疗 AD-PKD 的亚组荟萃分析,结果表明 ACEI 能降低蛋白尿,但是延缓肾功能进展的作用与对照组相比无明显差异,仅对蛋白尿较多的患者显示出一定的保护作用。该研究由于病例数少、选择偏差和随访时间短等缺陷,仍然没有给出一个确定的结论。目前美国国立卫生研究院正进行一项长达 7 年的 ACEI/ARB 治疗多囊肾病的大样本多中心随机对照研究(HALT 试验),比较赖诺普利与替米沙坦联合治疗和赖诺普利单药治疗 ADPKD 的疗效,观察囊肿体积、肾功能和死亡率的变化,其结果值得期待。

(二) 水化治疗

增加动物摄水量有利于延缓 PKD 进展,摄水量增加 3.5 倍可下调 VPV2R 的表达,减少 cAMP 活化,抑制促分裂原活化蛋白激酶(MAPK)信号通路,抑制增殖和凋亡。但是对近端肾小管起源的囊肿无效,因为其缺乏 VPV2R。Wang 等在对一组 ADPKD 患者的先导性研究中已证实,通过指导患者饮水可以使尿渗透压维持在靶目标 285mOsm/kg 水平,目前该研究正在招募患者,然后将进行长期随访和疗效评价。

(三) 雷公藤内酯醇

雷公藤内酯醇(triptolide,TL)TL 是从卫矛科雷公藤属植物雷公藤中分离提取的一种环氧二萜类化合物。Leuenroth 等发现,TL 可通过促进 PC-2 介导的细胞内钙离子释放和促进细胞周期蛋白依赖性激酶(CDK)抑制物 p21 的表达,而发挥抑制细胞增殖作用,此过程不依赖 PC-1 的表达。在 ADPKD 囊肿生成及增大的过程中存在着血管生成增多,而 TL 能抑制血管内皮细胞生长和毛细血管形成。Leuenroth 等在多囊肾病小鼠模型上进行了 TL 的药效学研究,发现 TL 具有抑制肾脏新囊肿形成的作用,但对已形成囊肿的增大无明显作用,提示早期治疗疗效较好。

(四) mTOR 抑制剂的再评价

尽管 mTOR 抑制剂治疗多囊肾病的国际多中心临床研究结果令人失望,但此前报道有效的临床研究表明 mTOR 抑制剂的疗效值得再评价,假如选择囊肿发展速度快的特定人群,使用更高的药物剂量,随访更长时间,并观察不同人种多囊肾患者的治疗反应,有可能获得与前不同的结论。此外,从作用机制上看,mTOR 抑制剂在抑制 PI3K/AKT/mTOR 通路的同时,增强了细胞内 ERK 活性,提示 mTOR 抑制剂一方面抑制了 S6 激酶的活化,同时也抑制了 S6 激酶依赖的负反馈调节,导致 Ras/Raf/MEK/ERK 通路的活化,这可能是 mTOR 抑制剂在临床试验中没有取得明显疗效的重要原因。基于这上理论,同时抑制两条通路或应用 PI3K/mTOR 双通路抑制剂 NVP-BEZ235 进行多靶点治疗,可为 PKD 患者的治疗带来新希望。

综上,多囊肾病的基因治疗目前还不是一种现实可行的方法,尽管多种药物已在体内动物实验中证实可延缓疾病进展,但临床研究的结果与动物实验不尽相同。因此,这些新型药物的治疗有效性尚需通过更多随机对照临床研究加以评价。需要指出的是,由于 ADPKD 的分子发病机制及调控非常复杂,很多问题尚未阐明,因此针对多个发病环节研发不同药物进行联合治疗,不仅可增强疗效,而且还可以减少不良反应,可能具有更好的应用前景。

(梅长林　戴兵)

参 考 文 献

1. The European Polycystic Kidney Disease Consortium. The polycystic kidney disease 1 gene encodes a 14kb transcript and lies within a duplicated region on chromosome 16. Cell,1994,7(6):881-894.

2. Mochizuki T,Wu G,Hayashi T,et al. PKD2,a gene for polycystic kidney disease that encodes an integral membrane protein. Science,1996,272(5266):1339-1342.

3. Wilson PD. Polycystic kidney disease. N Engl J Med,

2004,350(2):151-164.

4. Takiar V,Caplan MJ. Polycystic kidney disease:pathogenesis and potential therapies. Biochim Biophys Acta,2011,1812(10):1337-1343.

5. Qian F,Watnick TJ,Onuchic LF,et al. The molecular basis of focal cyst formation in human autosomal dominant polycystic kidney disease type I. Cell,1996,87(6):979-987.

6. Wu G,D'Agati V,Cai Y,et al. Somatic inactivation of Pkd2 results in polycystic kidney disease. Cell,1998,93(2):177-188.

7. Qian,F,Germino FJ,Cai Y,et al. PKD1 interacts with PKD2 through a probable coiled-coil domain. Nature Genetics,1997,16(2):179-183.

8. 戴兵,刘亚伟,梅长林.纤毛与肾囊肿性疾病.中华肾脏病杂志,2006,22(2):129-134.

9. Yoder BK,Hou X,Guay-Woodford LM. The polycystic kidney disease proteins,polycystin-1,polycystin-2,polaris,and cystin,are co-localized in renal cilia. J Am Soc Nephrol,2002,13(10):2508-2516.

10. Nauli SM,Alenghat FJ,Luo Y,et al. Polycystins 1 and 2 mediate mechanosensation in the primary cilium of kidney cells. Nat Genet,2003,33(2):129-137.

11. Rule AD,Torres VE,Chapman AB,et al. CRISP Consortium. Comparison of methods for determining renal function decline in early autosomal dominant polycystic kidney disease:the consortium of radiologic imaging studies of polycystic kidney disease cohort. J Am Soc Nephrol,2006,17(3):854-862.

12. Zhang S,Mei C,Zhang D,et al. Mutation analysis of autosomal dominant polycystic kidney disease genes in Han Chinese. Nephron Exp Nephrol,2005,100(2):e63-e76.

13. Phakdeekitcharoen B,Watnick TJ,Germino GG. Mutation analysis of the entire replicated portion of PKD1 using genomic DNA samples. J Am Soc Nephrol,2001,12(5):955-963.

14. Rossetti S,Chauveau D,Walker D,et al. complete mutation screen of the ADPKD genes by DHPLC. Kidney Int,2002,61(5):1588-1599.

15. Gattone VH 2nd,Wang X,Harris PC,et al. Inhibition of renal cystic disease development and progression by a vasopressin V2 receptor antagonist. Nat Med,2003,9(10):1323-1326.

16. Shillingford JM,Murcia NS,Larson CH,et al. The mTOR pathway is regulated by polycystin-1,and its inhibition reverses renal cystogenesis in polycystic kidney disease. Proc Natl Acad Sci U S A,2006,103(14):5466-5471.

17. Brun M,Maugey-Laulom B,Eurin D,et al. Prenatal sonographic patterns in autosomal dominant polycystic kidney disease:a multicenter study. Ultrasound Obstet Gynecol,2004,24(1):55-61.

18. Reeders ST,Zerres K,Gal A,et al. Prenatal diagnosis of autosomal dominant polycystic kidney disease with a DNA probe. Lancet,1986,2(8497):6-8.

19. Reeders ST,Breuning MH,Davies KE,et al. A highly polymorphic DNA marker linked to adult polycystic kidney disease on chromosome 16. Nature,1985,317(6037):542-544.

20. Harris PC,Thomas S,Ratcliffe PJ,et al. Rapid genetic analysis of families with polycystic kidney disease 1 by means of a microsatellite marker. Lancet,1991,338(8781):1484-1487.

21. Takakura A,Contrino L,Zhou X,et al. Renal injury is a third hit promoting rapid development of adult polycystic kidney disease. Hum Mol Genet,2009,18:2523-2531.

22. Happé H,Leonhard WN,van der Wal A,et al. Toxic tubular injury in kidneys from Pkd1-deletion mice accelerates cystogenesis accompanied by dysregulated planar cell polarity and canonical Wnt signaling pathways. Hum Mol Genet,2009,18:2532-2542.

23. Ravine D,Gibson RN,Walker RG,et al. Evaluation of ultrasonographic diagnostic criteria for autosomal dominant polycystic kidney disease 1. Lancet,1994,343:824-827.

24. Pei Y,Obaji J,Dupuis A,et al. Unified criteria for ultrasonographic diagnosis of ADPKD. J Am Soc Nephrol,2009,20(1):205-212.

25. Torres VE,Chapman AB,Devuyst O,et al. Tolvaptan in Patients with Autosomal Dominant Polycystic Kidney Disease. N Engl J Med,2012,367(25):2407-2418.

26. Wüthrich RP,Mei C. Aquaretic Treatment in Polycystic Kidney Disease. N Engl J Med,2012,367(25):2440-2442.

27. Hogan MC,Masyuk TV,Page LJ,et al. Randomized clinical trial of long-acting somatostatin for autosomal dominant polycystic kidney and liver disease. J Am Soc Nephrol,2010,21(6):1052-1061.

28. Wang CJ,Creed C,Winklhofer FT,et al. Water prescription in autosomal dominant polycystic kidney disease:a pilot study. Clin J Am Soc Nephrol,2011,6(1):192-197.

29. Serra AL,Poster D,Kistler AD,et al. Sirolimus and kidney growth in autosomal dominant polycystic kidney disease. N Engl J Med,2010,363(9):820-829.

30. Walz G,Budde K,Mannaa M,et al. Everolimus in patients with autosomal dominant polycystic kidney disease. N Engl J Med,2010,363(9):830-840.

31. Leuenroth SJ,Bencivenga N,Igarashi P,et al. Triptolide reduces cystogenesis in a model of ADPKD. J Am Soc Nephrol,2008,19(9):1659-1662.

32. Paul BM, Consugar MB, Ryan LM, et al. Evidence of a third ADPKD locus is not supported by re-analysis of designated PKD3 families. Kidney Int, 2014, 85 (2): 83-92.

33. Chapman AB, Torres VE, Perrone RD, et al. The HALT polycystic kidney disease trials: design and implementation. Clin J Am Soc Nephrol, 2010, 5 (1): 102-109.

34. Cornec-Le GE, Audrézet MP, Chen JM, et al. Type of PKD1 Mutation Influences Renal Outcome in ADPKD. J Am Soc Nephrol, 2013, 24 (6): 1006-1013.

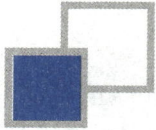

第八篇

肾小管及肾间质疾病

第一章 肾小管酸中毒

第一节 肾小管酸中毒的概念、分类及发病机制研究进展

一、肾小管酸中毒的概念与分类

肾小管酸中毒(renal tubular acidosis,RTA)是由于各种病因导致肾小管转运功能障碍所致的一组疾病,其共同特征为远端肾小管分泌氢离子(H^+)或(和)近端肾小管重吸收碳酸氢盐(HCO_3^-)障碍导致的阴离子间隙(anion gap,AG)正常的高血氯性代谢性酸中毒。

RTA 有很多分类方法,例如根据病变部位分为近端 RTA 及远端 RTA;根据血钾浓度分为高血钾型 RTA 及低血钾型 RTA;根据病因分为原发性RTA 和继发性 RTA,原发性 RTA 多与遗传有关,为肾小管先天性功能缺陷,继发性 RTA 多与某些累及肾小管间质的疾病相关。

目前临床常用的分类是根据病变部位及发病机制进行的分类,RTA 被分为如下 4 型:低血钾型远端 RTA(Ⅰ型),近端 RTA(Ⅱ型),混合型 RTA(Ⅲ型),高血钾型远端 RTA(Ⅳ型)。部分 RTA 患者虽已有肾小管酸化功能障碍,但是临床尚无酸中毒表现,它们被称为不完全性 RTA。

二、肾小管酸中毒的发病机制研究进展

(一)肾小管在维持机体酸碱平衡中的作用

肾脏主要通过排酸保碱的方式来维持机体内环境 pH 值的相对恒定。近端肾小管可将大部分滤过的 HCO_3^- 重吸收,而远端肾小管能将 H^+ 分泌到肾小管管腔,由终尿排出。

研究已经明确,远端肾小管的泌 H^+ 功能是由 A 型闰细胞(intercalated cell)完成。在 A 型闰细胞内,CO_2 在碳酸酐酶Ⅱ的作用下与 H_2O 结合,生成 H_2CO_3,而后解离成 H^+ 和 HCO_3^-。H^+ 在闰细胞刷状缘膜上的 H^+-ATP 酶作用下由细胞内泵入小管腔,

在泌 H^+ 的同时,HCO_3^- 也由 Cl^--HCO_3^- 转运体 AE 1(anion exchanger 1)转运回血液。泌入管腔后的 H^+ 与管腔中的磷酸盐和 NH_3 结合,生成磷酸二氢根($H_2PO_4^-$)和 NH_4^+。此外,皮质集合管细胞的管周侧膜也可以主动摄取 NH_4^+,NH_4^+ 被主动重吸收后解离成为 H^+ 和 NH_3,H^+ 可以作为 H^+-ATP 酶的底物,而 NH_3 弥散进入管腔。在动物实验中也发现了一些在 A 型闰细胞泌酸过程中发挥作用的其他转运因子,如在小鼠 A 型闰细胞的基侧膜发现 K^+-Cl^- 共转运子 KCC4,和 Cl^- 通道 CLC-K2,而 Cl^- 的外流对维持 AE 1 的功能是必需的。编码这些蛋白的基因突变可以导致小鼠 RTA,但其在人类的致病作用尚待进一步研究。

正常情况下,近端肾小管能重吸收 80% 肾小球滤过的 HCO_3^-,剩余的 20% 将通过髓袢、远端肾小管及集合管进一步重吸收。此过程依靠刷状缘膜的 Na^+-H^+ 交换体、基底膜的 Na^+-HCO_3^- 协同转运体和刷状缘膜上及细胞内的碳酸酐酶协同作用来完成。抑制近端小管钠的转运或肾小管液无钠,都能使近端肾小管对 HCO_3^- 的重吸收减少约 80%。

(二)肾小管酸中毒的发病机制及其研究进展

1. Ⅰ型肾小管酸中毒 又称为低钾性远端RTA,主要由远端肾小管乃至集合管泌 H^+ 异常减低导致,为此体内 H^+ 含量增加,引起酸中毒。目前研究认为其可能的细胞学机制包括:①肾小管上皮细胞 H^+ 泵衰竭,主动泌 H^+ 入管腔减少(分泌障碍);②肾小管上皮细胞通透性异常,泌入腔内的 H^+ 又被动扩散至管周液(梯度缺陷);③基侧膜上的 Cl^--HCO_3^- 交换障碍;④氢泵工作状态不能达到最佳,泌 H^+ 速率降低(速度障碍)。

近年研究认为在遗传性 Ⅰ型 RTA 的发生中存在多种基因突变。其中 *SLC4A1* 基因定位于 17q21-22,编码 Cl^--HCO_3^- 交换体 AE 1。*SLC4A1* 基因突变引起的 Ⅰ型 RTA 主要表现为常染色体显性遗传,少数为常染色体隐性遗传。已报道的可引起常染色体显性遗传的 *SLC4A1* 基因突变包括 *R589H*、*R589S*、*R589C*、*S613F*、*R901X* 和 *G609R*。引起常染

色体隐性遗传的 SLC4A1 基因突变包括 G701D、A858D 和 S773P。此外，ATP6V1B1 及 ATP6V0A4 的基因突变也能导致 Ⅰ 型 RTA 发生。

2. **Ⅱ型肾小管酸中毒**　又称为近端 RTA，系近端肾小管酸化功能障碍引起，表现为 HCO_3^- 重吸收障碍。主要机制有：①肾小管上皮细胞管腔侧 Na^+-H^+ 交换障碍，从而影响近端肾小管对 HCO_3^- 的重吸收；②肾小管上皮细胞基底侧 Na^+-HCO_3^- 协同转运（从胞内转运入血）障碍；③碳酸酐酶活性异常；④近端小管复合性转运功能缺陷。

研究证实，SLC4A4 基因的纯合点突变（298S、RS01H、Q29X）能引起遗传性Ⅱ型 RTA。对 SLC9A3 基因敲除小鼠的研究提示缺失 NHE3 活性，这些小鼠同时存在肾脏和肠道对 HCO_3^- 重吸收障碍，同时伴随轻度的代谢性酸中毒。但 SLC9A3 基因突变相关的家系研究目前还未见报道。人类 KCNK5 基因定位于 6p21，编码 TWIK 相关酸敏感的 2 型 K^+ 通道（TWIK-related acid sensitive K^+ channel 2，TASK2），研究证实 TASK2 基因失活小鼠会出现Ⅱ型 RTA。

3. **Ⅲ型肾小管酸中毒**　很少见，是Ⅰ型与Ⅱ型 RTA 的混合型。

4. **Ⅳ型肾小管酸中毒**　又称为高钾性远端 RTA，本病发病机制尚未完全清楚。醛固酮分泌减少或远端肾小管对醛固酮反应减弱，可能起重要致病作用，因此肾小管 Na^+ 重吸收及 H^+、K^+ 排泌受损，导致酸中毒及高钾血症。

第二节　肾小管酸中毒的临床表现和诊断

一般来说，RTA 的主要临床表现是：①AG 正常的高血氯性代谢性酸中毒；②电解质紊乱（低或高钾血症，有或无钙磷代谢紊乱）；③骨病。

一、Ⅰ型（低钾性远端）肾小管酸中毒

（一）分类及病因

能引起Ⅰ型 RTA 的病因很多，可分为先天遗传与后天获得两大类。前者与遗传相关，如遗传性椭圆细胞增多症、镰刀细胞贫血、髓质囊性病、肝豆状核变性等；后者常继发于各种肾小管-间质疾病，可见于慢性间质性肾炎（梗阻性肾病、止痛剂肾病、慢性马兜铃酸肾病、肾移植排斥反应等）、自身免疫性疾病（干燥综合征、系统性红斑狼疮、自身免疫性甲状腺炎、原发性高丙种球蛋白血症等）、药物（镇痛剂、两性霉素 B、含马兜铃酸中药等）或毒物（甲苯、棉酚等）肾损害，以及与肾钙化有关的疾病（原

发性甲状旁腺功能亢进、维生素 D 中毒、特发性尿钙增多症、髓质海绵肾等）。

（二）临床表现及辅助检查

Ⅰ型 RTA 的主要表现为 AC 正常的高血氯性代谢性酸中毒、低钾血症及钙磷代谢紊乱和骨病。

1. **AC 正常的高血氯性代谢性酸中毒**　化验尿液可滴定酸或（和）NH_4^+ 减少，即尿净排酸减少，尿呈碱性，pH>5.5；血 pH 下降，血清 Cl^- 增高。但是 AG 正常，此与其他代谢性酸中毒不同，可资鉴别。酸中毒早期代偿阶段临床上可无症状，而后出现厌食、恶心、呕吐、心悸、气短等表现，严重时出现深大呼吸及神智改变。婴幼儿生长发育迟缓。

2. **低钾血症**　管腔内 H^+ 减少，因而 K^+ 替代 H^+ 与 Na^+ 交换，使 K^+ 从尿中大量丢失（>20mmol/L），造成低钾血症。临床呈现：①骨骼肌异常：疲乏、软弱、无力，重者肢体软瘫、呼吸肌麻痹；②平滑肌异常：恶心、呕吐、腹胀、便泌、重者吞咽困难、肠麻痹；③心肌异常：心律失常及传导阻滞；④低钾血症肾病：尿浓缩功能差，呈现多尿乃至肾性尿崩症。

3. **钙磷代谢紊乱及骨病**　酸中毒能抑制肾小管对钙的重吸收，并使 $1,25(OH)_2D_3$ 生成减少，因此患者可出现高尿钙、低血钙，进而继发甲状旁腺功能亢进，导致高尿磷、低血磷。临床常出现骨病（成人骨软化症或儿童佝偻病，患者有骨痛、骨质疏松及骨畸形）肾结石及肾钙化。

（三）诊断

临床上出现 AC 正常的高血氯性代谢性酸中毒、低钾血症，化验尿中可滴定酸或（和）NH_4^+ 减少，尿 pH>5.5，Ⅰ型 RTA 诊断即成立。如果出现低血钙、低血磷、骨病、肾结石或肾钙化，则更支持诊断。

对于不完全性Ⅰ型 RTA 患者，应进行进一步检查，如氯化铵负荷试验（有肝病者需用氯化钙代替）、尿及血 PCO_2 测定、硫酸钠负荷试验、呋塞米试验等，其中最常做氯化铵负荷试验，给予氯化铵后患者尿 pH>5.5 则有诊断价值（详见后叙）。

二、Ⅱ型（近端）肾小管酸中毒

（一）分类及病因

导致Ⅱ型 RTA 的病因同样能分为先天遗传与后天获得两大类。前者多发生于儿童，常见于高胱氨酸尿症、半乳糖血症、糖原储积病、遗传性果糖耐受不良症、肝豆状核变性（即 Wilson 病）、碳酸酐酶缺乏、脑-眼-肾综合征（即 Lowe 综合征）等遗传性疾病。后者常见于成人，继发于各种肾小管-间质损害，包括药物肾损害（如乙酰唑胺、过期的四环素、含马兜铃酸中草药等），毒物肾损害（如铅、镉、汞、铜等重金属中毒），自身免疫性疾

病肾损害（如干燥综合征、系统性红斑狼疮、自体免疫性肝炎等），及多发性骨髓瘤、维生素 D 缺乏症等病肾损害。

（二）临床表现及辅助检查

Ⅱ型 RTA 的主要表现为 AC 正常的高氯性代谢性酸中毒及低钾血症。

1. AC 正常的高氯性代谢性酸中毒 化验尿液 HCO_3^- 增多，而可滴定酸及 NH_4^+ 正常，由于远端肾小管酸化功能正常，故尿 pH 仍可<5.5。患者血 pH 值下降，血清 Cl^- 增高，而 AC 正常。

2. 低钾血症 由于尿钾大量丢失，故低钾血症常较Ⅰ型 RTA 严重。

3. 钙磷代谢紊乱及骨病 低钙血症及骨病，尿路结石及肾钙化发生率远比Ⅰ型 RTA 低。

Ⅱ型 RTA 可以单独存在，但是更常为近端肾小管复合性转运功能缺陷——范可尼综合征（Fanconi syndrome）的一个组成，此时将同时出现肾性糖尿、氨基酸尿及磷酸盐尿。

（三）诊断

出现 AC 正常的高血氯性代谢性酸中毒、低钾血症，化验尿液 HCO_3^- 增多，可滴定酸和 NH_4^+ 正常，尿 pH 常<5.5，Ⅱ型 RTA 诊断即成立。如果同时出现范可尼综合征（肾性糖尿、氨基酸尿及磷酸盐尿），则更支持诊断。

对不完全性Ⅱ型 RTA 应做碳酸氢盐重吸收试验，给予碳酸氢钠后患者尿 HCO_3^- 排泄分数>15% 即可诊断（详见后叙）。

三、Ⅲ型（混合型）肾小管酸中毒

Ⅲ型 RTA 较少见。它兼有Ⅰ型及Ⅱ型 RTA 的表现，被认为是Ⅰ型及Ⅱ型的混合型，但是也有学者认为它不是一个独立的类型，而是Ⅰ型或Ⅱ型中的一个亚型。Ⅲ型 RTA 的远端肾小管酸化功能障碍比Ⅰ型还重，而且尿排出 HCO_3^- 也多，故其酸中毒程度常比单纯Ⅰ型或Ⅱ型都重，并发症也较多。

四、Ⅳ型（高钾性远端）肾小管酸中毒

（一）分类与病因

Ⅳ型 RTA 的常见病因包括醛固酮分泌减少和肾小管对醛固酮反应减弱两大类。醛固酮分泌减少可见于：①醛固酮及糖皮质激素皆缺乏：如原发性慢性肾上腺皮质功能减退症（即 Addison 病），双侧肾上腺切除，21-羟化酶缺乏，3β-羟类固醇脱氢酶缺乏等；②单纯醛固酮缺乏：如糖尿病肾病或肾小管间质性疾病所致低肾素低醛固酮血症，使用非甾类抗炎药、血管紧张素转化酶抑制剂（ACEI）、血管紧张素 AT1 受体阻滞剂（ARB）、或 β 受体阻滞剂等。肾小管对

醛固酮反应减弱可见于假性低醛固酮血症及某些肾小管-间质病（如梗阻性肾病、肾移植排异、镰刀细胞贫血肾病、环孢素 A 肾损害等）。

（二）临床表现及辅助检查

本型 RTA 多见于某些轻、中度肾功能不全的肾脏病（以糖尿病肾病、梗阻性肾病及慢性间质性肾炎最常见）患者，主要临床表现如下：

1. AG 正常的高氯性代谢性酸中毒 远端肾小管泌 H^+ 障碍，故尿 NH_4^+ 减少，尿 pH>5.5；血 pH 值下降，血清 Cl^- 增高，AC 正常。

2. 高钾血症 由于醛固酮分泌减少或肾小管对醛固酮反应减弱，故使远端肾小管泌 K^+ 减少，血 K^+ 升高。高钾血症严重时可致心律失常或心肌麻痹，必须警惕。

Ⅳ型 RTA 患者的代谢性酸中毒及高血钾严重程度与肾功能不全严重度不成比例，提示它们并非主要由肾功能不全引起。

3. 血清醛固酮水平减低或正常 醛固酮分泌减少引起的Ⅳ型 RTA 患者血清醛固酮水平将减低，而肾小管对醛固酮反应减弱者血清醛固酮水平可正常。

（三）诊断

轻、中度肾功能不全患者出现 AC 正常的高氯性代谢性酸中毒及高钾血症，化验尿 $NH4^+$ 减少，尿 pH>5.5，诊断即可成立。患者血清醛固酮水平降低或正常。

第三节　肾小管酸中毒的常用诊断试验

一、不完全性Ⅰ型肾小管酸中毒的诊断试验

疑诊不完全性Ⅰ型 RTA 时，应选择进行下述试验帮助确诊。

（一）氯化铵负荷试验

氯化铵负荷试验又称为酸负荷试验，是检查不完全性Ⅰ型 RTA 的最常用方法。试验前两天应停服碱性药，检查方法包括：①三日法：氯化铵 $0.1g/(kg \cdot d)$，分 3 次口服，连续 3 天，第三天服完药后每隔 1 小时收集尿液 1 次，共 5 次，用 pH 测定仪检测尿 pH 值，若尿 pH>5.5 则有诊断价值。②一日法：氯化铵 $0.1g/(kg \cdot d)$ 在 3~5 小时内服完，之后每小时收集尿液 1 次，共 5 次，用 pH 测定仪检测尿 pH 值，若>5.5 则阳性。

对有肝病或患者不能耐受氯化铵如出现恶心、呕吐时，可改服氯化钙 $[1mmol/(kg \cdot d)]$，试验方

法与氯化铵相同。

(二) 尿及血二氧化碳分压测定

1. 碳酸氢钠负荷试验　试验前3天应停服碱性药物。试验时静脉滴注7.5%碳酸氢钠,2～3ml/min,并每15～30分钟直立排尿1次,测尿pH及尿二氧化碳分压(PCO_2),当连续3次尿pH>7.8时,在两次排尿中间抽血测血PCO_2。正常人尿PCO_2会比血PCO_2高2.66～3.99kPa(20～30mmHg),而Ⅰ型RTA泌H^+障碍患者此差值小于2.66kPa(20mmHg)。

碳酸氢钠碱化尿液时,远端肾小管排泌的H^+与管腔中的HCO_3^-反应生成H_2CO_3。由于远端肾小管缺乏碳酸酐酶,不能使H_2CO_3脱水形成CO_2,逸入胞内,H_2CO_3需随尿流至较远部位特别是到达肾盂后,才能分解成CO_2及H_2O,此处CO_2不能被细胞吸收,所以尿PCO_2会明显升高。Ⅰ型RTA患者远端肾小管泌H^+障碍时,管腔内H^+减少,生成的H_2CO_3也少,故尿PCO_2不升高。

2. 中性磷酸盐负荷试验　试验时先静滴0.9mol/L的$NaHCO_3$,保持尿pH值于6.8左右。然后以1～1.5ml/min的速度静脉滴入0.2mol/L中性磷酸盐溶液,持续1～2小时。在开始静脉滴注后第2、3、4小时分别留取血及尿标本检测PCO_2。当尿磷酸盐浓度超过20mmol/L时,正常人尿PCO_2会比血PCO_2高3.33kPa(25mmHg)或更多,而Ⅰ型RTA泌H^+障碍者此差值<3.33kPa(25mmHg)。

在中性磷酸盐负荷后,大量HPO_4^-到达远端肾小管,与H^+结合生成$H_2PO_4^-$,后者再与HCO_3^-反应生成CO_2,使尿PCO_2升高。Ⅰ型RTA患者远端肾小管泌H^+障碍时,$H_2PO_4^-$生成少,故尿PCO_2不会升高。所以此试验意义与碳酸氢钠负荷试验相似,对确诊泌H^+障碍的不完全性Ⅰ型RTA很有意义。

(三) 硫酸钠试验

试验前3天停服碱性药物。传统方法是先予低盐饮食(钠入量20mmol/d)数日,以刺激远端小管对钠重吸收。现在的方法是先予9α-氟氢可的松1mg,提高钠的重吸收能力。12小时后静脉滴注4%硫酸钠500ml(45～60分钟内滴完),静脉滴注后每小时分别留尿1次,共4次,用pH测定仪测尿pH。试验结果:正常人尿pH<5.5,泌H^+障碍的Ⅰ型RTA患者尿pH>5.5甚至6.0。

注射硫酸钠后,远端肾小管腔中SO_4^{2-}浓度增加,提高了原尿的负电位,刺激H^+排泌,使尿pH值下降。Ⅰ型RTA患者远端肾小管泌H^+障碍时,尿pH值不下降。

(四) 呋塞米试验

肌肉注射呋塞米20～40mg,留取用药前及后4

小时内的尿液,用pH测定仪测尿pH值。正常人尿pH应降至5.5以下,Ⅰ型RTA患者尿pH>5.5。

祥利尿剂可使到达远端肾小管的Cl^-增加,增加管腔负电位,从而刺激H^+排泌,使尿pH下降。与磷酸钠试验相似,Ⅰ型RTA远端肾小管泌$H+$障碍时,尿pH值不下降。

二、不完全性Ⅱ型肾小管酸中毒的诊断试验

可做碳酸氢盐重吸收试验,方法如下:①口服法:给酸中毒患者口服$NaHCO_3$,从1mmol/(kg·d)开始,逐渐增加剂量,直至10mmol/(kg·d),当酸中毒被纠正后,同时测血和尿的HCO_3^-及肌酐,按公式计算尿HCO_3^-排泄分数。②静脉滴入法:给酸中毒患者静脉点滴500～700mmol/L浓度的$NaHCO_3$,速度4ml/min,每隔30～60分钟收集尿标本1次,间隔中间收集血标本,而后检测血和尿的HCO_3^-及肌酐,计算尿HCO_3^-排泄分数。正常者此排泄分数为零;Ⅱ型RTA>15%。计算公式如下:

$$HCO_3^-\text{排泄分数}(\%)=\frac{\text{尿}HCO_3^-\times\text{血肌酐}\times100}{\text{血}HCO_3^-\times\text{尿肌酐}}$$

注:血和尿的HCO_3^-单位为mmol/L,肌酐单位为μmol/L

第四节　肾小管酸中毒的治疗措施

RTA的致病病因明确并能治疗的话,应该积极治疗,例如应用免疫抑制剂治疗自身免疫性疾病,停用致病药物,驱除体内重金属毒物等。针对各型RTA本身应予如下治疗:

(一) Ⅰ型肾小管酸中毒

1. 纠正酸中毒　应补充碱剂,常用枸橼酸合剂(含枸橼酸、枸橼酸钠及枸橼酸钾),此合剂除能补碱外,尚能减少肾结石及钙化形成(肠道酸度降低会增加钙吸收,但形成的枸橼酸钙溶解度高易从尿排出)。为有效纠正酸中毒,有时还需配合服用碳酸氢钠。碱性药要分次服用,尽可能保持昼夜负荷均衡。

2. 补充钾盐　Ⅰ型RTA患者存在低钾血症时,需要补钾。给碱性药物纠正酸中毒时,更需要补钾,因为酸中毒矫正后尿钾排泄增加且血钾转入胞内可能加重低钾血症。服用枸橼酸钾补钾,而不用氯化钾,以免加重酸中毒。

3. 防治肾结石、肾钙化及骨病　服枸橼酸合

剂后,尿钙将主要以枸橼酸钙形式排出,其溶解度高,可预防肾结石及钙化。对已发生严重骨病而无肾钙化的患者,可小心应用钙剂及骨化三醇治疗,但应警防药物过量引起高钙血症。

(二) Ⅱ型肾小管酸中毒

纠正酸中毒及补充钾盐与治疗 Ⅰ 型 RTA 相似,但是 Ⅱ 型 RTA 丢失 HCO_3^- 多,单用枸橼酸合剂很难纠正酸中毒,常需配合服用较大剂量碳酸氢钠（6～12g/d）才能有效。重症病例尚可配合服用小剂量氢氯噻嗪,以增强近端肾小管 HCO_3^- 重吸收,不过需要警惕氢氯噻嗪加重低钾血症可能。

(三) Ⅳ型肾小管酸中毒

此型 RTA 治疗除纠正酸中毒与以上各型相同外,其他治疗存在极大差异。

1. 纠正酸中毒 应服用碳酸氢钠,纠正酸中毒也将有助于降低高血钾。

2. 降低高血钾 应进低钾饮食,口服离子交换树脂聚苯乙烯磺酸钠（sodium styrene sulfonate）促粪钾排泄,并口服袢利尿剂呋塞米促尿钾排泄。一旦出现严重高血钾（>6.5mmol/L）应及时进行透析治疗。

3. 肾上腺盐皮质激素治疗 可口服 9α-氟氢可的松（fludrocortisone）,低醛固酮血症患者每日服 0.1mg,而肾小管对醛固酮反应减弱者应每日服 0.3～0.5mg。服用氟氢可的松时,常配合服用呋塞米以减少其水钠潴留副作用。

（顾勇 牛建英）

参 考 文 献

1. 顾勇. 肾小管疾病//陈灏珠,林果为. 实用内科学. 第 13 版. 北京:人民卫生出版社,2009:2356-2379.

2. 关天俊. 肾小管性酸中毒//黎磊石,刘志红,主编. 中国肾脏病学. 北京:人民军医出版社,2008:1127-1135.

3. Both T,Zietse R,Hoorn EJ,et al. Everything you need to know about distal renal tubular acidosis in autoimmune disease. Rheumatol Int,2014,34(8):1037-1045.

4. Gil-Peña H,Mejía N,Santos F. Renal tubular acidosis. J Pediatr,2014,164(4):691-698.

5. Gao Y,Xu Y,Li Q,et al. Mutation analysis and audiologic assessment in six Chinese children with primary distal renal tubular acidosis. Renal Fail, 2014, 36 (8): 1226-1232.

6. Elhayek D,Perez de Nanclares G,Chouchane S,et al. Molecular diagnosis of distal renal tubular acidosis in Tunisian patients:proposed algorithm for Northern Africa populations for the ATP6V1B1, ATP6V0A4 and SCI4A1 genes. BMC Med Genet,2013,14:119.

7. Lee JH,Park JH,Ha TS,et al. Refractory rickets caused by mild distal renal tubular acidosis. Ann Pediatr Endocrinol Metab,2013,18(3):152-155.

8. Haque SK,Ariceta G,Batlle D. Proximal renal tubular acidosis:a not so rare disorder of multiple etiologies. Nephrol Dial Transplant,2012,27:4273-4287.

9. Khositseth S,Bruce LJ,Walsh SB,et al. Tropical distal renal tubular acidosis:clinical and epidemiological studies in 78 patients. Q J Med,2012,105:861-877.

10. Batlle D,Haque SK. Genetic causes and mechanisms of distal renal tubular acidosis. Nephrol Dial Transplant,2012,27:3691-3704.

11. P. Reddy. Clinical approach to renal tubular acidosis in adult patients. Int J Clin Pract,2011,65(3):350-360.

12. Jha R,Muthukrishnan J,Shiradhonkar S,et al. Clinical profile of distal renal tubular acidosis. Saudi J Kidney Dis Transpl,2011,22:261-267.

13. Gumz ML,Lynch IJ,Greenlee MM,et al. The renal H^+-K^+-ATPases:physiology,regulation,and structure. Am J Physiol Renal Physiol,2010,298:12-21.

14. Alper SL. Familial renal tubular acidosis. J Nephrol,2010,23:57-76.

15. Shao L,Xu Y,Dong Q,et al. A novel SLC4A1 variant in an autosomal dominant distal renal tubular acidosis family with a severe phenotype. Endocr,2010,37:473-478.

16. Zhu Q,Kao L,Azimov R,et al. Topological location and structural importance of the NBCe1-A residues mutated in proximal renal tubular acidosis. J Biol Chem,2010,285:13416-13426.

17. Tasic V,Korneti P,Gucev Z,et al. Atypical presentation of distal renal tubular acidosis in two siblings. Pediatr Nephrol,2008,23(7):1177-1181.

18. Walsh SB,Shirley DG,Wrong OM,et al. Urinary acidification assessed by simultaneous furosemide and fludrocortisone treatment:an alternative to ammonium chloride. Kidney Int,2007,71:1310-1316.

19. Laing CM,Toye AM,Capasso G.,et al. Renal tubular acidosis:developments in our understanding of the molecular basis. Int J Biochem Cell Biol,2005,37:1151-1161.

20. Rodriguez Soriano J. Renal tubular acidosis:the clinical entity. J Am Soc Nephrol,2002,13:2160-2170.

第二章　急性肾小管间质肾炎

对于肾小管间质性肾炎（tubulointerstitial nephritis, TIN）的认识，最早可追溯到1792年。当时一名为 Admiral John 的患者死于肾衰竭、高血压，尸体解剖时发现肾间质有明显炎症改变，推测与饮用船上含铅较高的淡水有关。TIN 是由多种病因引起、发病机制各异、以肾小管间质病变为主的一组疾病，按其肾脏病理变化的特点分为：以肾间质水肿、炎性细胞浸润为主的急性肾小管间质性肾炎（acute tubulointerstitial nephritis, ATIN）和以肾间质纤维化、肾小管萎缩为主的慢性肾小管间质性肾炎（chronic tubulointerstitial nephritis, CTIN）。文献报道10%~15%的急性肾衰竭和25%的慢性肾衰竭是分别由急、慢性 TIN 引起，因此 TIN 已日益受到重视。

本章将着重讨论 ATIN。文献报道，在蛋白尿或（和）血尿肾活检的病例中 ATIN 约占1%，而在急性肾损伤患者进行肾活检的病例中 ATIN 所占比例为5%~15%。ATIN 如能早期诊断、及时治疗，肾功能多可完全恢复或显著改善。因此，重视 ATIN 的早期诊断和治疗对提高肾脏疾病的整体防治水平具有重要意义。

第一节　ATIN 的病因及发病机制研究现状

一、病因

原发性 ATIN 的病因主要为药物及感染。历史上感染相关性 ATIN 十分常见，近代由于疫苗及大量抗微生物药物问世，许多感染都已能有效预防或（和）迅速控制，所以感染相关性 ATIN 患病率已显著下降；相反，近代由于大量新药上市，药物过敏日益增多，它已成为 ATIN 的首要病因。除此而外，尚有少数病因不明者，被称为"特发性 ATIN"，不过其后某些特发性 ATIN 如肾小管间质性肾炎-色素膜炎综合征（tubulointerstitial nephritis and uveitis syndrome, TINU）病因已基本明确，是自身抗原导致的免疫反应致病。常见病因已列入表8-2-1。

表8-2-1　引起急性肾小管间质肾炎的病因

病因种类	致病因素
药物：	
抗微生物药物	磺胺类，青霉素类，头孢类，大环内脂类，喹诺酮类，呋喃类，抗结核药等
非甾类抗炎药	各种非甾类抗炎药，包括 COX-2 抑制剂
利尿剂	呋塞米，依他尼酸，噻嗪类，氯噻酮，氨苯蝶啶等
溃疡病治疗药	H2 受体阻滞药（西咪替丁、雷尼替丁、法莫替丁等），质子泵抑制剂（奥美拉唑、泮托拉唑等）
其他药物	别嘌呤醇，硫唑嘌呤，卡托普利，卡马西平，苯妥英钠，地尔硫䓬，氯贝丁酯等
感染微生物：	
细菌	军团菌属，布氏杆菌属，白喉杆菌，葡萄球菌属，链球菌属等
病毒	EB 病毒，汉坦病毒，登革热病毒，腮腺炎病毒，巨细胞病毒，麻疹病毒，多瘤病毒，SARS 病毒，人免疫缺陷病毒等
其他微生物	螺旋体，疟原虫，弓形虫，立克次体，支原体，衣原体，真菌等
特发性：	
免疫	肾小管间质性肾炎-葡萄膜炎综合征

二、发病机制的研究现状

（一）药物过敏性 ATIN

药物已成为 ATIN 最常见的病因，免疫反应是其发病的主要机制。大多数研究显示本病主要由细胞免疫引起，但是也有研究在少数病例的肾活检标本中见到抗肾小管基底膜(TBM)抗体沉积,提示体液免疫也可能参与致病。所以不同病人及不同药物的发病机制可能有所不同。

1. 细胞免疫反应 有如下证据提示细胞免疫参与药物所致 ATIN 的发病:①肾间质呈现弥漫性淋巴细胞、单核-巨噬细胞和嗜酸粒细胞浸润;②免疫组化检查显示肾间质浸润细胞是以 T 淋巴细胞为主;③肾间质中出现非干酪性肉芽肿,提示局部存在迟发型超敏反应。

目前认为参与药物过敏性 ATIN 发病的细胞免疫反应主要是 T 细胞直接细胞毒反应及抗原特异性迟发型超敏反应。多数药物过敏性 ATIN 的肾间质浸润细胞是以 CD4$^+$细胞为主,CD4$^+$/CD8$^+$>1,而西米替丁和 NSAID 诱发的 ATIN 却以 CD8$^+$为主,CD4$^+$/CD8$^+$<1。药物(半抗原)与肾小管上皮细胞蛋白(载体)结合形成致病抗原,经肾小管上皮细胞抗原递呈作用,使肾间质浸润 T 细胞(包括 CD4$^+$和 CD8$^+$)致敏,当再次遇到此相应抗原时,CD4$^+$细胞就可通过Ⅱ类主要组织相容性复合物、CD8$^+$细胞通过Ⅰ类主要组织相容性复合物限制性地识别小管上皮细胞,诱发 T 细胞直接细胞毒反应和迟发型超敏反应(CD8$^+$细胞主要介导前者,而 CD4$^+$细胞主要介导后者),损伤肾小管,导致肾间质炎症(包括非干酪性肉芽肿形成)。

这些活化的 T 细胞还可以合成及释放大量细胞因子,包括 γ 干扰素、白介素-2(IL-2)、白介素-4(IL-4)、肿瘤坏死因子 α(TNF α)参与致病。同时细胞毒 T 细胞所产生的粒酶、穿孔素等物质,也具有细胞毒作用而损伤肾小管。此外,肾间质中激活的单核-巨噬细胞也能释放蛋白溶解酶、活性氧等物质加重肾小管间质损伤,并能分泌转化生长因子-β(TGF-β)活化肾间质成纤维细胞,促进细胞外基质合成,导致肾间质病变慢性化。

非甾体抗炎药(NSAID)在引起 ATIN 同时还可能引起肾小球微小病变病,其发病也与 T 细胞功能紊乱有关。NSAID 抑制环氧化酶,使前列腺素合成受抑制,花生四烯酸转为白三烯增加,后者激活 T 细胞。激活的辅助性 T 细胞通过释放细胞因子而使肾小球基膜通透性增加,引起肾病综合征。

2. 体液免疫反应 药物及其代谢产物可作为半抗原与宿主体内蛋白(即载体,如肾小管上皮细胞蛋白)结合形成致病抗原,然后通过如下体液免疫反应致病:①Ⅰ型超敏反应:部分病人血清 IgE 升高,外周血嗜酸粒细胞增多、出现嗜酸粒细胞尿,病理显示肾间质嗜酸粒细胞浸润,提示Ⅰ型超敏反应致病。②Ⅱ型超敏反应:部分病人血中出现抗 TBM 抗体,免疫病理显示 TBM 上有 IgG 及 C3 呈线样沉积,提示Ⅱ型超敏反应致病。这主要见于甲氧西林(methicillin,又称二甲氧苯青霉素及新青霉素Ⅰ)所致 ATIN,也可见于苯妥英钠、别嘌呤醇、利福平等致病者。目前认为这种抗 TBM 疾病的靶抗原是 3M-1 糖蛋白,由近曲小管分泌粘附于肾小管基底膜的外表面,分子量为 48kDa。正常人对此蛋白具有免疫耐受,但是药物半抗原与其结合形成一种新抗原时,免疫耐受即消失,即能诱发抗 TBM 抗体产生,导致 ATIN。此外,从前报道Ⅲ型超敏反应(循环免疫复合物致病)也可能参与药物过敏性 ATIN 发病,其实基本见不到这种病例。

(二) 感染相关性 ATIN

广义上的感染相关性 ATIN 也包括病原微生物直接侵袭肾间质导致的 ATIN 如急性肾盂肾炎,但是本章并不包含这一内容。此处所讲感染相关性 ATIN 仅指感染诱发免疫反应导致的 ATIN。

一般认为,感染相关性 ATIN 也主要是由细胞免疫反应致病,理由如下:①肾组织免疫荧光检查阴性,不支持体液免疫致病;②肾间质中有大量淋巴细胞和单核细胞浸润;③免疫组化检查显示肾间质中浸润的淋巴细胞主要是 T 细胞。

(三) TINU 综合征

TINU 综合征是一个 ATIN 合并眼色素膜炎的综合征,临床较少见。1975 年首先由 Dinrin 等报道,迄今报道 300 余例。此综合征的病因及发病机制至今尚不完全明确,但与机体免疫功能紊乱及遗传因素影响相关,简述如下:

1. 细胞免疫 目前较公认的发生机制是细胞免疫致病。其主要依据为:①患者的皮肤试验反应能力降低;②外周血中 T 细胞亚群(CD3$^+$、CD4$^+$、CD8$^+$)异常,CD4$^+$/CD8$^+$比值降低,CD56$^+$的 NK 细胞增高;③肾脏病理检查可见肾间质中有大量 CD3$^+$、CD4$^+$、CD8$^+$淋巴细胞浸润,多数报道以 CD4$^+$细胞为主,并长期存在。④在部分患者肾间质中可见非干酪性肉芽肿,提示局部存在迟发型超敏反应。

2. 体液免疫 目前有证据表明,TINU 综合征也可存在体液免疫的异常。其依据为:①患者存在多克隆高丙种球蛋白血症,尤以血 IgG 水平升高明显;②在部分 TINU 综合征患儿肾组织中检测出抗肾小管上皮细胞抗体成分。Wakaki 等对 1 例 13 岁女孩肾组织匀浆中的 IgG 纯化后测得 125kDa 抗体成分,证实为抗肾小管上皮细胞抗体,并通过免疫组化法明确该抗体存在于皮质区肾小管上皮细胞的胞浆中。③少数病例血清检测出抗核抗体、类风湿因子、抗肾小管及眼色素膜抗体等自身抗体及循环免疫复合物,提示体液免疫异常在部分 TINU 综合征中起作用,并可能是一种自身免疫性疾病。

3. 遗传因素　有关单卵双生兄弟、同胞姐妹共患 TINU 综合征,以及 TINU 综合征患者母亲患有肉芽肿病的报道,均强烈显示出本症具有遗传倾向。已有报道证实 TINU 综合征与人类白细胞抗原(HLA)系统有着密切关联,主要集中在 *HLA-DQA1* 和 *DQB1* 以及 *DR6*、*DR14* 等等位基因。

第二节　ATIN 的临床及病理表现、诊断与鉴别诊断

一、临床表现及辅助检查

(一) 临床表现

1. 药物过敏性 ATIN　典型表现如下:①用药史:患者发病前均有明确的用药史。20 世纪 80 年代前,青霉素、半合成青霉素、磺胺类等抗菌药物是诱发 ATIN 的主要药物;而 80 年代后,国内外文献报道诱发 ATIN 最多的药物是 NSAID 和头孢菌素类抗生素。②药物过敏表现:常为药物热及药疹(常为小米至豆大斑丘疹或红斑,弥漫对称分布,伴瘙痒)。③肾损害:患者常在用药后 1 ~ 数天出现尿化验异常和肾小球及肾小管功能损害(详见下述),少尿性(病情较重者)或非少尿性(病情较轻者)急性肾衰竭十分常见。

但是,NSAID 引起的过敏性 ATIN 常有如下独特表现:①虽然有患者在用药后 1 至数天出现肾损害,但是有的却可在用药后数周至数月才发病;②临床常无药物过敏的全身表现,如药物热及药疹;③在导致 ATIN 的同时,又能引起肾小球微小病变病,临床出现肾病综合征。若不认识它的这些特点,即易导致误漏诊。

2. 感染相关性 ATIN　常首先出现与感染相关的全身表现,而后才呈现尿化验异常、急性肾衰竭及肾小管功能异常。既往此 ATIN 常由细菌感染引起,而现代病毒等微生物引起者更常见。

3. TINU 综合征　常发生于青少年,女性居多。病前常有乏力、食欲减退、体重下降及发热等非特异症状,而后出现肾损害(尿化验异常、急性肾衰竭及肾小管功能异常)及眼色素膜炎(虹膜睫状体炎或全色素膜炎,常两侧同时发生)。少数患者眼色素膜炎出现在肾损害前,多数同时出现,或眼色素膜炎出现在肾损害后(1 ~ 数月)。患者常伴随出现血沉增快、血清 C 反应蛋白及 γ 球蛋白增高。

(二) 实验室表现

1. 尿常规化验　常表现为轻度蛋白尿(<1 ~ 2g/d,以小分子性蛋白尿为主),镜下血尿(甚至肉眼血尿),无菌性白细胞尿(早期尚能见嗜酸性粒细胞尿),以及管型尿(包括白细胞管型)。

2. 血常规化验　一般无贫血,偶尔出现轻度贫血。30% ~ 60% 的药物过敏性 ATIN 患者外周血嗜酸性粒细胞增多。

3. 肾小管损伤指标及肾小管功能检查　病人尿 N-乙酰-β-氨基葡萄糖苷酶(NAG)、γ-谷氨酰转肽酶(γ-GT)及亮氨酸氨基肽酶(LAP)增多,提示肾小管上皮细胞损伤。尿 β_2 微球蛋白、α_1 微球蛋白、视黄醇结合蛋白及溶菌酶常增多,提示近端肾小管重吸收功能障碍;尿比重和尿渗透压减低,提示远端肾小管浓缩功能减退。病人有时还能出现肾性尿糖,甚至范可尼综合征(Fanconi syndrome,呈现肾性糖尿、氨基酸尿及磷酸盐尿等),以及肾小管酸中毒。

近年,一些能反映早期急性肾损害的尿生物标记物检验已开始应用于临床,这对早期发现及诊断 ATIN 很有帮助,例如尿中性白细胞明胶酶相关脂质运载蛋白(neutrophil gelatinase-associated lipocalin,NGAL)检验,尿肾脏损伤分子-1(kidney injury molecule-1,KIM-1)检验,及尿白介素-18(interliukin 18,IL-18)检验等。

4. 肾小球功能检查　病人出现急性肾衰竭时,血肌酐及尿素氮将迅速升高,血清胱抑素 C 水平也升高。

5. 其他检验　对疑及药物诱发抗 TBM 抗体的患者,应进行血清抗 TBM 抗体检测。

(三) 影像学表现

超声等影像学检查显示 ATIN 患者的肾脏体积正常或增大,若能除外淀粉样变肾病及糖尿病肾病,肾脏体积增大对提示急性肾衰竭很有意义。

(四) ^{67} 镓核素扫描

20 世纪 70 年代末即有报道 ATIN 患者肾脏摄取核素 ^{67} 镓(^{67}Ga)明显增多,因此认为 ^{67}Ga 核素扫描有助 ATIN 诊断。但是,在此后的研究中发现 ^{67}Ga 核素扫描诊断 ATIN 的敏感性仅 58% ~ 68%,特异性也不高。因此,^{67}Ga 同位素扫描并不是理想

的 ATIN 检测指标,临床上很少应用。不过,文献报道急性肾小管坏死患者极少出现^{67}Ga 核素扫描阳性,因此认为此检查对鉴别 ATIN 与急性肾小管坏死仍有一定意义。

二、病理表现

(一) 光学显微镜检查

ATIN 的病理特点主要是肾间质炎细胞浸润及水肿。无论药物过敏性 ATIN、感染相关性 ATIN 或 TINU 综合征,肾间质中弥漫浸润的炎细胞均以淋巴细胞(主要是 T 细胞)及单核细胞为主,常伴不同程度的嗜酸粒细胞(药物过敏性 ATIN 最明显),并偶见中性粒细胞。可见肾小管炎(炎细胞趋化至肾小管周围,并侵入肾小管壁及管腔)。此外,在部分药物过敏性 ATIN 及 TINU 综合征患者的肾间质中,还可见上皮样细胞肉芽肿。肾小管上皮细胞常呈不同程度的退行性变,可见刷状缘脱落,细胞扁平,甚至出现灶状上皮细胞坏死及再生。肾小球及肾血管正常。

(二) 电子显微镜检查

无特殊诊断意义。NSAID 引起 ATIN 同时可伴随出现肾小球微小病变病,此时可见肾小球足细胞足突广泛融合。

(三) 免疫荧光检查

多呈阴性。但是药物(如甲氧西林)诱发抗 TBM 抗体致病者,能在 TBM 上见到 IgG 及 C3 呈线样沉积。

三、诊断与鉴别诊断

(一) 诊断

原发性 ATIN 确诊需要依靠肾组织病理检查,但是在此基础上还必须结合临床表现才能进行准确分类。

1. **药物过敏性 ATIN** 若有明确用药史,典型药物过敏表现(药疹、药物热、血嗜酸粒细胞增多等),尿检验异常(轻度蛋白尿、血尿、无菌性白细胞尿及管型尿),急性肾衰竭及肾小管功能损害(肾性糖尿及低渗透压尿等),一般认为临床即可诊断药物过敏性 ATIN(当然,能进行肾组织病理检查确认更好)。如果上述表现不典型(尤其是无全身药物过敏表现,常见于 NSAID 致病者),则必须进行肾穿刺病理检查才能确诊。

2. **感染相关性 ATIN** 若有明确感染史,而后出现 ATIN 肾损害表现(轻度尿检验异常、急性肾衰竭及肾小管功能损害)即应疑及此病,及时进行肾

活检病理检查确诊。

3. **TINU 综合征** 在出现 ATIN 肾损害表现前后,又出现眼色素膜炎(虹膜睫状体炎或全色素膜炎),即应高度疑及此病,及时做肾活检病理检查确诊。

(二) 鉴别诊断

应该与各种能导致急性肾衰竭的疾病鉴别,与肾小球及肾血管疾病鉴别不难,此处不拟讨论。只准备在此讨论如下两个疾病:

1. **药物中毒性急性肾小管坏死** 应与药物过敏性 ATIN 鉴别,尤其是无全身药物过敏表现的 ATIN。两者均有用药史,尿常规检验均改变轻微(轻度蛋白尿,少许红、白细胞及管型),都常出现少尿性或非少尿性急性肾衰竭。但是,药物中毒性急性肾小管坏死具有明确的肾毒性药物用药史,发病与用药剂量相关,而无药物过敏表现;尿检验无或仅有少许白细胞,无嗜酸性粒细胞;除某些肾毒性中药(如含马兜铃酸中草药)致病者外,很少出现肾性糖尿等近端肾小管功能损害。上述临床实验室表现可资初步鉴别。此外,正如前述,有学者认为^{67}Ga同位素扫描对两者鉴别也有意义,而肾活检病理检查可以明确将两者区分。

2. **IgG4 相关性 TIN** 这是近年才认识的一个自身免疫性疾病。此病能累及多个器官系统,被称为 IgG4 相关性疾病,但是也有约 5% 患者仅表现为 IgG4 相关 TIN,而无全身系统表现。此病仅表现为 TIN 且出现急性肾衰竭时,则需要与本章介绍的原发性 ATIN 鉴别。IgG4 相关 TIN 具有特殊的临床病理表现,例如血清 IgG4 水平增高,补体 C3 水平下降,肾活检病理检查在肾间质中可见大量 IgG4 阳性浆细胞浸润,并伴随轻重不等的席纹样纤维化等(详见第八篇第三章)。这些表现均与本文介绍的原发性 ATIN 不同,鉴别并不困难。

第三节 ATIN 的治疗对策、预后及防治展望

一、去除病因

早期诊断,去除病因是治疗的关键。对药物过敏性 ATIN 患者及时停用致敏药物,对感染相关性 ATIN 患者有效控制感染,都是治疗的关键第一步。许多患者在去除上述病因后病情可自行好转,轻者甚至可以完全恢复。

二、糖皮质激素治疗

一些较小型的非随机对照临床试验结果显示，糖皮质激素治疗药物过敏性 ATIN 疗效明显，与单纯停用致敏药物比较，ATIN 的完全缓解率更高，缓解时间缩短；但是，另外一些小型临床试验却未获得上述效果，认为与单纯停用致敏药物相比疗效无异。由于缺乏高质量大样本的前瞻随机对照临床试验证据，故目前尚难下确切结论。

根据主张用激素治疗学者的意见，对药物过敏性 ATIN 患者用激素治疗的指征为：①ATIN 病情严重，如肾功能急剧恶化需要透析治疗，或（和）病理检查肾间质炎症严重或肉芽肿形成；②停用致敏药后数日肾功能无明显改善者。若治疗过晚（往往 ATIN 病期已超过 3 周），病理检查已发现肾间质明显纤维化时，激素则不宜应用。

若拟用糖皮质激素进行治疗，那么激素起始剂量应多大？全部疗程应多长？目前也无指南推荐意见或建议。美国经典肾脏病专著《The Kidney》第 9 版认为可用泼尼松 1mg/（kg·d）作起始剂量口服，3～4 周后逐渐减量，再 3～4 周停药。国内不少单位主张泼尼松起始剂量宜小，30～40mg/d 即可，减停药方法与上基本相同。另外，如果应用糖皮质激素正规治疗 4 周无效时（这常见于治疗过晚病例），也应停用激素。

感染相关性 ATIN 是否也适用糖皮质激素治疗？意见更不统一。不少学者都主张仅给予抗感染治疗，而不应用激素，尤其在感染未被充分控制时。但是，某些感染相关性 ATIN（如汉坦病毒导致的出血热肾综合征）病情极重，感染控制后 ATIN 恢复十分缓慢，很可能遗留下慢性肾功能不全。有学者对这种患者应用了激素治疗，并发现其中部分病例确能有促进疾病缓解和减少慢性化结局的疗效，所以他们认为，在特定条件下，感染相关性 ATIN 在感染控制后仍可考虑激素治疗。

至于 TINU 综合征，由于它是一个自身免疫性疾病，故必须使用糖皮质激素治疗。TINU 综合应用激素治疗的疗效往往很好，对个别疗效较差者或（和）肾间质出现上皮样细胞肉芽肿者，必要时还可加用免疫抑制剂治疗。

三、免疫抑制剂治疗

药物过敏性 ATIN 一般不需要使用免疫抑制剂治疗。但是，也有报道认为，若激素治疗 2 周无效时，仍可考虑加用免疫抑制剂如环磷酰胺或吗替麦考酚酯。环磷酰胺的常用量为 1～2mg/（kg·d），一般仅用 4～6 周，不宜过长；而文献报道的吗替麦考酚酯用量为 0.5～1.0g，每日 2 次，应该服用多久，尚无统一意见。

另外，当药物诱发抗 TBM 抗体致病时，除需用激素及免疫抑制剂积极治疗外，必要时还要配合进行血浆置换治疗。不过自从甲氧西林被弃用后，现在抗 TBM 抗体所致 ATIN 已很难遇到。

四、透析治疗

当 ATIN 患者出现急性肾衰竭达到透析指征时（参见第十二篇第一章），就应及时进行透析，以清除代谢废物，纠正水电解质及酸碱平衡紊乱，维持生命，赢得治疗时间。

五、ATIN 的预后

药物过敏性 ATIN 的大系列研究资料显示，约 64.1% 的患者治疗后疾病能完全缓解，23.4% 能部分缓解，而 12.5% 将进入终末肾衰竭需依靠肾脏替代治疗维持生命。另一篇文献统计，约 36% 的药物过敏性 ATIN 将最终转变成慢性肾脏病。

影响疾病预后的因素如下：①治疗是否及时：这是影响疾病预后的关键因素。一般认为发病>3 周未及时停用致敏药物进行治疗者，往往预后差。②年龄：老年患者预后差。③病理检查：肾间质纤维化（常伴肾小管萎缩及肾小管周毛细血管消失）程度重者、出现上皮样细胞肉芽肿者预后差。但是血清肌酐峰值高低、病理检查肾间质炎细胞浸润轻重及是否存在肾小管炎，与疾病预后无关。

感染相关性 ATIN 的预后与感染是否被及时有效控制及肾损害严重程度密切相关。而 TINU 综合征从总体上讲预后较好，不过疾病（尤其眼色素膜炎）较易复发。

六、对 ATIN 治疗的思考及期望

正如前述，影响药物过敏性 ATIN 预后的首要因素是有否及时停用致敏药物，停药不及时的患者往往预后差。为此早期识别此病进而及时停用致敏药非常重要。既往在讲述本病临床表现时，很强调发热、皮疹及关节痛"三联征"，这"三联征"的描述最早来自于甲氧西林所致 ATIN 的报道，在甲氧西林被弃用后，近年已很少出现（文献报道仅呈现在约 10% 患者中）。为此在识别药物过敏性 ATIN 时，对"三联征"不宜过度强调，否则必将导致 ATIN 诊断延误。应该说，对所有用药后出现急性肾衰竭

及尿检验异常(轻度蛋白尿,伴或不伴血尿及无菌性白细胞尿)的患者,均应及时做肾活检病理检查,看是否药物过敏性 ATIN？这对于临床无全身过敏表现的 ATIN 患者(常见于 NSAID 致病时)尤为重要。

至今,对药物过敏性 ATIN 是否该用糖皮质激素治疗？看法仍未统一；而对某些感染相关性 ATIN 重症病例,在感染控制后能否应用激素去减轻病情、改善预后？争论更大。即使应用激素治疗,治疗方案(药物起始剂量,持续用药时间及停药指征等)应如何制订？也没有一致意见。这主要是由于对上述 ATIN 治疗,一直缺乏高质量的前瞻随机对照临床试验证据。ATIN 的发病率不是很高,正如前述,在血尿或(和)蛋白尿进行肾活检的患者中其所占比例仅 1% 左右,因此欲组织大样本的临床试验去验证某一治疗方案对 ATIN 的疗效,会有一定困难。但是这项工作必须去做,可能需要众多医疗单位参与的多中心研究去完成,我们期望在不久的将来能看到这种高质量的临床试验证据。

(解汝娟　隋满姝)

参 考 文 献

1. 吴燕,唐政. 肾小管间质疾病//黎磊石,刘志红. 中国肾脏病学. 北京:人民军医出版社,2008:1077-1059.

2. Kelly CJ, Neilson EG. Tubulointerstitial Diseases//Taal MW, Chertow GM, Marsden PA, et al. Brenner & Rector's The Kidney. 9th ed. Philadelphia: Saunders, 2012: 1340-1343.

3. Baker RJ, Pusey CD. The changing profile of acute tubulointerstitial nephritis. Nephrol Dial Transplant, 2004, 19: 8-11.

4. Praga M, Gonzalez E. Acute interstitial nephritis. Kidney Int, 2010, 77: 956-961.

5. Ulinski T, Sellier-Leclerc AL, Tudorache E, et al. Acute tubulointerstitial nephritis. Pediatr Nephrol, 2012, 27: 1051-1057.

6. Rossert J. Drug-induced acute interstitial nephritis. Kidney Int, 2001, 60: 804-817.

7. Perazella MA, Markowitz GS. Drug-induced acute interstitial nephritis. Nat Rev Nephrol, 2010, 6: 461-470.

8. Klassen S, Krepinsky JC, Prebtani AP. Pantoprazole-induced acute interstitial nephritis. CMAJ, 2013, 185: 56-59.

9. Raghavendran R, Shipman AR, Langman G, et al. Acute interstitial nephritis secondary to long-term use of cetirizine for the treatment of urticaria pigmentosa. Clin Exp Dermatol, 2013, 38: 100-101.

10. Klepser DG, Collier DS, Cochran GL. Proton pump inhibitors and acute kidney injury: a nested case-control study. BMC Nephrol, 2013, 14(1): 150.

11. Sampathkumar K, Ramalingam R, Prabakar A, et al. Acute interstitial nephritis due to proton pump inhibitors. Indian J Nephrol, 2013, 23(4): 304-307.

12. Melica G, Matignon M, Desvaux D, et al. Acute interstitial nephritis with predominant plasmacytic infiltration in patients with HIV-1 infection. Am J Kidney Dis, 2012, 59: 711-714.

13. Ikeda M, Takemura T, Hino S, et al. Molecular cloning, expression, and chromosomal localization of a human tubulointerstitial nephritis antigen. Biochem Biophys Res Commun, 2000, 268: 225-230.

14. 芮宏亮,谌贻璞,李安,等. 四种不同感染所致急性间质性肾炎. 医师进修杂志, 2003, 26(5): 23-24, 60.

15. Wakaki H, Sakamoto H, Awazu M. Tubulointerstitial nephritis and uveitis syndrome with autoantibody directed to renal tubular cells. Pediatrics, 2001, 107: 1443-1446.

16. Sanchez-Burson J, Garcia-Porrua C, Montero-Granados R, et al. Tubulo-interstitial nephritis and uveitis syndrome in Southern Spain. Semin Arthritis Rheum, 2002, 32: 125-129.

17. Mackensen F, Smith JR, Rosenbaum JT. Enhanced recognition, treatment, and prognosis of tubulointerstitial nephritis and uveitis syndrome. Ophthalmology, 2007, 114: 995-999.

18. Abed L, Merouani A, Haddad E, et al. Presence of autoantibodies against tubular and uveal cells in a patient with tubulointerstitial nephritis and uveitis (TINU) syndrome. Nephrol Dial Transplant, 2008, 23: 1452-1455.

19. Jahnukainen T, Ala-Houhala M, Karikoski R, et al. Clinical outcome and occurrence of uveitis in children with idiopathic tubulointerstitial nephritis. Pediatr Nephrol, 2011, 26: 291-299.

20. Saarela V, Nuutinen M, Ala-Houhala M, et al. Tubulointerstitial nephritis and uveitis syndrome in children: A prospective multicenter study. Ophthalmology, 2013, 120(7): 1476-181.

21. Levinson RD, Park MS, Rikkers SM, et al. Strong associations between specific HLA-DQ and HLA-DR alleles and the tubulointerstitial nephritis and uveitis syndrome. Invest Ophthalmol Vis Sci, 2003, 44: 653-657.

22. Lim AI, Tang SC, Lai KN, et al. Kidney injury molecule-1: more than just an injury marker of tubular epithelial

cells? J Cell Physiol,2013,228:917-924.

23. Schinstock CA,Semret MH,Wagner SJ,et al. Urinalysis is more specific and urinary neutrophil gelatinase-associated lipocalin is more sensitive for early detection of acute kidney injury. Nephrol Dial Transplant,2013,28:1175-1185.

24. Clerico A,Galli C,Fortunato A,et al. Neutrophil gelatinase-associated lipocalin(NGAL) as biomarker of acute kidney injury:a review of the laboratory characteristics and clinical evidences. Clin Chem Lab Med,2012,50(9):1505-1517.

25. Liu Y1,Guo W,Zhang J,et al. Urinary interleukin 18 for detection of acute kidney injury:a meta-analysis. Am J Kidney Dis,2013,62(6):1058-1067.

26. Cornell LD. IgG4-related tubulointerstitial nephritis. Kidney Int,2010,78:951-953.

27. Raissian Y,Nasr SH,Larsen CP,et al. Diagnosis of IgG4-related tubulointerstitial nephritis. J Am Soc Nephrol,2011,22:1343-1352.

28. Yamaguchi Y,Kanetsuna Y,Honda K,et al. Characteristic tubulointerstitial nephritis in IgG4-related disease. Hum Pathol,2012,43:536-549.

29. Gonzalez E,Gutierrez E,Galeano C,et al. Early steroid treatment improves the recovery of renal function in patients with drug-induced acute interstitial nephritis. Kidney Int,2008,73:940-946.

30. Clarkson MR,Giblin L,O'Connell FP,et al. Acute interstitial nephritis:clinical features and response to corticosteroid therapy. Nephrol Dial Transplant,2004,19:2778-2783.

31. Akimoto T1,Horikoshi R,Muto S,et al. Low-dose corticosteroid and gallium-67 scintigraphy and acute interstitial nephritis. Saudi J Kidney Dis Transpl,2014,25(4):864-868.

32. Preddie DC,Markowitz GS,Radhakrishnan J,et al. Mycophenolate mofetil for the treatment of interstitial nephritis. Clin J Am Soc Nephrol,2006,1:718-722.

33. Rodríguez-Iturbe B. Is mycophenolate mofetil a new treatment option in acute interstitial nephritis? Clin J Am Soc Nephrol,.2006,1(4):609-610.

第三章　IgG4 相关性肾小管间质肾炎

第一节　疾病认识史

IgG4 相关性肾小管间质性肾炎（IgG4-related tubulointerstitial nephritis，IgG4-TIN）是 IgG4 相关性肾病（IgG4-related kidney disease，IgG4-RKD）中最常见疾病，而 IgG4-RKD 又隶属于 IgG4 相关性疾病（IgG4-related disease，IgG4-RD）。

对 IgG4-RD 的认识起源于自身免疫性胰腺炎（autoimmune pancreatitis，AIP）。1995 年 Yoshida 等报道了 1 例慢性胰腺炎病例，并复习了文献报道的另 11 例类似病例，认为它是由自身免疫反应引起，从而建议将此病命名为 AIP。2001 及 2002 年 Hamano 等先后发现 AIP 患者血清 IgG4 水平升高，病变组织中有大量 IgG4 阳性（IgG⁺）浆细胞浸润。而后又逐渐认识到此病不但侵犯胰腺，而且能侵犯机体几乎每一个脏器，实际是一个系统性疾病，所以，后来这类疾病被统称为 IgG4 相关性系统疾病（IgG4-related systemic disease，2004 年 Kamisawa 等命名），或 IgG4 相关性疾病（2007 年 Zen 等命名）。该病现已获得国际广泛认可。

2004 年首次有个案报道 AIP 患者并发肾脏损害，病理表现为肾小管间质肾炎。近年来，陆续有更多 IgG4-RKD 的文献报道。一项横断面调查发现 IgG4-RD 患者中 8.8% 具有肾脏损害，并常伴其他脏器损害。另一项研究报道，5.4% 的 IgG4-RKD 患者只有肾脏损伤，而无其他脏器受累。

IgG4-RKD 的最常见表现为 IgG4-TIN，但是它也可能呈现为肾小球疾病或（和）肾血管疾病。IgG4 相关性肾小球病的主要病理类型是为膜性肾病（MN），除血清 IgG4 水平升高外，IgG4 相关性 MN（IgG4-MN）的临床及病理表现与特发性 MN 相似。但是 Alexander 等发现个别患者的肾小球可伴发节段性系膜及内皮细胞增生，而且肾小球内磷脂酶 A2 受体（PLA2R）免疫荧光染色阴性，这些表现又与特发性 MN 不同。IgG4-MN 经常与 IgG4-TIN 同时出现，但也可单独存在。文献报道，IgG4 相关性肾小球疾病还可能呈现系膜增生性肾炎、膜增生性肾炎及毛细血管内增生性肾炎。而 IgG4 相关性肾血管疾病较少见，主要为闭塞性静脉炎，近年报道也有闭塞性动脉炎，它们也常与 IgG4-TIN 并存。

下文将着重介绍 IgG4-TIN。

第二节　发病机制的研究现状及存在问题

一、发病机制的现有认识

IgG4-TIN 的发病机制还未明确，不少推测主要来自于对 IgG4-RD、特别是 AIP 发病机制的研究，提示多种免疫介导机制引起的炎性-纤维化过程在发病机制中发挥重要作用。

（一）自身免疫机制

自身免疫目前被认为是 IgG4-RD 最主要的发病机制，患者血清出现自身抗体及激素治疗有效都支持这一推断。对 AIP 研究发现，患者体内有多种针对上皮细胞不同成分（包括乳铁蛋白、碳酸酐酶 Ⅱ 和 Ⅳ、胰蛋白酶原、胰分泌型蛋白酶抑制物）的自身抗体。Yamamoto 等检测了 IgG4-RD 患者免疫复合物中的自身抗原，在所有患者中都检测到一个 13.1kDa 的蛋白，而在非 IgG4-RD 的对照组患者中没有测到此蛋白，因此推测这种蛋白可能是 IgG4-RD 发病中的一种自身抗原。

（二）过敏机制

过敏反应可能是 IgG4-TIN 的另一发病机制。Kamisawa 等报道了 45 例 AIP 患者，其中约半数具有过敏性疾病（如变应性鼻炎、花粉症、支气管哮喘、过敏性肺炎、异位性皮炎或药物过敏），化验外周血嗜酸细胞增多及血清 IgE 升高，因此认为 AIP 发病可能与过敏反应相关。Nakashima 等发现 IgG4-TIN 患者肾组织的白介素-4（IL-4）、白介素-10（IL-10）和转化生长因子-β（TGF-β）mRNA 表达显著增强，而白介素-2（IL-2）、干扰素-γ（IFN-γ）、白介素-17（IL-17）和白介素-6（IL-6）却无表达。作者认为辅助 T 细胞(Th2)的细胞因子(如 IL-4)及调节 T 细胞(Treg)的细胞因子(如 IL-10 和 TGF-β)表达上调均支持过敏反应致病。

(三) 遗传因素

对 IgG4-RD 的遗传易感性研究较少。日本学者 Kawa 等的研究提示人白细胞抗原(HLA)分子 DRB1*0405 和 DQB*0401 与 AIP 发病有关。韩国学者 Park 等的研究显示 HLA 分子 DQB1-57 位点上的天冬氨酸被非天冬氨酸取代与 AIP 复发有关。这些研究主要来自于亚洲,且均为 AIP 患者,所以此结果未必能推广到不同种族背景的人群及各种 IgG4-RD 病人。

(四) 感染因素

感染因素可能是 IgG4-RD 的触发因素。Frulloni 等在 2009 年报道 94% 的 AIP 患者体内存在抗幽门螺杆菌纤溶酶原结合蛋白(PBP)的抗体,而 PBP 与人胰腺腺泡细胞中的泛素蛋白连接酶 E3 成分 n 端-识别蛋白 2(UBR2)同源,该文作者已用免疫印迹试验证实从患者血清中提取纯化的抗 PBP 抗体能与 UBR2 起交叉免疫反应。Guarneri 等已发现人碳酸酐酶 II 和幽门螺杆菌 α-碳酸酐酶具有高度同源性,这个同源片段含有与 HLA 分子 B1*0405 的结合基序。这些结果提示在有遗传素质的宿主中幽门螺杆菌感染和 AIP 可能相关。但在 IgG4-RKD 患者中还没有发现感染与发病相关的证据。

二、发病机制中尚待解决的问题

根据铰链区结构的不同,IgG 可分为 4 个亚类,即 IgG1、IgG2、IgG3 和 IgG4。IgG4 是循环中含量最低的 IgG 亚类,占 IgG 总量的 3%~6%,平均浓度为 0.35~0.51mg/ml。

IgG4 在结构和功能方面是一个独特的抗体。已知 IgG4 分子具有"半抗体交换"(half-antibody exchange)特性,交换后重组的 IgG4 分子的两个 Fab 臂即可能结合不同的抗原,致使此 IgG4 抗体-抗原复合物不能与补体 C1q 结合,失去激活补体能力,而且它与免疫效应细胞上 Fc 受体的结合能力也十分低下,所以 IgG4 抗体不像其他 IgG 亚类,它只具有很低的潜在免疫活性。

血 IgG4 升高和肾间质中 IgG4+浆细胞增多是 IgG4-TIN 的突出表现,但是 IgG4 在此病发病机制中的作用仍不清楚。IgG4 抗体是致病抗体吗?根据上述 IgG4 的结构和功能特点,很难支持这种观点。

Yamaguchi 等对 IgG4-TIN 患者进行病理检查

发现,虽然间质中浸润的浆细胞是以 IgG4+细胞为主,但是 IgG1+及 IgG3+细胞也占有较高比例,而且除 IgG4 外,也有 IgG1 和 IgG3 在肾间质及肾小管基底膜(TBM)上沉积,部分病例还有补体 C3 以及 C1q 和 C4 沉积。与 IgG4 不同,IgG1 及 IgG3 具有很强的与 C1q 结合能力,能从经典途径激活补体系统。所以上述免疫病理检查结果提示,IgG4-TIN 可能是由 IgG1 及 IgG3 激活补体系统致病。假若果真如此,那 IgG4 在此中又发挥什么作用?仍旧不清。所以,此病的发病机制今后还需深入研究。

第三节　临床病理表现、诊断与鉴别诊断及思考

一、临床、实验室及影像学表现

(一) 肾损害的临床实验室表现

IgG4-TIN 好发于老年男性患者。尿化验可见轻度蛋白尿及镜下血尿。较早出现肾小管损伤表现如尿 N-乙酰-β-D-葡萄糖苷酶(NAG,肾小管上皮细胞受损标志物)和尿 α1-微球蛋白(近端肾小管回吸收功能检查)增高,其后肾小球滤过率(GFR)下降,血清肌酐增高。文献报道,2/1~2/3 患者在肾穿刺时已出现急性或慢性进展性肾衰竭。当 IgG4-TIN 并发 IgG4 相关肾小球膜性肾病时,可呈现大量蛋白尿及肾病综合征。

(二) 免疫血清学检查

约 80% 的 IgG4-TIN 患者血清总 IgG 及 IgG4 水平升高,出现高 γ-球蛋白血症。部分患者还伴随出现血清 IgE 升高及外周血嗜酸细胞增多。此外,血清总补体 CH50 及补体成分 C3 或(和)C4 水平也常下降,血清抗核抗体(ANA)及类风湿因子(RF)可呈阳性。但是,需要注意血清 IgG4 升高并不是 IgG4-RD 的特异性改变,此检验结果需与临床、影像学及病理学检查结果配合进行综合判断,才能确诊 IgG4-RD。

(三) 肾脏影像学检查

影像学检查能对某些 IgG4-TIN 诊断提供重要线索。常用增强计算机断层扫描(CT)或增强磁共振成像(MRI)进行检查,病变常累及双侧肾脏,主要侵犯肾皮质(常分布于皮质浅层),多发或单发。常表现为斑片状分布的低衰减小结节病灶,圆形或楔形,也有时表现为低信号强度的肿瘤样大团块。此外,还能见肾脏体积增大、肾盂壁增厚等影像学表现。

（四）其他脏器受累表现

80%的 IgG4-TIN 患者在诊断时或诊断前即已有 IgG4-RD 的其他脏器损伤,包括 AIP、腹膜后纤维化、硬化性胆管炎、涎腺炎、泪腺炎、淋巴结病、肺或肝损害等,并可有发热、关节痛及皮疹等全身表现。但是,也有部分患者仅有肾脏损害,或仅在其后疾病进展中出现其他脏器受累。腹膜后纤维化或输尿管炎性假瘤还可能诱发肾后梗阻性肾衰竭。

二、病理表现

IgG4-TIN 的诊断依赖于肾活检病理及免疫病理检查。

（一）光学显微镜检查

IgG4-TIN 的肾间质病变区域与正常组织分界清晰。炎症区域内可见多灶性或弥漫性分布的大量浆细胞及单个核细胞,并可见数量不等的嗜酸性粒细胞。有时上述细胞浸润肾小管管壁或管腔出现轻度肾小管炎(常为单个核细胞肾小管炎,偶有浆细胞或嗜酸性粒细胞肾小管炎)。随病程进展,肾间质逐渐出现纤维化,为膨胀性纤维化(能将彼此相邻的肾小管"挤开"),呈"席纹样"(或称"蔓藤纹样")分布,而且纤维束包绕浸润细胞的细胞集时能构成"鸟眼样"图案。常伴肾小管萎缩,甚至肾小管正常结构消失,此时仅能在六胺银染色(PASM染色)或过碘酸雪夫染色(PAS 染色)下见到 TBM 残片。

在 IgG4-TIN 的不同疾病阶段,肾间质浸润细胞与纤维化的比例常呈动态变化:①早期:肾间质大量浆细胞及单个核细胞浸润,仅伴轻微纤维化;②中期:肾间质膨胀性纤维化渐进增多,伴程度不等的细胞浸润;③晚期:肾间质呈现寡细胞性纤维化。在同一患者的不同组织标本中,病变新旧程度也常有差异。Raissian 等在因肿块行肾切除的两个组织标本中,观察到肿块中央部位纤维化明显而浸润细胞少,可是肿块周边部位却是浸润细胞多而纤维化轻。

（二）免疫荧光或免疫组化检查

可见 IgG,有时伴 C3、C1q,于 TBM 及肾小囊壁或(和)肾间质中沉积,呈颗粒样,节段或弥漫性分布。κ、λ 轻链也常阳性,且两者着色强度一致,提示沉积物中抗体是多克隆球蛋白。正如前述,Yamaguchi 等还进行了 IgG 亚类的免疫荧光检查,发现除 IgG4 外,IgG1 及 IgG3 在上述部位的沉积也十分明显。Raissian 等发现,上述 TBM 上沉积的免疫复合物常见于 IgG4-TIN 出现膨胀性纤维化时,而

早期细胞浸润阶段少见,且不出现于炎症区域外的正常肾组织。

肾间质中大量 IgG4+浆细胞浸润是 IgG4-TIN 的重要病理表现。在除外寡免疫复合物性新月体肾炎后(此病肾间质也可有 IgG4+浆细胞浸润,详见后述),用肾间质 IgG4+浆细胞>30 个/高倍视野作标准诊断 IgG4-TIN,其敏感性达到 100%,特异性可达92%。另有报道,在 IgG4-TIN 中 IgG 各亚类的染色结果显示,在肾间质浸润的 IgG+浆细胞中,IgG1+、IgG2+、IgG3+ 及 IgG4+ 的浆细胞所占比例分别为24.3%、4.9%、22.3% 和 49.5%。浆细胞中 IgG4+细胞/IgG+细胞比率>40% 时,诊断 IgG4-RD 的敏感性和特异性分别是 94.4% 和 85.7%。

（三）电子显微镜检查

于 TBM、肾小囊壁及肾间质中可见电子致密物沉积,此电子致密物沉积部位与免疫荧光检查所见免疫沉积物部位相一致。

三、诊断及鉴别诊断

（一）诊断

2011 年美国公布了 IgG4-TIN 诊断标准(表 8-3-1),日本肾脏病学会公布了 IgG4-RKD 诊断标准(表 8-3-2)。两个标准都是依靠免疫血清学检查、肾脏影像学及组织学检查,及肾外器官受累表现来进行诊断,日本标准还增加了肾损害的实验室检查内容。日本制定的 IgG4-RKD 诊断标准,当然也能适用于 IgG4-TIN 诊断。

表 8-3-1 2011 年美国 IgG4-TIN 诊断标准

组织学	富含浆细胞的肾小管间质肾炎,在细胞浸润最集中区域高倍视野下 IgG4+浆细胞>10 个[a] 免疫荧光、免疫组化或(和)电镜检查显示肾小管基底膜上免疫复合物沉积[b]
影像学	肾皮质浅层可见低衰减的小结节病灶,圆形或楔形,斑片状分布 弥漫性肾体积增大
血清学	血清 IgG4 水平或总 IgG 水平升高
其他脏器受累	包括自身免疫性胰腺炎,硬化性胆管炎,任何器官的炎性肿块,涎腺炎,炎性主动脉瘤,腹膜后纤维化及肺受累

注:诊断 IgG4-TIN 需有富含 IgG4+浆细胞的 TIN 组织学表现,和至少一项影像学、血清学或其他脏器受累表现
a 为必备标准;b 为支持标准,>80% 病例具有

表 8-3-2　2011 年日本肾脏病学会 IgG4-RKD 诊断标准

1. 肾损伤表现如尿化验异常或尿标记物异常或肾功能减退,同时伴随血清 IgG 升高、低补体血症或血清 IgE 升高
2. 肾脏影像学异常
    a. 增强 CT 检查示多发性低密度病灶
    b. 弥漫性肾脏增大
    c. 血管稀少的单个团块
    d. 肾盂表面规则的肾盂壁肥厚
3. 血清 IgG4 水平升高(IgG4≥135mg/dl)
4. 肾脏组织学表现
    a. 密集的淋巴浆细胞浸润,IgG4$^+$浆细胞>10/高倍视野或(和)IgG4$^+$/IgG$^+$浆细胞>40%
    b. 围绕淋巴细胞或(和)浆细胞巢的特征性纤维化
5. 肾外器官的组织学表现:密集的淋巴浆细胞浸润,IgG$^+$浆细胞>10/高倍视野或(和)IgG4$^+$/IgG$^+$浆细胞>40%

注:确诊:1+3+4 a,b、2+3+4 a,b、2+3+5、1+3+4a+5
疑似:1+4a,b、2+4a,b、2+5、3+4a,b
可能:1+3、2+3、1+4a、2+4a
附录:
1. 从临床及组织学上应除外如下疾病:韦格纳肉芽肿、Churg-Strauss 综合征及髓外浆细胞瘤
2. 从影像学上应除外如下疾病:恶性淋巴瘤、泌尿道癌症、肾梗死和肾盂肾炎(极少情况下需除外韦格纳肉芽肿、结节病和转移癌)

(二)鉴别诊断

1. 干燥综合征　即 Sjögren 综合征。此病临床上常呈现涎腺肿大及干燥症状,出现高 γ-球蛋白血症,病理检查显示肾小管间质性肾炎伴单个核细胞和浆细胞浸润,且 TBM 上可出现免疫沉积物,这些特点与 IgG4-TIN 十分相似。但是,如下几个特点可资鉴别:IgG4-TIN 血清抗 SSA/Ro 及 SSB/La 抗体阴性;干燥综合征无血清 IgG4 水平升高,且肾间质中浸润的浆细胞并非 IgG4$^+$浆细胞为主。

2. 抗中性粒细胞胞浆抗体(ANCA)相关性小血管炎　2010 年 Yamamoto 等报道,Churg-Strauss 综合征(现称嗜酸细胞性肉芽肿性多血管炎)与 IgG4-RD 极相似,患者血清 IgG4 水平显着升高,肾组织中有大量 IgG4$^+$浆细胞浸润;2010 年 Raissian 等及 2011 年 Houghton 等报道,ANCA 相关性寡免疫性肾小球肾炎患者的肾组织中也有中到大量 IgG4$^+$浆细胞浸润;2012 及 2013 年 Chang 等两次报道,韦格纳肉芽肿(现称为肉芽肿性多血管炎)患者的眼窝/眶周及鼻腔/鼻窦病变组织中有大量 IgG4$^+$浆细胞浸润,达到 IgG4$^+$浆细胞>30/高倍视野及 IgG4$^+$/IgG$^+$浆细胞>40%的标准,另有 1 例患者肾组织中 IgG4$^+$浆细胞为 30/高倍视野、IgG4$^+$/IgG$^+$浆细胞为 77%。因此,上述作者认为在确诊 IgG4-TIN 或 IgG4-RKD 前,应该除外 ANCA 相关性小血管炎。鉴别要点是血清 ANCA 检验是否阳性。

3. 其他疾病　有学者认为还需与狼疮性肾炎及髓外浆细胞瘤鉴别。前者可伴随出现肾间质炎症,肾间质中 IgG4$^+$浆细胞增多,TBM 上出现免疫沉积物,故需与 IgG4-TIN 鉴别,而狼疮性肾炎患者血清狼疮自身抗体阳性,肾脏病变以增殖性肾小球肾炎为主,可资鉴别。后者骨髓活检确诊浆细胞瘤是鉴别要点。

四、在疾病诊断上需思考的问题

(一)血清 IgG4 水平升高的判断标准及其诊断价值

正常人血清 IgG4 含量低,文献报道其正常值范围在 0.35~0.51mg/ml 或 30~60mg/dl。IgG4-RD 患者血清 IgG4 水平常明显升高,对提示本病具有重要意义。但是,不少非 IgG4-RD 患者的血清 IgG4 水平也升高,包括反复感染、自身免疫性疾病(如类风湿关节炎,干燥综合征、系统性硬化及 Churg-Strauss 综合征)、过敏、淋巴瘤和 Castleman 病等。为此,寻获一个对诊断 IgG4-RD 具有高敏感性及特异性,能与其他疾病较好鉴别的血清 IgG4 临界值十分重要。

最初用于诊断 AIP 及与胰腺癌鉴别的血清 IgG4 临界值是 135mg/L,现在它已被推广用于整个 IgG4-RD 诊断。Masaki 等对其诊断 IgG4-RD 的敏感性和特异性进行了检验,分别达到 97% 和 79.6%。2012 年 Yamamoto 等对 418 例患者(包括 IgG4-RD、风湿性疾病、过敏性疾病和其他疾病)的血 IgG4 水平进行研究后,认为诊断 IgG4-RD 的血清 IgG4 最佳临界值为 144mg/L,其敏感性和特异性分别达到 95.1% 和 90.8%。不过,他们利用相同人群,对临界值 135mg/L 作诊断标准的敏感性和特异性也进行了检验,结果也高达 96.1% 及 89.9%。用 135mg/L 与 144mg/L 作临界值时,两者诊断 IgG4-RD 的敏感性和特异性并无统计学差异,所以作者认为临界值 135mg/L 仍可应用于 IgG4-RD 诊断。

尽管用血清 IgG4 临界值来诊断 IgG4-RD 已有较高的敏感性和特异性,但是毕竟仍有假阳性和假阴性存在(假阴性主要出现在早期或限局性 IgG4-RD 病例),因此有学者已加用血清 IgG4/IgG 比率来帮助诊断。Yamamoto 等发现几乎所有的 IgG4-

RD 患者血清 IgG4/IgG 比率均>7%,但是若用此标准进行诊断,也有较大比例的 Churg-Strauss 综合征及 Castleman 病患者呈假阳性。Masaki 等比较了用血清 IgG4/IgG 比率>5% 至 >10% 作临界值诊断 IgG4-RD 的敏感性和特异性,最后选定了>8% 做诊断标准,其敏感性及特异性分别达到 95.5% 及 87.5%。

上述诊断 IgG4-RD 的血清 IgG4 临界值及血清 IgG4/IgG 比率临界值,均来自国外,尚无国人资料;此外,临床上这两个指标如何配合应用,是否像 Masaki 等建议的那样,IgG4/IgG 比率仅用于血清 IgG4 水平未达到临界值的患者? 即仅为一个补充手段? 也未明确,而且前述的美、日诊断标准也还没将血清 IgG4/IgG 比率纳入诊断指标。上述问题均有待今后解决。

(二) 肾组织中 IgG4⁺浆细胞增多的判断标准及其诊断价值

肾组织中大量 IgG4⁺浆细胞浸润是诊断 IgG4-RKD 的一个重要依据。但是,具体操作时,此浸润的 IgG4⁺浆细胞要达到多少才有诊断意义? 必须确定。

目前常用两个检测指标,即高倍视野下 IgG4⁺浆细胞的绝对数值及 IgG4⁺/IgG⁺浆细胞的比率。美国 IgG4-TIN 的诊断标准及日本 IgG4-RKD 的诊断标准都规定肾组织中 IgG4⁺浆细胞数>10/高倍视野即有诊断意义。Raissian 等验证,在除外 ANCA 相关性寡免疫性肾小球肾炎(32% 的此病患者可出现假阳性结果)后,用此标准诊断 IgG4-TIN,敏感性及特异性分别达到 100% 及 92%。但是,Masaki 等在不除外任何疾病情况下进行验证,发现其诊断 IgG4-RD 的敏感性虽为 100%,可是特异性仅才 38.1%。说明用 IgG4⁺浆细胞数>10/高倍视野做诊断标准时,必须小心除外假阳性病例,特别是除外 ANCA 相关性小血管炎包括寡免疫性肾小球肾炎、Churg-Strauss 综合征及韦格纳肉芽肿(详见前述)。

另一个指标为肾组织中 IgG4⁺/IgG⁺浆细胞比率,日本制订的 IgG4-RKD 诊断标准应用了这一指标,规定其>40% 具有诊断意义,而且指出 IgG4⁺浆细胞>10/高倍视野及 IgG4⁺/IgG⁺浆细胞>40% 两个指标达到一个即可。Masaki 等验证此指标诊断 IgG4-RD 的敏感性及特异性,它们分别为 94.40% 及 85.7%,具有较高诊断价值。但是,美国制订的 IgG4-TIN 诊断标准并未纳入此 IgG4⁺/IgG⁺浆细胞比率作为诊断指标。

在检测肾组织中的 IgG4⁺浆细胞数时要注意:需避开肾间质明显纤维化区域(此区域浸润细胞少),而挑选浸润细胞密集部位计数,至少应检测 5 个高倍视野下的细胞数,取平均值。

有学者还试用了另外两个组织学指标诊断 IgG4-RD,即肾间质“席纹样”纤维化及闭塞性静脉炎,发现它们的诊断特异性均达 100%,但是敏感性却很低,无法用于疾病诊断。

第四节　治疗措施与疾病转归

一、治疗措施

(一) 糖皮质激素

对激素治疗敏感是 IgG4-RD,包括 IgG4-TIN 在内的一个特点,绝大多数患者用激素治疗后短期内(1 个月左右)病情(包括血清 IgG4、补体 C3 等免疫血清学指标、影像学指标及肾功能等)即明显好转,甚至临床已出现肾功能损害、病理已显示较重肾间质纤维化的患者,激素治疗也常有效,能使肾功能不同程度恢复。但是,IgG4-TIN 的激素治疗目前仍无统一方案。文献中,诱导期泼尼松/泼尼松龙的起始剂量从前报道为 20 ~ 60mg/d,现在多为 30 ~ 40mg/d,而疾病缓解后的维持期治疗,包括激素剂量及用药持续时间,文献报道更不一致。

2010 年“日本难治性胰腺炎研究委员会”及“日本胰腺学会”制订了 AIP 治疗指南,该指南认为糖皮质激素治疗应该是 AIP 的标准治疗,建议诱导期口服泼尼松龙的起始剂量为 0.6mg/(kg·d),服 2 ~ 4 个月,然后每 1 ~ 2 周减日剂量 5mg,在 2 ~ 3 个月内渐减至维持剂量 2.5 ~ 5mg/d。诱导治疗后免疫血清学及影像学指标显著改善的患者,常需维持治疗 3 年以上。低剂量激素维持治疗对预防疾病复发有利。在 IgG4-TIN 的治疗方案未制订前,似可参考 AIP 治疗方案进行治疗。

(二) 免疫抑制剂

当出现激素抵抗或不耐受、或病情复发需要重新开始激素治疗时,为减少激素用量及副作用,已有小样本临床试验用激素配合免疫抑制剂如吗替麦考酚酯(MMF)治疗。另外,也有学者在 IgG4-RD 治疗缓解后,用硫唑嘌呤或 MMF 替代激素作维持治疗。

(三) 利妥昔单克隆抗体

对激素抵抗的 IgG4-RD 患者利妥昔单抗(抗 B 淋巴细胞 CD20 的单克隆抗体)可能是一个有希望的治疗方法。从 2008 年起已有用利妥昔单抗治疗

IgG4-RD 的小样本报告,用利妥昔单抗治疗的患者病情普遍在 1 个月内好转,升高的血清 IgG4 水平迅速下降,激素得以顺利减量至停用。

(四) 其他

针对 IgG4-RD 的疾病环节,一些新治疗措施正在开发中,例如:①用蛋白酶体抑制剂硼替佐米(boterzomib)抑制浆细胞生长进行治疗;②用 Th2 细胞的细胞因子阻滞剂(如白介素-4、白介素-13 及其他因子的阻滞剂)抑制 B 细胞分化进行治疗;③用抗白介素-5 的美泊利单抗(mepolizumab)抑制嗜酸性粒细胞生长及活化进行治疗。

二、疾病转归

AIP 具有较高的自发缓解率,一项 104 例患者的大样本研究报告此自发缓解率高达 74%,但是 IgG4-TIN 是否也同样容易自发缓解? 尚不清楚。

虽然糖皮质激素治疗 IgG4-RKD 常能获得很高缓解率,但是如果激素减、停过快,则疾病又易复发。Saeki 等观察到疾病复发时,已下降的血清 IgG4 水平会重新升高,而已上升的血清补体成分又会重新下降,提示血清 IgG4 和补体水平变化可能预测疾病复发,因此 IgG4-RKD 治疗缓解后仍应严密监测血 IgG4 和补体水平。现在已知,肾脏疾病多次复发能促进疾病向终末肾脏病进展。

此外,2012 年 Yamamoto 等报道,在 106 例 IgG4-RD 患者中,11 例在诊断 IgG4-RD 时或其后追踪期间发生了恶性肿瘤,恶性肿瘤发生率为 10.4%,较普通人群高 3.5 倍。2013 年 Saeki 等报道,在 43 例 IgG4-RKD 患者中,4 例有恶性肿瘤病史,6 例在诊断 IgG4-RKD 后发生了 7 种恶性肿瘤,2 例死于恶性肿瘤。所以,IgG4-RKD 患者需要长时间随访认真筛查恶性肿瘤发生可能。IgG4-RD 患者易发生恶性肿瘤的机制不清。

(谌贻璞　王国勤)

参 考 文 献

1. Yoshida K, Toki F, Takeuchi T, et al. Chronic pancreatitis caused by an autoimmune abnormality. Proposal of the concept of autoimmune pancreatitis. Dig Dis Sci, 1995, 40 (7):1561-1568.

2. Hamano H, Kawa S, Horiuchi A, et al. High serum IgG4 concentrations in patients with sclerosing pancreatitis. N Engl J Med, 2001, 344(10):732-738.

3. Umehara H, Okazaki K, Masaki Y, et al. A novel clinical entity, IgG4-related disease (IgG4RD): general concept and details. Mod Rheumatol, 2012, 22(1):1-14.

4. Takeda S, Haratake J, Kasai T, et al. IgG4-associated idiopathic tubulointerstitial nephritis complicating autoimmune pancreatitis. Nephrol Dial Transplant, 2004, 19(2): 474-476.

5. Zen Y, Nakanuma Y. IgG4-related disease:a cross-sectional study of 114 cases. Am J Surg Pathol, 2010, 34 (12):1812-1819.

6. Nishi S, Imai N, Yoshida K, et al. Clinicopathological findings of immunoglobulin G4-related kidney disease. Clin Exp Nephrol, 2011, 15(6):810-819.

7. Alexander MP, Larsen CP, Gibson IW, et al. Membranous glomerulonephritis is a manifestation of IgG4-related disease. Kidney Int, 2013, 83(3):455-462.

8. Sharma SG, Viase HL, D' Agati VD. IgG4-related tubulointerstitial nephritis with plasma cell-rich renal arteritis. Am J Kidney Dis, 2013, 61(4):638-643.

9. Perez Alamino R, Espinoza LR, Zea AH. The great mim-icker:IgG4-related disease. Clin Rheumatol, 2013, 32 (9):1267-1273.

10. Yamamoto M, Naishiro Y, Suzuki C, et al. Proteomics analysis in 28 patients with systemic IgG4-related plasmacytic syndrome. Rheumatol Int, 2010, 30(4):565-568.

11. Kamisawa T, Anjiki H, Egawa N et al. Allergic manifestations in autoimmune pancreatitis. Eur J Gastroenterol Hepatol, 2009, 21(10):1136-1139.

12. Nakashima H, Miyake K, Moriyama M, et al. An amplification of IL-10 and TGF-beta in patients with IgG4-related tubulointerstitial nephritis. Clin Nephrol, 2010, 73 (5):385-391.

13. Kawa S, Ota M, Yoshizawa K, et al. HLA DRB1 0405-DQB10401 haplotype is associated with autoimmune pancreatitis in the Japanese population. Gastroenterology, 2002, 122(5):1264-1269.

14. Park DH, Kim M, Oh H, et al. Substitution of aspartic acid at position 57 of the DQbeta1 affects relapse of autoimmune pancreatitis. Gastroenterology, 2008, 134(2): 440-446.

15. Frulloni L, Lunardi C, Simone R, et al. Identification of a novel antibody associated with autoimmune pancreatitis. N Engl J Med, 2009, 361(22):2135-2142.

16. Guarneri F, Guarneri C, Benvenga S. Helicobacter pylori and autoimmune pancreatitis:role of carbonic anhydrase via molecular mimicry? J Cell Mol Med, 2005, 9(3):

741-744.

17. Nirula A, Glaser SM, Kalled SL et al. What is IgG4? A review of the biology of a unique immunoglobulin subtype. Curr Opin Rheumatol, 2011, 23(1): 119-124.

18. Yamaguchi Y, Kanetsuna Y, Honda N, et al. Characteristic tubulointerstitial nephritis in IgG4-related disease. Hum Pathol, 2012, 43(4): 536-549.

19. Raissian Y, Nasr SH, Larsen CP, et al. Diagnosis of IgG4-related tubulointerstitial nephritis. J Am Soc Nephrol, 2011, 22(7): 1343-1352.

20. Saeki T, Nishi S, Imai N, et al. Clinicopathological characteristics of patients with IgG4-related tubulointerstitial nephritis. Kidney Int, 2010, 78(10): 1016-1023.

21. Cornell LD. IgG4-related kidneydisease. Semin Diagn Pathol, 2012, 29(4): 245-250.

22. Takahashi N, Kawashima A, Fletcher JG, et al. Renal involvement in patients with autoimmune pancreatitis: CT and MR imaging findings. Radiology, 2007, 242(3): 791-801.

23. Masaki Y, Kurose N, Yamamoto M, et al. Cutoff values of serum IgG4 and histopathological IgG4+ plasma cells for diagnosis of patients with IgG4-related disease. Int J Rheumatol, 2012, 2012: 580814.

24. Kawano M, Saeki T, Nakashima H, et al. Proposal for diagnostic criteria for IgG4-related kidney disease. Clin Exp Neohrol, 2011, 15(5): 615-626.

25. Yamamoto M, Takahashi H, Suzuki C, et al. Analysis of serum IgG subclasses in Churg-Strauss syndrome—the meaning of elevated serum levels of IgG4. Intern Med, 2010, 49(14): 1365-1370.

26. Houghton DC, Troxell ML. An abundance of IgG4+ plasma cells is not specific for IgG4-related tubulointerstitial nephritis. Mod Pathol, 2011, 24(11): 1480-1487.

27. Chang SY, Keogh KA, Lewis JE, et al. IgG4-positive plasma cells in granulomatosis withpolyangiitis(Wegener's): a clinicopathologic and immunohistochemical study on 43 granulomatosis with polyangiitis and 20 control cases. Hum Pathol, 2013, 44(11): 2432-2437.

28. Yamamoto M, Tabeya T, Naishiro Y, et al. Value of serum lgG4 in the diagnosis of IgG4-related disease and in differentiation from rheumatic diseases and other diseases. Mod Rheumatol, 2012, 22(3): 419-425.

29. Monach PA. IgG4-related Disease: 2013 Update. Curr Treat Options Cardiovasc Med, 2013, 15(2): 214-223.

30. Kamisawa T, Okazaki Y, Kawa S et al. Japanese consensus guidelines for management of autoimmune pancreatitis: III. Treatment and prognosis of AIP. J Gastroenterol, 2010, 45(5): 471-477.

31. Khosroshahi A, Carruthers MN, Deshpande V, et al. Rituximab for the treatment of IgG4-related disease: lessons from 10 consecutive patients. Medicine (Baltimore), 2012, 91(1): 57-66.

32. Saeki T, Kawano M, Mizushima I, et al. The clinical course of patients with IgG4-related kidney disease. Kidney Int, 2013, 84(4): 826-833.

33. Yamamoto M, Takahashi H, Tabeya T, et al. Risk of malignancies in IgG4-related disease. Mod Rheumatol, 2012, 22(3): 414-418.

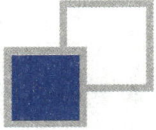

第九篇

血栓性微血管病

第一章　溶血性尿毒症综合征

第一节　溶血性尿毒症综合征发病机制研究现状

溶血性尿毒症综合征（hemolytic uremic syndrome，HUS）属于经典的血栓性微血管病（thrombotic microangiopathy，TMA）之一，最早于1955年由Gasser等人报道，临床上主要表现为微血管病性溶血性贫血，血小板减少及急性肾损伤三联征。病因涉及基因异常、病原体侵袭及药物损害等多种因素。目前对其发病机制的研究主要涉及以下几个方面。

一、细菌感染

（一）大肠杆菌（产志贺毒素菌株）

腹泻相关HUS（D+HUS）由产志贺毒素（Shiga toxin，Stx）的细菌引起，主要是大肠杆菌O157：H7（60%）或其他产Stx的细菌（40%）。志贺毒素分为两种，即志贺毒性1（Stx1）（以O157：H7为主）和志贺毒性2（Stx2）（如2011年在欧洲引起流行性HUS的O104：H4）。上述细菌通过粪口途径引起肠道感染，临床表现为腹泻。细菌黏附在肠道黏膜表面，分泌Stx，后者一旦通过损伤肠黏膜进入血循环，可以迅速与血液循环中的中性粒细胞结合，到达损伤的靶器官，由于肾脏肾小球内皮细胞能高表达Stx受体，故肾脏受累常较突出。

Stx引起血管内皮细胞损伤是D+HUS发病的中心环节，其具体机制如下：Stx由1个亚单位A以及5个亚单位B组成。亚单位A与细菌的细胞毒作用相关，其解离后从高尔基体转移到内质网并进一步剪切为亚单位A1和A2。亚单位A1通过与60s的核糖体亚单位结合而抑制蛋白质合成从而发挥其细胞毒效应。亚单位B可以与细胞膜上特异的N-脂酰鞘氨醇三己糖（globotriaosylceramide，Gb3）糖脂受体相结合。该毒素与细胞膜受体结合后可以进入细胞内，使细胞表达各种炎性因子如白介素-1（IL-1）和肿瘤坏死因子-α（TNFα）。这些因子可以上调内皮细胞的糖鞘脂Gb3受体，从而使内皮细胞更易与Stx结合。随后发生的不同靶器官的微血管损伤则引起不同的临床表现：与肠道黏膜血管网内皮细胞结合则引起出血性结肠炎，与血管内皮细胞结合则引起溶血及血小板减少，与肾脏微血管内皮细胞结合则引起急性肾损伤等。内皮细胞损伤后，内皮下基质暴露，凝血系统及补体系统被激活，进一步造成炎症反应、血小板黏附聚集及纤维素沉积。红细胞通过受损的毛细血管时易发生机械损伤，进而发生溶解。同时，受损的内皮细胞由于失去正常的抗凝功能，最终导致微血栓的形成。

（二）侵袭性肺炎链球菌

侵袭性肺炎链球菌相关的HUS发病机制主要为Thomsen-Friedenreich抗原（TF抗原）的暴露。在生理状态下，TF抗原存在于人体红细胞、血小板及肾小球内皮细胞的表面，并被N-乙酰神经氨酸覆盖。如患者感染了产神经氨酸酶的肺炎链球菌，细菌分泌的神经氨酸酶可以分解细胞表面的N-乙酰神经氨酸，使TF抗原暴露。TF抗原暴露后，机体会产生针对TF抗原的自身抗体，引发免疫反应，造成红细胞、血小板及肾小球内皮细胞的损伤，最终导致HUS的发生。

二、补体调节分子异常

补体系统是人类天然免疫系统的重要组成成分，补体活化后可识别并清除外源微生物、机体凋亡组织及免疫复合物。同时，机体还存在抑制补体活化的调节蛋白，从而避免了补体过度激活而导致对机体自身的损伤。如果补体调节蛋白的功能出现异常，则会导致相关疾病。

在生理情况下，血管内皮细胞可以通过多种补体调节蛋白来避免补体介导的损伤，如H因子（CFH）、I因子（CFI）、膜辅助蛋白（MCP）等。当上述因子出现异常（如基因突变或机体产生针对补体调节蛋白的自身抗体）或补体活化分子基因突变后功能增强（即不再受补体调节蛋白的调节作用）时，均可引起补体在内皮细胞表面出现不适当的过度激活,从而引起内皮细胞损伤,导致 HUS。由于肾脏对补体活化异常敏感,故此类患者肾脏受累突出。以下就常见补体调节蛋白或相关因子功能异常所致 HUS 的机制作一详述。

(一)H 因子

CFH 是血清中浓度最高的补体调节蛋白之一,由 20 个独立的能折叠的结构域组成,这些结构域称为短一致重复片段(SCRs)。CFH 基因位于 1q32,是 1213 个氨基酸残基组成的 150kDa 的糖蛋白,主要由肝脏合成,肾脏的系膜细胞、足细胞、血小板、外周血单个核细胞、视网膜色素上皮细胞、神经胶质细胞、成纤维细胞、内皮细胞等也有部分表达。CFH 能够与多个配体如 C3b、肝素、C-反应蛋白(CRP)等相互作用,提示 CFH 功能的复杂性。目前已知 CFH 有 3 个与 C3b 结合的位点,分别位于 SCR1-4、11-14 和 19~20;3 个与肝素结合的位点,分别位于 SCR7、13 和 20;3 个与 CRP 结合的位点,分别位于 7~8、11~13 和 16~20。CFH 在补体旁路途径活化的早期起着重要的调节作用,一方面可以作为 CFI 的辅助因子降解 C3b,转化成 iC3b;另一方面可以通过与 B 因子的裂解产物 Bb 竞争性结合 C3b 使 C3 转化酶生成减少,同时加速已形成的 C3 转化酶的降解。

在非典型的溶血性尿毒症综合征(aHUS)患者中近 30%~50% 存在 CFH 水平降低或缺如,目前认为主要原因包括:CFH 基因纯合/杂合缺陷或存在抗 CFH 的自身抗体。纯合突变时血清 CFH 缺乏,通常在正常水平的 10% 以下,患者可表现为散发 aHUS 或有家族史,通常在婴幼儿期发病。杂合缺陷的患者血清补体水平正常或接近正常,CFH 水平为正常水平的 50% 左右。CFH 的基因突变主要发生于 SCR19-20,多为单个氨基酸的突变,使 CFH 与相应配体及内皮细胞的结合能力下降,从而引起临床病变。另外,6%~10% 的 aHUS 患者中存在抗 CFH 的自身抗体。目前认为抗 CFH 自身抗体的主要结合位点也在 SCR19~20,研究提示其可能是通过降低 CFH 与 C3b、肝素及与细胞结合的能力而致病。

(二)I 因子

CFI 是另一种由肝脏合成的补体调节因子,由一条重链与轻链组成,主要在循环(液相)中发挥作用。其生物学功能是通过降解 C3b 及 C4b 而抑制 C3 转化酶的形成,从而抑制补体的激活。CFI 生物学功能的发挥依赖于与其他辅助因子如 CFH、C4 结合蛋白(C4BP)及 MCP 的相互作用。

CFI 的基因编码位于 4 号染色体长臂 2 区 5 带。CFI 基因缺陷外显率较低,故大多为散发病例而非家族遗传。CFI 基因缺陷时,补体活化不受控制,其结果类似于 CFH 基因缺陷,最终会导致 TMA 的发生。

(三)膜辅助蛋白

MCP 又称 CD46,是一类广泛表达于细胞表面的跨膜补体调节因子。除红细胞外,MCP 几乎表达于体内的所有细胞。其生物学功能为辅助 CFI 降解沉积于细胞表面的 C3b 和 C4b。其编码基因毗邻 CFH 编码基因,基本结构单位也为 SCR 结构域。

与 CFH 基因突变相似,MCP 基因缺陷可导致其表达量减少、与 C3b 的结合能力降低及 CFI 辅助活性降低,引起补体在细胞表面的过度激活从而致病。MCP 基因缺陷能以常染色体显性遗传或常染色体隐性遗传方式遗传。但单纯 MCP 基因缺陷并不一定致病,携带 MCP 基因缺陷者病情也较轻,这可能与其他因素的参与有关。

(四)B 因子

B 因子(CFB)是补体旁路激活途径的固有成分之一,具有旁路途径转化酶的酶切位点。aHUS 患者中 B 因子基因突变的报道较少。研究认为 CFB 突变可增加 C3bB 的合成或使 C3bBb 不易被促衰变因子或 CFH 降解,故可使酶活性增强,使更多补体成分沉积于肾小球内皮细胞而致病。

(五)其他补体相关因子

有报道血栓调节蛋白(thrombomodulin,TM)的基因缺陷可引发 aHUS。TM 是一种普遍存在于内皮细胞表面的糖蛋白,具有抗凝、抗炎和细胞保护等多重作用。其可在补体辅助因子(CFH 和 C4BP)存在的条件下辅助 CFI 降解 C3b,还可激活羧肽酶原 B,加速过敏毒素 C3a 和 C5a 的降解。TM 还可以激活蛋白 C,从而发挥其抗凝及促纤溶的作用。若 TM 基因缺陷可影响其与配体的结合,从而影响其对补体的调节功能而导致血栓形成。

展望:虽然目前 HUS 的诊断水平有了较大提高,但发病机制仍有待进一步阐明。部分患者可能几种机制并存。例如:有的 D+HUS 患者,尚存在补体功能的缺陷;有的 aHUS 患者,存在两种以上明确的补体调节蛋白功能缺陷;有的药物诱导的 aHUS 患者,还同时存在 ADAMT-13 或补体 CFH 的功能异常等等。这就要求我们在 HUS 机制研究进展十分迅速的今天,更要从基因背景及有关成分的生物学功能改变等多方面考虑,避免思维的局限性。

第二节 溶血性尿毒症综合征的分类

根据病因学及临床特征等的不同,可将 HUS 分为两大类:一类是典型 HUS,也称腹泻相关型 HUS(D+HUS),另一类为无腹泻的 HUS(D-HUS),也称不典型溶血性尿毒症综合征(aHUS)。

近年来也有学者提出应根据不同的发病机制对 HUS 进行分类,如病因明确者如细菌感染、补体系统异常等及疾病相关者如肿瘤、移植、妊娠、自身免疫病所致等,可能更有助于临床的诊治。表 9-1-1 是 TMA 分类的总汇,也同样适用于 HUS 的分类。

表 9-1-1 血栓性微血管病分类

病因明确:细菌感染(大肠杆菌、侵袭性肺炎链球菌)
　　　　　补体系统异常(遗传性、获得性)
　　　　　ADAMTS-13 缺陷(遗传性、获得性)
　　　　　维生素 B_{12} 缺陷
　　　　　药物相关(奎宁等)

疾病相关:人获得性免疫缺陷病毒和其他病毒感染
　　　　　肿瘤、化疗、放疗
　　　　　移植:异基因造血干细胞移植、实体器官移植、钙调素抑制剂
　　　　　妊娠:HELLP 综合征
　　　　　口服避孕药
　　　　　结缔组织病:系统性红斑狼疮、抗磷脂综合征
　　　　　肾小球疾病
　　　　　胰腺炎
　　　　　恶性高血压
　　　　　血管内皮生长因子(VEGF)拮抗剂
　　　　　其他家族遗传病

第三节 溶血性尿毒症综合征的疾病表现

一、临床表现

HUS 主要表现为微血管病性溶血、血小板减少和急性肾损伤,肾受累常较为严重,而不同类型的 HUS 又各具特点。

(一)D+HUS

D+HUS 多见于儿童,常先有前驱腹泻症状,后

发生急性肾损伤。有文献报道,其总体发病率为每年 2.1 人/10 万人,小于 5 岁的儿童发病率最高达每年 6.1 人/10 万,而 50～59 岁成人发病率最低为每年 0.5 人/10 万人。

前驱症状:近 90% 的患者有前驱症状,大多为"胃肠炎"表现,如腹痛、腹泻、呕吐及纳差,伴中度发热。腹泻严重者可为脓血便,类似溃疡性结肠炎,少数病例以呼吸道感染为前驱症状。前驱期可持续数天至数周,其后常有一段无症状间歇期。

贫血及血小板减少:常在前驱期后 5～10 天(也有长至数周)突然发病,以微血管病溶血所致贫血及血小板减少所致出血为突出表现。患者常表现为面色苍白、黄疸(占 15%～30%)、皮肤黏膜出血(皮肤出血点、瘀斑、甚至血肿)、呕血、便血及血尿,部分重症患者还可出现贫血相关性心力衰竭。患者肝脾常增大。

急性肾衰竭:与贫血几乎同时发生。患者肾功能急剧恶化、出现水电解质平衡紊乱和酸中毒,严重时进展至少尿或无尿。常伴发高血压。

此外,部分患者还可以出现中枢神经系统症状,如头痛、嗜睡、性格异常、抽搐、昏迷及共济失调等。

(二)aHUS

与 D+HUS 相比,aHUS 患者更好发于成人。虽无腹泻症状,但也常伴其他胃肠道表现。患者迅速出现少尿或无尿性急性肾衰竭及恶性高血压,其中约 50% 患者可进展至终末期肾脏病(ESRD)。儿童中最为常见的 aHUS 为产神经氨酸酶肺炎链球菌感染相关的 HUS,临床可表现为肺炎和脑脊髓膜炎,严重者发生呼吸窘迫综合征和败血症。应注意的是该组患者的临床表现常可因血浆疗法而加重,需要警惕。

值得一提的是,随着现代遗传学及免疫学技术的发展,近年在 aHUS 中又分出一个亚类,名为 DEAP-HUS(deficient for CFHR proteins and factor H autoantibody positive),该类患者存在 CFH 相关蛋白 1 和 3 基因的缺失并存在血清抗 CFH 的自身抗体,好发于年轻人,男女比例相近,可有较为突出的非腹泻的胃肠道症状。

二、实验室检查

微血管溶血性贫血和血小板减少是 HUS 实验室检查的标志性特点,特别是后者即使在正常范围,若呈进行性下降趋势,临床意义也很大。HUS 患者贫血一般较为严重,为微血管病性溶血,外周

血涂片可见到>2%的破碎红细胞。而发生微血管病性溶血时,血管内溶血的指标如血清乳酸脱氢酶(LDH)上升、血和尿游离血红蛋白升高及血清结合珠蛋白降低等,以及血管内、外溶血共有的表现如血清总胆红素及间接胆红素升高、外周血网织红细胞升高等也都阳性。抗人球蛋白试验(Coombs' test)阴性,但在系统性红斑狼疮和侵袭性肺炎链球菌感染引起的HUS中可能阳性。笔者需要特别指出的有以下两点:①外周血涂片寻找破碎红细胞的比例非常重要,正常范围<0.5%,若处于0.5%~2%则要高度怀疑微血管溶血,如>2%则基本可以确诊。但由于该检查的准确性较大程度依赖于实验室技术人员的检测水平,故各个实验室的可靠性差异较大。为此,国际血液病破碎红细胞标准化工作组(The Schistocyte Working Group of the International Council for Standardization in Haematology,ICSH)于2012年制定了最新的关于判断外周血破碎红细胞的标准诊断流程,可供参考;②LDH升高对发现HUS最敏感,但特异性不强,其升高并不只见于HUS,在一些其他疾病如心肌梗死、横纹肌溶解综合征、肿瘤及重症感染时也可以见到,故需要结合患者实际状态进行判断。

D+HUS常有外周血白细胞数升高伴核左移,但aHUS则白细胞数多正常。多数患者的凝血酶原时间(PT)、部分凝血活酶时间(APTT)、V因子、VIII因子和纤维蛋白原都在正常范围。部分患者存在纤维蛋白降解产物升高和凝血酶时间(TT)延长。

HUS患者肾脏受累的临床表现与其肾脏病理受损的部位有关,如累及肾小球时,则突出表现为血尿、蛋白尿,严重时出现大量蛋白尿及血肌酐升高;如以肾血管受累为主,则尿中的有形成分不明显,临床上多表现为恶性高血压及血肌酐升高等。严重的血小板减少可导致非变形红细胞血尿。

其他实验室检查包括:大便培养(大肠埃希菌或志贺痢疾杆菌)、Stx检测或通过聚合酶链式反应(PCR)检测Stx的基因;痰培养;血浆补体成分及调节蛋白水平的测定(包括C3、C4、CFB、CFH、CFI、外周血单核细胞表面MCP的表达)、补体基因筛查等,但部分检查步骤较为复杂,价格昂贵,尚不能广泛应用于临床。

三、肾脏病理表现

肾活检病理在明确TMA诊断、协助提示病因、与其他疾病鉴别、指导治疗及判断患者长期预后方面有很大帮助。

导致TMA的中心环节是血管内皮细胞损伤,从而出现了一系列病变。

(一)肾小球

光镜检查急性期肾小球病理表现为:依据肾小动脉的损伤程度,可见程度不等、发病各异的毛细血管袢缺血性皱缩;肾小球毛细血管内皮细胞增生、肿胀;节段性毛细腔内微血栓形成;因基底膜内疏松层增宽而出现基底膜不规则增厚,并可出现假双轨征;因节段性系膜溶解,可出现毛细血管瘤样扩张;在病变慢性期可出现系膜基质增生导致系膜增宽,系膜细胞可不同程度的插入,毛细血管内皮细胞和系膜细胞产生的基底膜样物质导致肾小球毛细血管袢真双轨征样改变。在HUS的终末期,肾小球硬化和缺血性硬化,部分呈现膜增殖性肾炎样改变。

免疫荧光检查对HUS病变无决定性诊断价值,有时在肾小球内出现非特异性IgM弱阳性,纤维蛋白强弱不等的阳性,有微血栓形成时,更明显。

电镜检查对HUS病变的诊断,有一定意义。急性期最常见的病变是肾小球毛细血管基底膜内疏松层增宽,内皮细胞肿胀,有时可见血栓形成。

(二)肾脏小动脉

光镜下急性期小动脉的病变在D-HUS患者更常见。在疾病早期,肾脏小动脉表现为内皮细胞肿胀,内膜水肿,进而黏液变性,节段性血栓形成。慢性期随着疾病进展,受累小动脉内膜进一步增厚,纤维和胶原纤维增生,以血管腔为中心呈同心圆状排列,或称葱皮状增生。原来的血栓逐渐机化。

免疫荧光检查对小动脉病变无决定意义,特别是慢性期。

电镜下急性期小动脉内皮细胞的病变和肾小球内皮细胞病变类似,急性期血管基底膜内疏松层增宽。慢性期可见内膜胶原纤维增生。

(三)肾小管和肾间质

HUS的肾小管和肾间质均为肾血管和肾小球病变的继发性病变。肾小管上皮细胞多少不等的刷状缘脱落、萎缩,肾间质水肿及轻重不等的淋巴和单核细胞浸润及纤维化。

第四节 溶血性尿毒症综合征的诊断

图9-1-1是对临床疑诊TMA(其中包括HUS和TTP)患者的诊断流程。

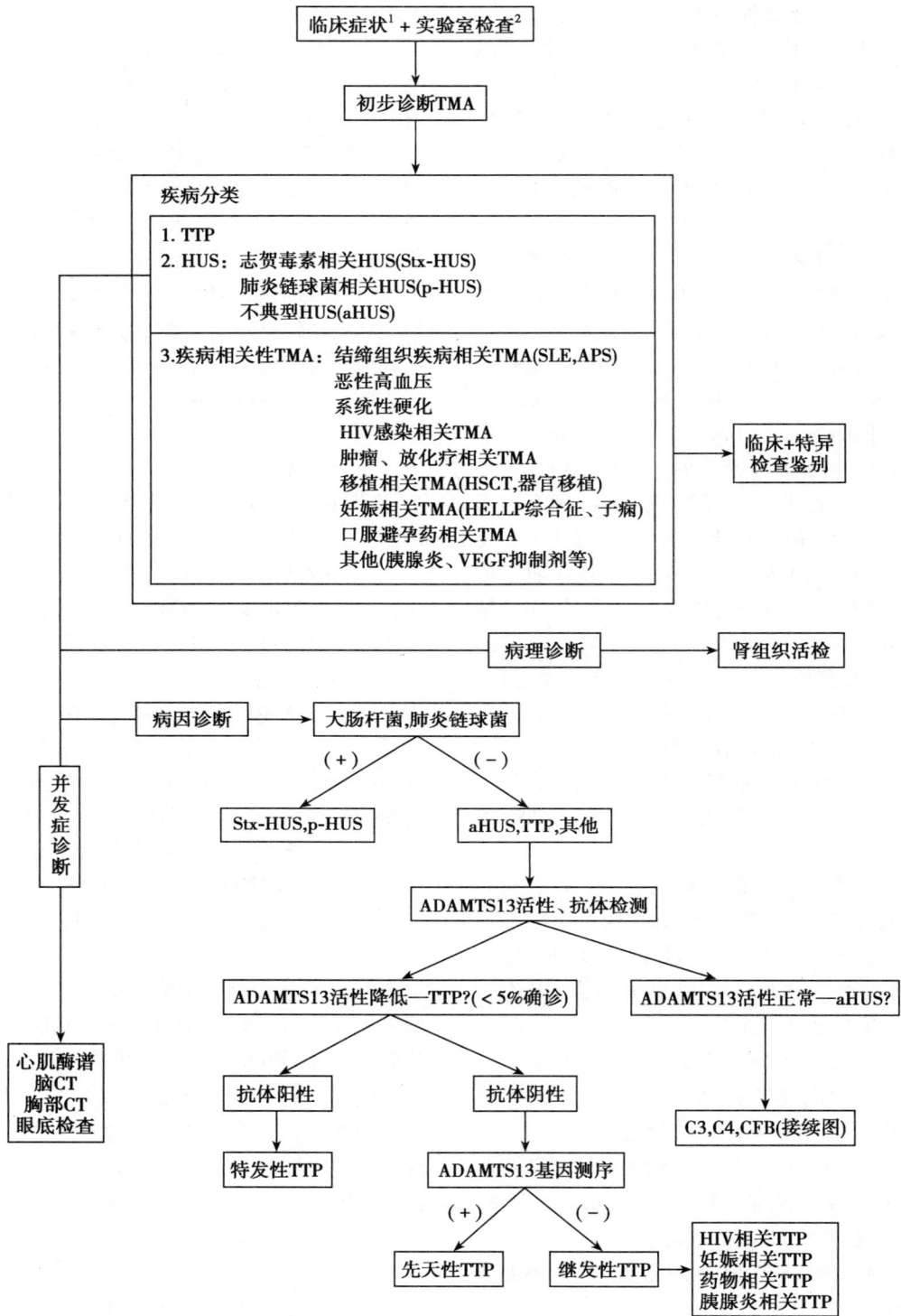

临床症状[1] + 实验室检查[2]

初步诊断TMA

疾病分类

1. TTP
2. HUS：志贺毒素相关HUS(Stx-HUS)
   肺炎链球菌相关HUS(p-HUS)
   不典型HUS(aHUS)

3. 疾病相关性TMA：结缔组织疾病相关TMA(SLE,APS)
   恶性高血压
   系统性硬化
   HIV感染相关TMA
   肿瘤、放化疗相关TMA
   移植相关TMA(HSCT,器官移植)
   妊娠相关TMA(HELLP综合征、子痫)
   口服避孕药相关TMA
   其他(胰腺炎、VEGF抑制剂等)

临床+特异检查鉴别

病理诊断 → 肾组织活检

病因诊断 → 大肠杆菌,肺炎链球菌

并发症诊断

(+)   (−)

Stx-HUS,p-HUS   aHUS,TTP,其他

心肌酶谱
脑CT
胸部CT
眼底检查

ADAMTS13活性、抗体检测

ADAMTS13活性降低—TTP?(＜5%确诊)   ADAMTS13活性正常—aHUS?

抗体阳性   抗体阴性   C3,C4,CFB(接续图)

特发性TTP   ADAMTS13基因测序

(+)   (−)

先天性TTP   继发性TTP   HIV相关TTP
妊娠相关TTP
药物相关TTP
胰腺炎相关TTP

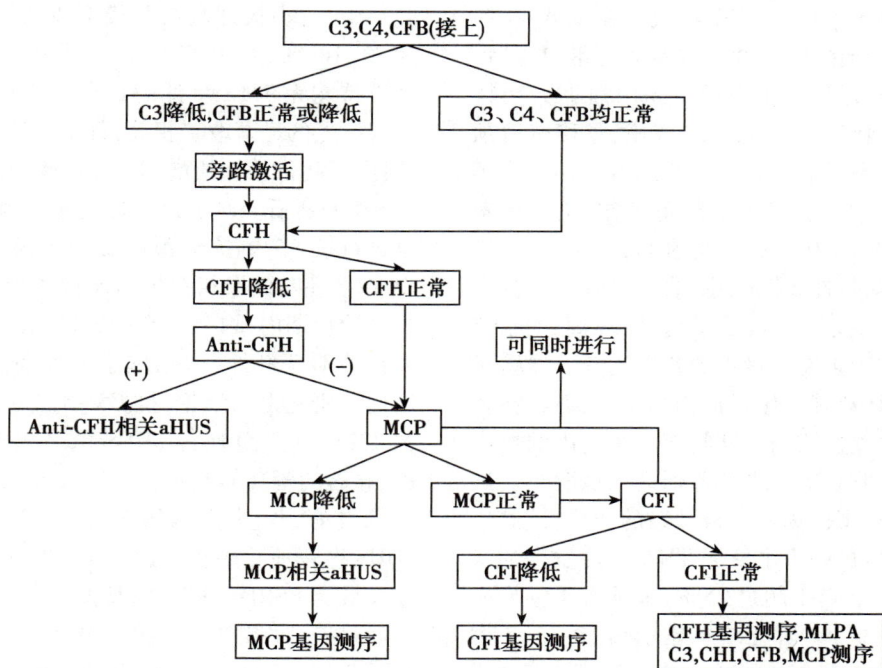

图 9-1-1　TMA（包括 HUS 和 TTP）诊断流程

注：1. 临床症状：①儿童常见 HUS，成人常见 TTP；②神经系统症状：头痛、嗜睡、意识模糊、局灶性神经损害、抽搐、昏迷；③贫血、出血症状：紫癜、黏膜出血、月经增多等；④肾功能损害症状（主要是 HUS）：血尿、蛋白尿、急肾衰；⑤胃肠道、上呼吸道或其他前驱感染症状；⑥非特异症状：发热、乏力、苍白、肌痛、关节痛。2. 实验室检查：①常规检查：血常规（血小板重度减少 10～30×10⁹/L 和贫血 HB 80～100g/L）、尿常规、粪常规、肝功、肾功、感染筛查等；②外周血涂片（破碎红细胞>1%）、网织红细胞计数（升高）、骨髓巨细胞（减少）、凝血功能（正常）、Coombs 实验（阴性，在 SLE 或 p-HUS 中可阳性）、其他溶血筛查（非结合胆红素升高、LDH 升高、网织红细胞计数、血清珠蛋白、血尿游离血红蛋白）。TMA. 血栓性微血管病；HUS. 溶血性尿毒症综合征；SLE. 系统性红斑狼疮；APS. 抗磷脂抗体综合征；HIV. 人获得性免疫缺陷病毒；HSCT. 造血干细胞移植；VEGF. 血管内皮生长因子；Stx. 志贺毒素；TTP. 血栓性血小板减少性紫癜；CT. 计算机断层扫描；CFB. 补体 B 因子；C3. 补体第 3 成分；C4. 补体第 4 成分；CFH. 补体 H 因子；Anti-CFH. 抗补体 H 因子抗体；MCP. 膜辅助蛋白；CFI. 补体 I 因子；MLPI. 多重连接依赖探针扩增术

第五节　溶血性尿毒症综合征的治疗及预后

经典大肠杆菌感染引起的 D+HUS 的治疗通常遵循急性肾损伤的治疗原则，即以支持治疗为主，最大限度地降低急性期的死亡率，如针对容量负荷重、电解质紊乱及氮质血症等及时进行肾脏替代治疗。其他支持治疗主要包括输注悬浮红细胞、血小板（血红蛋白水平小于 60g/L 是输注悬浮红细胞的指征；在有活动性出血或拟进行有创检查时可输注血小板）。近期研究表明应用促红细胞生成素治疗可能会减少悬浮红细胞的输注量。对于应用抗生素目前尚存在争议，而止泻药物可能会增加中毒性巨结肠的可能，应慎用。目前研究中的新型治疗药

物包括针对细菌黏附素、Stx 和其他蛋白抗原的活疫苗，高亲和力的口服毒素受体类似物、表达受体的益生菌、中和毒素的单克隆抗体及针对 Stx 介导的内皮损伤和组织损伤下游效应的小分子生物制剂等。该类疾病患者多数预后较好，肾功能可以完全恢复，仅少数发展至 ESRD。

补体调节蛋白基因突变引起的 aHUS 治疗首选血浆置换（但 MCP 基因突变者无效）及定期输注血浆治疗；如因抗补体调节蛋白抗体引起的 aHUS 可选择血浆置换、糖皮质激素和免疫抑制剂治疗，如上述治疗效果差，可考虑使用抗 CD20 单克隆抗体（利妥昔单抗，rituximab）及抗 C5 单克隆抗体（依库珠单抗，Eculizumab）。血浆疗法虽会暂时维持血液学检测指标的正常水平，但无法治疗潜在的病因，故近年来生物制剂，特别是抗 C5 单抗的使用逐渐

受到关注。抗 C5 单抗自 2007 年成功在全球 40 多个国家批准用于治疗阵发性睡眠性血红蛋白尿后,现已被美国和欧盟地区批准用于 aHUS 的治疗,特别适用于儿童、血浆置换无效或依赖、肾移植后预防或治疗复发、预后较差的 aHUS 患者。2013 年 6 月,新英格兰医学杂志发表了如下工作:法国巴黎市巴黎第五大学和内克尔医院的 Legendre 博士等人开展了两项前瞻性 2 期试验,纳入年龄不小于 12 岁的 aHUS 患者,受试者接受了为期 26 周的抗 C5 单抗的治疗,并于扩展期接受了长期治疗。试验一纳入了血小板计数减少伴肾损伤的患者,而存在肾损伤、但在血浆置换或输注期间至少 8 周内的血小板计数下降不超过 25% 的患者则进入试验二。试验一中主要终点事件为血小板计数的变化,试验二中的主要终点事件则为维持无 TMA 事件发生的状态(血小板计数下降不超过 25%,未予血浆置换或输注,未开始透析)。研究结果显示,总共有 37 例患者(其中试验一有 17 例,试验二有 20 例)接受了抗 C5 单抗的治疗,治疗中位时间分别为 64 周和 62 周。抗 C5 单抗治疗后,患者血小板计数增加,在试验一中,血小板计数从基线至 26 周时平均增加量为 $73 \times 10^9/L$($P < 0.001$)。在试验二中,80% 的患者维持在无 TMA 事件的状态。抗 C5 单抗与所有次要终点的显著改善相关,肾小球滤过率表现为持续性、时间依赖性的增加。在试验一,5 例患者中有 4 例摆脱透析。对于肾小球滤过率预估值而言,较早进行抗 C5 单抗干预可带来更显著的改善。抗 C5 单抗还与健康相关生活质量改善相关。在整个扩展治疗期内,均未见治疗的累积毒性或严重的感染相关不良事件(包括脑膜炎球菌感染)的发生。因此该研究得出结论:抗 C5 单抗可抑制补体介导的 TMA,并且可使得 aHUS 患者出现时间依赖性的、显著的肾功能改善。笔者认为,虽然抗 C5 单抗前景看好,但其费用极为昂贵,推广尚需时日。aHUS 患者预后多较差,3 年内约 53% 的患者死亡或发展至 ESRD。其中 CFH、C3 和 CFB 基因突变者预后最差,肾移植后复发率很高;MCP 基因突变者预后最好,可自发缓解,理论上肾移植后无复发;CFI 基因突变者预后居中。

(赵明辉 于峰)

参 考 文 献

1. Ruggenenti P, Noris M, Remuzzi G. Thrombotic microangiopathy, hemolytic uremic syndrome, and thrombotic thrombocytopenic purpura. Kidney Int, 2001, 60(3):831-846.

2. Psotka MA, Obata F, Kolling GL, et al. Shiga toxin 2 targets the murine renal collecting duct epithelium. Infect Immun, 2009, 77(3):959-69.

3. Copelovitch L, Kaplan BS. Streptococcus pneumoniae-associated hemolytic uremic syndrome. Pediatr Nephrol, 2008, 23(11):1951-1956.

4. Dragon-Durey M-A, Loirat C, Cloarec S, et al. Anti-factor H Autoantibodies Associated with Atypical Hemolytic Uremic Syndrome. J Am Soc Nephrol, 2005, 16(2):555-563.

5. Estaller C, Weiss EH, Schwaeble W, et al. Human complement factor H: two factor H proteins are derived from alternatively spliced transcripts. Eur J Immunol, 1991, 21(3):799-802.

6. Lee BH, Kwak SH, Shin JI, et al. Atypical hemolytic uremic syndrome associated with complement factor H autoantibodies and CFHR1/CFHR3 deficiency. Pediatr Res, 2009, 66(3):336-340.

7. Ferreira VP, Herbert AP, Cortés C, et al. The binding of factor H to a complex of physiological polyanions and C3b on cells is impaired in atypical hemolytic uremic syndrome. J Immunol, 2009, 182(11):7009-7018.

8. Rodríguez de Córdoba S, Esparza-Gordillo J, Goicoechea de Jorge E, et al. The human complement factor H: functional roles, genetic variations and disease associations. Mol Immunol, 2004, 41(4):355-367.

9. Noris M, Remuzzi G. Atypical hemolytic-uremic syndrome. N Engl J Med, 2009, 361(17):1676-1687.

10. Dragon-Durey M-A, Frémeaux-Bacchi V, Loirat C, Blouin J, et al. Heterozygous and homozygous factor H deficiencies associated with hemolytic uremic syndrome or membranoproliferative glomerulonephritis: report and genetic analysis of 16 cases. J Am Soc Nephrol, 2004, 15(3):787-795.

11. de Jorge EG, Harris CL, Esparza-Gordillo J, et al. Gain-of-function mutations in complement factor B are associated with atypical hemolytic uremic syndrome. Proc Natl Acad Sci U S A, 2007, 104(1):240-245.

12. Delvaeye M, Noris M, De Vriese A, et al. Thrombomodulin mutations in atypical hemolytic-uremic syndrome. N Engl J Med, 2009, 361(4):345-357.

13. Lapeyraque A-L, Malina M, Fremeaux-Bacchi V, et al. Eculizumab in severe Shiga-toxin-associated HUS. N En-

gl J Med,2011,364(26):2561-2563.

14. Bresin E, Rurali E, Caprioli J, et al. Combined complement Gene Mutations in Atypical Hemolytic Uremic Syndrome Influence Clinical Phenotype. J Am Soc Nephrol, 2013,24(3):475-486.

15. Chapin J, Eyler S, Smith R, et al. Complement factor H mutations are present in ADAMTS13-deficient, ticlopidine-associated thrombotic microangiopathies. Blood, 2013,121(19):4012-4013.

16. Zheng XL, Sadler JE. Pathogenesis of thrombotic microangiopathies. Annu Rev Pathol,2008,3:249-277.

17. Besbas N, Karpman D, Landau D, et al. A classification of hemolytic uremic syndrome and thrombotic thrombocytopenic purpura and related disorders. Kidney Int,2006, 70:423-431.

18. Mayer SA, Aledort LM. Thrombotic microangiopathy: differential diagnosis, pathophysiology and therapeutic strategies. Mt Sinai J Med,2005,72(3):166-175.

19. Scheiring J, Andreoli SP, Zimmerhackl LB. Treatment and outcome of Shiga-toxin-associated hemolytic uremic syndrome(HUS). Pediatr Nephrol,2008,23(10):1749-1760.

20. Taylor CM, Machin S, Wigmore SJ, et al. Clinical practice guidelines for the management of atypical haemolytic uraemic syndrome in the United Kingdom. Br J Haematol,2010,148(1):37-47.

21. Zini G, d'Onofrio G, Briggs C, et al. International Council for Standardization in Haematology(ICSH)ICSH recommendations for identification, diagnostic value, and quantitation of schistocytes. Int J Lab Hematol,2012,34 (2):107-116.

22. Skerka C, Zipfel PF, Muller D, et al. The autoimmune disease DEAP-hemolytic uremic syndrome. Semin Thromb Hemost,2010,36(6):625-632.

23. Morel-Maroger L, Kanfer A, Solez K, et al. Prognostic importance of vascular lesions in acute renal failure with microangiopathic hemolytic anemia (hemolytic-uremic syndrome): clinicopathologic study in 20 adults. Kidney Int,1979,15(5):548-558.

24. Tsai H-M, Chandler WL, Sarode R, et al. von Willebrand factor and von Willebrand factor-cleaving metalloprotease activity in Escherichia coli O157:H7-associated hemolytic uremic syndrome. Pediatr Res,2001,49(5): 653-659.

25. Serna IV A, Boedeker EC. Pathogenesis and treatment of Shiga toxin-producing Escherichia coli infections. Curr Opin Gastroenterol,2008,24(1):38-47.

26. Skerka C, Józsi M, Zipfel PF, et al. Autoantibodies in haemolytic uraemic syndrome(HUS). Thromb Haemost, 2009,101(2):227-232.

27. Köse Ö, Zimmerhackl L-B, Jungraithmayr T, et al. New treatment options for atypical hemolytic uremic syndrome with the complement inhibitor eculizumab. Semin Thromb Hemost,2010,36(6):669-672.

28. Legendre CM, Licht C, Muus P, et al. Terminal complement inhibitor eculizumab in atypical hemolytic-uremic syndrome. N Engl J Med,2013,368(23):2169-2181.

第二章　血栓性血小板减少性紫癜

血栓性血小板减少性紫癜（thrombotic thrombocytopenic purpura，TTP）属于经典的血栓性微血管病之一，最早于 1924 年由 Moschcowitz 报道，主要表现为血小板减少、微血管性溶血、神经系统症状、急性肾损伤及发热五联征。目前的对其发病机制的研究主要涉及 von Willebrand 因子（vWF）及其剪切酶功能的异常。

第一节　血栓性血小板减少性紫癜发病机制研究现状

一、von Willebrand 因子

（一）命名

vWF 的命名最早可以追溯到 1924 年，Erik von Willebrand 医生接诊并记录了一个凝血功能严重紊乱的 5 岁女患儿，之后这个女患儿的凝血功能紊乱证实为黏附聚集血小板的因子功能缺陷所致，而后这种因子被命名为 vWF，即为血管性血友病因子。

（二）结构、合成与分泌

vWF 基因定位于 12 号染色体短臂末端（12p12-pter），全长 178kb，包括 52 个外显子和 51 个内含子，转录 9kb 的 mRNA，编码 2 813 个氨基酸组成的前体蛋白。vWF 是一种大分子黏附糖蛋白，单体分子量 250kDa，在内皮细胞、巨核细胞及血小板中合成。vWF 在细胞内质网中合成后，通过分子 C 端形成二硫键聚合成二聚体，转运至高尔基体后，进一步聚合成多聚体，并进行糖基化修饰，修饰完成后一部分持续分泌至血浆，一部分以超大 vWF 多聚体（UL-vWF）的形式贮存于内皮细胞的 Weibel-Palade 小体以及巨核细胞或血小板的 α 颗粒中。当内皮细胞受损、血小板黏附于内皮时，可分泌大量 UL-vWF。UL-vWF 呈线样首先黏附于内皮细胞表面，在血流剪切力的作用下，被 vWF 的剪切酶 ADAMTS13（ADAMTS 是"a disintegrin and metalloprotease with thrombospondin type 1 motif, number 13"的缩写，译为"含 1 型凝血酶敏感蛋白模体的解

整合素样金属蛋白酶-13"）自 Tyr1605-Met1606 处切割，形成分子量 500～20 000kDa 的多聚体。vWF 通常以多聚体的形式在血浆中存在，其多聚化程度对于维持 vWF 的正常生物学活性具有重要意义。成熟的 vWF 上有与凝血Ⅷ因子、内皮下胶原、血小板糖蛋白 Ibα（GPIα）、整合素 αⅡbⅢ 的结合位点，这些结合位点是 vWF 发挥生物学功能的基础。另外，vWF 单体上含有 12 个 N 连接糖基化位点和 10 个 O 连接糖基化位点，糖基化对于 vWF 的合成和分泌具有重要的意义。

（三）生物学功能

1. 介导血小板的黏附与聚集，促进血小板血栓形成　vWF 是参与人体内止血与血栓形成中的主要蛋白之一。在正常血循环中，vWF 以多聚体的形式存在，与血小板 GPIα 的结合位点封闭，但与内皮下胶原的结合位点始终暴露。当血管内皮受到损伤，内皮下胶原暴露，包括 vWF 在内的各种黏附分子会在损伤部位聚集，vWF 多聚体黏附于胶原，在血流剪切力的作用下其分子结构展开，GPIα 结合位点暴露，使血小板停留并黏附于损伤局部的内皮下。vWF 与 GPIα 的结合还可以导致血小板与 vWF 结合的其他位点（如 GPⅡb/Ⅲa）大量活化，形成二者相互结合的正反馈，从而在血管损伤局部逐渐形成血小板一级止血。如 vWF 基因突变则导致其含量不足，或结构松散更易被 ADAMTS13 水解，进一步会出现生理性止血功能不全，引起血管性血友病。vWF 多聚化程度越高，其黏附血小板和促进血栓形成的功能越强，这可能是由于以多聚体形式存在的 vWF 含有更多配体结合位点、在血流剪切力的作用下更容易发生形态学改变所致。当血管损伤时，血流中的血小板自身难以抗拒血流剪切力的作用而停留于血管损伤局部，vWF 为血小板的黏附聚集提供了介质，使生理性止血过程得以顺利进行。然而，若该反应不能得到有效的生理调控，血小板会不断聚集，血管损伤局部便会形成血栓而非生理性止血。ADAMTS13 便是生理止血过程中重要的"刹车"装置之一。

2. 作为Ⅷ因子的载体并稳定Ⅷ因子 Ⅷ因子是内源性凝血途径中重要的凝血因子之一，其主要的生理功能是作为Ⅸa因子的辅助因子加速X因子的激活，构成内源性凝血级联反应中的一环。血浆中的vWF与Ⅷ因子以非共价键的形式结合，形成复合物，可稳定Ⅷ因子，延长其半衰期。在生理性止血过程中，血小板血栓形成的同时，内外源性凝血系统同时被激活，最终形成牢固的次级止血。

二、ADAMTS13

（一）发现和命名

1982年Moake等在慢性复发性TTP患者血液循环中发现UL-vWF，第一次提出患者血浆中可能缺乏降解vWF的蛋白酶的假设。1996年，发现ADAMTS13为vWF的特异性水解酶。ADAMTS13又称为vWF裂解酶，是ADAMTS家族成员之一。

（二）生物合成与结构

ADAMTS13主要在肝星状细胞中合成，在血管内皮细胞、巨核细胞或血小板中也有合成，在肾脏足细胞中有微量表达。但近来研究表明肾小管上皮细胞及内皮细胞亦可合成释放有活性的AD-AMTS13，调节局部的凝血功能。ADAMTS13其生理血浆浓度为$0.5 \sim 1.0\mu g/ml$，分子量由于糖基化水平不同，在$170 \sim 195kDa$之间。ADAMTS13由1427个氨基酸组成，人类ADAMTS13基因位于第9号染色体的q34位点，模板DNA全长37kb。AD-AMTS13含多个结构区，其结构自N端到C端依次为：金属蛋白酶结构域，解整合素样结构域，凝血酶敏感蛋白酶-1重复序列，富含半胱氨酸结构域，间隔区，七个附加的凝血酶敏感蛋白1重复序列及两个CUB结构域。其中，解整合素样结构域用于剪切多聚及UL-vWF，其余结构域用于黏附固定vWF。

（三）生物学功能

ADAMTS13主要的生物学功能为裂解vWF。在体内，血管损伤时血浆中vWF首先通过A3区结合到内皮细胞受损后暴露下的内皮下胶原，在血流剪切力作用下vWF多聚体的折叠结构打开，暴露出A2区ADAMTS-13的裂解位点，ADAMTS13通过补体结合区（CUB结构域）与vWF的A3区结合，作用于vWF A2区842酪氨酸843蛋氨酸间的肽键，将vWF多聚体裂解为大小不等的小分子肽段，在生理状态下调控vWF的结构与功能。ADAMTS13可作用于刚从细胞中分泌的UL-vWF，防止UL-vWF网罗血小板形成病理性血栓。在血管损伤局部，ADAMTS13剪切vWF，防止在生理性止血过程中血管损伤局部形成血栓。ADAMTS13的生物学功能依赖二价阳离子如：锌离子（Zn^{2+}），钙离子（Ca^{2+}），钡离子（Ba^{2+}）等的参与。

（四）vWF、ADAMTS13与TTP

TTP分为先天性（遗传性）TTP和获得性TTP，后者根据有无原发病分为特发性TTP和继发性TTP。近年来TTP的病因与发病机制已逐步被阐明。

先天性TTP也称Upshan-Schulman综合征或慢性复发性TTP，其发病机制是编码ADAMTS13的基因发生突变，导致ADAMTS13合成、分泌或活性异常，使ADAMTS13裂解VWF多聚体的能力减低，当血管内皮细胞受到刺激时释放大量的UL-VWF多聚体，在微小血管内UL-vWF可网罗血浆中的血小板从而导致富含血小板的微血栓形成。目前文献报道的导致遗传性TTP的ADAMTS13基因突变有70余种，约60%的为错义突变，13%为无意义突变，13%的为缺失突变，还有一少部分为插入突变或剪辑错误突变。患者发病年龄不一，发作时间可从新生儿到成年以后，有些可能不发病，具体的发作诱因可能与环境刺激（如感染、腹泻、外伤、手术及妊娠等）有关，但机制尚未完全明确。亦有人提出，遗传性TTP表现为不完全的外显性，动物实验证实存在对ADAMTS13基因缺陷敏感的修饰性基因，两者的共同作用导致了TTP的发生。遗传性TTP对血浆输注或血浆置换敏感。

特发性TTP的发病机制多数为机体产生抗ADAMTS13自身抗体，导致ADAMTS13活性丧失。抗ADAMTS13自身抗体直接结合于ADAMTS13酶活性区域，抑制其活性，或形成循环免疫复合物加速ADAMTS13从血液循环中的清除。研究发现富半胱氨酸域/间隔区为抗体所识别的主要靶位，多数患者体内同时检测到针对不同功能域的多个抗体。抗ADAMTS13自身抗体主要是IgG型，也有IgA和IgM型的报道，但后两者的临床意义尚不明确。对其IgG亚型的分布研究发现约90%的患者为IgG4亚型，52%的患者为IgG1亚型，50%的患者为IgG2亚型，33%的患者为IgG3亚型，IgG4亚型可以单独或与其他亚型同时出现，IgG4与IgG1浓度呈负相关，IgG4浓度越高提示TTP越容易复发，认为IgG亚型可作为预测疾病复发的指标，但这一结论尚未得到公认。

继发性TTP多与感染、药物、肿瘤、妊娠、自身免疫性疾病和造血干细胞移植等原因有关。如人类免疫缺陷病毒（HIV）感染可以诱发TTP，这可能与免疫调节紊乱、病毒本身损伤血管内皮细胞、细胞因子失调等多种因素有关,HIV 诱发的 TTP 患者血浆 ADAMTS13 活性下降,并可以出现抗 AD-AMTS13 抗体,抗病毒及血浆置换是有效的治疗方法,但其预后主要取决于艾滋病的严重程度而非 TTP 本身。抗血小板药物氯吡格雷和噻氯匹定均可以引起继发性 TTP,这类患者血浆 ADAMTS13 活性往往下降,可以出现抗 ADAMTS13 抗体,血浆置换疗效好,疾病缓解后 ADAMTS13 活性能够恢复正常。骨髓移植引发 TTP 的机制与移植前后放化疗药物损伤血管内皮细胞及移植物抗宿主病等因素有关,这类患者血浆 ADAMTS13 的活性正常,vWF多聚体结构正常,可能与 vWF 的大量释放超过了 ADAMTS13 的降解能力有关,故血浆置换对移植相关性 TTP 的疗效较差。在妊娠、恶性肿瘤以及自身免疫性疾病时,vWF 的含量可持续升高,可能诱发 TTP。

由此,vWF 与其剪切酶 ADMTS13 的功能失调是导致 TTP 的重要因素。近年亦有学者提出,在 TTP 患者中因严重的 ADMTS13 的缺乏而导致大量血小板血栓的产生,这可能引起补体的激活。Ruiz-Torre 等的研究中包括 4 名先天性和 4 名获得性 ADAMTS13 严重缺乏的患者,发现每一亚组均有两名患者在疾病急性阶段血清呈现了低水平的 C3。与健康对照组比较,急性 TTP 出现更多 C3 和末端补体复合体(C5b-9)在微血管内皮细胞的沉积,而 C4 的沉积无差异,提示补体旁路途径的选择性激活。Réti 等的研究提示在急性 TTP 患者的血清 C3a 与可溶性末端补体复合体(sC5b-9)的水平与健康对照组比较是升高的,在血浆置换后下降,缓解期则正常。Chapi 等报道了一例获得性严重 AD-MTS13 缺乏患者,皮肤活检提示在内皮细胞有 C3d、C4d 和 C5b-9 的沉积。以上均提示在 TTP 的发病中有补体激活的参与,但如何被激活,其机制目前尚不清楚。

(五)ADAMST13 的监测在 TTP 诊断中的意义

如前所述,由于 ADAMTS13 在 TTP 的发病中占有重要地位,其相关检测在 TTP 的临床诊断、治疗及预后判断中十分重要。目前 ADMTS13 的实验室检测方法主要涉及以下几方面:

1. ADAMTS13 的活性测定 作为血浆中裂解 vWF 的主要蛋白酶,ADAMTS13 的活性可以直接反映其功能状态。检测其活性的实验基本原理如下:血浆 ADAMTS13 在尿素或盐酸胍等变性剂的作用下,裂解作为底物的 vWF 分子,后通过一系列方法

对裂解后的 vWF 片段大小或数量检测,间接计算 ADAMTS13 活性,如:十二烷基磺酸钠(SDS)琼脂糖凝胶电泳,十二烷基磺酸钠聚丙烯酰胺(SDS-PAGE)凝胶电泳,放射自显影检测,胶原结合酶联免疫吸附试验测定,瑞斯托霉素辅因子检测,荧光共振能量转移等。vWF 可以采用血浆内纯化或者重组等来源。目前,使用患者内源性 vWF 的胶原结合试验由于耗时较短,应用最为广泛。研究表明,ADAMTS13 活性严重下降的 TTP 患者疾病复发风险更高(约 30%),而不伴有 ADAMTS13 活性严重下降者则疾病复发风险较低(约 9%)。

2. 抗 ADAMTS13 抗体的检测 经典的方法为将经热灭活的患者血浆与正常血浆以不同比例混合,间接测定中和抗体的效价,这种方法又称为 AD-AMTS13 抑制物的测定。非中和抗体检测可用酶联免疫吸附试验(ELISA)或免疫印迹法(Western blot-ting)进行测定,根据检测目的,可检测 IgG、IgA、IgM 等不同类型,也可以检测 IgG 亚型。ADAMTS13 抗体的检测结果可进一步预测 TTP 患者的预后情况。研究表明,抗体阳性患者有更高的疾病复发风险,高滴度的抗 ADAMTS13 抗体往往预示患者对血浆置换治疗反应不良、疾病难治或早期死亡风险较高等。

3. ADAMTS13 的基因分析 对疑诊为先天性 TTP 的患者可做基因分析,主要利用多聚酶链反应(PCR)后测序的方法。ADAMTS13 的基因位于 9 号染色体长臂 3 区 4 带,包含 29 个外显子,基因全长 37kb。用 PCR 方法扩增所有的外显子以及内含子-外显子结合区,然后进行 DNA 测序以确定基因变异。目前,已报道了超过 70 个突变和 30 个单核苷酸多态性位点。其中,大多数功能性的突变或单核苷酸多态性位点通过影响 ADAMTS13 的分泌功能致病,极个别变化直接影响了其水解功能,如:P475S 和 Q449X。

综上所述,血管壁发生损伤时,血小板黏附于损伤局部是生理性止血的关键环节,vWF 介导血小板黏附与聚集,在生理性止血过程中起着启动和加速的作用,而 ADAMTS13 作为 vWF 的裂解酶,维持着止血与血栓形成间的生理性平衡。作为生理性止血过程中的两个重要的因子,vWF 与 ADAMTS13 间的功能失调在 TTP 的发病机制中占有重要的地位。ADAMTS13 相关指标的实验室检测,在 TTP 的诊断、治疗和判断预后中非常重要,故建立快速可靠的实验室检测方法,是临床工作的需要。

第二节 血栓性血小板减少性紫癜的疾病表现

一、临床表现

临床上 TTP 以 10～40 岁女性患者多见,起病急骤,进展迅速,主要表现为:①红细胞受机械性损伤而破碎引起的微血管病性溶血,出现不同程度的贫血、溶血性黄疸或伴有脾大。②血小板消耗性减少引起皮肤、黏膜和内脏的广泛出血,严重者可有颅内出血。③神经精神症状的临床表现多样,初期多为一过性,但可反复发作。患者可有程度不同的意识障碍和紊乱,头痛、眩晕、惊厥、言语不清、知觉障碍、精神错乱、嗜睡甚至昏迷。部分患者可出现脑神经麻痹、轻瘫或偏瘫,考虑可能与脑内微循环中血栓的不断形成有关,但一般可在 48 小时内缓解。④肾血管广泛受累可导致肾损害,表现为蛋白尿、镜下血尿和管型尿。重者可发生急性肾衰竭。⑤发热可见于病程的不同时期,热型无一定的规律,其原因不明,可能与下列因素有关:溶血产物的释放;下丘脑体温调节功能紊乱;组织坏死;抗原抗体反应使巨噬细胞及粒细胞受损,并释放出内源性致热原。以上五项临床表现如共存,则常称为 TTP"五联征"。有时还能有其他器官受累表现,如心肌、肺、腹腔内脏器微血管受累,均可引起相应的症状。

二、实验室检查

(一)血常规检查

血红蛋白下降,伴网织红细胞增高;血小板计数会出现不同程度的减少,常达 10×10^9～50×10^9/L 水平;白细胞可升高;外周血涂片中可见破碎红细胞、幼稚红细胞及巨大血小板(有关外周血破碎红细胞检查的评估详见第九篇第一章第三节的实验室检查部分)。

(二)出凝血功能检查

出血时间延长、血块收缩不良、血清纤维蛋白原减少及 D-二聚体增高。

(三)溶血指标

血清乳酸脱氢酶(LDH)增高,并与临床病情相关;游离血红蛋白增加;结合珠蛋白减少;出现以间接胆红素升高为主的高胆红素血症、尿胆原增多;抗人球蛋白试验阴性(详见第九篇第一章第三节的实验室检查部分)。

(四)骨髓象

表现为增生性骨髓象,粒细胞系统正常,红细胞系统增生,巨核细胞正常或增生,呈成熟障碍。

(五)尿常规与肾功能

TTP 患者肾脏受累的实验室检查异常与其肾脏受累的部位有关。肾小球受累时呈现变形红细胞血尿及蛋白尿,严重时出现大量蛋白尿及血肌酐升高;若肾血管受累为主,则尿中的有形成分不明显,临床上常出现恶性高血压及血肌酐升高。严重的血小板减少可导致非变形红细胞血尿。

(六)病因学检查

1. **ADAMTS13 活性分析** 在正常人群中血浆 ADAMTS13 的活性为 50%～78%;先天性 TTP 患者血浆 ADAMTS13 缺乏或活性严重降低(<5%);继发性 TTP 患者血浆 ADAMTS13 活性可正常或轻度降低(<50%)。

2. **抗 ADAMTS13 自身抗体检测** 有 44%～94% 的获得性 TTP 患者血浆中可检测到抑制血浆 ADAMTS13 活性的 IgG 型自身抗体。

三、肾脏病理学检查

详见第九篇第一章第三节的肾脏病理表现部分。

第三节 血栓性血小板减少性紫癜的诊断及体会

对于包括 TTP 在内的 TMA 诊断流程详见第九篇第一章第四节的图 9-1-1。

以下是笔者认为在 TTP 诊断过程中应该注意的事项:

目前,临床医师对于 TTP 的临床表现尚缺乏全面了解,片面强调现病史及局部症状、体征,忽视必要的病因学检查,且不能全面综合分析检查结果,是导致该病误诊和死亡的一个原因。接诊医师有时仅满足于对某一症状的发现,询问病史不全面,体检不详细,或仅针对本专科进行相关检查,而不能发现其他的阳性体征,对疾病的诊断缺乏纵观全过程的意识。该病初始症状多不典型,患者可因不同的首发症状而就诊于临床各科,首诊时入住血液科的患者并不多,很多患者初始分别就诊于神经内科、肾内科、消化科或急诊科等。如部分入院时初步诊断为特发性血小板减少性紫癜的患者,接诊医师只是注意到血小板计数的减少,而没有将其与贫血结合起来,究其原因,对同时引起血小板计数减少和贫血的疾病认识不够,尤其是对于患者血小板计数下降,有医师在第一时间即给予输注血小板治疗,从而可能加重血小板聚集和微血管血栓,使病情恶化。对有头痛、恶心、呕吐、肢体瘫痪或失语等临床表现,易误诊为脑炎、脑梗死。

另外,对临床上具有典型"五联征"表现的 TTP 患者容易确诊,但在部分患者中,此"五联征"并不典型:有资料显示,在发病早期或其他症状还没有出现时,血清 LDH 的水平就已经明显上升,这对于早期 TTP 的诊断具有重要价值;对于血小板计数减少的患者,应同时观察血涂片并进行骨髓检查,畸形和破碎红细胞数量增多是提示微血管病性溶血的有力佐证,具有较高的诊断价值。故我们在 TTP 的诊断过程中不应过于强调"五联征"的特异性,在临床中,如出现血小板计数减少、贫血、发热、神经精神症状、肾功能损害等不能单纯以原发病解释的症状时,应高度警惕 TTP 的可能,第一时间进行外周血涂片检查和 LDH 检查,综合分析实验室检查结果,如有条件应进一步检测血浆 ADAMTS13 活性将有助于与其他疾病的鉴别。

临床上有下列情况者应警惕 TTP 的可能性,需仔细进行排查:①怀疑弥漫性血管内溶血(DIC)而实验室检查显示凝血酶原时间(PT)、部分活化凝血活酶时间(APTT)、纤维蛋白原和纤维蛋白降解产物(FDP)正常,3P 试验阴性者。②怀疑血小板减少性紫癜,但合并不能以出血解释的神经系统症状者。③怀疑 Evan 综合征(呈现原发性血小板减少性紫癜及自身免疫性溶血性贫血),但血涂片显示较多破碎红细胞(>2%)、Coomb 试验阴性者。④有神经系统症状,但合并贫血、血小板减少者。⑤怀疑系统性红斑狼疮的血液和神经系统改变,而狼疮自身抗体系列等免疫指标检查阴性者。⑥有突发神经系统症状伴贫血、出血倾向者等。

第四节 血栓性血小板减少性紫癜的治疗与预后

一、治疗

(一) 血浆置换

为治疗 TTP 患者首选的方法。血浆置换的机制是纠正 ADAMTS13 的缺乏或不足,去除导致内皮细胞损伤和血小板聚集的不利因子和自身抗体。血浆置换的原则是:早期、足量、优质、联合,只要患者有明显的血小板减少与微血管病性溶血性贫血,不能用其他的疾病解释时,即可开始使用。在开始

治疗的前两天,每天置换 1.5 个血浆容量(约 60ml/kg),以后每天置换 1 个血浆容量(约 40ml/kg)直至血小板计数正常和溶血消失。如治疗有效(一般在 1~2 周内)则血清 LDH 水平下降,血小板增高,神经系统症状恢复。有学者认为,通常在血清 LDH 水平下降至 400U/L 时,即可停止血浆置换。血浆置换疗法中不应用冷沉淀物,以免大量 vWF 因子触发血管内血小板聚集而加重疾病。

(二) 血浆输注

对于无条件进行血浆置换者或为先天性 TTP 患者,可行血浆输注以补充 ADAMTS13。因本法可使患者的 ADAMTS13 水平一过性上升,故也可视为一种替代疗法。慢性复发性 TTP 或维持性血液透析血小板持续减少的 TTP 患者,每 2~3 周预防性的输注血浆可以缓解症状及预防严重并发症。其他可维持正常或轻度异常的血小板计数的患者,仅需在病情急性加重时输注血浆,推荐剂量为 20~40ml/(kg·d),并注意输入液体量的平衡。单纯血浆输注的疗效不如血浆置换,多与糖皮质激素、静脉免疫球蛋白输注、环孢素等联合使用。

(三) 糖皮质激素及免疫抑制剂

获得性 TTP 被认为是一种自身免疫病,因此提示可应用免疫调节疗法。但大部分学者认为,单独使用这类药物对 TTP 患者的治疗效果并不满意,多推荐在血浆置换治疗的同时配合糖皮质激素或(及)免疫抑制剂:起始量多为泼尼松 60~80mg/d,必要时可增至 100~200mg/d;也有学者推荐甲泼尼龙(200mg/d)或地塞米松(10~15mg/d)静脉输注 3~5 天后过渡至泼尼松 1.0mg/(kg·d),但疗程尚不详;免疫抑制剂主要适用于难治和复发性 TTP 患者,常用的药物有长春新碱、环孢素、环磷酰胺、硫唑嘌呤等。其中,长春新碱能够改变血小板膜蛋白受体,阻止 vWF 多聚体与血小板的结合,抑制血小板聚集,另外它还有免疫调节作用,防止体内 IgG 型抗体对内皮细胞的损伤,故较为常用,剂量为每周静脉注射 1 次,每次 1~2mg,连用 4 周。

(四) 脾切除

本法去除了扣押和破坏血小板和红细胞的场所,也去除了 vWF 片段产生的部位,对部分难治 TTP 患者有效。

(五) 输注血小板

由于本法可能加重血小板聚集和微血管血栓,使病情恶化,故除非出现致命性出血或颅内出血,在 TTP 患者中血小板输注是禁忌的。

（六）新型疗法

1. 利妥昔单克隆抗体　为针对 B 淋巴细胞表面 CD20 的单克隆抗体。理论上讲，利妥昔单抗可以清除产生抗 ADAMTS13 抑制性抗体的 B 细胞，及递呈抗原至活化 T 细胞的 B 细胞。在应用利妥昔单抗治疗后，外周血中 B 细胞需 6～12 个月才逐渐恢复。有研究发现利妥昔单抗可用于治疗难治性或多次复发的 TTP 患者，会使 ADAMTS13 活性升高或抗 ADAMTS13 的抗体滴度下降，但应用利妥昔单抗尚不能维持病情长期缓解。大多数报道所推荐的剂量为每周 375 mg/m²，疗程为 2～8 周。

2. 补充 ADAMTS13　给予患者补充源自血浆纯化的 ADAMTS13，或克隆 *ADAMTS13* 基因获得的功能性 ADAMTS13 重组蛋白。虽然本法仍处于研究阶段，但从理论上讲，对于先天性 TTP 患者，采用重组 ADAMTS13 进行替代治疗应该具有较好的前景。

二、预后

急性 TTP 患者在 20 世纪 60 年代死亡率近 100%，死亡原因以中枢神经系统出血或血栓性病变为主，其次为肾衰竭。但目前由于诊断水平提高、支持治疗的改进和及时应用血浆疗法，该病生存率已达 90%。另外，随着急性 TTP 患者生存率的提高及随访时间的延长，有学者发现部分患者可以在病情完全缓解后复发，但需与急性 TTP 未达到完全缓解而再次发作相鉴别，后者多与停止治疗过早有关。复发性 TTP 常在首次发作完全缓解 4 周以后出现，少数可在数月或数年后出现，虽然每次发作经适时治疗常有效，且部分患者还有自发缓解趋势，但是复发性 TTP 患者的长期预后仍较差。ADAMTS13 活性的水平是目前一个比较理想的判断预后的指标，如果患者在病情缓解时 ADAMTS13 活性仍然低下，将有 60% 的比例将复发；若病情缓解时 ADAMTS13 活性正常，则复发率仅为 19%。继发性 TTP 患者的预后通常与其原发病控制与否有关。

（赵明辉　于峰）

参 考 文 献

1. Ginsburg D, Handin RI, Bonthron DT, et al. Human von Willebrand factor (vWF): isolation of complementary DNA (cDNA) clones and chromosomal localization. Science, 1985, 228(4706): 1401-1406.

2. Sporn L, Chavin S, Marder V, et al. Biosynthesis of von Willebrand protein by human megakaryocytes. J Clin Invest, 1985, 76(3): 1102-1106.

3. Wagner DD, Saffaripour S, Bonfanti R, et al. Induction of specific storage organelles by von Willebrand factor propolypeptide. Cell, 1991, 64(2): 403-413.

4. Sadler JE. von Willebrand factor. J Biol Chem, 1991, 266(34): 22777-22780.

5. McKinnon TA, Goode EC, Birdsey GM, et al. Specific N-linked glycosylation sites modulate synthesis and secretion of von Willebrand factor. Blood, 2010, 116(4): 640-648.

6. Siediecki C, Lestini B, Kottke-Marchant K, et al. Shear-dependent changes in the three-dimensional structure of human von Willebrand factor. Blood, 1996, 88(8): 2939-2950.

7. Tsai H-M, Sussman II, Ginsburg D, et al. Proteolytic cleavage of recombinant type 2A von Willebrand factor mutants R834W and R834Q: inhibition by doxycycline and by monoclonal antibody VP-1. Blood, 1997, 89(6): 1954-1962.

8. Sadler JE. Biochemistry and genetics of von Willebrand factor. Annu Rev Biochem, 1998, 67(1): 395-424.

9. Moake JL, Rudy CK, Troll JH, et al. Unusually large plasma factor VIII: von Willebrand factor multimers in chronic relapsing thrombotic thrombocytopenic purpura. N Engl J Med, 1982, 307(23): 1432-1435.

10. Tsai H-M. Physiologic cleavage of von Willebrand factor by a plasma protease is dependent on its conformation and requires calcium ion. Blood, 1996, 87(10): 4235-4244.

11. Manea M, Kristoffersson A, Schneppenheim R, et al. Podocytes express ADAMTS13 in normal renal cortex and in patients with thrombotic thrombocytopenic purpura. Br J Haematol, 2007, 138(5): 651-662.

12. Zheng X, Chung D, Takayama TK, et al. Structure of von Willebrand factor-cleaving protease (ADAMTS13), a metalloprotease involved in thrombotic thrombocytopenic purpura. J Biol Chem, 2001, 276(44): 41059-41063.

13. Fujikawa K, Suzuki H, McMullen B, et al. Purification of human von Willebrand factor-cleaving protease and its identification as a new member of the metalloproteinase family. Blood, 2001, 98(6): 1662-1666.

14. Westrick R, Ginsburg D. Modifier genes for disorders of thrombosis and hemostasis. J Thromb Haemost, 2009, 7

(Suppl 1):132-135.

15. Tsai H-M, Lian EC-Y. Antibodies to von Willebrand factor-cleaving protease in acute thrombotic thrombocytopenic purpura. N Engl J Med,1998,339(22):1585-1594.

16. Rieger M, Mannucci PM, Hovinga JAK, et al. ADAMTS13 autoantibodies in patients with thrombotic microangiopathies and other immunomediated diseases. Blood,2005,106(4):1262-1267.

17. Ferrari S, Mudde G, Rieger M, et al. IgG subclass distribution of anti-ADAMTS13 antibodies in patients with acquired thrombotic thrombocytopenic purpura. J Thromb Haemost,2009,7(10):1703-1710.

18. Leaf AN, Laubenstein LJ, Raphael B, et al. Thrombotic thrombocytopenic purpura associated with human immunodeficiency virus type 1 (HIV-1) infection. Ann Intern Med,1988,109(3):194-197.

19. Pisoni R, Ruggenenti P, Remuzzi G. Drug-induced thrombotic microangiopathy. Drug Saf, 2001, 24 (7): 491-501.

20. Moake JL, Byrnes JJ. Thrombotic microangiopathies associated with drugs and bone marrow transplantation. Hematol Oncol Clin North Am,1996,10(2):485-497.

21. Fontana S, Gerritsen H, Hovinga JK, et al. Microangiopathic haemolytic anaemia in metastasizing malignant tumours is not associated with a severe deficiency of the von Willebrand factor - cleaving protease. Br J Haematol,2001,113(1):100-102.

22. Ruiz-Torres MP, Casiraghi F, Galbusera M, et al. Complement activation: the missing link between ADAMTS-13 deficiency and microvascular thrombosis of thrombotic microangiopathies. Thromb Haemost,2005,93(3):443-452.

23. Reti M, Farkas P, Csuka D, et al. Complement activation in thrombotic thrombocytopenic purpura. J Thromb Haemost,2012,10(5):791-798.

24. Chapin J, Weksler B, Magro C, et al. Eculizumab in the treatment of refractory idiopathic thrombotic thrombocytopenic purpura. Br J Haematol, 2012, 157 (6): 772-774.

25. Zheng XL, Kaufman RM, Goodnough LT, et al. Effect of plasma exchange on plasma ADAMTS13 metalloprotease activity, inhibitor level, and clinical outcome in patients with idiopathic and nonidiopathic thrombotic thrombocytopenic purpura. Blood,2004,103(11):4043-4049.

26. Böhm M, Betz C, Miesbach W, et al. The course of ADAMTS - 13 activity and inhibitor titre in the treatment of thrombotic thrombocytopenic purpura with plasma exchange and vincristine. Br J Haematol, 2005, 129(5): 644-652.

27. Mori Y, Wada H, Gabazza EC, et al. Predicting response to plasma exchange in patients with thrombotic thrombocytopenic purpura with measurement of vWF - cleaving protease activity. Transfusion,2002,42(5):572-580.

28. Tseng SC, Kimchi-Sarfaty C. SNPs in ADAMTS13. Pharmacogenomics,2011,12(8):1147-1160.

29. Kokame K, Matsumoto M, Soejima K, et al. Mutations and common polymorphisms in ADAMTS13 gene responsible for von Willebrand factor-cleaving protease activity. Proc Natl Acad Sci U S A,2002,99(18):11902-11907.

30. 化范例, 蔡则骧. 血栓性血小板减少性紫癜和溶血尿毒综合征//林果为. 实用内科学. 第13版. 北京:人民卫生出版社,2009:2595.

31. Marie Scully, Beverley J. Hunt, Sylvia Benjamin, et al. Guidelines on the diagnosis and management of thrombotic thrombocytopenic purpura and other thrombotic microangiopathies. Br J Haematol, 2012, 158 (3): 323-335.

32. 王彩霞, 刘圳奋, 王丽红. 血栓性血小板减少性紫癜误诊分析及防范措施. 中国医师进修,2012,35(16):69-71.

33. 中华医学会血液学分会血栓与止血学组. 血栓性血小板减少性紫癜诊断与治疗中国专家共识(2012年版). 中华血液学杂志,2012,33(11):983-984.

34. Bresin E, Gastoldi S, Daina E, et al. Rituximab as preemptive treatment in patients with thrombotic thrombocytopenic purpura and evidence of anti-ADAMTS13 autoantibodies. Thromb Haemost,2009,101:233-238.

第三章　恶性高血压肾损害

恶性高血压(malignant hypertension,MHT)的定义为:血压迅速升高,舒张压≥17.29kPa(130mmHg),合并眼底出血或(和)渗出(高血压视网膜Ⅲ级病变),或(和)双侧视神经乳头水肿(Ⅳ级病变)。MHT属于血栓性微血管病范畴。

MHT常在血压控制不好的良性高血压基础上发生。文献报道,在高血压人群中MHT发病率为1%~4%。其发病率在不同地区也各不相同:近些年高加索人群中MHT的发病率一直呈下降趋势;在澳大利亚和新西兰,MHT作为终末肾脏病(ESRD)的病因,在过去25年已经下降了6倍;然而,黑种人和亚洲患者MHT的发病率仍持续在较高水平。

MHT可累及肾脏、心脏、脑等重要脏器,如不积极治疗,病情可快速发展,最终可因肾衰竭、心力衰竭、脑水肿及脑出血等原因死亡。近年随着有效降压药物的广泛应用,多数早发现及早治疗的MHT患者病情能获有效控制,预后已显著改善;但若未及时治疗降低血压,大约80%的患者会在诊断明确后2年内死亡。

第一节　恶性高血压的易感因素及发病机制

一、恶性高血压的易感因素

MHT的易感因素并不完全清楚,但是从报道资料看,如下因素与MHT发病相关:①男性,在文献报道的MHT患者中,男性与女性之比为2~3.8:1。②黑种人,他们的血压常难以控制,MHT发病率高。③原发性高血压,轻、中度原发性高血压患者很少发生MHT,但是重度患者MHT发生率很高。我国2007~2008年的流调资料显示,成人高血压患病率已达26.6%,而知晓率、治疗率及控制率都很低,这较易发生MHT,必须充分重视。④慢性肾实质疾病,其中IgA肾病最易并发MHT。2012年El Karoui等报道,在128例经肾活检明确诊断的IgA肾病患者中,存在血栓性微血管(TMA)病变者占53%,在没能控制好血压的MTA患者中MHT发生率为26%。除IgA肾病外,MHT还常见于局灶节段性肾小管硬化症及慢性肾小管间质疾病如反流性肾病等。⑤肾血管性疾病,包括天然肾及移植肾的肾动脉狭窄,它们均易并发MHT。⑥内分泌疾病,如嗜铬细胞瘤。⑦其他TMA疾病,如硬皮病及系统性硬化,抗磷脂抗体综合征及先兆子痫等。⑧毒品,特别是亚甲二氧甲基苯丙胺(ecstasy,俗称"摇头丸")及可卡因(cocaine)易诱发MHT,此外,苯丙胺(amphetamine)、甲基苯丙胺(methamphetamine,俗称"冰毒")及麦角酸二乙基酰胺(lysergide,简称LSD)也能致使MHT发生。

二、恶性高血压的发病机制研究

MHT的发病机制仍欠清楚。目前认为血压升高的直接损伤、肾素-血管紧张素系统(RAS)及其他血管活性物质的激活以及血管内皮功能受损是主要原因,它们共同作用造成小动脉管壁的急性损伤,进而引发靶器官损害。

(一)血压升高对血管壁的直接损伤

此学说认为导致MHT发生的最关键因素是血压急剧重度升高,血压急剧升高造成的血管壁高机械性压力直接损伤血管。此机械性压力导致小动脉扩张,随后血管内皮破损,血浆成分渗入血管壁,进而血管平滑肌细胞坏死及纤维素沉积。此观点已被动物试验证实,给兔做肾动脉钳夹试验,观察到小动脉壁的纤维素样坏死发生与血压升高密切相关。

上述高血压直接损伤血管学说仍不够完善。临床观察发现,尽管MHT组患者的平均血压水平高于非MHT组,但两组患者之间的血压仍有重叠之处,甚至部分患者长时间存在严重高血压,但并不发生MHT,而一些高血压并不十分严重的患者在某种条件下也能发生MHT。这提示MHT的血管损伤过程还可能有其他因素参与。

（二）血管内皮功能异常

血管内皮细胞能合成及分泌许多血管活性物质,如血管舒张因子一氧化氮（NO）及前列环素（PGI2）,以及血管收缩因子的内皮素-1（ET-1）等,它们在调节血管收缩与舒张及调节血压上具有重要作用。MHT 时血管内皮功能受损,舒血管因子生成减少,缩血管因子产生增加,导致全身血管收缩反应增强及血管收缩。进而导致肾脏缺血并激活 RAS,加重 MHT。

Shantsila 等人对 MHT 患者的血管功能进行研究发现,与正常健康人对比,MHT 患者的内皮依赖性血管舒张功能（对乙酰胆碱刺激反应及对充血介导舒张的反应）及非内皮依赖性血管舒张功能（对硝普钠及硝酸甘油刺激的反应）均受损,循环中内皮细胞及内皮祖细胞（endothelial progenitors）显著增多,动脉弹性及心肌血流量储备显著降低,提示 MHT 患者具有显著的大血管和微血管功能障碍,而且在血压被良好控制 144±108 个月后,此血管功能异常仍持续存在。虽然此血管功能障碍,有非内皮依赖性因素参与,但是内皮依赖因素在其中同样发挥重要作用。研究者认为 MHT 是一种独特的病理生理实体,而不只是"非常严重的高血压"。这种持续存在的内皮功能障碍可能是 MHT 的发病机制之一。

（三）肾素-血管紧张素系统过度活化

已发现 MHT 患者的血浆肾素、血管紧张素 II 及醛固酮水平常升高。对携带小鼠肾素基因的 MHT 大鼠进行实验研究也发现,这些大鼠的血浆肾素、血管紧张素 II、血管紧张素转化酶及醛固酮活性明显升高。上述临床及动物模型实验均提示 MHT 时 RAS 系统高度活化。

Howard 等用吲哚-3-甲醇诱导 Cyp1a1-Ren2 转基因大鼠出现 MHT,此时肾血管阻力（RVR）升高,肾血流量（RBF）及肾小球滤过率（GFR）下降;而给予直接肾素拮抗剂阿利吉仑（aliskiren）后,转基因大鼠的血压下降,RVR 下降,RBF 及 GFR 增加。另有学者给发生 MHT 的 TGR（mREN2）27 大鼠予血管紧张素转化酶抑制剂（ACEI）干预,也能获得显著降压效果。

（四）其他血管活性物质失调

1. 内皮素-1 ET-1 是一种血管收缩物质,近年来,它在 MHT 发病中的作用已得到广泛关注。MHT 患者的血浆 ET-1 水平明显升高。Kohno 等发现去氧皮质酮（DOCA）-盐自发性 MHT 大鼠的血浆 ET-1 水平明显升高,而非 MHT 高血压大鼠和正常大鼠的血浆 ET 水平均正常。此后 Schiffrin 等发现 DOCA-盐 MHT 大鼠血管壁有 *ET-1* 基因高表达,后者与血管肥厚和重度高血压相关。以上结果提示 ET-1 可能是致 MHT 发病的另一因素。

2. 精氨酸加压素 已发现在 DOCA-盐高血压大鼠中,MHT 大鼠的血浆精氨酸加压素（AVP）水平比非 MHT 大鼠高 3 倍。MHT 患者的血浆 AVP 水平一般也比正常人高 2 倍。这是由于 MHT 患者（或动物）能通过压力-利钠效应排钠利尿,致使血容量下降,反馈刺激 RAS 活化和 AVP 释放。AVP 能使血管收缩,加重 MHT。

3. 前列环素 PGI2 是一种扩血管物质,其代谢异常可能与某些 MHT 发病相关,例如吸烟与口服避孕药可损伤血管内皮,影响 PGI2 合成,从而促使 MHT 发生。

其他缩血管物质如儿茶酚胺及血栓素,及其他扩血管物质如肾上腺髓质素（adrenomedullin）也都可能与 MHT 发病相关。包括 RAS 在内的血管活性物质失调在 MHT 发病中的重要作用甚值深入研究。

（五）遗传因素的作用

1995 年 Whitworth 等报道,当表达小鼠肾素基因 Ren-2 的大鼠与 Edinburgh Sprague Dawley 大鼠交配时,73% 的子代大鼠发生 MHT,而与 Hanover Sprague Dawley 交配,只有 1% 发生 MHT,可见遗传背景的重要性。在人类,MHT 发病具有明显的种族倾向性及家族聚集性,这也提示遗传因素可能具有作用。但是,与发病相关的基因位点的研究目前尚无报道。

第二节 恶性高血压及其肾损害的病理、临床表现及诊断

一、肾脏病理表现

在原发性高血压基础上发生的 MHT 出现急性肾衰竭时,肾脏体积可增大或正常,而在慢性肾实质性疾病慢性肾功能不全基础上发生的 MHT,肾脏体积常正常或缩小。现将其肾脏主要病变作一介绍。

（一）肾脏小动脉病变

MHT 并发肾脏损害时常出现典型小动脉病变,表现为入球小动脉壁纤维素样坏死和小叶间动脉增生性动脉内膜炎,其中增生性动脉内膜炎根据

其增生特点可分为：粘蛋白型改变（由酸性黏多糖类物质如硫酸软骨素及透明质酸构成）及洋葱皮样改变（由拉长的肌内膜细胞与结缔组织纤维呈同心圆状层层包绕而成）。如此导致小动脉壁高度增厚，管腔狭窄乃至闭塞。

（二）肾小球病变

典型的病理改变为局灶节段性肾小球毛细血管袢纤维素样坏死，它常由入球小动脉纤维素样坏死延伸而来，可伴肾小球节段性细胞增生，并偶见新月体形成。上述纤维素样坏死肾小球仅占全部肾小球的 5%～30%，其余肾小球或呈缺血性改变（缺血性皱缩或缺血性硬化）或正常。

（三）肾小管间质病变

MHT 患者的肾小管可出现上皮细胞脱落、再生及肾小管萎缩；肾间质可出现不同程度的水肿、炎细胞浸润及纤维化。

综上所述，MHT 的特征性肾脏病理改变是：小叶间动脉增生性动脉内膜炎，入球小动脉纤维素样坏死，及坏死性肾小球炎。

二、临床表现

MHT 患者男多于女，尽管各种年龄均可发病，但青中年患者多见。MHT 起病急，常以头痛或视力下降作为首发症状，测血压舒张压 ≥ 17.29kPa（130mmHg）。

MHT 可累及全身多个器官系统，简述如下：

（一）肾脏表现

文献报道 63%～90% MHT 患者会累及肾脏，临床出现不同程度的蛋白尿（很少出现大量蛋白尿）、镜下血尿（为变性红细胞血尿）及管型尿，并偶见无菌性白细胞尿。患者就诊时可有不同程度的肾功能损害，甚至出现急性肾衰竭；假若未能及时控制血压，数周或数月时间即可能转为慢性肾脏病（CKD），进入 ESRD。

（二）肾外表现

1. 眼底 患者出现典型的眼底改变，即高血压视网膜病变 Keith-Wagener 分级 III 级（视网膜水肿出血和渗出）或 IV 级（视神经盘水肿）。

2. 中枢神经 患者常觉头晕、头痛，可出现一过性脑缺血、高血压脑病、脑出血或蛛网膜下腔出血。

MHT 患者血压很高时，脑血管自主调节机制受损，小动脉收缩与舒张失调，血脑屏障破坏，血管通透性增加，致使血浆外渗出现脑水肿，即形成高血压脑病。临床上出现头痛、喷射性呕吐，烦躁、兴奋，癫痫发作及嗜睡昏迷。

3. 心脏 MHT 可导致左心室急性压力过度负荷，从而诱发急性左心衰竭（临床呈现急性肺水肿）或急性心肌梗死。与良性高血压所致心脏病变不同，MHT 导致急性左心衰竭时，不一定存在左心室壁肥厚。

4. 血液 可出现贫血，少数患者还可出现微血管内溶血性贫血（血清乳酸脱氢酶水平增高及外周血破碎红细胞增多），重者甚至出现溶血尿毒综合征。

5. 电解质 部分患者出现低钾血症，与 RAS 活化，醛固酮分泌增多相关。

三、诊断及鉴别诊断

（一）诊断标准

1. 恶性高血压 必须同时具备如下两条才能诊断：① 血压急剧增高，舒张压 ≥ 17.29kPa（130mmHg）；② 出现高血压视网膜 III 级病变（视网膜出血和渗出）或（和）IV 级病变（视乳头水肿）。曾有学者将眼底病变 IV 级者称做"恶性高血压"，而 III 级者称为"急进性高血压"，但是两者疾病本质一样，预后也无明显差异，因此现在已不再这样区分，而将它们统称做"恶性高血压"。

2. 恶性高血压肾损害 伴随 MHT 的发生，患者出现蛋白尿、血尿及肾功能急剧恶化，此时若能排除其他原因的肾脏病，"恶性高血压肾损害"的临床诊断即能成立。如果临床确诊有困难，可在血压控制平稳后行肾穿刺病理检查。

（二）鉴别诊断

1. 原发性高血压与肾实质疾病基础上继发的恶性高血压的鉴别 两者都可出现血尿、蛋白尿及肾功能急剧坏转，如果慢性肾实质疾病病史清楚，两者鉴别并不难，而病史不清者，如下表现、特别是病理表现可资鉴别：①临床表现：原有慢性肾实质疾病患者蛋白尿常较多（包括大量蛋白尿，临床出现水肿甚至肾病综合征），血尿较突出，并能存在慢性肾功能不全（MHT 是在慢性肾功能不全基础上重叠急性肾损害）等。②病理表现：原有慢性肾实质疾病的患者 CKD（如各种病理类型的肾小球肾炎）本身的病理改变明显，而 MHT 导致的肾小动脉病变常相对较轻。

2. 急进性肾小球肾炎 两者都有血尿、蛋白尿、高血压及急性肾损害，故有时需要鉴别。恶性高血压肾硬化症与急进性肾小球肾炎的鉴别要点已列入表 9-3-1。

表9-3-1　恶性高血压肾硬化症与急进性肾小球肾炎的鉴别

	恶性高血压肾硬化症	急进性肾小球肾炎
高血压病史	一般皆有	无
血压上升速度	急骤	较缓
高血压严重度	重度,舒张压≥17.29kPa(130mmHg)	中度
眼底变化	高血压眼底病变Ⅲ级或Ⅳ级	肾炎眼底改变
心、脑并发症	常见	少有
大量蛋白尿	少有	Ⅱ、Ⅲ型常有
肾病综合征	一般无	Ⅱ、Ⅲ型常有
肾组织病理检查	恶性高血压的小动脉及肾实质病变	新月体肾炎

第三节　恶性高血压及其肾损害的预防及治疗

一、恶性高血压的预防

目前多数学者认为未控制好的原发或继发性良性高血压病是MHT发病的基础,因此积极治疗控制良性高血压就是预防MHT及其肾损害发生的关键。近年国内外的高血压治疗指南均推荐:无心、脑、肾及糖尿病并发症的良性高血压患者应将血压控制于18.62/11.97kPa(140/90mmHg)以下;65岁以上的老年人应将血压控制于19.95/11.97kPa(150/90mmHg)以下。稳定地将血压控制于上列目标值,能有效地减少心、脑、肾并发症及MHT的发生。

二、恶性高血压及其肾损害的治疗

(一) 恶性高血压的治疗

1. 降压速度与目标值　为预防高血压脑病、脑出血、急性肺水肿和急性肾损害等严重并发症发生,MHT一旦确诊就应尽快开始治疗,控制高血压。

由于MHT发病率低,所以至今仍无治疗MHT的高质量随机对照试验证据可被应用,故目前的治疗意见主要基于临床经验。

MHT的治疗可以分为如下两个阶段:①初始治疗:应用静脉降压药,在数小时内(如2~6小时)将高血压降达21.28~22.61/13.30~14.63kPa中(160~170/100~110mmHg),或将平均动脉压降低25%。如此迅速的部分降压能明显减少心脑血管并发症,而更快更低的降压却可能减少靶器官供血,导致或加重它们的损害。②后续治疗:此后改口服降压药治疗,在数周时间内逐渐将血压降达18.62/11.97kPa(140/90mmHg)以下(老年人为19.95/11.97kPa以下)。

上述治疗方案适用于无心脑血管并发症的MHT患者,若已出现这些并发症则必须对上述方案进行调整。例如,对已并发急性脑卒中的MHT患者,在疾病第1周不主张降压或仅极其小心地做小幅度降压,但是对已并发急性肺水肿或已形成主动脉夹层的MHT患者,则必须积极迅速地降低高血压。

2. 降压药物的选择

(1) 静脉用药:静脉注射药物起效迅速,适用于MHT的初始治疗。常用的静脉降压药物有:①血管扩张剂,如硝普钠(sodium nitroprusside);②多巴胺D1受体激动剂,如菲诺多泮(fenoldopan);③α及β受体阻滞剂,如拉贝洛尔(labetalol);④β受体阻滞剂,如艾司洛尔(esmolol);⑤α受体阻滞剂,乌拉地尔(urapidil);⑥钙通道阻滞剂,如尼卡地平(nicardipine);⑦ACEI,如依那普利(enalapril)等。硝普钠是多数高血压急症常选用的药物,因为它起效快、作用时间短(2~5分钟),降压效果好。用药过程中要密切监测血压,而且肾功能不全患者需慎用,仅宜短期应用以免氰化物中毒。从前还曾用酚妥拉明(phentolamin)、二氮嗪(diazoxide)或神经节阻断剂咪噻吩(trimetaphan camsylate)静脉滴注降低血压,因副作用大,现已基本淘汰。

(2) 口服药物:常用口服降压药物的介绍详见第十篇第三章叙述,此处仅将它们治疗MHT时的注意事项作一强调：①拮抗 RAS 药物：因为 MHT 患者 RAS 系统活化，因此应用 ACEI、ARB，以及 β 受体阻滞剂往往有十分良好的降压效果。另外，从理论上讲肾素拮抗剂阿利吉仑对 MHT 也应具有良好疗效，不过目前尚缺临床试验对其疗效及安全性进行检验。②利尿剂：MHT 患者应用利尿剂、尤其袢利尿剂降压要慎重，以免造成血容量不足，进一步激活 RAS，升高血压。若 MHT 并发心力衰竭出现水钠潴留时，可慎用利尿剂。③联合用药：与治疗良性高血压相同，降压药物联合应用可增加疗效，并减少药物不良反应。当然，欲获得良好降压疗效，还必须严格实施低盐饮食，控制钠入量。

（二）恶性高血压肾损害的治疗

治疗 MHT 就能保护肾脏，血压下降后损害的肾功能也常能获得不同程度恢复。患者若已出现急性肾衰竭，则应及时给予血液净化治疗，并应注意透析过程中的脱水量，避免脱水过度激活 RAS、升高血压并加重肾损伤。患者若已进入 ESRD，除予血液透析或腹膜透析外，还能在高血压控制后择时进行肾移植。

当 MHT 患者已出现肾功能不全或已进行透析治疗时，还应考虑肾功能不全及透析治疗对降压药物药代动力学的影响，据情调整用药剂量或用药间隔时间（详见第十篇第一章叙述），这也非常重要，临床医师应予注意。

三、恶性高血压及其肾损害的预后

由于早期诊断和及时治疗，以及现代强效抗高血压药物的开发和应用，MHT 患者的 5 年肾脏存活率及患者生存率已获得显著改善。如果不治疗，MHT 的结局很差，2 年死亡率为 80%。文献报道，20 世纪 70 年代 MHT 患者的 5 年肾脏存活率和患者生存率已升达 50% 和 75%。而 RAS 阻滞剂和钙离子拮抗剂应用后，预后进一步改善，现在 5 年肾脏存活率和患者生存率已分别达到 81% 和 90%。所以对 MHT 患者及时进行合理的降压治疗，是提高患者生存率及改善肾损害结局的关键。

四、对恶性高血压及其肾损害防治的思考

未能有效控制的原发及继发性良性高血压均可能发展为 MHT，其患病率虽然不高，但是危害极大，因此需予高度关注。至今其发病机制仍不甚明了，前面提到的各个机制均可解释 MHT 的部分病理生理过程，但是仍没有一个学说可以完整系统地解释 MHT 启动、发展及靶器官损害的全过程。鉴于 MHT 本身即可能是多种因素共同作用的结果，故我们不能用单一的某个机制去解释其疾病全过程，为了全面阐明 MHT 发生机制，除了对各个不同学说继续进行深入研究外，还应该从整体方面整合各个学说，从而多方面地阐明 MHT 发病机制。只有对发病机制有了更深入了解，才可能更有效地进行治疗。

近年 MHT 及其肾损害患者的预后已有明显改善，这除了与早期诊断早期施治相关外，也与更多的强效降压药问世从而能更有效地降低血压密不可分。但是，对 MHT 进行治疗、尤其在初始治疗时，血压到底应该降得多快？降到多低？因为缺乏临床循证医学证据，因此仍存在不同看法。如果因为病例少较难进行随机对照试验的话，也有待更多临床观察来予验证。

正如前述，已有学者用肾素抑制剂阿利吉仑治疗 Cyp1a1-Ren-2 转基因大鼠 MHT，结果大鼠血压下降，RVR 下降，RBF 及 GFR 增加；而 2013 年又有学者用可溶性环氧化物水解酶抑制剂 c-AUCB 治疗上述转基因大鼠 MHT，也获得了良好效果，包括降低血压，延缓肾功能减退及减轻肾组织损伤。阿利吉仑能直接抑制肾素阻断 RAS 而降低血压，c-AUCB 则是依赖内源性环氧花生四烯酸及 NO 而发挥降压效益。今后仍应继续努力开发新治疗药物，并逐渐将它们应用于临床，这对防治 MHT 及其肾损害也十分重要。

（苗里宁 孙广东 高丹）

参 考 文 献

1. Dikow R, Ritz E. Malignant Hypertension//Davison AM, Cameron JS, Grunfeld J-P, et al. eds. Oxford Textbook of Clinical Nephrology. 3rd ed. London：Oxford University Press, 2005：1400-1415.

2. 谌贻璞. 肾脏损害伴高血压的药物治疗//孙宁玲. 高血压治疗学. 北京：人民卫生出版社, 2009：765-772.

3. Kitiyafara C, Guzman NJ. Malignant hypertension and hypertensive emergencies. J Am Soc Nephrol, 1998, 9：133-

142.

4. Shantsila A, Dwivedi G, Shantsila E, et al. Persistent macrovascular and microvascular dysfunction in patients with malignant hypertension. Hypertension, 2011, 57: 490-496.

5. 赵明辉, 周福德, 王海燕. 恶性高血压的肾损伤. 中华内科杂志, 2009, 48: 454-455.

6. Amraoui F, Bos S, Vogt L, et al, Long-term renal outcome in patients with malignant hypertension: a retrospective cohort stud. BMC Nephrol, 2012, 13: 71-71.

7. Scarpelli PT, Livi R, Caselli GM, et al. Accelerated (malignant) hypertension: a study of 121 cases between 1974 and 1996. J Nephrol, 1997, 10: 207-215.

8. El Karoui K, Hill GS, Karras A, et al. A clinicopathologic study of thrombotic microangiopathy in IgA nephropathy. J Am Soc Nephrol, 2012, 23(1): 137-148.

9. 周福德, 刘玉春, 邹万忠, 等. 以肾脏受累为表现的恶性高血压的临床病理分析. 中华内科杂志, 2001, 40: 165-168.

10. 程叙杨, 赵明辉, 李晓政, 等. 慢性肾小球肾炎患者恶性高血压的临床特点和预后. 中华肾脏病杂志, 2004, 20: 79-82.

11. Whitworth CE, Fleming S, Kotelevtsv Y, et al. A genetic model of malignant hypertension in rats. Kidney Int, 1995, 47: 529-535.

12. Howard CG, Mullins JJ, Mitchell KD. Direct renin inhibition withaliskiren normalizes blood pressure in Cyp1a1-Ren2 transgenic rats with inducible angiotensin II -dependent malignant hypertension. Am J Med Sci, 2011, 341(5): 383-387.

13. Seck SM, Ka EF, Niang A, et al. Pseudopheochromocytoma: An uncommon cause of malignant hypertension. Indian J Nephrol, 2009, 19(3): 122-124.

14. Schiffrin EL, Larivière R, Li JS, et al. Deoxycorticosterone acetate plus salt induces overexpression of vascular endothelin-1 and severe vascular hypertrophy in spontaneously hypertensive rats. Hypertension, 1995, 25: 769-773.

15. Touyz RM. Transient receptor potential melastatin 6 and 7 channels, magnesium transport, and vascular biology: implications in hypertension. Am J Physiol Heart Circ Physiol, 2008, 294(3): H1103-1118.

16. Van Laecke S, Vanholder R. Magnesium and vascular dysfunction in malignant hypertension. Hypertension, 2011, 58(2): e7; author reply e8.

17. Shavit L, Reinus C, Slotki I. Severe renal failure and microangiopathic hemolysis induced by malignant hypertension—case series and review of literature. Clin Nephrol, 2010, 73(2): 147-152.

18. Wu Y, Chen X, Yang Y, et al. A case of lipoprotein glomerulopathy with thrombotic microangiopathy due to malignant hypertension. BMC Nephrol, 2013, 14: 53.

19. Park HS, Hong YA, Chung BH, et al. Malignant hypertension with an unusual presentation mimicking the immune mediated pulmonary renal syndrome. Yonsei Med J, 2012, 53(6): 1224-1227.

20. Pipili C, Pantelias K, Papaioannou N, et al. Hemolyticuremic syndrome, malignant hypertension and IgA nephropathy: successful treatment with plasma exchange therapy. Transfus Apher Sci, 2012, 47(2): 155-158.

21. Day E, Stephens S, Rigden SP, et al. Malignant hypertension secondary to renovascular disease during infancy—an unusual cause of failure to thrive. Nephrol Dial Transplant, 2011, 26(11): 3816-3819.

22. Akimoto T, Muto S, Ito C, et al. Clinical features of malignant hypertension with thrombotic microangiopathy. Clin Exp Hypertens, 2011, 33(2): 77-83.

23. Poduri A, Kaur J, Thakur JS, et al. Effect of ACE inhibitors and beta-blockers on homocysteine levels in essential hypertension. J Hum Hypertens, 2008, 22(4): 289-294.

24. Lane DA, Lip GY, Beevers DG. Improving survival of malignant hypertension patients over 40 years. Am J Hypertens, 2009, 22: 1199-1204.

25. Accetto R, Pirc-Čerček O, Marn-Pernat A. Recurrent malignant hypertension treated with angiotensin II receptor blocker (ARB) and ACE inhibitor. Acta Facultatis Medicae Naissensis, 2010, 27(4): 221-224.

26. Gonzalez R, Morales E, Segura J, et al. Long-term renal survival in malignant hypertension. Nephrol Dial Transplant, 2010, 25: 3266-3272.

27. Howard CG, Mitchell KD. Renal functional responses to selective intrarenal renin inhibition in Cyp1a1-Ren2 transgenic rats with ANG II -dependent malignant hypertension. Am J Physiol Renal Physiol, 2012, 32(1): F52-59.

28. Whitworth CE. Fleming S, Kotelevtsev Y, et al. A genetic model of malignant phase hypertension in rats. Kidney Int, 1995, 47: 529-535.

29. Heaf JG, Lokkegaard H, Madsen M. Initial survival advantage of peritoneal dialysis relative to haemodialysis. Nephrology. Dialysis Transplantation, 2002, 17(1): 112-117.

30. Caro J, Morales E, Gutierrez E, et al. Malignant hypertension in patients treated with vascular endothelial growth factor inhibitors. J Clin Hypertens, 2013, 15(3): 215-216.

31. Honetschlägerová Z, Kitada K, Husková Z, et al. Antihypertensive and renoprotective actions of soluble epoxide hydrolase inhibition in ANG II -dependent malignant hypertension are abolished by pretreatment with L-NAME. J Hypertens, 2013, 31(2): 321-332.

第四章　先兆子痫肾损害

第一节　先兆子痫的概念及流行病学状况

一、概念

先兆子痫（preeclampsia）的临床特征是,既往无高血压和蛋白尿的孕妇,在妊娠 20 周后,新发高血压（≥18.62/11.97kPa）、蛋白尿（>0.3g/d）和水肿。但是先兆子痫患者也可能出现多系统损害,严重时出现子痫（抽搐及神志丧失）及 HELLP 综合征（肝酶升高、溶血、血小板减少）。本病的病理学特征是血管内皮损伤及功能异常,故已归于血栓性微血管病范畴。

本章将着重讨论先兆子痫的肾损害。

二、发病率和危险因素

先兆子痫确切发病率尚不清楚,占所有孕妇的 5% ~ 8%。先兆子痫的危险因素有:①初产妇:70% 的先兆子痫患者为初产妇,20 岁以下的初产妇风险尤大;如果是新的性伴侣,经产妇再次妊娠先兆子痫发病率也明显增加。②高龄孕妇:35 岁以上高龄孕妇先兆子痫风险明显增加。Saftlas 等研究发现 34 岁以上女性,年龄每增加一岁,发生先兆子痫风险即增加 30%。Duckitt 等研究发现 40 岁以上高龄孕妇发生先兆子痫的风险是 35 岁以下孕妇的两倍。③双（多）胎妊娠:有报道双胎妊娠发生先兆子痫的风险与三胎妊娠相似,约为 14%;但也有报道三胎妊娠发生先兆子痫的风险是双胎妊娠的 3 倍。④先兆子痫家族史:具有阳性家族史的孕妇发生先兆子痫的风险为无阳性家族史孕妇的 4 倍。孕妇本人曾有先兆子痫病史,再次妊娠时发生先兆子痫的风险也显著增高。⑤高血压、慢性肾脏病孕妇:她们发生先兆子痫的风险是正常孕妇的 5 倍。⑥其他:患肥胖、糖尿病（包括妊娠期糖尿病）、结缔组织病、抗心磷脂抗体综合征等病的孕妇及葡萄胎孕妇发生先兆子痫的风险也增高。另外,文献报道黑种人容易发生先兆子痫。

第二节　先兆子痫的临床病理表现、诊断及鉴别诊断

一、临床表现

（一）高血压

妊娠 20 周后,收缩压升高≥18.62kPa（140mmHg）或（和）舒张压≥11.97kPa（90mmHg）,即能诊断高血压。从前曾认为妊娠 20 周后,收缩压较基线升高>3.99kPa（30mmHg）或（和）舒张压升高>2.00kPa（15mmHg）也能诊断高血压,但是以后流行病学资料显示,只要不超过 18.62/11.97kPa（140/90mmHg）,血压如何波动疾病结局都一样,为此此诊断标准已不再用。

诊断先兆子痫需要连续监测血压,间隔时间不得超过 1 周。极少数患者尤其是葡萄胎孕妇,在妊娠 20 周前即可能出现高血压,更需警惕。如果血压持续升高,收缩压持续≥21.28kPa（160mmHg）或（和）舒张压持续≥14.63kPa（110mmHg）时,提示病情较重,需要积极降压治疗,以防脑血管意外。

（二）蛋白尿

蛋白尿常在血压升高之后出现,诊断标准为尿蛋白定量>0.3g/d,严重时患者可以出现大量蛋白尿（≥3.5g/d）。另外,也可留取任意一次尿标本（最好为晨尿）进行检测,若尿蛋白/肌酐比值>0.3mg/g 也能诊断蛋白尿。

蛋白尿是疾病严重程度的指标,是反映孕妇和胎儿预后的独立危险因素。近年研究发现,部分先兆子痫孕妇产后尿白蛋白排泄率可持续增高数年,随后她们的心血管疾病发生率也明显高于阴性对照。不过,微量白蛋白尿在先兆子痫诊断上及影响预后上的确切意义尚需继续研究。

（三）水肿

正常妊娠可以出现水肿,休息后消退,休息后

不缓解者常为病理性水肿。最初表现为体重明显增加,继之出现面部及双下肢水肿,为可凹性水肿。水肿的严重程度与预后关系不大,有的文献已不再把水肿作为先兆子痫的诊断标准。

(四) 肾功能不全

与正常孕妇的肾脏有效肾血浆流量和肾小球滤过率(GFR)增高不同,先兆子痫孕妇常下降,其中 GFR 下降达 30% ~ 40%,不过血清肌酐值多在非妊娠妇女的正常范围内。个别患者在出现胎盘早剥等并发症时,可发生急性肾小管坏死,呈现急性肾衰竭。

(五) 高尿酸血症

先兆子痫患者血清尿酸水平常升高,且升高程度与蛋白尿、肾脏病理改变及孕妇和胎儿死亡密切相关。先兆子痫患者高尿酸血症主要与肾小球滤过率下降,尿酸清除率减少有关。高尿酸血症可以导致血管损伤和加重高血压。

(六) 中枢神经系统受累

患者可有头痛、头晕、呕吐、一过性黑矇、视力模糊等症状。严重者发生抽搐、昏迷,进展成子痫。过去子痫发生率在 0.5‰ 左右,目前由于产前监护的改进及广泛使用硫酸镁静脉滴注防治,子痫发生率已明显下降。子痫发生主要与脑水肿有关,其部位在脑后枕叶,磁共振图像类似于可逆性脑后白质综合征表现,严重者可出现颅内出血。

(七) HELLP 综合征

先兆子痫患者出现肝酶升高、溶血及血小板减少,称之为 HELLP 综合征。严重先兆子痫患者 HELLP 综合征发生率为 10% ~ 20%。HELLP 综合征常常合并胎盘早剥、肝包膜下出血、肾功能衰竭、早产、甚至胎儿及孕妇死亡。

二、肾脏病理表现

(一) 光镜检查

先兆子痫肾损害的特征性病理改变为肾小球内皮细胞增生、肿胀及空泡变性,故此肾小球病变被称为内皮细胞病(endotheliosis)。每个肾小球毛细血管祥的内皮细胞增生、肿胀程度不同,轻者腔内内皮细胞成双,重者毛细血管腔被增生的内皮细胞堵塞。非特征性肾脏损害还包括不同程度的系膜增生,重者增生的系膜插入到基底膜及内皮细胞间,形成类似于 I 型膜增生性肾炎的双轨征病变。也有不少患者伴随出现局灶节段性肾小球硬化(FSGS)。肾小管间质损害一般较轻,但是,正如前述,偶尔出现急性肾小管坏死。血管病变主

要表现为内皮细胞肿胀及内膜增厚。肾脏的特征性病理改变常在产后 3 个月内消退,但是部分患者在终止妊娠 6 个月后,仍残留肾小球内皮细胞增生肿胀。

南京军区南京总医院全军肾脏病研究所近年总结 19 例先兆子痫肾损害患者临床及病理,发现先兆子痫肾损害患者肾活检病理主要表现为肾小球内皮细胞增生、肿胀(94.7%),系膜细胞增多、系膜基质增加(89.5%),脏层上皮细胞增生、肿胀(68.4%),周边祥弥漫或节段双轨(78.9%),亦有部分患者表现为肾小球局灶节段硬化(31.6%)。肾小管间质损害一般较轻(但有 FSGS 样损害者较重),血管病变主要表现为小动脉透明变性(36.84%)、内皮肿胀(26.32%)、内膜增厚(26.32%)、弹力层增厚分层(26.32%),严重患者血管壁呈纤维素样坏死(5.26%)(图 9-4-1)。

先兆子痫肾损害患者 FSGS 形成机制尚未明了。有作者认为两者间有直接因果关系,FSGS 是先兆子痫肾损害的一种特殊表现。Nochy 等研究表明先兆子痫患者的 FSGS 病变与肾小球肥大和系统性高血压密切相关,肾小球肥大与系统性高血压导致肾小球内高压、高灌注及高滤过,促进 FSGS 发生。除上述机制外,FSGS 的形成还可能与先兆子痫患者体内一些血管活性物质释放增多相关,如血管紧张素 II(AngII)内皮素-1(ET-1)、血小板源生长因子(PDGF)、转化生长因子-β(TGF-β1)及血栓素 A(TXA)等,它们能直接或间接地引起系膜细胞增生及系膜基质增加。此外,脂质过氧化也能激活系膜细胞,加速肾小球硬化的发生和发展。所以 FSGS 形成过程,既有血流动力学因素也有非血流动力学因素参与。

(二) 免疫病理检查

无免疫球蛋白成分沉积。近年发现有补体片段 C4d 沿肾小球毛细血管壁沉积,C4d 能与内皮细胞结合,导致后者增生及损伤。另外,还可能见到 VIII 相关抗原和纤维素在肾小球毛细血管壁沉积(图 9-4-2)。

(三) 电镜检查

毛细血管内皮细胞增生,明显肿胀,及空泡形成(图 9-4-3A);足突基本正常;系膜细胞增生、基质增多,并可插入内皮细胞与基底膜之间,重时压迫毛细血管腔(图 9-4-3B)。肾小球基底膜与内皮细胞间可见透明物质沉积,导致内皮细胞与基底膜分离(图 9-4-3C)。

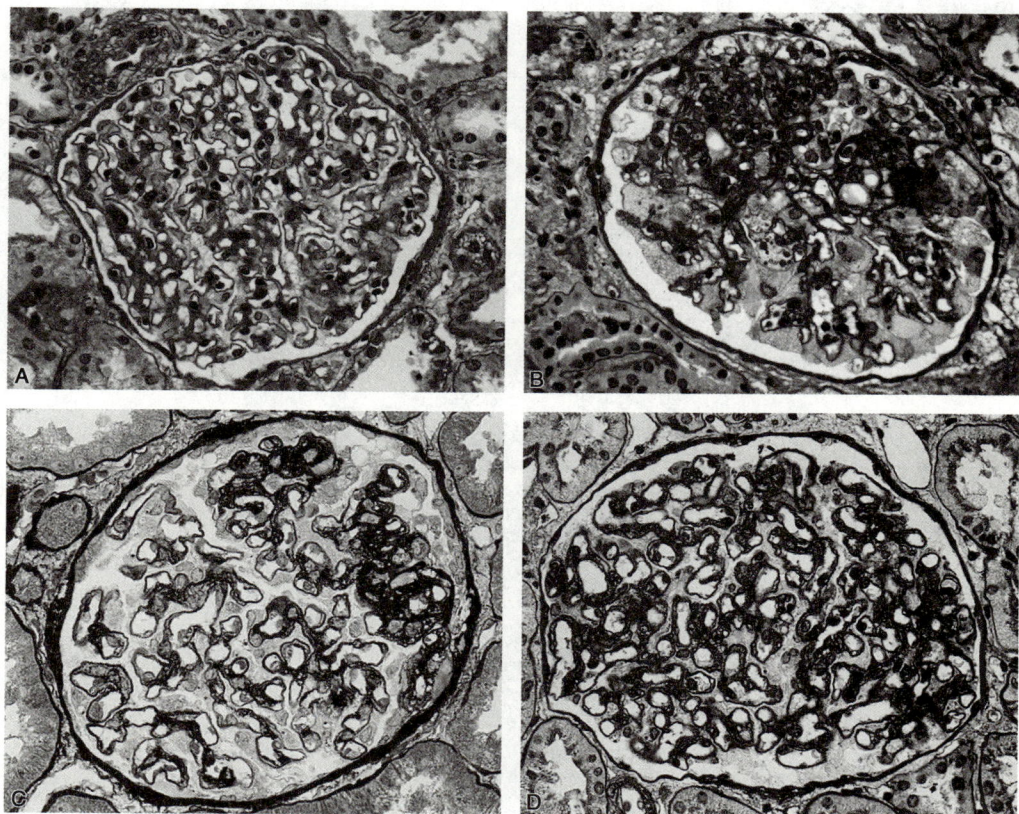

图9-4-1　先兆子痫肾损害的肾脏光学显微镜表现
A. 肾小球内皮细胞肿胀；B. 肾小球节段性肾小球硬化样病变；C. 肾小球节段性肾小球硬化样病变伴双轨；D. 肾小球弥漫双轨形成

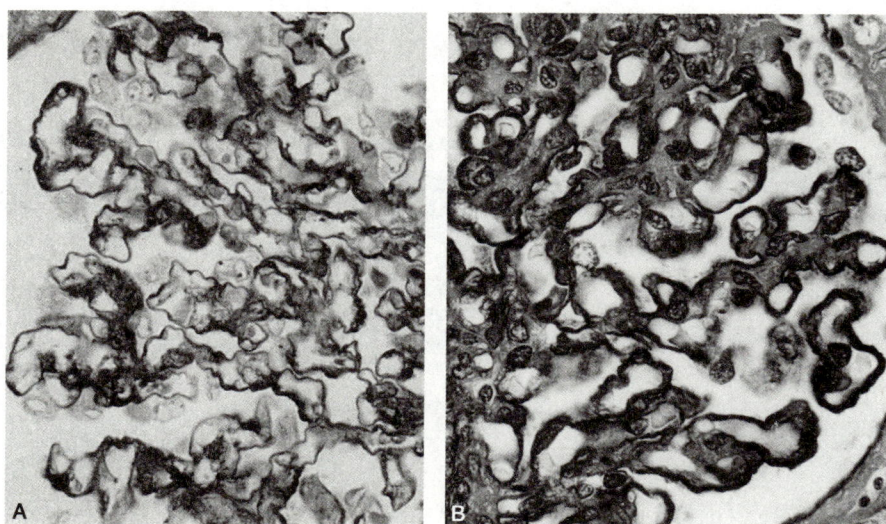

图9-4-2　先兆子痫肾损害的肾脏免疫病理表现
A. Ⅷ因子相关抗原在肾小球毛细血管壁沉积；B. 纤维素在肾小球毛细血管壁沉积

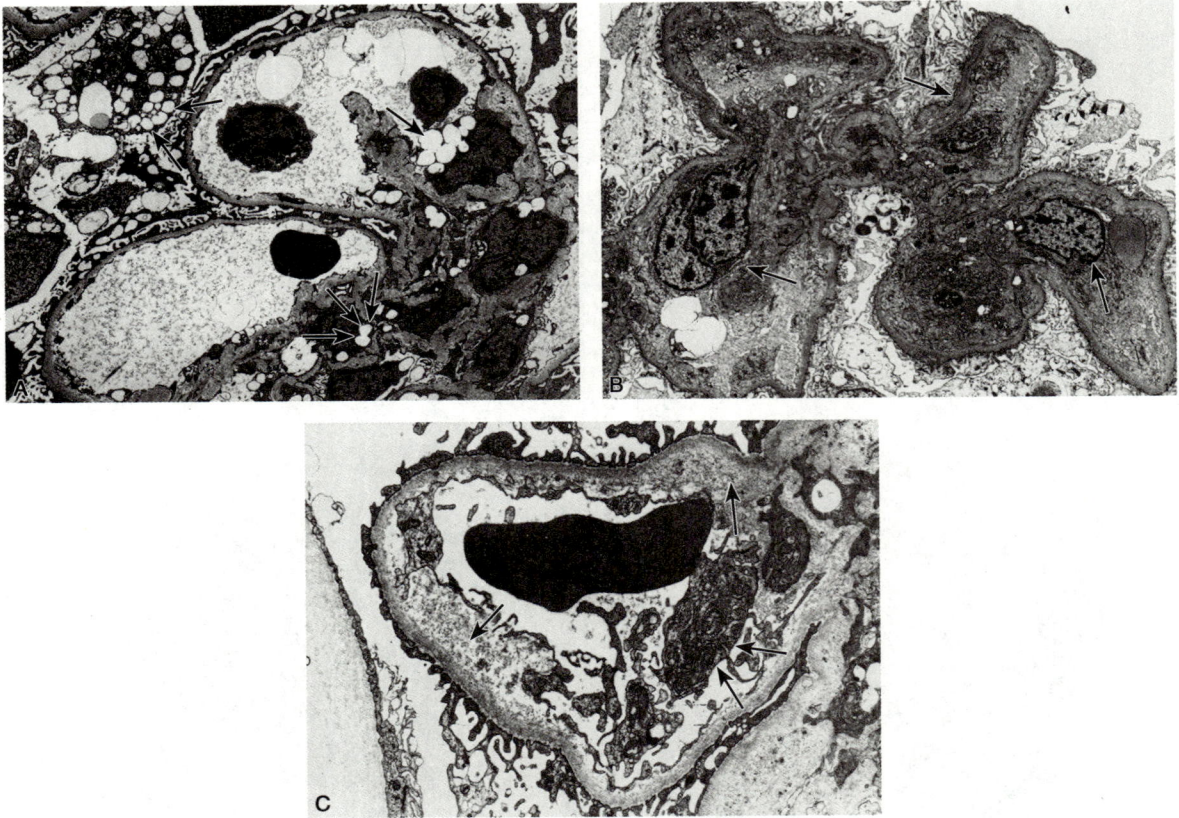

图 9-4-3　先兆子痫肾损害的肾脏电子显微镜改变

A. 内皮细胞、足细胞及系膜细胞胞浆中可见大量的脂质空泡(↑)；B. 系膜基质插入，毛细血管袢受压（↑）；C. 内皮细胞从基底膜分离，伴纤维状物质沉积(↑)

三、诊断及鉴别诊断

先兆子痫的诊断多依赖临床表现。根据孕妇妊娠前无高血压及慢性肾脏病病史，孕 20 周后出现高血压、蛋白尿、水肿，以及血尿酸升高等表现，诊断一般不难。

临床上先兆子痫常需与原发性高血压及慢性肾小球肾炎鉴别（表9-4-1）。

表 9-4-1　先兆子痫的鉴别诊断

	先兆子痫	原发性高血压	妊娠合并慢性肾炎
发病时间	孕 20 周后	孕 20 周前	孕早期
家族史	有或无先兆子痫家族史	常有高血压家族史	无
原有疾病	无高血压及肾损害	有高血压	有慢性肾炎
年龄、胎次	多为高龄、初产妇	不定	多在 30 岁以下
临床表现	高血压、蛋白尿、水肿	高血压，可伴轻度蛋白尿，无水肿	血尿、蛋白尿、水肿、高血压、夜尿增多等
蛋白尿性质	以肾小球性为主，常为非选择性蛋白尿	多为肾小管性蛋白尿	以肾小球性为主，常为非选择性蛋白尿
肾功能	正常或轻度减退，偶可出现急性肾衰竭	正常或减退	常减退

续表

	先兆子痫	原发性高血压	妊娠合并慢性肾炎
血尿酸	常升高,肾功能不全时较血 SCr 、BUN 升高更明显	与血 SCr 、BUN 升高平行	与血 SCr 、BUN 升高平行
肝功能	可异常	正常	正常
凝血功能	可异常	正常	正常
眼底	小动脉痉挛,较少出血及渗出	小动脉痉挛,可伴动脉硬化	正常,肾功能不全时可见渗出及出血
肾活检	肾小球内皮细胞病	小动脉性硬化症	各种病理类型肾炎
预后	多在产后3个月内恢复,但微量白蛋白尿可存在较久	血压持续升高	尿检异常持续存在

注:SCr. 血清肌酐;BUN. 血尿素氮

此外,尚需注意妊娠前即有原发性高血压或慢性肾脏病的孕妇,比妊娠前健康者更容易罹患先兆子痫,文献报道原发性高血压孕妇先兆子痫发生率约为25%,而慢性肾脏病孕妇先兆子痫发生率为20%~40%,此时先兆子痫往往危害大,容易发生脑出血及产后大出血,围生期孕妇死亡率显著增加。

第三节　先兆子痫发病机制的研究现状及思索

多数文献认为胎盘滋养层细胞浸润母体血管异常是先兆子痫发病的主要机制。近年,随着分子生物学的进展,先兆子痫发病机制研究取得了长足进展。

一、异常胎盘形成和胎盘缺血

在正常胎盘形成过程中,胎盘滋养层细胞浸润至母体的螺旋动脉,而后细胞发生表型转换,从表达滋养层细胞黏附分子(如整合素 α3/β6、αω/β5 及 E-钙黏素)转变成表达内皮细胞黏附分子(如整合素 α1/β1、αω/β3,血小板源性内皮细胞黏附分子和血管内皮-钙黏素),逐渐取代原有血管内细胞,完成螺旋动脉重铸,使它从高阻力低容量血管变成了低阻力高容量血管,增加胎盘血容量,从而确保母胎之间物质(营养物质、氧气及代谢废物)交换及胎儿正常发育。

先兆子痫孕妇的胎盘滋养层细胞浸润到母体的螺旋动脉位置较浅,且数量少密度低,故螺旋动脉重铸不全,导致胎盘灌注不足及功能障碍,这一病理现象称为"胎盘浅着床"。到妊娠中晚期此胎盘浅着床所致胎盘缺血、缺氧的危害逐渐显现,刺激胎盘分泌大量活性物质,诱发母亲发生高血压及蛋白尿。

二、循环中促血管生成因子与抗血管生成因子

血管生成是胎盘形成的基本过程之一,在母胎之间建立适当的血管网确保母胎间物质交换十分重要。而血管生成过程将受到促血管生成因子及抗血管生成因子的调节。

主要的促血管生成因子有 VEGF 及胎盘生长因子(placental growth factor, PLGF),后者也是 VEGF 的家族成员,主要由胎盘生成。VEGF 及 PLGF 都能促血管内皮细胞有丝分裂,在血管生成上发挥重要作用。

主要的抗血管生成因子有可溶性 Fms-样酪氨酸激酶 1(soluble Fim-like tyrosine kinase 1,sFlt1)及可溶性内皮糖蛋白(soluble endoglin,sEng)。sFlt1 是 PDGF 的可溶性受体(它缺乏胞浆区和跨膜区,仅保留配体结合区),能与循环中 VEGF 及 PLGF 结合,从而阻止它们与细胞膜上受体结合,阻断它们的生物学效应;内皮糖蛋白 endoglin 是 TGF-β 的共受体,sEng 能通过拮抗 TGF-β 信号通路而发挥抗血管生成效应。sFlt1 和 sEng 都能由血管内皮细胞及胎盘滋养层细胞分泌,两者在抑制血管生成上具有协同作用。

已发现先兆子痫患者在发病前,循环中 VEGF 及 PLGF 水平即显著下降,而 sFlt1 及 sEng 水平显著增高。如此可导致胎盘血管生成不足,从而诱发先兆子痫。

三、肾素-血管紧张素系统

胎盘具有完整的肾素-血管紧张素系统(RAS),

妊娠时循环 RAS 及胎盘局部 RAS 均会发挥生理效应。已有研究发现，先兆子痫时胎盘组织的肾素、血管紧张素原、血管紧张素转化酶、AngⅡ与 AT1 受体表达均增强，从而导致胎盘血管收缩，影响母胎间物质交换，加重先兆子痫。另外还有研究发现，先兆子痫时 Ang-(1-7) 水平明显下降，且绒毛膜中 Mas 受体表达下调，提示它们在平衡 AngⅡ-AT1 受体上的作用受损，从而加重胎盘血管收缩。

先兆子痫孕妇循环中存在一种血管紧张素 AT1 受体自身抗体（AT1-AA），它也能参与先兆子痫致病。已知 AT1-AA 能与 AT1 受体结合并激活 AT1 受体，从而激活受体下游的钙调磷酸酶/核因子活性 T 细胞（NFAT）信号，诱导 sFlt1 产生，拮抗胎盘血管生成。另外，还能刺激滋养层细胞或血管平滑肌细胞产生纤溶酶原激活物抑制剂-1（PAI-1），降低滋养层细胞侵袭力；激活烟酰胺腺嘌呤二核苷酸磷酸（NADPH）氧化酶，产生活性氧簇（ROS）；刺激组织因子（TF）生成，启动外源性凝血途径促进凝血。上述作用均能促使先兆子痫发生。

四、内皮细胞舒张因子及其抑制剂

既往认为 TXA 和前列腺素（PG）平衡发生改变，TXA 增加和 PG（特别是前列环素 PGI$_2$）减少在先兆子痫发病中起重要作用。近来研究认为内皮素（ET）和血管舒张因子一氧化氮（NO）间平衡发生改变，ET 增加和 NO 减少，在先兆子痫发病过程中起主要作用。它们都与血管内皮损害和（或）功能异常密切相关。

内源性内皮细胞 NO 合成酶抑制剂非对称型二甲基精氨酸（ADMA）的血清浓度与血管舒张关系极为密切。Savvidou 等发现孕妇血清 ADMA 浓度升高，能直接影响 NO 合成，引起内皮细胞功能不全，导致先兆子痫发生。

五、松弛素

松弛素（relaxin）主要由卵巢黄体产生，妊娠期胎盘产生的人绒毛膜促性腺激素是促进松弛素分泌的主要细胞因子，松弛素能通过内皮素 β 受体-NO 途径发挥强有力的扩血管作用。松弛素是最早发现的生殖激素，但其受体一直未被确定，近年研究发现它有两个受体，即 LGR7（RXFP1）和 LGR8（RXFP2），它们都为含亮氨酸重复序列的 G 蛋白偶联受体。

国内张哲等对 42 例先兆子痫孕妇及 30 例正常孕妇的血清松弛素浓度进行了检测，发现先兆子痫患者血浓度显著较正常孕妇低，提示松弛素分泌不足可能参与先兆子痫发病。

先兆子痫的发病机制十分复杂，上面只讨论了部分内容。现在认为其发病还有遗传因素，甚至还有免疫因素及炎症因素参与，此处已不再作讨论，必要时请参阅妇产科专著。

第四节　先兆子痫肾损害的治疗、预防与预后

一、治疗原则与具体措施

治疗原则为降压，扩容或（和）利尿，镇静、解痉，必要时抗凝，并适时终止妊娠，以防严重并发症发生。

（一）控制高血压

先兆子痫孕妇血压升高达到诊断标准［≥18.62/11.97kPa（140/90mmHg）］后即可给予药物干预，当收缩压≥21.28kPa（160mmHg）或舒张压≥11.97kPa（90mmHg）时则必须给予药物降血压治疗。抗高血压常用的一线药物为甲基多巴、拉贝洛尔及氧烯洛尔；一线药物控制血压不理想时，可加用二线药物如硝苯地平、尼卡地平、肼苯达嗪、阿替洛尔、哌唑嗪、可乐宁等。当血压≥22.61/14.63kPa（170/110mmHg）时，需紧急药物治疗以防止孕妇发生卒中或抽搐，常常静脉推注肼苯达嗪或拉贝洛尔快速降压，也可以口服或舌下含服硝苯地平控制血压（表 9-4-2）。但是，先兆子痫孕妇的高血压不宜降得过低，不应降达 17.29/10.64kPa（130/80mmHg）以下，否则将会减少胎盘血流，对胎儿不利。

在治疗先兆子痫高血压时，禁用血管紧张素转化酶抑制剂（ACEI）及血管紧张素 AT1 受体拮抗剂（ARB）。若在妊娠中或末 3 个月服用 ACEI 或 ARB 常可产生严重的胎儿毒性反应，导致胎儿低血压及肾血流减少，从而致使胎儿宫内发育迟缓，肢体挛缩，颅面畸形，肺发育不全及死亡，并可导致早产，新生儿低血压，新生儿无尿和死亡；另外，利尿剂也需慎用，利尿可能加剧先兆子痫患者的低血容量状态。

（二）子痫的防治

可给硫酸镁（magnesium sulfate）4g 静脉缓慢推注（大于 20 分钟），然后以 1.5g/h 速度持续静脉滴注，共 6～12 小时，可以防治抽搐。抽搐发作时还可以给地西泮（diazepam，又名安定）10～20mg 静脉注射，或苯妥英钠（phenytoin sodium）1g 肌内注射，

表 9-4-2　先兆子痫高血压的药物治疗

治疗药物	用药建议
一线药物:	
甲基多巴 (methyldo-pa)	适用于所有患者
拉贝洛尔 (labetalol)	急性高血压时,每隔 20 分钟静脉注射 5mg,最大剂量不超过 300mg。但有导致胎儿生长发育迟缓风险
氧烯洛尔 (oxprenol-ol)	SOMANZ 指南推荐为一线药物
二线药物:	
硝苯地平 (nifedip-ine)	广泛使用,急性高血压时可 20mg 口服。但是与硫酸镁合用有可能造成长时间低血压、肌无力及胎儿窘迫
尼莫地平 (nimodip-ine)	$20 \sim 60$mg 口服,每天 $2 \sim 3$ 次;急性高血压时 $20 \sim 40$mg 静脉滴注,最大剂量不超过 360mg/d
肼苯哒嗪 (hydrala-zine)	使用经验多。在急性高血压时,每隔 $20 \sim 30$ 分钟静推 5mg,最大剂量不超过 20mg,然后改为 $5 \sim 10$mg/h 静脉滴注。ESH 指南不推荐使用
阿替洛尔 (atenolol)	有导致胎儿生长发育迟缓风险,国内指南不推荐使用
哌唑嗪 (prazosin)	SOMANZ 指南推荐为二线药物;SOGC 指南及国内指南不推荐使用
可乐宁 (clonidine)	可供选择使用

注:SOMANZ. 澳大利亚及新西兰产科学会;ESH. 欧洲高血压学会;SOGC. 加拿大妇产科医师学会

以镇静解痉。

硫酸镁在预防及治疗子痫抽搐发作上疗效十分肯定,但是应在何时用此药预防抽搐? 争议很大,部分学者认为应该早期使用,部分学者认为出现神经系统症状时才用,还有学者认为先兆子痫发生抽搐的可能性很小,不需要药物预防,以避免药物不良反应。

(三) 扩容治疗

先兆子痫患者经常出现循环容量不足、血管收缩及外周阻力增加,为此有学者认为可给这些患者静脉输注胶体液(血浆制品或血浆代用品)进行扩容,认为适当的扩容能减少外周血管阻力,帮助降压,并改善肾脏及胎盘循环。

但是不少临床试验结果显示,扩容治疗虽能改善母亲血流动力学指标,却并不能改善母亲及胎儿的不良结局,而且扩容不当有引起肺水肿及脑水肿的风险,为此先兆子痫患者是否应进行扩容治疗仍存在不小争议,2012 年中华医学会妇产科学会制定的"妊娠期高血压疾病诊治指南"认为,无严重的液体丢失(如呕吐、腹泻、分娩出血)或高凝状态,则不宜进行扩容治疗。

此外,下列情况进行合理的扩容治疗也不应该存在异议:先兆子痫并发急性高血压时,在静脉滴注抗高血压药前需先补足循环容量;肾前性氮质血症尿量减少患者,在给袢利尿剂前也要先补足循环容量。如果进行扩容,输液量一定不能过大,并需密切监测中心静脉压变化,以免输液过度诱发急性肺水肿或脑水肿。

(四) 支持治疗

当血小板低于 20×10^9/L 时,或血小板在 $20 \times 10^9 \sim 40 \times 10^9$/L 范围,但高血压难以控制有脑出血风险时,均应输注血小板悬液。如果先兆子痫患者并发溶血尿毒综合征,或并发肝损害导致凝血功能障碍时,也应输注新鲜冰冻血浆。若患者出现急性肾衰竭,还应及时给予血液净化治疗。

(五) 终止妊娠

先兆子痫最有效的治疗是终止妊娠。经上述措施积极治疗,母胎状况无明显改善,病情持续进展时,即应及时终止妊娠,具体指征为:①孕妇器官功能不全加剧、肝肾功能恶化、血小板进一步减少以及出现神经系统症状;②难以控制的高血压;③宫内胎儿生长受限,胎儿发育不全。

上述各项治疗已总结于表 9-4-3。

(六) 生物治疗的试验研究及展望

大量研究证实,血清 sFlt-1 及 sEng 水平升高与先兆子痫发病密切相关,因此拮抗这些细胞因子已成为未来治疗的方向。Li 等用 VEGF 121 治疗 sFlt1 诱导的大鼠先兆子痫模型,发现应用 VEGF 121 后,蛋白尿和高血压明显减轻,且对胎鼠不造成损害,说明 VEGF 121 有望用于先兆子痫治疗。

近年还有学者试用抗 VEGF 的贝伐单抗(bev-acizumab),和酪氨酸激酶抑制剂舒尼替尼(sunitinib)及索拉非尼(sorafenib)治疗先兆子痫,结果令人失望,使用上述药物后先兆子痫患者蛋白尿反而增多。

表 9-4-3 先兆子痫的处理原则

治疗原则	具体处理
评估分娩指征	根据临床和实验室检查结果评估是否存在分娩指征
控制高血压	BP≥22.61/14.63kPa(170/110mmHg)应急诊控制高血压 BP≥21.28/11.97kPa(160/90mmHg)应常规药物控制高血压
子痫的防治	硫酸镁静脉推注而后缓慢静脉滴注可以防治抽搐；出现抽搐时还可静脉注射地西泮或肌内注射苯妥英钠，并可注射冬眠合剂
扩容治疗	严重的液体丢失、高凝状态、急性高血压给静脉降压药前、或肾前性氮质血症尿量少予袢利尿剂前，可输注胶体液适当扩容
支持治疗	当血小板低于 $20\times10^9\sim40\times10^9$/L 时，应输注血小板悬液；当并发溶血性尿毒症综合征或并发肝损害引发凝血功能障碍时，应输注新鲜冰冻血浆。此外，在出现急性肾衰竭时应尽早实施血液净化治疗
终止妊娠	肝肾功能进行性减退、凝血功能障碍或胎儿发育迟缓时，应及时终止妊娠

重组人血红素加氧酶1(heme oxygenase 1)具有调节胎盘血管再生和降低氧化应激的作用，因而有可能用于先兆子痫治疗，但目前尚需进一步研究以明确其疗效及副作用。

二、预测与预防

(一)预测指标

预测对实施预防很重要。正如前述，现已经知道先兆子痫的许多危险因素，但是迄今为止，尚无任何临床及实验室指标能够准确地预测先兆子痫发生。近年一些研究显示，血清 sFlt1 及 sEng 水平升高，PLGF 及 VEGF 水平下降，特别是血清 sFlt1/PLGF 比值上升对先兆子痫发生具有一定的预测作用，但尚需进一步研究。

(二)预防措施

至于应用药物预防先兆子痫发生，已有如下初步研究：

1. 阿司匹林 具有先兆子痫病史的高危孕妇，有学者推荐在妊娠16周前预防性使用小剂量阿司匹林，认为它可能通过影响胎盘重塑而预防先兆子痫发生。2001 年 Duley 等对包含 32 000 例孕妇的 42 个随机试验进行了荟萃分析，结果显示阿司匹林确能减少先兆子痫 15% 的风险。不过，目前对应用阿司匹林预防先兆子痫仍然存在争议。

2. 钙剂 低钙摄入能引起血管收缩及高血压，而高钙摄入的孕妇较少发生先兆子痫，为此刺激了补钙预防先兆子痫的研究。2001 年 Atallah 等对包含 6864 例孕妇的 10 个临床试验进行了荟萃分析，发现给低钙摄入的孕妇补充钙剂确能减少先兆子痫发生，但是对正常钙摄入的孕妇却无此预防效果。世界卫生组织(WHO)曾对 8325 例孕妇进行了补钙观察，结果显示钙剂未能预防先兆子痫发生，但能降低先兆子痫并发症的发生率和孕妇死亡率。所以补充钙剂的确切效果仍然需要进一步验证。

3. 其他药物 已有学者应用鱼油或抗氧化剂(维生素 C、维生素 E 和别嘌呤醇)预防先兆子痫发生，均未显示出预防效果。

三、疾病预后

传统观点认为，分娩后先兆子痫患者的高血压会迅速下降，蛋白尿会在 3 个月内消失，肾脏病理改变也会逐渐恢复，不留长期后遗症。但是，近年通过对先兆子痫患者随访，发现约 58% 的先兆子痫患者产后 2~4 个月及 42% 的先兆子痫患者产后 3~5 年仍有微量白蛋白尿，先兆子痫患者的尿白蛋白排泄率比正常对照组高约 4 倍。微量白蛋白尿是血管内皮受损的表现，所以它可能反映了一个血管内皮病变的持续存在。Ray 等通过长期随访发现先兆子痫患者将来发生心血管事件的比率是正常对照的 2 倍。此外，Williams 等对文献进行复习后也发现，先兆子痫患者将来发生缺血性心脏病、脑血管意外、外周血管病及静脉血栓栓塞的几率均比正常对照高 1 倍，并认为这与先兆子痫后慢性高血压发生率高相关。

(唐政 任红旗)

参 考 文 献

1. Mustafa R, Ahmed S, Gupta A, et al. A comprehensive review of hypertension in pregnancy. J Pregnancy, 2012, 2012:105918.

2. Garovic VD, August P. Preeclampsia and the future risk of hypertension: The pregnant evidence. Curr Hypertens Rep, 2013, 15(2):114-121.

3. Lafayette R. The kidney in preeclampsia. Kidney Int, 2005, 67(3):1194-1203.

4. Umans JG. Obstetric nephrology: preeclampsia—the nephrologist's perspective. Clin J Am Soc Nephrol, 2012, 7(12):2107-2113.

5. Williams D. Long-term complications of preeclampsia. Semin Nephrol, 2011, 31(1):111-122.

6. Hladunewich M, Karumanchi SA, Lafayette R. Pathophysiology of the clinical manifestations of preeclampsia. Clin J Am Soc Nephrol, 2007, 2(3):543-549.

7. Aloizos S, Seretis C, Liakos N, et al. HELLP syndrome: understanding and management of a pregnancy-specific disease. J Obstet Gynaecol, 2013, 33(4):331-337.

8. Unverdi S, Ceri M, Unverdi H, et al. Postpartum persistent proteinuria after preeclampsia: a single-center experience. Wien Klin Wochenschr, 2013, 125(3-4):91-95.

9. Goodall BL, Robinson AM, Brosseau CL. Electrochemical-surface enhanced Raman spectroscopy (E-SERS) of uric acid: a potential rapid diagnostic method for early preeclampsia detection. Phys Chem Chem Phys, 2013, 15(5):1382-1388.

10. 任红旗, 唐政, 刘志红, 等. 先兆子痫肾损害的临床病理及转归. 肾脏病透析肾移植杂志, 2005, 14(2):131-135.

11. Piccoli GB, Daidola G, Attini R, et al. Kidney biopsy in pregnancy: evidence for counselling? A systematic narrative review. BJOG, 2013, 120(4):412-427.

12. Suzuki S, Gejyo F, Ogino S, et al. Postpartum renal lesions in women with pre-eclampsia. Nephrol Dial Transplant, 1997, 12(12):2488-2493.

13. Gartner HV, Sammoun A, Wehrmann M, et al. Preeclamptic nephropathy—an endothelial lesion. A morphological study with a review of the literature. Eur J Obstet Gynecol Reprod Biol, 1998, 77(1):11-27.

14. Fogo AB, Kashgarian M, 主编. 周庚寅, 主译. 肾脏病理诊断图谱. 北京: 北京大学医学出版社, 2007:253-258.

15. Danielson LA, Sherwood OD, Conrad KP. Relaxin is a potent renal vasodilator in conscious rats. J Clin Invest, 1999, 103:525-533.

16. Levine RJ, Lam C, Qian C, et al. Solubleendoglin and other circulating antiangiogenic factors in preeclampsia. N Engl J Med, 2006, 355:992-1005.

17. Müller-Deile J, Schiffer M. Renal involvement in preeclampsia: similarities to VEGF ablation therapy. J Pregnancy, 2011, 2011:176973.

18. Nakashima A, Yamanaka-Tatematsu M, Fujita N, et al. Impaired autophagy by soluble endoglin, under physiological hypoxia in early pregnant period, is involved in poor placentation in preeclampsia. Autophagy, 2013, 9(3):303-316.

19. Venkatesha S, Toporsian M, Lam C, et al. Soluble endoglin contributes to the pathogenesis of preeclampsia. Nat Med, 2006, 12:642-649.

20. Zimmerman D, Burns KD. Angiotensin-(1-7) in kidney disease: a review of the controversies. Clin Sci(Lond), 2012, 123(6):333-346.

21. Shah DM. Preeclampsia: new insights. Curr Opin Nephrol Hypertens, 2007, 16:213-220.

22. Dechend R, Homuth V, Wallukat G, et al. Agonistic antibodies directed at the angiotensin II, AT1 receptor in preeclampsia. J Soc Gynecol Investig, 2006, 13(2):79-86.

23. Dechend R, Viedt C, Muller DN, et al. AT1 receptor agonistic antibodies from preeclamptic patients stimulate NADPH oxidase. Circulation, 2003, 107:1632-1639.

24. Xia Y, Kellems RE. Is preeclampsia an autoimmune disease? Clin Immunol, 2009, 133(1):1-12.

25. Dai B, Liu T, Zhang B, et al. The polymorphism for endothelial nitric oxide synthase gene, the level of nitric oxide and the risk for pre-eclampsia: a meta-analysis. Gene, 2013, 519(1):187-193.

26. Savvidou MD, Hingorani AD, Tsikas D, et al. Endothelial dysfunction and raised plasma concentrations of asymmetric dimethylarginine in pregnant women who subsequently develop pre-eclampsia. Lancet, 2003, 361:1511-1517.

27. Lok CA, Boing AN, Reitsma PH, et al. Expression of inflammation-related genes in endothelial cells is not directly affected by microparticles from preeclamptic patients. J Lab Clin Med, 2006, 147(6):310-320.

28. Kisters K, Gremmler B, Hausberg M. Preventing pregnancy-induced hypertension: the role of calcium and magnesium. J Hypertens, 2006, 24(1):201.

29. Fakhouri F, Vercel C, Frémeaux-Bacchi V. Obstetric nephrology: AKI and thrombotic microangiopathies in

pregnancy. Clin J Am Soc Nephrol,2012,7(12):2100-2106.

30. Li Z,Zhang Y,Ying Ma J,et al. Recombinant vascular endothial growth factor 121 attenuates hypertension and improves kidney damage in a rat model of preeclampsia. Hypertension,2007,50(4):686-692.

31. Müller-Deile J,Schiffer M. Renal involvement in pre-eclampsia:similarities to VEGF ablation therapy. J Preg-nancy,2011,2011:176973.

32. George EM,Cockrell K,Aranay M,et al. Induction of heme oxygenase 1 attenuates placental ischemia-induced hypertension. Hypertension,2011,57(5):941-948.

33. Garovic VD,August P. Preeclampsia and the future risk of hypertension:the pregnant evidence. Curr Hypertens Rep,2013,15(2):114-121.

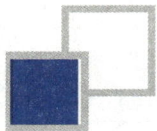

第十篇

肾脏与高血压

第一章　肾实质性高血压

肾实质性高血压（renal parenchymal hypertension）是由各种肾实质疾病引起的高血压，占全部高血压的2.5%~5.0%，其发病率仅次于原发性高血压，在继发性高血压中居首位。2007年欧洲高血压学会的数据显示50%~70%的慢性肾脏病（CKD）患者合并高血压；2012年我国CKD流行病学调查资料显示，60.5% 肾小球滤过率（GFR）<60ml/（min·1.73m²）的患者具有高血压，61.2%呈现白蛋白尿的患者具有高血压。

肾实质性高血压易引起心、脑血管并发症。文献报道，CKD合并高血压患者的心血管不良事件发生率为40.6%，而正常血压的CKD患者心血管不良事件仅为13.3%，故高血压在CKD患者心血管并发症中无疑扮演着重要角色。另外，肾实质性高血压也能促进CKD进展，导致终末期肾脏病（ESRD）。所以，肾实质性高血压应早期实施干预，将血压控制达标，保护心脑肾靶器官。

第一节　肾实质性高血压病因及发病机制研究概况

一、病因

肾实质性高血压在不同CKD疾病中发病率有所不同。一般来说，肾小球疾病及多囊肾的高血压发病率高于慢性间质性肾炎；而在肾小球疾病中，病理呈增殖性或（和）硬化性病变者高血压发病率较高，临床上肾功能损害重者高血压发病率较高（表10-1-1）。

二、发病机制

（一）细胞外液过多

透析前患者因GFR下降，存在显著的水钠潴留，细胞外液增加，从而引起高血压。多项研究发现，在大多数接受维持性血液透析患者中，细胞外液增多是引起高血压的重要原因。调整透析超滤量以及限制膳食中钠摄入量可以控制血压。通过

表10-1-1　常见引起肾实质性高血压的疾病

单侧肾脏疾病：	微小病变（20%~30%）
反 流 性 肾 病（20%~50%）	继发性肾小球疾病：
慢 性 肾 盂 肾 炎（10%~30%）	糖尿病肾病（70%~75%）
肾盂积水（10%~20%）	狼疮性肾炎（Ⅳ、Ⅵ型常见）
单侧肾不发育（50%）	其他肾脏病：
单侧肾切除术后（14%）	慢性间质性肾炎（30%~40%）
原发性肾小球疾病：	常染色体显性多囊肾病（70%）
毛细血管内增生性肾炎（80%）	溶血性尿毒症综合征（70%）
新 月 体 肾 炎（60%~70%）	硬皮病肾损害（常见）
局灶节段肾小球硬化（60%~80%）	终末期肾脏病：
膜增生性肾炎（70%~75%）	慢性肾衰竭（80%~90%）
膜性肾病（50%~60%）	肾移植后（第一年50%~60%）
系膜增生性肾炎（40%~45%）	
IgA肾病（40%）	

血液透析来控制细胞外液容量从而达到液体平衡可以有效控制血压。法国Tassin透析中心给患者每周血液透析3次，每次8小时，在透析后几个月内，患者平均动脉压下降至13.0kPa（98mmHg），仅有不足5%的患者需要多种药物治疗。这种有效的降压方式要求患者透析后达到干体重，并在透析间期体重不增加过多。法国Tassin透析中心的死亡率远低于美国透析中心，这与其较良好的血压达标率是密不可分的。容量超负荷常见于腹膜透析患者，系残余肾功能丧失、腹膜超滤失败及患者依从性差而造成，当这些患者从腹膜透析改为血液透析时，随着多余容量的清除，体重和血压在3个月内会显著下降。

（二）肾素-血管紧张素-醛固酮系统活化

肾实质疾病缺血可激活肾素-血管紧张素-醛固酮系统（RAAS），血管紧张素Ⅱ（AngⅡ）不仅与血

管壁上 AT1 受体（AT1R）结合发挥缩血管作用，还能与近端、远端肾小管及集合管上 AT1R 结合，增加钠离子（Na⁺）重吸收，从而增加血容量，加重高血压。

（三）交感神经系统活化

交感神经系统活化在肾实质性高血压发病中起着重要作用。激活的交感神经系统释放去甲肾上腺素等介质，刺激血管收缩，增加血管阻力，导致高血压；并直接增加近端肾小管对 Na⁺ 的重吸收，增加血容量，加重高血压。

此外，交感神经还能与 RAAS 相互作用，活化的交感神经能刺激 Ang Ⅱ 合成，而 Ang Ⅱ 又能增强外周和中枢交感神经活性。

（四）内皮素合成增加

内皮素是 1988 年分离获得的一个血管活性肽，它能通过自分泌、旁分泌或内分泌作用参与肾实质性高血压形成。肾实质疾病时，内皮素水平升高，进而与其血管平滑肌上 A 型受体（ETAR）结合，导致肾及外周血管收缩，增加血管阻力，造成肾实质性高血压。

（五）内源性类洋地黄物质

1980 年 Curber 等报道盐负荷狗的血浆提取物能抑制钠泵，并能与地高辛抗体发生交叉反应，因此该因子被称之为内源性类洋地黄物质，实际上就是内源性哇巴因。肾实质疾病导致水钠潴留细胞外容量膨胀时，能反馈刺激下丘脑组织释放哇巴因。循环中增多的哇巴因抑制血管平滑肌细胞钠泵，使细胞内外 Na⁺/K⁺ 交换减少，胞内 Na⁺ 浓度增高，Na⁺ 依赖性钙离子（Ca²⁺）流出减弱，胞内 Ca²⁺ 增加，从而刺激血管平滑肌收缩，增高血管阻力，诱发高血压。

（六）一氧化氮生成减少

内皮细胞中的氧化亚氮合成酶（NOS）能催化 L-精氨酸生成一氧化氮（NO）。NO 可拮抗血管收缩因子，舒张血管平滑肌，减少外周血管阻力；NO 还参与肾脏压力-排钠（pressure-natriuresis）效应，减少肾小管 Na⁺、水重吸收，降低血容量。而肾实质疾病能导致血管内皮受损，NOS 活性下降，NO 产生减少，从而出现血管收缩及水钠潴留，发生高血压。

（七）花生四烯酸代谢紊乱

前列腺素控制血压主要部位在阻力性小动脉和肾脏。前列腺素 E₂（PGE₂）和前列环素（PGI₂）能舒张小动脉，降低外周血管阻力，从而降低血压；PGE₂ 能与其髓袢升支粗段上的受体 EP₃ 结合，抑制 Na⁺ 重吸收，PGI₂ 也具类似作用，故能减少水钠潴

留，降低血压。肾实质性疾病时花生四烯酸代谢紊乱，PGE₂ 及 PGI₂ 生成减少，从而引起高血压。

第二节 肾实质性高血压的诊断与鉴别诊断要点

一、血压的测量

准确的血压测量对于高血压的诊断、治疗意义重大，血压测量方式有诊室血压（OBP）、家庭血压（HBP）、24 小时动态血压监测（ABPM）。高血压的诊断及分级一直沿用 OBP 测量，2013 年欧洲高血压学会及欧洲心脏病学会（ESH/ESC）制定的高血压指南强调诊室外血压监测（HBP 和 ABPM）的重要性。相较于 OBP，HBP 更能反映患者真实血压情况，避免白大褂高血压等效应。自 20 世纪 80 年代 ABPM 开始被应用于临床以来，为临床医师提供了平均血压、血压昼夜节律、血压变异度（BPV）、动态动脉僵硬度（AASI）等指标资料，有助于鉴别白大褂高血压、隐匿性高血压、阵发性高血压、顽固性高血压、夜间高血压、高血压晨峰及降压药物导致的低血压等，为临床诊断血压异常、判断高血压程度、指导合理降压治疗及判断治疗疗效提供了更为科学的依据，若与颈动脉内-中膜厚度（IMT）及脉搏波传导速度（PWV）等检查结合，还能有效地评估血管病变情况，为靶器官损害提供预警作用。所以，临床上现提倡"三位一体"的血压测量方式，即 OBP、HBP 及 ABPM 联合起来评估 CKD 患者血压状态。2013 年 ESH/ESC 高血压指南就有关诊室和诊室外高血压的定义做出了明确规定，详见表 10-1-2。

表 10-1-2 2013 年 ESH/ESC 指南的诊室和诊室外高血压定义

类别	收缩压		舒张压
诊室血压	≥140	和（或）	≥90
动态血压			
日间（或清醒状态）	≥135	和（或）	≥85
夜间（或睡眠状态）	≥120	和（或）	≥70
24 小时	≥130	和（或）	≥80
家庭血压	≥135	和（或）	≥85

注：血压单位为 mmHg，1mmHg＝0.133kPa

二、高血压的分级

2010 年中国高血压防治指南及 2013 年 ESH/

ESC 高血压管理指南制订的高血压定义和分级标准已分别列于表 10-1-3 及表 10-1-4。二者主要区别在血压"正常"与"正常高限"的划分上。目前国内主要应用 2010 年的中国高血压分级标准。

表 10-1-3　2010 年中国高血压防治指南标准

类别	收缩压		舒张压
正常	<120	和	<80
正常高限	120~139	和(或)	80~89
高血压	≥140	和(或)	≥90
1 级高血压	140~159	和(或)	90~99
2 级高血压	160~179	和(或)	100~109
3 级高血压	≥180	和(或)	≥110
单纯收缩期高血压	≥140	和	<90

注:表中血压为诊室血压,单位 mmHg,1mmHg=0.133kPa
若收缩压和舒张压分属不同等级则以较高等级为准

表 10-1-4　2013 年 ESH/ESC 高血压管理指南标准

类别	收缩压		舒张压
最优	<120	和	<80
正常	120~129	和(或)	80~84
正常高限	130~139	和(或)	85~89
高血压 1 级	140~159	和(或)	90~99
高血压 2 级	160~179	和(或)	100~109
高血压 3 级	≥180	和(或)	≥110
单纯收缩期高血压	≥140	和	<90

注:表中血压为诊室血压,单位 mmHg,1mmHg=0.133kPa

肾实质疾病患者出现高血压,在除外原发性及其他继发性高血压后,即可诊断肾实质高血压。

三、鉴别诊断

肾实质性高血压具有如下特点:①易于进展为恶性高血压,即血压迅速升高,舒张压超过 17.3kPa(130mmHg),伴眼底出血、渗出或(和)视盘水肿。②心血管并发症发生率高。美国肾脏病数据系统(USRDS)报告 CKD 患者的心血管疾病(CVD)患病率高于非 CKD 患者,且随着 CKD 分期递增,CKD 中 CVD 患病率亦显著增加。血清肌酐(SCr)水平是预测肾实质性高血压患者心血管事件的一个重要指标。国内外流调资料显示,ESRD 患者近一半死于 CVD 并发症。③加速肾损害进展及肾衰竭发生。肾实质疾病时肾小球入球小动脉呈舒张状态,系统高血压易传入肾小球,引起肾小球内高压力、

高灌注及高滤过(即"三高"),加速残存肾小球硬化;长期高血压亦会导致肾小动脉硬化,小动脉管壁增厚,管腔变窄,进一步加重肾小球缺血,最终导致肾小球缺血性硬化。综上所述,肾实质性高血压患者病情常较重,预后较差。

肾实质性高血压应与如下疾病鉴别。

(一)高血压性肾硬化症

肾实质性高血压与高血压性肾硬化症的鉴别病史资料很重要,是高血压在先?还是肾脏病在先?对鉴别诊断起关键作用。高血压性肾硬化症诊断要点包括:①中年以上多见,可有高血压家族史;②出现肾损害以前已有 10 年左右持续性高血压;③病情进展缓慢,肾小管功能损害(尿浓缩功能减退,夜尿增多)早于肾小球功能损害;④尿改变轻微(尿蛋白少,尿镜检有形成分少);⑤常伴随高血压视网膜病变,及心、脑血管并发症。临床诊断困难时可行肾穿刺病理检查鉴别。高血压性肾硬化症的主要病理变化为肾小动脉硬化(弓状动脉及小叶间动脉肌内膜增厚及入球小动脉玻璃样变)及肾小球缺血性皱缩及硬化,与肾实质疾病病理改变有明显区别。

(二)肾血管性高血压

绝大多数的肾血管性高血压系由肾动脉粥样硬化狭窄引起,它可同时导致患侧肾脏缺血性肾病及对侧肾脏高血压肾硬化症,从而出现肾功能损害。肾血管性高血压常有如下特点可资鉴别:①由肾动脉粥样硬化引起者,常发生于老年人及绝经期后妇女,并常伴心、脑及外周动脉粥样硬化表现;②血压常很高,不用血管紧张素转化酶抑制剂(ACEI)或血管紧张素 AT1 受体拮抗剂(ARB)常难控制,而 ACEI 或 ARB 用量稍大又易造成血压剧降,出现急性肾损害;③出现缺血性肾脏损害时,其表现与高血压肾硬化症相似,尿改变轻微,肾小管功能损害早于肾小球损害,进展较缓慢;④由于两侧肾动脉病变常轻重不一,因此影像学检查双肾大小及核素检查双肾肾功能常不一致;⑤上腹部及(或)腰背部有时可闻及血管杂音。高度疑诊时可行选择性肾动脉造影确诊。

(三)其他继发性高血压

包括各种内分泌疾病导致的高血压,例如皮质醇增多症、嗜铬细胞瘤及原发性醛固酮增多症等,它们都有各自的内分泌疾病表现,而无肾脏损害,鉴别并不困难。

另外,也需与主动脉缩窄鉴别,它或为先天性,或由多发性大动脉炎引起,较少见。临床表现为上

肢血压高而下肢血压不高或降低;腹主动脉、股动脉和其他下肢动脉搏动减弱或不能触及;肩胛间区、胸骨旁、腋部可有侧支循环的动脉搏动、杂音和震颤。主动脉血管造影可以确诊。

第三节　肾实质性高血压的治疗

积极治疗肾实质性高血压对于减少心脑血管并发症、延缓肾功能进展及降低死亡率都具有重要意义。一体化的治疗不仅包括生活方式的干预,更要注重降压药物的选择、联用,以达到降压目标值。

一、降压目标值:变迁及思考

(一) CKD 高血压的降压目标值

肾实质性高血压的降压目的在于降低尿蛋白排泄、延缓肾功能进展及预防心血管事件发生,最终降低全因死亡率,这就必须降压达标。不同指南对 CKD 高血压患者降压目标值的推荐并不一样,而且在不断调整。最初的降压目标值主要来自于 1997 年美国"肾脏病膳食改良研究"(MDRD 研究)获得的结果,该研究显示:尿蛋白>1g/d 的 CKD 患者,宜将血压控制在 16.63/9.98kPa(125/75mmHg)以下;而尿蛋白<1g/d 的患者,宜将血压控制在 17.29/10.64kPa(130/80mmHg)以下。这一目标值已被写入世界卫生组织及国际高血压学会(WHO/ISH)1999 年制定的高血压指南。

但是,2003 年美国高血压国家联合委员会公布的第 7 次报告(JNC7)并没有根据患者尿蛋白量进行分层,而将高血压的降压目标统一定 17.29/10.64kPa(130/80mmHg)以下;2004 年美国肾脏基金会(NKF)所属"肾脏病预后质量倡议"组织(K/DOQI)发布的 CKD 高血压指南,也推荐糖尿病及非糖尿病的 CKD 高血压患者应将血压降到 17.29/10.64kPa(130/80mmHg)以下;2007 年 ESH/ESC 高血压指南也推荐,伴有脑卒中、心肌梗死、糖尿病、肾功能不全或蛋白尿的高危/极高危高血压患者应将血压降至 17.29/10.64kPa(130/80mmHg)以下。2010 年中国高血压防治指南同样建议,合并 CKD 的高血压患者可将血压控制至 17.29/10.64kPa(130/80mmHg)以下。这些指南都没有再推荐把血压降达 16.63/9.98kPa(125/75mmHg)以下。

2012 年国际"改善全球肾脏病预后"组织(KDIGO)制定的 CKD 高血压指南建议,对于糖尿病及非糖尿病的 CKD 患者,尿白蛋白排泄率<

30mg/d 时,降压目标值为 18.62/11.97kPa(140/90mmHg)以下;而尿白蛋白排泄率>30mg/d 时,降压目标值为 17.29/10.64kPa(130/80mmHg)以下。2013 年的 ESH/ESC 新版高血压指南推荐,CKD、糖尿病、心脑血管疾病患者的降压目标值均为 18.62/11.97kPa(140/90mmHg)以下,不过当 CKD 患者出现明显蛋白尿时仍宜将收缩压降至 17.29kPa(130mmHg)以下。2014 年美国的 JNC8 认为没有证据显示,将 CKD 高血压降到 17.29kPa(130mmHg)以下会比降到 18.62/11.97kPa(140/90mmHg)以下更加获益,因此该指南就只推荐将 CKD 高血压降达 18.62/11.97kPa(140/90mmHg)以下。所以,最新的欧、美国家的高血压指南,又有调高降压目标值的趋势。

上述各家指南的建议都可供我们临床实践参考,但是 2012 年 KDIGO 在 CKD 高血压指南中提出的降压目标值可能对我们的参考意义更大。

(二) CKD 高血压老年患者的降压目标值

针对老年高血压患者血压波动大,"晨峰"现象多,易出现体位性低血压,并常伴发冠心病、心力衰竭和脑血管疾病等特点,指南均强调,老年人的降压目标值不能与年轻人相同。但是目前并没有针对 CKD 高血压老年患者降压目标值的循证研究,所以只能从一般老年高血压患者降压目标值的研究获得启示。

2008 年日本进行的一项关于老年患者血压控制靶目标值的随机对照试验(JATOS 研究)发现:降压目标值控制在 18.09~18.22kPa(136~137mmHg)之间的患者与控制于 18.89~19.29kPa(142~145mmHg)的患者比较并无更多收益。2009 年 ESH/ESC 指南再评价指出,将老年高血压患者的降压目标值定为收缩压降至 18.62kPa(140mmHg)以下,并没有循证医学依据,不支持这种推荐。2008 年国际多中心完成的 HYVET 研究显示,年龄>80 岁的老年高血压患者将血压控制达 19.95/10.64kPa(150/80mmHg)水平就能获益。2010 年中国高血压指南建议,65 岁以上的老年患者宜将收缩压控制至 19.95kPa(150mmHg)以下,若能耐受还可以进一步降低,达 18.62kPa(140mmHg)以下,但是大于 80 岁的患者将血压降达 18.62kPa(140mmHg)以下能否更多获益尚不清楚。2013 年的 ESH/ESC 高血压指南内容与我国指南十分相似,他们推荐收缩压≥21.28kPa(160mmHg)的老年患者应予治疗,将收缩压降到 18.62~19.95kPa(140~150mmHg)水平,而年龄小于 80 岁且能很好耐受的患者还可考虑将血压降至 18.62kPa（140mmHg）以下。对于老年高血压患者,所有指南都强调个体化制订治疗方案及降压目标非常重要,降压不宜过快,一定要避免将血压降得过低或诱发体位性低血压,以免诱发严重心、脑血管事件。

据上面介绍的各家指南看,2010 年我国高血压指南及 2013 年 ESH/ESC 高血压指南建议的降压目标值可能更有参考价值。

（三）过度降压与 J 形曲线现象

1987 年 Cruickshank 等提出高血压患者在降压治疗中可能出现 J 形曲线现象,即随着高血压下降患者心血管疾病死亡率也下降,但是血压降到一定程度后若继续降低,则心血管疾病死亡率却反而上升。J 形曲线的观点在理论上应能成立,但是多年来在积极倡导和鼓励降压治疗的背景下并未被充分重视。

ESH/ESC 指南对 J 形曲线的阐述最多,但是在他们不同时期的指南,表明的观点仍有所差异。2007 年的 ESH/ESC 指南写道,某些事后分析（post-hoc analysis）已怀疑血压下降程度与病人死亡率之间存在 J 形曲线,此 J 形曲线现象仅发生在血压下降至远低于目标值时。2009 年 ESH/ESC 发表的指南再评述对此作了更清楚的阐述。此指南再评述讲,基于某些临床试验及事后分析,近年过度热情的积极降压似乎已有收敛,目前尽管证据尚弱,但已有试验提示当血压降达 15.96 ~ 16.63/9.31 ~ 9.98kPa（120 ~ 125/70 ~ 75mmHg）以下时,已很难进一步获得器官保护效益,却可能诱发 J 形曲线现象。可是 2013 年的 ESH/ESC 公布的新指南在阐述 J 形曲线现象上,观点似乎没有 1999 年那么明朗。此指南讲,从病理生理角度看出现 J 形曲线现象存在可能,但是欲用临床试验去提供证据却相当困难,迄今的临床试验有的支持,有的否定 J 形曲线现象,而且各试验获得的曲线"低谷值"（血压低于此值危险即开始增加）更是差别甚大。因此,指南提出在出现 J 形曲线现象上,是否可能患者的基础危险因素比过度降压更重要? 今后需要设计更为合理的试验去进行进一步研究。

不同的高危患者对降压的耐受性确实可能不同。已有临床试验显示,冠心病患者若将血压降达 9.31 ~ 7.98kPa（70 ~ 60mmHg）以下有可能增加心肌梗死及全因死亡的风险;而慢性脑卒中患者并无证据显示将收缩压降达 17.29 ~ 15.96kPa（130 ~ 120mmHg）以下能更多获益。在临床治疗 CKD 合并心、脑血管病变的高血压患者时,上述资料可供参考。

二、降压药物的合理应用:应关注的几个问题

（一）第一线降压药物

1999 年以前的高血压治疗指南均推荐 ACEI、ARB、钙通道阻滞剂（CCB）、β 受体阻滞剂、α 受体阻滞剂及利尿剂等 6 种药物作为降压治疗的第一线用药;2003 年后,ESH/ESC 高血压治疗指南及美国 JNC7 只推荐 ACEI、ARB、CCB、β 受体阻滞剂及利尿剂等 5 种药物作为第一线用药;而 2006 年英国国家卫生与临床优化研究院（NICE）制订的高血压指南及 2014 年美国的 JNC8 却只推荐 ACEI、ARB、CCB 及利尿剂 4 种药物作为第一线用药。

据美国 JNC8 的介绍,不再推荐 α 受体阻滞剂作为第一线降压药物的主要原因是,ALHHAT 研究显示与利尿剂相比,α 受体阻滞剂治疗组患者发生脑卒中及复合心血管疾病的风险显著增加;不再推荐 β 受体阻滞剂作为第一线降压药物的主要原因是,LIFE 研究显示与 ARB 相比,β 受体阻滞剂治疗组患者达到心血管病死亡、脑卒中及心肌梗死原发复合终点的比例显著增高。

但是,要强调的是未被推荐作为第一线降压药的药物,仍然是临床可用的降压药,在第一线药物联合治疗效果不佳时,仍可配合第一线降压药应用。

（二）降压药物的联合应用

由于肾实质性高血压降压达标比较困难,因此联合用药相较于单一用药显然更受推崇。Corrao 等的一项调查表明,与单一用药相比,联合用药血压控制好、心血管事件发生率低、不良反应少,并且患者的失随访率也显著下降。Wald 等纳入了 42 项临床研究的荟萃分析显示,两药联用与增加单一用药的药物剂量相比具有更为优异的降压效果。因此,2007 年的 ESH/ESC 高血压指南推荐,对于较重（≥2 级）的高血压患者或合并心脑血管疾病、肾脏病或糖尿病的高危和极高危高血压患者,从治疗开始即采用药物联合治疗。2014 年美国的 JNC8 虽然没有推荐在治疗之初即联合用药,但是对药物联合治疗的重要性仍十分强调。

那么应该如何进行药物联合治疗呢? 两药或多药联用时,作用机制应具有互补性,降压效应能叠加,而且不良反应能抵消或减轻。近年的国内、外高血压指南在治疗 CKD 高血压时,都一致推荐 ACEI 或 ARB 作为联合用药的基石药物,这与它们

有显著的器官保护效应相关。指南还推荐 ACEI 或 ARB 应首先与利尿剂或（和）CCB 联合治疗，疗效不佳时再加用其他降压药物。ACEI 或 ARB 与噻嗪类利尿剂联用时，后者激活 RAAS 的不良效应能被 ACEI 或 ARB 抵消，而利尿剂排钠又能增强 ACEI 或 ARB 的降血压疗效；ACEI 或 ARB 与双氢吡啶类 CCB 联用时，前者通过拮抗血管紧张素 Ⅱ 作用扩张血管，后者通过阻滞血管平滑肌细胞的钙离子流入使血管扩张，两药协同能显著增强降压疗效。

但是，利尿剂与 β 受体阻滞剂联合应用有增加新发糖尿病可能，必须警惕。另外，2013 年 ESH/ESC 高血压指南及 2014 年的美国 JNC8 都已明确提出不主张 ACEI 与 ARB 联合应用，如此联用虽可能增强降低尿蛋白效果，但却会增加急性肾衰竭等严重副作用。

（三）肾功能不全对降压药物药代动力学的影响

凡是经肾排泄为主的降压药物均需参考肾功能状态调整用药，包括减少每次剂量或延长给药时间。具体应用时可以查阅药物学或肾脏病学的相关书籍或手册，这里拟对这 4 种第一线降压药的用药调整作一简述：①ACEI 类：仅福辛普利是经肝肾双通道排泄，而且肾功能损害时，肝脏排泄会代偿性增多，所以只有 GFR<10ml/min 时才需适当减量，而其他所有 ACEI 都是以肾脏排泄为主，它们都需要在肾功能损害的较早时期减量。②ARB 类：都是经肝肾双通道排泄，且以肝脏排泄为主，故肾功能损害时无需调节用药。③CCB 类：均以肾外清除为主，肾功能损害时无需调节用药。④利尿剂：当血清肌酐（SCr）>159μmml/L（1.8mg/dl）时，噻嗪类利尿剂即失去利尿作用，不应再使用；而氯噻酮是以肾脏排泄为主，肾损害早期即应延长给药时间，GFR<50ml/min 时即应停用。不能应用上述利尿剂时可改用小剂量袢利尿剂。

（四）血液净化对于降压药物药代动力学的影响

肾脏病进行血液净化治疗时许多药物的药代动力学也会发生改变，因此用药需要调整，尤其是能被血液净化清除的药物，需要在血液净化结束后补充给药，否则会显著降低药物疗效。

一般而言，药物能否被血液净化清除取决于如下因素：①药物蛋白结合率：药物的分子量较小（一般小于 500Da，很少大于 1500Da），故游离状态很容易被血液净化清除，但是当它们与分子量较大的血浆蛋白结合后，则很难被清除，因此药物的蛋白结合率是决定其能否被血液净化清除的最重要因素。②药物的表观分布容积（Vd）：代表药物在体内组织分布的广泛程度。不同个体间 Vd 存在差异，Vd≤1L/kg 时药物易被清除，而≥2L/kg 时则清除困难。蛋白结合率低的高 Vd 药物，若蛋白结合率低，仍能被血液透析清除，使透析后血药浓度明显下降，但是在两次透析的间期，组织中的高浓度药物又会迅速进入血液，致使血药浓度迅速回升。③血液净化治疗方式：高通量膜及延长透析时间会增强药物清除；连续性肾脏替代治疗（CRRT）对高 Vd 药物的清除效力远较一般透析高。

这里拟对血液净化治疗清除几种常用降压药的情况作一简述：①ACEI 类：仅贝那普利及福辛普利的蛋白结合率高（均达 95%）不被血液透析清除，无需透析后追加给药，而其他 ACEI 均能被透析清除，需要透析后追加给药。②ARB 类：蛋白结合率均高（厄贝沙坦 90%，缬沙坦 94%～97%，氯沙坦、替米沙坦、奥美沙坦及坎地沙坦均高达 99%），不能被血液透析清除，无需透析后追加给药。③CCB 类：蛋白结合率也均很高（氨氯地平 95%，硝苯地平 97%，贝尼地平>98%，非洛地平 99%），不能被血液透析清除，无需透析后追加给药。

三、维持性血液透析患者的降压治疗：问题与思考

高血压在维持性透析患者中发生率高达 80%～90%，而且是脑血管疾病、冠心病及充血性心力衰竭的重要危险因素，与疾病不良结局密切相关，因此需要予以治疗。但是，近年一些大样本的临床研究结果却显示，不是血压较高，而是血压较低，与血液透析患者的不良结局相关，为此已有学者提出血透高血压患者进行降压治疗到底是有利还是有害的质疑，这说明血液透析患者的高血压治疗，与非透析患者不同，有其特殊性，需要深入研究。

目前至少有如下问题值得考虑：①血透患者的血压判断应以 OBP 还是应以 ABPM 为准？血透患者透析前后的血压波动常较大，若测量 OBP，那又应以透析前还是透析后血压为准？到目前为止，仅某些临床研究是用 ABPM 来观察透析患者的血压变化，而临床上仍在用 OBP 测量血压，既然透析前后血压波动较大，那么透析前后的血压都应关注。②有临床观察显示，血透患者透析前低收缩压及透析后高舒张压能显著增加死亡率，如果这观察正

确,那么血透患者透析前应避免过度降压(部分患者需在透析前暂停降压药),而透析后应努力避免高舒张压发生(掌握好脱水程度,透后追加降压药物等)。③血透患者透析前后的血压应控制到什么程度?这很重要,过高或过低都对靶器官不利,这目标值尚待确定。目前某些研究推荐透析前血压宜降至<18.62/11.97kPa(140/90mmHg),透析后血压宜降至<17.29/10.64kPa(130/80mmHg),可供参考。④控制透析患者的高血压同样需要综合治疗,包括改变生活方式、实施透析及服用降压药等。但是需要强调的是,透析干体重达标是有效降压的基础,超滤脱水达到干体重能使85%~90%患者的高血压得到控制。不过某些透析患者的降压效果会延迟出现,在脱水至干体重后不能及时见效,需要数周至数月高血压才能被有效控制。⑤应十分注意透析对降压药物的清除(详见前述),能被清除的降压药一定要在透析后追加给药,否则也可导致透析后血压增高。

2012年KDIGO发布的CKD高血压最新指南,仍没有对血液透析患者的高血压治疗提出建议。指南解释这是因为许多问题目前尚未明确,例如血透患者的血压应如何测量?血压高低与不良结局到底存在什么联系?相互牵连的影响血压的各种复杂因素又在如何起作用?所以KDIGO工作组认为目前对血透患者的高血压治疗提出指南性意见尚为时过早。由此看来,对维持性血透患者进行合理的降压治疗,还有许多问题需探索。

四、肾脏去神经支配术:现状与前景

经导管肾脏去神经支配术(catheter-based renal denervation)可作为顽固性高血压治疗的一种备选治疗策略,适用于在生活方式调整和药物治疗后未达到降压目标的耐药顽固性高血压患者。2013年欧洲心血管学会(ESC)制订的经导管去肾神经支配术专家共识认为满足如下标准的患者适宜接受此治疗:①诊室血压≥21.28kPa(160mmHg)[糖尿病患者标准为≥19.95kPa(150mmHg)];②调整生活方式及足量使用3种或更多抗高血压药物(包括利尿剂)治疗无效;③已排除继发性高血压;④通过动态血压检测已排除假性顽固性高血压;⑤GFR≥45ml/(min·1.73m²);⑥无肾极动脉(指不经肾门而入肾实质的动脉,又称副动脉),无肾动脉狭窄,无肾动脉重建史。肾脏去神经支配术可能通过降低外周阻力、减少肾素释放及改善水钠潴留而达到降压目的,在治疗顽固性高血压方面有良好应用前景。

CKD可引起交感神经活化,而交感神经活化又在CKD进展中具有重要作用,因此肾脏去神经支配术对CKD高血压治疗可能具有一定益处。尽管目前已有应用此治疗的初步报告,但是其确切疗效及安全性均仍需更大样本临床试验验证。而且,2013年ESC专家共识是将继发性高血压作为这一疗法的排除指征,故目前此疗法尚难在治疗CKD高血压中推广应用。

第四节 肾实质性高血压治疗观点演变给予的启示

CKD高血压的治疗目的是延缓肾损害进展,减少心血管并发症,降低全因死亡率,但是如何治疗才能更好地达到这目的呢?医学界一直在不断探索,因此许多治疗观点也在不断变化,例如,降压目标值从"降得越低可能越好"的认识,转变到重视J型曲线现象,推荐的具体目标值也有所回升;第一线的降压药物从推荐6种,逐渐减少到推荐5种或4种;药物联合治疗从不很重视,到重视,到强调;ACEI与ARB的联合治疗,从鼓励探索,到"不推荐",到明确提出应"避免"等。而且,在不同的指南里许多观点也并未统一,例如,降压目标值到底应定为多少?像2014年美国JNC8建议的那样,CKD高血压的降压目标值与一般人群同,都为18.62/11.97kPa(140/90mmHg)以下,这合适吗?又如,2006年英国的NICE高血压指南及2014年美国的JNC8都已不再推荐β受体阻断剂作为第一线降压药,但是ESH/ESC从2003~2013年多次修订指南,却一直保留β受体阻断剂作为第一线降压药,谁更合理?再如,关于降压药联合治疗,ESH/ESC似乎"最积极",在2007年的指南中推荐高危/极高危的高血压患者从治疗开始即联合用药,而2014年美国的JNC8同样重视药物联合治疗,但是并没有强调要从治疗开始即实施,谁的建议更值得参考?要想判断这些指南内容"谁是谁非"或"孰优孰劣"?目前并无可能,还有待今后更多临床实践验证。

上述治疗观点的衍变,对我们如何看待和应用指南有什么启示呢?至少有以下几点:①知识需不断更新,认识要不断深化,绝不能用一成不变、固定静止的的观点去看待指南,要时时关注新指南及其推荐内容的变化。②虽然许多指南是在分析循证医学证据基础上制订的,具有较好的客观性,但是

循证医学试验本身即不可能完全客观,它会由于研究设计、对象选择、统计方法等方面原因产生"研究偏倚",这就决定指南又会具有局限性。③由于指南内容不包括未经循证医学验证的临床经验,这就会使一些尚未被验证或无条件进行验证的经验被忽略。所以,我们在临床实践中,绝不能教条地死搬硬套指南内容,一定要既重视指南精神,又重视临床实际,对具体问题进行具体分析,个体化地对 CKD 高血压患者实施治疗。

（张　文）

参 考 文 献

1. Kearney PM, Whelton M, Reynolds K, et al. Global burden of hypertension: analysis of worldwide data. Lancet, 2005, 365(9455):217-223.

2. 中国高血压防治指南修订委员会. 中国高血压防治指南. 2011. 中华心血管杂志, 2011, 39(7):579-616.

3. James PA, Oparil S, Carter BE, et al. 2014 evidence-based guideline for the management of high blood pressure in adults: report from the panel members appointed to the Eighth Joint National Committee (JNC 8). JAMA. 2014, 311(5):507-520.

4. Stevens PE, Levin A. Evaluation and management of chronic kidney disease: synopsis of the kidney disease: improving global outcomes 2012 clinical practice guideline. Ann Intern Med, 2013, 158(11):825-830.

5. Coresh J, Astor BC, Greene T, et al. Prevalence of chronic kidney disease and decreased kidney function in the adult US population: Third National Health and Nutrition Examination Survey. Am J Kidney Dis, 2003, 41(1):1-12.

6. Zhang LX, Wang F, Wang L, et al. Prevalence of chronic kidney disease in China: a cross-sectional survey. Lancet, 2012, 379(9818):815-822.

7. U. S. Renal Data System, USRDS 2012 Annual Data Report: Atlas of Chronic Kidney Disease and End-Stage Renal Disease in the United States, National Institutes of Health, National Institute of Diabetes and Digestive and Kidney Diseases, Bethesda, MD, 2012.

8. 中国医院协会血液净化中心管理分会血液透析登记组. 我国面临快速增长的终末期肾病治疗负担. 中国血液净化, 2010, 9(1):47-49.

9. Mancia G, De Backer G, Dominiczak A, et al. 2007 ESH-ESC Practice Guidelines for the Management of Arterial Hypertension: ESH-ESC Task Force on the Management of Arterial Hypertension. J Hypertens, 2007, 25(9):1751-1762.

10. Smith MC LA, Rahman M. Hypertension Associated with Renal Parenchymal Disease//Schrier RW, ed. Diseases of the Kidney and Urinary Tract. 8th ed. Vol Ⅱ. Philadelphia: Lippincott Williams & Wilkins, 2007:1239-1272.

11. Bluemfeld JD LF, Laragh JH. Primary and Secondary Hypertension//Taal MW, Chertow GM, Marsden PA, et al. eds. Brenner and Rector's The Kidney. 9th ed. Philadelphia: Saunders, 2012:1671-1735.

12. Mancia G, Fagard R, Narkiewicz K, et al. 2013 ESH/ESC Guidelines for the management of arterial hypertension: The Task Force for the management of arterial hypertension of the European Society of Hypertension (ESH) and of the European Society of Cardiology (ESC). J Hypertens, 2013, 31(7):1281-1357.

13. Poulter NR, Wedel H, Dahlof B, et al. Role of blood pressure and other variables in the differential cardiovascular event rates noted in the Anglo-Scandinavian Cardiac Outcomes Trial-Blood Pressure Lowering Arm (ASCOT-BPLA). Lancet, 2005, 366(9489):907-913.

14. Dahlof B, Sever PS, Poulter NR, et al. Prevention of cardiovascular events with an antihypertensive regimen of amlodipine adding perindopril as required versus atenolol adding bendroflumethiazide as required, in the Anglo-Scandinavian Cardiac Outcomes Trial-Blood Pressure Lowering Arm (ASCOT-BPLA): a multicentre randomised controlled trial. Lancet, 2005, 366(9489):895-906.

15. Levey AS, Greene T, Beck GJ, et al. Dietary protein restriction and the progression of chronic renal disease: what have all of the results of the MDRD study shown? Modification of Diet in Renal Disease Study group. J Am Soc Nephrol, 1999, 10(11):2426-2439.

16. National Kidney Foundation. K/DOQI clinical practice guidelines for chronic kidney disease: evaluation, classification, and stratification. Am J KidneyDis, 2002, 39(2 Suppl 1):S1-266.

17. Chobanian AV, Bakris GL, Black HR, et al. The Seventh Report of the Joint National Committee on Prevention, Detection, Evaluation, and Treatment of High Blood Pressure: the JNC 7 report. JAMA, 2003, 289(19):2560-2572.

18. Kidney Disease: Improving Global Outcomes (KDIGO) Blood Pressure Work Group. KDIGO clinical practice guideline for the management of blood pressure in chronic kidney disease. Kidney Int Suppl, 2012, 2(5):337-414.

19. Ogihara T, Saruta T, Rakugi H, et al. Target blood pressure for treatment of isolated systolic hypertension in the elderly: valsartan in elderly isolated systolic hypertension study. Hypertension, 2010, 56(2): 196-202.

20. Bangalore S, Messerli FH, Wun CC, et al. J-curve revisited: An analysis of blood pressure and cardiovascular events in the Treating to New Targets (TNT) Trial. Eur Heart J, 2010, 31(23): 2897-2908.

21. Norris KC, Greene T, Kopple J, et al. Baseline predictors of renal disease progression in the African American Study of Hypertension and Kidney Disease. J Am Soc Nephrol, 2006, 17(10): 2928-2936.

22. Lewis EJ, Hunsicker LG, Clarke WR, et al. Renoprotective effect of the angiotensin-receptor antagonist irbesartan in patients with nephropathy due to type 2 diabetes. N Engl J Med, 2001, 345(12): 851-860.

23. Mann JF, Schmieder RE, McQueen M, et al. Renal outcomes with telmisartan, ramipril, or both, in people at high vascular risk (the ONTARGET study): a multicentre, randomised, double-blind, controlled trial. Lancet, 2008, 372(9638): 547-553.

24. Randomised placebo-controlled trial of effect of ramipril on decline in glomerular filtration rate and risk of terminal renal failure in proteinuric, non-diabetic nephropathy. The GISEN Group (Gruppo Italiano di Studi Epidemiologici in Nefrologia). Lancet, 1997, 349(9069): 1857-1863.

25. Parving HH, Persson F, Lewis JB, et al. Aliskiren combined with losartan in type 2 diabetes and nephropathy. N Engl J Med, 2008, 358(23): 2433-2446.

26. Parving HH, Brenner BM, McMurray JJ, et al. Cardiorenal end points in a trial of aliskiren for type 2 diabetes. N Engl J Med, 2012, 367(23): 2204-2213.

27. Bakris GL, Weir MR, Secic M, et al. Differential effects of calcium antagonist subclasses on markers of nephropathy progression. Kidney Int, 2004, 65(6): 1991-2002.

28. Bakris GL, Hart P, Ritz E. Beta blockers in the management of chronic kidney disease. Kidney Int, 2006, 70(11): 1905-1913.

29. Corrao G, Nicotra F, Parodi A, et al. Cardiovascular protection by initial and subsequent combination of antihypertensive drugs in daily life practice. Hypertension, 2011, 58(4): 566-572.

30. Wald DS, Law M, Morris JK, et al. Combination therapy versus monotherapy in reducing blood pressure: meta-analysis on 11,000 participants from 42 trials. Am J Med, 2009, 122(3): 290-300.

31. Mahfoud F, Lüscher TF, Andersson B, et al. Expert consensus document from the European Society of Cardiology on catheter-based renal denervation. Eur Heart J, 2013, 34(28): 2149-2157.

32. Gosain P, Garimella PS, Hart PD, et al. Renal sympathetic denervation for treatment of resistant hypertension: a systematic review. J Clin Hypertens (Greenwich), 2013, 15(1): 75-84.

33. Agarwal R, Sinha AD. Cardiovascular protection with antihypertensive drugs in dialysis patients: systematic review and meta-analysis. Hypertension, 2009, 53(5): 860-866.

34. Goldsmith DJ, Covic AC. Meta-analysis of the effects of treating blood pressure on cardiovascular outcomes of dialysis patients. Hypertension, 2009, 54(1): e6, e7.

第二章　肾血管性高血压及缺血性肾病

肾血管性高血压(renovascular hypertension, RVH)是各种病因引起肾动脉狭窄(renal artery stenosis, RAS)或闭塞而发生的继发性高血压,病变可累及肾动脉入口、主干或其主要分支。缺血性肾病(ischemic nephropathy, IN)是由于慢性肾动脉狭窄或闭塞导致肾脏缺血,引起肾小球缺血性硬化及继发肾间质纤维化、肾功能缓慢减退的一种疾病。RVH 与 IN 可以并存或独立存在,虽然前者更强调高血压,后者更强调肾功能异常,但它们共同的病理生理学基础是肾动脉狭窄或闭塞导致的肾脏缺血缺氧。近年来,随着社会老龄化和人均寿命延长,RVH 及 IN 的病因已发生了很大变化,肾动脉粥样硬化性肾动脉狭窄(atherosclerotic renal artery stenosis, ARAS)已成为最常见病因。正确诊断和治疗 RAS 是处理 RVH 及 IN 的焦点。诊断上,主要应用肾脏彩色多普勒超声、CT 血管造影(CTA)及磁共振血管成像(MRA)等影像学技术进行筛查,并用经皮经腔选择性肾动脉造影确诊;治疗措施主要包括药物治疗、介入及外科手术血管重建治疗,以控制高血压,保护肾功能,减少心脑血管事件及全因死亡率。

第一节　流行病学现状及病因变迁

RVH 是继发性高血压的第二位常见原因,占全部高血压患者的 5%~10%。各种病因引起的一侧或双侧肾动脉及其分支狭窄,引起肾血流量减少及肾缺血,继而激活肾素-血管紧张素-醛固酮系统,导致血压升高、肾功能受损及心、脑血管事件。

一、RVH 及 IN 的流行病学

近年来,关于 RVH 及 IN 流行病研究不断增加,揭示了不同地域人群 RVH 及 IN 的流行病学现状和变化。然而,由于 RVH 及 IN 检查手段的特殊性,普通人群的流行病学资料难以获得。初步研究显示,在老年人群中血流动力学提示肾动脉明显狭窄(大于 60% 管腔)者所占比例不小,在 65 岁以上人群中,男性高达 5.5%,女性为 1.9%。美国一项研究纳入了超过 100 万人,结果显示,65 岁以上人群 ARAS 患病率为 0.5%,年发病率为 0.39%。

更多的流行病学证据来源于冠状动脉疾病、外周动脉粥样硬化性疾病及脑卒中患者的血管造影资料及尸检资料。根据不同人群的特点,RVH 的患病率从 1%~50% 不等。尸检报告显示,不同年龄段 ARAS 的患病率波动在 4%~50%,64 岁以下和 65~74 岁人群 ARAS 的检出率分别是 5% 和 18%,而 75 岁以上人群高达 42%。国外研究资料显示,具有冠状动脉疾病的患者 ARAS 的发生风险为 55%,而冠状动脉正常的人群这一风险不足 10%。在行外周血管造影的患者中,11%~42% 合并有 ARAS。我国的资料显示冠心病、缺血性脑血管病、下肢血管血栓栓塞性疾病患者 ARAS 的患病率分别为 27.9%、30.0% 和 40.0%。患有 2 种或 3 种动脉粥样硬化性疾病的患者合并 ARAS 的比例进一步升高。在高血压进行动脉造影的患者中,47% 合并不同程度的 ARAS,其中 19.2% 狭窄程度>50%,7% 狭窄程度>70% 和 3.7% 同时双侧狭窄。

ARAS 是老年慢性肾脏病(CKD)患者导致终末期肾脏病(ESRD)的常见原因之一。有研究显示,具有双侧 ARAS 的患者肾小球滤过率(GFR)平均每年下降 8ml/min。来自美国的一个报道显示,在 1991~1997 年因 ARAS 导致的 ESRD 从 2.9/百万上升至 6.1/百万,每年增长 12.4%,高于糖尿病增长率的 8.4%,成为 ESRD 中增长最快的病因。45 岁或以上开始透析的 ESRD 患者中 41% 合并 ARAS,其中 16% 的患者双侧狭窄。50 岁以上的 ESRD 患者中有 5%~14% 来自于 ARAS。ARAS 不仅引起肾功能受损,同时也是心脑血管疾病的重要危险因素。67% 的 ARAS 患者可能合并冠状动脉疾病,而合并外周血管病和脑血管疾病的比例分别为 56% 和 37%,其风险较正常人群升高 2~4 倍。研究显示 65 岁以上 RVH 患者发生冠状动脉事件的危险性升高了 1.96 倍。冠状动脉疾病伴有

ARAS 的患者死亡率是单纯冠状动脉疾病患者的 2 倍；其存活率与肾动脉的狭窄程度呈负相关。死于中风患者的尸检结果显示，15% 具有 ARAS。另外，46% 的 ARAS 患者具有颈动脉粥样硬化疾病，然而，非 ARAS 人群中这一比例仅为 12%。

二、RVH 及 IN 的病因变迁

RVH 及 IN 的常见病因包括动脉粥样硬化（atherosclerosis）、纤维肌性发育不良（fibromuscular dysplasia）和大动脉炎（Takayasu arteritis）。在西方国家，ARAS 一直是导致 RVH 及 IN 的首要病因（尤其在老年患者中，占 85%～90%），其次是肾动脉纤维肌性发育不良，而大动脉炎罕见。在我国，早期流行病学资料显示导致 RVH 及 IN 的首位病因是大动脉炎，占 40%～50%，纤维肌性发育不良约为 20%。随着人口老龄化加重和人类寿命延长，我国 ARAS 发病率也在不断攀升。近期国内有研究资料显示我国 RVH 病因已和欧美国家类似，动脉粥样硬化已成为第一位病因（文献报道，20 世纪 90 年代前仅占 28.9%，90 年代后增至 71.1%）。此外，RVH 病因还包括肾移植术后动脉吻合口狭窄、肾动脉损伤、肾动脉瘤、肾梗塞、肾动静脉瘘等，但是这些疾病都很少见。

（一）动脉粥样硬化症

多见于 50 岁以上人群，常累及肾动脉的起始部及近 1/3 段。约 2/3 患者形成偏心性斑块，其余则为环状斑块，造成管腔狭窄。约 50% 患者为双侧肾动脉病变。大多数（占 80%～85%）患者的肾动脉粥样硬化是全身动脉广泛粥样硬化的一部分，仅 15%～20% 的患者粥样硬化局限在肾动脉。正如前述，在西方国家及我国动脉粥样硬化现在都是导致 RVH 及 IN 的第一位病因。

（二）纤维肌性发育不良

此病于 1938 年由 Ledbetter 等报告首例，直至 1965 年 Hunt 等提出了"纤维肌性发育不良"这一术语，此病才逐渐被广泛认识。纤维肌性发育不良主要影响中小动脉，肾动脉受累时病变常发生在中 1/3 和远 1/3 段，并可累及分支，导致动脉狭窄和动脉瘤。单侧者以右侧多见。偶尔身体其他部位动脉如颈动脉也可出现纤维肌性发育不良病变。此病病理可以分为如下 4 型：①内膜纤维增生，血管造影显示肾动脉灶性狭窄；②纤维肌性增生，血管造影显示肾动脉或其分支光滑狭窄；③中层纤维增生，血管造影显示肾动脉呈"串珠状"（动脉壁形成一串环状狭窄，而狭窄环之间的动脉呈瘤样扩张，故形似"串珠"）；

④外膜纤维增生，血管造影显示不规则性狭窄，侧支循环丰富。纤维肌性发育不良一般仅导致 RVH，唯严重的内膜纤维增生才可能诱发 IN。

纤维肌性发育不良常见于青年病人，女多于男，主要影响 15～50 岁女性，女性患病比例是男性的 4 倍。在欧美等国家的 RAS 患者中，纤维肌性发育不良约占 25% 以上，是年轻患者最主要的病因。国内资料的初步统计，在 80 年代末期，纤维肌性发育不良占 RVH 的 30%～40%，而目前仅占约 10%，依此计算，有症状的纤维肌性发育不良的患病率约为 0.4%。

（三）大动脉炎

大动脉炎是一种原因不明的自身免疫性疾病，主要见于亚洲人种的育龄期妇女，也可见于男性及其他年龄段人群。主要累及主动脉及其主要分支，肺动脉也可受累。此种病变的炎性改变累及动脉壁全层，中层受累最为严重。动脉壁呈弥漫性不规则增厚及纤维化改变。血管造影以多发性狭窄为主，少数可伴节段性扩张或动脉瘤，亦能有血栓形成。临床上既可导致 RVH，又能导致 IN。

据统计，全球的年平均发病率约为 3.3/百万，流行病学资料显示：北美和欧洲成年人群大动脉炎的年发病率分别为 2.6/百万和 1/百万，而在瑞典、英国和科威特，这年发病率分别为 1.2/百万、0.8/百万和 2.2/百万。大动脉炎流行病学具有显著的地域差异，东亚、南亚及拉丁美洲的发病率要高于其他地区，日本大动脉炎的患病率高达 40/百万人口。在我国，多见于北方农村寒冷地区，曾一度是年轻患者肾动脉狭窄的首要病因。但目前尚缺乏确切的流行病学资料。

第二节　诊断技术的发展现状、选择困惑和未来展望

一、RVH 及 IN 诊断技术的发展及现状

RVH 及 IN 的形态学基础是肾动脉管腔狭窄，病理生理学基础是血流动力学改变及肾实质缺血缺氧，血管成形术治疗能否有效降低 RVH，在一定程度上与患侧肾脏释放的肾素水平相关；而能否改善 IN 预后，主要取决于缺血导致的肾脏纤维化程度。因此想明确 RVH 及 IN 诊断并指导临床治疗，单独依靠肾动脉形态学检查并不够，还必须配合进行多种相关检查。目前临床上应用的各项诊断技术详见表 10-2-1。

表 10-2-1　目前临床应用于 RAS、RVH 及 IN 诊断的有关检查技术

肾动脉形态学检查	肾功能评估	肾脏纤维化估计	肾静脉肾素水平
多普勒超声检查	肾小球功能检验	超声检查肾脏大小	两侧肾静脉肾素活性
CT 血管成像	肾小管功能检验	超声检查血流阻力指数	
磁共振血管成像	核素肾动态显像		
经皮经腔肾动脉造影			

在上述检查的基础上,近年又发展出一些新技术,它们正在临床逐步推广(详见下文)。那么对目前的这些检查技术应该如何评价呢?应该认为,诊断 RAS 的技术现在已经十分成熟,但是预测血管成形术治疗疗效(包括 RVH 的降压疗效及 IN 的延缓肾损害进展疗效)的检查技术还十分不够,尤其是对 IN 远期疗效的预测。需要今后继发努力。

二、RVH 及 IN 诊断技术的优势与弊端

(一)多普勒超声检查

多普勒超声检查能够显示肾动脉血流情况、肾动脉内径及肾脏形态,从而协助诊断 RAS。此项检查的优势:安全、快捷、价廉、非侵入性,并且可动态监测病变进展,因此多普勒超声检查已普遍应用于 RAS 的一线筛选。弊端:①传统多普勒超声对管腔内径及狭窄部位显示较差,它主要通过血流信号来间接反映 RAS。②血流信号指标缺乏统一诊断标准,一般认为如下指标诊断价值较大:肾动脉主干峰流速(PSV)$\geqslant$180cm/s;肾动脉/主动脉峰流速比(RAR)$\geqslant$3.5;叶间动脉收缩期血流加速时间(AT)$\geqslant$0.07s。③屏气困难、肥胖、肠胀气等因素都会影响检查。④检查准确度十分依赖于操作者水平及认真程度,其检查准确度大概在 60%～95% 范围。

近年此项检查的进展包括:①超声微泡造影剂的应用增加了显示清晰度,能更清楚显示肾动脉形态及肾脏血流状态。②应用多普勒微探头插入肾动脉及其分支做血管内超声检查,能更清楚地显示狭窄病变。③多普勒能量图技术的应用能更好显示肾脏血流状态,提高诊断准确性。

(二)CT 血管成像

CTA 是经外周静脉注射碘对比剂,然后连续快速扫描得到腹主动脉、肾动脉主干及分支、副肾脉等血管影像,对超过 50% 狭窄程度的 RAS 有较高的敏感性(88%～98%)和特异性(96%～100%)。此项检查的优势:非侵入性,可清晰显示

腹主动脉、肾动脉及其分支、副肾动脉及肾实质等影像。弊端:①使用碘对比剂剂量比经皮经腔肾动脉造影多,有导致碘过敏及对比剂肾病的风险,故碘过敏患者或血清肌酐(SCr)>221～265μmol/L(2.5～3.0mg/dl)的患者不宜进行此项检查。②与经皮经腔选择性肾动脉造影"金指标"相比,对狭窄程度有高估现象。

近年此项检查的进展包括:①电子束 CT(EBCT)血管成像检查能加快扫描速度,更清晰地显像,因此对肾动脉等血管病变的诊断更具优势。②通过检测两侧肾盂的尿 CT 衰减率(urine CT attenuation ratio,分别测量两肾的尿 CT 衰减值,求其比率),可以敏感地发现具有功能意义的单侧 RAS。

(三)磁共振血管成像

钆增强 MRA 能显示腹主动脉、肾动脉主干及分支、副肾动脉等血管影像,清晰度可与 CTA 媲美,对超过 50% 狭窄亦有较高的敏感性和特异性。此项检查的优势:非侵入性,可清晰显示肾动脉、特别是肾动脉主干影像,因此适用于 ARAS 检查。弊端:①钆对比剂在肾功能中重度损伤患者有导致肾源性系统纤维化的风险,严重者可以致残致死。国外文献报道,透析患者应用钆对比剂后 1%～6% 发生此并发症,因此钆对比剂不推荐在 GFR<30ml/min 的患者使用,而 GFR<60ml/min 时即要慎用,而且要尽可能地减少钆对比剂剂量。②不适用于体内检查部位附近有金属物质的患者。③对远端肾动脉及其分支狭窄的检查效果较差。④与经皮腔内肾动脉造影相比,对狭窄程度有高估。

近年此项检查的进展包括:①非对比剂增强肾动脉 MRA 检查,适用于肾功能较差的 ARAS 患者。对肾动脉主干近端 RAS 的诊断可以与钆对比剂增强 MRA 媲美,但是总体上其检查效果仍比使用钆对比剂者差,其敏感性为 53%～100%,特异性为 47%～97%。②肾功能不全不能应用钆对比剂时,改用其他金属离子做 MRA 对比剂,目前已有使用

超顺磁性超微粒氧化铁对比剂 ferumoxytol 及 ferumoxtran-10 的报道。③血氧合水平依赖 MRI（blood oxygenation level-dependent MRI，BOLD-MRI）的应用，该检查能很好地判断肾实质的缺血缺氧状态，对预测血管成形术能否改善 IN 患者肾功能可能会很有帮助。

（四）经皮经腔肾动脉造影

经皮经腔插入导管，先在主动脉的肾动脉开口处注射碘对比剂进行主动脉-肾动脉造影（对防止肾动脉开口处狭窄漏诊很重要），然后分别插入两侧肾动脉进行选择性肾动脉造影，此检查能清晰显示 RAS 部位、范围、程度及侧支循环的建立等情况。此项检查的优势：敏感性和特异性高，被认为是诊断 RAS 的"金标准"。弊端：①需要使用碘对比剂，所以碘过敏者不能应用，并且也有导致对比剂肾病风险。②是有创检查，存在肾动脉穿刺并发症及发生胆固醇结晶栓塞风险。

近年此项检查的进展包括：①利用导管对狭窄部位前后的动脉压力进行检测，此压力差对评估狭窄程度及判断是否需要进行血管成形术治疗有所帮助。②对于不能应用碘对比剂者，可改用二氧化碳做对比剂行血管造影，但是此造影清晰度较差，尚未在临床推广应用。

（五）其他

1. 核素肾动态显像 可用于评估 RAS 患者的分肾肾功能。曾经用卡托普利增强肾闪烁显像检查来诊断 RAS，但由于敏感性及特异性皆低，目前已基本废弃。

2. 肾静脉肾素活性测定 测分肾肾静脉血肾素活性，对预估介入血管成形术的降压效果具有一定价值。

三、RVH 及 IN 诊断技术的临床实践指南解读与思考

RAS 的诊断与治疗涉及肾内科、超声科、放射科、介入治疗科、血管外科及其他相关学科，因此 RAS 的诊断和治疗需要规范化。为了提高 RAS 诊断和治疗的水平，近年来国际上相继出版了多个指南。如美国介入放射学会（SIR）于 2002 年发布的《成人肾动脉狭窄诊断和治疗中血管造影术、血管成形术和支架置入术质量提高指南》。该指南分为方法学、定义、适应证、成功率、RVH、心脏紊乱综合征和并发症七个部分，重点是患者筛选、完成手术操作和患者监测。虽然该指南是由美国介入放射学学会组织制订，但对所有相关领域医师的临床实践与科学研究，具有普遍的指导意义。美国心脏病学会基金会（ACCF）和美国心脏协会（AHA）分别于 2005 年和 2011 年制订的《外周动脉疾病治疗指南》及《成人外周动脉疾病的执行措施》，其内容涵盖下肢外周动脉疾病、肾动脉疾病、肠系膜动脉病、腹主动脉及其分支动脉瘤等方面，并在新的《2013 年 ACCF/AHA 外周动脉疾病患者管理指南》中对 2011 年指南建议的部分内容进行了变更。2011 年欧洲心脏病学会（ESC）公布了《外周动脉疾病诊断和治疗指南》，该指南对肾动脉疾病做了系统阐述，为该病的诊断和治疗进一步指明了方向。其他相关指南，如跨大西洋国家多个学会共同制订的《2007 年外周动脉疾病管理共识（第 2 版）》（即 TASC Ⅱ）和《2011 年德国周围动脉疾病诊断和治疗指南》等也可供参考。

目前国际上发布的有关 RAS 诊断及治疗的主要指南见表 10-2-2。

表 10-2-2 国际上已发布的 RAS 诊断及治疗的相关指南

制订指南的学术组织	指南名称	年份
美国介入放射学会（SIR）	成人肾动脉狭窄诊断和治疗中血管造影术、血管成形术和支架置入术质量提高指南	2002
美国心脏病学会基金会（ACCF）和美国心脏协会（AHA）	外周动脉疾病治疗指南	2005
美国心脏病学会基金会（ACCF）和美国心脏协会（AHA）等	成人外周动脉疾病的执行措施	2011
欧洲心脏病学会（ESC）	外周动脉疾病诊断和治疗指南	2011
美国心脏病学会基金会（ACCF）和美国心脏协会（AHA）	外周动脉疾病患者管理指南	2013

下面再就上述指南所述 RAS 诊断的几个问题作一强调：

（一）检查技术的选择

2011 年 ESC 指南及 2013 年 ACCF/AHA 指南

的推荐相一致,即推荐多普勒超声检查、CTA、MRA做为 RAS 诊断的筛选检查;推荐应用经皮经腔肾动脉造影作为确诊检查;而不推荐应用核素卡托普利肾扫描、选择性肾静脉肾素测定、血浆肾素测定和卡托普利试验,作为 RAS 诊断的筛选试验。

相对于 2013 年 ACCF/AHA 指南,2011 年 ESC指南以 GFR 为标准,对 MRA 及 CTA 的选择做出了推荐:CTA 不推荐用于 GFR<60ml/min 的患者,MRA 不推荐用于 GFR<30ml/min 的患者。指南未涉及 BOLD-MRI 等有希望的新技术,表明这些技术还处于临床探讨阶段,尚未大规模进入临床使用。

RAS 的诊断技术应能为临床治疗措施的选择提供足够的信息,但是目前没有哪一种诊断技术可独自提供这些信息,因此,多种检查联合应用成为必要的选择。

(二) 提示疾病的线索

各个指南都十分强调临床线索提示 RAS 的重要性,包括:①30 岁之前或 55 岁之后出现的高血压;②近期突然持续恶化的高血压;③联合应用 3种以上降压药物仍然控制不佳的顽固性高血压;④恶性高血压或伴有重度视网膜病变的高血压;⑤反复发作肺水肿的高血压;⑥应用血管紧张素转化酶抑制剂(ACEI)或血管紧张素 AT1 受体阻滞剂(ARB)后血压明显下降、肾功能迅速恶化的高血压;⑦存在难以解释的肾萎缩或双侧肾脏大小不等;⑧伴有腹部或腰部血管杂音的高血压;⑨老年人不明原因肾功能进行性下降。

第三节　防治对策的进展和预后

一、药物治疗的现状和问题

(一) 降血压控制目标的思考

CKD 和高血压互为因果,CKD 参与了高血压的形成与发展,而高血压又可导致肾损害进一步恶化,加速 ESRD 进程,并诱发心血管事件。因此,高血压的治疗已成为 CKD 治疗中最重要的一个环节。RVH 的降压目标值并无指南给出明确意见,因此似可参考 CKD 高血压的目标值来进行治疗。详细内容请参见第十篇第一章叙述。简而言之,无白蛋白尿(<30mg/24h)的 CKD 非透析患者,血压宜降至≤18.62/11.97kPa(140/90mmHg),而呈白蛋白尿(≥30mg/24h)的 CKD 非透析患者血压宜降至≤17.29/10.64kPa(130/80mmHg)。对于老年患者,要强调个

体化地制订降压目标,一定要避免将血压降得过低,以免诱发严重心、脑血管事件。一般而言,老年患者宜将收缩压降到 18.62~19.95kPa(140~150mmHg)水平,而年龄<80 岁的老年患者若能很好耐受,还可考虑将血压降至 18.62kPa(140mmHg)以下。

(二) 降血压药物的应用

治疗 RVH 的降压药物与治疗肾实质性高血压的药物相同,但是在用药原则上两者有较大差别,在此作一简要讨论。

1. 肾素-血管紧张素阻滞剂应用　肾素-血管紧张素阻滞剂包括 ACEI 和 ARB 两大类,在治疗肾实质性高血压上它们是基石药物,但是用于 RVH治疗却需谨慎。一般认为,单侧 RAS 导致的 RVH为肾素依赖性高血压,故应用 ACEI 或 ARB 降压效果好,但是一定要从小剂量开始用药,逐渐加量,否则很容易造成血压过度下降及急性肾损害(SCr 异常升高,超过用药前基线的 30%);而双侧 RAS 或孤立肾 RAS 导致的 RVH 多为容量依赖型高血压,故应用 ACEI 或 ARB 疗效常不好,而在肾缺血情况下再扩张出球小动脉,也有诱发急性肾损害可能,故不主张使用。

2. 其他降压药物的应用　钙离子拮抗剂(CCB)被广泛应用于 RVH 的治疗,当 ACEI 及 ARB使用禁忌时,CCB 仍可使用。β 受体阻滞剂能通过阻断 β 肾上腺素能受体而抑制肾素释放,故能在一定程度上降低血浆肾素活性,从而应用于单侧 RAS的 RVH 治疗。利尿剂用于双侧 RAS 或孤立肾 RAS治疗,能通过减少血容量而降低血压,但是应用于单侧 RAS 治疗,却需注意勿因血容量减少而激活肾素-血管紧张素加重高血压。β 受体阻滞剂及利尿剂在治疗 RVH 时降压疗效常有限,故多与其他降压药物联合应用。

二、血管重建术的选择和并发症防治

(一) 介入血管重建治疗

自 1978 年 Gruntzig 开创性地将经皮经腔肾血管成形术(PTRA)成功应用于临床以来,介入血管成形术已成为治疗早期 IN 及难治性 RVH 的主要治疗手段。目前临床应用的介入血管成形术主要为 PTRA 及经皮经腔肾血管成形加支架植入术(PTRAS)。与 PTRA 相比,PTRAS 能显著减少术后再狭窄发生率(尤其是对肾动脉入口处狭窄,而此处狭窄约占 ARAS 的 80% 以上),改善远期预后。在一项入选 1 322 例患者的研究分析中,支架植入与单纯 PTRA 相比,技术成功率更高(分别为 98%

和 77%),再狭窄率更低(分别为 17% 和 26%),因此现阶段对 ARAS 的治疗,均倾向于用 PTRAS 代替 PTRA。介入血管重建术后尚需长期服用抗血小板药物(如氯吡格雷及阿司匹林),若肾血流明显减少还需应用低分子肝素数天。

介入血管重建术适应证包括:①单侧肾动脉狭窄≥75%。若狭窄程度较轻可暂予药物治疗观察。②制止或延缓 IN 肾损害进展。要符合下述指标介入血管重建才可能对延缓 IN 进展有益:SCr<265μmol/L,核素检查患肾 GFR>10ml/min;患肾长轴>8.0cm;患肾叶间动脉阻力指数<0.8。③难治性 RVH。当用多种降压药联合治疗无效,或反复出现肺水肿时可考虑介入血管重建。总之,一定要严格掌握好介入血管重建治疗适应证。如果 RAS 程度较轻、或者 RVH 能够被降压药物有效控制,都可暂不做此治疗;而 IN 病期过晚,估计血管重建已不能改善肾功能,则更不应做此治疗。

禁忌证包括:①严重的腹主动脉瘤累及肾动脉;②大动脉炎致肾动脉闭塞;③肾动脉分支狭窄;④合并出血倾向或其他严重疾病不适于做介入治疗。

并发症包括:肾动脉内膜撕裂,肾动脉夹层,血栓形成,穿破血管导致出血及形成假性动脉瘤,胆固醇结晶栓塞,碘对比剂肾损害等,文献报道这些并发症的发生率占 3%~10%。正规合理的操作能减少上述多数并发症的发生,而使用远端滤网保护装置能避免或减少胆固醇结晶发生。

介入术后再狭窄的问题:PTRA 术后再狭窄的发生率高达 20%~30%,由新生内膜增殖、扩张后的动脉弹性回缩及动脉粥样硬化再发等因素造成。ARAS 所致肾动脉入口处狭窄患者的术后再狭窄发生率尤高,因此,对 ARAS 的治疗目前已基本用 PTRAS 取代了 PTRA,而且应用药物洗脱支架、放射性支架还可能进一步降低再狭窄的发生。Zähringer 等一项多中心非随机的研究共入选 105 例病人,随访 6 个月,发现雷帕霉素涂层组与裸支架组比较再狭窄率有所降低,分别为 6.7% 和 14.3%,但其有效性仍有待更大规模的临床研究证实。因此,在介入血管成形术后,应给患者定期进行肾脏多普勒超声检查,观察有无再狭窄发生。

介入血管重建治疗效果的争论:既往多项较小规模研究显示,介入治疗后患者的高血压得到有效控制,肾功能有了进一步改善。但是近期几项较大规模的循证医学研究(STAR 研究及 ASTRAL 研究等)比较了介入联合药物治疗与单纯药物治疗的效果,结果在降低死亡率、减少心血管事件及延缓肾损害进展上二者并无显著性差别。因此,合理掌握适应证及选择最佳治疗时机对于治疗 RAS 至关重要。其中肾脏残存功能的状况是影响介入治疗疗效和预后的关键,只有在缺血肾脏尚存一定功能的情况下进行介入治疗对延缓肾损害进展才有意义。正如前述,新技术 BOLD-MRI 可以较好地判断肾实质的缺血缺氧状态,应用此技术可能对预估血管成形术能否改善 IN 肾功能有所帮助。

(二) 手术血管重建术治疗

我国 2009 年制订的"老年粥样硬化性肾动脉狭窄诊治的中国专家共识"认为如下情况应考虑进行外科血管重建手术:①肾动脉重度狭窄(管径小于 4mm)或闭塞,或肾动脉解剖学特征不适合行 PTRA 治疗如肾动脉粥样硬化伴有严重钙化、近肾动脉处有溃疡性及脆性粥样硬化斑块等;②多发肾动脉病变;③RAS 病变位于血管分支处,或伴发腹主动脉或髂动脉病变;④经 PTRA 介入治疗失败或产生严重并发症时。上述指征可供参考。

可根据情况选择如下方式进行手术:①主动脉-肾动脉旁路重建术:直接将肾动脉同腹主动脉进行旁路手术,具有吻合路途短,不改变正常解剖位置和关系的特点。可以选用自体血管(如大隐静脉)或人工血管(如涤纶血管或膨体聚四氟乙烯人工血管)进行旁路移植。②非解剖位动脉重建手术:主要应用于腹主动脉壁有严重的动脉粥样硬化病变而不适于进行主动脉-肾动脉旁路重建术者。此时可以采用一些特殊的非解剖动脉重建,如右侧肾动脉可以利用肝动脉、胃十二指肠动脉进行重建,而左侧可以利用脾动脉进行重建。③肾动脉内膜剥脱术:主要用于治疗肾动脉近端动脉粥样硬化病变,如果病变位于血管远端或分叉处时,需进行补片成型,防止血管狭窄。④肾动脉狭窄段切除术:适用于肾动脉局限性狭窄,狭窄长度在 1~2cm 的患者。⑤肾动脉再植术:适用于肾动脉开口处或肾动脉开口水平的腹主动脉内有斑块病变时,切断肾动脉后将远端再植于附近的腹主动脉。⑥自体肾移植术:适用于肾动脉近端和腹主动脉有明显病变的病例,将肾脏切除,冷却灌注后移植于髂窝内,以髂内动脉作为供血动脉。

手术血管重建术是一种有效的治疗手段,手术成功率高、再狭窄率低,但是其改善肾功能和预后的报道却差异较大。Steinbach 等报道 222 例手术血管重建术的患者,术后随访 7.4 年,肾功能改善者 35%,稳定者占 37%,恶化者占 28%。而另有多项研究表明,手术血管重建术后高血压治愈或易于控制者高达50%～72%,肾功能明显好转或长期保持稳定者高达72%～93%,继续恶化者仅有7%～28%。这可能与介入血管重建术疗效的影响因素一样,如果治疗过晚,肾组织已经广泛纤维化,即使血管重建成功也无法改善肾功能。

血管重建术的缺点是创伤大、风险亦较大,特别是ARAS伴严重心、脑血管疾病者,手术风险明显增加,因此选择进行手术血管重建术治疗时,应该严格掌握适应证。

此外,当病侧肾脏已无功能或几乎无功能,但其所致高血压却难以控制时,还可以考虑做肾切除手术。肾切除的前提条件是对侧肾功能基本正常、或者可以在成功重建后维持功能。肾切除手术可以在腹腔镜下进行,如此可明显减少创伤,降低并发症。

三、疾病预后

在自然病程方面,近年发现只有1.3%～11.1%的RAS进展为重度狭窄或闭塞,这表明对于多数RAS患者在动态监测病变进展情况下,控制症状比盲目血管重建治疗更重要,尤其对患ARAS、甚至合并心、脑血管疾患的老年患者,进行血管重建治疗更需仔细权衡利弊。

2002年美国SIR指南及2011年ESC指南都强调RAS患者的肾功能与死亡风险相关。2011年的ESC指南显示,SCr < 106.1μmol/L(1.2mg/dl)、106.1～221μmol/L(1.2～2.5mg/dl)和≥221μmol/L(2.5mg/dl)患者的3年死亡率分别为5%、11%和70%。当然除SCr水平外,合并的心、脑血管病变对预后也有重要影响。

（刘章锁）

参 考 文 献

1. Hansen KJ, Edwards MS, Craven TE, et al. Prevalence of renovascular disease in the elderly: a population-based study. J Vasc Surg, 2002, 36(3):443-451.

2. Olin JW, Melia M, Young JR, et al. Prevalence of atherosclerotic renal artery stenosis in patients with atherosclerosis elsewhere. Am J Med, 1990, 88(1N):46N-51N.

3. Fatica RA, Port FK, Young EW. Incidence trends and mortality in end-stage renal disease attributed to renovascular disease in the United States. Am J Kidney Dis, 2001, 37(6):1184-1190.

4. van Ampting JM, Penne EL, Beek FJ, et al. Prevalence of atherosclerotic renal artery stenosis in patients starting dialysis. Nephrol Dial Transplant, 2003, 18(6):1147-1151.

5. Numano F, Kishi Y, Tanaka A, et al. Inflammation and atherosclerosis. Atherosclerotic lesions in Takayasu arteritis. Ann N Y Acad Sci, 2000, 902:65-76.

6. Khatami MR. Ischemic nephropathy: more than a simple renal narrowing. Iran J Kidney Dis, 2013, 7(2):82-100.

7. Textor SC, Misra S, Oderich GS. Percutaneous revascularization for ischemic nephropathy: the past, present, and future. Kidney Int, 2013, 83(1):28-40.

8. Thatipelli M, Misra S. Endovascular intervention for renal artery stenosis. Abdom Imaging, 2010, 35(5):612-621.

9. ASTRAL Investigators, Wheatley K, Ives N, et al. Revascularization versus medical therapy for renal-artery stenosis. N Engl J Med, 2009, 361(20):1953-1962.

10. Textor SC. Issues in renovascular disease and ischemic nephropathy: beyond ASTRAL. Curr Opin Nephrol Hypertens, 2011, 20(2):139-145.

11. Cooper CJ, Murphy TP, Cutlip DE, et al. CORAL Investigators. Stenting and medical therapy for atherosclerotic renal-artery stenosis. N Engl J Med, 2014, 370(1):13-22.

12. Bittl JA. Treatment of atherosclerotic renovascular disease. N Engl J Med, 2014, 370(1):78-79.

13. Herrmann SM, Textor SC. Diagnostic criteria for renovascular disease: where are we now? Nephrol Dial Transplant, 2012, 27(7):2657-2663.

14. Piecha G, Wiecek A, Januszewicz A. Epidemiology and optimal management in patients with renal artery stenosis. J Nephrol, 2012, 25(6):872-878.

15. de Silva R, Loh H, Rigby AS, et al. Epidemiology, associated factors, and prognostic outcomes of renal artery stenosis in chronic heart failure assessed by magnetic resonance angiography. Am J Cardiol, 2007, 100(2):273-279.

16. Martin LG, Rundback JH, Sacks D, et al. Quality improvement guidelines for angiography, angioplasty, and stent placement in the diagnosis and treatment of renal artery stenosis in adults. J Vasc Interv Radiol, 2002, 13(11):1069-1083.

17. Hirsch AT, Haskal ZJ, Hertzer NR, et al. ACC/AHA 2005 guidelines for the management of patients with peripheral arterial disease (lower extremity, renal, mesenteric, and abdominal aortic): executive summary a col-

laborative report from the American Association for Vascular Surgery/Society for Vascular Surgery, Society for Cardiovascular Angiography and Interventions, Society for Vascular Medicine and Biology, Society of Interventional Radiology, and the ACC/AHA Task Force on Practice Guidelines (Writing Committee to Develop Guidelines for the Management of Patients With Peripheral Arterial Disease) endorsed by the American Association of Cardiovascular and Pulmonary Rehabilitation; National Heart, Lung, and Blood Institute; Society for Vascular Nursing; TransAtlantic Inter-Society Consensus; and Vascular Disease Foundation. J Am Coll Cardiol, 2006,47(6):1239-1312.

18. Olin JW, Allie DE, Belkin M, et al. ACCF/AHA/ACR/SCAI/SIR/SVM/SVN/SVS 2010 performance measures for adults with peripheral artery disease: a report of the American College of Cardiology Foundation/American Heart Association Task Force on Performance Measures, the American College of Radiology, the Society for Cardiac Angiography and Interventions, the Society for Interventional Radiology, the Society for Vascular Medicine, the Society for Vascular Nursing, and the Society for Vascular Surgery(Writing Committee to Develop Clinical Performance Measures for Peripheral Artery Disease). J Vasc Nurs,2011,29(1):23-60.

19. European Stroke Organisation, Tendera M, Aboyans V, et al. ESC Guidelines on the diagnosis and treatment of peripheral artery diseases: Document covering atherosclerotic disease of extracranial carotid and vertebral, mesenteric, renal, upper and lower extremity arteries: the Task Force on the Diagnosis and Treatment of Peripheral Artery Diseases of the European Society of Cardiology (ESC). Eur Heart J,2011,32(22):2851-2906.

20. Rooke TW, Hirsch AT, Misra S, et al. Management of patients with peripheral artery disease(compilation of 2005 and 2011 ACCF/AHA Guideline Recommendations): a report of the American College of Cardiology Foundation/American Heart Association Task Force on Practice Guidelines. J Am Coll Cardiol, 2013, 61 (14): 1555-1570.

21. Ruggenenti P, Perna A, Loriga G, et al. Blood-pressure control for renoprotection in patients with non-diabetic chronic renal disease(REIN-2): multicentre, randomised controlled trial. Lancet,2005,365(9463):939-946.

22. Kidney Disease: Improving Global Outcomes (KDIGO) Blood Pressure Work Group. KDIGO Clinical Practice Guideline for the Management of Blood Pressure in Chronic Kidney Disease. Kidney inter, 2012, 2 Suppl: 337-414.

23. Mancia G, De Backer G, Dominiczak A, et al. 2007 Guidelines for the Management of Arterial Hypertension: The Task Force for the Management of Arterial Hypertension of the European Society of Hypertension(ESH) and of the European Society of Cardiology(ESC). J Hypertens,2007,25(6):1105-1187.

24. Mancia G, Laurent S, Agabiti-Rosei E, et al. Reappraisal of European guidelines on hypertension management: a European Society of Hypertension Task Force document. J Hypertens,2009,27(11):2121-2158.

25. Losito A, Errico R, Santirosi P, et al. Long-term follow-up of atherosclerotic renovascular disease. Beneficial effect of ACE inhibition. Nephrol Dial Transplant, 2005, 20(8):1604-1609.

26. Steinbach F, Novick AC, Campbell S, et al. Long-term survival after surgical revascularization for atherosclerotic renal artery disease. J Urol,1997,158(1):38-41.

27. Zähringer M, Sapoval M, Pattynama PM, et al. Sirolimus-eluting versus bare-metal low-profile stent for renal artery treatment(GREAT Trial): angiographic follow-up after 6 months and clinical outcome up to 2 years. J Endovasc Ther,2007,14(4):460-468.

28. Jorgensen AL. Contrast-induced nephropathy: pathophysiology and preventive strategies. Crit Care Nurse,2013, 33(1):37-46.

29. Rundback JH, Nahl D, Yoo V. Contrast-induced nephropathy. J Vasc Surg,2011,54(2):575-579.

30. Rank W. Preventing contrast media-induced nephrotoxicity. Nursing,2013,43(4):48-51.

31. Norgren L, Hiatt WR, Dormandy JA, et al. Inter-Society Consensus for the Management of Perlipheral Arterial Disease(TASCII). J Vasc Surg, 2007, 45 Suppl S: S5-67.

第三章　良性高血压肾硬化症

第一节　流行病学概况

高血压和肾脏之间的联系非常紧密。一方面,肾脏通过分泌肾素及调节体液参与血压的形成,一旦这种调节失衡将导致高血压发生;另一方面肾脏也是高血压损害的重要靶器官之一。高血压和肾脏损害互为因果,互相促进,存在恶性循环。目前高血压肾脏损害分为良性高血压肾硬化症(benign hypertensive nephrosclerosis)和恶性高血压肾硬化症(malignant hypertensive nephrosclerosis),临床上的绝大多数高血压肾损害是良性高血压肾硬化症,本章拟对其作一讨论。

一、高血压的流行病学状况

不同国家、不同时期的高血压流行病学资料不同,近年,随着大规模的流行病学研究的深入开展,相关资料在不断涌现。

(一) 美国的高血压流行病学概况

2003 年美国公布的"预防、检测、评估及治疗高血压全国联合委员会第七次报告(JNC7)"显示,美国高血压患者 5000 万人,高血压患者的知晓率为 70%,治疗率 59%,控制率 34%。

美国疾病控制及预防中心(CDC)2011 年公布的美国国家健康和营养监测调查(NHANES)结果显示:2005 至 2008 年美国 18 岁以上成人高血压的患病率为 30.9%,患者的治疗率为 70%,控制率为 46%。

该中心 2013 年公布的行为危险因素监视系统(BRFSS)资料显示,从 2005 至 2009 年,美国几乎所有的州高血压患病率都在增加,全国高血压患病率已从 25.8% 上升到了 28.3%。但是,美国各州之间高血压患病率及治疗率并不平衡。据 2009 年资料,高血压患病率从明尼苏达州的 20.9% 到密西西比州的 35.9%,治疗率从加利福尼亚州的 52.3% 到田纳西州的 74.1%,存在较大差异。

尽管不同机构统计高血压患病率不尽相同,但是可以看出大约 1/4 ~ 1/3 的美国成年人罹患高血压,患病率还在增加,但是美国高血压患者的治疗率及控制率均较高。

(二) 欧洲的高血压流行病学概况

2013 年欧洲高血压学会及欧洲心血管学会(ESH/ESC)制定的"欧洲高血压管理指南"指出,在欧洲一般人群中,高血压的发生率是 30% ~ 45%,且随年龄增加而增加。

(三) 我国的高血压流行病学概况

从上世纪 50 年代起,我国进行过四次全国大型抽样流行病学调查,其结果如下(表 10-3-1):

表 10-3-1　我国人群高血压患病率的流行病学调查结果

流调年代	流调对象	高血压诊断标准	患病率
1958 ~ 1959	≥15 岁以上人群,抽查 50 万	标准不一致	5.1%
1979 ~ 1980	≥15 岁以上人群,抽查 400 万	≥141/≥91mmHg	7.73%
1991	≥15 岁以上人群,抽查 90 万	≥140/≥90mmH	13.58%
2002	≥18 岁以上人群,抽查 27 万	≥140/≥90mmH	18.8%

后两次流调显示,高血压患者知晓率分别为 26.3% 及 30.2%,治疗率分别为 12.1% 及 24.7%,控制率分别为 2.8% 及 6.1%。

中国国家糖尿病和代谢病研究组在 2007 ~ 2008 年对≥20 岁以上人群进行了抽样流行病学调查,共抽查 47 万余人,结果显示高血压(≥140/≥90mmHg)患病率为 26.6%,高血压患者的知晓率为 45.0%,治疗率为 36.2%,控制率为 11.1%。

上述流调资料显示,尽管我国高血压的患病率还低于欧美国家,但是却一直在逐渐增长;我国高血压患者的知晓率、治疗率及控制率虽然一直在增长，但是却与美国有很大差距。为此，我国高血压的防治工作尚任重道远。

二、良性高血压肾硬化症的流行病学资料

人群中的良性高血压肾硬化症患病率尚无流调资料，目前只能从终末期肾脏病患者中良性高血压肾硬化症所占比例，来从侧面反映它的患病率变化。在欧美国家的透析患者中，良性高血压肾硬化症所占比例约为 25%，是导致终末期肾脏病的第二位疾病，次于糖尿病肾病。

在我国导致终末期肾脏病的疾病中，良性高血压肾硬化症是第三位疾病，次于原发性肾小球肾炎及糖尿病肾病。但是，其所占比例一直在逐步增长。1999 年中华医学会肾脏病学分会的调查资料显示，在透析患者中其所占比例 9.6%；而 2008 年中国医院协会血液净化中心管理分会组织的调查显示，其所占比例已升高至 13%。

从世界及我国的情况看，人群中高血压患病率一直在明显增长，所以作为高血压并发症之一的良性高血压肾硬化症也一定会逐年增多，对此需有充分认识。

第二节　临床病理表现、疾病诊断及思考的问题

一、临床表现

本病多见于 50 岁以上的中老年患者，男性多于女性，有长期缓慢的高血压病史。临床症状比病理改变出现晚，往往高血压持续 10 年以上才逐渐出现。常首先出现远端肾小管功能受损表现及轻度蛋白尿，而后肾小球功能受损。

肾小管对缺血敏感，远端肾小管浓缩功能障碍常最早出现，包括夜尿增多（夜间尿量超过白天尿量）、尿比重及尿渗透压降低。随着时间的推移，肾小球缺血性病变发生后，可出现蛋白尿，多为轻度蛋白尿，部分血压较高的患者可为中度蛋白尿。尿液显微镜检查无或可见少量变形红细胞及颗粒管型。后期出现肾小球功能损害，最初肾小球滤过率（GFR）降低，而后失代偿血清肌酐（SCr）升高，肾小球功能损害进展较慢，但是最终仍能逐渐发展至终末期肾脏病。与此同时，高血压的其他靶器官损害（左室肥厚、心力衰竭、脑卒中）也常同时发生。

二、病理表现

早期肾脏体积大小正常，晚期肾脏体积缩小，表面呈细颗粒状，称颗粒性萎缩肾。

良性高血压持续存在 5~10 年即可能出现肾脏病理改变，开始时是肾脏小动脉病变，继之出现缺血性肾实质损害。①肾脏小动脉硬化：主要侵犯肾小球前的小动脉，包括入球小动脉玻璃样变和小叶间动脉及弓状动脉中膜增厚。光镜下可见入球小动脉壁有均质性的嗜伊红透明样物质沉积，此玻璃样物质是血管内皮受损及血管腔压力增高，导致血浆成分渗入内皮下而形成。小叶间动脉及弓状动脉中膜平滑肌细胞肥大、增生，并伴不同程度的内膜纤维化。以上两种病变均导致小动脉壁硬化增厚，管腔狭窄，肾供血减少，进而继发缺血性肾实质损害。②肾实质损害：随着小动脉病变进展，肾小球将出现缺血性皱缩（毛细血管基底膜皱缩，管腔尚保持开放），继之出现缺血性硬化（基底膜严重皱缩，毛细血管腔全部塌陷）。肾小管及肾间质也将出现缺血性病变，包括肾小管萎缩及基底膜增厚皱缩，肾间质纤维化及少量单个核细胞浸润。

在部分肾小球缺血硬化荒废时，健存的肾小球即会代偿性地增强代谢废物排出，此时这些残存肾小球就会出现"三高"（高压、高灌注及高滤过）及肥大，并最终进展成局灶节段性肾小球硬化。

三、诊断和鉴别诊断

（一）诊断

良性高血压肾硬化症目前无统一的诊断标准，临床诊断主要基于病史、临床表现及实验室检查而做出。本病具有如下特点：①有明确和持续的高血压病史，病程常在 10 年以上。②肾小管功能损害早于肾小球功能损害，患者常先出现夜尿增多、尿浓缩功能减退，而后才出现 GFR 下降及 SCr 增高。③尿改变轻微，患者仅出现轻至中度蛋白尿，少量红细胞及管型尿。④肾功能损害进展缓慢，贫血出现相对较晚。⑤常伴随高血压视网膜病变。有上述临床及实验室表现特点，并能排除其他各种原、继发性肾脏病时，即能下临床诊断。

（二）鉴别诊断

1. 肾实质性高血压　慢性肾脏病引起的高血压（简称肾实质高血压）在临床上需与良性高血压肾硬化症鉴别，对于肾小球肾炎病史不清的患者鉴别有时会有一定困难。表 10-3-2 已罗列了两者临床实验室表现的鉴别要点，可供参考。鉴别困难时

表 10-3-2　良性高血压肾硬化症与肾实质性高血压的鉴别要点

	良性高血压肾硬化症	肾实质性高血压
年龄	40~60 岁多见	20~30 岁多见
高血压家族史	常有	常无
肾炎病史	无	有
高血压与尿异常关系	高血压在先	尿异常在先
水肿	无	多见
尿化验	轻至中度蛋白尿,不伴或伴少量变形红细胞尿及管型尿	尿蛋白常较多,可出现大量蛋白尿,常伴不同程度的变形红细胞尿及管型尿
肾功能损害	肾小管浓缩功能损害常在先,而肾小球功能损害在后	肾小球功能损害常先于肾小管功能损害
眼底改变	高血压眼底改变(小动脉硬化为主)	肾炎眼底改变(渗出性病变为主)
肾性贫血	出现较晚,较轻	较明显
病变进展	相对缓慢	相对较快

应行肾穿刺病理检查。良性高血压性肾硬化症的特点是,小动脉病变(入球小动脉玻璃样变,小叶间动脉及弓状动脉中膜增厚)明显,肾小球为继发性缺血皱缩及硬化,而肾实质性高血压则主要表现各种慢性肾脏病病理改变,合并或不合并高血压小动脉病变。

2. 肾动脉粥样硬化　肾动脉粥样硬化常发生于肾动脉主干起始部或近段,导致肾动脉狭窄,进而诱发肾血管性高血压和(或)缺血性肾病。缺血性肾病的临床及实验室表现与良性高血压性肾硬化症十分相似,且有时两病共存,鉴别较困难。两病的鉴别要点如下:①良性高血压肾硬化症的临床表现常在患高血压 10 年左右才出现,而缺血性肾病无此规律。②缺血性肾病常伴全身动脉粥样硬化表现(如冠心病,脑卒中,外周动脉粥样硬化),而良性高血压肾硬化症未必如此。③超声检查测量肾脏大小及核素检查测量分肾 GFR,缺血性肾病患者常两肾不对称(因为肾动脉粥样硬化症常两侧轻重不一),而良性高血压肾硬化症两肾一致。④缺血性肾病患者腹部有时可闻及收缩期或双期杂音,而良性高血压肾硬化症无此杂音。⑤缺血性肾病可伴反复发作的急性肺水肿,而良性高血压肾硬化症少见。⑥选择性肾动脉造影能证实肾动脉狭窄存在,而良性高血压肾硬化症无肾动脉狭窄。详细内容可参见第十篇第二章相关叙述。

四、在疾病诊断上思考的问题

(一) 微量白蛋白尿有何意义?

高血压患者出现微量白蛋白尿有何临床意义?已发现这种微量白蛋白尿(30~300mg/d)的出现与高血压病史长短无关,而与血压高低相关。某些高血压患者即使病史很短,但是在血压明显升高时即能出现微量白蛋白尿,而血压控制后即消失,故不少学者认为这种微量白蛋白尿,并不反映肾小球缺血性病变,可能与肾小球内血流动力学变化(系统高血压传入肾小球致球内压及滤过膜通透性增高)及血管内皮功能损害相关。因此,不能据此下高血压肾小球硬化症诊断。

(二) 能出现大量蛋白尿吗?

高血压肾损害患者有无可能出现大量蛋白尿?正如前述,高血压肾硬化症本身不会出现大量蛋白尿,一般为轻、中度蛋白尿。但是,随着肾损害进展,残存肾单位越来越少,残存肾小球在"三高"血流动力学作用下,可能继发出现局灶节段性肾小球硬化,此时临床即能出现大量蛋白尿(≥3.5g/d)。不过,具体诊断时这需要与特发性局灶节段性肾小球硬化继发高血压相鉴别。

(三) 肾穿刺病理检查十分必要

由于良性高血压肾硬化症缺乏统一的临床诊断标准,所以仅凭临床及实验室检查作诊断,很容易出现误、漏诊。对于病史不清者,尤易将慢性肾脏病继发高血压误诊为本病。因此,加强肾穿刺病理检查对提高良性高血压肾硬化症诊断水平十分必要。

第三节　发病机制的研究现状

良性高血压肾硬化症的发病,主要与高血压引起的肾脏血流动力学变化及血管重塑(vascular remodeling)相关,但是近来认为它还有血流动力学以外的因素参与,它们包括遗传因素、代谢因素等。下面作一简述。

一、肾脏血流动力学变化与血管重塑

高血压时肾脏血流动力学的变化会引起肾脏小动脉功能和结构的改变,称为血管重塑。高血压时肾脏小动脉功能的改变,主要表现为对缩血管物质反应性增强,此反应性增强的机制比较复杂,但是血管内皮功能受损占有重要地位。这样就造成了肾血管阻力(RVR)增高及肾血浆流量(RPF)降低,但是病初肾小球滤过分数(FF)增加,GFR 仍维持正常。

高血压持续作用即可导致肾脏小动脉(主要在小叶间动脉及弓状动脉)结构改变,即中膜平滑肌细胞肥大、增生。这是循环中许多活性物质(如多种生长因子)作用的结果,也是血管内皮合成及分泌活性物质失衡的结果。例如合成及分泌内皮素-1(ET-1)增多及合成及分泌一氧化氮(NO)减少。肾脏小动脉壁增厚,管腔变窄,血管顺应性降低,就会进一步降低 RPF,最终致 GFR 下降。

并非肾脏所有小动脉都发生上述肥厚性重塑,及由此造成低灌注及缺血性肾实质损害。实际上,肾脏还有另一部分小动脉,并不出现肥厚性重塑,反而呈现代偿性高灌注,其供血的肾小球也会从肥大逐渐转变成局灶节段性硬化。

二、肾素-血管紧张素系统作用

在上述肾脏血流动力学变化及小动脉病变发生中,循环及肾脏局部的肾素-血管紧张素系统(RAS)都在发挥重要作用。Ang Ⅱ能直接与肾脏小动脉平滑肌细胞上的 AT1 受体结合,刺激血管平滑肌收缩,也能通过激活交感神经而促进血管平滑肌收缩,致 RVR 增加;Ang Ⅱ能直接作用于血管平滑肌细胞,也能通过生长因子而作用于血管平滑肌细胞,促细胞肥大及增生,参与小动脉重塑。Ang Ⅱ还能通过醛固酮作用于远端肾小管增加钠重吸收,增高血容量,加重高血压。因此,RAS 在良性高血压

肾硬化症发病上具有重要作用。

已有学者采用 Ang Ⅱ 微量灌注法,成功地诱导出了良性高血压肾硬化症动物模型;而且临床上应用血管紧张素转换酶抑制剂(ACEI)或血管紧张素 AT1 受体阻断剂(ARB)能有效防止或延缓良性高血压肾硬化症发生。这些事实都更加肯定了 Ang Ⅱ 的致病作用。

三、交感神经系统作用

与 Ang Ⅱ 相似,交感神经系统在高血压的缩血管反应上也具有重要作用。高血压患者从中枢到动脉壁上的交感-肾上腺素系统功能都亢进,其神经递质儿茶酚胺合成及释放增加,通过与血管平滑肌上的肾上腺素能 α_1 受体结合,导致肾脏小动脉收缩,增加 RVR,影响血管重塑。另外,交感神经还能通过释放儿茶酚胺作用于近端肾小管,增加钠重吸收,扩增血容量,加重高血压。

四、血管内皮功能损害

血管内皮细胞能合成及分泌许多血管活性物质,它们在维持血管张力及通透性等血管功能上极其重要,而且它们对调控血管平滑肌肥大及增生也具有作用。高血压能致内皮细胞活化,而且其持续作用将造成内皮细胞损害。

由于血管内皮细胞功能受损,加之高血压患者血浆内源性 NO 合成酶抑制物(如不对称性二甲基精氨酸)增多,因此血管内皮细胞合成血管舒张因子 NO 减少;而另一方面,在高血压作用下,血管内皮细胞合成血管收缩因子 ET-1 等将增加。前者减少及后者增多,将致使二者间动态平衡失衡,引起血管收缩反应增强,RVR 增加,并刺激血管平滑肌细胞的肥大及增生,影响血管重塑。

五、代谢因素

本世纪初,国际上一些著名肾脏病学家对高血压肾硬化症发病主要由肾脏血流动力学变化引起的观点提出了异议。美国肾脏病理学家 Fogo 等对非洲裔美国人高血压肾硬化症进行了临床-病理分析,她们并没有发现高血压的严重程度与小动脉壁增厚相关,也没有发现小动脉壁增厚与肾小球硬化相关,因此她们推论本病还存在肾脏血流动力学变化以外的致病因素。澳大利亚著名肾脏病学家 Kincaid-Smish 更明确提出了自己的假说,她认为在高血压肾硬化症进展过程中,肥胖和胰岛素抵抗可能比血压起更大作用,即代谢因素参与致病。

上述观点应予重视，从理论上讲，高胰岛素血症能激活交感神经系统和 RAS，导致血管内皮损伤；胰岛素抵抗能引起出球小动脉收缩，导致肾小球"三高"，它们都能参与血管及肾小球损害。但是，代谢因素在良性高血压肾硬化症的整个发病机制中，到底占多重要地位？尚待研究。

六、遗传因素

"非洲裔美国人肾脏病（AASK）研究"和动物实验均显示遗传因素在高血压肾损害中可能具有作用。在美国，原发性高血压伴肾损害者，黑人为白人的 5~6 倍；有高血压肾硬化症家族史的高血压患者比无家族史者更易出现肾损害。这些资料都支持遗传因素参与致病。

学者们一直在应用各种研究方法，包括全基因组关联研究（genome-wide associated studies，GWAS）技术，去努力寻找与高血压肾损害相关的基因位点，虽然已发现几个可疑相关基因（如 *UMOD* 及 *ATXN2*），但是至今并未能确证它们即为致病基因。所以今后还有大量研究工作需要继续去做。

第四节　预防及治疗策略

高血压肾硬化症的防治包括：高血压患者如何治疗预防肾损害发生，及已发生高血压肾硬化症的患者如何治疗延缓肾损害进展，本节将前者称作"预防"，后者称为"治疗"，分别予以叙述。当然，在此整个过程都需要兼顾高血压心脑血管并发症的防治，以最终提高患者生存率及生活质量。

一、预防

良性高血压肾硬化症是高血压的肾脏并发症，所以早期进行降压治疗，并将血压降达目标值是防止其发生的关键。在预防良性高血压肾硬化症上，有如下几个问题需要澄清，现作一简述。

（一）何时开始对血压进行干预治疗

80 年代初，美国进行了"高血压多重危险因素干预试验"（MRFIT），试验结果表明：血压正常偏高 [17.96/11.31kPa（135/85mmHg）] 的个体，发生终末肾脏病的风险性较正常血压 [15.96/10.64kPa（120/80mmHg）] 个体高两倍；而按当时的高血压分级标准，高血压 3 级 [23.94~27.80/14.63~15.83kPa（180~209/110~119mmHg）] 或 4 级 [>27.93/15.96kPa（210/120mmHg）] 患者，发生终末肾脏病的风险较正常血压个体高 12 倍。随着血压增高，

高血压患者发生终末肾脏病的风险呈指数上升。所以，为有效地防止高血压肾损害发生，就应从血压正常偏高时开始干预治疗，包括非药物治疗，如减肥、戒烟、限制食盐<6g/d、限量饮酒、适当增加体力活动及保持乐观情绪等。

（二）高血压应该降低到什么水平

对于没有高血压并发症的非老年患者，各国指南均一致推荐，应将血压降到 18.62/11.97kPa（140/90mmHg）以下；但是，老年患者却只宜降达 19.95/11.97kPa（150/90mmHg）以下 [有的指南认为，80 岁以下老人若能耐受也可降至 18.62/11.97kPa（140/90mmHg）以下，而 80 岁以上老人一般不降达 18.62/11.97kPa（140/90mmHg）以下]。有些指南还指出，对于易发生高血压肾损害的人群如黑种人的高血压可以降得比上述目标值低。

（三）如何选用降压药物

高血压患者的肾脏小动脉常处于收缩状态，肾血管阻力增高，而肾脏小动脉的持续收缩正是导致良性高血压肾硬化症发生的重要原因。因此，为预防良性高血压肾硬化症发生，即应选用能扩张肾脏小动脉，明显减低肾血管阻力的药物。

临床上现在作为一线降压药的 ACEI、ARB 及钙通道阻滞剂（CCB），以及非一线降压药物 α 受体阻滞剂、β 受体阻滞剂、中枢降压药及血管扩张剂均能减少肾血管阻力。而一线降压药利尿药可能具有双向作用，用药早期由于利尿排钠，循环容量下降，肾血管可能会发生收缩，但是，长期治疗后肾血管阻力仍将下降。因此，上述各种降压药临床均可选用。

（四）降压药物如何联合应用

为了有效降低血压，临床上常需要联合用药，这已被各国指南一致推荐。是开始用单药治疗，效差再联合用药？还是高血压治疗之初就联合治疗？要依据临床实际情况（血压高低，有无并发症，及患者耐受情况等）来个体化地决定。

联合用药的原则是：药物作用机制互补，联合治疗能增强疗效或（和）减少副作用。2013 年 ESH/ESC 制定的"欧洲高血压管理指南"，在有关 ACEI、ARB、CCB、利尿药、α 受体阻断剂及 β 受体阻断剂 6 种降压药的联合治疗上，进行了如下推荐：①优选组合：ACEI+CCB、ARB+CCB、ACEI+利尿剂、ARB+利尿剂、CCB+利尿剂；②不推荐组合：ACEI+ARB。其余药物之间的组合不作推荐，但也可应用，不过 β 受体阻断剂+利尿剂联合治疗可能增加新发糖尿病，这必须注意。

单片复方制剂在国内、外指南中都受到推荐，它能提高患者依从性，减少药品费用，从而提高治疗疗效。

（五）新治疗药物及方法有哪些

这里只准备介绍 3 个新治疗药物及疗法，它们的疗效（尤其是远期疗效）及副作用仍需继续观察。

1. **直接肾素抑制剂** 第一个口服非肽类直接肾素抑制剂阿利吉伦（aliskiren）于 2007 年被美国食品及药品管理局（FDA）批准上市，应用于高血压治疗。此药能结合到肾素分子的活性位点上，竞争性阻止血管紧张素原与此活性位点结合，从而阻断肾素裂解血管紧张素原，发挥抑制肾素活性作用。此药抑制肾素活性作用强，能阻断肾素 70% 以上的催化活性。

阿利吉伦药物半衰期长达 31～41 小时，每日给药 1 次，即能 24 小时地有效控制血压，包括清晨血压。从 2005 年起，已有应用阿利吉伦治疗高血压及保护靶器官的临床试验报道，已初步显示了它的良好疗效。但是该药的远期疗效及副作用，包括与其它 RAS 阻断剂联合治疗时的疗效及副作用尚需继续观察。

2. **高血压疫苗（hypertension vaccine）** 此疫苗为治疗性疫苗，能刺激机体持续产生中和抗体而发挥治疗作用，迄今研发的高血压疫苗作用位点在肾素、AngⅠ、AngⅡ 或 AT1 受体。

瑞士 Cytos 生物公司研发的 AngⅡ 疫苗 CYT006-AngQb 已于 2007 年完成了 Ⅱa 期临床试验，结果显示此疫苗对轻-中度高血压患者具有良好降压疗效，并能很好控制晨峰。注射 3 次疫苗后，抗体半衰期即能长达 17 周，所以每年只需注射此疫苗 3～4 次，就能维持 1 年的降压效果。

此外，还研发出 AngⅠ 疫苗（如疫苗 PMD3117）及 AT1 受体疫苗（如疫苗 ATR12181），它们都需要进行或进一步进行临床试验，来对疗效及不良反应进行验证。高血压疫苗最终能否应用于临床，将取决它们上市前各期临床试验的结果，这最后结果可能还需数年才能知晓。

3. **肾交感神经射频消融术** 肾交感神经的过度激活，对于高血压的发生及维持具有重要作用。肾交感神经可以分为传出及传入纤维两部分。传出纤维过度激活，能通过神经递质儿茶酚胺，导致肾脏小动脉平滑肌收缩，增加 RVR，减少 RPF，并激活 RAS；儿茶酚胺还能作用于近端肾小管上皮，增加钠重吸收，扩张血容量。如此即能从阻力及容量

两方面导致血压升高。传入纤维的过度激活，能激活中枢神经系统，增加垂体血管加压素分泌，增高血压。所以从理论上讲，肾交感神经射频消融术通过去交感神经化机制，能够有效降压。

肾交感神经的传出纤维及传入纤维均分布于肾动脉外膜。通过经皮股动脉途径插入相关设备，对双侧肾动脉进行消融治疗，射频能量通过内膜及中膜到达外膜，损毁外膜上交感神经纤维，发挥治疗作用。2009 年 Krum 等报道的 HTN-1 研究结果，及 2010 年 Esler 等报道的 HTN-2 研究结果都十分令人鼓舞，显示此疗法对治疗高血压，包括顽固性高血压具有良好应用前景。

鉴于交感神经能够再生修复，为此射频消融疗法的长期疗效如何？另外，射频消融有可能造成肾动脉局部损害，它能否促进粥样硬化及狭窄发生？这一些必须关注的问题，都需要更大样本、更长时间的治疗观察才能澄清。

二、治疗

如果良性高血压肾硬化症已经发生，此时的治疗目标是：保护残留肾单位，延缓肾损害进展；保护心脑血管，预防心脑血管意外。所以，此时的治疗原则及药物应用应与慢性肾脏病高血压治疗相同，可参阅第十篇第三章相关讲述。若良性高血压肾硬化症已进展至肾功能不全，则按肾功能不全处理，请参阅第十三篇第一章内容；若已进入终末肾衰竭，则应进行血液净化治疗（血液透析或腹膜透析）或肾移植治疗，请参阅第十三篇第二章内容。

此处只准备对常用降压药物作一简要讨论。

（一）血管紧张素转化酶抑制剂及血管紧张素 AT1 受体阻滞剂

ACEI 能抑制 AngⅡ 生成，ARB 能阻断 AngⅡ 与 AT1 受体结合，从而发挥降压及器官保护效应。对肾脏保护效应而言，它们具有降压依赖性及非降压依赖性两方面保护作用，能减少尿蛋白排泄，延缓肾损害进展，这已被大量大规模临床证实。因此，现在一致认为 ACEI/ARB 应是治疗合并肾损害的高血压的基石药物，应该首选应用。

应用过程应注意以下几点：①从小剂量开始应用，逐渐加量，以免血压过低及引起急性肾损害。这对老年患者用药尤为重要。②服药期间需密切监测 SCr，如果 SCr 水平不变或升高<30% 属于正常，不需要停药；如果 SCr 水平升高>30%，则应停药，并寻找导致 SCr 升高的原因。SCr 升高常由肾

有效血容量不足引起(如肾病综合征,收缩性心力衰竭,与非甾类抗炎药或钙调神经磷酸酶抑制剂合用,肾动脉狭窄等),如果此血容量不足能纠正,SCr恢复达原有水平,则可再用ACEI/ARB。③肾功能不全患者服药期间应密切监测血钾水平,如果血钾水平>5.5mmol/L,即应减或停药。④孕妇禁用,以免影响胎儿发育。⑤ACEI可引起干咳,并偶尔出现药疹及血管神经性水肿,应予注意。另外,应用ACEI/ARB时应该限盐或并用利尿剂,减少钠摄入或利钠能显著提高ACEI/ARB降压疗效。

各国高血压指南均一致推荐,ACEI及ARB作为治疗合并肾损害的高血压的一线降压药,并推荐ACEI/ARB与CCB或(和)利尿剂联合治疗,以提高降压疗效及减少副作用,但是不推荐ACEI与ARB联合治疗,二者联用不能增加降压疗效,反能增加严重不良反应(如急性肾损害及高钾血症等)。

(二)钙通道阻滞剂

CCB能阻断血管平滑肌上钙离子通道,扩张血管,降低血压。此类药包括二氢吡啶CCB及非二氢吡啶CCB,在降压治疗上后者较少应用。CCB降压作用强,且降压效果不受钠入量影响。二氢吡啶CCB扩张入球小动脉作用强于扩张出球小动脉,因此对于血压正常个体它有可能增加球内"三高",但是对于高血压患者来讲情况却不一样,应用CCB降低系统高血压而引起的球内"三高"降低,已远能抵消上述局部血流动力学作用,所以应用CCB治疗合并肾损害的高血压患者,它仍能发挥明显的肾脏保护效应。

二氢吡啶CCB副作用较轻,可见心跳加快,脚踝部水肿,偶见齿龈增生。非二氢吡啶CCB需注意心肌抑制作用,传导阻滞及心力衰竭患者禁用。

指南均推荐CCB作为治疗合并肾损害的高血压的一线降压药,并推荐CCB与ACEI、ARB或(和)利尿剂联合应用,能增强降压疗效,并减少副作用。

(三)利尿剂

应用于降压治疗的利尿剂主要是氢氯噻嗪,氯噻酮及吲达帕胺也有时应用。利尿剂能通过利钠排水,降低容量负荷而降低血压。利尿药对肾血管可能具有双向作用。应用初期,循环容量下降,肾灌注减少,可致肾血管收缩,RVR增加;而长期应用时,其排钠作用能使血管平滑肌内Na^+浓度下降,通过Na^+-Ca^{2+}交换,致使胞内Ca^{2+}减少,从而降低肾血管收缩反应性,降低RVR。

应用噻嗪类利尿剂的注意事项有:①可能增高血尿酸、血糖及血脂,痛风患者禁用。②需要监测血钾,避免出现低钾血症。基于上面两点理由,噻嗪类利尿剂只宜小剂量使用(如氢氯噻嗪6.25~25mg/d)。③SCr>159~177μmol/L(1.8~2.0mg/dl)时,噻嗪类利尿剂将失却利尿效应,此时宜改用袢利尿剂。

指南均推荐利尿剂作为治疗合并肾损害的高血压的一线降压药,并推荐利尿剂与CCB、ACEI或ARB联合应用,能够增强降压疗效,减少副作用。

(四)β受体阻滞剂

主要通过阻断肾上腺素β受体而扩张血管,发挥降压作用。β受体阻滞分为非选择性β受体阻滞剂(作用于β1和β2受体,如普萘洛尔等),选择性β受体阻滞剂(主要作用于β1受体,如美托洛尔、阿替洛尔及比索洛尔等),兼有α和β受体阻断作用的新型β受体阻滞剂(如拉贝洛尔,卡维地洛及阿罗洛尔)。研究证明,β受体阻滞剂尤其适用于合并心率快、心力衰竭或心肌梗塞的高血压患者,可降低心血管事件,减少死亡率。

应用时的注意事项有:①可能增高血糖及血脂,代谢综合征患者禁用。②严重窦性心动过缓,病态窦房综合征,Ⅱ或Ⅲ度房室传导阻滞患者禁用。③哮喘患者禁用,慢性阻塞性肺病慎用。④长期服用的患者不可突然停药,以防血压反跳性升高。

2006年英国发表的"成人高血压治疗指南(NICE临床指南)"及2014年美国公布的"预防、检测、评估与治疗高血压全国联合委员会第八次报告(JNC 8)"都不推荐β受体阻滞剂作为一线降压药。但是,它们仍可与一线降压药联合应用。

(五)α受体阻滞剂

通过阻断肾上腺素α受体而扩张血管,降低血压。α受体阻滞剂尤适于合并良性前列腺增生症的高血压患者。

此类药物的主要副作用为直立性低血压,有此病史者禁用,心力衰竭慎用。

2003年美国公布JNC 7及该年ESH/ESC制定的"欧洲高血压管理指南"均不推荐α受体阻滞剂作为一线降压药。但是,它们仍能与一线降压药联合应用。

(胡昭 刘广义 于迎)

参 考 文 献

1. Perera GA. Hypertensive vascular disease: description and natural history. J Chronic Dis, 1955, 1:33-42.

2. Chobanian AV, Bakris GL, Black HR, et al. Seventh report of the Joint National Committee on Prevention, Detection, Evaluation, and Treatment of High Blood Pressure. Hypertension, 2003, 42(6):1206-1252.

3. Centers for Disease Control and Prevention (CDC). Vital signs: prevalence, treatment, and control of hypertension-United States, 1999—2002 and 2005—2008. MMWR Morb Mortal Wkly Rep, 2011, 60(4):103-108.

4. Centers for Disease Control and Prevention (CDC). Self-reported hypertension and use of antihypertensive medication among adults-United States, 2005—2009. Morb Mortal Wkly Rep, 2013, 62(13):237-243.

5. Mancia G, Fagard R, Narkiewicz K, et al. 2013 ESH/ESC Guidelines for the management of arterial hypertension: The Task Force for the management of arterial hypertension of the European Society of Hypertension (ESH) and of the European Society of Cardiology (ESC). Eur Heart J, 2013, 34:2159-2219.

6. 中国高血压防治指南修订委员会. 中国高血压防治指南 2010. 中华高血压杂志, 2011, 19(8):701-743.

7. 肖玥, 隋宾艳, 赵琨. 我国终末期肾病现状及透析技术的应用、费用及支付情况分析. 中国卫生政策研究, 2011, 4(5):29-33.

8. 中国医学会肾脏病分会透析移植登记工作组. 1999 年全国透析移植登记报告. 中华医学杂志, 2011, 17(2):77-78.

9. Zuo L, Wang M. Chinese Association of Blood Purification Management of Chinese Hospital Association. Current burden and probable increasing incidence of ESRD in China. Clin Nephrol, 2010, 74 Suppl 1:S20-22.

10. Gao Y, Chen G, Tian H, et al. Prevalence of hypertension in China: A cross-sectional study. PLoS One, 2013, 8(6):e65938.

11. 顾勇. 高血压肾硬化症//谌贻璞. 肾内科学(全国高等学校医学研究生规划教材). 北京:人民卫生出版社, 2008:163-171.

12. Bluemfeld JD, Liu F, Laragh JH. Primary and Secondary Hypertension. In: Taal MW, Chertow GM, Marsden PA, et al. eds. Brenner and Rector's The Kidney. 9th ed. Philadelphia: Saunders, 2012. 1670-1736.

13. Krummel T, Bazin D, Faller AL, et al. Hypertensive nephrosclerosis. Presse Med, 2012, 41(2):116-124.

14. Dasgupta I, Porter C, Innes A, et al. "Benign" hypertensive nephrosclerosis. QJM, 2007, 100(2):113-119.

15. Vikse BE, Aasarød K, Bostad L, et al. Clinical prognostic factors in biopsy-proven benign nephrosclerosis. Nephrol Dial Transplant, 2003, 18(3):517-523.

16. 杨黄. 原发性高血压肾脏损害的发病机制及临床过程//黎磊石, 刘志红. 中国肾脏病学. 北京:人民军医出版社, 2008:827-848.

17. Malatino L, Stancanelli B, Giannakakis C, et al. Hypertensive nephrosclerosis: an exhaustive diagnosis? G Ital Nefrol, 2012, 29(6):650-654.

18. Hall JE, Granger JP, do Carmo JM, et al. Hypertension: physiology and pathophysiology. Compr Physiol, 2012, 2(4):2393-2442.

19. Tsioufis C, Tatsis I, Thomopoulos C, et al. Effects of hypertension, diabetes mellitus, obesity and other factors on kidney haemodynamics. Curr Vasc Pharmacol, 2014, 12(3):537-548.

20. Gonzalez-Villalobos RA, Janjoulia T, Fletcher NK, et al. The absence of intrarenal ACE protects against hypertension. J Clin Invest. 2013, 123(5):2011-2023.

21. Johns EJ, Abdulla MH. Renal nerves in blood pressure regulation. Curr Opin Nephrol Hypertens, 2013, 22(5):504-510.

22. Meyers KE, Sethna C. Endothelin antagonists in hypertension and kidney disease. Pediatr Nephrol, 2013, 28(5):711-720.

23. Kang SW. Adrenergic genetic mechanisms in hypertension and hypertensive kidney disease. Electrolyte Blood Press, 2013, 11(1):24-28.

24. Mennuni S, Rubattu S, Pierelli G, et al. Hypertension and kidneys: unraveling complex molecular mechanisms underlying hypertensive renal damage, 2014, 28(2):74-79.

25. Tesauro M, Canale MP, Rodia G, et al. Metabolic syndrome, chronic kidney, and cardiovascular diseases: role of adipokines. Cardiol Res Pract, 2011, 2011:653182.

26. Weinberger MH. Pathogenesis of salt sensitivity of blood pressure. Curr Hypertens Rep, 2006, 8(2):166-170.

27. Taler SJ, Agarwal R, Bakris GL, et al. KDOQI US commentary on the 2012 KDIGO clinical practice guideline for management of blood pressure in CKD. Am J Kidney Dis, 2013, 62(2):201-213.

28. Hart PD, Bakris GL. Hypertensive nephropathy: prevention and treatment recommendations. Expert Opin Pharmacother, 2010, 11(16):2675-2686.

29. Ott C, Schneider MP, Raff U, et al. Effects of manidipine vs. amlodipine on intrarenal haemodynamics in patients

with arterial hypertension. Br J Clin Pharmacol,2013,75（1）:129-135.

30. Krum H,Schlaich M,Whitbourn R,et al. Catheter-based renal sympathetic denervation for resistant hypertension: a multicentre safety and proof-of-principle cohort study. Lancet,2009,373（9671）:1275-1381.

31. Pathak A,Girerd X,Azizi M,et al. Expert consensus:renal denervation for the treatment of arterial hypertension. Arch Cardiovasc Dis,2012,105（6-7）:386-393.

32. Tissot AC,Maurer P,Nussberger J,et al. Effect of immunisation against angiotensin Ⅱ with CYT006-AngQb on ambulatory blood pressure:a double-blind,randomised,placebo-controlled phase Ⅱ a study. Lancet,2008,371（9615）:821-827.

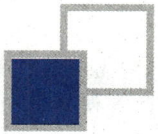

第十一篇

泌尿系感染

第一章　急性尿路感染

尿路感染(urinary tract infection,UTI),简称尿感,是临床最常见的感染性疾病之一。统计资料显示,在门诊感染性疾病中,UTI 的发病率仅次于呼吸系统感染。越基层的医院,门诊急性 UTI 患者越多。中心城市大医院的 UTI 患者,多数都曾在不同医院反复治疗,应用过多种抗生素,但疾病仍旧反复。因此,合理的诊断及治疗 UTI 这一看似简单的疾病,非常重要。

女性较易发生 UTI,约 60% 的女性一生中曾有 UTI 病史,而且其中约 30% 患者呈现反复感染。UTI 在生育期和妊娠期妇女发生率更高。前瞻性研究表明,青年女性急性 UTI 的发病频度为 0.5 ~ 0.7 次/人年;65 岁以上老人急性 UTI 发病率女性为 9.3%;女性菌尿发生率 65 ~ 70 岁为 10% ~ 15%,>80 岁为 15% ~20%。

在 UTI 的诊断及治疗上误区还很多。不少临床医师常根据患者尿路刺激症(尿频、尿急、尿痛)的主诉就轻易下"膀胱炎"诊断,如果患者同时觉腰痛,则认为感染已波及肾脏而诊断"肾盂肾炎"。这种只根据临床症状做出的诊断很不可靠,事实上仅有不到 50% 的这些患者能被证实存在菌尿。因此,对于有尿路刺激症的患者首先检查尿菌,只有存在有意义的菌尿(significant bacteriuria),才能诊断UTI。严格合理的诊断将有助于防止滥用抗生素,避免更多的细菌耐药菌株产生。

第一节　尿路感染的定义及分类

尿路感染是病原微生物(包括细菌、真菌、支原体、衣原体、乃至病毒及寄生虫)侵入尿路黏膜,所引起的炎症反应。依据感染上、下尿路、复杂与单纯、急性与慢性进行分类。笔者习惯把这三种分类结合起来,以期对治疗与预后有一个比较好的判断。

一、上尿路感染和下尿路感染

尿路感染的定位对于指导临床治疗和评估患者预后具有非常重要的价值。上尿路感染指感染累及输尿管、肾盂和肾实质,又称肾盂肾炎;而下尿路感染是指感染仅累及尿道和膀胱。需要注意的是,没有任何可靠的定位方法能精确鉴别上、下尿路感染。急性 UTI 病例,医师常常依据临床表现,即有无明显感染中毒症状(如寒战及高烧)及体征(如脊肋角叩击痛),来帮助判断上、下尿路感染。

二、复杂性和单纯性尿路感染

尿路感染又可分为复杂性和单纯性两类。若存在尿路解剖异常(如尿路畸形、结石、肿瘤及前列腺肥大等)或功能异常(如膀胱输尿管反流、神经源性膀胱等),或存在导致机体抵抗力低下的基础疾病(如糖尿病及使用免疫抑制剂等),即诊断为复杂性 UTI;上述所有情况均不存在时,即诊断单纯性 UTI。对于复杂性 UTI 患者的治疗,一定要设法(包括手术治疗)矫正其复杂因素,抗菌药物治疗才能起效。

三、急性和慢性尿路感染

急性 UTI 是指近期病原体侵入尿路引起的急性炎症反应;而慢性 UTI 是指炎症已导致尿路形态(如瘢痕)及功能的永久性损害。急性感染往往需要进行抗病原体治疗,而慢性 UTI 是否需要抗病原体治疗,则需依据患者具体情来做决定。

临床上还有许多分类的方法,譬如,分为有症状性 UTI 和无症状性菌尿,初发 UTI 及再发性感染,社区获得性 UTI 及医院获得性感染等。这些分类方法的多样性正提示了 UTI 问题的复杂性,只有认真考虑到所有情况,才能正确做出疾病诊断及进行治疗。

第二节　急性尿路感染的病原体及发病机制

一、病原体

了解急性 UTI 的病原体,即致病微生物,是进行有效治疗的第一步。急性 UTI 的病原体主要是细菌,95% 以上 UTI 是细菌感染所致,革兰阴性杆菌为主,其中大肠埃希杆菌约占 70%。极少数 UTI 为真菌、衣原体、支原体或病毒等引起。在经验性治疗时,了解你所在地区、医院细菌流行趋势与致病菌对药物的敏感性至关重要。譬如,在欧美国家,大肠埃希杆菌对氟喹诺酮类抗生素的耐药率不超过 30%,而在我国绝大多数地区,大肠埃希杆菌对氟喹诺酮类药物的耐药率大于 60%。笔者医院近 3 年抗菌药物耐药率监测数据显示,在 2009 年,大肠埃希杆菌对氟喹诺酮类药物的耐药率高达 70%,经过 3 年的反复的合理用药宣传教育,2012 年大肠埃希杆菌对氟喹诺酮类药物的耐药率降低到 60%。为什么耐药率有所下降? 这是谨慎用药的效果。为什么不能继续下降? 是因为我们大环境抗生素的滥用。这里既包括医师的滥用,更包括与动物饲养相关的滥用:鱼塘撒抗生素,猪牛羊鸡饲料添加抗生素等。所以,我们不但要注意在医疗单位的抗生素滥用,更要注意环境当中的抗生素本底问题。

在单纯性 UTI 中,致病菌主要为大肠埃希杆菌。而复杂性 UTI 虽然也以大肠埃希杆菌为主,但是肠球菌属、葡萄球菌属、克雷伯杆菌属、假单胞菌属、沙雷菌属、肠杆菌属的细菌明显增多,且多为耐药菌株。总结临床经验可以看到临床特征与不同病原体之间存在某些相关性,比如大肠埃希杆菌最常见于无症状菌尿、非复杂性 UTI 或首次发生的UTI;凝固酶阴性的葡萄球菌感染较常发生于年青女性;而医院获得性 UTI、复杂性 UTI、反复再发的UTI 和尿路器械检查后发生的 UTI,则多为粪链球菌、变性杆菌、克雷伯杆菌和铜绿假单胞菌等,其中铜绿假单胞菌常见于尿路器械检查后,变性杆菌则多见于伴有尿路结石者;金黄色葡萄球菌 UTI 则常见于败血症等血源性尿感;厌氧菌所致的 UTI 多发生于长期留置导尿管、肾移植以及身体抵抗力极差的患者。95% 以上的 UTI 为单一病原菌所致,混合性细菌 UTI 较少见,他们多为长期使用抗生素或免疫抑制剂治疗者、长期留置尿管、反复使用尿路器械检查和治疗者。

其他种类病原体所致急性 UTI 较少见。真菌性 UTI 的致病真菌多为念珠菌,大多数发生于接受广谱抗生素治疗的留置导尿管的患者,特别是合并糖尿病或给予免疫抑制剂治疗时。沙眼衣原体及支原体所致尿道炎常发生于有不洁性交史的患者。病毒如麻疹病毒、腮腺炎病毒、柯萨奇病毒等也可引起 UTI,但临床上十分罕见。

近年来,随着抗生素和免疫抑制剂的广泛应用及人口老龄化,UTI 的病原体谱发生了明显变化,革兰阳性菌与真菌性 UTI 发病率增高、耐药,甚至多重耐药病原体也呈现明显增加趋势。卫生部全国细菌耐药监测网(Mohnarin)2006 ~ 2010 年尿标本细菌耐药监测结果发现,我国 UTI 致病菌仍以大肠埃希杆菌为代表的革兰阴性杆菌为主,但肠球菌属等革兰阳性菌所占比例增加,而多药耐药菌株也呈现增加趋势。在美国大肠埃希菌对环丙沙星的耐药率从 2000 年的 3% 上升到 2010 年的 17.1%。因此根据美国感染病学会(IDSA)的最新指南,氟喹诺酮类抗生素已经不建议作为急性非复杂性膀胱炎的一线治疗药物,以防耐药菌株的进一步增加。

总结以上的情况我们就要思考:①进行有效治疗的基础是什么? ②如何合理地选择抗生素?③如何避免微生物耐药菌株产生?

二、急性尿路感染的发病机制

(一) 病原体的侵入途径及致病力

1. 病原体的侵入途径　急性 UTI 的病原体的主要侵入途径是上行感染,即病原菌由尿道、膀胱、输尿管上行至肾盂引起感染性炎症,该途径占 UTI 的 95%。而继发于败血症或菌血症的血行感染,和由外伤或泌尿系统周围脏器的感染性炎症所引起的直接感染以及经淋巴道感染较少见。

2. 病原体的致病力　细菌可产生一系列促进细菌定植和感染的因子:包括菌毛(fimbria)、铁运载体受体(Iron transporter receptor)和细菌毒素等。

菌毛:大肠埃希杆菌的 I 型菌毛能通过其尖端的黏附素 Fim H 与尿路上皮表面的甘露糖苷受体结合,黏附并侵入上皮细胞;它还能影响其他毒力因子如 P 菌毛的表达,增强细菌致病力。而 P 菌毛能通过其尖端的黏附素 PapG 识别尿路上皮表面的Gal-Gal 受体,与之结合致病。细菌黏附及侵入尿路上皮是其致病的重要一步,如此可刺激上皮细胞产生前炎症介质,引起炎症。

铁运载体受体:细菌依赖铁运载体与铁运载体受体(如 IreA,IroN 及 Iha)系统,来摄取其重要营养元素铁,增强致病力。此外,Iha 还能促进大肠埃希杆菌与膀胱上皮黏附。

细菌毒素:包括 α 及 β 溶血素及多种细胞毒性坏死因子,它们能降低机体防御能力,延长细菌存活。

（二）机体的防御机制及易感因素

1. 防御机制　正常情况下机体对细菌入侵尿路有一系列的防卫机制：①尿道口和外阴分布正常菌群，抑制病原菌的生长。②尿液的冲刷作用，通过排尿可清除大约 99% 侵入尿路的细菌。③膀胱黏膜可分泌有机酸及 IgA，并能通过吞噬细胞的吞饮作用杀灭致病微生物，同时膀胱壁的酸性糖胺聚糖作为一种抗黏附因子，阻止细菌的局部黏附。④尿液的低 pH 值，含高浓度尿素和有机酸，不利于细菌的生长。⑤男性前列腺液具有抗革兰阴性肠道细菌的作用。

另外，在此还将介绍两个具有重要防御功能的蛋白质：①防御素：它是一组阳离子多肽抗生素，存在于尿路上皮细胞、中性粒细胞及单核巨噬细胞中。当尿路暴露于病原体时，产生的阳离子多肽抗生素即可杀灭细菌、真菌和一些有荚膜的病毒。防御素与细菌胞壁上的阴离子磷脂结合，破坏胞膜功能，增加细胞渗透性，导致细菌死亡。它还能诱发肥大细胞脱颗粒反应及增加白介素-8（IL-8）产生，来促进中性粒细胞趋化，增强免疫。② Tamm-Horsfall 蛋白：它由肾小管髓袢升支粗段及远曲小管近段分泌，能与细菌 I 型菌毛黏附素 Fim H 结合形成复合物从尿排出，从而抗细菌黏附，发挥防御效应。另外，Tamm-forsfall 蛋白还能通过 Toll 样受体 4（TLR-4）介导机制活化天然免疫效应，并能与中性粒细胞结合加强其嗜菌效力。

2. 易感因素　某些情况下机体的上述防御机制能被破坏，患者即容易出现急性 UTI。常见的易感因素包括：①泌尿道解剖或功能异常：如尿路结石、肿瘤、畸形、膀胱输尿管反流、神经源性膀胱等。据统计，有尿路梗阻者 UTI 的发生率较正常者高 12 倍。②使用尿路器械：任何有创性尿路系统的操作均可增加感染的风险。一次导尿后持续性菌尿的发生率为 1%～2%，而留置导尿管更易发生 UTI，留置导管 1 天，感染率约 50%，3～4 天可达 90% 以上。③妊娠：妊娠早期雌激素和黄体酮水平升高使输尿管平滑肌松弛，可引起膀胱输尿管返流；增大的子宫压迫输尿管，可引起尿路梗阻。另外妊娠期间尿液化学成分改变有利于细菌生长，因此妊娠是 UTI 的重要诱因，约 7% 孕妇有无症状菌尿，如未及时发现和治疗，其中半数发生有症状尿感。④机体抵抗力低下：如老年人、罹患糖尿病、接受免疫抑制剂治疗导致全身抵抗力低下时也易发生 UTI。⑤生殖系统病灶：例如女性存在尿道旁腺炎、外阴炎等妇科炎症时易发生 UTI，而男性的细菌性前列腺炎

也是年青男性 UTI 的最常见原因。

随着研究的深入，近年来遗传因素在 UTI 发病中的作用已受到重视，有研究发现再发性 UTI 的女性患者有明显的家族相关性，而先天性免疫应答因子如 TLR-4、IL-8 受体（CXCR1）的基因多形性也与 UTI 发病相关。目前一级女性亲属（指母亲、姐妹及女儿）有 UTI 病史被认为是女性非复杂性 UTI 的易患因素之一。

（三）炎症反应

炎症是机体对病原体的防御反应，但也同时造成组织损伤。有多种因素参与炎症反应，下面仅简单谈谈中性粒细胞及补体系统的作用。

1. 中性粒细胞的作用　中性粒细胞移行至受感染的黏膜是其与黏膜上皮细胞中的一些小分子蛋白相互作用的结果。细菌激活尿路上皮的趋化因子反应，趋化中性粒细胞移行至感染部位，参与灭菌。

2. 补体系统的作用　病原的侵入可通过经典激活途径、旁路激活途径及甘露聚糖结合凝集素途径引起补体级联反应。任一途径的激活都形成 C3 和 C5 转化酶和一些生物有效成分包括过敏毒素、调理素及膜攻击复合物（C5b-9）。过敏毒素 C3a、C5a 可趋化并激活中性粒细胞和巨噬细胞，调理素 C3b、C4b 能增强吞噬细胞的吞噬作用，而膜攻击复合体更能穿透细菌胞壁促其死亡。

可见，UTI 是机体与致病病原体之间复杂作用的结果。在进行抗生素治疗之前，一定要深入了解患者的状态。随着研究的深入，我们会找到更加有效的治疗手段。

第三节　急性尿路感染的诊断

急性尿路感染的诊断包括：首先应该判断是否是 UTI，其次应对 UTI 进行定位，然后确定有无易感因素。在诊断 UTI 时需要注意并思考以下问题：

一、判断是否尿路感染

尿路感染需要综合临床症状、尿常规化验及尿微生物学检查来诊断，其中证实尿中存在致病微生物最为重要。下面就诊断中的几个问题作一讨论：

（一）尿路刺激症

出现尿路刺激症时需要鉴别是 UTI 还是尿道综合征？文献报道，约 2/3 为 UTI，而 1/3 为尿道综合征。尿道综合征，又称尿频尿急综合征，患者主

诉轻重不一的尿频、尿急及尿痛(或尿道烧灼感),但是反复做尿沉渣镜检正常,尿细菌学检查阴性。尿道综合征病因不明,可能与尿道受外用避孕药刺激、性生活导致损伤等相关,部分患者与焦虑、精神紧张状态相关。

(二) 尿常规化验

离心后尿沉渣高倍视野镜检白细胞>5 个即为白细胞尿(或称脓尿),是发现 UTI 的一个简易、敏感检查。反复化验均无白细胞尿应能排除 UTI,但是,出现白细胞尿却不一定都是 UTI,某些肾组织炎症细胞浸润十分明显的疾病如急性或急进性肾小球肾炎、活动性狼疮性肾炎、急性间质性肾炎等也会出现尿白细胞增多。

做此检验必须注意:①女性留尿标本前必须清洁外阴,避免因白带等污染出现假阳性;②尿标本放置温度过高或放置时间过长(2 ~ 3 小时以上),白细胞将被破坏,影响检验结果。

(三) 尿细菌学检查

包括下列检查:

1. 清洁尿普通涂片找菌　清洁后中段晨尿(尿在膀胱停留 4 ~ 6 小时以上),不沉淀涂片行革兰染色镜检,检查 10 个油镜视野,若细菌>1 个/油镜视野,结合临床尿路刺激症状即可确诊;

2. 清洁后中段尿细菌培养　若菌落数 $\geqslant 10^5/$ml 可诊断为真性菌尿;若菌落数在 $10^4 ~ 10^5/$ml 间应复查,复查后结果相同时,则需结合临床表现或做膀胱穿刺尿细菌培养来确诊。某些球菌如肠球菌、粪链球菌等,尿中细菌菌落数达 $10^3/$ml 也有诊断意义。

3. 做膀胱穿刺尿细菌培养　若阳性,无论菌落数多少即可确诊。

因为尿细菌培养阳性是诊断 UTI 的"金标准",所以,在判读尿细菌培养结果时就要特别注意排除假阳性和假阴性。

什么情况尿细菌培养易出现假阳性结果?主要是收集尿液标本无菌操作不严格,细菌污染。无论男女,在留取尿标本之前,都要认真清洗外阴,清洗后,使用无刺激性的消毒液如洗必泰等进行消毒。

什么情况尿细菌培养易出现假阴性结果?主要是:①患者在进行细菌培养前已经使用抗生素;②收集尿液标本时消毒液混入到尿液中;③尿液在膀胱内停留时间过短,会显著降低细菌培养阳性率;④大量饮水,尿液被稀释,也会在一定程度上影响细菌培养阳性率;⑤特殊致病菌如厌氧菌等未做相应特殊培养。

二、进行尿路感染定位

急性 UTI 的定位诊断对于指导临床治疗和评估患者预后具有非常重要的价值。急性下尿路感染患者常出现明显的尿路刺激症(尿频、尿急及尿痛)和下腹部疼痛,并可伴随出现肉眼血尿,患者无发热或仅有低热(一般不超过 38.5℃),查体耻骨上可有压痛,但无脊肋角叩痛,化验末梢血白细胞正常或轻度增高。急性肾盂肾炎患者尿路刺激症常较轻,而全身感染症状重,患者常出现寒战、高热,体检时常有患肾侧肋脊角叩痛及输尿管走行压痛,末梢血白细胞显著升高,出现核左移。急性上、下尿路感染主要依靠上述临床表现及化验来进行定位诊断及治疗,而不必进行更多检查。

三、确定有无易感因素

对于反复发作的 UTI、难治性 UTI、50 岁之前的男性 UTI 等,均应积极寻找是否存在易感因素,尤其有无复杂因素,并设法纠正。

四、尿路感染的并发症

急性 UTI 一般经积极、有效治疗很少出现并发症,但若治疗不当、或存在复杂性 UTI 因素及机体抵抗力低下时,即可能出现并发症。严重并发症有:

(一) 肾乳头坏死

肾乳头及其邻近肾髓质的缺血性坏死,常发生于存在糖尿病、尿路梗阻等复杂性 UTI 因素的患者。临床出现寒战、高热、剧烈腰痛和血尿,尿中有坏死组织排出,可阻塞输尿管引起肾绞痛,可并发败血症和急性肾衰竭,静脉肾盂造影可见特征性肾乳头坏死环形征,病理检查显示随尿排出的坏死组织为肾乳头组织。本并发症非常罕见,但是一旦发生,则患者的肾功能乃至生命都会受到威胁。

(二) 肾周围脓肿

为急性肾盂肾炎直接扩展至肾周组织引起的化脓性炎症。临床出现持续性高热及明显的患侧腰痛,致腰部活动受限,查体患侧脊肋角明显压痛及叩痛。CT 和超声检查能帮助诊断。

(三) 败血症

革兰阴性杆菌败血症常见于复杂性 UTI 患者,特别是并发急性肾乳头坏死时,但也偶见于严重的单纯性肾盂肾炎。临床表现为寒战、高热,甚至感染中毒性休克。血培养阳性。

第四节 急性尿路感染的治疗

由于 UTI 患病率高,对人群健康构成了实实在在的危害。随着越来越多的细菌耐药菌株产生,对临床医师提出了更高的挑战。美国感染病协会 2010 年的指南强调应根据本地的致病菌、抗生素耐药情况以及患者既往病史等进行个体化治疗,另外也强调在考虑抗生素疗效的同时需要注意其不良反应。

急性 UTI 的治疗在于尽快清除病原体、缓解症状、预防和治疗并发症。应遵循以下普遍原则:①治疗前均应进行晨尿涂片革兰染色镜检或中段尿细菌定量培养,以证实感染存在。②治疗初可凭经验进行抗菌治疗,获得细菌培养及药敏试验结果后,再根据药敏试验选择抗生素。③抗生素应选择肾毒性小、不良反应少、尿液内有较高浓度者;如果为肾盂肾炎,还需要选择肾组织内能达到较高浓度的抗生素。④应根据尿感部位、病情轻重、是否合并复杂因素、及有无并发症而合理确定治疗疗程。⑤尽可能寻找及纠正易感因素。⑥抗生素治疗无效时应注意其他病原体(如结核杆菌、厌氧菌等)感染的可能。

近年来 UTI 的病原体谱发生了明显变化,耐药,甚至多重耐药的病原体比例明显增加。根据日本和新加坡的资料,在亚太地区,大肠埃希杆菌近 50% 耐左氧氟沙星或环丙沙星,30% 耐第三代头孢菌素(头孢噻肟、头孢曲松、或头孢他啶)和头孢吡肟。总体上,33% 的尿大肠埃希杆菌产生了超广谱 β-内酰胺酶的表型。产超广谱 β-内酰胺酶表型大肠杆菌的高发国家和地区还有印度(60%)及中国香港(48%)。目前所有致 UTI 的大肠杆菌对厄他培南和亚胺培南均敏感。我国的情况已如前述。

一、急性单纯性膀胱炎

急性单纯性膀胱炎的致病菌目前仍以大肠埃希杆菌为主,但是耐药菌株在逐年增加。

治疗急性单纯性膀胱炎是用单剂治疗、短程(3日)治疗或更长疗程治疗? 存在不同意见。美国密执安大学关于 UTI 治疗的研究,把单剂治疗到 7 天、或更长时间(2~6 周)的治疗均列入了治疗方案中。近年大样本的临床试验资料显示,单剂治疗虽能有效清除膀胱内及尿道的致病菌,但与短程治疗相比,阴道和肠道内的致病菌仍不能有效清除,因此治疗后复发率相对较高。而短程(3日)抗生素治疗与传统的长疗程治疗同样有效,却减少了药物不良反应及治疗花费。为此,现在多提倡实施 3 日短程治疗。

二、急性单纯性肾盂肾炎

治疗的目的是清除致病菌,防止复发,重症患者还应预防败血症发生。注意在治疗前留尿进行尿细菌定量培养及药敏试验。治疗初应先据经验选择抗生素静脉给药治疗,如果有效,可在热退 72 小时后改口服抗生素继续治疗,完成 14 天治疗疗程。如果经验用药 48~72 小时仍未见效,则应根据药敏试验选择敏感药物治疗。为什么有时候治疗效果不好呢? 除了抗生素的选择是否恰当外,是不是按照药物的药代动力学合理规范用药也是一个重要问题。绝大多数 β 内酰胺类抗生素都是时间依赖性药物,需要根据药物的半衰期及最低药物浓度(MIC),来选择合适的给药时间间隔与剂量,24 小时内应分次给药。氟喹诺酮类药物多数属于浓度依赖性药物,如能达到合适的药-时曲线下面积(AUC),可能一天给药一次就行。

在疗程结束时及停药后第 2 周、6 周应分别做尿细菌培养,并进行疗效评定。治愈标准:疗程结束时临床症状消失,尿菌阴转,且在停药后 2 周、6 周复查尿细菌培养仍为阴性。治疗失败标准:疗程结束后尿菌仍阳性,或治疗后尿菌转阴,但在第 2、6 周复查时再次出现阳性,且为同一菌株。若治疗失败,应参考药敏结果改用其他有效抗生素,治疗 4~6 周。治疗失败的患者,容易转变成反复再发的 UTI 患者。

三、无症状性细菌尿

无症状性细菌尿的患者是否需要治疗仍存在争议。但目前认为以下无症状菌尿患者无需治疗:①老年无症状性细菌尿患者,因为治疗与否与死亡率无关,不能降低症状性 UTI 的发生,而且使耐药菌株的比例及抗生素不良反应的发生率增加。②对于尿路有复杂情况的患者,多数会出现无症状性菌尿,一般无需使用抗生素。但是如果出现 UTI 症状,应立即治疗。笔者肾内科的一位女性患者,几十年前做输卵管结扎时,误扎了输尿管,此后尿中白细胞几乎一直满视野,培养大肠埃希杆菌经常阳性。因为没有症状并未治疗。但是,对于妊娠期间发生的无症状菌尿、伴有高危因素(如中性粒细胞减少、肾移植等)的无症状性菌尿、以及进行尿路器械操作前后的无症状性菌尿均需治疗。

第五节　特殊类型的急性尿路感染

一、妊娠期尿路感染

妊娠期容易发生无症状性细菌尿,主要致病菌为大肠埃希杆菌,如果未及时给予治疗,在妊娠晚期约30%可发生症状性UTI。因此,在妊娠期如果有真性细菌尿,无论有无症状均应及时治疗,不但有利于防止妊娠后期出现症状性UTI,而且有助于减少早产等妊娠并发症的发生。但是目前妊娠期UTI治疗的疗程尚无统一意见,一般认为应该持续用药治疗7天,它较单剂量治疗有更高的治愈率。但是在抗生素的选择上要考虑对胎儿的影响。所有的抗生素,均没有胎儿用药的临床试验。但是,根据经验及国内外的食品药品管理局(FDA)资料,在妊娠早期可选用磺胺类药物、呋喃妥因、氨苄西林和头孢氨苄;在妊娠晚期,应避免使用磺胺类药物,以免诱发新生儿胆红素脑病。而喹诺酮类药物与四环素可影响胎儿软骨发育,也不建议使用。

二、导尿管相关的尿路感染

导尿管的使用是引起医源性UTI的最常见原因。导尿管相关UTI最主要的危险因素是留置尿管的时间,其他危险因素还包括糖尿病、女性、肾功能不全等。应采取有效措施预防导尿管相关UTI,估计17%~69%的导尿管相关UTI能够被预防,其中最有效的方法是限制导尿管使用,且尽可能缩短留置时间。其他预防措施包括:插导尿管时严格执行无菌操作;采用无菌封闭导尿系统;选用避孕套式导尿管;保持尿袋位置在膀胱水平以下,保证尿液引流通畅;长期不能自行排尿时,宜改用耻骨上膀胱造瘘排尿。虽然对于导尿管相关的无症状性菌尿患者目前不主张使用抗生素,但是在拔除导尿管或更换导尿管之前应给予抗生素预防,可有效减少症状性UTI发生。另外,一些新型导尿管也正在研发,例如具有抗炎作用的银合金涂层导尿管、抗生素涂层导尿管和可以通过降低摩擦减少尿道损伤的亲水性导尿管等,它们目前还未应用于临床。

因为大多数导尿管相关性无症状菌尿患者并不进展至症状性UTI,因此目前不主张对他们使用抗菌药物,但是一旦发展成症状性UTI,仍应按照UTI的处理原则给予抗菌药物治疗。

三、再发性尿路感染

尿路感染的再发在临床较常见,在一项调查中发现大约有27%的UTI患者有1次UTI再发,而有3%的患者出现2次以上的UTI再发。尿感的再发分为复发和重新感染。复发是指经过有效抗生素治疗症状消失、尿菌阴转后,在6周内再出现UTI,且为同一致病菌致病。而重新感染是指有效抗生素治疗症状消失,尿菌阴转后再次出现UTI,但致病菌不同,或者6周以后出现同一致病菌感染。超过80%的UTI再发是重新感染。

尿路感染再发的易感因素包括更年期、性生活、杀精剂的使用等。同时对于UTI再发的患者要注意除外复杂性UTI。在给予抗生素治疗前,应建议患者采取一些措施预防UTI再发,比如减少杀精剂的使用、性交后排尿等。对于已经采取上述预防措施,仍在过去12个月内再发3次、或半年内再发2次以上的患者可考虑抗生素预防,已有研究证实了预防性使用抗生素可有效减少UTI再发。低剂量长程抑菌疗法可选用下列药物睡前口服:呋喃妥因50mg每日1次;或复方磺胺甲噁唑(即复方新诺明,每片含磺胺甲噁唑400mg和甲氧苄啶80mg)每次1片,每周3次;或喹诺酮类抗生素。但是疗程应该多长时间尚未确定,一般可以持续6~12个月。与性生活相关的UTI再发女性患者,可于性交后排尿,并预防性口服抗菌药物,如口服复方甲噁唑或环丙沙星。而绝经后妇女的再发UTI可考虑阴道内使用雌激素(雌三醇乳膏0.5mg每晚1次,阴道内使用,连续2周,然后每周2次连续8个月)。

四、真菌性尿路感染

真菌性UTI在健康人及无复杂因素UTI中较少见,但是目前在医院内获得性UTI中真菌感染的发病率在逐年增加,文献报道现占10%~15%。致病真菌大多数为念珠菌,而其中白色念珠菌占50%~70%,光滑念珠菌约占20%,其次为热带念珠菌、近平滑念珠菌等。大多数真菌性UTI发生于接受广谱抗生素治疗的留置导尿管患者,特别是在合并糖尿病或给予糖皮质激素或(和)免疫抑制剂治疗时。真菌性UTI可表现为肾盂肾炎或膀胱炎,并可引发输尿管梗阻(由真菌球移行至输尿管引起)或肾乳头坏死,但是仅2%~4%的患者具有临床表现,约96%的念珠菌UTI患者表现为无症状性菌尿。

念珠菌是正常寄生于外阴或尿道的真菌,65%正常人可以从口腔、肠道、肛门或阴道中分离培养出白色念珠菌。因此念珠菌培养阳性可能仅仅提示污染或者尿路定植,而非真菌 UTI。在诊断念珠菌 UTI 时,必须排除可能来自阴道、尿道口和生殖系统的污染,尤其是女性患者。目前尚无较好的方法能鉴别念珠菌尿是污染、定植还是感染。以下情况可考虑为真菌性 UTI:①未留置导尿管的情况下,连续 2 次尿培养提示念珠菌阳性(念珠菌菌落>10^5/ml);②如果不能排除污染,可行直接导尿留尿标本进行培养,呈念珠菌阳性(念珠菌菌落>10^5/ml);③已放置导尿管者,更换导尿管前后 2 次获得尿液培养提示念珠菌阳性(念珠菌菌落>10^5/ml)。上尿路真菌感染的患者需同时进行真菌血培养。但是,尿念珠菌定量培养的诊断价值存在着争议,因为研究显示,无论是念珠菌 UTI 还是念珠菌尿路定植,它们的菌落计数都存在较大的范围区间。大约 25% 的念珠菌 UTI 患者可同时并存细菌性 UTI。

对于无症状性念珠菌尿患者,不推荐进行常规抗念珠菌治疗,去除诱因常常可以缓解念珠菌尿,包括拔除留置导尿管、解除尿路梗阻、停用抗生素、控制血糖等。Sobel 等的一项前瞻性、多中心、对照研究显示,留置导尿管的无症状性念珠菌尿住院患者,在拔除导尿管后约 41% 患者能自愈,更换导尿管后 20% 患者能自愈。不过更换导尿管常只能短期清除尿中念珠菌,之后复发的可能性很大。对于无症状性念珠菌尿的高危患者(包括中性粒细胞减少症、准备接受泌尿道操作的患者及肾移植患者)及有症状性念珠菌 UTI 患者需给予抗念珠菌治疗。泌尿道操作可能增加念珠菌尿患者发生念珠菌血症的风险,因此在操作前建议给予预防性抗念珠菌治疗。

目前常用的抗真菌药物包括唑类抗真菌药(如氟康唑、伊曲康唑、伏立康唑等)、两性霉素 B、氟胞嘧啶和新型抗真菌药棘白菌素(如卡泊芬净、米卡芬净、阿尼芬净等)。在选择药物时不但要考虑药物的敏感性,还要考虑药物在血和尿中浓度以及药物的不良反应。氟康唑是目前应用最多的药物,推荐剂量为首次 400mg,而后改为 200mg/d,维持 14天。因氟康唑有很高的生物利用度,因此以口服为主,不能耐受口服者也可静脉给药。氟康唑主要以活性形式通过尿液排泄,因此在尿中有较高浓度,对于大多数念珠菌(光滑念珠菌及克柔念珠菌除外)UTI 均有很好疗效,因此广泛应用于临床,不过肾功能不全患者需要根据肾小球滤过率调整使用

剂量。一项研究中显示给予氟康唑 200mg/d 口服治疗 14 天,对于无留置导尿管的患者念珠菌尿清除率可达 78%,而留置导尿管的患者清除率也达 52%,但是这部分患者停药后大多复发。多数光滑念珠菌和克柔念珠菌对氟康唑不敏感,此时可选用两性霉素 B,剂量每日 0.3~0.5mg/kg,需要注意两性霉素 B 的不良反应如肾毒性。同时应注意两性霉素 B 脂质体在治疗念珠菌尿患者中的疗效可能劣于两性霉素 B,因为两性霉素 B 脂质体没有活性形式通过尿液排泄,在尿液中达不到有效浓度。两性霉素 B(50mg/L)持续膀胱冲洗 5 天可治疗唑类耐药株所致膀胱炎,但易复发,而且对上尿路感染无效。氟胞嘧啶(25mg/kg,每日 4 次)可在尿中有较高的浓度,除了克柔念珠菌以外,念珠菌属对氟胞嘧啶均敏感,因此可用于治疗念珠菌性 UTI。不过单独使用氟胞嘧啶较易出现药物抵抗,尤其是用药时间超过 7 天时。而棘白菌素、伏立康唑等药物由于尿液中浓度较低,因此目前不推荐用于治疗念珠菌性 UTI,但是对于侵袭性念珠菌血症导致的念珠菌性 UTI,是否用较高组织浓度的抗真菌药能够有效治疗? 目前尚无结论,成功和失败的结果都有报道,还需进一步研究。

第六节　思索与展望

感染性疾病曾是人类生存面临的第一大挑战。从 1928 年亚历山大・弗莱明(Alexander Fleming)发现青霉素菌产生的青霉素能抑制金黄色葡萄球菌的生长开始,人类逐渐进入了抗生素时代。应用抗生素和合成抗菌药物有效地治愈了各类严重的细菌等微生物感染,就极大地降低了传染病的感染率和病死率。

现在的 UTI 具有临床表现欠典型、病原体复杂、耐药菌株及条件致病菌感染率高等特点,使得 UTI 的有效防治面临严峻挑战。

因此,在治疗 UTI 的时候,不仅要着眼于如何应用抗菌药物,而且要寻找 UTI 的易感因素及诱因,包括:尿路解剖和功能异常,如尿道畸形、尿路结石、膀胱输尿管反流、尿道黏膜分泌性免疫球蛋白缺乏或功能低下等;全身抵抗力及免疫功能低下,如合并糖尿病、慢性肾病肾功能不全、应用免疫抑制剂等。在 UTI 的治疗过程中,尤其是反复发作的感染,寻找及解除危险因素及诱因极为重要,如此才能获得事半功倍的治疗效果。在药物治疗方面,合理应用抗菌药物,掌握好适应证、剂

量及疗程,是提高疗效及减少耐药菌株产生的重要环节。

我们应该看见,人类抗感染探索的脚步从未停止。这包括新型抗感染药物的研发及与细菌耐药性斗争。目前,研究者开发一种新型抗生素,从发现到应用于临床一般需要 10 年左右,而一代耐药菌的产生只需要 2 年时间,抗生素的研发速度远远赶不上耐药菌的产生速度。因此,一些科学工作者开始寻找其他的可以替代抗生素的药物,以求有效解决这一问题。例如抗菌肽(antimicrobial peptide)的研发,抗菌肽又称为抗微生物肽、肽抗生素或宿主防御肽,是多种生物体经外界环境诱导、由特定基因编码及核糖体合成、并由一些腺体分泌的参与到生物体固有免疫反应的小分子多肽,抗菌肽不但有抗菌和抑菌功能,同时还兼具抗病毒、免疫调节

和调理吞噬等多种生物活性。又如噬菌体(bacteriophage,或译 phage)的研发,它最早由英国科学家爱德华·图尔特(Edward Twort)和加拿大大学科学家费利克斯·德海莱(Felix D'Herelle)于 1915 年和 1917 年分别发现。噬菌体是一种以细菌、真菌等微生物为宿主的病毒,它能在上述宿主体内迅速生长繁殖,而高效地杀死宿主。所以它的杀菌机制不同于抗生素,是科学家们一直以来寤寐以求的"新型杀菌模式"。现在噬菌体在食品、水产业方面已得到很好的应用,但是应用于临床尚不成熟,需要继续深入研究。

总之,UTI 在临床上十分常见。在面对 UTI 的病人时,要认真思考,全面判断,综合应用治疗手段,以期获得最佳效益。

（李德天　张蓓茹）

参 考 文 献

1. 陈楠. 尿路感染的抗真菌治疗. 中国感染与化疗杂志,2011,11(2):119-120.

2. 黄锋先,余学清. 尿路感染∥王海燕,主编. 肾脏病学. 北京:人民卫生出版社,2008:1246-1272.

3. Beveridgy LA,Davey PG,Phillips G,et al. Optimal management of urinary tract infections in older people. Clin Interv Aging,2011,6:173-180.

4. Chen YH,Ko WC,Hsueh PR. Emerging resistance problems and future perspectives in pharmacotherapy for complicated urinary tract infections. Expert Opin Pharmacother,2013,14(5):587-596.

5. Eoxman B. Recurring urinary tract infection:incidence and risk factors. Am J Public Health,1990,80(3):331-333.

6. Guggenbichler JP,Assadian O,Boeswald M,et al. Incidence and clinical implication of nosocomial infections associated with implantable biomaterials-catheters,ventilator-associated pneumonia,urinary tract infections. GMS Krankenhhyg Interdiszip,2011,6(1):Doc 18.

7. Gupta K,Hooton TM,Naber KG,et al. International clinical practice guidelines for the treatment of acute uncomplicated cystitis and pyelonephritis in women:A 2010 update by the Infectious Diseases Society of America and the European Society for Microbiology and Infectious Diseases. Clin Infect Dis,2011,52(5):e103-e120.

8. Hollenbach E. To treat or not to treat-critically ill patients with candiduria. Mycoses,2008,51(Suppl 2):12-24.

9. Hooton TM,Bradley SF,Cardenas DD,et al. Diagnosis,prevention,and treatment of catheter-associated urinary tract infection in adults:2009 International Clinical Practice Guidelines from the Infectious Diseases Society of America. Clin Infect Dis,2010,50(5):625-663.

10. Tenke P,Kovacs B,Bjerklund Johansen TE,et al. European and Asian guidelines on management and prevention of catheter-associated urinary tract infections. Int J Antimicrob Agents,2008,31 Suppl 1:S68-78.

11. Nicolle LE,Bradley S,Colgan R,et al. Infectious Diseases Society of America guidelines for the diagnosis and treatment of asymptomatic bacteriuria in adults. Clin Infect Dis,2005,40:643-654.

12. Hooton TM. Clinical practice. Uncomplicated urinary tract infection. N Engl J Med,2012,366(11):1028-1037.

13. Kauffman CA. Candiduria. Clin InfectDis,2005,41(Suppl 6):S371-376.

14. Malani AN,Kauffman CA. Candida urinary tract infections:treatment options,Expert Rev Anti Infect Ther,2007,5(2):277-284.

15. Matthews SJ,Lancaster JW. Urinary tract infections in the elderly population. Am J Geriatr Pharmacother,2011,9(5):286-309.

16. Mishra B,Srivastava S,Singh K,et al. Symptom-based diagnosis of urinary tract infection in women:are we over-prescribing antibiotics? Int J Clin Pract,2012,66(5):493-498.

17. Nicolle LE. Uncomplicated urinary tract infection in adults including uncomplicated pyelonephritis. Urol Clin North Am,2008,35(1):1-12.

18. Nicolle LE. Update in adult urinary tract infection. Curr

Infect Dis Rep,2011,13（6）:552-560.

19. Parsons CL. Prostatitis,interstitial cystitis,chronic pelvic pain,and urethral syndrome share a common pathophysiology:lower urinary dysfunctional epithelium and potassium recycling. Urology,2003,62（6）:976-982.

20. Pfefferkorn U,Lea S,Moldenhauer J,et al. Antibiotic prophylaxis at urinary catheter removal prevents urinary tract infections:a prospective randomized trial. Ann Surg,2009,249（4）:573-575.

21. Raz R,Stamm WE. A controlled trial of intravaginal estriol in postmenopausal women with recurrent urinary tract infections. N Engl J Med,1993,329（11）:753-756.

22. Ronald A. The etiology of urinary tract infection traditional and emerging pathogens. Am J Med,2002,113（Suppl 1A）:14S-19S.

23. Schnarr J,Smaill F. Asymptomatic bacteriuria and symptomatic urinary tract infections in pregnancy. Eur J Clin Invest,2008,38（S2）:50-57.

24. Sobel JD,Kauffman CA,Mckinsey D,et al. Candiduria:a randomized,double-blind study of treatment with fluconazole and placebo. The National Institute for Allergy and Infectious Diseases（NIAID）Mycoses Study Group. Clin InfectDis,2000,30（1）:19-24.

25. Tambyah PA,Oon J. Catheter-associated urinary tract infection. Curr Opin Infect Dis,2012,25（4）:365-370.

26. Widmer M,Gulmezoglu AM,Mignini L,et al. Duration of treatment for asymptomatic bacteriuria during pregnancy. Cochrane Database Syst Rev, 2011, （12）: CD000491.

27. Anders HJ,Patole PS. Toll-like receptors recognize uropathogenic Escherichia coli and trigger inflammation in the urinary tract. Nephrol Dial Transplant,2005,20（8）: 1529-1532.

28. Hsueh PR,Hoban DJ,Carmeli Y,et al. Consensus review of the epidemiology and appropriate antimicrobial therapy of complicated urinary tract infections in Asia-Pacific region. J Infect,2011,63（2）:114-123.

29. Hannan TJ,Hooton TM,Hultgren SJ. Estrogen and recurrent UTI:What are the facts? Sci Transl Med,2013,5（190）:190fs23.

第二章　慢性肾盂肾炎

第一节　慢性肾盂肾炎的概念及分类

慢性肾盂肾炎（chronic pyelonephritis）是临床常见病、多发病，其中复杂性慢性肾盂肾炎还可导致慢性肾衰竭。此病起病较隐蔽，病程迁延反复，临床表现复杂多样，因而容易误漏诊。

慢性肾盂肾炎的定义，长期以来一直存在争论。既往将疾病反复发作病程超过半年或1年的肾盂肾炎均称为慢性肾盂肾炎。但是实际上部分患者即便感染多次反复发作，也未必会转变成慢性肾盂肾炎。近年认为，诊断慢性肾盂肾炎应具备如下条件：影像学检查发现局灶粗糙的皮质瘢痕，伴肾盂、肾盏变形；有慢性间质性肾炎临床及实验室表现；有尿路感染病史或（和）尿细菌检验阳性。所以要进行综合检查分析才能诊断。

根据基础病因不同，慢性肾盂肾炎被分为如下三类：①伴有膀胱输尿管反流（vesicoureteral reflex，VUR）的慢性肾盂肾炎（反流性肾病），占过去所诊断的慢性肾盂肾炎的绝大多数。②伴有尿路阻塞的慢性肾盂肾炎（慢性梗阻性肾盂肾炎）。③病因不清的特发性慢性肾盂肾炎，这需要经过详细检查排除上面尿路解剖及功能异常后才能诊断，为数甚少。前面两者都为复杂性慢性肾盂肾炎。

鉴于上述三类疾病治疗原则不同，因此临床符合慢性肾盂肾炎表现的患者，不能仅诊断为慢性肾盂肾炎，对于其中伴VUR、尿路梗阻或原发性尿路解剖学异常的患者，应进一步分别诊断为"反流性肾病"、"慢性梗阻性肾盂肾炎"或"某种尿路解剖学异常并慢性肾盂肾炎"等。

第二节　病因和发病机制研究现状及思索

一、病因

慢性肾盂肾炎常见于女性，主要因为女性尿道相对较短，细菌较容易上行。有些患者在儿童时期有急性尿路感染史，经治疗后症状消失，但仍间断有"无症状菌尿"，成人后逐渐进展为慢性肾盂肾炎。有些急性肾盂肾炎治愈后，行尿道器械检查或插导尿管后而再次发生感染。

尿路梗阻（如尿路结石、肿瘤、尿道狭窄、前列腺肥大和女性膀胱颈梗阻等）患者出现尿流不畅，细菌不易排出而大量繁殖，易引起反复尿路感染、肾脏瘢痕形成及肾功能损害。而尿路存在功能缺陷（如VUR）或畸形（如肾脏发育不全、马蹄肾、多囊肾、髓质囊性病及其他肾、肾盂、输尿管畸形等），都易引起感染。

慢性肾盂肾炎最常见的致病细菌仍为大肠埃希杆菌（E. coli），但耐药性较强，包括对喹诺酮类抗菌药耐药，以及出现产超广谱β-内酰胺酶的大肠埃希杆菌，对包括第三代头孢菌素类在内的多种抗生素耐药。另外患者的自身基础疾病也易诱发慢性肾盂肾炎，如糖尿病患者尿中的葡萄糖为细菌提供了营养，容易并发慢性肾盂肾炎，甚至发生急性肾乳头坏死。

二、发病机制

对于慢性肾盂肾炎的发病机制目前尚未完全明了，主要认为与细菌致病能力、机体抵抗力、炎症和免疫反应等方面密切相关。

（一）细菌致病力

致病菌株必须首先侵犯尿道上皮细胞和肾盂黏膜上皮细胞才可继续增殖并入侵肾间质，而细菌或细菌抗原持续存在方可诱导产生典型的慢性肾盂肾炎病变。很明显，并不是所有菌株都可侵犯肾盂，进而导致肾盂肾炎，这主要取决于细菌的致病能力。目前致肾盂肾炎的细菌最主要为大肠埃希杆菌，其他常见的致病菌包括铜绿假单胞菌、变形杆菌和肺炎克雷伯杆菌。这些细菌不仅耐药性强，而且具有较强的变异性，一般抗生素、常规的疗程不容易将其彻底清除，这也是导致尿路感染反复迁延的重要原因之一。

研究表明,细菌表面具有菌毛(fimbria),菌毛尖端存在黏附素(adhesin),能与尿路上皮的特异菌毛受体结合。由 *PapG* 基因编码的 P 型菌毛黏附素 PapG,能与尿道上皮表面的 Gal-Gal 受体特异结合。目前已报道有三种 PapG 黏附素,其中 PapG Ⅱ 与肾盂肾炎的发病关系可能最密切。此外,由 *Fim H* 基因编码的 1 型菌毛黏附素 Fim H,能与尿道上皮表面的甘露糖苷受体特异结合。细菌依靠菌毛黏附素与尿路上皮表面的相应受体结合,黏附于上皮,进而侵入上皮细胞繁殖,是一个重要致病机制。

慢性肾盂肾炎发生也可能与 L 形细菌途径有关。病原微生物由于某些因素的影响,特别是抑制细胞壁合成的抗生素的作用(如青霉素)使得细胞壁部分或全部失去,成为原浆体,即 L 形细菌,又称细胞壁缺陷型细菌。研究表明变形杆菌较大肠埃希杆菌更易形成 L 型,该细菌在低渗或等渗环境下不易生长,但可在髓质高渗环境长期成活。当环境条件改变对其有利时,它能重新被覆胞壁恢复致病能力,致肾盂肾炎复发,引起慢性肾损伤。

(二) 机体抵抗力

某种程度上讲肾盂肾炎也属于黏膜相关疾病,黏膜屏障破坏、黏膜免疫功能紊乱是导致慢性肾盂肾炎反复发病的重要原因。

人体的泌尿系统尤其是尿路黏膜具有一系列抵抗微生物感染的能力。尿路上皮表面的黏多糖-葡胺聚糖层、黏膜上皮分泌的抗菌肽防御素(defensin)、尿中的 IgG、分泌型 IgA 和某些低分子寡糖类物质,均可抵抗细菌侵犯尿路上皮。另外,尿中含量丰富的肾小管髓袢及远曲小管分泌的 Tamm-Horsfall 蛋白也具有重要作用,它能与细菌的 1 型菌毛黏附素 Fim H 结合,从而拮抗其与尿路细胞受体结合,防止细菌黏附。而且 Tamm-Horsfall 蛋白还能通过 Toll 样受体 4 介导机制活化天然免疫效应,发挥保护效应。上述各种黏膜防御机制受损,均会促进慢性肾盂肾炎发生。

同时,由于正常尿液流速的冲刷作用,即使有一定量的细菌侵入,也难以停留,更不会出现集聚和繁殖。但是这些能力一旦被削弱,便可能造成感染的反复发生,而且难以控制,迁延不愈,最终会导致肾脏慢性损害。通常把这些能够削弱尿路抵抗力的因素称为复杂因素,其中以 VUR 和尿路梗阻最为常见。VUR 主要是由于输尿管至膀胱的入口处防止排尿时尿液反流的结构异常所致,严重者可发生反流性肾病,实际上也是一种功能性尿路梗阻,而尿路结石则是引起器质性尿路梗阻的最常见病因。

(三) 炎症反应

浸润到肾间质的炎症细胞,及被微生物活化的尿路上皮细胞,均可能通过释放细胞因子造成肾组织损伤,慢性肾盂肾炎的发生和发展亦可能与此有关。释放的白介素-6(IL-6)能直接参与炎症反应;而白介素-8(IL-8)是一趋化因子,它能招募多形核白细胞及免疫活性细胞到炎症位点,加重炎症。

另外,已有研究发现,炎症过程中浸润到感染部位的多形核白细胞释放活性氧产物,也参与了慢性肾盂肾炎的病变形成。应用抗氧化剂能够有效抑制这种由氧自由基介导的肾小管损伤。

(四) 免疫反应

现在越来越多研究认为慢性肾盂肾炎的发病可能有免疫机制包括自身免疫的参与。近几年,对慢性肾盂肾炎免疫机制的研究主要集中在以下两方面:①机体针对细菌抗原产生的获得性体液免疫机制在感染转归中的作用。现已明确,获得性体液免疫机制参与了慢性肾盂肾炎的病程,反复尿感病人尿中已鉴定出感染微生物抗体,其中以 IgG 和 IgA 为主,循环中淋巴细胞分泌的抗体类型与同时尿液中测得的抗体一致。一方面,针对细菌入侵的体液免疫具有保护作用,有利于清除病原体。另一方面,IgG 抗体可能形成抗原抗体复合物,并能固定补体,从而介导肾脏损伤的进展。②细菌感染后诱导自身免疫产生,这种针对肾组织的自身免疫可能是病原微生物清除后肾损伤持续进展的原因之一。部分患者在急性肾盂肾炎期尿培养可发现致病菌,但在随后的慢性进程中,尿培养却再未发现致病菌,而病程仍逐渐发展为慢性肾盂肾炎。推测感染后机体可能产生了抗大肠埃希杆菌的抗体,而肾脏某些组织与这些细菌有共同抗原性,待致病菌消失后,这种抗体继续与肾组织相关抗原发生持续免疫反应,从而引起肾损害。

三、问题与思索

为何有些患者即使反复尿路感染也无肾脏瘢痕形成,而有些患者几次感染就产生肾脏瘢痕?既往观点认为,VUR 可使尿路感染反复发生,加之反流压力的作用可导致肾脏瘢痕形成,最终形成慢性肾盂肾炎。根据反流的严重程度分为 5 级,其中 1 ~ 2 级反流不伴输尿管、肾盂及肾盏的扩张,而 3 ~ 5 级存在扩张性反流。有研究发现,肾脏瘢痕形成与反流程度密切相关,如果反流程度升高 1 级,那么发生肾瘢痕的危险性就升高 3.5 倍,因此认为,反流级数越高,VUR 合并肾脏瘢痕的危险性就越大。但最近研究显示,肾脏瘢痕的形成可发生于无 VUR 的尿路感染患者,或无尿路感染的 VUR 患者,同时无论是尿路感染的复发,还是肾脏瘢痕的进展并不会随着 VUR 缓解或者手术治疗而好转,因而肾脏瘢痕形成的发生是否确实与反流的严重程度和反流压力的大小有关仍存在争议。目前 VUR 及其严重程度在肾脏瘢痕形成中的确切机制尚不清楚,但被认为其可能与免疫机制、自由基作用及血管病变等因素相关,阐明慢性肾盂肾炎患者肾脏瘢痕形成的具体机制对临床诊治意义重大。

以往对慢性肾盂肾炎的治疗主要侧重于使用抗生素,目的是杀灭或抑制病原菌,控制感染,但单纯使用抗生素常不能有效控制感染,长期反复使用反而可能导致耐药菌株产生及菌群失调,给治疗带来很多困难。近几年研究表明,机体免疫功能低下或免疫功能失衡是尿路感染反复发作的基础,故研究慢性肾盂肾炎的系统免疫和黏膜免疫机制,提高或调节免疫功能,可能为防治该病提供一条新途径。

第三节　临床病理表现、诊断及鉴别诊断及应思考的问题

一、临床表现

慢性肾盂肾炎的起病可以很隐匿,临床表现较为复杂,主要有以下两方面:①尿路感染表现及非特异表现:仅少数患者间歇性出现尿急、尿频、尿痛;多数患者尿路感染的症状并不太明显,仅有轻度尿频、排尿不适、腰痛、无症状细菌尿,或伴乏力、间歇性低热、厌食等非特异症状,给诊断带来难度。②肾小管功能受损表现:这由慢性间质肾炎引起。远端肾小管对水的重吸收功能受损,即尿浓缩功能受损,患者呈现夜尿多、低渗和低比重尿;近端肾小管重吸收功能受损,患者呈现肾性糖尿(血糖正常,肾对葡萄糖重吸收障碍所致的糖尿)和氨基酸尿等;此外,严重肾小管功能损伤还能引起远、近端肾小管酸中毒。虽然上述表现可见于多种肾脏病晚期,但在慢性肾盂肾炎时,肾小管功能损害出现较早且更为突出,通常在血肌酐 $200 \sim 300\mu mol/L$ 时已出现,可与肾小球功能损害程度不平行。复杂性慢性肾盂肾炎易反复发作,病变迁延不愈,并逐渐进展,直至晚期进入慢性肾衰竭。慢性肾盂肾炎也

可导致肾实质性高血压的产生,这可能与患者高肾素血症、血管活性物质异常、血管硬化狭窄等因素相关。另有少数反流性肾病患者还可出现肾病综合征,对这些病例进行肾活检能发现,他们已并发局灶节段性肾小球硬化。

二、病理表现

慢性肾盂肾炎的病理特点是肾组织活动性炎症与修复、纤维化及瘢痕形成的综合改变。因病情和病程不同,病变可累及一侧或双侧肾脏,双侧肾脏损伤程度可不相同,病变分布也不均匀,呈不规则灶性、多灶性或片状。

大体解剖可见肾包膜苍白,不易剥脱,肾外表因瘢痕收缩而凹凸不平。肾盂及肾盏扩大,肾盂、肾盏黏膜及输尿管管壁增厚,肾皮质及乳头处瘢痕形成。肾髓质变形,皮质与髓质分界不清,严重者肾实质广泛萎缩。

光镜下肾间质可见淋巴细胞、单核细胞浸润,急性发作期还可见中性粒细胞浸润,伴不同程度肾间质纤维化。大量肾小管萎缩和消失,管腔内充以浓稠蛋白管型,有如"甲状腺滤泡",有时管腔内尚可见白细胞。早期肾小球相对正常或出现球周纤维化及肾小球缺血皱缩,晚期肾小球荒废。

三、实验室检查

(一) 尿常规检查

是最简便而可靠的检测方法。间歇出现白细胞尿(离心后尿沉渣高倍视野镜检发现白细胞>5个即可诊断),偶尔出现白细胞管型是慢性肾盂肾炎的尿化验表现。鉴于慢性肾盂肾炎患者的白细胞尿常较轻,且间歇性出现,因此常需反复多次检查新鲜晨尿才能发现。

目前常用干化学法(试纸浸尿呈色,机器判读结果)作尿常规检查,其中白细胞是依靠中性粒细胞酯酶与试纸上吲哚酚酯作用呈色来检测,该方法可检测出 $25 \sim 50$ 个白细胞/ml。此检测法具有快速简便的优点,但是存在一定比例的假阳性及假阴性,因此只能作为筛选检查,其结果还需尿沉渣显微镜检查确认。而且,干化学法无法检出管型,包括白细胞管型。

应留清晨中段尿送检,女性患者留尿前要清洁会阴,避免白带污染导致假性白细胞尿。

(二) 尿细菌学检查

尿细菌学检查对慢性肾盂肾炎诊断及治疗具有重要意义,尤其对无临床症状、尿沉渣检查无白

细胞或白细胞不多、仅有菌尿症的慢性肾盂肾炎更为重要。可采用普通尿沉渣涂片染色或不染色直接找菌、中段尿定量培养、及膀胱穿刺尿培养等方法检查。

1. 清洁尿普通涂片找菌 涂片染色或不染色检菌方法简便，在设备条件差的医疗单位也可采用，阳性率可高达92.6%，不但可找到细菌，而且还可确定此细菌是杆菌或球菌，革兰染色还可区分为阳性菌或阴性菌。检菌阳性常提示患者有活动性慢性肾盂肾炎。

2. 清洁中段尿定量培养 其临床意义为：尿细菌量≥10^5/ml，可诊断为真性细菌尿；$10^4 \sim 10^5$/ml为可疑，如同时并有明显症状时，仍有诊断价值，但应复查；<10^4/ml则感染可能很小，<10^3/ml则常为污染。对繁殖力低的细菌如肠球菌、粪链球菌等，如尿中细菌数达10^3/ml也有诊断意义。

需要注意：在抗菌药物治疗期间或停药后不久，或补液导致尿液明显稀释，或尿在膀胱中停留时间过短，或输尿管引流受阻致肾盂尿进入膀胱量过少，或尿液pH值过低或过高等因素，均可使细菌定量培养呈假阴性。

3. 膀胱穿刺尿细菌培养 如果连续两次清洁中段尿培养结果可疑，则可以考虑进行膀胱穿刺尿细菌培养。其它适应证还有：①疑为厌氧菌尿路感染；②中段尿培养显示混合感染，高度怀疑结果不可靠时；③临床上高度怀疑尿路感染，但尿液含菌量低；④高度怀疑尿路感染，但无条件作细菌定量培养时。膀胱穿刺尿定性培养阳性即可诊断尿路感染，是诊断的金指标。

（三）亚硝酸盐还原试验

本试验简便、迅速，可用于基层医疗单位，或标本筛选及普查之用，但阴性结果不能排除泌尿道感染的存在。本试验对大肠埃希杆菌、肺炎克雷伯杆菌、变形杆菌等导致的尿路感染阳性率高；对葡萄球菌、产气杆菌及铜绿假单胞菌等所致感染阳性率较低；而结核杆菌、链球菌、淋病双球菌、肠杆菌属等导致的感染呈阴性。因此，本试验还可用于肾结核与慢性肾盂肾炎的鉴别诊断。

现在用于尿常规检验的干化学法试纸条上，即同时有检查中性粒细胞酯酶的试纸及做亚硝酸盐还原试验的试纸，两者联用将提高尿路感染筛查阳性率。

（四）尿液抗体包裹细菌检查

尿液抗体包裹细菌是上、下尿路感染的一种间接定位检查法。侵入肾脏的细菌能诱发机体产生抗体，此抗体能包裹于细菌表面随尿排出，可用直接免疫荧光法进行检测。因此，尿液抗体包裹细菌阳性能提示肾盂肾炎，检出率高达85%以上，阴性提示为下尿路感染。

需要注意，前列腺炎患者尿液抗体包裹细菌检查也可阳性，需要结合临床资料加以鉴别。

（五）尿酶检查

尿酶检查在肾病诊断中的应用越来越得到重视和推广。在肾盂肾炎的定位中应用较多的是水解酶类如N-乙酰-D-氨基葡萄糖苷酶（NAG）。NAG是一种高分子量的溶酶体水解酶，广泛分布于肾小管上皮细胞的溶酶体中，其中近端小管上皮细胞含量最高，此外，尿道上皮细胞的溶酶体也含微量NAG。当各种原因导致肾小管损伤时，它能从胞内释放入尿中。研究证实，尿NAG在肾盂肾炎时明显升高，而单纯下尿路感染和正常人不升高。

（六）肾功能检查

包括：①肾小球功能检查，如血清肌酐、估算肾小球滤过率（eGFR）、血清胱抑素等；②近端肾小管重吸收功能检查，如尿α_1-微球蛋白、β_2-微球蛋白、视黄醇结合蛋白等；③远端肾小管浓缩功能检查，如禁水12小时尿渗透压等；④尿酸化功能检查，可发现近端或远端肾小管酸中毒。复杂性慢性肾盂肾炎可导致肾功能异常，而且肾小管功能损伤常发生在先，并更为突出。

四、其他辅助检查

（一）X线检查

静脉肾盂造影能发现肾脏体积变小，外形不规则，肾乳头收缩，肾盏扩张和变钝。皮质瘢痕常位于肾脏的上、下极。排尿性膀胱尿路造影是检查VUR的主要手段。

（二）核素肾静态显像

目前国内外研究越来越推荐用核素^{99m}Tc-二巯丁二酸（^{99m}Tc-DMSA）肾静态显像来发现肾内病灶及瘢痕，认为其识别瘢痕敏感且可靠。该法的基本原理是使用可被肾实质浓聚且排泄的放射性显像剂，观察它在肾皮质内的分布来识别瘢痕。肾脏瘢痕的特异性表现是肾皮质收缩和楔形缺损。

（三）超声检查

常发现双肾大小不等及瘢痕形成，并可发现尿路结石及梗阻等表现。对于超声检查在瘢痕诊断中的作用评价不一，Christian等研究表明相比于^{99m}Tc-DMSA，单独依靠超声检查大约有11%的瘢痕会被漏诊，因此仍推荐将^{99m}Tc-DMSA作为诊断慢性肾盂肾炎瘢痕的"金标准";但是 Farhat 等的研究显示采用可透过微循环的超声造影剂,超声在诊断肾脏瘢痕上的敏感性和特异性能分别达到 90% 和 75%,因而认为不再需要进行放射学检查。

(四) 膀胱镜检查

可观察输尿管开口位置和形态改变,有助于 VUR 诊断。

(五) 其他

对极少数与其他肾脏疾病难以区别的病例,可作 X 线计算机断层扫描(CT)、或磁共振成像(MRI)检查,必要时可做肾穿刺活体组织检查以助诊断。

五、诊断及鉴别诊断

(一) 诊断

目前慢性肾盂肾炎尚无统一的诊断标准,可以参考下列要点进行:

1. 影像学检查 影像学的异常是诊断慢性肾盂肾炎基本的必要条件,表现为:肾实质变薄及瘢痕形成,肾乳头收缩和肾盏扩张及变钝。因此给患者仔细地进行影像学检查,包括静脉肾盂造影、核素肾静态显像、超声检查,乃至 CT 或 MRI 检查十分重要。

2. 肾功能检查 早期出现远、近端肾小管功能损害是慢性间质性肾炎的重要表现,后期也能导致肾小球功能损伤。

3. 尿路感染病史及尿液细菌检查 详细询问尿路感染病史及进行尿细菌学检查(涂片检菌及细菌培养)对帮助诊断也很重要。

正如前述,要综合上面 3 方面检查资料来诊断慢性肾盂肾炎。而且,仍必须强调:①不能以反复尿路感染的时间长短作为慢性肾盂肾炎的诊断依据;②要注意对不典型慢性肾盂肾炎(如呈现长期低热及菌尿,乃至无症状性菌尿等)的识别;③对慢性肾盂肾炎患者要检查有无复杂尿路感染因素存在(对反复尿路感染者更应检查,特别是婴儿及儿童要注意有无 VUR)。

(二) 鉴别诊断

1. 急性肾盂肾炎 是由各种病原微生物导致的急性肾盂和肾实质感染,常发生于生育年龄的妇女,临床表现如下:①尿路刺激症及白细胞尿:包括尿频、尿急、尿痛等症状,腰痛及肾区叩击痛,化验尿白细胞增多;②全身症状:出现寒战及高热(常达 38.5℃以上),化验外周血白细胞计数升高及核左移。③可能出现肾小管功能损害,但在感染控制后即明显改善或恢复正常。④与慢性肾盂肾炎最具鉴别意义之处是无肾脏影像学改变。

2. 下尿路感染 下尿路感染的尿路刺激症(尿频、尿急及尿痛)常十分明显,化验尿中白细胞显著增多,但无管型尿,尿抗体包裹细菌检查阴性,也无肾功能损害,可资鉴别。诊断困难时可行膀胱冲洗灭菌后留尿培养,若膀胱冲洗灭菌 10 分钟后留取的膀胱尿菌落数极少,则为膀胱炎;如菌落数与灭菌前相似,则为肾盂肾炎。

3. 肾及泌尿道结核 肾及泌尿道结核患者多有肾外(肺、肠、骨、生殖器等)结核病史或病灶存在,尿路刺激症常非常明显,往往有结核中毒的全身症状(如低热及盗汗),尿常规检查有大量白细胞及红细胞(为均一红细胞形态),尿普通细菌培养阴性,晨尿沉渣涂片可找到抗酸杆菌,尿结核菌培养阳性。肾盂造影 X 线检查或 CT 检查可见肾及泌尿道结核的典型表现:肾盏破坏,失去杯口形,边缘不规整呈虫蚀样,甚至肾盏狭窄变形;输尿管僵直,呈虫蚀样边缘,管腔狭窄;有时还可见钙化灶。膀胱镜检查有典型的结核性膀胱炎表现。总之,具有典型尿路感染临床及实验室表现的患者,反复尿细菌培养阴性,抗生素治疗无效时,都应该想到肾及泌尿道结核可能,及时进行相应检查以确诊。

4. 非感染性慢性间质性肾炎 此常有长期小量接触肾毒性物质史,例如长期服用含马兜铃酸成分的中草药,及长期服用镇痛药等;临床呈现轻度蛋白尿、肾小管功能损伤(出现早且突出)及肾小球功能损伤(后期出现),常伴肾性贫血。无尿路感染病史及菌尿证据,无慢性肾盂肾炎的典型影像学征象,可资鉴别。若仍难以鉴别,可考虑行肾穿刺病理检查。

5. 尿道综合征 又称尿频尿急综合征。多见于中年女性,患者主诉轻重不一的尿频、尿急及尿痛(或尿道烧灼感),但是反复尿化验无白细胞,反复做尿培养等病原微生物(包括细菌,厌氧菌、真菌和结核菌等)检查亦阴性,在排除各种病原体导致的尿路感染后才能确定尿道综合征诊断。这类患者常伴失眠等精神焦虑症状,其症状产生可能与此相关。这类患者常被无经验的医师误诊为不典型慢性肾盂肾炎,而长期盲目应用抗菌药物治疗,这十分不当。

六、问题与思索

影像学检查对于慢性肾盂肾炎的诊断及进一步治疗计划制定具有重要意义。但是各种影像学检查的敏感性及特异性却存在很大差异：①静脉肾盂造影可以显示肾盂、肾盏、输尿管及肾脏的轮廓，但是可能无法敏感准确地判断肾实质瘢痕，而且不适用于肾功能重度受损的患者。②超声检查可以显示肾脏大小、肾实质瘢痕、肾皮质厚度等，而且能发现尿路结石及梗阻等异常，但是对肾盏显示差。一些新的超声显像技术如组织谐波成像（tissue harmonic imaging）能提高诊断敏感性达到97%，特异性达到80%。③核素肾静态显像能清晰显示肾内病灶及瘢痕，但不能显示肾脏周围组织病变，对于肾脏病变性质的诊断也缺乏特异性，多需要结合其它影像学检查结果综合进行分析。④CT增强扫描敏感度高，对于病变范围及梗阻等情况显示清楚，但是需要考虑放射线暴露及碘对比剂使用的可能副作用。⑤MRI也可用于对碘对比剂过敏的患者，但是对于含有气体的感染病灶及钙化灶敏感性欠佳，同时存在费用昂贵和扫描时间长等问题，不作为首选检查。需要综合考虑患者的病情需要及各种影像学检查的优势及不足，来选择合适的影像学检查方法，必要时可做多项检查，然后综合分析。

第四节　慢性肾盂肾炎的治疗对策及展望

一、一般治疗

注意个人卫生，增强体质，提高机体防御能力。鼓励多饮水、勤排尿。尿路刺激症明显时可给予碳酸氢钠1g，每日3次，碱化尿液，减轻症状。

二、纠正尿路感染的复杂因素

尿路解剖或功能异常，如尿路结石、梗阻、畸形、VUR等，是导致尿路感染反复并难以控制的原因，它能促进肾损害进展，最终进入慢性肾衰竭。对于尿路先天畸形、尿路结石、肿瘤、前列腺肥大等尿路梗阻疾病，应该积极利用手术或其它手段尽早解除梗阻。但是，VUR应如何治疗意见尚未统一。一般认为，轻、中度VUR的小儿并不需要手术，随年龄增长VUR常能自发消失，而重度VUR并经常引起感染的患儿，仍宜尽早进行手术治疗纠正反流。对于成年VUR患者是否应行手术治疗目前也无定论，不少学者认为50岁以下且有严重VUR的患者，仍应选择外科纠正反流，不过此手术对延缓肾功能减退的远期疗效如何？尚不清楚。糖尿病也是尿路感染（包括慢性肾盂肾炎）的一个复杂因素，认真治疗糖尿病，控制血糖水平达标也十分重要。

三、抗感染治疗

急性发作时依据急性肾盂肾炎处理原则治疗（参见第十一篇第一章）。

对于反复发作者，强调治疗前应通过尿细菌培养确定病原菌，以明确是复发或再感染。若治疗菌尿转阴，停药后6周内再次出现同一细菌的感染为复发；而再感染是另一新致病菌侵入引起的感染。抗生素的选择可根据病情、尿细菌培养和药物敏感试验结果来选择，宜选择最有效且毒性小者。常用药物有头孢菌素类、半合成青霉素类、喹诺酮类、磺胺类等。可采用两种药物联合使用的方法，疗程至少维持2~3周。用药3~5日后症状无改善，应考虑换用其它抗生素。也可依据药物敏感试验结果，将数种抗生素分为2~3组，轮流使用，每组使用1个疗程，停药1周，再开始下一组药物治疗。

对于1年内反复发作≥3次的患者，在急性发作被控制后，继续采用长疗程低剂量抑菌治疗。每晚临睡前排尿后口服复方磺胺甲噁唑1片（即复方新诺明，每片含磺胺甲噁唑400mg和甲氧苄啶80mg）、或呋喃坦啶50mg或低剂量的喹诺酮类药物，常需持续治疗半年或更长时间，以控制复发。约60%的患者如此治疗后菌尿可转阴。

对仅表现为无症状性菌尿的慢性肾盂肾炎是否需要治疗？目前认为一般患者包括糖尿病及老年患者均不需治疗。孕妇的无症状性菌尿要不要治疗尚有争议，但有研究发现，若不治疗20%~35%患者可在妊娠期内进展成肾盂肾炎，易诱发早产，分娩低体重婴儿，而应用抗生素治疗后，进展成肾盂肾炎的风险可降至1%~4%，所以美国感染疾病学会（Infectious Diseases Society of America，IDSA）2005年制定的指南明确指出，具有无症状性菌尿的孕妇需要抗菌治疗，疗程3~7天，治毕继续追踪尿菌变化。另外，IDSA指南指出，留置尿路导管的无症状性菌尿在留管期间也无需治疗，但是拔管48小时后，若菌尿仍持续存在，则可考虑抗菌治疗。

四、肾功能不全的治疗

复杂性慢性肾盂肾炎患者病程晚期会出现慢性肾功能不全，此时延缓肾损害进展的治疗可参阅第十三篇第一章叙述实施。而且，在治疗尿路感染时应禁用肾毒性抗微生物药物。

五、问题与展望

目前临床上仍存在滥用抗菌治疗(如对一般无症状性菌尿,乃至尿道综合征均应用抗菌药物治疗)及过度治疗的情况,这不但容易出现药物副作用,而且更易诱导细菌耐药菌株产生。有资料显示,原本治疗尿路感染疗效很好的喹诺酮类药物,现在细菌对它的耐药率已很高。我国2006~2007年度调查,大肠埃希杆菌对左氧氟沙星及环丙沙星的耐药率分别高达67.2%及71.3%,所以抗菌药物的合理使用极其重要。患者用药前应做尿培养及药物敏感试验,在培养结果未出来前,可参考本地区本医院病原菌流行病学调查及耐药菌监测结果来选择经验用药药物,然后依据尿培养和药敏试验结果来确定最佳治疗药物。不间断地监测细菌菌谱及其耐药性的变化是临床合理用药的基础及最重要环节。

对确定为多重耐药的革兰阴性菌引起的复杂尿路感染,可选用替莫西林(temocillin)、头孢替坦(cefotetan)、哌拉西林(piperacillin)/他唑巴坦(tazobactam)、或头孢吡肟(cefepime)联合阿米卡星(amikacin)治疗,效果差时推荐使用碳青霉烯类抗生素治疗;对碳青霉烯类抗生素耐药者,需使用多黏菌素类抗生素治疗;而全耐药菌株感染,则需使用多黏菌素类抗生素联合碳青霉烯类抗生素或其他抗菌药物治疗。对多重耐药的革兰阳性菌引起的复杂尿路感染,需选用达托霉素(daptomycin)或利奈唑胺(linezolid)治疗;伴全身严重感染者亦可联用奎奴普汀(quinupristin)/达福普汀(dalfopristin)治疗。所以,根据尿液细菌培养及药物敏感试验结果来合理选用抗生素是治疗慢性肾盂肾炎的最重要措施。

(黄锋先)

参 考 文 献

1. 黄锋先,余学清. 慢性肾盂肾炎//王海燕. 肾脏病学,第3版. 北京:人民卫生出版社,2008. 1280-1283.
2. 杨念生. 慢性肾盂肾炎. 中国临床医生,2002,30:11-12.
3. De Greve H,Wyns L,Bouckaert J. Combining sites of bacterial fimbriae. Curr Opin Struct Biol,2007,17(5):506-512.
4. 冯江敏,周希静. 黏膜免疫学说与肾盂肾炎的治疗问题. 中国实用内科杂志,2001,21(4):209-210.
5. 龚学忠,郑平东. 慢性肾盂肾炎研究进展. 中国处方药,2005,5:58-61.
6. Nicolli LE. Urinary tract infection in adults. In:Tall MW,Cherlow GM,Marsden PA,et al(eds). Brenner and Rector's The Kidney,9th ed. Philadelphia:Saunders. 2012,1356-1382.
7. Dasaeva LA,Shatokhina IS,Shabalin VN,et al. Current views of etiopathogenetic mechanisms underlying the development of chronic pyelonephritis in subjects of different age. Klin Med,2012,90:19-23.
8. Gupta R,Verma I,Sharma S,et al. Prevention of tissue injury in an ascending mouse model of chronic pyelonephritis-role of free radicalscavengers. Comp Immunol Microbiol Infect Dis,2004,27(4):225-234.
9. Ismaili K,Avni FE,Wissing KM,et al. Long-term clinical outcome of infants with mild and moderate fetal pyelectasis:validation of neonatal ultrasound as a screening tool to detect significant nephrouropathies. J Pediatr,2004,144(6):759-765.
10. Mattoo TK. Vesicoureteral reflux and reflux nephropathy. Adv Chronic Kidney Dis,2011,18(5):348-354.
11. Svensson M,Yadav M,Holmqvist B,et al. Acute pyelonephritis and renal scarring are caused by dysfunctional innate immunity in mCxcr2 heterozygous mice. Kidney Int,2011,80(10):1064-1072.
12. 黄锋先,陈葳. 慢性肾盂肾炎的诊断与治疗. 中华全科医师杂志,2005,4:524-525.
13. 邹万忠,主编. 肾活检病理学. 第2版. 北京:北京大学医学出版社,2009:181-183.
14. 黄锋先,余学清. 尿路感染//王海燕,主编. 肾脏病学. 第3版. 北京:人民卫生出版社,2008:1246-1279.
15. 丛玉隆. 自动化仪器检查尿有形成分的问题与思考. 实用医院临床杂志,2012,9:1-3.
16. 叶任高. 尿路感染//叶任高,陆再英,主编. 内科学. 第6版. 北京:人民卫生出版社,2004:522-528.
17. 郑智华,余学清. 肾盂肾炎//邝贺龄,胡品津,主编. 内科疾病鉴别诊断学. 第5版. 北京:人民卫生出版社,2006:784-788.
18. Bazzi C,Petrini C,Rizza V,et al. Urinary N-acetyl-beta-glucosaminidase excretion is a marker of tubular cell dysfunction and a predictor of outcome in primary glomerulonephritis. Nephrol Dial Transplant,2002,17(11):1890-1896.
19. Ifergan J,Pommier R,Brion MC,et al. Imaging in upper urinary tract infections. Diagn Interv Imaging,2012,93:509-519.
20. Christian MT,McColl JH,MacKenzie JR,et al. Risk as-

sessment of renal cortical scarring with urinary tract infection by clinical features and ultrasonography. Arch Dis Child,2000,82(5):376-380.

21. Farhat W, Traubici J, Sherman C, et al. Reliability of contrast enhanced sonography with harmonic imaging for detecting early renal scarring in experimental pyelonephritis in a porcine model: preliminary results. J Urol, 2002,168(3):1114-1117.

22. Craig WD, Wagner BJ, Travis MD. Pyelonephritis: radiologic-pathologic review. Radiographics, 2008, 28(1): 255-277.

23. Mazzulli T. Diagnosis and management of simple and complicated urinary tract infections(UTIs). Can J Urol, 2012,19 Suppl 1:42-48.

24. 谌贻璞. 间质性肾炎//陆再英,钟南山. 内科学. 第7版. 北京:人民卫生出版社,2008:526-527.

25. Craig WD, Wagner BJ, Travis MD. Pyelonephritis: radiologic-pathologic review. Radiographics, 2008, 28(1): 255-277.

26. Kim B, Lim HK, Choi MH, et al. Detection ofparenchymal abnormalities in acute pyelonephritis by pulse inversion harmonic imaging with or without microbubble ultrasonographic contrast agent: correlation with computed tomography. J Ultrasound Med,2001,20:5-14.

27. Goldfarb CR, Srivastava NC, Grotas AB, et al. Radionuclide imaging in urology. Urol Clin North Am,2006,33: 319-328.

28. 黄锋先,余学清. 反流性肾病//王海燕. 肾脏病学. 第3版. 北京:人民卫生出版社,2008:1280-1291.

29. Stansell L, Smith E, Kirsch A. Vesico-ureteral reflux: a critical appraisal. Minerva Pediatr,2012,64(2):183-195.

30. Gross PA, Patel B. Reducing antibiotic overuse: a call for a national performance measure for not treating asymptomatic bacteriuria. Clin Infect Dis,2007,45:1335-1337.

31. Nicolle LE, Bradley S, Colgan R, et al. Infectious Diseases Society of America guidelines for the diagnosis and treatment of asymptomatic bacteriuria in adults. Clin Infect Dis,2005,40:643-654.

32. Schnarr J, Smaill F. Asymptomatic bacteriuria and symptomatic urinary tract infections in pregnancy. Eur J Clin Invest,2008,38 Suppl 2:50-57.

33. 陈楠,谌贻璞. 喹诺酮类抗菌药在泌尿生殖系感染中的应用. 中国感染与化疗杂志,2009,9(2):95-96.

34. Wagenlehner FM, Weidner W, Naber KG. Antibiotics in urology: new essentials. Urol Clin North Am, 2008, 35(1):69-79.

35. Burgess DS, Rapp RP. Bugs versus drugs: addressing the pharmacist's challenge. Am J Health Syst Pharm. 2008, 65(9 Suppl 2):S4-15.

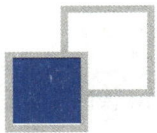

第十二篇

急性肾损害

第一章　急性肾损害概述

第一节　急性肾损害的概念及发病率

急性肾损伤(acute kidney injury, AKI)是由各种病因引起的短时间内(数小时至数天)肾功能快速减退而出现的临床综合征,表现为肾小球滤过率(GFR)下降,代谢废物如肌酐、尿素氮潴留,水、电解质和酸碱平衡紊乱。严重 AKI 还能引起多器官系统并发症。另外,AKI 还可以在慢性肾脏病基础上发生。

既往将上述临床综合征称为急性肾衰竭(acute renal failure, ARF)。近年许多临床研究显示轻度的急性肾功能减退即可导致严重不良后果,患者死亡率显著增加,故目前国际急救医学界及肾脏病学界均趋向将 ARF 改称为 AKI,期望尽量在病程早期,甚至在肾脏出现损伤(组织学、生物标志物改变)而 GFR 尚正常阶段就能将其识别,以早期实施干预,提高患者生存率。

由于诊断标准不同,故 AKI 的准确发病率很难统计。一般认为,在综合性医院 3% ~10% 的住院患者、在重症监护病房里 30% ~60% 的病例会发生 AKI,危重 AKI 患者死亡率高达 30% ~80%,且存活患者中约 50% 会遗留永久性肾功能减退,部分需要终身维持透析治疗,因此 AKI 应受到充分重视。

第二节　急性肾损害的分类、病因及病理生理

一、急性肾损害的分类

急性肾损害可以分为肾前性、肾性和肾后性三类:①肾前性 AKI:又称肾前性氮质血症,由肾脏血流灌注不足引起,约占 AKI 总数的 55%;②肾性 AKI:由各种肾实质病变引起,其中最常见为急性肾小管坏死(acute tubular necrosis, ATN),另外还有肾间质疾病、肾小球疾病和肾脏大、小血管疾病等,约

占 AKI 总数的 40%。③肾后性 AKI:由急性上、下尿路梗阻,约占 AKI 总数的 5%。

二、急性肾损害的病因及病理生理改变

(一)肾前性急性肾损害

肾前性 AKI 由肾脏血流灌注不足导致,见于机体细胞外液容量减少,或肾脏有效循环容量下降,或肾小球毛细血管灌注压降低(可由药物引起)。常见病因包括:①血容量不足;②心排血量降低;③全身血管扩张;④肾血管收缩;⑤肾自主调节反应受损。详见表 12-1-1。

表 12-1-1　肾前性 AKI 的主要病因

病因	常见临床疾病及诱因
血容量不足	出血:外伤、手术、产后、出血性疾病 胃肠道体液丢失:呕吐、腹泻、引流 尿液丢失:利尿剂应用过度、尿崩症、肾上腺皮质功能不全 皮肤黏膜体液丢失:烧伤、高热、大汗 向细胞外液转移:胰腺炎、挤压综合征、低白蛋白血症
心排血量降低	心脏疾病:心肌病、瓣膜病、心包炎、严重心律失常 肺部疾病:肺动脉高压、肺栓塞、正压机械通气
全身血管扩张	药物:降压药、降低心脏后负荷药物、麻醉药 脓毒血症 肝硬化失代偿期(肝肾综合征) 过敏反应
肾血管收缩	药物:肾上腺素、去甲肾上腺素、麦角胺 高钙血症 脓毒血症
肾自主调节反应受损	药物:血管紧张素转化酶抑制剂、血管紧张素 AT1 受体阻滞剂及非甾类抗炎药

在肾脏血流灌注不足早期,肾脏能启动自我血流调节机制,并启动神经内分泌级联反应,来使入球小动脉扩张及出球小动脉收缩,维持 GFR。若肾脏血流灌注不足不缓解,上述代偿调节机制将最后失调,导致 GFR 下降,体内代谢废物蓄积,肾前性 AKI 发生。不过此时肾脏并无器质性病变,若尽快纠正肾脏低灌注状态,此肾功能损害(GFR 下降及氮质血症)仍能迅速恢复。但是,如果此低灌注状态持续存在,则必将最终导致缺血性肾小管上皮细胞损伤,诱发细胞坏死及凋亡,疾病即从肾前性 AKI 转化成 ATN。故早期识别肾前性 AKI,及时纠正肾灌注不足,阻断上述病理生理过程,防止 ATN 发生极为重要。

(二)肾性急性肾损害

引起肾性 AKI 的病因众多,按照损伤的起始部位进行划分,可以分为肾血管(包括大血管及微血管)性、肾小球性、肾小管性及肾间质性 AKI,以及肾乳头坏死及肾皮质坏死。详见表 12-1-2。

表 12-1-2　肾性 AKI 的主要病因

病因	常见临床疾病及诱因
肾脏大血管疾病	肾动脉:栓塞、血栓形成、主动脉夹层 肾静脉:主干大血栓形成、静脉受压
肾脏微血管疾病	血栓性微血管病:溶血性尿毒症综合征、血栓性血小板减少性紫癜、恶性高血压、先兆子痫、硬皮病肾脏危象、急性血管性排异等 弥散性血管内凝血 胆固醇结晶栓塞
肾小球疾病	免疫介导性炎症:急进性肾小球肾炎或重症急性肾炎、狼疮性肾炎Ⅳ型、系统性小血管炎肾损害等
肾小管病	缺血性:持续性肾缺血所致急性肾小管坏死 外源性毒素:抗微生物药、抗肿瘤药、对比剂、钙调神经磷酸酶抑制剂、重金属、有机溶剂所致急性肾小管坏死 内源性毒素:血红蛋白、肌红蛋白所致急性肾小管坏死
肾间质疾病	过敏:药物过敏性间质性肾炎 感染:细菌、病毒、真菌等所致感染相关性间质性肾炎 肿瘤浸润:白血病、淋巴瘤细胞等肾间质浸润
肾乳头坏死	
肾皮质坏死	

在肾性 AKI 中,最常见的疾病是 ATN,此处拟对其病理生理作一简介。ATN 的主要病因是肾缺血或肾毒性损害,其病理生理改变常经过如下 4 个阶段:起始期、进展期、持续期及恢复期。见图 12-1-1。

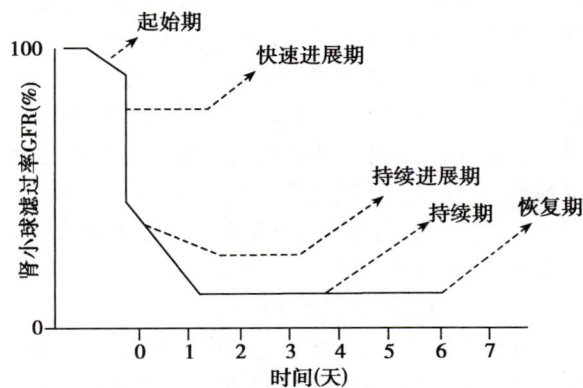

图 12-1-1　急性肾小管坏死的病程演变

1. **起始期**　此期患者肾脏已受到缺血或(和)毒素的作用,肾脏已启动自动调节机制(如通过血管压力感受及管球反馈调节血管收缩及舒张)来维持肾脏血流及 GFR,肾脏尚未发生器质性损害。如果此时及时采取措施去除致病因素,可能预防疾病进一步发展。

2. **进展期**　缺血耗竭细胞内能量三磷酸腺苷(ATP)储存,或(和)毒素直接损伤细胞,均可致使肾小管上皮细胞骨架瓦解,极性丧失,发生坏死和凋亡。从基底膜上剥脱的上皮细胞与肾小管分泌的 Tamm-Horsfall 蛋白共同形成管型阻塞肾小管;肾小管上皮细胞损伤,细胞间紧密连接破坏,致使管腔内液体(原尿)回漏至肾间质。这些因素都能共同导致 GFR 迅速下降。此外,在缺氧或(和)毒素作用下肾小管上皮细胞能产生及释放前炎症介质(如肿瘤坏死因子-α、白介素-6 及白介素-1 等)及趋化因子,后者诱导中性粒细胞及单核-巨噬细胞浸润,它们进一步释放蛋白酶及活性氧,加重 ATN 病变。

虽然肾小管的各个节段都可能受到损害,但是缺血或(和)毒素导致的损害仍主要发生在近端肾小管。缺血性肾损害最易损伤近端肾小管的 S3 段(位于髓质外带)和髓襻升支粗段,这是由于:①此髓质部位的血供差,局部氧分压低,平时即处于"缺氧边缘"状态;②这部位的肾小管上皮细胞具有高代谢活性,对氧需求较大;③S3 段细胞主要依靠氧化磷酸化反应产生 ATP,故对无氧糖酵解耐受差,易致 ATP 耗竭。因此它们对缺血缺氧敏感,很容易受损。而毒素肾损害更容易发生于近端肾小管的 S1 及 S2 段,因为这部位细胞具有很高的细胞内吞能力,故能增加毒素吸取,导致细胞受损。

3. 持续期　此期 GFR 仍保持在低水平(常为 5~10ml/min),尿量也少,临床常出现水、电解质及酸碱平衡紊乱,以及各种尿毒症并发症。

4. 恢复期　肾小管上皮细胞逐渐再生,再生的未分化细胞将移露至裸露的基底膜上,黏附并覆盖基底膜,然后分化为成熟的具有极性的肾小管上皮细胞,肾脏功能也随之逐步恢复正常。由于肾小管上皮细胞对溶质和水的重吸收功能恢复较慢,临床将出现一段时间多尿期。

(三)肾后性急性肾损害

尿路梗阻可以分为肾外梗阻及肾内梗阻两大类,前者有可进一步分为尿路腔内梗阻及腔外梗阻。现在将它们的常见原因作一简介:①尿路腔内梗阻:如双侧输尿管结石或血块嵌顿、肾乳头坏死、膀胱癌(累及膀胱颈部)等致尿路腔内堵塞;②尿路腔外梗阻:前列腺肥大或肿瘤、特发性腹膜后纤维化结肠癌、淋巴瘤等外部压迫尿路。③肾内梗阻:又称为肾小管梗阻。可由尿酸盐、磷酸盐、草酸盐等盐类,及阿昔洛韦、茚地那韦、磺胺、甲氨蝶呤等药物形成结晶堵塞肾小管诱发;也可由骨髓瘤轻链堵塞肾小管导致。

尿路发生梗阻时,尿路内反向压力首先传导到肾小囊腔,最初肾小球入球小动脉扩张,增加肾小球毛细血管静水压,从而维持正常滤过压及 GRF。但是如果梗阻无法解除,肾小囊内压继续增高,将使滤过压及 GFR 剧烈下降,诱发肾后性 AKI。

第三节　急性肾损害的临床、实验室及病理表现

一、肾前性急性肾损害

肾前性 AKI 均有导致机体循环容量缺乏或肾脏有效血容量不足的明显病因(详见前述)。循环容量不足时常出现如下临床及实验室表现:尿量减少,心动过速,直立性低血压;检验尿常规正常,尿比重及渗透压增高,尿钠排泄减少(<20mmol/L),尿钠排泄分数(FE$_{Na}$)<1%,血清尿素氮(BUN)及肌酐(SCr)不成比例的增高(两者均增高,当用 mg/dl 做单位时,二者比率不是 10∶1,而为大于 15∶1)。

FE$_{Na}$ 的计算公式如下:尿钠×血肌酐×100%/血钠×尿肌酐。肾前性 AKI 患者若已用呋塞米利尿

时,尿钠排泄将增多,FE$_{Na}$ 即能>1%,故此检验结果无意义,有学者推荐此时改用尿尿素排泄分数(FE$_{urea}$)来替代,其计算方法与 FE$_{Na}$ 类似,FE$_{urea}$<35% 提示肾前性 AKI。另外,若为矫正代谢性酸中毒已给患者应用碳酸氢钠时,尿钠排泄也增加,FE$_{Na}$ 检验也会因此不准确,有学者推此时改用尿氯排泄分数(FE$_{Cl}$)作替代。

正常人的血 BUN/SCr(均用 mg/dl 做单位)比值一般为 10∶1。肾前性 AKI 时,由于肾血流量不足,肾小球滤过液少,近端肾小管内原尿流速慢,致使肾小管对尿素重吸收明显增加,故而血清 BUN/SCr 比率增高,常超过 15∶1。尽管血清 BUN/SCr 比值对判断肾前性 AKI 很有帮助,但是需要注意肾性 AKI 患者存在高分解状态(如脓毒血症高热)、摄入蛋白质过多或胃肠道出血时,此比值也可以明显增加,这需要认真鉴别。

肾前性 AKI 患者的肾脏并无器质性改变,不需要做肾活检病理检查。

二、肾性急性肾损害

此处只拟介绍 ATN 的临床、实验室及病理表现。

(一)临床表现

典型的 ATN 患者,病程可以分为如下三期:

1. 起始期　此期患者肾脏已受到缺血或(和)毒素的作用,但是尚未发生器质性病变。若及时去除病因,病变可以逆转;若病因持续作用,随着肾小管上皮细胞出现坏死及凋亡,GFR 急剧下降,SCr 上升,则进入维持期。

2. 维持期　此期持续为 7~14 天,但也可少至几天,或长至 4~6 周。此期患者 GFR 保持在低水平,SCr 居高不降。部分患者出现少尿(<400ml/d)或无尿(<100ml/d),部分患者并无少尿,一般而言,前者病情较后者重。尿检验比重降低(多在 1.015 以下)及尿渗透浓度降低(多在 350mOsm/L 以下);尿蛋白±~+,常以小分子蛋白为主;尿沉渣镜检可见肾小管上皮细胞、少许红、白细胞及见管型;尿钠含量增高(>40mmol/L),FE$_{Na}$>1%。影像学检查多数患者双肾体积增大。

随着肾功能减退,临床常出现各种水、电解质和酸碱平衡紊乱表现,例如循环容量不足或水过多,代谢性酸中毒,高钾血症,低钠血症,低钙和高磷血症等。而且还常会出现全身多系统并发症,包括:①消化系统症状如食欲减退、恶心、呕吐、腹胀、腹泻等,严重者可发生消化道出血;②循环系统多因尿少及补液过度而出现高血压、心力衰竭及肺水

肿表现,因毒素、电解质紊乱、贫血及酸中毒作用而出现各种心律紊乱及心肌病变;③神经系统受累出现意识障碍、躁动、谵妄、抽搐、昏迷等尿毒症脑病症状;④呼吸系统可出现咳嗽、憋气等尿毒症肺炎症状;⑤血液系统可呈现出血倾向及轻度贫血。除以上个别系统并发症外,感染也十分常见。在 AKI 疾病发展过程中还可能出现多脏器衰竭,严重感染及多脏器衰竭都会显著增加死亡风险。

3. 恢复期　此期 GFR 逐渐回复正常或接近正常范围。少尿型患者开始出现利尿,与 GFR 相比肾小管的溶质和水重吸收功能恢复较慢,故常出现多尿期,继而再逐步恢复正常。肾小管功能常需数月才能完全恢复。部分重症患者最终可能遗留不同程度的肾脏结构和功能损害。

（二）病理表现

患者临床进入维持期后,病理即出现 ATN 典型改变。光镜检查可见肾小管上皮细胞重度空泡及颗粒变性,细胞刷状缘脱落,细胞扁平,并出现灶性或片状细胞坏死、脱落,肾小管腔被细胞碎片及颗粒管型堵塞。重症患者肾小管基底膜裸露及断裂。一般认为只要基底膜完整,肾小管上皮细胞仍可再生,否则将难以再生恢复。患者肾间质弥漫水肿,可有灶状淋巴细胞及单核-巨噬细胞浸润,有时还偶见中性粒细胞。

三、肾后性急性肾损害

肾后性 AKI 常有导致肾内或肾外梗阻的明显病因(详见前述)。肾内梗阻者临床上常出现少尿或无尿,SCr 迅速增高,双肾体积增大。肾外梗阻者除突然出现无尿(常见于完全梗阻时)外,有时还能出现无尿与有尿(甚至多尿)交替(常见于不完全梗阻时),SCr 迅速增高。影像学检查常可见双侧肾盂积水及双输尿管上段扩张,若为下尿路梗阻,还可见膀胱尿潴留。早期解除尿路梗阻,肾功能有望完全或部分恢复。

对肾后性 AKI 作诊断,也不需要、而且不适宜进行肾活检病理检查。

第四节　急性肾损害的诊断与鉴别诊断

一、急性肾损害的诊断标准与分期

2002 年"急性透析质量倡议"组织(Acute Dialysis Quality Initiative,ADQI)在意大利维琴察举行国际会议制定了 ARF 的 RIFLE 分期诊断标准。此标准将 ARF

分成了如下 5 期:危险期(risk),损伤期(injury),衰竭期(failure),肾功能丧失期(loss)及终末肾脏病期(ESRD),RIFLE 即是由这 5 期英文名词的首个字母组成。前 3 期反映了 ARF 的逐渐进展,后 2 期是 ARF 未恢复时的慢性化结局(表 12-1-3)。

表 12-1-3　急性肾衰竭的 EIFLE 分期标准

分期	肾功能标准	尿量标准
危险期	SCr 上升到 1.5 倍,或 GFR 下降>25%	< 0.5ml/(kg·h)持续 6 小时
损伤期	SCr 上升到 2.0 倍,或 GFR 下降>50%	< 0.5ml/(kg·h)持续 12 小时
衰竭期	SCr 上升到 3.0 倍,或 GFR 下降>75% 或 SCr ≥4mg/dl,且急性上升≥0.5mg/dl	< 0.3ml/(kg·h)持续 24 小时 或无尿持续 12 小时
丧失期	持续性 ARF,即肾功能完全丧失>4 周	
ESRD 期	终末期肾脏病>3 月	

注:SCr. 血清肌酐;GFR. 肾小球滤过率;ARF. 急性肾衰竭;ESRD. 终末肾脏病。
SCr 的单位换算:1mg/dl=88.4μmol/L

2005 年在 ADQI 基础上扩大成员组成的"急性肾损害网络"(Acute Kidney Injury Network,AKIN),又在荷兰阿姆斯特丹召开了与会国更多的国际会议,首次制定了 AKI 诊断标准,并修订了 RIFLE 分期标准。该组织制定的 AKI 诊断标准是:在 48 小时内肾功能急剧下降,表现为 SCr 上升≥0.3mg/dl(26.5μmol/L)或 SCr 上升≥50%(≥基线的 1.5 倍)或尿量<0.5ml/(kg·h)超过 6 小时。AKI 时即使 SCr 轻度增高,也会对疾病预后带来严重不良影响,基于这一认识,所以 AKIN 制定的 AKI 诊断标准很宽松,以期早期识别 AKI,从而尽早干预改善预后。另外,该组织还修订了 RIFLE 分期标准:取消了 RIFLE 标准中慢性化结局的最后两期,并且不再应用 GFR 做肾功能判断标准(表 12-1-4)。

表 12-1-4　急性肾损害的 AKIN 分期标准

分期	血清肌酐标准	尿量标准
1 期	上升≥0.3mg/dl 或上升到基线的 1.5~2.0 倍	<0.5ml/(kg·h)持续 6 小时
2 期	上升到基线的 2.0~3.0 倍	<0.5ml/(kg·h)持续 12 小时
3 期	上升到基线的 3.0 倍以上,或 ≥4mg/dl,且急性上升≥0.5mg/dl	<0.3ml/(kg·h)持续 24 小时或无尿持续 12 小时

注:血清肌酐的单位换算:1mg/dl=88.4μmol/L

AKIN 标准应用多年后,2012 年"改善全球肾脏病预后"组织(Kidney Disease:Improving Global Outcomes,KDIGO)又对其作了修订。规定 AKI 的诊断标准为:48 小时内 SCr 升高 ≥0.3mg/dl(≥26.5μmol/L),或 7 天内 SCr 升高到基线的 1.5 倍,或尿量<0.5ml/(kg·h)持续 6 小时。在 AKI 分期上,SCr 数值有所变动,尤其第 3 期标准变化较大。详见表 12-1-5。

表 12-1-5 急性肾损伤的 KDIGO 分期标准

分期	血清肌酐标准	尿量标准
1 期	升高 ≥0.3mg/dl,升高到基线的 1.5~1.9 倍	<0.5ml/(kg·h)持续 6~12 小时
2 期	升高到基线的 2.0~2.9 倍	<0.5ml/(kg·h)持续 ≥12 小时
3 期	升高到基线的 3.0 倍,或升高至 ≥4.0mg/dl,或开始肾脏替代治疗,或<18 岁患者 eGFR 下降至<35ml/(min·1.73m²)	<0.3ml(kg·h)持续 ≥24 小时或无尿 ≥12 小时

注:血清肌酐的单位换算:1mg/dl=88.4μmol/L

用血清 SCr 变化做肾功能检查指标,显然不够敏感,因此欲对 AKI 进行早期诊断及早期治疗,还必须寻找更敏感的 AKI 标志物。近 10 余年来,至少 10 余个血及尿生物标记物已被研究,其中尿中性粒细胞明胶酶相关脂质运载蛋白(NGAL)、肾损伤分子-1(KIM-1)及白细胞介素-18(IL-18)的诊断价值似乎较高,但是,总体来讲,这些生物标记物检验都还没有成熟到能够应用于临床,今后还需继续探讨。

二、急性肾损害的鉴别诊断

急性肾损害诊断确定后,首先要鉴别它是肾前性、肾性或肾后性 AKI;若为肾性 AKI,则还需进一步鉴别它是肾小球性、肾血管性、肾小管性或肾间质 AKI,以及少见的肾皮质坏死或肾乳头坏死。除此而外,还需注意是否为慢性肾脏病基础上发生的 AKI。

本文只准备在此对缺血导致的肾前性 AKI 与 ATN 的鉴别作一讨论。尽管两者病因相同,临床都出现 AKI,但是疾病性质及转归十分不同,故需鉴别。首先可用尿液诊断指标检验来帮助鉴别(表 12-1-6)。如果这些尿液诊断指标仍难清楚地将它们区分时,临床还可用补液试验或(和)呋塞米利尿试验来帮助诊断。给患者输液或(和)注射呋塞米

后患者尿量明显增加,则支持肾前性 AKI 诊断,如果尿量无明显变化,则考虑此患者已从肾前性 AKI 进展成了 ATN。

表 12-1-6 急性肾损伤时的尿液诊断指标

尿液检查项目	肾前性急性肾损害	急性肾小管坏死
尿比重	>1.020	<1.010
尿渗透压(mOsm/L)	>500	<350
尿钠(mmol/L)	<20	>40
尿肌酐/血肌酐	>40	<20
血尿素氮/血肌酐	>15	<10
钠排泄分数(%)	<1	>2
肾衰指数(mmol/L)	<1	>1
尿常规	正常	尿蛋白+~++,少量红、白细胞、肾小管上皮细胞及颗粒管型

注:钠排泄分数=尿钠×血肌酐×100%/血钠×尿肌酐
肾衰指数=尿钠(mmol/L)×血肌酐/尿肌酐

第五节 急性肾损害的预防、治疗及预后

一、急性肾损害的预防

肾前性 AKI 及 ATN 占据 AKI 的绝大多数,它们常能被有效地预防。在预防这些 AKI 时,事先对患者进行风险评估很重要。肾前性 AKI 及 ATN 的危险因素包括:①肾脏储备力差,例如高龄,各种原、继发性慢性肾脏病(尤其已出现肾功能不全)。②有效循环容量不足,例如低血压,脱水,大出血,脓毒血症,心功能差(尤其已应用大量祥利尿剂或已做主动脉球囊反搏治疗),心外科手术(尤其心肺旁路时间长)。循环容量不足的严重程度及持续时间与肾前性 AKI 及 ATN 的发病密切相关。③肾毒物质作用,内源性肾毒物质如血红蛋白、肌红蛋白等,外源性肾毒物质最常见者为抗微生物药物及对比剂,它们的肾毒性强弱及使用剂量大小与 ATN 的发病密切相关。如果上述危险因素复合存在,则 AKI 发生风险将会倍增。现在已经制定出了一些不同病因 AKI 的危险预警评分系统,如心力衰竭所致 AKI 的预警评分,心外科术后 AKI 的预警评分,对比剂肾病的预警评分等,如果临床医师能充分重视并认真应用这些预警评分系统,则能早期识别

AKI 高危患者,从而对他们提前采用预防措施,这将能有效减少 AKI 发生。

历史上曾用小剂量多巴胺、利尿剂、甘露醇等药预防 AKI,现已证实它们的预防效果并不肯定,而且假若使用不当还对肾脏有害,因此现在已经不再采用。

二、急性肾损害的治疗原则

不同病因、不同类型的 AKI 治疗方法不尽相同,但是它们具有如下共同治疗原则:尽早识别并去除病因,及时采取干预措施避免肾脏进一步受损,维持水、电解质和酸碱平衡,积极防治并发症,适时进行肾脏替代治疗。

(一)尽早去除病因,并采取干预措施

尽早去除病因,并采取干预措施,对 AKI 病情恢复十分重要。肾前性 AKI 要尽快恢复有效血容量,包括静脉补液(心脏病患者的容量复苏要小心,注意补液速度及补液量,避免诱发心力衰竭),纠正低血压,改善肾灌注(改善心脏输出功能,停用影响肾灌注药物)等。肾外梗阻导致的肾后性 AKI 要尽快解除梗阻,必要时行泌尿外科手术。肾性 AKI 则需要积极治疗原发性肾脏病。ATN 要积极纠正肾缺血及去除肾毒因素;急性药物过敏性间质性肾炎需立即停用可疑药物,并给糖皮质激素治疗(参见第八篇第二章);急进性肾小球肾炎及小血管炎要早期应用激素(包括甲泼尼龙冲击治疗)和免疫抑制剂,必要时还需进行强化血浆置换治疗(参见第一篇第三章及第三篇第二章)。

这里拟对脓毒血症患者的 AKI 防治作一简要讨论:①对脓毒血症休克患者应尽早实施液体复苏,复苏的靶目标是平均动脉压达到 7.98 ~ 11.97kPa(65 ~ 90mmHg)(需根据年龄、基础血压及合并症等情况进行调整),中心静脉压维持于 8 ~ 12cmH₂O,血乳酸水平改善,中心静脉氧饱和度(ScvO₂)>70%,尿量≥0.5ml/(kg·h),且应该在复苏 6 小时内达标。②由于应用胶体液扩容预防 AKI 的疗效尚缺有力临床证据,且部分胶体液可能引起肾损害,因此对存在 AKI 风险或合并 AKI 的患者,均建议首先使用等张晶体液而不是胶体液(羟乙基淀粉或白蛋白等)进行扩容。③存在 AKI 风险或确诊为 AKI 的患者,如存在伴有血管收缩功能障碍的休克,则应使用血管加压药物联合液体复苏治疗。④除非存在容量过负荷状态,否则不要应用利尿剂来预防或治疗 AKI。⑤对脓毒血症休克患者,要进行血流动力学、氧合指标及肾功能的密切监测。

(二)治疗并发症

1. **水、电解质及酸碱平衡紊乱**　AKI 患者出现少尿或无尿时,若无透析治疗条件则必须严格控制每日入量。以“量入为出”为原则,即每日液体入量应等于前一日显性失水量加不显性失水量与内生水量的差。显性失水量为尿、大便、呕吐物、引流物的液体量;不显性失水是指呼吸及皮肤出汗等丢失的水分,内生水是指机体新陈代谢产生的水分,平常情况下两者差值为 500ml。所以,每日液体入量应为前一日显性失水量加 500ml。应详细记录每日出入量及体重变化,发热患者在不增加体重前提下可适当增加进液量。

当患者出现少尿或无尿时,还应高度警惕高钾血症。血钾>6.0mmol/L 时,应密切监测心律、心率和心电图变化;而血钾>6.5mmol/L 时,即应给予紧急处理,包括:①10% 葡萄糖酸钙 10 ~ 20ml 稀释后缓慢静脉注射,以拮抗高钾心肌毒性;②5% 碳酸氢钠 100 ~ 200ml 静脉滴注,既可纠正酸中毒,又能促进钾离子向细胞内流;③50% 葡萄糖 50 ~ 100ml 加普通胰岛素 6 ~ 12U 缓慢静脉注射,促进糖原合成,使钾离子向细胞内移动;④口服离子交换降钾树脂(聚苯乙烯磺酸钠)15 ~ 30g,每日 2 ~ 3 次。以上措施无效或伴高分解代谢的高钾血症患者,应及时进行透析治疗。

若代谢性酸中毒严重至 HCO₃⁻<13 ~ 15mmol/L,可选用 5% 碳酸氢钠 100 ~ 250ml 静脉滴注。严重酸中毒患者也应立即开始透析。

2. **感染**　感染是 AKI 的常见并发症,也是死亡主要原因之一。应尽早使用抗生素治疗,应根据细菌培养和药物敏感试验选用对肾无毒或毒性低的药物,并按肌酐清除率调整用药剂量。

3. **心力衰竭**　AKI 患者并发心力衰竭时,治疗原则与一般心力衰竭相似。但是 AKI 患者对利尿剂的反应很差;对洋地黄制剂疗效也差,加之合并电解质紊乱和肾衰竭时洋地黄肾脏排泄减少,易发生洋地黄中毒。药物治疗以扩血管为主,使用减轻前后负荷的药物。容量负荷过重的心力衰竭患者,最有效治疗方法是尽早进行血液净化治疗。

(三)营养支持治疗

维持机体营养状况和正常代谢,有助于损伤细胞的修复和再生,提高存活率。优先通过胃肠道提供营养,重症 AKI 患者常有明显胃肠道症状,可先从胃肠道补充部分营养让患者胃肠道适应,然后再逐渐增加热量。

AKI 患者摄入的总热量应为 125.4 ~ 146.3kJ/(kg·d)，即 30 ~ 35kcal/(kg·d)，能量供给包括糖类 3 ~ 5g/(kg·d)[最高 7g/(kg·d)]、脂肪 0.8 ~ 1.0g/(kg·d)。AKI 患者无须为推迟肾脏替代治疗时间而限制蛋白质入量，尚未进行肾脏替代治疗的患者蛋白质入量应为 0.8 ~ 1.0g/(kg·d)，已接受肾脏替代治疗的患者应为 1.0 ~ 1.5g/(kg·d)，接受连续性肾脏替代治疗（CRRT）或（和）具有高分解代谢的患者蛋白质入量高可达 1.7g/(kg·d)。静脉补充脂肪乳剂应以中、长链混合液为宜；氨基酸的补充应包括必需和非必需氨基酸。

在少尿期要酌情限制患者的钠盐和钾盐摄入。无高分解代谢状态的患者，治疗数日后常见血钾、血磷降低，应适当给予补充。长时间应用肠外营养支持治疗者，需适时加用含谷氨酰胺的肠内营养剂。危重病患者应用胰岛素治疗时，血糖靶目标应为 6.1 ~ 8.3mmol/L（110 ~ 149mg/dl）。

（四）肾脏替代治疗

肾脏替代疗法在治疗 AKI 上极为重要，包括腹膜透析（PD）、间歇性血液透析（IHD）和 CRRT。目前 PD 已较少用于危重 AKI 治疗，但是在经济欠发达地区以及灾难性事件（如地震）致大量患者需要治疗时，仍能应用 PD。

应该何时开始肾脏替代治疗？目前仍存在较多争议。不少学者认为，高分解型 AKI 患者应及时进行肾脏替代治疗，而非高分解型 AKI 患者，可先行内科保守治疗，保守无效达到下述指标时才开始肾脏替代治疗：① SCr > 442μmol/L（5mg/dl）；② $HCO_3^- < 13mmol/L$；③血清钾 > 6.5mmol/L；④有严重肺水肿；⑤尿毒症症状重，如出现尿毒症脑病或心包炎等。

目前尚无足够循证医学证据显示 IHD 和 CRRT 哪种治疗模式更好。多数学者认为，IHD 和 CRRT 不能简单类比，两者并非竞争关系，而是相互补充、替代的关系。IHD 的优势在治疗的可操作性、安全性及经济性上，尤其适用于快速有效地控制严重高钾血症；而 CRRT 的优势是血流动力学的稳定性，尤其适用于容量超负荷而血流动力学不稳定、同时合并急性肝肾损伤、急性脑损伤的 AKI 患者。值得关注的是，作为传统 CRRT 的一种替换模式，延长时间的间歇性肾脏替代治疗（prolonged intermittent renal replacement, PIRRT）兼具 CRRT 和 IHD 两者的优点，既可类似 IHD，迅速清除溶质，又有与 CRRT 类似的心血管耐受性，且不需要昂贵的 CRRT 机器、无菌置换液及专职医护人员，故近年来临床应用日益广泛，不过仍需进一步深入研究。

以往有研究表明，接受大剂量 CRRT 治疗的患者预后更好。因此有学者认为在应用 CRRT 治疗脓毒血症 AKI 时，其剂量（即所谓"治疗脓毒血症剂量"）应该高于不伴全身炎症反应的非脓毒性 AKI 剂量，推荐置换剂量或超滤率应至少达到 35ml/(kg·h)。但是近年来，一些大规模临床研究并未显示大剂量的强化肾脏支持疗法较常规剂量的非强化肾脏替代治疗更具优势。故 KDIGO 建议，AKI 患者接受间断或延长肾脏替代治疗时，每周单室尿素清除指数（spKt/V）应达到 3.9，接受 CRRT 时透析液+滤出液总量应达到 20 ~ 25ml/(kg·h)。考虑到处方剂量与实际剂量的差异，CRRT 处方剂量可适当增加，以 30 ~ 35ml/(kg·h)为妥。

三、急性肾损害的预后

肾前性 AKI 若诊断及纠正肾缺血病因及时，肾功能常能恢复正常。肾后性 AKI 如诊断及解除尿路梗阻及时，肾功能也大多恢复良好。肾性 AKI 患者的预后则与基础肾病性质及肾功能损伤严重度相关。原发病为急进性肾小球肾炎或小血管炎的 AKI 患者，肾功能多不能完全恢复，常常转换为慢性肾脏病；而诊断和治疗及时的 ATN 及急性间质性肾炎患者则预后较好，多数患者肾功能能完全或接近完全恢复，仅少数患者（尤其老年重症患者）会遗留不同程度肾功能损害，转为慢性肾脏病。此外，在 CKD 基础上发生的 AKI，及出现较严重并发症（如多器官衰竭）的 AKI 预后常差。

（丁小强）

参 考 文 献

1. 丁小强. 急性肾损伤//王吉耀. 内科学（全国高等学校教材，供 8 年制及 7 年制临床医学等专业用）. 第 2 版. 北京：人民卫生出版社，2010.

2. 滕杰，丁小强. 急性肾损伤//陈灏珠. 实用内科学. 第 16 版. 上海：复旦大学出版社，2013.

3. Sharfuddin AA, Weisbord SD, Palevsky PM, et al. Acute kidney injury. In: Taal MW, Chertow GM, Marsden PA, et al (eds). Brenner & Rector's The Kidney. 9th ed. Phila-

delphi:Saunders,2012,1044-1099.

4. Jefferson JA,Thurman JM,Schrier RW. Pathophysiology and etiology of acute kidney disease. In:Feehally J,Floege J,Johnson RJ(eds). Comprehensive Clinical Nephrology. 4th ed. London:*Elsevier Mosby*,2010,797-812.

5. Bellomo R,Ronco C,Kellum JA,et al. Acute renal failure-definition,outcome measures,animal models,fluid therapy and information technology needs:the Second International Consensus Conference of the Acute Dialysis Quality Initiative(ADQI)Group. Crit Care,2004,8(4):R204-212.

6. Mehta RL,Kellum JA,Shah SV,et al. Acute Kidney Injury Network:report of an initiative to improve outcomes in acute kidney injury. Crit Care,2007,11(2):R31.

7. Kidney Disease:Improving Global Outcomes(KDIGO) Acute Kidney Injury Work Group. KDIGO Clinical practice guideline for acute kidney injury. Kidney Int Suppl, 2012,2:1-138.

8. Englberger L,Suri RM,Li Z,et al. Clinical accuracy of RIFLE and Acute Kidney Injury Network(AKIN)criteria for acute kidney injury in patients undergoing cardiac surgery. Crit Care,2011,13;15(1):R16.

9. Levi TM,de Souza SP,de Magalhães JG,et al. Comparison of the RIFLE,AKIN and KDIGO criteria to predict mortality in critically ill patients. Rev Bras Ter Intensiva, 2013,25(4):290-296.

10. Ali T,Khan I,Simpson W,et al. Incidence and outcomes in acute kidney injury:a comprehensive population-based study. J Am Soc Nephrol,2007,18(4):1292-1298.

11. Fang Y,Ding X,Zhong Y,et al. Acute kidney injury in a Chinese hospitalized population. Blood Purif,2010,30 (2):120-126.

12. Hall IE,Coca SG,Perazella MA,et al. Risk of poor outcomes with novel and traditional biomarkers at clinical AKI diagnosis. Clin J Am Soc Nephrol,2011,6(12): 2740-2749.

13. Vanmassenhove J,Vanholder R,Nagler E,et al. Urinary and serum biomarkers for the diagnosis of acute kidney injury:an in-depth review of the literature. Nephrol Dial Transplant,2013,28(2):254-273.

14. Wang YN,Cheng H,Yue T,et al. Derivation and validation of a prediction score for acute kidney injury in patients hospitalized with acute heart failure in a Chinese cohort. Nephrology(Carlton),2013,18(7):489-496.

15. Gao YM,Li D,Cheng H,et al. Derivation and validation of a risk score for contrast-induced nephropathy after cardiac catheterization in Chinese patients. Clin Exp Nephrol,2014,11.[Epub ahead of print].

16. Bagshaw SM,Chawla LS. Hydroxyethyl starch for fluid resuscitation in critically ill patients. Can J Anaesth,

2013,60(7):709-713.

17. Annane D,Siami S,Jaber S,et al. Effects of fluid resuscitation with colloids vs crystalloids on mortality in critically ill patients presenting with hypovolemic shock:the CRISTAL randomized trial. JAMA,2013,310(17): 1809-1817.

18. Ho KM,Power BM. Benefits and risks of furosemide in acute kidney injury. Anaesthesia,2010,65(3):283-293.

19. Yang B,Xu J,Xu F,et al. Intravascular administration of mannitol for acute kidney injury prevention:a systematic review and meta-analysis. PLoS One,2014,9(1): e85029.

20. Friedrich JO,Adhikary N,Herridge MS,et al. Meta-analysis:low-dose dopamine increases urine output but does not prevent renal dysfunction or death. Ann Intern Med, 2005,142(7):510-524.

21. Issa VS,Andrade L,Bocchi EA. Current strategies for preventing renal dysfunction in patients with heart failure:a heart failure stage approach. Clinics(Sao Paulo), 2013,68(3):401-409.

22. 许佳瑞,滕杰,邹建洲,等. 目标导向肾脏替代疗法治疗心脏术后急性肾损伤. 中国危重病急救医学,2011, 23(12):749-754.

23. 许佳瑞,丁小强,方艺,等. 不同时期容量过负荷对心脏术后急性肾损伤接受肾脏替代治疗患者预后的影响. 中华肾脏病杂志,2012,28(10):815-816.

24. 郭佳,许佳瑞,丁小强,等. 低心排综合征是行肾脏替代治疗的心脏手术后急性肾损伤患者死亡的主要危险因素. 上海医学,2013,36(3):204-208.

25. Poukkanen M,Wilkman E,Vaara ST,et al. Hemodynamic variables and progression of acute kidney injury in critically ill patients with severe sepsis:data from the prospective observational FINNAKI study. Crit Care, 2013,17(6):R295.

26. Honore PM,Jacobs R,Joannes-Boyau O,et al. Septic AKI in ICU patients. diagnosis,pathophysiology,and treatment type,dosing,and timing:a comprehensive review of recent and future developments. Ann Intensive Care,2011,1(1):32.

27. Honoré PM,De Waele E,Jacobs R,et al. Nutritional and metabolic alterations during continuous renal replacement therapy. Blood Purif,2013,35(4):279-284.

28. 滕杰,丁小强. 危重急性肾损伤时肾脏替代策略的优化. 上海医学,2013,36(3):183-185.

29. VA/NIH Acute Renal Failure Trial Network,Palevsky PM,Zhang JH,et al. Intensity of renal support in critically ill patients with acute kidney injury. N Engl J Med, 2008,359(1):7-20.

30. Joannes-Boyau O,Honoré PM,Perez P,et al. High-vol-

ume versus standard-volume haemofiltration for septic shock patients with acute kidney injury(IVOIRE study):a multicentre randomized controlled trial. Intensive Care Med,2013,39(9):1535-1546.

31. Karvellas CJ,Farhat MR,Sajjad I,et al. A comparison of early versus late initiation of renal replacement therapy in critically ill patients with acute kidney injury:a systematic review and meta-analysis. Crit Care, 2011, 15 (1):R72.

32. Bagshaw SM,Wald R,Barton J,et al. Clinical factors associated with initiation of renal replacement therapy in critically ill patients with acute kidney injury-a prospective multicenter observational study. J Crit Care,2012,

27(3):268-275.

33. Ostermann M,Dickie H,Barrett NA. Renal replacement therapy in critically ill patients with acute kidney injury—when to start. Nephrol Dial Transplant, 2012, 27 (6):2242-2248.

34. Rauf AA,Long KH,Gajic O,et al. Intermittent hemodialysis versus continuous renal replacement therapy for acute renal failure in the intensive care unit:an observational outcomes analysis. J Intensive Care Med,2008,23 (3):195-203.

35. Berbece AN, Richardson RM. Sustained low-efficiency dialysis in the ICU:cost, anticoagulation, and solute removal. Kidney Int,2006,70(5):963-968.

第二章　肌红蛋白所致急性肾损害

肌红蛋白所致的急性肾损害（acute kidney injury, AKI）是横纹肌溶解症（rhabdomyolysis）最严重的并发症之一，可危及生命。在美国，每年因横纹肌溶解症住院的患者约 26 000 例，因横纹肌溶解症导致的 AKI 占所有 AKI 的 5% ~ 10%。在横纹肌溶解症患者中，AKI 发生的比例在 13% ~ 67% 范围，可能与横纹肌溶解症的严重程度相关，例如地震后挤压综合征（crush syndrome, CS）患者，AKI 发生的比例较高。另外，非创伤性横纹肌溶解症因临床表现不典型而容易漏诊。

1908 年 Messina 最早报道了意大利西西里地震中出现的 CS 合并急性肾衰竭（acute renal failure, ARF）病例，其后在第一次世界大战中发现很多被废墟掩埋的战士出现类似临床表现。1941 年 Bywaters 等报道了爆炸导致的 4 例横纹肌溶解症患者，很快出现 ARF，并均在 1 周内死亡。其后该作者用实验证实，这类 ARF 的发生是由于肌红蛋白所致。以后陆续报道了不同原因导致的横纹肌溶解症并 AKI 的病例，并认识到肌红蛋白是导致这些患者发生 AKI 的最主要原因之一。

肌红蛋白是横纹肌细胞中的重要成分，在一些病理状态下，大量肌红蛋白及其他细胞内成分从横纹肌细胞中释放出来，轻者可仅表现为血清肌酸激酶（CK）轻度升高，重者除 CK 极度升高外，还常出现多种威胁生命的严重并发症如高钾血症、AKI、弥漫性血管内凝血（DIC）及多器官功能衰竭（MODS）等。

第一节　病因与发病机制的研究现状

一、导致横纹肌溶解症的常见原因和机制

（一）横纹肌溶解症的常见原因

横纹肌溶解症可由肌细胞能量产生和消耗失衡造成。增加肌细胞氧及能量消耗（如剧烈运动，

癫痫，中暑，高热，恶性神经阻滞剂综合征等），减少肌细胞能量产生（如感染，中毒，低钾血症，低磷血症，低体温，遗传性酶缺陷等），均可能诱发横纹肌溶解症。

导致横纹肌溶解症的主要原因包括如下 3 类：①与创伤和肌肉受压有关，如 CS、电击伤、昏迷长时间制动导致肌肉受压等；②非创伤性消耗性肌肉损伤，如剧烈运动、中暑、癫痫、代谢性肌病、线粒体肌病等；③非创伤性非消耗性肌肉损伤，如乙醇中毒、毒（药）物中毒、严重低钾血症或低磷血症、炎症性疾病等。创伤是最常见的导致横纹肌溶解的原因，包括天灾（如地震、飓风、龙卷风和泥石流等）和人祸（如战争、交通事故、矿难和恐怖袭击等）所致创伤。临床上横纹肌溶解症还可以由多种致病因子共同作用致成。

（二）横纹肌溶解症发生的机制

创伤造成的的组织缺血及缺血再灌注是引起横纹肌溶解症的重要机制，而肌细胞内钙离子浓度异常增加，是导致横纹肌溶解症发生的重要环节。肌细胞膜上的 Na^+-K^+-ATP 酶（钠泵）对于维持肌细胞内外的钠梯度、促进细胞钠钙交换（通过胞膜上的钠钙转运蛋白实现）至关重要。当肌细胞受损伤时，其膜上的 Na^+-K^+-ATP 酶活化，钠离子被泵至细胞外，钙离子被摄入细胞内，致使胞内游离钙浓度异常增高。胞内钙增加即能导致肌细胞持续收缩，能量耗竭，促进细胞死亡；能活化钙依赖性中性蛋白酶、核酸酶及磷脂酶等酶，破坏细胞结构，促进细胞溶解；另外，还能导致线粒体功能障碍，产生大量氧自由基，通过氧化应激反应损害细胞。最后，被趋化至受损肌组织中的中性白细胞，还能释放蛋白酶及氧自由基进一步加重肌损害（图 12-2-1）。

二、肌红蛋白所致急性肾损害的机制

（一）肌红蛋白的直接肾脏毒性作用

肌红蛋白由 153 个氨基酸构成，分子量约 17kd，含有一个亚铁血红素辅基，可结合氧。正常情况下，肌红蛋白的半衰期为 1 ~ 3 小时，血浆中浓

度为 0~0.03mg/L,其中 50%~85% 与结合珠蛋白和 α_2-球蛋白结合,被循环网状内皮细胞清除。大量肌红蛋白释放意味着大量肌肉严重损伤。肌红蛋白在骨骼肌或心肌受损后数分钟到数小时即出

现到血循环内,但很快大部分被肝脏降解,小部分被肾小球滤过清除。如果滤过到原尿中的肌红蛋白超过了近端肾小管的重吸收能力,那么肌红蛋白将随尿液排出,形成肌红蛋白尿。

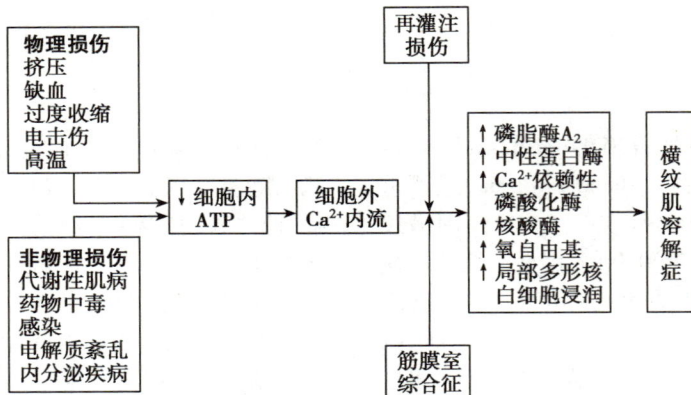

图 12-2-1 横纹肌溶解症发生机制示意图

肌红蛋白导致肾单位损伤的机制包括:①大量肌红蛋白在肾小管内形成管型,阻塞肾小管。一方面,患者血容量不足致肾小球滤液及原尿产生减少,原尿中肌红蛋白浓度高,易形成管型;另一方面,患者代谢性酸中毒致尿液 pH 下降,酸性环境促肌红蛋白与 Tamm-Horsfall 蛋白凝固形成管型。②肌红蛋白对肾小管的直接毒性作用。在尿 pH 小于5.5 的酸性环境及脱水状态下,肌红蛋白将形成高铁血红素,后者对小管上皮细胞有毒性作用。同时肾小管上皮细胞可吸收肌红蛋白的铁卟啉和亚铁血红素,导致细胞内铁负荷大量增加,促进肾小管上皮细胞产生细胞因子和氧自由基,损伤肾小管。③肌红蛋白能够清除一氧化氮(NO),导致 NO 不足,从而引起肾脏血管收缩,如果同时存在血容量不足或低血压,将会加重肾脏缺血,致肾小管损伤。

(二) 缺血及缺血再灌注损伤

早期,几乎所有横纹肌溶解症的患者都表现为血容量不足,主要由液体丢失、出血、筋膜间隔室内液体积聚(详见下文解释)。同时患者常常还存在心脏输出量下降(多见于 CS 患者),多由于高钾血症和低钙血症所致。血容量不足和心排血量下降共同导致肾灌注受损。如果不能在肾灌注不足早期恢复灌注,即会发生缺血性肾小管坏死。而缺血再灌注性损伤,在肾损害的发病机制中也很重要。

(三) 其他引起 AKI 的机制

肌细胞损伤后,细胞内大量尿酸和磷酸盐释放入血液循环,前者能沉积于肾间质并阻塞肾小管,后者与钙结合成磷酸钙沉积于肾脏,两者都会导致

肾小管损害,诱发及加重 AKI。

从受损肌肉释放的凝血活酶可诱导 DIC 发生,而 DIC 可引发肾小球毛细血管微血栓和 AKI。

感染性创伤或筋膜切开后的伤口感染(尤其是败血症)也可诱发及加重 AKI;各种治疗药物(例如肾毒性抗生素、非甾体抗炎药及麻醉剂等)也可能导致肾损害。

第二节 临床病理表现、诊断及鉴别诊断

一、肌肉损伤表现

(一) 临床表现

横纹肌溶解症的肌肉损伤表现与损伤部位及程度密切相关。经典的"三联征"为肌痛,肌肉乏力及茶色尿。局部肌肉症状变异很大,其中肌肉疼痛,无力,压痛和挛缩是最常见的表现,但相当多的患者,尤其是非创伤性横纹肌溶解症患者可以无肌肉疼痛或无力的主诉。病变可仅局限于特定的肌肉群,也可以累及全身肌肉。下肢和下背部的肌肉群最常受到损害。肌肉损伤后数小时或数天内,由于局部液体潴留,可出现局部水肿。有时肿胀只在静脉补液后出现,因此液体复苏后出现局部肢体肿胀可能是横纹肌溶解症的一个重要线索。

"第二波现象"常出现于肢体(尤其是腿部)挤压伤的患者,在最初的肌肉疼痛症状减轻后,从受伤第 2~3 天开始,病情再次恶化,肢体局部呈现筋

膜间隔室综合征（compartment syndrome），这是因为受伤部位的组织出血、渗出，导致间隔室内容物体积增大，压力增高，一旦达到临界压力（>2.66kPa），微循环即被阻断，肌肉和神经出现进行性缺血坏死。典型临床表现为"6P症状"（疼痛，压力高，感觉异常，无脉症，局部麻痹，苍白），可逐渐出现。如果患者在受伤第2～3天局部出现持续性难忍疼痛，即能提示筋膜间隔室综合征发生。而后期出现无脉症，则意味着不可逆性缺血出现，因此，在无脉症出现前，即应对伤员进行药物或外科干预以降低间隔室内压力。临床上应常规测量创伤肢体的周径变化，而创伤局部的组织内压测定对诊断更有帮助。

（二）实验室表现

1. 血清肌酶　血清CK升高是肌肉损伤的最敏感指标。肌肉损伤时它会很快升高，12～24小时可高达100 000U/L；而肌肉损伤停止后，它又会快速下降，48小时内可下降50%以上。如果血清CK下降缓慢，则提示横纹肌溶解症病因未去除，肌细胞损伤仍在继续发生。但是诊断横纹肌溶解症的血清CK阈值目前仍未统一，多数研究和最近的指南均建议以超过正常上限的5倍作诊断标准。血清CK水平与AKI发生之间存在一定联系，CK水平高通常意味着肌肉损伤重，因此出现AKI及死亡的风险都高。除CK外，其他能反应肌肉损伤的指标还有血清乳酸脱氢酶、天冬氨酸转氨酶及醛缩酶等。

2. 血清和尿液肌红蛋白　它们在横纹肌溶解症患者中也会明显升高，其水平与肌肉损伤的范围和程度平行，严重者可超过1000mg/L。尿液试纸隐血检查阳性，而尿沉渣显微镜检查无红细胞，在除外血红蛋白尿后即能提示肌红蛋白尿，其诊断横纹肌溶解症的敏感性可达到80%。但是应该注意，尽管肌红蛋白是导致AKI的直接原因，但是由于其变化迅速，且大部分不经过肾脏排泄，因此尿肌红蛋白水平并不是横纹肌溶解症可靠的诊断和排除指标，尿中肌红蛋白阴性或水平低不能排除横纹肌溶解症的诊断。

（三）病理表现

典型的横纹肌溶解症患者的肌肉组织活检，HE染色可见受损肌肉组织内有大量肌细胞坏死。某些特殊染色还能帮助确定横纹肌溶解症病因，如肌肉活检标本经Gomori三色染色，在光镜下见到异常线粒体聚集的破碎红纤维（ragged-red fibers），即能诊断线粒体肌病。

二、肾脏损伤表现

（一）临床表现

肌红蛋白及某些导致横纹肌溶解的病因，均可能损伤肾脏。典型的肌红蛋白相关AKI可出现尿色、尿量改变及肾功能损害。但是患者早期的尿色改变并不意味一定出现器质性肾损害。

典型肌红蛋白尿表现为混浊的浓茶色。血浆肌红蛋白超过5～15mg/L时就会经肾小球滤过到原尿中，如果滤过量超过了肾小管的重吸收能力，即会产生肌红蛋白尿。血浆肌红蛋白水平达到1000mg/L时，则会出现浓茶色肌红蛋白尿。根据尿液pH值的不同，肌红蛋白尿还可以呈现为红色、红棕色和棕色。

严重的肾损害患者还常出现少尿或无尿。少尿期长短主要取决于血浆肌红蛋白升高程度和持续时间，一些患者仅少尿数天，一些患者却需要透析数周才能恢复。

（二）实验室表现

肌红蛋白导致AKI时，患者的血清肌酐及胱抑素C等反映肾小球滤过功能的指标常明显升高。早期患者的尿钠排泄分数（FE_{Na}）可<1%。这是由于这些患者常有低血容量和肾缺血因素，促使肾小管钠重吸收增加；而急性肾小管坏死发生后，尿钠排泄增加，则FE_{Na}升高。同时，一些能敏感反映AKI的尿生物标志物也在疾病早期即升高，例如尿N-乙酰-β-D-葡萄糖苷酶（NAG）、中性白细胞明胶酶相关脂质运载蛋白（NGAL）、肾脏损伤分子-1（KIM-1）及白介素-18（IL-18）等。此外，尿渗透压减低乃至出现等渗尿，尿沉渣镜检发现脱落的肾小管上皮细胞等，也都能提示急性肾小管坏死发生。

（三）肾脏病理表现

病变双肾肿大，皮质增宽，髓质显著充血水肿。光学显微镜检查肾组织主要呈急性肾小管坏死改变，坏死部位多为髓袢升段、远曲小管及集合管。肾小管上皮细胞崩解脱落，管腔内可见细胞碎片，严重时肾小管基底膜裸露。坏死同时，还可见上皮细胞再生。肾小管管腔扩张，内含棕红色或棕褐色的肌红蛋白管型（用抗肌红蛋白抗体做免疫组化染色阳性）。肾间质弥漫充血水肿，伴灶状单个核细胞浸润。

三、全身表现

全身表现因横纹肌溶解症轻重不同而异，包括全身不适、发热、心动过速、恶心和呕吐等。患者常出现明显的电解质紊乱，并可出现多种严重并发症。

（一）电解质和酸碱平衡紊乱

严重的电解质紊乱是肌红蛋白相关 AKI 的重要特点，其发生可以早于 AKI 出现。由于肌肉损伤及坏死，肌细胞内成分大量释放，再加上肾功能损害，因此非常容易出现严重、复杂的电解质紊乱，包括高钾血症（血钾短时间快速升高），高磷血症，高镁血症，高尿酸血症，低钙血症，及高阴离子间隙性代谢性酸中毒。高钾血症及低钙血症可导致严重的心律失常。这些电解质紊乱变化迅速，常常危及生命，需要紧急处理。

横纹肌溶解症的早期由于钙离子流入胞内及钙盐沉积至受损的肌肉组织，患者常出现低钙血症；而疾病恢复期时，由于沉积在肌肉组织中的钙盐被吸收、以及伴随轻度继发性甲状旁腺功能亢进及 1,25-羟维生素 D 水平增高，血钙即恢复正常，甚至可出现高钙血症。

（二）其他严重并发症

横纹肌溶解症患者的并发症除了电解质紊乱外，还可见心律不齐乃至心跳骤停、AKI、DIC、MODS、感染、肝损害、低蛋白血症及贫血等。创伤性 CS 患者最常见的并发症是高钾血症和感染，二者均会增加横纹肌溶解症患者的死亡率。

四、诊断与鉴别诊断及其存在的问题

（一）诊断与鉴别诊断

患者存在横纹肌溶解症的危险因素（如创伤或挤压伤、剧烈运动、严重的脓毒败血症、滥用毒品等），临床上出现肌痛、肌肉乏力、茶色尿"三联征"，则应该考虑横纹肌溶解症可能。如果患者无典型"三联征"，但是存在危险因素并有肌肉压痛、高钾血症、高磷血症和低钙血症等表现，也应该考虑可能有横纹肌溶解症。此时，即应做血清 CK 等肌酶化验，及血清及尿液肌红蛋白检查帮助确诊。

横纹肌溶解症诊断成立后，如果患者同时出现急性肾功能损害，则要考虑肌红蛋白诱发 AKI。AKI 的诊断和分期可参考 2012 年 KDIGO 制订的标准进行（参见第十二篇第一章）。

对于肌红蛋白导致的 AKI，诊断时需要与其他原因导致的 AKI 相鉴别。尤其需要与 AKI 伴有肌肉损伤的疾病进行鉴别，特别是一些自身免疫病，例如多发性肌炎，系统性红斑狼疮等。通过仔细的临床及实验室检查鉴别并不难，若有必要时还可以做肾穿刺病理检查进行鉴别。

（二）诊断与鉴别诊断中存在的问题

创伤性横纹肌溶解症由于有创伤且症状较典型，诊断较容易。而非创伤相关的横纹肌溶解症，由于病因欠明确，症状（许多患者并无明显的肌肉疼痛）和体征不典型，临床上常容易误、漏诊，需要非常仔细地检查和分析才能发现，所以如何对这部分患者进行早期和准确的诊断仍是需要解决的问题。肌肉损伤的酶学指标对诊断具有提示意义，临床可以应用，但是酶学检查特异性差，其结果必须进行综合判断才有意义。血清肌红蛋白水平增高及出现肌红蛋白尿对诊断很有帮助，但是由于血液中的肌红蛋白能很快被清除，故这一诊断方法的窗口期较短，而且正如前述，尿中肌红蛋白阴性或水平低也不能完全排除横纹肌溶解症可能。因此仍然需要进一步寻找对诊断横纹肌溶解症和判断疾病预后有帮助的更敏感特异的生物标志物。

各种导致肌细胞内钠钙严重失衡的因素都可能引起横纹肌溶解，其病因复杂多样。临床上一些原因不明的横纹肌溶解症，可能与遗传因素相关，目前对它们的发病率和发生机制认识还非常不足，需要今后深入探索。另外，当今世界毒品等违禁品的使用越来越广泛，且使用品种多种多样，由它们造成的横纹肌溶解症，发病机制等还不十分清楚，也需要进一步研究，并提出防治策略。

第三节　肌红蛋白所致急性肾衰竭的防治对策

一、肌红蛋白所致急性肾衰竭的预防

对有横纹肌溶解症风险的患者，应针对横纹肌溶解症的危险因素，采取预防措施预防横纹肌溶解症发生，并监测血清 CK、血清和尿液肌红蛋白的变化。

已经发生横纹肌溶解症的患者，都是发生 AKI 的高风险个体，应当立即采取措施积极预防 AKI。此 AKI 的病理基础是肌红蛋白毒性及阻塞肾小管所致急性肾小管坏死，而低血容量和其他肾毒性因素（如高尿酸等）也起一定的致病作用。因此，除了治疗横纹肌溶解症外，其 AKI 预防原则与一般 AKI 的预防原则相同，即保持肾脏充分灌注，去除导致肾损害的各种毒性因素等。

早期积极液体复苏可减少患者 AKI 的发生，密切监测患者尿量，维持尿量>50ml/h 是预防 CS 相关 AKI 的最好方法。输注生理盐水能有效扩充血容量,纠正脱水;输注5%葡萄糖生理盐水溶液还能补充热量;而输注5%碳酸氢钠液能够碱化尿液,防止肾小管中的肌红蛋白在尿酸环境中凝固沉积,导致 AKI 发生,而且纠正代谢性酸中毒也是减轻高钾血症的有效方法。但是如果急性肾小管坏死已发生,出现少(无)尿,则需要限制液体入量,并进行血液净化治疗。

甘露醇可扩张细胞外液、增加尿量、防止肾小管管型沉积,因而对挤压伤伤员可考虑应用。加入甘露醇也能够降低受伤局部筋膜间隔室内的压力。但是需要注意,对尿量<20ml/h 的患者应禁用甘露醇,以防止甘露醇肾损害。

对于连续性肾脏替代治疗(CRRT)、袢利尿剂和多巴胺,目前的证据表明它们对于肌红蛋白导致的 AKI 预防无明确的效果。尽管持续血液滤过可以清除部分肌红蛋白,但相对于其快速产生,这种缓慢的体外清除使其应用受到限制。

二、肌红蛋白所致 AKI 少尿期的保守治疗

多数肌红蛋白所致 AKI 患者会出现少尿或无尿的过程。在少尿期,患者常有明显的水、电解质紊乱和尿毒症症状。同其他原因 AKI 一样,治疗主要包括血液净化治疗和保守治疗,血液净化治疗在清除尿毒素,维持机体水、电解质及酸碱平衡上十分有效,有条件时应尽早使用(详见第十二篇第一章叙述)。

与一般 AKI 比较,肌红蛋白所致 AKI 更容易出现严重的电解质紊乱,在少尿期尤突出,需要密切监测并及时处理。必要时可以每日监测两次或两次以上的血清电解质变化,特别是高分解代谢患者。血钾超过 5.5mmol/L,或虽然<5.5mmol/L 但快速上升时,则需要开始降钾治疗。如果血钾>6.5mmol/L,或≤6.5mmol/L 但快速上升,或存在高钾血症临床表现时,应予紧急降钾治疗。血液透析是最有效的方法。如果无法进行血液透析(例如地震灾区),频繁交换的腹膜透析也可以选择。然而,即使在已经接受血液透析的患者,威胁生命的高钾血症仍可能发生,需要联合其他降钾措施或 1 天内进行多次的血液透析治疗。另外,就快速反弹的高钾血症而言,应警惕是否存在一些特殊原因,如筋膜间隔室综合征所致组织坏死,巨大血肿,严重高分解代谢,酸中毒,或使用了保钾药物。

高磷血症是另外一种常见的电解质紊乱。采用限制蛋白质以减轻高磷血症的方法,会增加高分

解代谢患者营养不良的风险。磷结合剂可以减少肠道磷的重吸收。然而,含钙的磷结合剂可能增加钙在软组织中沉积的风险。因此,可给予其他不含钙的磷结合剂或短期口服氢氧化铝以阻止食物中磷的吸收。如果严重高磷血症,应考虑增加透析频率或延长透析时间。

高阴离子间隙代谢性酸中毒在横纹肌溶解诱导的 AKI 中常见,当血 pH 低于 7.2 时可给予肠外碱性液治疗,但仅作为透析治疗前的临时抢救措施。

肌红蛋白所致 AKI 患者在少尿期还可以发生其他多种并发症,如心力衰竭、DIC、MODS、感染及肝功能损害等。积极预防、早期发现及正确合理地治疗这些并发症对改善患者预后也非常重要。

三、肌红蛋白所致急性肾损害的血液净化治疗

肌红蛋白导致的 AKI 常常严重且进展迅速,血液净化治疗是挽救生命的最重要措施,它可以及时清除尿毒症毒素,预防和治疗危及生命的水、电解质及酸碱平衡紊乱。目前,肌红蛋白所致 AKI 患者开始血液净化治疗的时机和指征并不十分明确。但是如果存在危及生命的水、电解质和酸碱紊乱,如严重高钾血症(血钾>6.5mmol/L)、肺水肿、尿毒症脑病等即应该紧急实施血液净化。而 CS 患者病情常十分严重并变化快,可以考虑放宽开始实施血液净化治疗的指征。

所有的血液净化治疗方式(如 CRRT、间歇性血液透析、腹膜透析)均可用于肌红蛋白所致 AKI 患者的治疗。不同血液净化治疗方式各有优缺点。荟萃分析显示,对危重症 AKI 患者,CRRT 和间歇性血液透析治疗比较,患者的预后指标,包括住院死亡率、重症监护室(ICU)死亡率、住院时间及存活患者的肾功能恢复情况均相似。考虑到间歇性血液透析操作的便捷和设备的普及,多数情况下可将其作为血液净化治疗的首选。

四、肌红蛋白所致急性肾损害的多尿期治疗

肌红蛋白所致 AKI 的恢复阶段常出现多尿,本病多尿期的治疗原则与其他原因的 AKI 相同。需要注意的是,在创伤性横纹肌溶解症的患者,多尿期时可因肾脏处理钾能力的不足,而仍有高钾血症风险。因此,在多尿期仍需积极监测血清钾等电解质变化。

五、挤压综合征伤员的筋膜切开与截肢

CS 患者,如果筋膜间隔室内压力持续升高,保守治疗不能缓解,甚至危及生命时,需要考虑筋膜切开减压或截肢。筋膜切开是降低间隔室内压力及治疗间隔室综合征的有效措施。但是,筋膜切开可能带来感染、血浆渗漏、出血以及长期感觉运动异常等严重并发症。感染和出血会增加伤员截肢和死亡的风险。因此,目前认为对这些患者实施筋膜切开应当慎重。

筋膜间隔室内压是唯一决定筋膜切开的客观标准。如压力>3.99kPa(30mmHg)且在 6 小时内无下降趋势,应紧急实施筋膜切开术。另外,如间隔室内压与舒张压差别<3.99kPa(30mmHg),也应进行筋膜切开术,因为这可能导致严重的灌注障碍。如有明确指征,则应尽快进行筋膜切开。在挤压伤中,早在筋膜间隔室压力升高之前肌肉就已受损,如果筋膜切开实施过晚,组织损伤已不可逆,故可能获益不大,而并发症却多。因此达到手术指征的患者,应尽早(最好在肌肉肿胀 12 小时内)进行筋膜切开,如此软组织及骨感染、伤口延迟愈合、截肢以及永久性功能丧失等并发症及后遗症发生的风险较低。

必须严格把握截肢指征。治疗伤肢目的包括**挽救生命**和恢复或保留功能。如果受损的肢体已危及患者生命,则应截掉受损的肢体,因为我们应当抓住患者生存的机会,而不应当进行希望不大的保留肢体尝试。大多数外科医生认为下列因素提示可能无法成功挽救肢体,可以作为截肢指征的参考:骨缺如、广泛软组织缺失、主要由外周神经损伤导致的远端感觉及运动功能丧失或需要血管重建以恢复血运的大血管损伤。然而,这些指征仅能作为粗略判断的依据,并且存在一定争议。是否截肢仍应由现场专家根据具体情况做出决定。

截肢手术本身是非常苛刻的干预措施,对有明确指征的患者,最好尽早截肢,因为早期实施截肢,患者在生理及情感上对这种干预的承受力会更好一些。对那些外科手术干预可能危及生命的重症伤员,可用止血带结扎肢体,并用冰进行冷却(生理性截肢),目的是缓解疼痛、预防感染蔓延及毒素扩散。当病人的状况稳定以后,再实施最终的解剖性截肢。

六、肌红蛋白导致 AKI 预防和治疗方面的争议

肌红蛋白是这些 AKI 患者的直接致病原因,因此如何有效地清除血液中过量的肌红蛋白一直是临床医师关注的焦点。如前所述,高通量透析膜或血液滤过均可能清除少部分肌红蛋白,但因清除效率低,而无法将创伤性横纹肌溶解症大量释放入血的肌红蛋白有效清除掉,因此临床应用价值有限。近年新开发出来的超高通量滤器(如 Polyflux,P2SH 等)较标准的高通量滤器能更有效地清除肌红蛋白,故已有学者在临床试用,但是它们的实用效果,特别是对预后的影响仍需进一步研究证实。此外,还应该注意使用高通量滤器可能带来的不良反应,如透析液杂质进入患者血液及导致血浆白蛋白更多丢失。

此外,对肌红蛋白所致 AKI 患者实施强化每日透析治疗是否比常规隔日透析治疗的预后更好?目前也不肯定。在一些非肌红蛋白相关 AKI 的临床研究中发现,强化透析治疗与非强化治疗相比,并没能改善肾脏及患者的总体预后。对于肌红蛋白相关的 AKI 患者,早期强化透析治疗是否可以改善预后和减少并发症?还不清楚,但是至少可以更有效地纠正严重的电解质紊乱,尤其是反复出现的高钾血症。

有报道采用一些药物来预防横纹肌溶解导致的 AKI,这些药物包括酮可可碱、超氧化物歧化酶等。有一些试验提示它们对预防或减轻 AKI 可能有益,但是并未被严格的大规模临床试验证实。还需要更多地临床研究提供证据。

第四节 大型灾难下挤压综合征的防治对策及要点

尽管大型灾难并不常见,但由于其有不可预测性、突发性及强大的破坏性,常能导致巨大的生命和财产损失。导致这些大型灾难的原因包括天灾(如地震、飓风、泥石流等)和人祸(如战争、交通意外、恐怖活动等)。CS 是大型灾难发生时,除创伤立即死亡外的第二位重要致死原因,而 CS 导致的 AKI 是少数几个威胁生命的可逆性并发症之一。因此,我们需要对大型灾难下的 CS 及其导致的 AKI 特点和防治要点有所了解,以便在灾难突发时,能有序和高效的处理这些急症,最大程度地减少死亡率和致残率。

一、大型灾难下挤压综合征的特点

大型灾难发生后,短时间会出现大量的挤压

伤患者。这些患者除了挤压伤外，同时还可能有其他一些严重情况，例如大量出血、休克、意识障碍、其他重要脏器严重创伤等。同时在灾难环境下，许多因素会严重制约对这些患者的有效救治，例如现场医疗救治人员或者经过相关训练的医务人员缺乏；抢救物质包括仪器、药品及医用耗材等严重不足；灾区能源供应中断，无水电供应；交通受阻，伤员无法及时转运出灾区，而且支援人员不能迅速到达现场；灾区平时接受维持性血液透析的患者需要继续接受治疗；以及灾区环境和次生灾害威胁伤员和救治人员生命安全等，均会影响对 CS 患者的救治。

二、大型灾难下挤压综合征的防治要点

挤压伤患者不只有 AKI 风险，通常还有很多复杂的临床问题，应当快速识别，并根据轻重缓急相应处理。所以需要对挤压伤患者进行快速检伤分类（triage），检伤分类是指当同时有多个伤员时，通过快速和准确的评估程序来确定他们的损伤程度、所需医疗照护的最适宜水平和治疗的先后顺序。大型灾难中，检伤分类对临床干预具有指导作用，从而挽救最大数量的生命。通过检伤分类，找出可以送回家或到避难所的轻伤病人，余下的伤员被分为三组：需要紧急处理的伤员，可暂缓处理的伤员，已经死亡或即将死亡的伤员。根据不同分类给予相应处理。

（一）灾难现场的处理

在干预之前，应当对干预的地点、类型和范围有所了解，要熟悉生命支持、挤压伤补液及挤压相关 AKI 的救治知识。医护人员在接近受损的建筑物时，要确保自己的人身安全。不建议参加从部分或完全倒塌的建筑物直接营救伤员的行动，应当把重点放在治疗已经获救的伤员上。

接触伤员后，应立即开始评估伤员的情况。快速地在任一肢体上建立较大的静脉通路（哪怕伤员仍然处于废墟下），即开始快速补充等渗的生理盐水，以维持患者生命体征，防止休克、AKI 和其他危及生命的状况发生。通过静脉补液和口服降钾树脂来预防高钾血症。

（二）入院后的处理

尽快进行"二次筛查"，以诊断和处理那些在初筛过程中可能遗漏的损伤和并发症，尤其是内脏出血、气道阻塞、心力衰竭等。评估伤员的容量状态，确定补液的类型（生理盐水仍然是优先选择）和量。

筛查和确诊 CS，并尽快确定血钾水平，如有高钾血症，就应立即进行治疗，先采取紧急措施（如静脉输注高涨葡萄糖及胰岛素，静脉输注 5% 碳酸氢钠，以及静脉注射葡萄糖酸钙等），然后根据病情采取二线干预措施（透析治疗和口服降钾树脂）。

建议成立一个由经验丰富医生组成的专家组，确定重伤员的救治方案，并确定是否需要行筋膜切开及截肢等外科治疗。汶川地震发生后，由四川省卫生厅和卫生部专家组共同提出的集中伤员、集中专家、集中资源、集中救治的"四集中"策略，强化了危重伤员的救治，取得了很好效果。

（三）追踪观察伤员病情

对于所有伤员，都必须要警惕其发生 CS 和 AKI 的可能。即使创伤轻可以回家的患者，也要指导他们至少在未来 3 天内每天自己观察尿色和量，如果有迹象提示 CS（如出现浓茶色尿）及 AKI（如尿量显著减少 0，就需要立即就医。CS 所致 AKI 多发生在创伤后 1 周内，但是这些患者也可能出现其他非 CS 相关的 AKI，因此对任何伤员在创伤早期都需要进行密切观察。

三、大型灾难下挤压综合征防治的后勤保障

灾难发生后早期通常存在救治人员和物质不足，后期又常出现各种无序和混乱，均会影响对伤员的救治效率。因此，总体指挥及后勤保障对大型灾难后 CS 伤员的救治非常重要。

在组织有效的后勤保障前，需要快速评估大型灾难的严重程度和范围，尽快估算挤压伤员的数量，以制定有效的救援计划。大型灾难后 CS 的发生率受多种因素影响，难以准确统计，但可借鉴既往类似灾难的统计数据来估计，预测出 CS 患者和需要透析患者的大致人数，准备好相应后勤保障。

需要评估现有的医疗资源，包括人力、物力、能源等。总体规划如何更好利用有限的资源救治 CS 患者，同时向外界提出需要紧急提供的资源类型和数量（包括医护人员、药品、血液制品、仪器设施及能源等），以避免出现过剩和短缺交替发生的情况。

更重要的是，肾脏专业人员应该制订肾脏灾难应变计划并进行有效地演练，以应对可能突发的灾难。这些计划的内容应当包括肾脏灾难应变团队的组成，区域内肾脏救治机构的信息，大型灾难发生时的应急处理措施，灾难发生后的应对方案等。

（王莉 李贵森）

参 考 文 献

1. Rodríguez E, Soler MJ, Rap O, et al. Risk factors for acute kidney injury in severe rhabdomyolysis. PLoS One, 2013, 8(12):e82992.

2. Ulusoy S, Ozkan G, Alkanat M, et al. Perspective on rhabdomyolysis-induced acute kidney injury and new treatment options. Am J Nephrol, 2013, 38(5):368-378.

3. Zimmerman JL, Shen MC. Rhabdomyolysis. Chest, 2013, 144(3):1058-1065.

4. Scharman EJ, Troutman WG. Prevention of kidney injury following rhabdomyolysis: a systematic review. Ann Pharmacother, 2013, 47(1):90-105.

5. Bosch X, Poch E, Grau JM. Rhabdomyolysis and acute kidney injury. N Engl J Med, 2009, 361(1):62-72.

6. Bagley WH, Yang H, Shah KH. Rhabdomyolysis. Intern Emerg Med, 2007, 2(3):210-218.

7. Holt SG, Moore KP. Pathogenesis and treatment of renal dysfunction in rhabdomyolysis. Intensive Care Med, 2001, 27(5):803-811.

8. Huerta-Alardin AL, Varon J, Marik PE. Bench-to-bedside review: Rhabdomyolysis-an overview for clinicians. Crit Care, 2005, 9(2):158-169.

9. He Q, Wang F, Li G, et al. Crush syndrome and acute kidney injury in the Wenchuan Earthquake. J Trauma, 2011, 70(5):1213-1217.

10. Vanholder R, Sever MS, Erek E, et al. Rhabdomyolysis. J Am Soc Nephrol, 2000, 11(8):1553-1561.

11. Sever MS, Vanholder R; RDRTF of ISN Work Group on Recommendations for the Management of Crush Victims in Mass Disasters. Recommendation for the management of crush victims in mass disasters. Nephrol Dial Transplant, 2012, 27 Suppl 1:i1-67.

12. 洪大情, 张月, 张萍, 等. 地震相关挤压综合征急性肾损伤患者尿中肾损伤标志物的变化及意义. 肾脏病与透析肾移植杂志, 2009, 18(4):334-337.

13. 李贵森, 王莉, 何强, 等. 5·12 汶川大地震挤压综合征伤员电解质紊乱特点分析. 实用医院临床杂志, 2010, 7(1):44-46.

14. Li GS, Chen XL, Zhang Y, et al. Malnutrition and inflammation in acute kidney injury due to earthquake-related crush syndrome. BMC Nephrol, 2010, 11:4.

15. Wang J, Wang D, Li Y, et al. Rhabdomyolysis-induced acute kidney injury under hypoxia and deprivation of food and water. Kidney Blood Press Res, 2013, 37(4-5):414-421.

16. Kidney Disease: Improving Global Outcomes (KDIGO) Acute Kidney Injury Work Group. KDIGO Clinical Practice Guideline for Acute Kidney Injury. Kidney Int, 2012, 2(Suppl 1):1-138.

17. Sever MS, Vanholder R, Lameire N. Management of crush-related injuries after disasters. N Engl J Med, 2006, 354(10):1052-1063.

18. Malinoski DJ, Slater MS, Mullins RJ. Crush injury and rhabdomyolysis. Crit Care Clin, 2004, 20(1):171-192.

19. Better OS, Stein JH. Early management of shock and prophylaxis of acute renal failure in traumatic rhabdomyolysis. N Engl J Med, 1990, 322(12):825-829.

20. Guzman N, Podoll AS, Bell CS, et al. Myoglobin removal using high-volume high-flux hemofiltration in patients with oliguric acute kidney injury. Blood Purif, 2013, 36(2):107-111.

21. Chatzizisis YS, Misirli G, Hatzitolios AI, et al. The syndrome of rhabdomyolysis: complications and treatment. Eur J Intern Med, 2008, 19(8):568-574.

22. Seabra VF, Balk EM, Liangos O, et al. Timing of renal replacement therapy initiation in acute renal failure: a meta-analysis. Am J Kidney Dis, 2008, 52(2):272-284.

23. Rabindranath K, Adams J, Macleod AM, et al. Intermittent versus continuous renal replacement therapy for acute renal failure in adults. Cochrane Database Syst Rev, 2007, (3):CD003773.

24. Slater MS, Mullins RJ. Rhabdomyolysis and myoglobinuric renal failure in trauma and surgical patients: a review. J Am Coll Surg, 1998, 186(6):693-716.

25. Ronco C. Extracorporeal therapies in acute rhabdomyolysis and myoglobin clearance. Crit Care, 2005, 9(2):141-142.

26. Palevsky PM, Zhang JH, O'Connor TZ, et al. Intensity of renal support in critically ill patients with acute kidney injury. N Engl J Med, 2008, 359(1):7-20.

27. Sasser SM, Hunt RC, Sullivent EE, et al. Guidelines for field triage of injured patients. Recommendations of the National Expert Panel on Field Triage. MMWR Recomm Rep, 2009, 58(RR-1):1-35.

28. Pepe PE, Kvetan V. Field management and critical care in mass disasters. Crit Care Clin, 1991, 7(2):401-420.

29. Schultz CH, Koenig KL, Noji EK. A medical disaster response to reduce immediate mortality after an earthquake. N Engl J Med, 1996, 334(7):438-444.

30. 沈骥, 苏林, 李冰, 等. 汶川地震四川省卫生应急救援成效分析. 中国循证医学杂志, 2009, 9(3):301-306.

第三章 肝肾综合征

肝肾综合征（hepatorenal syndrome，HRS）是重症肝病患者进展到肝功能衰竭时出现的急性功能性肾衰竭。内源性血管活性物质异常和肾脏血流动力学改变是其主要发病机制。临床表现为少（无）尿、氮质血症、低尿钠及稀释性低钠血症。能导致 HRS 的肝病包括慢性重症肝病如各种类型的失代偿期肝硬化（特别是肝炎后肝硬化、酒精性肝硬化）及原发性和继发性肝癌，也包括急性重症肝病如重症病毒性肝炎及急性药物肝损害导致的暴发性肝衰竭。HRS 患者存活率低，预后差，因此必须注意预防及早期诊治。

第一节　肝肾综合征的病因、发病机制及病理生理改变

一、肝肾综合征的病因及发病机制

（一）病因及诱因

各种急、慢性重症肝病导致的肝功能衰竭是 HRS 发生的基础，且常由下列诱因诱发：①细菌感染：如肠道革兰阴性菌导致的自发性腹膜炎，约20%的患者在感染时和感染后发生 HRS；②大量放腹水：放腹水量过大（>5L）而未扩容，约15%的患者可发生 HRS；③消化道出血：消化道出血的患者若治疗不及时，约10%的患者可发生 HRS，另外，大量失血导致低血容量休克时还可能导致急性肾小管坏死。HRS 也可在无明显诱因的情况下发生。

（二）发病机制及病理生理改变

HRS 的发病机制目前还不完全清楚，多数学者认为是体内缩血管活性物质作用于肾脏致肾血管收缩所致。其主要发病机制与病理生理改变如下：

1. 血管活性物质失衡　在生理状态下，体内调节血管收缩和舒张的物质处于动态平衡。肝硬化晚期，缩血管物质（如肾素、血管紧张素、儿茶酚胺、血管加压素、血栓素、内皮素、白三烯等）合成增

加，而血管舒张物质（如缓激肽、前列腺素、心房利钠肽、降钙素基因相关肽、血管活性肠肽等）合成减少，特别是肾脏局部血管活性物质的失衡导致肾血管强烈收缩，肾血流量急剧减少，促进了 HRS 发生。

2. 门静脉高压和腹水形成　门静脉高压可导致内脏小动脉扩张，引起有效循环血容量降低，动脉压下降，机体将通过压力感受器和（或）容量感受器反射性激活肾素-血管紧张素-醛固酮系统、交感神经系统和抗利尿激素系统，这些血管活性物质及神经体液介质使周围血管收缩、心排血量增加、肾脏水钠重吸收增强，以代偿性维持有效循环血容量和动脉血压。但是当肝功能重度恶化时，外周血管极度扩张，使这一代偿机制完全失效，有效循环血容量和动脉血压进一步下降，体循环中缩血管活性物质极度升高导致肾脏血管收缩、肾小球滤过率下降，即可导致 HRS 发生。此外，肝硬化时肝血窦内压力升高，通过肝肾反射能导致肾血管收缩及肾小球滤过率下降，而参与 HRS 发病。

3. 肾脏血流自身调节功能丧失　肾脏血流具有自身调节功能，通常这种功能需在肾脏灌注压超过9.31～9.98kPa（70～75mmHg）才能实现，若灌注压低于此值，自身调节功能丧失，血流减少，即可诱发 HRS。

4. 内毒素血症　内毒素是革兰阴性杆菌细胞壁的脂多糖成分，是强缩血管物质，内毒素作用于肾脏小动脉，使其强烈收缩，导致肾血流量及肾小球滤过率下降，从而诱发 HRS。此外，内毒素还可引起肾脏交感神经兴奋性增高，激活肾素-血管紧张素系统，提高血管对儿茶酚胺的敏感性，加重肾缺血而参与 HRS 发病。

肝硬化晚期或出现门腔分流时，肠道正常菌群或肝硬化并发的其他感染所产生的大量内毒素，能通过肝脏或侧支循环进入体循环而出现内毒素血症。内毒素除具有收缩血管的作用外，还具有广泛的生物学活性，如诱发多种血管活性物质和细胞因

子生成、促发弥漫性血管内凝血等,它们也直接或间接地参与 HRS 发病。

总之,在肝功能衰竭失代偿早期时,扩血管物质增加,内脏血管扩张,致全身循环容量不足,但是此时肾脏血管也扩张,肾脏灌注尚能维持于正常范围。当肝功能衰竭进入失代偿晚期时,由于血循环容量极度降低,激活了体内缩血管物质,肾脏血管显著收缩,而诱发 HRS。

第二节 肝肾综合征的临床表现及分型

一、临床表现

HRS 主要发生在肝硬化晚期,特别是腹水反复发生的患者,腹水形成 5 年以上患者发生 HRS 的概率可达 40%。HRS 也可见于其他急、慢性进展性肝病。

HRS 临床表现为原有肝脏疾病基础上出现血清肌酐(SCr)及血尿素氮(BUN)增高,尿量进行性减少乃至无尿,同时常伴发水、电解质及酸碱平衡紊乱,以及相关的心血管、神经系统异常。HRS 发生时,由于尿量减少、水钠潴留,患者腹水呈进行性增加,并出现周围组织水肿;电解质紊乱和酸碱平衡失调主要表现为低钠血症及高钾血症,可危及生命,需紧急处理。代谢性酸中毒在 HRS 中比较少见,除非出现严重感染。

HRS 患者心血管功能的影响主要表现为循环血管阻力下降及平均动脉压降低,肺水肿在 HRS 中很少见,除非患者接受过度的扩容治疗。HRS 患者常具有肝功能衰竭和门脉高压的症状和体征,特别是黄疸、凝血机制障碍、营养不良、肝性脑病等。50% 的 HRS 患者可存在一个或多个诱发因素,其中最常见的是细菌感染(57%)、消化道出血(36%)及放腹水量过多(7%)。严重的细菌感染,尤其是败血症、自发性细菌性腹膜炎及肺部感染等,不但是 HRS 的诱因,也是其常见并发症及死亡原因。没有腹水的患者出现急性肾功能不全,应该仔细进行鉴别,尤其注意是否过度利尿导致血容量不足诱发的肾前性氮质血症,不应轻率拟诊 HRS。

根据 HRS 的临床过程,可分为如下 3 期:①早期(氮质血症前期):肝功能明显异常,且有腹水,但是 SCr 及 BUN 正常,血钠低(<125mmol/L),尿钠低(<10mmol/L),尿量正常或减少,尿比重正常,对利尿剂反应较差。②中期(氮质血症期):肝功能衰竭、腹水难以控制,出现进行性肾功能异常(SCr 及 BUN 升高),血钠<125mmol/L、尿钠<10mmol/L,少尿(<400ml/d)或无尿(<100ml/d),尿比重正常或升高,大剂量利尿剂可使尿量保持正常,此期可持续数天至 6 周。③晚期(肾功能衰竭期):临床出现肝性脑病、血压下降,大剂量利尿剂无效,患者仍然少尿或无尿。

二、临床分型

(一) 快速进展型(I型)

此型患者 SCr 在 2 周内增加 1 倍,可达到 221μmol/L(2.5mg/dl),或肌酐清除率(CCr)锐减至 20ml/min 以下。这一型病情极不稳定,进展迅速,临床重要特征是急性肾功能不全。I 型 HRS 多在 II 型基础上发生,后者在严重感染、消化道出血、严重淤胆或大量放腹水时急性进展为 I 型 HRS。该型患者 80% 于 2 周内死亡。

(二) 缓慢进展型(II型)

此型 HRS 病情相对稳定,主要表现为利尿剂抵抗的顽固腹水,肾功能损害进展缓慢,SCr 渐升至 133～221μmol/L(1.5～2.5mg/dl),CCr 渐降至 40～20ml/min。此型较 I 型多见,平均存活期 1 年,它也可能在前述诱因作用下转换成 I 型 HRS。

第三节 肝肾综合征的诊断与鉴别诊断

一、诊断标准

严重肝病患者出现氮质血症、少尿或无尿、尿液浓缩(尿渗透压大于血渗透压、尿比重大于1.020)、低血钠(<125mmol/L)、低尿钠(<10mmol/L)、CCr 显著下降、SCr 升高,在排除肾脏本身原有疾病和假性 HRS 后,HRS 的诊断即能成立。1996 年国际腹水俱乐部(IAC)制定了肝硬化的 HRS 诊断标准(表 12-3-1),2007 年又进行了重要修订(表 12-3-2)。2010 年欧洲肝脏研究学会(EASL)制定的"肝硬化患者腹水、自发性细菌性腹膜炎及 HRS 的治疗指南"也基本沿用了 2007 年 IAC 修订的 HRS 标准。

表 12-3-1　肝硬化的肝肾综合征诊断标准
（1996 年 IAC 制定）

主要诊断标准

1. 慢性或急性肝脏病伴进行性肝衰竭及门脉高压
2. SCr 升高 > 133μmol/L（1.5mg/dl）或（和）CCr < 40ml/min
3. 无休克，无细菌感染，近期未使用过肾毒性药物。无消化道液体丢失（反复呕吐或严重腹泻）及肾脏液体丢失（有腹水而无外周水肿的患者利尿后体重减少>500g/d 达数天，或有外周水肿的患者体重减少>1000g/d 达数天）
4. 在停用利尿剂和输注 1.5L 等渗盐水扩容后，肾功能无持续好转 SCr≥133μmol/L（1.5mg/dl）或 CCr≤40ml/min
5. 蛋白尿<500mg/d，超声检查无尿路梗阻及肾实质疾病证据

次要诊断标准

1. 尿量<500ml/d
2. 尿钠<10mmol/L
3. 尿渗透压高于血浆渗透压
4. 尿中红细胞<50 个/高倍视野

表 12-3-2　肝硬化肝肾综合征诊断标准
（2007 年 IAC 修订）

1. 肝硬化腹水
2. 血肌酐>133μmol/L（1.5mg/dl）
3. 在停用利尿剂 2 天，并输注人血白蛋白 1g/（kg·d），直到最大 100g/d 扩容，肾功能仍无持续性改善（血肌酐≥133μmol/L）
4. 无休克
5. 近期无肾毒性药物使用史
6. 无肾实质疾病，肾实质疾病表现为蛋白尿>500mg/d，镜下血尿（>50 个红细胞/高倍视野）和（或）肾脏超声异常

二、鉴别诊断

在诊断 HRS 之前，必须做检查排除其他疾病导致的急、慢性肾功能不全，尤其 I 型 HRS 应与急性肾小管坏死鉴别；II 型 HRS 应与肝硬化合并各种慢性肾脏疾病鉴别。

（一）肾前性氮质血症

单纯肾前性氮质血症与 HRS 鉴别要点为：①有无肾前性因素，如胃肠道体液丢失（呕吐、腹泻、胃肠管引流）和肾性体液丢失（如过度利尿）；②对试验性补液的反应，单纯肾前性氮质血症补液后肾功能可很快恢复，HRS 则无效。

（二）急性肾小管坏死

HRS 与急性肾小管坏死在临床表现、实验室检查及治疗和预后方面均有明显不同。鉴别要点见表 12-3-3。

（三）肝病合并慢性肾脏病

患者既往有慢性肾脏病病史，如蛋白尿、血尿、管型尿、水肿、高血压等表现，出现氮质血症时间较长，B 超多显示双肾缩小。上述临床表现与实验室检查有助于与 HRS 的鉴别。

（四）假性肝肾综合征

某些疾病可引起肝肾两个脏器受损，有学者称之为假性 HRS，以期与真性 HRS 相鉴别。临床常见的疾病有：系统性红斑狼疮、毒（药）物中毒、多囊肾和多囊肝、淀粉样变、子痫、休克、心力衰竭等，根据各自疾病的特点及其他特有的临床表现，临床鉴别不难。

表 12-3-3　肝肾综合征与肾前性氮质血症、急性肾小管坏死等病的鉴别

鉴别要点	肝肾综合征	肾前性氮质血症	急性肾小管坏死	肝病合并慢性肾脏病
既往肾病史	无	无	无	有
诱因	大量放腹水、过度利尿、感染、出血等	呕吐、腹泻、过度利尿、放腹水	休克、脱水毒物肾损害	无
起病方式	急或逐渐出现	急	急	缓慢
腹水	一般都有	无	无	无或有
尿量	少尿	常无少尿	常有少尿	夜尿多
尿钠	<10mmol/L	<20mmol/L	>40mmol/L	--
尿渗透压	>血渗透压	>500mOsm/L	<400mOsm/L	降低
尿比重	>1.020	>1.020	<1.015	降低

续表

鉴别要点	肝肾综合征	肾前性氮质血症	急性肾小管坏死	肝病合并慢性肾脏病
尿肌酐/血肌酐	>40:1	>40:1	<20:1	--
尿沉渣	正常	正常	少量蛋白尿、肾小管上皮细胞	蛋白尿、血尿、管型尿
肾功能进展	进行性恶化	恢复或进展为急性肾小管坏死	积极治疗可以恢复	缓慢进展
对扩容的反应	无反应	好	无反应	无反应
肾脏大小	正常	正常	正常或增大	常缩小
肾脏病理	无特殊	无特殊	急性肾小管坏死	慢性肾脏病的病理改变

第四节 肝肾综合征的预防与治疗

HRS 一旦发生,预后凶险。鉴于严重肝病是 HRS 的发病基础,因此治疗肝病及其并发症是治疗 HRS 的前提和基础。

一、去除肝肾综合征的危险因素

避免过度利尿和大量过频放腹水;防治消化道出血、感染、低血压、低血容量及电解质紊乱;避免使用或慎用非甾体抗炎药等。这些措施都有利于预防 HRS 发生。

二、腹水的治疗

腹水患者在治疗前应行诊断性腹腔穿刺,获取适量腹水进行检验分析,以排除肝硬化腹水之外的其他病因,同时排除肝硬化自发性细菌性腹膜炎。当腹水性质不确定时,应通过检验血清-腹水白蛋白梯度(SAAG,即血清白蛋白与当日腹水白蛋白之差值)对腹水性质进行鉴别。如果 SAAG≥11g/L 时,诊断肝硬化腹水的准确性高达 97%;而腹水总蛋白(AFTP)浓度高于 15g/L 时,自发性细菌性腹膜炎可能性大。

HRS 合并大量腹水应首先限盐,每日盐摄入量应小于 2g。其次适量给予利尿剂,但应避免过度利尿。适度腹腔穿刺放液可减轻腹内压、肾静脉压力和暂时改善肾血流。腹水的治疗应根据分级进行相应治疗(表 12-3-4)。如果有条件,对顽固性腹水患者应尽早实施肝移植。

表 12-3-4 腹水分级和治疗建议

分级	判断标准	治疗建议
1 级	少量腹水,仅通过超声检测到	无需治疗
2 级	中量腹水,中度对称性腹部膨隆	限制钠摄入和应用利尿剂
3 级	大量或严重腹水,腹部显著膨隆	限制钠摄入、应用利尿剂和腹腔穿刺放腹水

(一)利尿治疗

HRS 患者利尿治疗的原则为,选择最佳有效剂量、保持出入量平衡、避免过度利尿。应联合使用保钾及排钾利尿剂,即螺内酯联合呋塞米,一般开始使用螺内酯 60mg/d 及呋塞米 20mg/d,逐渐增加至 120mg/d 及 40mg/d,最大可用到螺内酯 400mg/d 及呋塞米 200mg/d,大剂量使用时一定要密切监测血清电解质变化,避免出现电解质紊乱。利尿效果不满意时可配合输注白蛋白。利尿速度不宜过快,过度利尿导致血容量减少时易发生肾前性氮质血症,乃至诱发 HRS。

近年新型利尿药——血管加压素 V2 受体阻滞剂托普伐坦问世,它适用于伴等容性或高容性低钠血症的肝硬化腹水患者治疗,利尿效果好,并能较快地纠正低钠血症。

(二)放腹水治疗

放腹水应遵守少量多次原则,每次 500ml,每日 2~3 次,可获持久的疗效。大量放腹水(>5L/次),特别是不补充白蛋白或血浆扩容,可诱发肾前性氮质血症,乃至诱发 HRS。因此,放腹水必须给予白蛋白或血浆扩容,一般每放 1000ml 腹水,输注白蛋白 8g。同时也要小心预防腹膜炎和电解质紊乱发生。

(三) 腹水超滤浓缩回输治疗

腹水超滤浓缩回输可补充人血白蛋白,增加血浆胶体渗透压,增加有效循环容量,对治疗顽固性腹水有一定疗效,是目前消除顽固性腹水的手段之一。常用腹水回输方法有:①体外浓缩法:腹水放出后,经过高流量滤器,将其中的水分滤除,然后把浓缩后的腹水从静脉输入。此法适用于含蛋白较低的腹水,方法简单,不需要体外循环。②体内浓缩法:放出的腹水不必浓缩,直接输回静脉,然后用血液净化超滤脱水方法除去血循环中过多水分,超滤速度及量应根据腹水输入速度及量来调节,保持容量平衡。本法适用于含蛋白量较高的腹水,由于需要给患者进行血液净化超滤脱水,故必须具有相应设备及技术。③腹水透析:腹腔穿刺导管接 Y 形管,一端作为腹水引出端,另一端作为浓缩腹水回输端。按单针透析方法连接"动静脉"回路(实为腹水引出与腹水回输回路)。在血透机泵作用下,腹水从引出端管路流入透析器行超滤脱水,浓缩后的腹水再经回输端管路返回腹腔,周而复始进行腹水浓缩。腹水流量 200ml/min,透析液流量 500ml/min,2~5h/次。需要注意,感染性、血性或癌性腹水都不适宜做腹水浓缩回输治疗,而且腹水回输一定要严格执行无菌操作,防止感染。

三、改善肾脏血流的药物治疗

这类药物能使内脏血管收缩,但不收缩肾脏血管,从而达到增加全身血容量及肾血流量和改善肾灌注的目的。所以,应用改善肾脏血流的血管活性药物治疗是 HRS 的有效内科治疗方法之一。常用药物包括血管加压素类似物、α 肾上腺素受体激动剂及其他血管活性药物如多巴胺、米索前列醇等。上述药物治疗与扩容治疗(静脉输注白蛋白)配合应用,能够更好地改善肾脏低灌注及防治 HRS。

(一) 扩容治疗

HRS 患者的有效血容量常不足,扩容治疗可暂时改善肾功能、增加尿量。扩容治疗可用白蛋白、血浆、全血或腹水回输等。在扩容治疗时应注意观察尿量,严重少尿者过度扩容可导致肺水肿、食道下段及胃底曲张静脉破裂出血,应严密观察。白蛋白与上述改善肾脏血流的药物联合应用是治疗 HRS 的基础。

(二) 血管加压素类似物

此类药物包括特利加压素(terlipressin)和鸟氨酸加压素(ornipression),二者均能结合于内脏血管丰富的血管加压素 V1a 受体,使肠系膜等内脏血管收缩而不引起肾血管收缩。

1. **特利加压素** 该药为甘氨酰加压素,是血管加压素的衍生物,作用于血管平滑肌细胞的血管加压素 V1a 受体,缩血管作用选择性强,使内脏血流转向体循环,血压升高,进而使肾灌注增加,肾血流量和肾小球滤过率增加。特利加压素应用于 HRS 患者,能在相当程度上改善肾功能、延长生存时间,且安全、有效,对准备进行经颈静脉肝内门体分流(TIPS)或者肝脏移植手术的 HRS 患者,特利加压素可作为改善肾功能的过渡治疗。

近年来,HRS 治疗主张首选特利加压素。特利加压素的应用方案为:初始剂量 0.5~1mg,每 4~6 小时静脉缓慢注射 1 次,或 2mg/d 持续静脉输注;如在治疗的第 3 天 SCr 水平下降≤25%,剂量应增加到 2mg/4h 或 12mg/d 持续静脉输注。如果治疗过程中中心静脉压不能维持在 10~15cmH₂O,则需要静脉输注白蛋白扩容(初始剂量 1g/kg 应用 2 天,最大剂量可达 100g/d,然后 20~40g/d 维持)。治疗应持续到实验室指标改善,但不能多于 2 周。应用上述治疗后,59% 的 Ⅰ 型 HRS 可达到完全逆转(SCr 最终下降到<133μmol/L)或部分逆转(SCr 下降>50%,最终值≥133μmol/L)。

特利加压素治疗的疗效预测因子是基线 SCr 值、血清胆红素水平及治疗第 3 天的平均动脉压升高程度。SCr<445μmol/L、血清胆红素≤170μmol/L、治疗第 3 天平均动脉压升高≥0.67kPa(5mmHg) 的患者有可能从特利加压素治疗中获益。对特利加压素不敏感的因素包括高龄、重度肝功能衰竭及未联合应用白蛋白。主要副作用为缺血性并发症,但与鸟氨酸加压素相比,需停药的比例低,仅为 5%~10%。

临床上已广泛应用特利加压素于 Ⅰ 型 HRS 治疗,Ⅱ 型 HRS 也能应用,治疗有效率可达 80%,但是停止治疗后复发率(如几天内 SCr 急剧上升)较高,可达 20%。对于复发的患者继续应用特利加压素仍然有效。有些患者则需要长期(可达 8 个月)应用,剂量可达 4~6mg/d。

2. **鸟氨酸加压素** 为血管加压素衍生物,对内脏缩血管作用较强,对肾动脉收缩作用不明显。HRS 患者经鸟氨酸加压素(4.5~6U/h,静脉输注持续 4 小时)治疗后肾脏灌注增加、尿量增多、肾功能改善。一项回顾性研究及一项小的前瞻性研究结果显示,长期应用鸟氨酸加压素、特利加压素联合白蛋白治疗,能使40%～60%的Ⅰ型HRS患者肾功能逆转。但是,应用鸟氨酸加压素治疗后,约1/3患者会出现缺血性结肠炎、脾梗死等严重缺血性并发症,30%～50%的患者会因这些缺血性并发症而需要停药,为此十分影响该药的临床应用。

(三) α-肾上腺素受体激动剂

此类药物包括去甲肾上腺素(noradrenalin)和米多君(midodrine),价格便宜,更易获得,因此可成为特利加压素之外的选择。

1. **去甲肾上腺素** 该药为α-受体肾上腺素能激动剂,对动静脉均有收缩作用。Duvoux等用去甲肾上腺素与白蛋白及呋塞米联合治疗Ⅰ型HRS,83%的患者病情恢复,平均恢复时间为7天。Sharma等在对比观察去甲肾上腺素和特利加压素治疗Ⅰ型HRS患者临床效果时,发现两组在肾素活性下降、SCr下降、CCr增加、尿量增加及短期存活率上疗效相似。尽管如此,去甲肾上腺素在HRS治疗上的确切疗效仍需进一步观察。

2. **米多君** 米多君是一种口服α-受体肾上腺素能激动剂,对合并HRS的肝硬化腹水患者能改善全身血流动力学,改善肾血流量和肾功能(肾小球滤过率及尿钠排泄量),并提高短期生存率。2009年美国肝脏病研究学会(American Association for the Study of Liver Diseases, AASLD)制订的成人肝硬化腹水治疗指南,推荐将米多君联合奥曲肽(octreotide)及白蛋白输注用于治疗Ⅰ型HRS。具体方案是:米多君7.5～12.5mg,每日3次口服;奥曲肽100～200μg,每日3次皮下注射;白蛋白10～20g/d,静脉输注。

(四) 其他血管活性药物

1. **多巴胺** 1.0～3.0μg/(kg·min)的小剂量多巴胺静脉滴注能直接兴奋肾动脉上的多巴胺受体,引起肾动脉扩张,肾血流量轻度增加,若与利尿剂联合应用,可以增强利尿剂对HRS患者肝硬化腹水的治疗效果。

2. **米索前列醇** 为口服的前列腺素E1类似物,可扩张肾血管,改善肾血流。但是,临床上应用米索前列醇治疗HRS,并没有发现肾功能有所改善。

3. **奥曲肽** 奥曲肽是人工合成的八肽生长抑素类似物,选择性作用于内脏血管平滑肌,具有血管收缩作用,能够抑制某些舒血管物质(如胰高糖素、P物质、钙调素基因相关肽等)的活性,减少内脏高动力循环,降低门脉高压,进而增加外周血管阻力,改善有效循环血容量相对不足。

四、血液净化治疗

(一) 血液透析及滤过治疗

包括血液透析(HD)、血液滤过(HF)及连续性肾脏替代治疗(CRRT)。针对Ⅰ型HRS患者的急性肾衰竭,这些治疗能清除体内尿毒症毒素、维持水、电解质及酸碱平衡,从而延长患者寿命。

CRRT治疗与间歇性血液透析相比,具有血液动力学稳定、逐步纠正低钠血症、持续清除体内炎症介质等优点,此外对急性暴发性肝功能衰竭和肝性脑病患者应用CRRT,还可能清除假性神经介质、芳香族氨基酸、中分子物质和细胞因子,促使神志恢复。

但是,上面的各种血液净化治疗均不能替代肝脏功能,总体疗效不满意。

(二) 血浆滤过吸附治疗

血浆滤过吸附系统清除毒素的疗效显著,但清除细胞因子的效果欠佳。在HRS治疗中应用仍缺乏有力的循证医学证据。

(三) 分子吸附再循环系统治疗

分子吸附再循环系统(molecular absorbent recirculating system, MARS)是一种改进的血液净化方法,通过应用含白蛋白的透析液及血液透析技术,来同时清除水溶性毒素(如肌酐、尿素氮及氨)及与白蛋白结合的非水溶性毒素(如胆红素、胆汁酸、γ氨基丁酸等)。富含毒素的白蛋白透析液经过活性炭及离子交换树脂吸附后,能够获得再生(即将与之结合的毒素清除掉),然后可以再利用。此技术同时具有人工肝及人工肾的功能,能提高HRS患者生存率。

该系统1990年由德国Rostock大学的Stange和Mitzner两位学者研制开发,1992年首次应用于肝衰竭患者。我国于2001年开始应用MARS治疗肝衰竭,研究证明MARS治疗Ⅰ型HRS效果明显,可显著延长患者的生存时间。尽管MARS是有希望的治疗方法,但价格昂贵,尚需更大样本病例分析总结,以得出正确可靠的结论。

(四) 生物型或组合生物型人工肝治疗

生物型人工肝(bioartificial liver)广义上讲是指一切利用整肝、部分肝或肝细胞来治疗肝衰竭的方法,但是近代此概念基本是指以培养肝细胞为生物材料制作的体外人工肝支持系统。现代的生物型人工肝不仅具有肝脏的特异性解毒功能,而且还具有更多的效能如参与能量代谢,具有生物合成转化功能,分泌促肝细胞生长活性物质等。生物型人工肝具有自动化程度高、操作简单、安全可靠的特点;其缺点为:一是使用体外培养的异种/异源肝细胞可能引起异体排斥反应;二是体外培养肝细胞替代自然肝脏的能力有限,而且受肝细胞培养技术、大规模生产、保存和运输的限制,使其临床推广受到一定限制。

Ⅰ型 HRS 患者对血液净化治疗的耐受性较差,可发生严重的副作用,如低血压、出血和感染,为此,必须个体化地选用血液净化治疗。目前较一致的观点是血液净化的目的在于维持患者生命,以过渡到进行肝移植术或肾功能自发好转。

五、外科手术治疗

(一)经颈静脉肝内门体静脉分流术(TIPS)

通过在门静脉和肝静脉间置入支架,进行血液分流以降低门脉系统高压。TIPS 由于可降低门静脉压、控制腹水复发,短期内使心排血量增加,而改善有效血容量。1998 年的一项前瞻性研究结果显示,TIPS 对肝硬化腹水患者肾功能有改善作用,表现为尿钠排出及尿量快速增加、SCr 浓度下降。TIPS 可用于肝功能储备良好的患者作为过渡性治疗等待肝移植,对肝功能稳定的患者也可以作为长期治疗的措施,介入治疗后的数天或数周就可以看到治疗的效果。

TIPS 术后 30% ~ 50% 患者可并发肝性脑病,而且还可能发生分流处血栓形成和狭窄。文献报道,未覆膜支架的再狭窄发生率高达 80%。TIPS 不推荐用于非常晚期的肝病患者如血清胆红素 > 85.5μmol/L(5mg/dl)、凝血酶原时间国际标准化比值(INR)>2 或肝性脑病;而且也不推荐用并发严重肝外疾病的患者如细菌感染、心力衰竭和呼吸衰竭。

(二)肝移植

理论上肝移植是终末期肝脏疾病唯一最合理的治疗方法,但是,HRS 的出现无疑使这些患者的预后恶化,在上世纪很多Ⅰ型 HRS 患者由于临床进展迅速而失去肝移植机会,近年由于新的治疗方法特别是特利加压素与白蛋白的联合应用为肝移植治疗提供了等待时机。

第五节　存在的问题与展望

HRS 是重症肝病的严重并发症,其主要病理生理特点是内脏血管床扩张和肾脏血管收缩,可能与血管活性物质异常和交感神经系统兴奋有关,但确切机制尚不清楚。因此,希望广大学者共同探讨下列问题:①及时发现 HRS,提高 HRS 早期诊断率;积极寻找早期诊断的血清学指标,如血管活性物质的异常升高;②肾脏是人体的重要排泄器官,许多小分子物质及血管活性物质的代谢产物从尿中排出,探讨尿液中各种相关代谢产物的变化有可能为 HRS 早期诊断提供帮助;③进一步探讨 HRS 的病理生理机制,为阻断这一过程研发新的更有效的治疗药物。

HRS 的临床表现多种多样,是在肝脏疾病基础上出现新的肾功能异常表现,如能及时发现这些肾功能异常如尿量变化、尿钠变化、血清电解质变化及某些血、尿生物标志物(如血清胱抑素 C、尿液中性白细胞明胶酶相关脂质运载蛋白及尿液肾脏损伤分子-1 等)的变化,则可对 HRS 进行早期诊断,以便及时进行干预,提高患者生存率。

HRS 的治疗方法有限,效果欠佳,因此积极探讨有针对性的治疗药物也是发展趋势,值得进一步研究,如发掘早期抗肝纤维化药物,有效改善中晚期肝脏疾病肝功能的药物,选择性血管活性物质受体阻断剂,及新的血液净化治疗手段等,以使 HRS 防治更为有效。

(李荣山　邓志华)

参 考 文 献

1. Wang SB, Wang JH, Chen J, et al. Natural history of liver cirrhosis in south China based on a large cohort study in one center: a follow-up study for up to 5 years in 920 patients. Chin Med J, 2012, 125(12):2157-2162.

2. Al-Busafi SA, McNabb BJ, Farag A, et al. Clinical manifestations of portal hypertension. Int J Hepatol, 2012, ID203794.

3. 李晶莹, 邓琪, 王燕, 等. 终末期肝病模型联合血清钠对失代偿期肝硬化患者预后评估的价值. 中华肝脏病杂志, 2012, 20(12):896-901.

4. Lata J. Hepatorenal syndrome. World J Gastroenterol, 2012, 18(36):4978-4984.

5. Davenport A. AKI in a patient with cirrhosis and ascites. Clin J Am Soc Nephrol, 2012, 7(12):2041-2048.

6. 严颖, 麦丽, 张英, 等. 病毒性肝炎肝衰竭并肝肾综合征预后分析及预后模型的建立. 中华实验和临床病毒学杂志, 2012, 26(2):127-129.

7. He WP, Hu JH, Zhao J, et al. Comparison of four prognostic models and a new Logistic regression model to predict short-term prognosis of acute-on-chronic hepatitis B liver failure. Chin Med J, 2012, 125(13):2272-2278.

8. Saracyn M, Patera J, Kocik J, et al. Strain of experimental animals and modulation of nitric oxide pathway: their influence on development of renal failure in an experimental model of hepatorenal syndrome. Arch Med Sci, 2012, 8(3):555-562

9. Hartleb M, Gutkowski K. Kidneys in chronic liver diseases. World J Gastroenterol, 2012, 18(24):3035-3049.

10. Wong F. Recent advances in our understanding of hepatorenal syndrome. Nat Rev Gastroenterol Hepatol, 2012, 9(7):382-391.

11. Jirakulsomchok D, Napawachirahat S, Kunbootsri N, et al. Impaired renal response to portal infusion of hypertonic saline in adriamycin-treated rats. Clin Exp Pharmacol Physiol, 2012, 39(7):636-641.

12. Tsouka A, McLin VA. Complications of chronic liver disease. Clin Res Hepatol Gastroenterol, 2012, 36(3):262-267.

13. Umgelter A, Wagner KS, Reindl W, et al. Renal and circulatory effects of large volume plasma expansion in patients with hepatorenal syndrome type 1. Ann Hepatol, 2012, 11(2):232-239.

14. Fagundes C, Ginès P. Hepatorenal syndrome: a severe, but treatable, cause of kidney failure in cirrhosis. Am J Kidney Dis, 2012, 59(6):874-885.

15. Arroyo V, Ginès P, Gerbes AL, et al. Definition and diagnostic criteria of refractory ascites and hepatorenal syndrome in cirrhosis. International Ascites Club. Hepatology, 1996, 23(1):164-176.

16. Salerno F, Gerbes A, Ginès P, et al. Diagnosis, prevention and treatment of hepatorenal syndrome in cirrhosis. Gut, 2007, 56(9):1310-1308.

17. European Association for the Study of the Liver. EASL clinical practice guidelines on the management of ascites, spontaneous bacterial peritonitis, and hepatorenal syndrome in cirrhosis. J Hepatol, 201, 53(3):397-417.

18. Runyon BA; AASLD Practice Guidelines Committee. Management of adult patients with ascites due to cirrhosis: an update. Hepatology, 2009, 49(6):2087-2107.

19. Nadim MK, Kellum JA, Davenport A, et al. ADQI Workgroup. Hepatorenal syndrome: the 8th International Consensus Conference of the Acute Dialysis Quality Initiative(ADQI) Group. Crit Care, 2012, 16(1):R23.

20. Desai AP, Reau N, Reddy KG, et al. Persistent spontaneous bacterial peritonitis: a common complication in patients with spontaneous bacterial peritonitis and a high score in the model for end-stage liver disease. Therap Adv Gastroenterol, 2012, 5(5):275-283.

21. Sakaida I, Yanase M, Kobayashi Y, et al. The pharmacokinetics and pharmacodynamics of tolvaptan in patients with liver cirrhosis with insufficient response to conventional diuretics: a multicentre, double-blind, parallel-group, phase III study. J Int Med Res, 2012, 40(6):2381-2393.

22. Sakaida I, Yamashita S, Kobayashi T, et al. Efficacy and safety of a 14-day administration of tolvaptan in the treatment of patients with ascites in hepatic oedema. J Int Med Res, 2013, 41(3):835-847.

23. Gluud LL, Christensen K, Christensen E, et al. Terlipressin for hepatorenal syndrome. Cochrane Database Syst Rev, 2012, 9:CD005162.

24. Kalambokis GN, Pappas K, Tsianos EV. Terlipressin improves pulmonary pressures in cirrhotic patients with pulmonary hypertension and variceal bleeding or hepatorenal syndrome. Hepatobiliary Pancreat Dis Int, 2012, 11(4):434-437.

25. Singh V, Ghosh S, Singh B, et al. Noradrenaline vs. terlipressin in the treatment of hepatorenal syndrome: a randomized study. J Hepatol, 2012, 56(6):1293-1298.

26. Heinzow HS, Lenz P, Köhler M, et al. Clinical outcome and predictors of survival after TIPS insertion in patients with liver cirrhosis. World J Gastroenterol, 2012, 18(37):5211-5218.

27. Lodato F, Berzigotti A, Lisotti A, et al. Transjugular intrahepatic portosystemic shunt placement for refractory ascites: a single-centre experience. Scand J Gastroenterol, 2012, 47(12):1494-1500.

28. Pomier LG, Bouchard L, Lafortune M, et al. The transjugular intrahepatic portosystemic shunt in the treatment of portal hypertension: current status. Int J Hepatol, 2012,

ID167868.

29. Demirbas BT, Piskin T, Dayangac M, et al. Successful treatment of severe hepatorenal syndrome with living donor liver transplantation. Hepatogastroenterology, 2012, 59(119):2305-2306.

30. Zheng Z, Li X, Li Z, Ma X. Artificial and bioartificial liver support systems for acute and acute-on-chronic hepatic failure:A meta-analysis and meta-regression. Exp Ther Med,2013,6(4):929-936.

第四章 急性心肾综合征

第一节 急性心肾综合征的概念及流行病学状况

从21世纪初即已出现"心肾综合征"(cardiorenal syndrome,CRS)这一术语,但其概念及内容一直不统一。直到2008年,在Ronco等发起下,由"急性透析质量倡议"组织(Acute Dialysis Quality Initiative,ADQI)主持,在意大利维琴察召开了首届国际研讨会,才第一次制定出有关CRS定义及分型的共识,此共识已于2010年发表。CRS的定义为:由心或肾中任一器官的急、慢性病变引起另一器官的急、慢性病变,这样的心肾共病即谓CRS。CRS可分为如下5型:Ⅰ型CRS(急性心肾综合征)是指急性心功能恶化导致的肾脏损害或(和)功能异常。Ⅱ型(慢性心肾综合征)为慢性心功能异常导致的肾脏损害或(和)功能异常;Ⅲ型(急性肾心综合征)为急性肾功能恶化导致的心脏损害或(和)功能异常;Ⅳ型(慢性肾心综合征)为慢性肾脏病导致的心脏损害或(和)功能异常;Ⅴ型(继发性心肾综合征)为系统性疾病同时导致的心及肾损害和(或)功能异常。本章将只对急性CRS(即Ⅰ型)作一讨论。

导致急性CRS的急性心脏疾病包括急性心力衰竭(acute heart failure,AHF)及急性冠状动脉综合征(acute coronary syndrome,,ACS),但是,广义上讲,心脏相关操作如心外科手术导致的"肾脏损害或(和)功能异常"也应包括在内。由于"肾脏损害或(和)功能异常"的诊断标准不统一,所以文献中急性CRS的发病率缺乏可比性,但是仍有一定参考价值,现已列入表12-4-1。

表12-4-1 急性心脏病住院患者中急性心肾综合征的发生率

心脏疾病	文献资料	本院资料*
急性心力衰竭	17.8%~45%	32.2%
急性心肌梗死合并心源性休克	9.6%~43.2% 24%~55%	19.8%未统计
心脏外科手术	10%~45%	40.2%

注:* 首都医科大学附属北京安贞医院资料

第二节 急性心肾综合征的发病机制研究现状及思索

急性CRS的发生具有多重复杂机制,目前尚不完全清楚。主要观点如下。

一、肾灌注不足

急性心脏疾病时下列因素可以造成肾灌注不足:心力衰竭心排血量降低导致肾有效血容量减少;心源性休克或不合理应用血管扩张药导致低血压;过度利尿或超滤过度(使用血液净化治疗时)导致脱水等。肾血流量减少除能直接诱发急性肾损害(AKI)外,它还能激活神经激素进一步加重AKI。

二、中心静脉压及腹内压升高

急性心脏疾病出现AHF时增高的中心静脉压(CVP)逆向传递至肾静脉,肾静脉压增高,可导致如下不良后果:①远端肾小管周围小静脉膨胀,肾小管受压,致肾小囊静水压增高,跨肾小球滤过压减低,肾小球滤过率(GFR)下降;②肾小管受压,致肾小管液渗漏至肾间质,肾间质压增高,组织缺血、缺氧;③直接影响肾灌注压,减少肾灌注,肾有效血容量减少。上述因素共同作用可导致肾水钠排泄减少,血清肌酐(SCr)升高,诱发AKI。另外,CVP增高也能激活神经激素,加重AKI。Mullens等报道,CVP持续<1.06kPa(8mmHg)时很少发生AKI,而1.06~2.13kPa(8~16mmHg)时AKI发生率增加3倍多,2.13~3.19kPa(16~24mmHg)时增加6倍余。

AHF患者很易并发内脏组织水肿,部分患者还可以出现腹水,因此能够引起腹内压(IAP)

升高。根据 2006 年腹腔间隔室综合征世界学会制定的标准，IAP 的正常值为 0.67 ~ 0.93kPa（5 ~ 7mmHg），1.06 ~ 1.46kPa（8 ~ 11mmHg）为升高，12 ~ 20mmHg 称为腹内高压（intra-abdominal hypertension，IAH），> 2.66kPa（20mmHg）并合并器官功能不全或衰竭时称为腹腔间隔室综合征（abdominal compartment syndrome，ACS）。Mullens 等发现，在成人 AHF 患者中 IAP 升高者高达 60%，达到 IAH 者约为 10%。虽然少数 IAP 增高患者有腹胀感觉，但是绝大多数患者并无任何腹部不适，需要进行 IAP 测定（常用导管插入膀胱检测）才能发现。AHF 时 IAP 升高引起 AKI 的可能机制包括：①导致腹腔灌注压（abdominal perfusion pressure，APP）下降和（或）CVP 增高，从而减少肾灌注。②减少肾脏毛细血管床滤过梯度（filtration gradient）。在 AHF 导致心脏指数受损及系统血压降低的基础上，轻微的 IAP 增加都会显著减少肾脏滤过梯度。③直接压迫肾静脉导致肾损伤。另外，IAP 升高也同样能激活神经激素，加重 AKI。Mullens 等观察到，IAP 升高的患者易出现肾功能恶化，而治疗致 IAP 降低后肾功能随之改善，两者关系密切。

三、神经激素激活及失衡

肾脏低灌注状态、CVP 或（和）IAP 升高均能激活肾素-血管紧张素-醛固酮系统（RAAS）及交感神经系统，这本是机体维持心脏输出的代偿机制，但是它们的持续过度活化将会损害心及肾脏，促使急性 CRS 发生。血管紧张素 Ⅱ（Ang Ⅱ）及交感神经能收缩肾脏血管，Ang Ⅱ 还能刺激内皮细胞释放内皮素-1（ET-1）并导致血管内皮舒张因子一氧化氮（NO）失活，它们均能减少肾脏血流及 GFR。另外，Ang Ⅱ 还能诱发氧化应激反应，诱导炎症介质释放，进一步损伤肾脏。

AHF 时血清心房肽（ANP）、脑利钠肽（BNP）及垂体后叶抗利尿激素（ADH）水平均在增加，但是它们在急性 CRS 发病中是否具有作用？尚不清楚。

四、氧化损伤及内皮功能损害

神经激素的激活能引起氧化应激反应，其中 Ang Ⅱ 尤其重要。Ang Ⅱ 能活化血管平滑肌细胞、心肌细胞和肾小管上皮细胞中的烟酰胺腺嘌呤二核苷酸磷酸（NADPH）氧化酶及烟酰胺腺嘌呤二核苷酸（NADH）氧化酶，诱发氧化应激反应，产生过氧化物。过氧化物及其他活性氧簇产物（ROS）能导致 NO 失活，诱发广泛的内皮功能损害。在心或肾中，一个器官的上述氧化酶激活，即能通过 ROS 导致另一器官损伤，所以氧化损伤是导致心、肾功能进行性损害的一个重要纽带。

五、促红细胞生成素缺陷与贫血

急性 CRS 常并发贫血，被称为"心肾贫血综合征"。在该综合征中，贫血可能加重心力衰竭及肾损害。急性 CRS 患者的贫血可由多种机制造成，其中促红细胞生成素（EPO）合成减少及机体对 EPO 敏感性减低是一个重要机制。一些小型临床观察显示，在此情况下应用 EPO 及铁剂对患者进行治疗，不但能纠正贫血，而且能显著改善心及肾功能。心及肾功能的改善，除与贫血改善相关外，EPO 的效益也可能发挥了一定作用，包括减轻氧化应激反应及减少心肌及肾脏细胞凋亡等。今后尚需要进一步研究。

六、结语及思索

从上面叙述可以看出，急性 CRS 发病主要与两方面机制相关，即血流动力学机制（包括肾灌注不足，中心静脉压及腹内压增高）及非血流动力学机制（其中神经激素激活最重要）。前者是始动因素，但神经激素被激活后急性 CRS 病情即会变得复杂难治。因此，如何在 AHF 早期即有效改善心功能，纠正血流动力学异常，避免其后神经激素激活，这在防治急性 CRS 上十分重要。

从前认为在血流动力学机制中，心排血量降低导致的肾脏有效血容量减少及肾灌注不足是 AHF 引发 AKI 的主要机制，但是其后发现左室射血分数正常的舒张性心力衰竭患者也能发生急性 CRS，而且经过治疗心脏指数改善的 AHF 患者肾功能并不一定随之改善，因此改变了肾灌注不足在 AHF 诱发急性 CRS 上起主要作用的观点，而发现 CVP 增高（以及 IAP 增高）在诱发急性 CRS 上作用远远更为重要。这一新认识对有效防治急性 CRS 也具有意义。

第三节　急性心肾综合征的临床表现及在诊断上的困惑

一、临床表现

正如前文所述,急性 CRS 常由 AHF、ACS 及心外科手术引起,此处仅拟对 AHF 引发的急性 CRS 作一较详细讨论,它具有如下临床表现特点:①AHF:可以起病即为 AHF,也可以是慢性心力衰竭基础上的心功能急剧恶化;常为收缩性 AHF,但也能为舒张性 AHF;患者常呈现心搏出量降低、系统性低血压,或(和)CVP、IAP 增高等表现。②利尿剂抵抗:目前还无统一判断标准,但是临床实践认为:呋塞米单次注射 80mg 或一天注射 240mg(包括持续静脉泵注),或多种利尿剂联合应用(如袢利尿剂联合噻嗪类利尿药或醛固酮拮抗剂),不能获得利尿效果,患者血容量持久过多即可考虑利尿药抵抗。此时若盲目加大利尿剂剂量,不但不能增进利尿效果,反会加重体内神经激素激活及失调,诱发肾脏等器官损害。③AKI:约 3/4 以上患者的 AKI 是在住院后 1 周内发生,与 AHF 严重度及使用利尿剂不当等因素密切相关。

而血流动力学状态不稳定的急性心肌梗死(AMI)患者或围手术期的心外科手术患者出现少尿型或非少尿型 AKI,均标志急性 CRS 发生,此处不拟对它们的临床表现再作详细介绍。

不管什么原因导致的急性 CRS,对患者的危害都很大,将导致住院时间延长、再住院率增加、心血管事件死亡率及全因死亡率显著增高,而且血清肌酐轻度上升就能显著增加患者不良预后。据我科资料,AHF 发生急性 CRS 患者的死亡率为 16.5%,是无 CRS 患者的 8.7 倍;AMI 发生急性 CRS 患者的死亡率为 10.5%,是无 CRS 患者的 21 倍;心外科术后发生急性 CRS 患者的死亡率为 5.2%,是无 CRS 患者的 10.4 倍,其中需要进行肾脏替代治疗者死亡率为 50.7%,是没有进行肾脏替代治疗者的 39.1 倍。

二、诊断标准的困惑

正如前述,2010 年发表的 ADQI 制定的 CRS 共识指出:Ⅰ型 CRS(即急性 CRS)是急性心功能恶化导致的肾脏损害或(和)功能异常;而 Ronco 本人在共识发表前后著文解释Ⅰ型 CRS 时,将其简单解释为:心功能突然恶化(或称急性心脏病)导致的 AKI。但是,在共识中,无论是"肾脏损害或(和)功能异常",或是"AKI",都没有给出具体判断标准,为此给急性 CRS 的诊断带来了混乱。

历史上,有的学者自订诊判断标准,有的使用 ADQI 制订的急性肾衰竭诊断标准(RIFLE 标准,2004 年发表),而后又有不少学者使用 2007 年发表的"急性肾损害网络"(AKIN)制订的 AKI 诊断标准。值得注意的是 2012 年"改善全球肾脏病预后"组织(KDIGO)又公布了最新的 AKI 诊断及分期标准,规定 48 小时内血清肌酐上升≥0.3mg/dl(≥26.5μmol/L),或 7 天内上升到基线的 1.5 倍,或尿量<0.5ml/(kg·h)持续达 6 小时,即为 AKI(参阅第十二篇第一章)。由于已有这么多的"肾脏损害或(和)功能异常"判断标准"问世",所以 CRS 共识的制定者 ADQI 有必要尽快给出明确意见,譬如 AKI 是否就按 2012 年 KDIGO 公布的标准进行判断? 只有这样才能改变目前急性 CRS 诊断上的混乱局面。

第四节　急性心肾综合征的风险评估

只有摸清急性 CRS 的各种危险因素,事先对患者进行风险评估,然后才能对不同风险的患者采取不同预防措施,有效地减少急性 CRS 发生。国外近 10 年来已针对 AHF、AMI 及心外科手术继发的急性 CRS 建立了几个风险预警评分,但是国内尚无类似工作报道。国外创建的预警评分,由于人种及医疗环境差异等因素,不一定能很好地适用于国人,为此 2011~2012 年期间我们在如下方面作了研究,创建了 3 个急性 CRS 预警评分。

首先,我们对本院的 1709 例 AHF 患者住院资料进行回顾性分析,在此基础上创建了 AHF 继发急性 CRS 的预警评分(表 12-4-2),患者的风险被评为极低危(0~3 分)、低危(4~7 分)、中危(8~11 分)、高危(12~15 分)、极高危(≥16 分)5 个等级,它们的急性 CRS 发生率分别为 13.5%、22%、43.3%、66.1% 及 82.4%,随积分增加而显著增高。我们还用这 1709 例患者,对国外应用较广的 Forman 预警评分进行了外部验证,结果显示我们创建的预警评分的辨别力(discrimination)显著优于 Forman 评分。

表 12-4-2　急性心力衰竭继发急性 CRS 的风险评分

危险因素	评分
年龄≥70 岁	3
收缩压<11.97kPa(90mmHg)	4
血钠<130mmol/L	2
心功能 IV 级	2
既往心力衰竭≥3 次	3
蛋白尿	2
血清肌酐*	
104～176μmol/L	5
177～264μmol/L	7
≥265μmol/L	10
静脉应用呋塞米	
80～159mg/d	3
≥160mg/d	5

注:CRS. 急性心肾综合征
* 作者所在医院正常值上限为 103μmol/L

另外,我们还对本院 1429 例 AMI 患者及 3500 例心外科手术患者的住院资料进行了回顾性分析,并由此创建了 AMI 继发急性 CRS 的预警评分(表 12-4-3)

表 12-4-3　急性心肌梗死继发急性 CRS 的风险评分

危险因素	评分
发病至入院时间≥6 小时	2
入院时 Killip 分级≥3 级	3
高血压病史	1
广泛前壁心肌梗死	1
eGFRml/(min・1.73m²)	
80～89.9	1
70～79.9	2
60～69.9	3
50～59.9	4
40～49.9	5
30～39.9	6
<30	7
休克	3
未使用 β 受体阻滞剂	1

注:CRS. 急性心肾综合征

及心外科术后急性 CRS 的预警评分(表 12-4-4),也发现随积分增高,急性 CRS 的发生率也显著增高。预警评分在临床上的广泛应用,势必能对预防急性 CRS 发生发挥重要作用。

表 12-4-4　心外科手术继发急性 CRS 的风险评分

危险因素	评分
男性	2
年龄(岁)	
61～65	1
66～70	2
71～75	3
76～80	4
≥81	5
糖尿病	2
术前使用 ACEI/ARB	1
术前 eGFR[ml/(min・1.73m²)]	
80～89.9	1
70～79.9	2
60～69.9	3
50～59.9	4
40～49.9	5
30～39.9	6
≤29.9	7
术前 NYHA 心功能IV级	3
CPB 时间>120 分钟	2
术中低血压>60 分钟	2
术后低血压>60 分钟	3
术后静脉呋塞米最大量(mg/d)	
60～100	2
>100	3
术后肺机械通气时间>24 小时	2

注:CRS. 急性心肾综合征;ACEI. 血管紧张素转化酶抑制剂;ARB. 血管紧张素 AT1 受体阻滞剂;eGFR. 估算肾小球滤过率;CPB. 心肺旁路

第五节　急性心肾综合征的治疗

本节只准备对 AHF 所致急性 CRS 治疗中,关于肾内科的几项治疗作一详细讨论,它们对 AMI 及心外科手术所致急性 CRS 的治疗也有借鉴意义。

一、药物治疗

包括血管扩张药的应用(适于血压正常或增高的心力衰竭患者),正性肌力药的应用(适于心排血量减低伴低血压的心力衰竭患者)及利尿剂的应用(适用于高容量负荷及循环淤血的患者)等。当然已出现贫血的患者也需要用基因重组 EPO 及铁剂进行治疗,纠正贫血。本文只拟对利尿剂治疗作一讨论。

(一) 袢利尿剂的使用方法

常用的袢利尿剂为呋塞米、托拉塞米及布美他尼,它们的等效剂量分别是 40mg、20mg、1mg。急性 CRS 患者常呈现消化道血流灌注不足和(或)黏膜水肿,会影响口服药物吸收,所以此时袢利尿剂均应从静脉给药。现在临床上仍有不少医师在采用"弹丸"式方法给药,即将较大量袢利尿剂一次性加入输液小壶较快滴注,其实这会减弱袢利尿剂的利尿疗效。因为袢利尿剂的半衰期很短(布美他尼约 1 小时,呋塞米约 2 小时,托拉塞米 3 ~ 4 小时),在"弹丸"式给药的间期,髓袢局部利尿药浓度达不到利尿阈值,此时髓袢会出现钠重吸收"反跳",即钠重吸收显著增强,致成"利尿后钠潴留",减低利尿效果。为克服这一问题,现在多主张将袢利尿剂溶解至葡萄糖液中,用输液泵持续缓慢泵注,不过为使髓袢中的利尿药浓度能较快达到利尿阈值,泵注前仍应给 1 次负荷量。以呋塞米为例,首先从小壶一次性滴入 20 ~ 40mg,然后将余量溶于葡萄糖液中用泵输注,速度为 5 ~ 40mg/h(为尽快利尿改善心功能,开始浓度可偏高,而后渐降低),头 6 小时用量一般不超过 80mg,全天总量不超过 200mg。

(二) 袢利尿剂的最大用量

袢利尿剂的剂量-效应曲线呈 S 形,因此存在一个最大用量,超过此量不但不能获得更多利尿效应,反而能出现毒性作用。研究表明,正常人单次静脉给予呋塞米 40mg 即能达到最大有效量,能于 4 小时内排钠 200 ~ 250mmol 及排尿 3 ~ 4L,超过这一剂量即不再增加利尿效应。AHF 时,袢利尿剂的剂量-效应曲线右移,需要更大药量才能达到利尿阈值,产生利尿效果。急性 CRS 时,静脉呋塞米的最大有效剂量为 160 ~ 200mg,不宜超过,其他袢利尿剂药量可按等效剂量类推。

(三) 利尿药物的联合应用

现在很提倡袢利尿剂与作用于远端肾单位的口服利尿药联合应用,后者包括作用于远端肾小管的噻嗪类利尿药(如氢氯噻嗪)及其相关制剂(如米托拉宗),以及作用于皮质集合管的保钾利尿药(如阿米洛利及螺内酯,在肾功能明显受损时这类药要慎用,以免诱发高钾血症)。这是因为长时间地应用袢利尿剂,远端肾小管及集合管对 Na^+ 的重吸收会显著地代偿性增强,导致袢利尿剂效果下降,所以需辅以作用于远端肾单位的药物抑制 Na^+ 重吸收,来明显增强利尿效果。

近年,一些新型利尿药也已开始应用于临床,包括抗利尿激素 V2 受体拮抗剂,如托普伐坦(tolvaptan,促自由水排泄而利尿);腺苷 A1 受体拮抗剂,如那普荼碱(naxifylline,曾用名 BG9719)及罗咯荼碱(rolofylline,曾用名 KW3902);此外,临床上现常将基因重组 B 型脑利钠肽,如奈西立肽(nesiritide)作为血管扩张药应用于心力衰竭治疗,实际上它也有利尿作用。临床医师对上述新药均应密切关注。

当然,应用上述利尿药进行治疗时,患者一定要严格限制食盐,否则利尿药不能获得最佳效果。

二、非药物治疗

包括针对高容量负荷的血液净化治疗,针对严重心力衰竭的主动脉内球囊泵治疗,针对呼吸衰竭的呼吸机辅助通气治疗。对各种治疗无效准备接受心脏外科手术或移植的患者,还能进行临时心肺辅助系统治疗(如体外膜肺氧合器)及心室辅助装置治疗。本文只拟对血液净化治疗作一简要讨论。

血液净化治疗在解除急性 CRS 患者的高容量负荷上是一重要措施,它不但能通过超滤脱水改善心、肾功能,而且治疗后利尿药抵抗也常能获得改善,使患者对利尿药重新出现效应。血液净化与利尿药治疗不同,它不引起电解质紊乱,也不激活神经激素,优点明显(表 12-4-5)。

(一) 血液净化治疗模式

急性 CRS 患者血流动力学不稳定,因此应该选择对患者血流动力学影响小的血液净化模式,这很重要。已应用的模式有:①间歇性超滤(intermittent ultrafiltration,IUF);② 缓慢持续超滤(slow continuous ultrafiltration,SCUF),常用连续静-静脉超滤(continuous veno-venous ultrafiltration,CVVU);③连续性血液净化(continuous blood purification,CBP,或称连续性肾脏替代治疗,即(continuous renal replacement treatment,CRRT),常用持续静-静脉血液滤过(continuous veno-venous hemofiltration,CVVH)或持续静-静脉血液透析滤过(continuous veno-venous hemo，CVVHD）。另外，也可以应用腹膜透析（peritoneal dialysis，PD）。由于 IUF 对血流动力学影响较大，现已少用。CVVU 及 CVVH 能有效地超滤脱水，但是清除溶质较差；如果肾功能已明显受损，除进行脱水外还需清除尿毒素等溶质，则宜选择 CVVHD 或 PD。总之，需根据医院设备、患者肾功能及经济情况来具体选择。

表 12-4-5　超滤脱水治疗与襻利尿剂治疗的优缺点比较

襻利尿剂治疗的局限性	超滤脱水治疗的优点
排出低渗尿液	移出等渗血浆水分
利尿剂抵抗：缺乏用量指南	能精确控制液体移出速率及量
电解质紊乱	对血浆电解质浓度无影响
减少肾小球滤过率	改善肾小球滤过率
直接激活神经激素	不直接激活神经激素
无随机对照试验证明治疗安全、有效	有随机对照试验证明治疗安全、有效，且改善预后
其他副作用：光过敏，皮疹，听力减退，骨量丢失	无

（二）血液净化治疗的开始时间

不少医师认为，只有在利尿药治疗失败后，才宜进行血液净化治疗，即血液净化治疗仅作为利尿药的一个"替补"手段，这观点甚至已写入了指南。但是，也有不少学者对此持有异议，认为血液净化治疗应该早开始（住院后 24 小时内），如此能早期解除高容量负荷、改善心功能，从而避免严重神经激素紊乱发生，有利于患者康复。Costanzo 等的临床研究中，只要患者符合如下两个条件：①失代偿心力衰竭伴高血容量负荷；② SCr ≥ 1.5mg/dl（221μmol/L）或口服呋塞米 80mg 无效，就在住院 12 小时内开始进行血液净化治疗。结果显示，如此治疗能安全、有效地减轻患者高容量负荷，缩短平均住院天数及减少再住院率。2005 年 Bart 等进行的一个治疗充血性心力衰竭的临床试验（RAPID-CHF 试验）也观察到了类似结果。

但是，2012 年 Bart 等进行的另一个治疗 AHF 继发急性 CRS 的多中心临床试验（CARRESS-HF 试验）却显示，在治疗 96 小时时，早期超滤组水肿减轻程度与利尿剂治疗组相似，但是血清肌酐水平却比后者显著增高，在追踪观察的 60 天里超滤组的某些不良反应（导管位点出血，胃肠道出血及感染）

也较利尿治疗组多。不过笔者认为，仅根据这一试验就认为早期实施血液净化治疗对 AHF 所致急性 CRS 的肾功能恢复不利，尚为时过早。因为影响血液净化治疗肾脏结局的因素很多，有前叙的血液净化治疗模式，有下文将叙述的血液净化治疗剂量等，因此，今后还应进行更多的、设计更好的临床研究继续观察。

（三）血液净化治疗剂量

这也很重要。若脱水不够，高容量负荷及心力衰竭不能有效缓解；而脱水过度，又将加重肾缺血及肾损害。必须在这二者间寻获平衡。一般而言，无论用 SCUF 或 CBP，脱水速度均应掌握在 100～500ml/h 范围，开始时脱水要慢，耐受后逐渐增快。PD 的脱水速度也应掌握在上述范围，但是由于个体间腹膜功能的差异，准确掌握 PD 的脱水速度较难，更需密切观察及不断调整治疗方案。

在脱水过程中，一定要实时监测患者状态，除观察症状及体征外，还需监测血球容积、血压及 CVP 等容量指标。文献报道，若血球容积上升超过基线的 10%、收缩压持续 <11.97kPa（90mmHg）或 CVP 低于正常，即应考虑终止脱水。

我们认为在进行血液净化超滤脱水治疗时，应密切地进行如下 3 方面监测：①体液总量及血容量：应用生物电阻抗矢量分析技术（BIVA）评估体液总量；测量血压、CVP、血球压积（Hct，包括在线实时监测）来评估血容量。②肾功能：除检测肾小球功能如 GFR 等外，还应检测能敏感反映早期肾小管损害的生物标记物，如中性粒细胞明胶酶相关脂质运载蛋白（NGAL）等。③心功能；尽管肾功能受损时血清氨基末端脑利钠肽原（NT-proBNP）浓度会升高，但是动态监测仍能很好地反映心功能变化。然后汇总这些资料进行一体化分析，在兼顾心、肾两脏器功能改善前提下，来决定超滤脱水量及速度。

2012 年 Ronco 等提出 CRS 患者在进行血液净化治疗时，应密切监测"5B"变化，这"5B"为：Balance of fluids（液体平衡，观察体重及出入量）、Blood pressure（血压）、Biomarker（生物标记物）、Bioelectrical impedance（生物电阻抗）、Blood volume（血容量），应该根据这"5B"检测结果来制定及随时调整超滤脱水治疗方案。这"5B"与我们上面提出的"3 方面监测"十分一致。

总之，急性 CRS 发病率高、治疗效果较差、预后不良，故应引起临床医师充分重视。今后，继续深入研究其病理生理机制，早期发现高危人群，及时进行合理的药物治疗或（和）血液净化治疗，从而提高患者存活率，是摆在心、肾两科医师面前的一个 共同迫切任务。

（程虹　谌贻璞）

参 考 文 献

1. Ronco C, McCullough P, Anker SD, et al. Cardio-renal syndromes：report from the consensus conference of the acute dialysis quality initiative. Eur Heart J, 2010, 31：703-711.

2. Ronco C, Cruz DN, Ronco F. Cardiorenal syndromes. Curr Opin Crit Care, 2009, 15(5)：384-391.

3. Ismail Y, Kasmikha Z, Green HL, et al. Cardio-renal syndrome type 1：epidemiology, pathophysiology, and treatment. Semin Nephrol, 2012, 32(1)：18-25.

4. Cruz DN, Bagshaw SM. Heart-kidney interaction：epidemiology of cardiorenal syndromes. Int J Nephrol, 2011：351291.

5. Wang YN, Cheng H, Yue T, et al. Derivation and validation of a prediction score for acute kidney injury in patients hospitalized with acute heart failure in a Chinese cohort. Nephrology(Carlton), 2013, 18(7)：489-496.

6. 越桐, 王银娜, 程虹, 等. 急性心肌梗病例急性肾损伤危险因素分析及预警评分研究. 中国实用内科杂志, 2013, 33(5)：377-380.

7. 叶楠, 张燕, 程虹, 等. 成人心外科手术后急性肾损伤的评分预警系统创建. 中国胸心血管外科临床杂志, 2013, 20(4)：396-401.

8. Bock JS, Gottlieb SS. Cardiorenal syndrome：new perspectives. Circulation, 2010, 121(23)：2592-2600.

9. Shah BN, Greaves K. The cardiorenal syndrome：a review. Int J Nephrol, 2011：920195.

10. Viswanathan G, Gilbert S. The cardiorenal syndrome：making the connection. Int J Nephrol, 2011：283137.

11. Shrestha K, Tang WH. Cardiorenal syndrome：diagnosis, treatment, and clinical outcomes. Curr Heart Fail Rep, 2010, 7(4)：167-174

12. Haase M, Müller C, Damman K, et al. Pathogenesis of cardiorenal syndrome type 1 in acute decompensated heart failure：workgroup statements from the eleventh consensus conference of the Acute Dialysis Quality Initiative(ADQI). Contrib Nephrol, 2013, 182：99-116.

13. Mullens W, Abrahams Z, Francis GS, et al. Importance of venous congestion for worsening of renal function in advanced decompensated heart failure. J Am Coll Cardiol, 2009, 53(7)：589-596.

14. Mohmand H, Goldfarb S. Renal dysfunction associated with intra-abdominal hypertension and the abdominal compartment syndrome. J Am Soc Nephrol, 2011, 22(4)：615-621.

15. Ronco C, Cicoira M, McCullough PA. Cardiorenal syndrome type 1：pathophysiological crosstalk leading to combined heart and kidney dysfunction in the setting of acutely decompensated heart failure. J Am Coll Cardiol, 2012, 60(12)：1031-1042.

16. Liu PP. Cardiorenal syndrome in heart failure：a cardiologist's perspective. Can J Cardiol, 2008, 24 Suppl B：25B-29B.

17. Logeart D, Tabet J, Hittinger L, et al. Transient worsening of renal function during hospitalization for acute heart failure alters outcome. Int J Cardiol, 2008, 127：228-232.

18. Rastogi A, Fonarow GC. The cardiorenal connection in heart failure. Curr Cardiol Rep, 2008, 10：190-197.

19. Bellomo R, Ronco C, Kellum JA, et al. Acute renal failure-definition, outcome measures, animal models, fluid therapy and information technology needs：the Second International Consensus Conference of the Acute Dialysis Quality Initiative(ADQI)Group. Crit Care, 2004, 8(4)：R204-212.

20. Mehta RL, Kellum JA, Shah SV, et al. Acute Kidney Injury Network：report of an initiative to improve outcomes in acute kidney injury. Crit Care, 2007, 11(2)：R31.

21. Kidney Disease：Improving Global Outcomes(KDIGO) Acute Kidney Injury Work Group. KDIGO Clinical practice guideline for acute kidney injury. Kidney Int Suppl, 2012, 2：1-138.

22. Forman DE, Butler J, Wang Y, et al. Incidence, predictors at admission, and impact of worsening renal function among patients hospitalized with heart failure. J Am Coll Cardiol, 2004, 43(1)：61-67.

23. Goebel JA, VanBakel AB. Rational use of diuretics in acute decompensated heart failure. Curr Heart Fail Rep, 2008, 5(3)：153-162.

24. Sarafidis PA, Georgianos PI, Lasaridis AN. Diuretics in clinical practice. Part I：mechanisms of action, pharmacological effects and clinical indications of diuretic compounds. Expert Opin Drug Saf, 2010, 9(2)：243-257.

25. 中华医学会心脏病学分会, 中华心血管病杂志编辑委员会. 急性心力衰竭诊断及治疗指南. 中华心血管病杂志, 2010, 38(3)：195-208.

26. Bart BA. Treatment of congestion in congestive heart fail-

ure:ultrafiltration is the only rational initial treatment of volume overload in decompensated heart failure. Circ Heart Fail,2009,2:499-504.

27. Udani SM, Murray PT. The use of renal replacement therapy in acute decompensated heart failure. Semin Dial,2009,22:173-179.

28. Wańkowicz Z, Próchnicka A, Olszowska A, et al. Extracorporeal versus peritoneal ultrafiltration in diuretic-resistant congestive heart failure-a review. Med Sci Monit, 2011,17(12):RA271-281.

29. Costanzo MR, Saltzberg M, O'Sullivan J, et al. Early ultrafiltration in patients with decompensated heart failure and diuretic resistance. J Am Coll Cardiol, 2005, 46 (11):2047-2051.

30. Bart BA, Boyle A, Bank AJ, et al. Ultrafiltration versus usual care for hospitalized patients with heart failure:the relief for acutely fluid-overloaded patients with decompensated congestive heart failure(RAPID-CHF) trial. J Am Coll Cardiol,2005,46:2043-2046.

31. Bart BA, Goldsmith SR, Lee KL. Ultrafiltration in Decompensated Heart Failure with Cardiorenal Syndrome. N Engl J Med,2012,367:2296-2304.

32. Ronco C, Giomarelli P. Current and future role of ultrafiltration in CRS. Heart Fail Rev,2011,16(6):595-602.

33. De Maria E, Pignatti F, Patrizi G, et al. Ultrafiltration for the treatment of diuretic-resistant, recurrent, acute decompensated heart failure:experience in a single center. J Cardiovasc Med(Hagerstown),2010,11:599-604.

34. Costanzo MR, Cozzolino M, Aspromonte N, et al. Extracorporeal ultrafiltration in heart failure and cardio-renal syndromes. Semin Nephrol,2012,32(1):100-111.

35. Ronco C, Kaushik M, Valle R, et al. Diagnosis and management of fluid overload in heart failure and cardio-renal syndrome: the "5B" approach. Semin Nephrol, 2012,32(1):129-141.

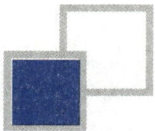

第十三篇

慢性肾衰竭

第一章 延缓慢性肾脏病进展的干预措施

慢性肾脏病(chronic kidney disease,CKD)是严重危害人类健康和生命的常见病。加强 CKD 的防治,已经成为不可忽视的公共卫生问题。近年改进全球肾脏病结局(Kidney Disease:Improving Global Outcomes,KDIGO)工作组对 CKD 分期方法已经做了修订与改进。但在对 CKD 分期系统的认知和实践上,目前都还有不少难点与问题,需继续加以解决。国内外的临床研究表明,认识 CKD 进展的危险因素,探讨 CKD 进展的机制,落实及改进延缓和逆转 CKD 进展的措施,是进一步提高 CKD 防治水平的客观需要。

CKD 防治是一个复杂的系统工程,只有落实早期防治、基础病防治、多因素防治,才能真正达到延缓和逆转 CKD 进展的目标。落实早期防治,就需要积极早期筛查,早期诊断,防止误漏诊;坚持基础病防治,主要是指对高血压、糖尿病及肾小球肾炎等疾病的防治;多因素防治,主要是指避免或及时消除 CKD 患者肾单位损害进行性损害的各种途径,如降低高血压,减轻蛋白尿,控制血糖、血脂及血尿酸等各种代谢紊乱,消除感染性及非感染性炎症等。

由于 CKD 的病程中一直存在着"可逆"与"不可逆"的对立统一,而且早、中期 CKD 病程发展中肯定存在各种可逆因素,因此,简单化、绝对化地认为 CKD 病程"不可逆",是不符合客观实际的,具有明显的片面性。只要及时抓住病程中的"可逆"因素,积极有效地采取得力措施,不但延缓、而且在一定程度上逆转 CKD 的病程进展是完全可能做到的。

第一节 慢性肾衰竭进展的危险因素与机制

一、促进慢性肾脏病进展的危险因素

从总体上讲,CKD 病情的进展具有"两重性",有病程进展的"不可逆"一面,也有在某阶段中(主要在早中期)"可逆"的一面。

某些危险因素可能促进 CKD 进展(表 13-1-1)。它们有的为促进 CKD 渐进进展的因素,有的是导致 CKD 急剧恶化的因素,后一危险因素若能控制,它造成的急性肾损害(AKI)常能被遏止,并能不同程度逆转。对这种可逆因素如果缺乏认识,未作及时有效的干预,则恶化的 CKD 病情将难以恢复。

需要指出的是,在上述危险因素中,所谓"可逆"或"不可逆"因素都是相对的,是人们根据实践经验总结出来的,还需要在今后的实践中进一步补充和完善。举例来说,"可逆因素"中的糖尿病、高血压等因素到了晚期,就都可能转化为"不可逆因素"。限于篇幅,本文仅能对其中部分因素加以简要论述。

表 13-1-1 慢性肾脏病进展的危险因素

可逆因素:	
高血压	糖尿病
高尿酸血症	高脂血症
肥胖-代谢综合征	慢性心力衰竭
蛋白尿	高蛋白饮食
感染	贫血
药物及毒物	代谢毒素
泌尿系结石或(和)梗阻	
不可逆因素:	
阳性家族史	老年
种族	性别
先天性及遗传性肾病	出生时低体重

CKD 的进展既与本身肾病性质相关,也与某些共同性的途径有关,主要包括如下几方面:

(一) 高血压

高血压本身能导致肾损害,即高血压肾硬化症。文献报告,在欧美等发达国家,20% ~ 40% 未接受降压治疗的高血压患者可出现微量白蛋白尿,

而以后可出现蛋白尿及肾功能损害；另外，高血压也能促进 CKD 进展，因为高血压能导致肾小球高压、高灌注及高滤过（"三高"），促进残余肾单位丧失。高血压不仅可引起及加快肾损害进展，而且也能引起心、脑及周围血管等靶器官损害，从总体上影响患者的预后。

（二）糖尿病

据美国糖尿病协会提供的资料显示，1 型糖尿病患者中，80% 呈现持续性微量白蛋白尿患，而后发生临床糖尿病肾病，其中 50% 出现肾功能损害；2 型糖尿病患者中，20%～40% 呈现持续性微量白蛋白尿，而后发生临床糖尿病肾病，其中 20% 出现肾功能损害。

（三）蛋白尿

实验研究表明，过多的白蛋白等蛋白质经肾小球滤过过程中、及滤过至肾小管被重吸收后，可分别引起肾小球和肾小管损伤，并促进肾小球硬化和肾间质纤维化。其机制可能涉及肾组织多种细胞因子、炎症因子的表达上调。例如，肾小球滤过膜受到过多蛋白质的刺激，可通过细胞骨架的改变引起足细胞损伤和突触极蛋白（synaptopodin）的丢失，或引起肾小球系膜细胞增殖及硬化性损伤。近端肾小管重吸收过多的蛋白质，能刺激肾小管上皮细胞产生转化生长因子 β（TGF-β）等细胞因子、单核细胞趋化蛋白-1（MCP-1）等趋化因子，和氧自由基及补体膜攻击复合物（C5b-9）等有害介质，引起肾间质炎症，并促进间质纤维化。

（四）感染

在大多数发展中国家（包括我国），目前肾小球肾炎仍然是导致终末期肾脏病（ESRD）的第一位病因。研究表明，某些肾小球肾炎（如最常见的 IgA 肾病）往往与感染（如上呼吸道感染、化脓性扁桃体炎等）有关。某些特殊病原体的感染（如乙型肝炎、丙型肝炎、艾滋病、血吸虫病、疟疾、钩体螺旋体病等），常可伴发肾小球肾炎或其他肾疾患。有些病原体（如大肠杆菌、结核杆菌等）可直接感染膀胱和肾脏引起下、上尿路感染。上述感染的存在，不仅使被感染者易患 CKD，而且往往使 CKD 持续进展。

（五）高蛋白饮食

实验研究和临床研究均表明，高蛋白饮食可增加蛋白尿，引起肾小球高滤过及肾小管高代谢，加重肾组织损伤，它是导致 CKD 逐渐进展的重要因素之一。高蛋白饮食可引起实验动物肾组织内血管紧张素Ⅱ及某些生长因子如 TGF-β 及血小板源生长因子（PDGF）的表达的上调，加重肾损害。

（六）高尿酸血症

多年来，人们已经认识到，高尿酸血症与肾脏病关系密切。高尿酸血症可以引起 AKI（急性尿酸性肾病）及 CKD（慢性尿酸性肾病），也能促进原有 CKD 进展，所以是肾功能损害的独立危险因素。实验研究表明，高尿酸可刺激血管内皮细胞、平滑肌细胞及肾小管上皮细胞产生多种有害介质，如肿瘤坏死因子 α（TNF-α）、白介素-6（IL-6）及白介素-18（IL-18）等细胞因子，MCP-1 等趋化因子，NFκB 及 AP-1 等核转录因子等。高尿酸还能抑制血管内皮细胞及平滑肌细胞生成一氧化氮（NO）。从而引起血压升高、加重肾脏损害，促进肾小球硬化及肾间质纤维化。

（七）高脂血症

高脂血症是促进 CKD 进展的重要因素之一。高胆固醇血症能引起肾小球系膜细胞和内皮细胞损伤；一定浓度的氧化低密度脂蛋白（OX-LDL）可刺激系膜细胞分泌细胞外基质，及诱导肾小球系膜细胞凋亡，引起肾小球损伤。

（八）肥胖

肥胖可引起肥胖相关性肾小球病，包括肥胖相关性肾小球肥大症及肥胖相关性肾小球局灶节段硬化；肥胖还能增加 CKD 患者的肾小球高滤过及尿蛋白排泄，促进肾损害进展。

（九）贫血

近年有关研究提示，贫血引起的肾组织缺氧，可使实验动物的肾损害进展加快，今后需临床研究进一步证实。

（十）代谢毒素

实验研究显示，某些尿毒症毒素如晚期糖基化终产物（AGE）等对肾组织具有损害作用，可能是 CKD 病程进展的因素之一。另外，代谢性酸中毒（H⁺过多）可使体内多器官组织（包括肾组织）受损。其肾损害作用的机制之一，是代谢性酸中毒可活化补体形成膜攻击复合物，并能刺激 TGFβ 分泌增加，引起肾组织损害。对 GFR<45ml/min 的 CKD 患者，应定期进行血气分析，及时发现代谢性酸中毒，并予以纠正。

（十一）药物及毒物

不合理的应用肾毒性药物（如氨基糖苷类抗生素等抗细菌药，两性霉素 B 等抗真菌药，丝裂霉素等抗肿瘤药，及含马兜铃酸的中草药等）及减少肾血流的药物（如非甾体抗炎药、钙调神经磷酸酶抑制剂等），均可能引起急、慢性肾损伤。此外，某些药物（如非甾体抗炎药，磺胺及抗生素等）能引起过敏反应导致肾损伤,某些药物(如磺胺、氨甲蝶呤及阿昔洛韦结晶,右旋糖酐等胶体液)能堵塞肾小管导致肾损伤。另外,动植物毒素、重金属及有机化合物等毒物也可引起急、慢性肾损害。

二、慢性肾脏病伴发急性肾损伤的危险因素

一般来说,CKD病程的发展是渐进性的,但是在CKD病程中,在某些因素作用下患者肾功能可突然急剧恶化,即在CKD基础上出现AKI,可能威胁患者生命。

据文献报告,CKD患者伴发AKI的情况相当常见,至少出现一次AKI者达30%以上,老年患者更易发生这种情况,其发生率高达50%或更多。

这些导致AKI的常见危险因素包括:感染,中、西药物肾损害,严重高血压(尤其是恶性高血压),脱水或低血压(导致肾脏血供急剧减少),自身免疫性疾病活动(如系统性红斑狼疮,ANCA相关性小血管炎等疾病活动),严重急性心力衰竭,急性尿路梗阻等。

对CKD的病程中出现的AKI,如处理及时,肾功能在一定程度上得以恢复;但若诊治延误,则肾功能损害可能呈不可逆性发展。所以,对上述引起CKD患者伴发AKI的危险因素,临床医生必须特别重视;而且AKI一旦发生需及时发现,并给予恰当处理,以免丧失逆转病程进展的有利时机。

三、慢性肾脏病进展的机制

关于CKD进展机制的研究已取得不少进展。学者们提出了不少学说,如健存肾单位学说、矫枉失衡学说、肾小球高滤过学说、肾小管高代谢学说、脂代谢紊乱学说、尿毒症毒素学说等。近几年来关于某些血管活性物质、细胞因子和生长因子在CKD进展中的作用,也有不少新的认识。下面仅就几个问题作一简要讨论。

(一)肾小球高滤过和肾小管高代谢的作用

有关研究认为,CKD时残余肾单位肾小球出现高压、高灌注和高滤过状态是导致肾小球硬化和残余肾单位进一步丧失的主要机制之一。由于"三高"的存在,可导致肾小球毛细血管微动脉瘤形成及内皮细胞损伤,促进肾小球系膜细胞增生和系膜基质增加,从而促进肾小球硬化。

肾小管高代谢学说认为,CKD时残余肾单位肾小管代谢亢进是肾小管萎缩、间质纤维化和肾单位进行性损害的重要机制之一。高代谢所致肾小管

氧消耗增加和氧自由基产生增多,可致肾小管-间质损害;残余肾单位肾小管中铵的产生显著增加,它能引起补体旁路激活和膜攻击复合物形成,加重肾小管-间质损害。

(二)生长因子、细胞因子和趋化因子的作用

近年研究表明,CKD动物肾组织中某些生长因子如TGFβ、PDGF、碱性成纤维细胞生长因子(bFGF)等,某些细胞因子如白介素-1(IL-1)、TNFα等,某些趋化因子如MCP-1、RANTES等,以及骨桥素均参与了肾小球和小管-间质的损伤过程。

有学者报告,CKD动物肾组织中的上述因子可刺激肾小球系膜增生,促进肾小球内细胞外基质(如胶原Ⅳ、层连蛋白及纤连蛋白)和肾间质细胞外基质(如胶原Ⅰ及Ⅲ)的mRNA及蛋白表达上调,从而导致肾小球硬化及肾间质纤维化。

(三)血管活性物质及醛固酮的作用

有学者报告,CKD动物肾组织内的血管紧张素Ⅱ(Ang Ⅱ)、内皮素-1显著增多,这些血管活性物质不仅在增高肾小球内压力、导致高滤过的过程中起着重要作用,而且还可以刺激肾组织细胞增生及细胞外基质增多。有关报告认为,在CKD动物模型中Ang Ⅱ可刺激TGFβ等生长因子的过度表达与分泌,并进而导致ECM蓄积。

近年研究发现,醛固酮过多也参与肾小球损伤和肾小球硬化的过程,其重要作用有待于进一步研究。醛固酮过多也可刺激TGFβ高表达及细胞外基质增多。

(四)细胞外基质降解酶的作用

某些降解细胞外基质的蛋白酶如纤溶酶、基质金属蛋白酶(MMP)表达下调,而其抑制物如纤溶酶原激活抑制物(PAI-I)、金属蛋白酶组织抑制物(TIMP)等表达上调,这在肾小球硬化和肾间质纤维化的发生与发展均具有重要作用。

(五)肾组织细胞表型转化的作用

近年研究表明,肾小球系膜细胞、肾小管或肾小球上皮细胞的表型转化,在肾组织硬化或纤维化过程中起着重要作用,甚至起关键作用。据报导,在某些生长因子(如TGFβ、bFGF等)、细胞因子(如IL-1等)及PAI-I等的刺激或诱导下,肾间质成纤细胞可转变为肌成纤维细胞(myofibroblast),而且肾小管上皮细胞或肾小球上皮细胞(足细胞或肾小囊壁层上皮细胞)也可经过上皮-间充质转化(epithelial-mesenchymal transition,EMT)机制转变为肌成纤维细胞。笔者的初步研究表明,MCP-1也可诱导肾小管上皮细胞转分化为肌成纤维细胞。

肾间质肌成纤维细胞增多预示肾间质纤维化将加重，是评估肾损害发展趋势及预后的一个重要指标。此外，少量报告提示，足细胞或肾小囊壁层上皮细胞转化为肌成纤维细胞，在局灶节段性或球性肾小球硬化过程中、在新月体肾炎肾小球毁损过程中均起重要作用。

（六）肾组织细胞凋亡的作用

文献报道，CKD 动物模型的肾小球内细胞凋亡增多与肾小球硬化呈正相关，提示细胞凋亡可能在 CKD 进展中起某种作用。此外，在 5/6 肾切除、单侧输尿管结扎及慢性马兜铃酸肾病等动物模型中，均发现细胞凋亡与肾小管萎缩及肾间质纤维化密切相关，其确切机制尚待进一步研究。

（七）基因多态性

基因多态性与 CKD 发展的关系近年来也受到学者的重视。来自若干国家的研究报告认为，在 IgA 肾病患者中，CKD 进展与 DD 型血管紧张素转化酶（ACE）基因关系密切。糖尿病肾病与 ACE 基因多态性关系的研究显示，ACE 基因与 1 型和 2 型糖尿病患者的蛋白尿发生及肾功能恶化有关，但也有少数报告认为无关。

第二节 延缓慢性肾脏病进展的基本对策与干预措施

一、确立全面、积极的防治对策，重视慢性肾脏病的三级预防

为了明确 CKD 防治中不同阶段的任务和目标，肾脏病学者提出了 CKD 三级预防的概念。所谓一级预防（primary prevention）是指对已有的急性肾脏疾病或可能引起肾损害的疾病（如糖尿病、高血压病等）进行及时有效的治疗，防止 CKD 的发生；二级预防（secondary prevention）是指对已有轻、中度 CKD 的患者及时进行治疗，延缓 CKD 的进展，防止尿毒症的发生；第三级预防（tertiary prevention）是指对尿毒症患者及早采取治疗措施，防止或逆转尿毒症的某些严重并发症发生，如急性左心衰竭、尿毒症脑病、高钾血症、消化道出血及严重感染等，因为这些并发症常常威胁患者生命，往往是导致死亡的主要原因。

如前所述，一级预防的主要目标，是防止 CKD 的发生。正如我国古代黄帝内经所云，"圣人不治已病治未病"。要实现一级预防的目标，就需要在全体居民中通过健康检查或疾病普查，早期发现各

种急性肾脏疾病或可能引起肾损害的疾病（高血压、糖尿病等），并及时进行有效治疗。尤其要把具有 CKD 易患因素的人群，作为重点筛查对象。因此，肾脏专科医师、内科医师乃至全科医师，都需要提高对 CKD 的警觉，仔细询问病史和查体，重视尿液及肾功能的检查，努力做到早期诊断，防止误诊、漏诊。这是降低 CKD 发生率的基础工作和基本途径。从总体上看，CKD 一级预防的作用与意义最为重要，也是实际工作中难度最大、最为薄弱的一个环节，即使在发达国家中也是如此。针对这一实际情况，更有必要不断改善和加强 CKD 的一级预防。只有这样，才能为落实、改善二级预防打下坚实基础。

延缓与逆转 CKD 进展，降低尿毒症的发生率，是 CKD 二级预防的基本目标。在 CKD 早期，大多数患者可症状轻微或缺如，往往容易漏诊。因此，提高 CKD 知晓率和诊断率，尤其是提高早期诊断率，是做好 CKD 二级预防的基础，是实现早防早治的重要前提。

实践告诉我们，现行 CKD 分期方法，虽然有利于早期筛查，但对中晚期 CKD 的确认方法则比较"粗放"，往往造成对 CKD 病变程度估计过重，有时把"早中期"看成了"中晚期"。同时，不少 AKI 与 CKD 重叠的患者，却被简单化地看作"单纯 CKD"，并当作"中晚期 CKD"，认为"没治"了。由于对上述问题认识的不足，临床医师对一些尚有可逆因素的 CKD 患者竟放弃了积极治疗，仅消极等待透析，这种现象应该克服。

总之，上述三个层次的临床预防，都需要把"逆转病变"的观念放在十分重要的位置，确立全面、积极的防治对策，才能把各级预防的效果提高到新的水平。只有在病变确实无法逆转的情况下，才需要采取相对保守一些的防治对策，争取使病情在某一阶段中得到稳定或延缓。

二、延缓与逆转慢性肾脏病进展的干预措施

（一）延缓 CKD 进展的基本对策

1. 坚持基础肾脏病的病因治疗 针对高血压肾损害、糖尿病肾病、原发或继发性肾小球肾炎进行长期合理的治疗，是影响这些 CKD 进展速度的十分重要因素。

2. 避免或消除造成 CKD 急剧恶化的危险因素 由于 CKD 患者（尤其是老年患者）发生肾功能急剧恶化（即 CKD 基础上发生 AKI）的情况相当常

见,故特别需要注意避免及消除这些危险因素,例如保持 CKD 患者血容量的相对稳定,注意药物治疗的安全性,防止因血容量的较大波动或用药不当造成 AKI。

3. 阻断肾损害渐进性进展的各种途径 包括低蛋白饮食及补充复方 α-酮酸/必需氨基酸治疗,血管紧张素转化酶抑制剂(ACEI)或血管紧张素 AT1 受体阻断剂(ARB)治疗,抗高血压治疗,调血脂治疗,降高尿酸血症治疗,控制血糖治疗,及预防感染等,它们对保护健存肾单位、减慢肾小球硬化及肾小管-间质纤维化进展具有重要作用,应当给予足够重视。

4. 及时控制 CKD 的各种并发症 例如代谢性酸中毒、心血管疾病、贫血、继发性甲状旁腺功能亢进等并发症,它们不但影响患者的生活质量与长期存活率,而且与 CKD 的进展也相关。

(二) 延缓 CKD 进展的干预措施

1. 基础肾脏病的病因治疗 此治疗包含两方面内容:一是治疗各种原发性肾脏疾病(如各种原发性肾小球疾病、肾小管-间质疾病及肾血管疾病等);二是消除或控制引起继发性肾损害的因素(如糖尿病、高血压病、自身免疫性疾病等)。

关于 IgA 肾病的治疗,2012 年 KDIGO 制定的肾小球肾炎指南提出,对经过 3~6 月支持治疗(包括使用 ACEI 或 ARB 和控制血压治疗)后蛋白尿仍然持续性≥1g/d,而且 GFR>50ml/(min·1.73m^2)的患者,可以接受 6 个月糖皮质激素治疗。据此,有的医生对 GFR<50ml/(min·1.73m^2)就放弃了糖皮质激素的应用,但是在临床实践中,即使是 GFR<30ml/(min·1.73m^2)伴有中、重度蛋白尿的 IgA 肾病患者,及时应用糖皮质激素加免疫抑制剂,仍然可使部分患者的病情得到一定程度缓解,并延缓疾病进展。这方面还需要认真总结经验。

2. 控制高血压达标 控制高血压对延缓 CKD 发展具有十分重要的意义。近年来有不少学者强调,24 小时持续、有效地控制高血压对保护靶器官具有重要作用。2012 年 KDIGO 制定的 CKD 高血压治疗指南推荐,尿白蛋白排泄率<30mg/d 的 CKD 患者,血压宜控制达 140/90mmHg 或更低;而尿白蛋白排泄率>30mg/d 的 CKD 患者,血压宜控制达 130/80mmHg 或更低。降压必须达标,只有达标才能有效保护靶器官包括肾脏。上述指标可供临床治疗参考。

应根据患者病情合理选用降压药物,做到个体化治疗。一般而言,CKD 中重度高血压患者往往从

治疗之初就需要联合用药。ACEI 或 ARB 常为治疗 CKD 高血压的基石药物,并常首先联合钙通道阻滞剂(CCB)或(和)利尿剂治疗,如果不能有效控制高血压,再加用其他降压药物。此外,近年不少临床试验结果显示,ACEI 与 ARB 联合应用并不能增加降压效果及肾脏保护作用,反而可能增加不良反应,因此现不提倡这两种抗 Ang Ⅱ 药物联合应用。

3. 减少尿蛋白排泄 临床研究资料表明,明显减少尿蛋白,可以延缓 CKD 病程进展,并减少 CKD 患者的心血管病变,提高其长期生存率。因此,控制蛋白尿,尽可能将患者蛋白尿控制在 0.3~0.5g/d 以下是改善患者长期预后的重要环节之一。ACEI 或 ARB 除具有降压依赖性减少尿蛋白作用外,还具有非降压依赖性减少尿蛋白作用,后者为其他降压药所不具备。正由于 ACEI 或 ARB 具有非降压依赖性减少尿蛋白作用,所以在没有高血压的 CKD 患者中,也常应用它们来减少尿蛋白排泄,延缓肾损害进展。

无论应用 ACEI 或 ARB 降血压,或用其减少尿蛋白排泄延缓肾损害进展,这类药的用药原则是:①老年人应用时应从小剂量开始,耐受才渐加量至常规用量。老年人有动脉粥样硬化性肾动脉狭窄可能,用 ACEI 或 ARB 量较大即可能导致血压陡降及出现 AKI。②肾功能不全患者应用 ACEI 或 ARB,要监测血钾,警惕高钾血症发生。③使用 ACEI 或 ARB 后,要监测血清肌酐(SCr)变化。无变化或轻度升高(升高幅度<30%)是正常现象;但若上升幅度>30% 则属异常,表明肾缺血。此时宜暂停使用 ACEI 或 ARB,并寻找肾缺血的可能诱因,若能及时纠正此诱因(如脱水,肾病综合征有效容量不足,左心衰竭心搏出量减少等),待 SCr 降至用药前水平,即可恢复使用这类药物;但是,如果肾缺血原因不能解除(如肾动脉狭窄未行血管重建治疗),则不能再用这类药物。

4. 有效控制血糖水平 研究表明,严格控制血糖使糖尿病患者血糖水平和糖化血红蛋白水平达标,对延缓糖尿病肾病及糖尿病合并 CKD 的肾损害进展,有着重要意义。参照我国 2 型糖尿病防治指南(2010 年版),糖尿病患者空腹血糖宜控制于 3.9~7.3mmol/L(70~130mg/dl)水平,非空腹血糖宜控制于≤10.0mmol/L(180mg/dl),糖化血红蛋白(HbA$_{1C}$)<7%。

肾功能不全时,HbA$_{1C}$ 的目标值需要适当放宽,可控制于 7%~9% 水平,而且应个体化地决定。另

外,应根据 SCr 或肾小球滤过率(GFR)水平,调整胰岛素及某些口服降糖药的剂量,以防止低血糖及其它副作用(如二甲双胍引起的乳酸酸中毒)发生。

5. 纠正高脂血症及减肥　实验研究表明,他汀类降脂药不仅具有降脂的作用,而且还可能有独立于降脂作用的肾功能保护作用;初步临床研究提示,降脂治疗组 CKD 患者比安慰剂组的 GFR 下降速度慢,但均尚需进一步研究。

同时,高脂血症是导致全身动脉粥样硬化进展的重要因素之一,而肾动脉粥样硬化是引起老年人肾动脉狭窄的主要原因。因此,通过调脂治疗控制高脂血症,减轻全身动脉粥样硬化的发展,也可减少动脉粥样硬化性肾动脉狭窄的发生,同时也减少心脑血管病变,从总体上改善患者预后。

目前已有许多临床观察显示,肥胖是促进 CKD 患者肾损害进展的一个重要因素,因此肥胖的 CKD 患者,包括肥胖相关性肾小球病患者及肥胖合并 CKD 的患者,均应进行减肥治疗。国人的体质指数(BMI)宜控制在 $20 \sim 24 kg/m^2$ 范围,腰围男性宜控制在 <90cm,女性<85cm。

6. 纠正高尿酸血症　肾功能不全患者常出现继发性高尿酸血症,它不但可能引起痛风、高血压及心血管疾病,而且也能加重 CKD,故应积极治疗,应力争将血尿酸降达正常水平,即男性<417μmol/L(7mg/dl),女性<357μmol/L(6mg/dl)。

降低高尿酸血症可通过控制饮食(如低嘌呤饮食)及服用减少尿酸合成的药物(如别嘌呤醇或非布索坦,前者肾功能不全时要调整剂量)来达到。重度肾功能不全时(GFR<20ml/min),促进尿酸排泄的药物(如羧苯磺胺或溴苯马隆等)要慎用,它们可能沉积于肾小管,加重肾损害。

7. 低蛋白饮食与必需氨基酸/复方 α-酮酸治疗　20 世纪 80 年代以来,在低蛋白饮食的基础上,加必需氨基酸或复方 α-酮酸制剂进行治疗,已被广泛应用于临床,使营养疗法的疗效显著提高,在改善 CKD 患者生活质量及预后方面发挥了重要作用。研究表明,单独应用低蛋白饮食或加用必需氨基酸/复方 α-酮酸制剂,可能具有减轻肾小球高滤过和肾小管高代谢的作用。

在已发表的研究报告中,70% 以上的研究结果支持上述饮食治疗对延缓 CKD 进展有效。Pedrini 等的研究结果表明,1413 例非糖尿病和 108 例糖尿病的慢性肾衰竭患者中,低蛋白饮食 0.6g/(kg·d)能明显延缓 GFR 下降速度,并可减少糖尿病患者的白蛋白尿程度。Levey 等认为,低蛋白饮食

0.5g/(kg·d)主要对中、晚期 CKD 患者(GFR 13 ~ 24ml/min)肾功能损害的进展有效。另一些报告认为,应用低蛋白饮食加复方 α-酮酸治疗,在延缓 CKD 进展方面,能比单用低蛋白饮食取得更为显著的效果。

2005 年我国肾脏病及内分泌专家制定的"慢性肾脏病蛋白营养治疗共识"推荐,非糖尿病肾病 CKD 患者从 GFR<60ml/min 起,糖尿病肾病患者从 GFR 开始下降起,即宜开始低蛋白饮食治疗,蛋白质入量 0.6g/(kg·d),并可补充复方 α-酮酸 0.12g/(kg·d);如果患者肾功能进一步损害至 GFR<25ml/min,那么蛋白质入量还可降至 0.4g/(kg·d),并补充复方 α-酮酸 0.20g/(kg·d)。实施上述营养治疗时,应保证摄入的蛋白约 50% 为高生物价蛋白质,而且一定要保证充足热量,需达到 $125.5 \sim 146.4 kJ/(kg·d)$,即 $30 \sim 35 kcal/(kg·d)$,否则蛋白质将被分解燃烧而出现营养不良。

复方 α-酮酸制剂较必需氨基酸有如下优点:复方 α-酮酸制剂中的 α-酮酸及 α-羟酸在体内转氨酶作用下与 NH_2 生成必需氨基酸,能促进尿素氮再利用,从而其省氮作用优于必需氨基酸;由于复方 α-酮酸制剂含有钙盐,对纠正钙磷代谢紊乱有一定帮助,而必需氨基酸无此作用。另外,必需氨基酸在体内会增高肾小球滤过率及尿白蛋白排泄率,复方 α-酮酸制剂无此不良反应。这些差异在临床具体应用时应予考虑。

应当指出,低蛋白饮食治疗延缓 CKD 进展的作用,在不同病因、不同阶段的 CKD 患者中会有所差别。由于一些临床研究设计尚有某些缺陷,因而低蛋白饮食治疗延缓 CRF 进展的作用尚需要进一步深入研究。

8. 防治感染　防治泌尿系及全身性感染,均可有效减少 CKD 患者肾功能急剧恶化的风险,而且可在延缓 CKD 进展方面发挥重要作用。平时应注意预防上呼吸道感染及其他各种感染,治疗时应选用无肾毒性或肾毒性最小的药物,并根据肾功能不全状态进行剂量调整。

9. 纠正水、电解质和酸碱平衡紊乱　尽量避免并及时纠正血容量不足,以防肾脏低灌注,加重肾损害。及时纠正代谢性酸中毒及电解质紊乱也非常重要,对保护体内重要器官(包括肾脏)都具有作用。

10. 防治钙磷代谢紊乱及甲状旁腺功能亢进　当 GFR<60ml/min 时,即应限制磷摄入量达 800 ~ 1000mg/d。如果通过限制磷饮食治疗后,血磷水平

仍高于目标值,即应服用肠道磷结合剂。一般首选含钙磷结合剂(如碳酸钙、醋酸钙等),出现高钙血症或软组织钙化时应停服,而改用不含钙的二线磷结合剂(如司维拉姆、碳酸镧等)。若血磷很高>2.26mmol/L(>7.0mg/dl)需要较快下降,以进行活性维生素 D 治疗时,可以短期(<4 周)服用含铝磷结合剂(如氢氧化铝及硫糖铝等)。2009 年 KDIGO 指南认为血磷及钙应争取达到如下水平:CKD3 ~ 5 期的非透析患者应将血磷控制于正常水平,而 5 期透析患者应尽可能将高血磷降到正常范围;CKD 3 ~ 5 期非透析患者及 5 期透析患者应将血钙控制于正常水平。

2003 年美国 KDOQI 指南认为血清甲状旁腺素(iPTH)水平应维持于如下水平:CKD 3 期患者30 ~ 70pg/ml;4 期 70 ~ 110pg/ml;5 期 150 ~ 300pg/ml。而 2009 年的 KDIGO 指南建议透析患者的血清 PTH 水平维持在正常值高限的 2 ~ 9 倍。当 iPTH 超过上述范围的上限,并在有效控制高磷血症后,即应开始口服骨化三醇[1,25(OH)$_2$D$_3$]或其类似物(如阿法骨化醇)治疗,但是治疗过程应监测血清钙、磷及 iPTH 变化,不要将 iPTH 降得过低(超过上述范围的下限),以免无动力性骨病发生。

11. 纠正贫血 当血红蛋白(Hb)< 100 ~ 110g/L,应检查贫血原因,根据病情加以纠正。如缺铁,应予补铁治疗。大多数 CKD 贫血患者需用红细胞生成刺激剂(ESA)进行治疗才能起效,临床已应用基因重组人红细胞生成素(rHuEPO)20 余年,近年又已有长半衰期的新型 ESA 问世,例如达依泊汀 α 及持续性促红细胞生成素受体激活剂(CERA),它们使肾性贫血治疗更为有效简便。应用 ESA 治疗肾炎贫血时要同时补铁(包括静脉铁剂)。治疗目标值是 Hb 升至 110 ~ 120g/L,要注意 Hb 不应升达 13g/L 以上。

另外,有研究报道,rHuEPO 还可能通过抗氧化应激、抗凋亡、抑制 TGF-β 介导的上皮-间充质细胞转化而发挥肾脏保护效应。Kuriyama 等的前瞻性研究和 Jungers 等的回顾性研究均发现 EPO 可以显著延缓 CKD 进展。这方面的治疗作用还需进一步研究验证。

除上述各种干预措施外,基因治疗、干细胞移植等新型治疗方法,也正在研究之中。这些方法不仅对遗传性肾脏疾病(如多囊肾等)有良好应用前景,而且对非遗传性肾疾患也可能有防治作用,值得探讨。

总之,在延缓或逆转 CKD 进展、改善患者预后上,应纠正片面、静止、孤立看待 CKD 发展的思维,全面、动态、持续地把握 CKD 阶段性防治对策,积极进行干预。我们需要进行更多扎实的研究,逐步建立起一套科学合理又便于应用的 CKD 评估和分期体系,以更好地实现 CKD 早期诊断、早期防治,进一步提高 CKD 防治水平,改善患者远期预后。

(郑法雷)

参 考 文 献

1. Balley JL,Mitch WE. Pathophysiology of uremia//Brenner BM(ed). Brenner & Rector's The Kidney. 6th ed. Vol. Ⅱ. Philadelphia:Saunders,2000:2059-2078.

2. Kidney Disease:Improving Global Outcomes(KDIGO) CKD Work Group. KDIGO Clinical Practice Guideline for the Evaluation and Management of CKD. Kidney Int Suppl,2013,3:1-150.

3. National Kidney Foundation. KDOQI Clinical Practice Guideline for Diabetes and CKD:2012 Update. Am J Kidney Dis,2012,60:850-886.

4. Kidney Disease:Improving Global Outcomes(KDIGO) Blood Pressure Work Group. KDIGO Clinical Practice Guideline for the Management of Blood Pressure in Chronic Kidney Disease. Kidney Int Suppl,2012,2:337-414.

5. Kidney Disease:Improving Global Outcomes(KDIGO) Glomerulonephritis Work Group. KDIGO Clinical Practice Guideline for Glomerulonephritis. Kidney Int Suppl,

2012,2:139-274.

6. Kidney Disease:Improving Global Outcomes(KDIGO) Work Group. KDIGO Clinical Practice Guideline for the Diagnosis,Evaluation,Prevention,and Treatment of Chronic Kidney Disease-Mineral and Bone Disorder(CKD-MBD). Kidney Int Suppl,2009,113:S1-S130.

7. Kidney Disease:Improving Global Outcomes(KDIGO) Anemia Work Group. KDIGO Clinical Practice Guideline for Anemia in Chronic Kidney Disease. Kidney Int Suppl,2012,2:279-335.

8. α 酮酸制剂在肾内科应用专家协作组. 慢性肾脏病蛋白营养治疗共识. 中华肾脏病杂志,2005,21:421-424.

9. 中华医学会糖尿病学分会. 中国 2 型糖尿病防治指南(2010 年版). 中华糖尿病杂志,2012,20:S1-S37.

10. Sarafidis PA,Li S,Chen SC,et al. Hypertension awareness,treatment,and control in chronic kidney disease. Am J Med,2008,121:332-340.

11. Haroun MK, Jaar BG, Hoffman SC, et al. Risk factors for chronic kidney disease: A prospective study of 23534 men and women in Washington County, Maryland. J Am Soc Nephrol, 2003, 14: 2934-2941.

12. Peralta CA, Shlipak MG, Judd S. et al. Detection of chronic kidney disease with creatinine, cystatin C, and urine albumin-to-creatinineratio and association with progression to end-stage renal disease and mortality. JAMA. 2011. 305: 1545-1552.

13. Iseki K, Ikemiya, Y, Iseki C, et al. Proteinuria and the risk of developing end stage renal disease. Kidney Int. 2003, 63: 1468-1473.

14. Iseki K, Ikemiya Y, Kinjo K, et al. Body mass index and the risk of development of end-stage renal disease in a screened cohort. Kidney Int, 2004, 65: 1870-1876.

15. Lin L, Glynn RJ, Rifai N, et al. Inflammation and progressive nephropathy in type 1 diabetes in the diabetes control and complications trial. Diabetes Care, 2008, 31: 2338-2343.

16. Pereila BG, Burkart JM, Parker Ⅲ TE. Strategies for influencing outcomes in Pre-ESRD and ESRD patients. Am J Kidney Dis, 1998, 32: S52-S54.

17. Fogo AB. Progression versus regression of chronic kidney disease. Nephrol Dial Transplant, 2006, 21 (2): 281-284.

18. Wühl F, Schaefer F. Therapeutic strategies to slow chronic kidney disease progression. Pediatr Nephrol, 2008, 23 (5): 705-716.

19. Fogo AB. Progression and potential regression of glomerulosclerosis. Kidney Int, 2001, 59: 804-819.

20. Ross S, Benz K, Sauerstein K, et al. Unexpected recovery from longterm renal failure in severe diffuse proliferative lupus nephritis. BMC Nephrol, 2012, 13: 81.

21. 郑法雷. 慢性肾功能衰竭进展的机制与预防. 中华内科杂志, 1998, 37(2): 95-97.

22. Mitch WE, Walser M. Nutritional therapy in renal diseases. In: Brenner BM(ed): Brenner & Rector's The Kidney, 6th Ed, Vol. Ⅱ. Philadelphia: Saunders. 2000. 2298-2340.

23. Perkins BA, Ficociello LH, Silva KH, et al. Regression of microalbuminuria in type 1 diabetes. N Engl J Med, 2003, 348: 2285-2293.

24. Perssonl F, Rossing P, Hovind P, et al. Irbesartan treatment reduces biomarkers of inflammatory activity in patients with type 2 diabetes and microalbuminuria: an IRMA 2 substudy. Diabetes, 2006, 55: 3550-3555.

25. Fried LF, Orchard TJ, Kasiske BL, et al. Effects of lipid reduction on the progression of renal disease: A meta-analysis. Kidney Int, 2001, 59: 260-269.

26. Jungers P, Choukroun G, Oualim Z, et al. Beneficial influence of rhuEPO therapy on the rate of progression of chronic renal failure in predialysis patients. Nephrol Dial Transplant, 2001, 16: 307-312.

27. Fliser D, Kollerits B, Neyer U, et al. Fibroblast growth factor 23 (FGF23) predicts progression of chronic kidney disease: the Mild to Moderate Kidney Disease (MMKD) Study. J Am Soc Nephrol, 2007, 18: 2600-2608.

28. Bolignano D, Lacquaniti A, Coppolino G, et al. Neutrophil gelatinase-associated lipocalin (NGAL) and progression of chronic kidney disease. Clin J Am Soc Nephrol, 2009, 4: 337-344.

29. Abbate M, Zoja C, Remuzzi G. How does proteinuria cause progressive renal damage? J Am Soc Nephrol, 2006, 17(11): 2974-2984.

30. Gorriz JL, Martinez-Castelao A. Proteinuria: detection and role in native renal disease progression. Transplant Rev(Orlando), 2012, 26(1): 3-13.

31. Erkan E. Proteinuria and progression of glomerular diseases. Pediatr Nephrol, 2013, 28(7): 1049-1058.

第二章 慢性肾衰竭的替代治疗

第一节 血液透析在治疗慢性肾衰竭中的应用及评价

一、血液透析的发展历史

透析(dialysis)的概念最早由苏格兰化学家Thomas Graham 于 1861 年提出,他发现用包被白蛋白的植物纤维膜构成半透膜可以使晶体弥散通过,他把这个过程称为 dialysis,dia-即为通过,-lysis 则为分离,因此他也被称为"透析之父"。当时他主要采用该技术分离纯化药物。不久,他的研究团队应用此技术从尿中分离了尿素。1913 年 Abel Rowntree 和 Turner 首先建成并命名了"人工肾脏"(artificial kidney),他们采用火棉胶制作了半透膜的管道,外包玻璃外套管,玻璃腔内充满生理盐水或人工血清,以水蛭素作抗凝剂,对兔进行了体外循环透析治疗,取得了成功,标志着血液透析的开始。1924 年德国医师 Georg Haas 首次采用火棉胶管透析器,纯化水蛭素抗凝为一例尿毒症患者进行了血液透析,开创了血液透析临床治疗的先河。当时 Haas 等发现应用水蛭素作抗凝剂副作用大,患者易发生严重的过敏反应,因此在其后续的临床研究中采用了哺乳动物均含有的肝素作为抗凝剂,从 1937 年肝素提纯至今,其一直是血液透析治疗中的主要抗凝药物。1943 年荷兰医师 Willem Kolff 研制成第一台临床实用的转鼓式人工肾,其装置包括 30~40m 长的赛璐玢(cellophane)管道,这些管道预先固定在木鼓表面,治疗时血液在管道内流,而木鼓则在盛有 100L 电解质溶液(透析液)的水箱中转动,达到清除尿毒症毒素的目的。1945 年 Kolff 应用该装置成功救治了一例 67 岁伴昏迷的女性急性肾衰竭患者,从而使血液透析逐步在临床推广。1946 年瑞士医师 Nils Alwall 改良 Kolff 透析机,通过金属网的内衬,使赛璐玢管道能够承受足够的压力,从而生产出超滤可控的透析器,以后 Kolff 转鼓式人工肾经过多次改良制成盘旋管(coil)式透析器,并于 20 世纪 50 年代在朝鲜战场成功救治了一批急性肾衰竭患者。为了制造更经济、有效的透析器,平流型透析成为当时的发展重点,尤其 1960 年挪威医师 Fredrik Kill 制造的 Kill 型平板透析器成为当时的技术顶峰。1964 年美国人 Richard Stewart 首先发明了中空纤维透析器,而 1967 年 Ben Lipps 首次将醋酸纤维制成直径约 200μm 的中空纤维,将 8000~10 000 根纤维平行装在一个筒状硬壳内,制成临床实用的中空纤维透析器,并迅速以其体积小、使用方便、有效面积大、超滤能力强等优点在世界范围内普及,目前所有的透析器已统一为中空纤维透析器。

在慢性肾衰竭血液透析的发展中,血管通路发展也起着突出的作用。20 世纪 50 年代 Willem Kolff 发明的人工肾脏解决了急性肾衰竭的救治问题,但对慢性肾衰竭仍没有好的解决办法,当时认为慢性肾衰竭是不可能依靠透析维持生命的,一方面当时尚没有良好的人工装置可以长期替代肾脏功能,另一方面也因在透析治疗中必须穿刺患者的动脉和静脉,经过数次治疗,患者身上很难再找到血管通路。1960 年美国医师 Belding Scribner 提出了动静脉分流(Scribner Shunt,即外瘘)才解决这一问题,他采用聚四氟乙烯制成两条管路,分别插入桡动脉和头静脉,透析时管路分别连接体外循环的动、静脉管道,非透析时两管连接形成瘘。采用该技术,Scribner 接受了第一位长期透析的慢性肾衰竭患者,并使慢性透析患者依靠人工肾脏能存活 11~18 年,尽管动静脉外瘘有易出血、感染、凝血等缺点,目前已不使用,但这是血液透析史上又一个突破性进展,标志着慢性透析成为可能。而慢性血透史上里程碑式的贡献来自 1966 年美国 Brescia 及其同事建成的动静脉内瘘,直到今天动静脉内瘘仍是慢性透析患者首选的血管通路。在慢性肾衰竭血液透析史上,其他方面的重要进展还包括:1972 年铝中毒的认识,使对透析用水的认识提高到一个新的高度;1975 年 Henderson 首先提出了血液滤过,1977 年 Kramer 首先提出连续性动脉静脉血液滤过,从而促使更符合生理状态的血液净化手段发展,进一步拓展了血液净化技术的治疗领域;1981

年以透析相关淀粉样变的描述为起点,标志对慢性透析患者长期并发症的防治进入议事日程;1986年基因重组人促红细胞生成素的应用使慢性透析患者的长期生存率和生活质量有了显著提高;20世纪80年代尿素清除指数(Kt/V)和透析充分性等概念的应用和推广,使长期血液透析治疗逐步走向标准化。

二、血液透析的治疗现状

目前全球约有180万慢性肾衰竭患者依赖血液透析维持生命,其作为一种常规治疗手段已非常普及,成功挽救了众多慢性肾衰竭患者,使部分患者得以长期存活,单纯依赖血液透析治疗的患者最长存活时间已超过30年。但血液透析仍存在较多的短期和长期并发症,如何提高患者的长期生存率和生活质量仍是肾脏病医师面临的巨大挑战。

(一)血液透析领域的循证医学依据和实践指南

尽管血液透析的临床应用已有70年历史,但在血液透析领域的前瞻性随机对照研究却非常缺乏,尤其是以发病率和死亡率作为硬终点事件的研究,以1981年发表的国家协作透析研究(National Cooperative Dialysis Study,NCDS)和2002年发表的HEMO研究为代表。NCDS是关于透析清除和病人预后关系的唯一前瞻性随机对照研究,在其基础上提出了单室Kt/V的概念,以尿素清除率制定透析剂量及设定透析充分性的标准和目标。对NCDS数据再分析发现Kt/V<0.8的患者死亡率高,而Kt/V为1.0~1.2之间的患者死亡率较低,而对于标准的每周3次透析,延长透析时间从3小时到4小时并未发现益处。但是应该认识到NCDS样本量相对小(151例有效病例),此外一些当前普遍应用的血液透析技术(碳酸盐透析、合成纤维素膜应用、可调钠透析等)当时均未广泛应用,而且糖尿病患者和70岁以上的高龄患者也被排除在NCDS之外,因此应用NCDS的数据来指导当前的临床血液透析是困难的。而2002年HEMO研究的目的是评价透析剂量和膜通透性对病人生存的影响。该研究招募了1846例患者,入组历时5年余,但其发现应用高通量透析仅使血透患者死亡风险下降8%,而采用超过常规透析剂量(Kt/V=1.3)的高效透析也仅使血透患者死亡风险下降4%,主要结果均未达到统计学意义。分析HEMO研究取得如此令人失望的结果还是与其本身研究设计不周有关,例如入组患者并非随机,而是有许多限制条件,代表性不够;此外研究中高通量透析器复用,将明显影响

患者死亡率;最后心血管病是透析患者主要的死亡原因,而HEMO研究忽略了联机血液透析滤过(on line HDF)、超通量膜(能清除部分蛋白结合的毒素)等可能对心血管病预防更有效的新技术。所以我们不能从HEMO研究结果简单地认为高透析剂量和高膜通透性对病人生存无影响,事实上近几年对HEMO研究数据的再分析还是发现高透析剂量或高膜通透性对女性患者、对入组前透析时间较长的患者、对脑血管病的预防等方面可能有利。2009年发表的MPO研究是关于透析膜膜通透性与预后的多中心前瞻性随机对照研究,有多个欧洲国家的透析中心参加,其发现高通量透析组死亡风险下降,但未达到统计学差异。但在亚组分析中,血清白蛋白小于40g/L患者接受高通量透析的死亡风险降低51%,糖尿病患者接受高通量透析的死亡风险降低39%,而糖尿病同时合并血清白蛋白小于40g/L者高通量透析获益更大。

尽管在血液透析领域的前瞻性随机对照研究太少,但仍有大量不同级别的文献从不同角度探讨了提高血液透析质量,提高慢性肾衰竭患者生存率的方案,这些文献的结论应用到临床之前还需要对它进行汇总、甄别和提炼,才能形成临床可以遵循的、统一可信且可行的治疗规范或指南。目前,美国、欧洲、日本、澳大利亚等国家和地区都不同程度地制定了血液透析临床操作指导意见,以美国国家肾脏基金会(national kidney foundation,NKF)制定的K/DOQI指南影响最大。NKF于1995年成立了专家工作组,在广泛收集、复习全世界已发表的有关英文文献的基础上,根据循证医学原则,精选出数百篇进行分析、讨论,最终于1997年发布了《透析生存质量倡议》(dialysis outcomes quality initiative,DOQI),内容包括慢性肾衰竭贫血的治疗、腹膜透析充分性、血液透析充分性和血管通路4个方面,为改善透析患者的生存质量及预后向临床医生提出治疗倡议。2000年NKF进一步将《透析生存质量倡议》扩展为《肾脏疾病生存质量倡议》(kidney disease outcomes quality initiative,K/DOQI),发表了CKD评价与分级、慢性肾衰竭营养治疗、贫血治疗、血脂异常的处理、CKD的骨代谢和疾病治疗、CKD高血压和降压药物、透析心血管病防治、儿童CKD的骨代谢和疾病治疗、血管通路、腹膜透析充分性、血液透析充分性、糖尿病和CKD等多个临床实践指南和更新版本。2003年,改善全球肾脏病预后组织(Kidney Disease:Improving Global Outcomes,KDIGO)成立,通过多学科国际性专家队伍的合作,整合已有的相关工作,制定出适用于CKD病人的

临床实践指南,并在世界不同地区推广,达到改善全球肾脏疾病患者医疗水准和预后的目的。目前 KDIGO 已发布 CKD 矿物质及骨代谢异常、急性肾损伤(AKI)、CKD 分期和诊治、CKD 贫血治疗、CKD 高血压治疗等多项与血液净化相关的指南。

为了判断临床实践指南在不同地区或中心的执行情况及能否达到靶目标值,更为了明确这些临床实践指南是否真正能改善患者的长期生存,1996 年在 DOQI 标准制定后不久,研究者即成立了由多国多中心参与的"透析预后与实践模式研究"组织(Dialysis Outcomes and Practice Pattern Study,DOPPS)。从 1996 年 DOPPS 组建以来,其已完成了四个阶段的研究,即 DOPPS 1~4,2012 年又开展了 DOPPS 5 研究。DOPPS 研究内容涉及血液透析中诸多领域的问题,特别关注国际流行病学评估、分析和分层资料对血液透析患者病死率、住院率、营养状况、血管通路、透析充分性及生活质量的影响,从中可以获得很多对临床实践有益的信息。

(二) 血液透析领域现阶段存在的问题与处理对策

1. 血液透析患者长期生存率仍不理想 血液透析患者长期生存率在发达国家报道就有很大差异,日本报道的 5 年存活率为 64%,而美国仅 39%,原因可能与日、美透析方式的差异有很大关系。而国内的维持血液透析患者长期生存率更参差不齐,其报道的 5 年生存率从 10% 左右到接近 80%,近年来国内部分大中心的维持血液透析患者的长期存活率已有了明显提高,但是与肾移植受者相比还是有很大差距。影响血液透析患者长期生存率的相关因素非常复杂,归纳起来包括透析技术和患者因素两方面。透析技术包括:透析剂量、透析时间及方式、透析膜、透析液以及透析中心的管理和技术水平;患者因素包括:透析时机、贫血、血压、血脂、酸中毒、钙磷乘积、炎症状态、营养不良、社会回归状态等。文献报道维持血液透析患者每年死亡率高达 18%,而心血管事件占 50% 左右,其发生心血管事件的风险是正常人群的 3.5~50 倍,是主要致死原因;而感染是排名第二的致死原因,维持血液透析患者发生脓毒症的风险是正常人群的 250 倍。因此要提高维持血液透析患者的长期存活,需要从减少心血管事件的发生和控制感染着手,而要解决上述问题,也离不开透析充分性、透析方式选择、透析生物相容性、营养不良和炎症等老问题的新处理。

2. 关于血液透析剂量、透析方式的选择 血液透析从研究初始就存在一个透析剂量和毒素清除的问题,但目前究竟采用怎样的透析剂量,高通量透析的优势还需要更多循证医学证据的支持。除了增加透析剂量,透析频率也是一个重要的可控因素。常规透析方式是每周 3 次,有研究显示增加透析次数以及每日透析能够改善预后。每日透析在形式上包括短时(DHD)和缓慢长时夜间血透(NHD)。目前为止,有关 DHD 的文献在各方面均显示良好的结果,而且这些效果都是在每周透析剂量基本不变的前提下获得的,主要原因是与传统血透相比,DHD 可以比较生理性地清除水和溶质,减轻了透析前后和透析间期溶质的波动。但 DHD 提高血透患者长期生存的疗效,还需要有充分对照的前瞻性研究来证实。

3. 关于生理性透析和透析的生物相容性 常规每周 2~3 次,每次 4~5 小时的血液透析,其非生理性是显而易见的。生理性透析也是血液透析治疗追求的目标,与提高长期存活率有重要关系,其不仅要考虑到血液透析材料、透析用水的生物相容性,也要考虑到血液透析过程中毒素和水分清除的生理性。目前国内高分子合成材料膜的应用已越来越普及,但对透析液的成分和水质的影响尚未引起足够的认识。透析液水质应是影响维持血透患者营养状态和长期并发症的独立危险因素。研究也发现应用超纯透析液可以明显改善血液透析患者微炎症状态,但透析水质与血透患者长期存活的确切关系也需要前瞻性对照研究来证实。近年来透析治疗中的新技术发展很快:连续血容量监测(BVM)、血温度监测(BTM)、实时 Kt/V 测量、可调钠透析等的应用在于保证患者无症状透析,但要达到生理性透析还任重道远。

4. 心、脑血管事件的防治 维持血液透析患者存在许多心血管危险因素,除了传统危险因素如老年、男性、绝经期女性、高血压、高血脂、糖尿病、吸烟、心血管疾病家族史等,血液透析患者还存在慢性肾衰竭和血液透析的特异危险因素,如容量负荷过重、贫血、钙磷代谢紊乱、尿毒症毒素的积累、氧化应激、慢性炎症过程、营养不良、容量负荷变化和酸碱电解质浓度的波动等。

蛋白-能量营养不良(protein-energy malnutrition,PEM)和微炎症状态是维持性透析患者中非常普遍的问题,其发生率报道在 23%~73%。近几年多中心回顾性调查显示营养不良与透析患者死亡率的相关性甚至要显著高于透析充分性的指标。营养不良、微炎症与心血管并发症相互促进、相互影响,是决定透析患者预后的重要因素。PEM 和微炎症状态的预防与治疗措施包括定期营养评估管理、保持充分的透析剂量、足够的蛋白与热量摄入、避免酸中毒、积极处理慢性炎症、应用促进食欲的药物,改善营养代谢的药物以及应用氨基酸透析液和 L-肉毒碱等。

心血管转移性钙化也是维持血液透析患者心脑血管事件的独立危险因素。异位钙化中钙磷过负荷是主要原因,降磷治疗仍是目前的难点,增加透析频率和延长透析时间可能是有效清除血磷的方法,新型不含钙的磷结合剂、活性维生素 D 类似制剂、拟钙剂、生理性钙浓度透析液、甲状旁腺切除等已显示了较好的临床疗效,但需根据患者的钙磷代谢紊乱特征选择治疗时机并调整,其对患者长期存活率和心血管事件的确切疗效也迫切需要前瞻性对照研究来证实。

他汀类药物除了已知的降胆固醇作用外,还能抑制平滑肌细胞的凋亡和增殖,抑制内皮细胞对炎症刺激的反应,从而抑制炎症反应和改善内皮功能。肾素-血管紧张素系统(RAS)阻滞剂也有减轻炎症反应的相关报道,维生素 E 也有研究认为在血透患者可减少心血管事件的风险,联合应用他汀类、RAS 阻滞剂和维生素 E 是否能进一步提高血液透析患者的长期生存也值得探索。

三、血液透析的发展与展望

无症状透析、生理性透析是近期血液透析领域发展的重要方向,围绕生理性透析需要在许多方面取得突破:对尿毒症毒素更深入地认识,合理透析效果评价指标的建立,模拟血管内皮结构的高生物相容性膜透析器的开发与应用,无菌无热源超纯透析液推广,夜间长时透析、每日透析等个体化透析模式的应用与完善,高效、安全、价廉的抗凝药物及技术的应用等。

将更注重对血液透析远期并发症的防治,尤其针对心脑血管并发症的药物预防以及新型血液净化技术的开发与应用。带有吸附功能的透析器,能更好清除炎症介质,中、大分子毒素;生物人工肾小管辅助装置(bioartificial renal tubule assist device, RAD)将组织工程学技术和细胞治疗技术结合在一起,能更好地模拟肾脏功能,对急性肾衰竭或多器官衰竭的患者进行血液滤过和 RAD 联合治疗可显著改善循环稳定性,对维持血透患者可改善动脉粥样硬化、肾性骨营养不良、透析相关性淀粉样变等慢性并发症。可植入型人工肾装置也将进入临床,患者可以自由活动,不需要大量的透析液,可以模拟正常肾脏连续工作,最终达到或接近生理性透析,以大幅度改善患者的长期存活和生活质量。

第二节 腹膜透析在治疗慢性肾衰竭中的应用及评价

一、腹膜透析的发展历史

1877 年德国人 Wegner 应用不同成分和不同温度的溶液注射到兔腹腔,发现浓缩的糖溶液可以增加腹腔的滤水量,从而发现可利用腹腔清除液体,即腹腔的超滤功能。1894 年 Starling 和 Tubby 发现腹腔液体的清除是通过腹膜上的血管起作用。之后许多研究也证实了腹膜的半透膜作用,为腹膜透析的开展奠定了理论基础。1923 年 Ganter 首次将腹膜透析技术应用于一例因子宫癌所致梗阻性肾病的肾衰竭患者,使患者症状暂时改善。从此,腹膜透析开始进入临床发展阶段,但合适的腹膜透析管路问题使这一应用受到限制。20 世纪 50 年代 Grollman 等将可留腹的塑料软管作为腹膜透析导管,其后的学者不断改良导管的结构,从而使维持性腹透成为可能。1968 年 Tenckhoff 研制出以其名字命名的带双涤纶套的腹膜透析硅胶导管,直到现在仍被广泛采用。

除了腹膜透析留腹导管的发展,腹透袋和体外管道的发展也对腹膜透析的成功应用起了很大的作用。1978 年 Oreopoulos 将腹透液引入塑料袋包装。随后 Buoncristiani 等发明了带空袋的 Y 系统管路。之后的学者将其改良为带双袋的 Y 系统管路,从而使腹膜透析的操作简单化,腹透相关性腹膜炎的发生率明显降低,使腹膜透析得以逐步推广。

腹膜透析液也是腹膜透析能否持久的另一关键因素。传统的腹膜透析液为乳酸盐透析液,目前应用广泛,但其 pH 值较低,含乳酸盐及葡萄糖,并且在消毒、保存和透析过程中可产生大量的葡萄糖降解产物(glucose degradation products GDPs)、糖基化终末产物(advance glycation end productions, AGEs)等,可导致腹膜细胞结构破坏和生物学功能受损,腹膜基质增多,腹膜纤维化等问题。新型的腹膜透析液针对上述问题上做了许多改进,如使用碳酸氢盐缓冲剂取代乳酸盐透析液,应用葡聚糖、氨基酸、多肽等渗透剂克服了葡萄糖作为单一渗透剂的各种缺陷,使用双袋和三腔腹透液有效减少了 GDPs 含量,避免了碳酸氢盐与钙、镁的沉淀反应并提高了 pH 值。上述许多新型生理、生物相容性佳的腹透液已在欧美国家广泛临床应用。

与此同时,腹膜透析方式也在不断发展。1975 年 Popovich 和 Moncrief 提出了持续性非卧床腹膜透析(continuous ambulant peritoneal dialysis,CAPD)的概念,使维持性腹透的效果明显改善,其已成为慢性肾衰竭的主要维持腹透方式。近年来,为进一步降低腹膜透析感染率,提高腹膜透析质量和患者的舒适度,自动化腹膜透析(APD)机器越来越多地应用于临床。1981年Diaz-Buxo提出了持续循环的腹膜透析(continuous cyclic peritoneal dialysis,CCPD)的概念,成为目前最常用的APD治疗方式,患者可在夜间进行自动连续性腹膜透析,减少了导管连接次数,降低了腹透相关性腹膜炎的发生率,并使患者白天能够自由工作,提高了生活质量。全自动腹膜透析机的应用以及新近的持续性流动腹膜透析(continuous flow peritoneal dialysis,CFPD)技术进一步提高了溶质清除效能,减少了由人工操作带来的不便和并发症。

二、腹膜透析治疗慢性肾衰竭的现状与存在问题

在过去的20多年中,腹膜透析技术日臻成熟,在多个方面(包括腹膜透析操作和连接系统、腹膜透析方式、腹透液及基础研究等)都取得了显著进展。腹膜透析人数逐年稳步增长,患者预后明显改善,统计资料显示:目前全球腹膜透析患者人数已经超过20万人,占全球透析人数的10%左右。在中国,腹膜透析人数已超过3.7万人,占透析总人数的13%。在慢性肾衰竭的一体化治疗中,腹膜透析占有重要地位。随着腹膜透析的深入发展,其在许多方面显示了独特优势。但是腹膜透析也有一定的局限性,需要不断发展和完善。

(一)腹膜透析的循证医学依据和实践指南

循证医学研究对腹膜透析临床认识的提高,尤其是近年来对腹膜透析充分性认识的转变起到了重要作用。透析充分性是肾脏替代技术不懈的追求,如何评估和提高腹膜透析充分性一直是腹膜透析领域最重要的课题之一。

理论上,小分子溶质清除率与患者生活质量及生存率之间存在剂量依赖性关系。20世纪90年代的临床前瞻性研究,均将腹膜溶质清除率等同于残余肾脏清除率,而将它们简单的相加。CANUSA研究对美国和加拿大多个中心的680例CAPD患者进行了1.2年随访,认为提高腹膜对小分子溶质的清除率可以改善患者生存率,降低病死率,Kt/V每上升0.1,死亡相对危险性下降5%。CANUSA研究指出大透析剂量与更好的生存率、更低的住院率相关,应达到最低的溶质清除目标为每周Kt/V 2.0,肌酐清除率70L/(w·1.73m²)。依据CANU-SA研究的结果,1997年NKF制定的DOQI指南指出:CAPD患者每周Kt/V应达2.0,肌酐清除率应达70L/(w·1.73m²)。以后大量临床研究发现,给予同样的透析剂量后,低转运患者不容易达到较高的清除率靶值,但他们的生存率并不低,甚至高于高转运患者,而后者更容易达到清除率靶目标。因此,2000年K/DOQI根据腹膜转运状态将腹透充分性的治疗指南修改为:CAPD患者腹膜转运功能低及低于平均者,每周Kt/V应达到2.0,肌酐清除率应达到50L/(w·1.73m²);腹膜转运功能高及高于平均者,每周Kt/V应达到2.0,肌酐清除率应达到60L/(w·1.73m²)。但在临床实际应用中发现,腹透患者往往很难达到指南推荐的Kt/V要求,尤其是那些已没有残余肾功能的患者。2002年报道的ADEMEX研究在墨西哥14个城市的24个腹透中心观察了965名腹透患者,受试者被随机分为干预组和对照组。对照组患者继续使用以前的透析处方,即每天4次、每次2L标准腹膜透析液交换;干预组患者予以可变的透析处方以达到肌酐清除率为60L/(w·1.73m²)。结果发现干预组与对照组患者生存率无显著差异,在校正与腹膜透析患者生存相关的因素如年龄、糖尿病、血浆白蛋白水平、蛋白氮表现率(nPNA)及尿量后,两组患者的死亡率仍相似。不仅如此,两组的技术失败率、住院率、住院天数、腹膜炎发生率等也均无显著差异。ADE-MEX的研究结果是对当时公认的腹膜透析充分性指南的挑战,其指出在达到某一最低值后,增加小分子溶质的清除并不能改善患者的生存率。此结果给了人们很大的启示:可能以往过于强调了小分子溶质清除作为透析充分性的指标,而忽视了临床方面的表现。如果患者不能达到当前临床指南要求的清除指标,但其他方面是满意的(无尿毒症症状,足够的液体清除等),那么患者并不一定要增加透析剂量,也不要盲目地退出。来自于中国人群的研究资料也支持这一看法,香港Lo WK等将320例残肾Kt/V<1.0的CAPD患者随机分入3个不同的Kt/V目标值组(A组:1.5~1.7,B组:1.7~2.0,C组:大于2.0),发现3组间患者2年存活率并无显著差异,因此提出以1.7作为亚洲人最低的目标Kt/V值。根据以上循证医学依据,2006年K/DOQI的临床治疗指南再次修改腹膜透析的溶质清除靶目标,即无论患者有无残余肾功能,每周Kt/V>1.7即足够。

随着对腹膜透析溶质清除目标的逐步认识,腹膜透析充分性也有了新认识。首先残余肾的清除与腹膜透析的清除是不能等同的,ADEMEX研究显

示残余肾功能能够预测患者的预后,从而使残余肾功能的保护在腹膜透析患者中被充分重视。此外,容量平衡也应作为透析充分性的重要指标。2005年腹膜透析治疗的欧洲最佳实践指南:腹膜透析充分性的目标值不应仅包括小分子溶质如尿素氮的清除,还应包括液体的清除。需要注意的是,临床在判断容量平衡时,应注意液体的摄入和清除的平衡,而非单纯观察腹膜透析的超滤量。

(二) 腹膜透析存在的问题与处理策略

腹膜透析存在的问题与血液透析存在的问题在很多地方相似,如长期生存率不理想、心脑血管并发症发生率高、炎症与微炎症状态等。但腹膜透析也有其特殊问题。

1. 技术生存率较低 资料显示,腹膜透析的5年技术生存率仅为40%~60%,依赖腹膜透析长期存活(>10年)的慢性肾衰竭患者还为数不多。退出腹膜透析治疗的原因很多,其中主要是腹透相关性腹膜炎,其次是腹膜超滤衰竭、透析不充分,以及社会心理因素等。随着新型透析连接管路的广泛应用,腹膜相关性腹膜炎的发生率已显著降低,但腹膜结构与功能的变化依然影响着腹膜透析的长期进行,如何提高腹透长期治疗的成功率,降低退出率,仍是腹膜透析的难题和发展的关键,其解决依赖于社会家庭支持、腹透技术的完善和对患者的综合管理水平等。

2. 腹膜透析液的非生理性 传统葡萄糖腹膜透析液中的高糖、低pH值、乳酸盐等成分都可引起维持性腹膜透析患者的腹膜功能减退和衰竭。在每日透析过程中,腹膜可以吸收100~200g葡萄糖,葡萄糖的吸收可能造成高血糖症及糖代谢紊乱,从而导致持续的高胰岛素血症和胰岛素抵抗。因此,维持腹膜透析患者可能存在更严重的葡萄糖与脂质代谢紊乱,冠心病、动脉粥样硬化等心血管疾病的发生风险也有所增加。对腹透液的改进与应用是当前腹膜透析临床应用和基础研究的热点问题。新型腹膜透析液如碳酸氢盐透析液、葡聚糖透析液、氨基酸腹透液、低钙透析液等的研究和应用仍然是目前腹膜透析发展的一个重要方面。其目的在于:能够最大限度地减少对腹膜的损伤,保护腹膜功能;能够获得充分透析,保持良好营养状态;尽可能地减少心血管疾病发生率;减少代谢综合征的发生;更好地保护残余肾功能,以及更有利于患者的容量控制。

3. 腹膜透析相关感染的防治 随着导管连接系统的改进及腹膜透析技术的进步,腹透相关性腹膜炎的发生率已经降至1次/2~4患者年,但是,腹透相关性感染仍然是退出腹膜透析的主要原因之一,对其仍需持续关注加强防治。腹膜炎的种类有细菌性腹膜炎、真菌性腹膜炎、化学性腹膜炎、硬化性腹膜炎等,目前以导管相关性细菌性腹膜炎最为常见。须密切监测腹透相关性腹膜炎的发生率,正确评估和治疗腹膜透析导管出口和隧道感染,应根据腹膜炎的初始表现进行经验性治疗,而后再根据病原学检查结果做出针对性抗感染治疗。预防腹膜透析相关感染的发生,降低腹透相关性腹膜炎发生率也是腹膜透析取得成功的重要标志。开展持续质量改进,包括持续进行感染监测、分析每次感染发生的原因,对于减少腹膜透析相关感染至关重要。密切关注患者培训和再培训、腹膜透析相关设备和防治感染的方案,也能够有效地降低腹透相关感染的发生。未来需要进行更多研究,探寻各种腹透相关性腹膜炎的危险因素,加以预防;了解各种新型抗微生物药在腹膜炎治疗中的药代动力学和疗效,加以推广,从而提高腹膜透析相关感染的防治水平。

三、腹膜透析治疗慢性肾衰竭的发展与展望

新型腹膜透析液的研究和应用仍然是今后腹膜透析发展的一个重要方向。未来的腹膜透析液正朝着临床所需要的方向努力,这些需要包括:能够最大限度地减少对腹膜的损伤,保护腹膜功能;能够获得充分的透析,保持良好的营养状态;以及尽可能地减少心血管疾病发生率。此外,腹膜透析液中的干预性用药可能也是一个值得关注的方面。新型的腹膜透析管、植入技术以及自动腹膜透析机的研制和推广,也可以简化腹膜透析方法、减少腹透相关性腹膜炎的发生及降低腹膜透析技术失败率。

对腹膜透析充分性的认识是一个不断深入和更新的过程,寻找和探索更加合理的充分透析评价指标是广大腹透工作者不懈努力的方向。如何改善腹膜透析患者的营养状态,纠正钙磷代谢紊乱,控制微炎症状态,减少各种慢性肾衰竭并发症的发生也都是腹膜透析的临床研究热点。

近年来,腹膜透析的基础研究取得了飞速进步,研究者从分子生物学、病理组织学、功能学等多方面研究了腹膜透析中腹膜的变化和干预性治疗的方法。随着基因工程技术的广泛应用,基因治疗可能是今后腹膜透析基础研究的方向之一。基因治疗的相关研究已经取得了一定进展,可以期望这方面的研究成果将为解决腹膜功能衰竭问题开辟

一个新的途径。

第三节　肾脏移植内科问题的处理策略

　　肾脏移植是慢性肾衰竭患者最佳的替代治疗选择，可真正实现肾脏功能的完全替代。1988年以来得益于手术技巧、免疫抑制剂和器官保存技术的发展，移植肾的近期存活和远期存活都有了很大的提高。中国肾移植科学登记系统的数据表明，2008~2010年中国的移植肾1年存活率达94.8%，肾移植受者1年存活率达96.1%。2010年美国肾移植数据表明尸体移植肾5年和10年存活率分别为69%和40%，半数生存期为12.6年；活体移植肾5年和10年存活率分别为82%和58%，半数生存期为24.8年。肾移植已成为一种常规手术，但由于供体短缺，只有少部分慢性肾衰竭患者有机会接受移植；而且，术后长期使用免疫抑制剂使肾移植受者处于感染及肿瘤的高风险中；急性排斥反应、慢性移植肾肾病、移植肾带功死亡等问题仍突出。改善移植器官与移植受者的长期存活已成为肾移植研究的关键问题。

一、肾脏移植的发展历史

　　自1902年奥地利Ullmann医生在动物体内进行实验性肾移植以来的50年间，临床医学家不断尝试进行肾移植，但由于手术技术、配型、器官保存等问题而未获成功。1954年，哈佛大学Murry等第一次成功地完成了一对同卵孪生兄弟之间的肾移植，受者未用任何免疫抑制药物，移植肾获得了长期存活，这是器官移植历史性的突破，Murry因此获得了1990年诺贝尔生物医学奖。同时，学者们也开始意识到同种异体器官移植的免疫排斥问题。1959年，Murry在一对非同卵孪生子之间施行了肾移植，并对受者使用全身照射作为免疫抑制治疗，移植肾又一次获得了长期存活。在此期间，器官移植的基础研究也获得了重大突破。1960年Medawar发现了免疫防御系统在移植物排斥中的作用，几乎同时，Dausset发现了人类移植抗原。1962年，Murry首次成功施行了尸体肾移植，同时改用硫唑嘌呤作为免疫抑制剂，移植肾的存活时间有了突破性进展。这三次不同类型肾移植获得成功，标志着现代器官移植进入了全新的实际操作阶段。20世纪60年代，硫唑嘌呤和激素开始被常规用于预防移植后排斥反应；1978年，美国Calne首次将环孢素应用到肾移植，对世界器官移植的发展具有不可磨灭的贡献，它的应用使移植成功率明显提高，器官移植从此进入了全新的环孢素时代。但环孢素长期应用的副作用也很明显，尤其是肾毒性，至今仍无很好的治疗方法。1990年以来各种新型强效免疫抑制剂（如吗替麦考酚酯、他克莫司及西罗莫司等）应用到临床，肾移植术后短期内排斥反应发生率及移植肾短期存活又有了较明显的改善，但移植肾和受者的长期存活仍不理想。

　　我国于1960年由吴阶平教授率先实施了第1例人体肾移植，20世纪70年代肾移植正式展开，目前我国每年实施肾移植超过5000例次，居亚洲首位。

二、提高移植肾和受者长期生存的内科问题与处理策略

（一）免疫抑制剂的合理应用

　　在肾脏移植领域，免疫抑制剂的"双刃剑"作用无论对移植受者以及移植器官的短期及长期存活都具有极重要影响，对免疫抑制剂的调控无疑决定着肾脏移植的长期预后。由于钙调神经磷酸酶抑制剂（calcineurin inhibitor，CNI）包括环孢素和他克莫司长期应用的肾毒性会影响移植肾的长期存活，所以国际和国内目前都趋向于应用新型免疫抑制剂，去减少甚至取代CNI，但这些方案都尚未成熟，也还没有一种免疫抑制剂能完全替代CNI，盲目地采用无CNI方案或低剂量免疫抑制方案，往往弊大于利。因此发掘现有免疫抑制剂的潜力，合理应用，以提高疗效，减少毒副作用，仍具有现实意义。主要体现在CNI药物浓度检测指标的合理应用，包括峰值和曲线下面积（AUC）检测的推广，以更客观地评价患者CNI的暴露剂量，及时调整剂量，减少患者排斥反应发生。以及开发新的生物标记物进行用药监测，以指导医生更加精确、恰当的控制免疫反应，又能尽量保持正常的免疫功能。此外根据CNI药物的具体副作用发生情况，可以适时地在环孢素和他克莫司之间相互切换，或者将CNI切换成西罗莫司等，在不增加排斥风险的前提下，最大限度地减少肾毒性，提高患者的长期存活率。

　　当然许多作用更强或更特异、副作用更小的免疫抑制剂已经在肾脏移植中应用，并正在日益推广，例如吗替麦考酚酯、西罗莫司等。另外，还有许多单克隆抗体已涌现，例如抗白介素2受体单克隆抗体、阿伦珠单抗（alemtuzumab，又名campath 1H，人源化的抗CD52单克隆抗体）、抗人CD154单克隆抗体、人源化的抗CD80和CD86单克隆抗体、依伐珠单抗（efalizumab，人源化的抗CD11a单克隆抗

体)、抗人 CD45RB(B 细胞)单克隆抗体,利妥昔单抗(rituximab,抗 CD20 单克隆抗体)等,这些单克隆抗体和 LEA29Y(免疫球蛋白融合蛋白 CTLA-4Ig 的变种,具有免疫抑制作用)已在临床应用。目前主张肾移植术前或术中即开始进行联合免疫抑制诱导治疗,并将针对白介素 2 受体的单抗作为免疫抑制诱导治疗的一线用药,而将淋巴细胞清除性药物作为具有高排斥风险的肾移植受者的诱导治疗用药,但是目前对在什么情况下需要使用诱导治疗尚有争论。

最后,我们也应认识到,长期以来,肾脏移植受者在免疫抑制剂的经验性治疗方案支配下,部分患者可能存在着"免疫抑制过度",而另一部分患者可能存在"免疫抑制不足",肾移植受者免疫抑制剂的个体化应用是目前及未来器官移植临床发展的趋势,应该对不同个体"量体裁衣",使免疫抑制剂应用达到剂量、副作用及疗效的最优化。免疫抑制剂个体化治疗需要解决的核心问题是建立器官移植受者免疫状态及免疫抑制剂药代动力及毒理动力的监测、识别与评价指标体系,当今基因组学、蛋白组学、代谢组学、药物毒理动力学及系统生物学研究的蓬勃兴起,已为器官移植免疫抑制剂个体化应用提供了更多的科学手段。

(二) 移植后感染并发症的防治

肾移植受者术后长期服用免疫抑制剂,机体处于免疫低下状态,感染是肾移植患者死亡的主要原因之一。肾移植术后肺部感染最常见,病原体除一般常见的细菌外,应特别注意巨细胞病毒、卡氏肺孢子菌、真菌、结核菌等特殊病原体感染。肾移植术后感染后果严重,治疗上需尽快明确病原微生物,进行针对性治疗。对于重症患者需同时减少甚至停用免疫抑制剂,加强支持治疗,这就必须注意停用免疫抑制剂、保护移植肾功能和抗感染三者之间的平衡。对于因感染而停用免疫抑制药物的患者,可采用流式细胞法、酶联免疫吸附试验和聚合酶联反应等方法,测定外周血白介素 2、白介素 10、可溶性白介素 2 受体等细胞因子水平,穿孔素(perforin)和颗粒酶信使核糖核酸的表达,CD4$^+$CD25$^+$Foxp3$^+$调节性 T 细胞的数量级、抗供者人类白细胞抗原的抗体水平,来综合评估肾移植受者细胞免疫和体液免疫应答状态,以便及时调整免疫抑制方案和抗感染治疗方案。多瘤病毒肾病也是目前较受关注的肾移植术后感染并发症,发病机理较为复杂,而且易被误诊为急性排斥反应而加强抗排斥治疗,从而加速了移植物失去功能的进程。多瘤病毒感染的治疗也是以减弱免疫抑制强度为原则,一旦确诊,应及时调整免疫抑制方案。

术后预防性使用更昔洛韦可降低肾移植后巨细胞病毒感染的发病率,但对使用时间和使用剂量目前并无定论,有研究认为维持治疗至少应 3 个月。磺胺类药物(如复方甲基异噁唑片)能大大减少卡氏肺孢子菌肺炎发生,但部分患者在服用磺胺类药物后出现血清肌酐的上升,在肾移植受者肾功能可耐受的情况下,应尽可能延长磺胺类药物的预防使用时间。

(三) 慢性移植肾肾病的防治

慢性移植肾肾病(chronic allograft nephropathy,CAN)是移植肾丧失功能的重要原因,预防与干预 CAN 是救治晚期移植肾失功的重要手段。CAN 的发生包括免疫因素及非免疫因素,免疫因素如组织相容性白细胞抗原(HLA)配型,肾移植急性排斥是否发生、发生时间、发生次数及严重程度,免疫抑制剂剂量等,近年的研究也表明,慢性抗体介导的排斥反应是导致远期移植物丢失的主要原因。非免疫因素包括:受者年龄、性别;供肾状况(如冷缺血时间延长,供肾本身损伤);供受者匹配;高脂血症、高血压;巨细胞病毒感染和多瘤病毒感染;免疫抑制剂肾毒性等。

对不明原因的移植肾功能减退均建议施行移植肾活检以发现潜在的可治疗的原因。迄今 CAN 尚无明确有效的处理方法,主要针对 CAN 的各种危险因素进行预防,包括改善供肾保存,减少缺血再灌注损伤;供受者年龄匹配,供肾体积/受者体重匹配,HLA 相配或相容;致敏状态的及时处理;应用抗排斥反应作用强且肾毒性小的免疫抑制剂,合理使用 CNI 或应用非 CNI 免疫抑制剂如吗替麦考酚酯、西罗莫司等;控制高血压、治疗高脂血症;预防机会感染;诱导免疫耐受或免疫低反应等。

(四) 肾脏移植受者免疫监测的策略与诊断新手段

肾移植后如何预测排斥反应、及时诊断排斥、判断排斥反应严重程度和综合判断患者免疫功能等,对于及时合理治疗、提高移植肾和受者存活意义重大。

1. 程序活检　程序活检(protocol biopsy)是指在移植后即使移植肾功能正常,也定期对移植肾进行活检,在目前非创伤性检查还不能很好预测移植肾免疫状况的条件下,移植肾程序活检能部分反映移植肾组织中供受者免疫反应的真实情况,及时发现亚临床排斥、CNI 肾毒性、多瘤病毒肾病和复发性肾炎等,及时判断免疫抑制治疗效果,有助于早期、及时、针对性调整治疗,提高移植肾的长期存活。但是程序活检目前还没有大样本、统一标准的评价指标，对程序活检发现的病理改变如肾小管炎是否治疗尚未形成共识，对于程序活检组织中的免疫细胞和免疫分子表达的变化尚缺乏系统研究。

2. 血液标志物 目前反映肾移植受者免疫状态的血液标记物主要集中在外周血单个核细胞一些免疫分子如细胞间黏附分子-1（ICAM-1）、白介素4（IL-4）和细胞毒 T 细胞效应蛋白（颗粒酶和穿孔素）的表达、可溶性的细胞因子受体和淋巴细胞标志物（如 sIL-2R、sCD30），但由于无法直接反映移植物的变化，利用血标记物诊断急性排斥反应多存在敏感性低或特异性不高的问题，限制了其临床应用。但在血管性排斥、肾小球炎、肾小管周毛细血管炎时，循环中的内皮细胞可以反映血管内皮细胞的损伤程度，特别是血中的一些抗体，如抗内皮细胞和抗供者特异性抗体在诊断血管性排斥、抗体介导的排斥时具有独特的价值。可溶性 CD30（sCD30）是一种辅助性 T 细胞 Th2 免疫反应激活的标志，大样本研究已认识到它是移植前后预测排斥风险的重要指标，应用 sCD30 检测可以发现无淋巴毒抗体、无HLA 抗体的"高敏患者"，提高移植前风险评估，及时处理，降低术后急性排斥反应的发生率。

3. 尿液生物标志物 尿液是反映肾脏状态最直接、最具代表性的体液标本，急性排斥反应时尿液生物标记物主要集中在细胞毒 T 细胞效应蛋白和各种细胞因子包括白介素、黏附分子、趋化因子、生长因子以及某些免疫细胞表面的标志物。其中颗粒酶和穿孔素、趋化因子 Mig、人干扰素诱导蛋白IP-10 可能是有价值的标记物。但是需要排除机体代谢状况、药物、食物等的影响。由于免疫反应是个非常复杂的过程，许多因素均参与其中，试图通过一种生物标记物来同时获得很高的敏感性和特异性非常困难，组合尿生物标记物诊断模型可能具有较好的临床价值。

4. 影像学技术 目前已开始应用磁共振（MRI）成像新技术，如血氧水平依赖性 MRI（blood oxygen level-dependent MRI，BOLD-MRI）、MRI 弥散加权成像（MRI diffusion weighted Imaging，MRI-DWI），及彩色多普勒超声新技术如超声造影等检查，来试图解决肾移植后并发症的无创性诊断和鉴别诊断问题，特别是在术后早期移植肾功能不全中鉴别急性肾小管坏死和急性排斥反应，这可能具有应用前景。

三、肾脏移植的发展与展望

（一）个体化免疫治疗方案的应用

移植受者免疫状态差异很大，通过基因组学、蛋白组学、代谢组学等技术建立排斥与免疫耐受预测平台，以筛选排斥高危患者进行针对性治疗，并且避免对非高危患者盲目长期过量应用免疫抑制剂，造成感染、肿瘤等严重副作用。肾移植术后免疫稳态的建立是一个动态过程，存在着个体差异，不可能采用统一的免疫抑制模式，应遵循选择性、协调性和特异性的用药原则。临床个体化用药是根据患者免疫状态和病情变化来调整治疗方案，医生通过分析包括血药浓度在内的检验结果，决定患者药物治疗方案中联合用药的组合和具体剂量。

此外，新型免疫抑制剂的应用将可能增强抗排斥反应效果，并减少副作用。例如西罗莫司及其类似药物，它们具有更强及更特异的抗排斥作用，并能抗肿瘤，肾毒性轻微，这些特点将可能使它们成为新一代免疫抑制治疗方案的重要选择药物。

（二）临床免疫耐受的诱导

如不用免疫抑制剂而使移植器官长期存活，即诱导免疫耐受，是当前也是今后器官移植研究的热点。最近提出"接近耐受"（almost tolerance）概念，即在围手术期采用强有力手段抑制免疫，而后仅需小剂量免疫抑制剂就能保持良好的移植肾功能。生物制剂如抗 CD4、CD8 抗体，阿伦珠单抗和 HCT-LA-4Ig 等均有报道可成功地诱导免疫耐受。应用基因手段将特异性供者基因或其片段转染受者细胞，可诱导受者对供者器官的耐受。未来，基因治疗不仅可以向受者输送新基因，也可以失活某些引起排斥的基因，从而发挥抗排斥作用。目前临床可行的诱导免疫耐受的方法包括供者特异性输血及供者特异性骨髓输注。此外，动物实验证明输注间充质细胞在实体器官移植中可以诱导免疫耐受，而输注间充质细胞在肾移植中初步的临床研究也得到了鼓舞人心的结果，但其作用机制以及安全性仍需进一步研究。

（三）增加可利用的器官

由于供体缺乏，仅 10% 左右的慢性肾衰竭患者有机会接受肾移植，为了解决这个日益尖锐的矛盾，任何可行的扩大供体来源的方法都要考虑，老年供体、无心跳供体、边缘条件供体等运用于临床是目前及今后一段时间值得探讨的课题。近年来心脏死亡供者（donor after cardiac death，DCD）数目的增加为肾移植进一步发展带来了新的希望。建立健全中国器官自愿捐献和器官移植的政策和法制结构，建立国家性的器官自给自足系统，将会成为我国慢性肾衰竭患者的福音。临床异种移植或许是下一场医学革命，基因改造猪的胰岛、神经细胞和角膜异种移植的实验结果令人鼓舞，但异种移植仍存在着 4 个难点：超急性排斥反应、血管性排斥反应、细胞性排斥反应及人畜共患病。过去几年中异种移植已取得较大进展，尤其认识到半乳糖 α1-3 半乳糖（Galα1-3Gal）抗原在超急性排斥发生中的作用，通过抑制供体 Galα1-3Gal 的表达，抑制

受者补体系统，已能控制超急性排斥反应，但仍存在移植物血栓性微血管病或受者系统性消耗性凝血病等问题，因此异种移植运用到临床尚有距离。肾脏克隆可能是值得期待的发展方向。

（陈江华 韩飞）

参 考 文 献

1. Himmelfarb J, Ikizler TA. Hemodialysis. N Engl J Med, 2010, 363:1833-1845.

2. Levey AS, Coresh J. Chronic kidney disease. Lancet, 2012, 379:165-180.

3. Levey AS, de Jong PE, Coresh J, et al. The definition, classification, and prognosis of chronic kidney disease: a KDIGO Controversies Conference report. Kidney Int, 2011, 80:17-28.

4. Mehrotra R, Chiu YW, Kalantar-Zadeh K, et al. Similar outcomes with hemodialysis and peritoneal dialysis in patients with end-stage renal disease. Arch Intern Med, 2011, 171:110-118.

5. Locatelli F, Martin-Malo A, Hannedouche T, et al. Effect of membrane permeability on survival of hemodialysis patients. J Am Soc Nephrol, 2009, 20:645-654.

6. Palmer SC, Hayen A, Macaskill P, et al. Serum levels of phosphorus, parathyroid hormone, and calcium and risks of death and cardiovascular disease in individuals with chronic kidney disease: a systematic review and meta-analysis. JAMA, 2011, 305:1119-1127.

7. Inker LA, Coresh J, Levey AS, et al. Estimated GFR, albuminuria, and complications of chronic kidney disease. J Am Soc Nephrol, 2011, 22:2322-2331.

8. Kidney Disease: Improving Global Outcomes (KDIGO) CKD-MBD Work Group. KDIGO clinical practice guideline for the diagnosis, evaluation, prevention, and treatment of chronic kidney disease-mineral and bone disorder (CKD-MBD). Kidney Int Suppl, 2009, 113:S1-S130.

9. Kidney Disease: Improving Global Outcomes (KDIGO) Anemia Work Group. KDIGO clinical practice guideline for anemia in chronic kidney disease. Kidney Int Suppl, 2012, 2:279-335.

10. Oreopoulos DG. Peritoneal dialysis international: its past, present, and future. Perit Dial Int, 2006, 26:540-546.

11. Paniagua R, Amato D, Vonesh E, et al. Mexican Nephrology Collaborative Study Group. Effects of increased peritoneal clearances on mortality rates in peritoneal dialysis: ADEMEX, a prospective, randomized, controlled tri-

al. J Am Soc Nephrol, 2002, 13:1307-1320.

12. Han SH, Ahn SV, Yun JY, et al. Mortality and technique failure in peritoneal dialysis patients using advanced peritoneal dialysis solutions. Am J Kidney Dis, 2009, 54:711-720.

13. International Society for Peritoneal Dialysis. Clinical practice guidelines for peritoneal access. Perit Dial Int, 2010, 30:424-429.

14. International Society for Peritoneal Dialysis. Peritoneal dialysis-related infections recommendations: 2010 update. Perit Dial Int, 2010, 30:393-423.

15. Dombros N, Dratwa M, Feriani M, et al. European best practice guidelines for peritoneal dialysis. Adequacy of peritoneal dialysis. Nephrol Dial Transplant, 2005, 20 Suppl 9:ix24-ix27.

16. Canadian Society of Nephrology Work Group on Adequacy of Peritoneal Dialysis. Clinical practice guidelines and recommendations on peritoneal dialysis adequacy 2011. Perit Dial Int, 2011, 31:218-239.

17. Solez K, Colvin RB, Racusen LC, et al. Banff '05 Meeting Report: differential diagnosis of chronic allograft injury and elimination of chronic allograft nephropathy ('CAN'). Am J Transplant, 2007, 7:518-526.

18. Kidney Disease: Improving Global Outcomes (KDIGO) Transplant Work Group. KDIGO clinical practice guideline for the care of kidney transplant recipients. Am J Transplant, 2009, 9(Suppl 3):S1-S157.

19. Nankivell BJ, Alexander SI. Rejection of the kidney allograft. N Engl J Med, 2010, 363:1451-1462.

20. Gao HJ. Immune monitor in infection after kidney transplantation. Organ transplantation, 2013, 4:52-55.

21. Chapman JR. Do protocol transplant biopsies improve kidney transplant outcomes? Curr Opin Nephrol Hypertens, 2012, 21:580-586.

22. Burcin E, Mohamed E, Hidetaka H, et al. Clinical xenotransplantation: the next medical revolution? Lancet, 2012, 379:672-683.

23. Han F, Xiao W, Xu Y, et al. The significance of BOLD MRI in differentiation between renal transplant rejection

and acute tubular necrosis. Nephrol Dial Transplant, 2008,23(8):2666-2672.

24. Jiang H,Wu J,Zhang X,et al. Kidney transplantation from hepatitis B surface antigen positive donors into hepatitis B surface antibody positive recipients:A prospective nonrandomized controlled study from a single center. Am J Transplant,2009,9:1853-1858.

25. Peng W,Chen J,Jiang Y,et al. Urinary fractalkine is a marker of acute rejection. Kidney Int,2008,74:1454-1460.

第三章　慢性肾衰竭的心血管并发症

慢性肾衰竭患者是心血管疾病的高危人群。2010年我国多城市调查显示,透析患者心血管疾病的患病率为57.0%,其中心力衰竭和缺血性心脏病的患病率分别为44.0%和22.7%。慢性肾衰竭心血管疾病呈明显年轻化趋势。30~40岁透析患者心血管病的发生率相当于70岁正常人群。并且,心血管并发症是慢性肾衰竭患者的首位死亡原因。统计显示,我国47%的慢性肾衰竭患者死于心血管疾病。美国透析患者因心血管疾病死亡的发生率为104~107/1000患者年,占总死亡的44%。年青透析患者心血管疾病的死亡率比普通人群高100倍。因此,与普通人群相比,慢性肾衰竭患者心血管病更加高发,更为严重。但是,迄今为止慢性肾衰竭心血管病尚未得到充分的认识和积极有效的治疗。临床和基础研究表明除了传统的危险因素外,一些尿毒症特有的病理生理变化(如贫血、高同型半胱氨酸血症、微炎症状态与氧化应激、钙磷代谢异常等)均可能参与慢性肾衰竭心血管病变。目前我们对慢性肾脏病(CKD)心血管病的认识仍然局限,临床防治进展缓慢。

第一节　慢性肾衰竭心血管疾病的危险因素

慢性肾衰竭心血管病是多种因素作用的结果。除传统的危险因素(如吸烟、糖尿病、高血压、脂质代谢异常、体力活动缺乏等)之外,一些CKD特有的因素在心血管病变的发生发展中具有重要作用,CKD特有的危险因素包括血流动力学因素和代谢性因素(表13-3-1)。近年研究显示,随着肾小球滤过率(GFR)降低,心血管病的发病率逐渐增高,而且蛋白尿也与心血管病密切相关。

一、高血压

肾功能减退与高血压的发生率和严重度呈正相关。高血压可以造成多种类型的心血管病,如缺血性或出血性脑卒中、冠心病及充血性心力衰竭

等。流行病学调查显示,高血压对CKD患者心血管疾病的危险性高于普通人群。控制血压对于降低CKD心血管病的发病率和死亡率具有重要意义。

表13-3-1　慢性肾衰竭心血管病的危险因素

传统危险因素	慢性肾衰竭相关危险因素	
	血流动力学因素	代谢性因素
吸烟	贫血	糖代谢紊乱
糖尿病	血浆容量增加	脂代谢紊乱
高血压	动脉粥样硬化	低蛋白血症
脂质代谢异常	动静脉瘘	氧化应激
体力活动缺乏	透析治疗	全身性微炎症反应
		高同型半胱氨酸血症
		钙磷代谢异常
		促凝血因子

二、全身性微炎症反应与营养不良

慢性肾衰竭患者普遍存在营养不良,主要表现为低白蛋白血症。低白蛋白血症是缺血性心脏病、心力衰竭及死亡的重要危险因素。血清白蛋白含量每降低10g/L,血液透析患者新发生缺血性心脏病的危险性增加5.29%,血液透析患者和腹膜透析患者新发心力衰竭的危险性分别增加2.22%和4.16%。荟萃分析显示,维持性血液透析患者血清白蛋白水平与总死亡率和心血管死亡率均密切相关。慢性肾衰竭的营养不良分为单纯营养不良(Ⅰ型)和炎症性营养不良(Ⅱ型)。单纯营养不良通常由热量及蛋白质摄入不足引起,无明显症状,蛋白降解减少,通过加强透析和补充营养治疗较易纠正;炎症性营养不良多由微炎症引起,出现明显症状,蛋白降解、能量消耗及氧化应激均显著增加,补充营养难以纠正。慢性肾衰竭时营养不良、炎症反

应及动脉粥样硬化之间存在密切关系,故有学者提出 MIA（malnutrition-inflammation-atherosclerosis）综合征学说。

循环促炎症介质如肿瘤坏死因子-α（TNF-α）、白细胞介素-1（IL-1）、白细胞介素-6（IL-6）和白细胞介素-1 受体拮抗物（IL-1Ra）等和急性时相蛋白如 C 反应蛋白（CRP）等水平升高是慢性肾衰竭的炎症反应的主要特征。透析患者循环 CRP 水平与死亡率密切相关。高 CRP 水平的血液透析患者心血管病死亡率明显升高。南方医科大学附属南方医院的资料显示,慢性肾衰竭患者动脉粥样硬化程度与血清 TNF-α、IL-6 和 CRP 浓度相关。炎症反应促进心血管病变的机制可能与造成血管内皮细胞损伤、促进血管钙化、诱导氧化应激和激活补体有关。

三、氧化应激与脂质异常

慢性肾衰竭患者循环氧化物质如丙二醛（MDA）、4-羟基壬烯醛（4-HNE）、氧化型低密度脂蛋白（ox-LDL）和晚期氧化蛋白产物（advanced oxidative protein products，AOPPs）水平升高;抗氧化酶（如谷胱甘肽过氧化物酶等）活性降低,抗氧化物质减少。因此,慢性肾衰竭是一种氧化应激状态。尿毒症、酸中毒、代谢异常及炎症反应可能是慢性肾衰竭氧化应激的主要原因。血液透析会清除抗氧化物质并刺激活性氧簇（ROS）生成,故血透患者的氧化应激反应进一步加剧。氧化应激是动脉粥样硬化的重要启动因素,并与心力衰竭和高血压密切关联。

慢性肾衰竭普遍存在脂代谢异常。血液透析患者多见血清胆固醇含量升高,腹膜透析患者通常伴有血清胆固醇、甘油三酯和低密度脂蛋白（LDL）升高。血液透析患者不仅 LDL 水平升高,而且 LDL 的结构和成分发生变化,比正常人更容易被氧化成为 ox-LDL。高脂血症是普通人群心血管疾病的高危因素,但是它与慢性肾衰竭患者心血管疾的关系还有待进一步研究证实。

四、钙磷代谢紊乱与继发性甲状旁腺功能亢进

血管和心脏瓣膜钙化是慢性肾衰竭患者特殊的心血管病变。与动脉粥样硬化的内膜斑块钙化不同,慢性肾衰竭血管钙化多发生于动脉中层。目前慢性肾衰竭血管和瓣膜钙化的机制尚未完全阐明,大量证据表明高磷血症是血管与瓣膜钙化的启动因子,钙磷代谢异常在发病中具有重要作用,高血磷、高血钙以及钙磷乘积升高均与血管钙化呈正

相关。体外实验证实,高血磷能诱导血管平滑肌细胞表达成骨细胞表型,促进血管钙化。此外,继发性甲状旁腺功能亢进和维生素 D 缺乏也可能参与慢性肾衰竭心肌病变和血管及瓣膜钙化。

五、高同型半胱氨酸血症

高同型半胱氨酸血症是动脉粥样硬化性心脏病的独立危险因素。国外报道,80%～90%慢性肾衰竭患者血浆同型半胱氨酸水平升高。南方医科大学南方医院的资料显示,慢性肾衰竭患者平均血浆同型半胱氨酸含量比正常人升高 1～2 倍,有心、脑血管并发症的患者高于无上述病史者。高同型半胱氨酸血症与慢性肾衰竭心血管病高发率之间是否存在直接关联尚有争论,研究显示同型半胱氨酸可能导致血管内皮细胞损伤和 LDL 氧化,增加脂蛋白-纤维蛋白的结合,促进血管平滑肌增殖和血小板凝聚。

六、其他因素

贫血是晚期 CKD 患者左心室肥厚（LVH）的危险因素。血液供氧量降低造成动脉扩张及交感神经活性增高,促进心肌收缩和静脉回流阻力下降,并导致心排血量增加。慢性肾衰竭患者血红蛋白含量每降低 0.5g/dl,左心室质量指数（LVMI）增高的发生率即上升 30%。

慢性肾衰竭时体内不对称二甲基精氨酸（ADMA）水平升高,ADMA 能够抑制血管内皮细胞合成氧化亚氮（NO）,导致血管舒张功能障碍,也可能参与慢性肾衰竭心血管病的形成。

慢性肾衰竭患者体内晚期糖基化终产物（advanced glycation end-products，AGEs）和 AOPPs 蓄积。细胞和动物实验显示,这些异常修饰的蛋白质经特异性受体介导,通过氧化敏感的炎症反应机制,造成血管内皮细胞损伤,促进动脉粥样硬化的形成。最近临床研究证实,维持性腹膜透析患者腹透液葡萄糖负荷与皮肤 AGEs 蓄积相关;皮肤 AGEs 水平是腹膜透析患者心血管病最强的独立危险因素。上述研究提示慢性肾衰竭时促进蛋白质异常修饰,这类大分子产物可能参与心血管病的病理过程。

第二节 慢性肾衰竭心血管疾病的病理学改变

慢性肾衰竭心血管病包括心脏病变和血管病变（主要是动脉病变）。慢性肾衰竭心血管并发症特殊的临床病理表现越来越为大家所认识,但不同

类型的心脏和血管病变与 CKD 特有的心血管危险因素之间的对应关系尚不清楚。各种致病因素在不同个体的作用方式和强度可能存在差异，需要在未来的研究中仔细鉴别和分析。

一、慢性肾衰竭的动脉血管病变

慢性肾衰竭的动脉病变主要表现为动脉粥样硬化、动脉中层钙化及小动脉硬化（以小动脉僵硬为主要特征）。慢性肾衰竭患者因年龄和暴露的危险因素不同，可以出现上述任何一种血管病变。动脉增厚是 CKD 心血管病死亡的重要预测因子，不仅发生于晚期 CKD 患者，一些较早期的 CKD 病人也出现冠状动脉和其他大动脉管壁增厚。动脉增厚和钙化导致动脉僵硬（arterial stiffening）。一些 CKD 4～5 期的患者因 NO 生成减少导致血管内皮细胞功能障碍，动脉舒张功能降低。动脉钙化是慢性肾衰竭常见的血管病变。与动脉粥样硬化的内膜钙化不同，慢性肾衰竭的血管钙化以动脉中层钙化（又称为 Mönckeberg's 硬化）多见。病理表现为动脉中层的内弹力层出现线性沉积的羟基磷灰石晶体钙，导致血管硬度增加，顺应性下降。临床表现为收缩压升高，脉压加大，脉搏波速度增加。

二、慢性肾衰竭的心脏病变

慢性肾衰竭左心室病变也称为"尿毒症性心肌病"，发生率高达 85%，主要表现为 LVH、左心室扩张和左心室收缩功能障碍，其中 LVH 最为常见，发生率为 50%～80%。LVH 是代偿性病理生理改变，以适应左心室内压力和容量负荷的增加，以室间隔增厚和左心室腔明显增大为主要特点。病理表现为心肌细胞肥大和非心肌成分增生。LVH 表现为向心性肥厚和远心性肥厚两种类型。向心性肥厚是由于压力负荷增加所致，其原因包括高血压、动脉粥样硬化和主动脉狭窄，病理可见心肌肌节并行性增殖，心肌细胞增粗；远心性肥厚是慢性容量超负荷的结果，心肌肌节呈延续性增加，心肌纤维延长，左心室容量增加，部分可伴有左室后壁增厚，但与向心性肥厚相比，其左室舒张末期内径与后壁厚度比例增加。此外，部分向心性肥厚表现为心室壁不对称性增厚，以室间隔增厚为主。

慢性肾衰竭患者冠心病的发生率明显升高。但是，大约 25% 有缺血症状的透析患者并没有严重的冠心病，可能是微血管病变和心肌病导致的心肌缺血症状。由于心肌肥厚，心肌细胞的耗氧增加，而冠状动脉不能相应地增加血供，从而发生缺血性心脏病。

慢性肾衰竭患者瓣膜钙化的发生率比普通人增加 3 倍。瓣膜钙化多发生于主动脉瓣（发生率 55%）和三尖瓣（发生率 45%）。瓣膜和血管钙化类似于骨发育和矿化，是由细胞介导的主动过程。慢性肾衰竭血管钙化的成因复杂，具体机制尚有待阐明，目前该领域是研究热点。

慢性肾衰竭患者心脏传导阻滞也较为常见，以 PR 间期和 QRS 间期延长多见，尤其好发于心房纤颤和室性心律失常的患者。传导阻滞与慢性肾衰竭患者心脏猝死是否相关尚有待证实。

第三节　慢性肾衰竭心血管疾病的临床表现与辅助检查

慢性肾衰竭患者心力衰竭、心律失常和心脏猝死的发生率明显增加。在 LVH 未出现严重心功能不全时通常无明显的临床症状。发生左心功能衰竭时，出现胸闷、气促、干咳、夜间呼吸困难和端坐呼吸，查体可闻及舒张期奔马律及双肺湿啰音等。缺血性心脏病患者可频繁出现胸闷、心前区不适、心绞痛，甚至心肌梗死症状，并可伴心律、心音及心电图变化。大约 60% 慢性肾衰竭患者死于心肌梗死、心脏骤停、脑血管疾病等，心脏猝死的发生率很高，LVH 很可能是室性心律失常导致心脏猝死的一个重要基础病变。

慢性肾衰竭患者合并心血管病时，可以无明显临床症状和体征，临床医师要警惕这种无症状性缺血性心脏病，必要时进行有关辅助检查明确诊断。另外，若患者在血液透析超滤时频繁出现低血压，则需考虑心肌舒张功能障碍可能。

一、心电图

心电图常能发现尿毒症患者的 LVH。监测透析患者平静心电图有时可显示 PR 间期和 QRS 间期延长，以及 ST-T 非特异性改变，在透析过程中这些变化会更明显。在急性冠状动脉缺血时，可见到典型的心电图改变。由于运动能力不足，不能达到目标心率，慢性肾衰竭患者运动心电图通常难以发现典型的阳性结果。

二、实验室检查

血清肌酸磷酸激酶（CPK）和乳酸脱氢酶（LDH）检验对急性心肌梗死诊断具有一定价值，但是特异性差，肌酶中仅血清肌酸磷酸激酶同工酶

（CK-MB）诊断价值较高。此外，肌钙蛋白 T 和肌钙蛋白 I 对普通人群的急性心肌梗塞具有很高诊断价值，但是对慢性肾衰竭患者其诊断价值下降，因为慢性肾衰竭本身即可导致其血清浓度升高，故诊断特异性降低。

三、超声检查

血管超声主要用于浅表动脉（如颈动脉）粥样硬化病变及钙化的检测。超声检查费用低，简便易行，无放射线影响，能对上述病变进行定性和半定量评价，但对早期病变检测不够敏感。超声心动图能够观察心脏的结构并了解其功能，对 LVH、瓣膜病变、收缩功能障碍等有较高的敏感性和特异性。多巴酚丁胺应激超声心动图对慢性肾衰竭患者缺血性心脏病的诊断价值受到重视。通过超声测定心肌体积可以计算左心室质量（LVM），用体表面积矫正得到的左心室质量指数（LVMI）是诊断 LVH 的重要指标。此外，超声心动图可以对心瓣膜钙化进行半定量分析。

四、计算机断层扫描和磁共振检查

电子束计算机断层扫描（CT）和多层螺旋 CT 能够定量测量冠状动脉钙化。近年推出新型双源螺旋 CT（DSCT），通过两套 X 射线球管系统和两套探测器系统同时工作，将扫描速度提高了 1 倍，明显缩短了检查时间，减少了 X 射线照射剂量（比普通多层螺旋 CT 减少了 70% ~ 90%），能对绝大部分病人或正常人的冠状动脉进行检查，提高了对心律不齐或快速心率患者的检查效果。核磁共振（MRI）结合血管显像技术能够观察血管病变，甚至可检测出肾脏及肠系膜血管的病变。近年证实钆剂具有一定的肾毒性，而且肾功能不全时应用还可能引起肾源性系统性纤维化，也应注意。

五、冠状动脉造影检查

冠状动脉造影仍然是慢性肾衰竭患者冠心病诊断的金标准。非透析慢性肾衰竭患者需注意对比剂对肾脏的损害，并且所有患者均有发生胆固醇栓塞的可能。不稳定心绞痛/心肌梗死的患者，拟行冠状动脉旁路移植桥术时应考虑行冠状动脉造影。由于有发生对比剂肾损害可能，一些医师对慢性肾衰竭患者进行冠状动脉造影存在较大顾虑，在临床实践中应该全面权衡利弊，对于高度疑诊冠心病且病情较重需要检查者仍应进行造影检查，在造影时尽量使用最小剂量的非离子化等渗对比剂，并

于造影前后进行水化处理（对不能接受水化处理者也可在造影后尽快实施持续性血液净化），促进对比剂尽快排出，减少其肾损害发生。

六、心血管病变的替代指标

（一）踝臂指数

踝臂指数（ankle-brachial index，ABI）是踝部收缩压（测量胫后动脉或足背动脉）与上臂收缩压（测量肱动脉）最高值的比值。ABI 确诊下肢外周血管病的敏感度和特异性均可达到 95%。由于 ABI 测定简便、无创、经济，已在国外广泛应用于外周血管病的诊断。近年发现，ABI 对缺血性心脏病也具有较好的预测作用，ABI 异常与 CKD 心血管疾病相关。值得注意的是，过高或过低 ABI 均增加慢性肾衰竭患者心血管死亡率，慢性肾衰竭患者死亡风险与 ABI 值的关系呈 U 形曲线。

（二）颈动脉内膜-中层厚度

颈动脉内膜-中层厚度（carotid intima-medial thickness，IMT）以往多用于脑血管疾病的早期诊断。但是近年发现，IMT 也能够反映全身和冠状动脉的动脉粥样硬化情况，是透析患者心血管病死亡率的独立危险因素。IMT 每增加 0.1mm，透析患者心血管疾病的发生率上升 24% ~ 31%。因此，IMT 可作为无临床表现的慢性肾衰竭患者心血管疾病的早期诊断方法之一。

（三）脉搏波速度

脉搏波速度（pulse wave velocity，PWV）是指脉搏波由动脉的一特定位置沿管壁传播至另一特定的位置的速率，是反映动脉弹性的非侵入性指标。PWV 值越高表明血管壁越硬。PWV 与肾功能减退相关，随着 GFR 降低 PWV 值升高，提示慢性肾衰竭患者血管僵硬度增加。最近的荟萃显示，PWV 每增加 1m/s，心血管事件发生率增加 14%，心血管死亡率上升 15%。PWV 是血液透析患者独立于收缩压之外的心血管死亡和非致死性心血管事件的危险因素。

第四节 慢性肾衰竭心血管疾病的预防与治疗

一、危险因素的干预

近年，一些多中心、大样本的研究结果提示阻断或抑制危险因素能够降低慢性肾衰竭患者心血管疾病的发生率和死亡率，具有一定的防治作用。这些措施包括改变生活方式和药物治疗（表 13-3-2）。

表 13-3-2　慢性肾衰竭心血管危险因素的干预

非药物干预
　戒烟
　限制钠摄入：每日氯化钠摄入<2~3g
　限制蛋白质摄入：GFR<60ml/min 的患者在充分保
　　证热卡情况下每日蛋白质摄入量<0.6g/kg
　控制体重：BMI 控制于 20~25kg/m²
　体育活动：依据心脏功能和耐受性进行适量体育活
　　动
药物干预
　控制血压：尿白蛋白<30mg/d 者，血压目标≤18.62/
　　11.97kPa（140/90mmHg）；尿白蛋白≥30mg/d 者，
　　血压目标≤17.29/10.64kPa（130/80mmHg）
　RAS 抑制剂：选用 ACEI 或 ARB 降血压及减少尿蛋
　　白排泄
　血糖控制：肾衰竭时 HbA1c 宜控制于 7.0%~
　　9.0%，个体化地决定
　调血脂：尽力控制血脂水平至正常
　抗血小板药物：动脉粥样硬化高风险者，若治疗获益
　　大于出血风险，可以使用
　纠正贫血：维持血红蛋白 110~120g/L，不超过
　　130g/L
　降血磷治疗：通过使用磷结合剂和控制饮食磷摄入
　　维持血磷在正常范围
　补充维生素 D：为治疗继发性甲状旁腺功能亢进或
　　维生素 D 缺乏应给予活性维生素 D
　降血尿酸：尽量降低血清尿酸水平至正常范围

注：GFR. 肾小球滤过率；BMI. 体质指数；RAS. 肾素-血管
紧张素系统；ACEI. 血管紧张素转化酶抑制剂；ARB. 血管紧张
素 AT1 受体阻断剂；HbA1c. 糖化血红蛋白

（一）控制高血压

CKD 非透析患者：指南根据尿白蛋白水平制定了不同的降压目标值。尿白蛋白<30mg/d 的患者，推荐将血压控制于≤18.62/11.97kPa（140/90mmHg）；尿白蛋白为 30~300mg/d 及 300mg/d 以上的患者，血压应控制于≤17.29/10.64kPa（130/80mmHg）。任何类型的降压药均可有效控制 CKD 患者的血压，但是肾素-血管紧张素（RAS）抑制剂通常被选作第一线用药，如血管紧张素转化酶抑制剂（ACEI）或血管紧张素 AT1 受体阻滞剂（ARB）。RAS 抑制剂对 CKD 具有独立于降压作用之外的益处。利尿剂能减轻 CKD 患者的水负荷，提高 RAS 抑制剂的降压效果，血清肌酐（SCr）<1.8mg/dl（159μmol/L）可用小剂量噻嗪类利尿剂，否则使用袢利尿剂。

透析患者：除非在透析过程中或透析后出现症状性低血压，通常透析前血压应控制在 18.62/11.97kPa（140/90mmHg）以下，透析后目标血压<17.29/10.64kPa（130/80mmHg）。降压治疗首先应减少容量负荷。控制透析间期液体蓄积的措施包括：减少钠摄入 2~3g/d，增加超滤，延长透析时间和增加透析频次。在达到干体重后血压仍高于18.62/11.97kPa（140/90mmHg）时，应予药物治疗。具体药物选择见表 13-3-3。

表 13-3-3　透析高血压治疗药物选择

临床表现	首选药物	相对或绝对禁忌
心绞痛	β-受体阻滞剂、钙离子拮抗剂	直接血管扩张剂
心肌梗死后	β-受体阻滞剂、血管紧张素转换酶抑制剂、血管紧张素 AT1 受体阻断剂	直接血管扩张剂
肥厚性心肌病伴舒张功能障碍	β-受体阻滞剂、地尔硫䓬、维拉帕米	直接血管扩张剂、α1-受体阻滞剂
心动过缓，心脏阻滞、病窦综合征		β-受体阻滞剂、拉贝洛尔、地尔硫䓬、维拉帕米
心力衰竭（左心室射血分数降低）	血管紧张素转换酶抑制剂、血管紧张素 AT1 受体阻滞剂、β-受体阻滞剂	钙离子拮抗剂
周围血管病		β-受体阻滞剂
糖尿病	血管紧张素转换酶抑制剂、血管紧张素 AT1 受体阻滞剂	
哮喘/慢性阻塞性肺疾病		β-受体阻滞剂

（二）纠正脂代谢异常

目前学者多认为慢性肾衰竭患者 LDL 水平超过 2.6mmol/L（100mg/dl）时应控制饮食，超过 3.38mmol/L（130mg/dl）时需药物治疗。慢性肾衰竭患者血 LDL 应控制在 2.6mmol/L（100mg/dl）以下，高风险患者应控制在 1.82mmol/L（70mg/dl）以下。他汀类药物是慢性肾衰竭患者常用的降脂药。荟萃分析结果表明，非透析 CKD 患者应用他汀类

药物能够显著降低血清总胆固醇水平,减少全因死亡率和心血管死亡率。辛伐他汀和依泽麦布联合治疗对 CKD 患者(包括非透析和透析患者)心血管保护作用和安全性的研究(SHARP 研究)结果显示,联合用药强力降低血脂能使 CKD 患者主要心血管事件发生率降低 17%。最近对 14 项共 2086 例透析患者的临床研究进行荟萃分析显示,他汀类药物治疗后血清总胆固醇、LDL 和甘油三酯均显著降低,非致死性心血管事件的发生率显著减少,但未能降低透析患者的全因死亡率和心血管死亡率。因此,对于透析患者降脂治疗对心血管的保护和疾病预后的影响尚有待进一步证实。大多数研究显示,慢性肾衰竭(包括透析)患者使用他汀类药物未导致副作用增加。

(三) 纠正贫血

贫血是慢性肾衰竭心血管疾病的重要危险因素,并且与总死亡率密切相关。纠正贫血有助于预防和减轻 LVH。但也有报道对有心脏病症状的透析患者,将血红蛋白纠正到正常水平未能改善存活率,反而增加了血管通路闭塞风险。我国 5 家单位的多中心研究显示,在慢性肾功能不全早期使用促红细胞生成素纠正贫血,Hb 水平达到或超过 110g/L 时,LVH 得到明显改善,而未发现明显副作用。澳大利亚的多中心研究也显示,透析前 CKD 患者 Hb 下降至 100g/L 以下时,左心室重量明显增加。慢性肾衰竭的贫血治疗详见相关章节叙述。

(四) 抗氧化与抗炎症

尚无充分证据表明抗氧化应激治疗对慢性肾衰竭心血管疾病具有保护作用。最近一项临床研究显示,大剂量补充维生素 E(800IU/d)后,合并心血管病的血液透析患者心肌梗塞发生率降低。此外,血液透析患者使用乙酰半胱氨酸,心血管事件的发生率较安慰剂对照组下降。最近的荟萃分析结果提示,抗氧化治疗对 CKD 的总死亡率和心血管疾病死亡率无显著影响。该荟萃分析采用的研究数量和患者数量较小,其结论有待进一步证实。

慢性肾衰竭微炎症反应的原因和机制尚不清楚,目前尚无特异性治疗方法。曾有报道阿司匹林和他汀类药物能够降低循环 CRP 水平。

(五) 纠正钙磷代谢紊乱和继发性甲状旁腺功能亢进防治血管钙化

目前缺乏有效的治疗慢性肾衰竭转移性钙化的方法。严格控制血清钙磷水平,以预防转移性钙化发生十分重要。目前指南皆建议慢性肾衰竭患者血磷控制的靶目标是达到和力争达到正常范围。

一项大样本临床研究显示,即使在正常范围内,高血磷也与总体死亡率和心血管死亡率呈正相关。鉴于 CKD 维持性透析患者严重的血管及心脏瓣膜钙化发生率极高,故有必要针对这个特殊人群开展更加深入和大样本的临床研究,来进一步探索他们的血钙磷控制目标及转移性钙化防治。

2009 年 KDIGO 制订的"慢性肾脏病-矿物质和骨代谢异常防治指南"对血管钙化的防治提出了如下建议:①控制传统的危险因素:如高血压、高血糖、高血脂,以此作为基础治疗。②非含钙、含铝的磷结合剂(如司维拉姆或碳酸镧)能有效降低血磷浓度,控制继发性甲状旁腺功能亢进,而不增加血钙。③新的维生素 D 类似物:如度骨化醇(doxercalciferol)或帕里骨化醇(paricalcitol),可能避免活性维生素 D 治疗常见的高钙和高磷血症。④钙敏感受体激动剂(calcimimetics):可模拟钙的效应故又称拟钙剂,例如西那卡塞。这类药能通过增加钙敏感受体对钙的感知,抑制甲状旁腺素分泌和肾小管钙的重吸收,不增加肠道钙磷吸收。这类药能更好地将血钙、磷与钙磷乘积控制在理想范围,降低血管钙化风险。⑤维生素 K:临床研究表明,维生素 K 减轻血管钙化同时还能改善部分患者的骨质疏松症,维生素 K 治疗的耐受性好,并未引起高凝状态。⑥他汀类药物:能抑制破骨细胞的形成和骨的再吸收,并促进新骨的生成,可能对血管钙化与骨质疏松并存的患者有特殊的益处。

(六) 抗血小板药物治疗

普通人群使用阿司匹林对冠心病具有预防作用。对于 CKD 肾功能不全患者,阿司匹林对血小板的抑制作用可增加出血风险,故即使存在心脏病的危险因素,也不推荐常规使用阿司匹林。但若已有明显的心血管病变,仍应考虑小心使用阿司匹林。应针对患者的个体情况,衡量其疗效与风险,决定是否用药。最近的荟萃分析提示慢性肾衰竭患者使用抗血小板药物对心血管疾病的防治作用有限,但出血风险显著增加。

(七) 补充叶酸和 B 族维生素

补充叶酸和 B 族维生素能够减轻高同型半胱氨酸血症。荟萃分析显示,服用叶酸或 B 族维生素虽然对透析患者总死亡率无明显影响,但能显著降低心血管死亡率。

二、心脏疾病的治疗

(一) 心肌病和心力衰竭的治疗

慢性肾衰竭患者出现心力衰竭时,除心肌功能障碍外,常伴有容量超负荷,因此,维持正常的血容量对控制慢性肾衰竭(尤其透析治疗)患者的充血性心力衰竭极关键,确定适当的干体重非常重要。利尿剂有助于减轻容量负荷,但慢性肾衰竭时袢利尿剂的作用降低;而噻嗪类利尿剂在 GFR<30ml/min 时几乎无效。不过即使在肾功能不全的晚期,这两种利尿剂仍具有协同利尿作用。利尿剂对大多数透析患者无效,应慎用或不用。

ACEI 治疗充血性心力衰竭疗效肯定,但应该个体化地使用,非透析患者使用 ACEI 应警惕高钾血症发生,而血透患者需注意透析时间安排,防止透析低血压出现。慢性肾衰竭患者使用地高辛仍有争论。严重肾功能损害的患者使用地高辛未能降低死亡率,反而带来一些危险,肾衰竭可能导致洋地黄体内蓄积中毒,发生低血钾时更易出现心律失常。因此,洋地黄类通常仅用于控制房颤患者的心室率。此外,文献报道卡维地洛治疗透析患者的心肌病有效。

(二) 缺血性心脏病

慢性肾衰竭患者急性或非急性冠心病的处理与普通人相似。出现稳定性心绞痛(无心肌梗塞)时应采用正规的抗心绞痛治疗以缓解症状。高度怀疑冠状动脉病变需要进行血管造影时,应行冠状动脉造影(详见前述)。合并急性冠状动脉综合征的透析患者的治疗与非透析人群一样,如行经皮冠状动脉介入治疗,冠状动脉旁路成形术治疗,及药物治疗。文献报道,CKD 患者冠脉成形术的初期成功率超过 90%。远期效果与肾功能水平有关,肌酐清除率(CCr)低于 30ml/min 的患者 1 年死亡率为 18.3%,CCr≥70ml/min 者仅为 1.5%。血液透析患者冠脉搭桥的住院死亡率为 12.5%,比普通人群高 4 倍。我们的研究显示,CKD 患者行冠状动脉重建术后再狭窄的发生率显著高于普通人群。透析患者慢性冠状动脉病的药物治疗与普通人群相似,包括使用阿司匹林、β-阻滞剂、硝酸甘油、ACEI 或 ARB,必要时应用钙离子拮抗剂(参考前述内容)。需要注意肾衰竭及透析对药物药代动力学的影响。

慢性肾衰竭患者发生心律失常通常按照一般原则处理。需要注意的是肾功能损害对药物代谢的影响,以及慢性肾衰竭可能出现的电解质紊乱,如高血钾、低血钙、低血镁等对心律失常的影响。

第五节　对慢性肾衰竭心血管疾病防治的一些思考

慢性肾衰竭患者是心血管疾病的高危人群,防治工作十分重要,但是目前所获效果却欠显著。笔者与国内多家肾内科于 2003 年和 2010 年分别对我国多个城市开展了流行病学调查,结果显示心血管疾病一直是我国慢性肾衰竭患者的第一位死亡原因。2 次调查间隔近 8 年时间,虽然这期间肾脏病学知识和血液净化技术已获得快速发展和推广,但是心血管疾病的发病率和死亡率并未降低。下文拟分析一下目前制约慢性肾衰竭心血管病防治进展的几个主要原因:

一、对防治工作重视不够

在全球范围内,对慢性肾衰竭心血管并发症的防治水平普遍较低。事实上,许多 3~4 期 CKD 患者已经存在心血管病变,而且相当部分患者在进入透析前就因心血管疾病死亡。但是,多数患者在进入终末期肾病前并未得到全面的心血管疾病检查、评估和防治。早防早治的缺失导致慢性肾衰竭患者后期更易出现严重心血管问题,极大地降低了慢性肾衰竭患者的寿限和生存质量。

对 CKD 患者、尤其是维持性透析患者应该坚持规律的心血管状况和危险因素评估。美国肾脏病与透析患者生存质量指导指南(K/DOQI)及欧洲最佳血液透析实践指南(EBPG)都强调慢性肾衰竭患者心血管疾病监测随访的重要性。指南要求患者开始透析时,无论是否有临床症状都需要评估心血管疾病并筛查危险因素。在开始透析后每 6 个月常规进行心血管疾病危险因素评估。达到干体质量后,进行 1 次超声心动图检查;此后每 3 年检查 1 次。透析患者冠状动脉病的评估应个体化,透析患者出现显著的左心室收缩功能减低(射血分数≤40%)时应进行冠心病评估。

二、发病机制研究进展缓慢

慢性肾衰竭心血管疾病的发病机制十分复杂,但是至今研究进展仍缓慢。临床实践显示,一些对普通人群心血管疾病防治有效的措施在慢性肾衰竭患者却不能达到预期疗效,提示慢性肾衰竭心血管疾病的致病因素,除传统因素外,还存在着与慢性肾衰竭相关的特殊因素。体外实验和动物实验都证实,一些尿毒症毒素或尿毒症时体内产生的生物活性介质(如蛋白质糖基化、氧化产物及 ADMA 等)具有损害血管或(和)心肌组织的致病作用,但是目前对这些非传统致病因素的研究仍欠深入。

最近的一些临床研究还显示,透析患者心血管疾病发病机制与未透析的 CKD 患者可能也存在一定差异。已知血液透析过程中血流动力学异常,透析膜生物不相容性激活免疫和补体系统,及透析水中存在的有害溶质均可能损害心血管系统。腹膜透析时持续高糖负荷可能加剧慢性肾衰竭患者的心血管损伤。因此,维持性透析患者除了体内长期蓄积高水平的生物毒素外,肾脏替代治疗的非生理性及透析治疗本身对循环系统、免疫功能和代谢等方面的影响进一步复杂了心血管疾病的发病机制。

三、缺少有效防治手段

由于慢性肾衰竭心血管疾病的发病机制复杂,致病因素众多,包括传统及非传统致病因素,因此只针对其中个别因素、尤其是只针对传统因素进行干预往往无法获得明显效果。正如前述,现在虽已发现越来越多的尿毒症毒素及生物活性介质参与慢性肾衰竭心血管疾病发病,但是对它们的认识还十分不够,更未寻得有效、特异、安全的干预方法或药物来阻断它们的致病作用,这就十分影响了临床防治效果。因此,今后加强对慢性肾衰竭心血管疾病发病机制、尤其是非传统致病因素的研究,寻获有效干预措施,对慢性肾衰竭患者早期进行多靶点多环节防治,可能是降低慢性肾衰竭心血管疾病发病率和死亡率、改善疾病预后的主要方向。

(侯凡凡　梁敏)

参 考 文 献

1. Baigent C, Landray MJ, Reith C, et al. The effects of lowering LDL cholesterol with simvastatin plus ezetimibe in patients with chronic kidney disease(Study of Heart and Renal Protection):a randomised placebo-controlled trial. Lancet,2011,377:2181-2192.

2. Chen SC, Chang JM, Hwang SJ, et al. Significant correlation between ankle-brachial index and vascular access failure in hemodialysis patients. Clin J Am Soc Nephrol, 2009,4:128-134.

3. Deloach SS, Townsend RR. Vascular stiffness:its measurement and significance for epidemiologic and outcome studies. Clin J Am Soc Nephrol,2008,3:184-192.

4. Edwards NC, Steeds RP, Stewart PM, et al. Effect of spironolactone on left ventricular mass and aortic stiffness in early-stage chronic kidney disease:a randomized controlled trial. J Am Coll Cardiol,2009,54:505-512.

5. Go AS, Chertow GM, Fan D, et al. Chronic kidney disease and the risks of death,cardiovascular events,and hospitalization. N Engl J Med,2004,351:1296-1305.

6. Heinz J, Kropf S, Luley C, et al. Homocysteine as a risk factor for cardiovascular disease in patients treated by dialysis:a meta-analysis. Am J Kidney Dis,2009,54:478-489.

7. Herselman M, Esau N, Kruger JM, et al. Relationship between serum protein and mortality in adults on long-term hemodialysis:exhaustive review and meta-analysis. Nutrition,2010,26:10-32.

8. Hou FF, Jiang JP, Chen JH, et al. China collaborative study on dialysis:a multi-centers cohort study on cardiovascular diseases in patients on maintenance dialysis. BMC Nephrol,2012,13:94-103.

9. Jiang JP, Chen PY, Chen JH, et al. Accumulation of tissue advanced glycation end products correlated with glucose exposure dose and associated with cardiovascular morbidity in patients on peritoneal dialysis. Atherosclerosis, 2012,224:187-194.

10. Jun M, Venkataraman V, Razavian M, et al. Antioxidants for chronic kidney disease. Cochrane Database Syst Rev, 2012,10:CD008176.

11. K/DOQI Workgroup. K/DOQI clinical practice guidelines for cardiovascular disease in dialysis patients. Am J Kidney Dis,2005,45:S1-153.

12. Kidney Disease:Improving Global Outcomes(KDIGO) CKD-MBD Work Group. KDIGO clinical practice guideline for the diagnosis,evaluation,prevention,and treatment of Chronic Kidney Disease-Mineral and Bone Disorder(CKD-MBD). Kidney Int. 2009,113:S1-130.

13. Moe SM, Chen NX. Mechanisms of vascular calcification in chronic kidney disease. J Am Soc Nephrol,2008,19: 213-216.

14. National Kidney Foundation Kidney Disease Outcomes Quality Initiative. Guidelines for anemia of chronic kidney disease:update 2000. Am J Kidnet Dis,2011,37(1 Suppl 1):S182-238.

15. Palmer SC, Hayen A, Macaskill P, et al. Serum levels of phosphorus,parathyroid hormone,and calcium and risks of death and cardiovascular disease in individuals with chronic kidney disease:a systematic review and meta-analysis. JAMA,2011,305:1119-1127.

16. Patel RK, Oliver S, Mark PB, et al. Determinants of left ventricular mass and hypertrophy in hemodialysis patients assessed by cardiac magnetic resonance imaging. Clin J Am Soc Nephrol,2009,4:1477-1483.

17. Palmer SC, Di Micco L, Razavian M, et al. Antiplatelet

agents for chronic kidney disease. Cochrane Database Syst Rev,2013,2:CD008834.

18. Patrick Mark, Alan Jardine. Cardiovascular complications of chronic renal disease. Medicine,2011,39:421-424.

19. Agarwal R, Sinha AD. Cardiovascular Protection with Antihypertensive Drugs in Dialysis Patients:A Systematic Review and Meta-analysis. Hypertension, 2009, 53:860-866.

20. Rubin MF,Rosas SE,Chirinos JA,et al. Surrogate markers of cardiovascular disease in CKD:what's under the hood? Am J Kidney Dis,2011,57:488-497.

21. Szeto CC,Chow KM,Woo KS,et al. Carotid intima media thickness predicts cardiovascular diseases in Chinese predialysis patients with chronic kidney disease. J Am Soc Nephrol,2007,18:1966-1972.

22. Townsend RR, Wimmer NJ, Chirinos JA, et al. Aortic PWV in chronic kidney disease:a CRIC ancillary study. Am J Hypertens,2010,23:282-289.

23. Vlachopoulos C, Aznaouridis K, Stefanadis C. Prediction of cardiovascular events and all-cause mortality with arterial stiffness:a systematic review and meta-analysis. J Am Coll Cardiol,2010,55:1318-1327.

24. Zhou QG,Wu SJ,Jiang JP,et al. Accumulation of circulating advanced oxidation protein products is an independent risk factor for ischemic heart disease in maintenance haemodialysis patients. Nephrology,2012,17:642-649.

25. Zoungas S, Cameron JD, Kerr PG, et al. Association of arotid intima-medial thickness and indices of arterial stiffness with cardiovascular disease outcomes in CKD. Am J Kidney Dis,2007,50:622-630.

第四章 肾性贫血

肾性贫血是慢性肾脏病的重要临床表现之一，1836 年由 Richard Bright 最早报道。慢性肾脏病（CKD）早期即可出现贫血，几乎累及所有的 CKD5 期患者。贫血程度与基础肾脏疾病和肾小球率过滤（GFR）密切相关，并随着 CKD 的进展其发生率逐渐增加。一般认为，肾性贫血的发生是由多种因素引起，1957 年 Jacobson 等报道，肾脏产生红系生长因子（即促红细胞生成素，EPO）缺乏是导致这种贫血的主要原因。贫血可增加 CKD 患者的心血管事件，降低患者的生活质量，因此加强肾性贫血的治疗具有十分重要的临床意义。

第一节 肾性贫血临床特点及发病机制

一、临床特点

肾性贫血的特点多为正细胞正色素性贫血，合并铁或叶酸缺乏时可出现小细胞或大细胞性贫血，而白细胞和巨核细胞生成无变化。在血尿素氮（BUN）大于 16mmol/L 时常可见棘形红细胞，其数量与贫血的严重程度无关，与肾衰竭的程度有关。网织红细胞计数可降低或正常，合并失血或溶血时则可明显升高。多数患者骨髓有核细胞和幼红细胞计数正常。骨髓细胞体外培养试验显示，尿毒症患者的骨髓对贫血刺激反应受损，但是对 EPO 的刺激与正常人无明显差异。

肾性贫血早期一般为轻中度，晚期可出现重度贫血。肾性贫血患者临床症状比其他种类贫血轻，这可能是由于肾衰竭患者体内磷酸盐排泄障碍，红细胞内 2,3-二磷酸甘油酸（DPG）含量升高，氧解离曲线右移；肾衰竭时多存在代谢性酸中毒，也促进氧解离曲线右移，氧气与血红蛋白（Hb）的亲和力下降，使氧更易从血液进入组织改善缺氧状况。贫血影响组织氧的供应及利用，心排血量增加，常表现为疲倦、呼吸困难，导致心室肥厚、心脏扩大、心绞痛、心力衰竭、脑供血不全、认知功能下降、免疫功能损伤等一系列病理生理现象，影响患者的预后

及生存质量。

二、发病机制

（一）EPO 相对或绝对不足

早在 1906 年 Carnot 和 Deflandre 就观察到一种称之为"hemopoietin"的物质与红细胞的生成有关，1977 年 Miyake 等首先纯化了人类 EPO，EPO 是一种唾液酸糖蛋白，由 165 个氨基酸组成，分子量为 30.4kDa。EPO 与它的受体结合后，可以通过促进骨髓红系祖细胞集落形成单位（CFU-E）和爆式集落形成单位（BFU-E）的增殖、分化、成熟来调节红细胞生成。现已知大约 90% 以上的 EPO 由肾小管周间质细胞合成，而肾外组织如肝细胞也能合成少量 EPO。在严重缺氧情况下，EPO 生成明显增加，其血浆浓度可增至正常的 1000 倍，进而 EPO 与红细胞系祖细胞上的受体结合，最终导致红细胞生成增多。慢性肾衰竭患者肾脏对低氧的反应性减低，血 EPO 浓度可能正常甚至低于正常。

慢性肾衰竭时 EPO 缺乏是引起贫血的主要原因。一般来说 EPO 产生的能力与健存肾单位数量呈正比关系。但在某些肾脏疾病，如某些慢性间质性肾炎及梗阻性肾病，肾小管间质受累严重，肾功能的损害程度往往与贫血程度不一致，表现为贫血更为严重，而无肾的患者贫血最为严重。目前研究发现部分肾功能不全患者血清中 EPO 的实际测量水平可能正常或高于正常，这是为什么呢？研究表明，此可能与缺氧、贫血刺激肾脏产生 EPO 增加以及肾功能不全 EPO 的清除减少有关。但与肾功能正常而有相同程度贫血患者相比，肾功能正常者血中 EPO 水平仍然明显高于肾功能不全者，说明肾功能不全者体内确实存在 EPO 缺乏。目前临床上广泛使用基因重组人促红细胞生成素（rHuEPO）来改善肾功能不全患者的贫血，进一步有力地说明 EPO 产生不足是导致肾性贫血的关键原因。

（二）尿毒症毒素的影响

尿毒症毒素对骨髓细胞以及红细胞发育具有抑制作用，加强透析清除尿毒症毒素可以改善贫血，减少 EPO 的使用剂量。许多尿毒症毒素如胺

类物质(多胺)和甲状旁腺激素对 EPO 活性可能有不同程度的抑制作用,然而它们的这种作用仍然需要继续深入研究。

(三) 红细胞寿命缩短

正常人体内红细胞寿命一般是在 120 天左右,而在慢性肾衰竭患者体内,红细胞寿命明显缩短,只能维持正常的 1/2。交叉输血试验显示,将患者红细胞输注到正常受者体内,其红细胞寿命正常,反之,将正常供者红细胞输入到尿毒症受者体内时,其红细胞寿命缩短了一半。而充分透析后的患者其红细胞寿命较前延长也能证明这一点。

(四) 炎症和感染

慢性肾衰竭患者常伴有微炎症。细胞因子清除减少、糖基化终产物蓄积、以及潜在的持续感染等都可导致炎症状态;此外透析过程本身也增加炎症风险,透析患者血清 C-反应蛋白水平较其透析前明显增高。炎症可释放细胞因子抑制内源性 EPO 合成、抑制红细胞系前体细胞的分裂和成熟、促进未成熟幼红细胞死亡,导致肾性贫血的发生。此外,炎症反应促进肝脏铁调素(hepcidin)合成,而抑制胃肠道铁吸收,引起铁利用障碍性贫血。

(五) 造血原料缺乏及营养不良

慢性肾衰竭时某些营养元素缺乏或不能有效利用,可加重贫血。铁剂、叶酸及 B 族维生素是合成红细胞中脱氧核糖核酸及 Hb 不可缺少的原料。在慢性肾衰竭时,铁的缺乏十分常见,如下因素易造成缺铁:①摄入不足,包括饮食铁含量不足及胃肠道吸收被干扰(肾衰竭患者常使用磷结合剂、碳酸氢钠等药物,干扰肠道铁吸收);②丢失过多,包括透析器及管路丢失、频繁抽血化验、消化道及子宫出血等;③需要增加,注射 rHuEPO 后体内铁利用显著增加,易造成铁相对不足。L-肉碱参与转运长链脂肪酸进入线粒体,使其在线粒体内氧化产能,肾衰竭时体内 L-肉碱缺乏,导致细胞内能量缺乏,加重贫血及营养不良。

(六) 其他因素

铝中毒抑制合成 Hb 的酶,损害铁的转移及利用;血管紧张素 II 有刺激 EPO 生成的作用,因此使用肾素-血管紧张素系统抑制剂有可能使这一效应被抑制,从而导致患者贫血加重或对 EPO 治疗不敏感。

肾性贫血发生机制示意图见图 13-4-1。

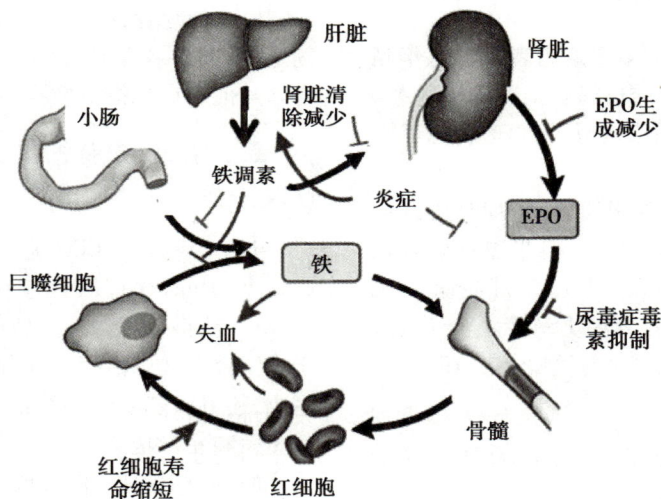

图 13-4-1　肾性贫血发生机制示意图

第二节　肾性贫血的 定义和评估

一、肾性贫血的诊断标准

世界卫生组织(WHO)推荐的贫血定义为:居住或生活在海平面水平的 15 岁及以上成年男性 Hb<130g/L,成年非妊娠女性 Hb<120g/L,成年妊娠女性 Hb<110g/L。

儿童贫血的诊断标准为:0.5~5 岁 Hb<110g/L,5~12 岁 Hb<115g/L,12~15 岁 Hb<120g/L。

在诊断 CKD 贫血时,无论是成人还是儿童,均应考虑种族、居住地海拔高度和生理需求对 Hb 的影响,并考虑标本来源和 Hb 测量方法对检测值的影响。

二、贫血的实验室检查

贫血的检查应该包括以下实验室指标:

（一）红细胞相关指标

包括 Hb、红细胞数、平均红细胞体积、平均红细胞血红蛋白含量、平均红细胞血红蛋白浓度、网织红细胞数及红细胞压积（Hct）。

（二）铁代谢参数

包括血清铁蛋白（SF，反映库存铁状态）、血清铁、总铁结合力、转铁蛋白饱和度（TSAT，反映利用铁状态）。

（三）其他

包括叶酸、维生素 B_{12}、高敏 C 反应蛋白、大便潜血等检查，必要时可行骨髓穿刺检验及骨髓活检病理检查。

尽管贫血的诊断主要依赖 Hb 水平，但需要测量其他指标以评估贫血的严重程度，并与其他原因引起的贫血进行鉴别。CKD 患者血肌酐（SCr）> $176.8\mu mol/L$，如未发现其他贫血的原因，则贫血可能是 EPO 缺乏所致；如存在 EPO 缺乏之外的异常，则需要进一步评估是否存在造血原料如铁、叶酸或维生素 B_{12} 缺乏。此外，还应注意排除有无慢性失血、炎症、肿瘤以及其他血液系统疾病等。

三、贫血的评估频率

无贫血的 CKD 患者：CKD3 期患者至少每年测量 1 次 Hb；CKD4~5 期非透析患者至少每年测量 2 次 Hb；CKD5 期已开始血液透析及腹膜透析患者至少每 3 个月测量 1 次 Hb。

有贫血的 CKD 患者：如未使用 rHuEPO 等红细胞生成刺激剂（ESA），CKD 3~5 期非透析患者及 CKD5 期腹膜透析患者，应至少每 3 月测量 1 次 Hb；CKD5 期血液透析或者开始 ESA 治疗的患者，测量频率应酌情增加到至少每月测量 1 次 Hb。

第三节 肾性贫血的治疗进展及争议

一、肾性贫血治疗的靶目标及争议

肾性贫血治疗的靶目标值到底在什么水平为最佳？临床上一直存在争议，也是人们不断讨论和关心的焦点。近十余年，流行病学调查及临床治疗研究在为肾性贫血治疗靶目标值的确定不断提供新证据，从而促进了肾性贫血临床实践指南的不断更新。2000 年美国 NKF-K/DOQI 发布的关于 CKD 贫血的临床实践指南，推荐 CKD 患者 Hb 靶目标值为 110~120g/L 范围（Hct 33%~36%），但几乎没

有证据证实 Hct>36% 是否优于 Hct 33%~36%。随后一系列的随机对照实验（RCT），包括 Canada-Europe 研究、CHOIR 研究、CREATE 研究等结果均提示：完全纠正 CKD 患者的贫血较部分纠正贫血并不能使患者更多的获益，并且可能带来一些不良反应。2007 年 KDOQI 对"CKD 贫血临床实践指南"的 Hb 靶目标值进行了修订，推荐无论是透析还是非透析的接受 ESA 治疗的 CKD 患者，Hb 应维持在 110~120g/L 范围，不应超过 130g/L。目标值应在治疗后 4 个月内达到。

2009 年完成的 TREAT 研究是目前为止最大规模的关于 ESA 治疗肾性贫血的 RCT 研究。4038 名糖尿病、CKD 合并贫血患者随机分为两组，即 ESA 治疗组（Hb 目标值 130g/L）和安慰剂对照组（仅在 Hb<90g/L 时接受 ESA 治疗），以死亡或心血管事件及死亡或终末肾脏病（ESRD）作为终点事件。结果发现 ESA 治疗并不能减少终点事件的发生，反而增加脑卒中的发生。依据既往的 RCT 研究结果及 TREAT 研究结果，在平衡利弊后，2012 年 KDIGO 制订的肾性贫血指南建议，宜将 Hb 维持于 115g/L 以内，最高不超过 130g/L。

ESA 治疗肾性贫血时，Hb 靶目标应个体化地确定，根据患者年龄、种族、性别、生理需求及是否合并其他疾病在指南推荐的范围内进行调整。

二、肾性贫血的红细胞生成刺激剂治疗及进展

1983 年人类 EPO 基因被克隆和表达成功，1985 年 rHuEPO 首次被应用于人体试验，1988 年 rHuEPO 获得美国食品药品管理局（FDA）批准应用于临床肾性贫血治疗。此种 ESA 可以促进红细胞生成，还可以恢复红细胞的存活时间和活力，增加其弹性和变形能力。ESA 的临床应用是肾性贫血治疗的一个里程碑，极大地改善了慢性肾衰竭患者的预后。随着 ESA 在临床的广泛应用，越来越多的患者贫血得到纠正，生活质量大大提高，因贫血导致的左心室肥厚和充血性心力衰竭等并发症得到控制，使 CRF 的总体治疗费用下降。下面对 ESA 及其临床应用作一简介。

（一）红细胞生成刺激剂类型

1. **第一代 ESA** 即 rHuEPO，是一种免疫学及生物学特性均与人 EPO 极其相似的唾液酸蛋白激素，根据其糖基的不同，rHuEPO 被分为 α 和 β 两种类型。由于其半衰期短，每周需要注射 1~3 次。

2. **第二代 ESA** 新红细胞生成刺激蛋白（no-

vel erythropoiesis stimulating protein, NESP),又称达依泊汀 α(darbepoetin α),已于 2001 年应用于临床。此药具有两条与 N 端相连的糖基链,这种高度糖基化的结构使其在体内具有较高的代谢稳定性,其半衰期可达到 rHuEPO 的 3 倍以上,可明显减少注射给药频率,每周或每 2 周给药 1 次,能安全有效地治疗肾性贫血。

3. 第三代 ESA 持续性促红细胞生成素受体激活剂(continuous erythropoiesis receptor activator, CERA)为一种化学合成的持续性 EPO 受体激活剂,于 2007 年应用于临床。它具有与受体结合慢而解离快、半衰期长(皮下注射为 73~170 小时;静脉注射为 70~140 小时)、给药次数少等优势,每 4 周 1 次皮下给药可以有效维持 CKD 透析患者的 Hb 水平,减少 Hb 波动,有效平稳地纠正贫血对患者长期预后更有益。

(二)治疗前准备
ESA 治疗前,医师应充分评估患者病情和权衡 ESA 治疗利弊,并尽可能纠正有关贫血的各种病因如铁缺乏。对那些既往有脑卒中史或恶性肿瘤史的慢性肾衰竭患者,使用 ESA 治疗应慎重。

(三)治疗时机
成人 CKD5 期非透析患者 Hb<100g/L 时,即应根据 Hb 下降程度、前期铁剂治疗反应、ESA 治疗风险、输血风险及是否存在贫血相关并发症来个体化地决定是否开始 ESA 治疗;成人 CKD5 期透析患者 Hb 介于 90~100g/L 时推荐开始 ESA 治疗,应尽量避免 Hb 降至 90g/L 以下。

(四)给药途径
rHuEPO 治疗肾性贫血,静脉给药和皮下给药同样有效,但皮下注射的药效动力学优于静脉输注,可以延长有效药物浓度在体内的维持时间,节省治疗费用。目前推荐:①对于非透析患者和腹膜透析患者,建议采用皮下注射给药;②对于血液透析患者,建议采用静脉或皮下给药,皮下注射可以降低药物剂量的 24%。

(五)初始剂量及剂量调整
1. 初始剂量 ESA 的使用剂量应根据患者的体重、临床情况、Hb 水平、EAS 类型及给药途径来决定。①rHuEPO:初始剂量建议为 20~50U/kg,皮下或静脉给药,每周 3 次。②达依泊汀 α:初始剂量建议为 0.45μg/kg,皮下或静脉给药,每周 1 次;或 0.75μg/kg,皮下给药,每 2 周 1 次。③CERA:CKD 非透析患者以及 CKD 5 期透析患者,初始剂量建议为 0.6μg/kg,皮下或静脉给药,每 2 周 1 次;或 CKD

非透析患者初始剂量 1.2μg/kg,皮下给药,每 4 周 1 次。有高血压、心血管疾病、血栓栓塞或癫痫的患者,初始剂量应相应减低。初始 ESA 治疗的目标是 Hb 每月增加 10~20g/L,应避免 4 周内增加幅度超过 20g/L。

2. 剂量调整 在使用 ESA 治疗期间,应根据患者的 Hb 水平、Hb 上升速度、目前 ESA 使用剂量及临床情况等因素对 ESA 用量进行调整。推荐在 ESA 开始治疗 4 周后开始调整剂量,ESA 剂量调整最小时间间隔为 2 周。如果 Hb 升高未达目标值,可将 rHuEPO 的剂量增加 20U/kg 体重,每周 3 次。建议维持 Hb 浓度在 115g/L 以下,如果 Hb 升高并且超过 115g/L,应将剂量降低约 25%。如果 Hb 持续升高,应暂停给药直到 Hb 开始下降,然后将剂量降低约 25% 后重新开始给药。需要注意的是,达标的 Hb 很容易超过或低于理想范围,因此可能也需要反复进行剂量调整。ESA 的剂量调整容易导致 Hb 波动,有研究发现 Hb 波动是 CKD 5 期血透患者死亡的独立预测因子之一,因此调整 ESA 剂量需谨慎进行。另外,当贫血严重或 ESA 反应性严重降低时,应给予输血而不是盲目增加 ESA 剂量。

(六)红细胞生成刺激剂低反应性
1. ESA 低反应性的概念及分类 可以分为如下两类:
初始 ESA 治疗反应低下:若给予按照患者体重计算的适量 ESA 治疗 1 个月,Hb 与基线值相比无增加,则将患者归类为初始 ESA 治疗反应低下。
获得性 ESA 治疗反应低下:稳定剂量的 ESA 治疗后,为维持 Hb 稳定需要两次增加 ESA 剂量且增加的剂量超过稳定剂量的 50%,则将患者归类为获得性 ESA 反应低下。

2. ESA 低反应性的原因 ESA 低反应性最常见的原因是铁缺乏,其他原因包括炎症、慢性失血、甲状旁腺功能亢进、铝中毒、溶血、血红蛋白病、纤维性骨炎、脾功能亢进、恶性肿瘤、营养不良、维生素缺乏、透析不充分、血管紧张素转换酶抑制剂(ACEI)或血管紧张素 AT1 受体阻断剂(ARB)的使用、及抗体介导的纯红细胞再生障碍性贫血(PRCA)。

3. ESA 低反应性的治疗 绝大多数 ESA 低反应性的原因有可能找到,若能纠正,则患者对 ESA 的反应可以恢复正常,因此积极寻找原因并予以纠正极其重要。对于无法寻获病因、增大 ESA 剂量(最大剂量不应高于按体重计算的初始剂量的 4 倍)仍无法改善低反应的患者,应认真评估继续

ESA 治疗和输血治疗的风险，个体化地决定治疗方案。

抗体介导的 PRCA 治疗：rHuEPO 治疗超过 8 周并出现下述情况即应怀疑 PRCA：①Hb 以每周 5~10g/L 的速度快速下降，或需要输注红细胞维持 Hb 水平；②血小板和白细胞计数正常，且网织红细胞绝对值计数 < 10 000/μl。但是确诊必须血清 EPO 抗体化验阳性及骨髓像呈 PRCA 表现（严重的骨髓红细胞系统增生障碍，而白细胞及巨核细胞系统增生正常）。因抗体存在交叉反应，既中和外源性 rHuEPO，也抑制内源性 EPO，故凡确诊 PRCA 的患者必须停用所有的 ESA 制剂，并试用免疫抑制剂治疗（可能加快抗体消除），必要时输血治疗贫血。有条件的患者应进行肾移植，以彻底改善肾性贫血，不再使用 ESA。

（七）不良反应

ESA 的不良反应发生率（每病例年次数）大概如下：高血压 0.75、血管通路堵塞 0.25、高钾血症 0.11，ESA 导致癫痫样发作的发生率较难确定，通常在开始使用的前 3 个月较为常见。减少 ESA 的不良反应关键在于严格控制 Hb 上升的速度（每个月不超过 20g/L 为宜）。下面将主要不良反应做一介绍：

1. 高血压 是最常见的不良反应，发生率为 1/4~1/3。所有 CKD 患者都应监测血压，尤其是开始接受 ESA 治疗时。长期高血压可加重心脑肾靶器官损害。有研究显示，ESA 引起高血压可能与其改变细胞内钙离子稳态相关。原有高血压、贫血纠正过快、ESA 使用剂量过大的患者更易出现血压增高。大部分血压增高患者可以通过减少 ESA 用量、加强降压药物治疗和降低干体重而被有效控制，一般无需因高血压而停止或中断 ESA 治疗，但是若血压难以控制或出现高血压脑病则应停用 ESA 制剂。

2. 血管通路血栓 ESA 治疗能增加凝血因子Ⅷ及纤维蛋白原产生，促进血小板凝集，抑制纤溶活性，从而导致血栓形成。但是，使用 ESA 治疗的血液透析患者，不论其血管通路是自体血管内瘘还是人造血管内瘘，通常情况下都无需增加肝素用量，也无需增加对血管通路的检测。

3. 高钾血症 高钾血症的发生主要与透析不充分和饮食控制不佳有关。ESA 治疗能促进食欲，对于接受 ESA 治疗的患者必须加强饮食方面的指导，临床上高钾血症的发生率<1%，一般无须加强监测。

4. 癫痫 癫痫病史不是应用 ESA 的禁忌证，但是当患者伴有不能控制的高血压或体重增加过多时，仍应警惕治疗中出现癫痫发作的可能。总体上讲，无须顾虑 ESA 治疗后新发癫痫或原有癫痫者发作频率改变而限制患者活动。

5. 肌痛及输液样反应 通常发生在应用 ESA 治疗 1~2 小时后，表现为肌痛、骨骼疼痛、低热、出汗等症状，可持续 12 小时。2 周后可自行消失。症状较重者可给予非类固醇类抗炎药治疗并减慢 ESA 的输注速度。

6. 其他并发症 有报道 ESA 治疗可导致血管内膜增生和随后狭窄、深静脉血栓、皮疹、过敏反应、虹膜炎样反应、脱发等症状，但发生率很低。

（八）对红细胞生成刺激剂的展望

除了上述 3 代已投入临床使用的 ESA 制剂外，近年来还涌现出许多治疗新药及方法，如红细胞生成素拟肽（erythropoietin-mimetic peptides），低氧诱导因子（hypoxia-inducible factor，HIF）稳定剂及 EPO 基因治疗等。

1. 红细胞生成素拟肽 1996 年 Wrighton 于最早筛选出红细胞生成素拟肽，其氨基酸序列与 EPO 完全不同，分子质量远比 EPO 小，但是可以同 EPO 一样激活 EPO 受体发挥促红细胞生成作用。Peginesatide（前称 Hematide）是人工合成的模拟 EPO 的二聚肽，在大鼠及食蟹猴体内已证实具有刺激红细胞集落生长、增加网织红细胞计数及 Hct 的作用。由于其与 EPO 没有结构上的同源性，故已有学者将其试用于治疗抗 EPO 抗体所致 PRCA 患者的贫血。Peginesatide 已于 2012 年第一季度先后获得欧洲药物管理局（EMA）和美国 FDA 的批准上市，但是上市后 1 年即出现了 3 例严重过敏致死病例，占用药患者总数的 0.012%，因此厂家已紧急召回此药。

2. 低氧诱导因子稳定剂 HIF 是 EPO 基因表达的重要调节因子，缺氧时 HIF 与 EPO 基因 3′增强子结合，启动 EPO 基因转录，氧含量正常时，HIFα 亚基的脯氨酸被羟化而失活，抑制肾脏及肝脏 EPO 的表达，HIF 稳定剂通过抑制 HIF 羟化使其作用时间延长。FG-2216 是第一代 HIF 稳定剂，它可以促进 EPO 基因表达上调，从而增加内源性 EPO 合成和 Hb 水平。FG-4592 是第二代 HIF 稳定剂，具有增加 CKD 患者 Hct 及降低血清铁调素的作用。目前上述 HIF 稳定剂尚处于上市前的临床试验阶段。

3. EPO 基因治疗 早在 1999 年 Osada 等即

已报道,将人类 EPO 基因转染细胞植入多囊肾小鼠的腹腔,可以观察到血清 EPO 水平的升高,近些年运用 biopump 技术使基因治疗已进入临床研究阶段,已经对少数个体进行了 Ⅰ～Ⅱ 期临床试验。此疗法存在基因过度表达及基因突变等潜在风险,因此其安全性尚需评估。

此外,铁调素调控剂、EPO 基因表达负调控因子 GATA-2 抑制剂目前也正在研究中,将来有可能为我们肾性贫血的治疗提供新途径。

三、肾性贫血的铁剂治疗

铁是合成 Hb 的基本原料。流行病学及临床研究证实在肾性贫血患者中常存在不同程度的铁缺乏,铁缺乏是导致 ESA 治疗低反应性的最主要原因,将铁补足,不仅能明显改善贫血,还能减少 ESA 使用剂量。因此对于肾性贫血患者需要常规进行铁状态的评估,寻找导致铁缺乏的原因,并根据患者的铁储备状态予以相应的铁剂补充。

(一)铁状态评估

对铁状态的评估目前常规使用 SF 和 TSAT 作指标。SF 是检测铁储备的常用指标;TSAT 是血清铁与总铁结合力的比值,反映可利用铁的水平。应用 ESA 治疗的肾性贫血时,需将 SF 和 TAST 维持到什么样水平才较理想?目前尚缺足够 RCT 证据难以确切回答。曾认为 $SF > 100\mu g/L$ 及 $TAST > 20\%$ 提示铁状态良好,然而这部分患者中很多人在给予铁剂补充后仍出现 Hb 升高,并可使 ESA 用量减少,提示仍有铁不足。2006 年 KDOQI 制定的 CKD 贫血指南推荐 CKD5 期血液透析患者需维持 $SF > 200\mu g/L$,CKD 非透析患者以及 CKD5 期腹膜透析患者需维持 $SF > 100\mu g/L$,所有 CKD 患者均需维持 $TSAT > 20\%$。与此同时,指南也给出了上述指标的上限,即 $SF > 500\mu g/L$ 时不推荐补充铁剂。2012 年 KDIGO 制定的 CKD 贫血指南建议 $SF < 500\mu g/L$ 及 $TAST < 30\%$ 时均应补铁。

SF 是急性时相反应蛋白之一,炎症、肿瘤及肝病时其水平会明显增加,这时所获结果不能反映机体铁储存状态;TSAT 检测结果常变动很大,因此必须连续检验数次。由于 SF 和 TSAT 的敏感性和特异性相对较低,因此,需结合其他检验指标及 ESA 的治疗反应来综合分析才能准确判断机体铁状态。

网织红细胞血红蛋白含量(CHr)及低血红蛋白红细胞百分比(PHRC)也可以作为肾性贫血患者铁状态的评估指标,能反映可利用铁水平。他们的目标值分别为 $CHr > 29pg$,$PHRC < 6\%$。CHr 诊断铁缺乏敏感,但是它只能反映很短时间的可利用铁信息;PHRC 能反映较长期的慢性缺铁,但是如果血标本放置较久,测量值会假性增高,这须注意。

(二)铁状态的监测

接受 ESA 治疗的 CKD 患者,应该至少每 3 个月监测一次铁状态。当出现以下情况时需要增加铁状态的检测频率,以决定是否开始、继续或停止铁剂治疗:①开始 ESA 治疗前;②调整 ESA 治疗时;③有出血存在;④静脉铁剂治疗后监测治疗疗效;⑤有其他导致铁状态改变的情况,如合并炎性、感染等。

(三)铁剂的用法、种类和用量

1. 铁剂的用法　目前补铁治疗主要有两种途径:口服和静脉滴注。口服给药方便、安全,但易受肠道吸收因素的影响,CKD 非透析患者及腹膜透析患者可先试用口服补铁治疗;静脉给药疗效可靠,血液透析及重症贫血患者补铁首选这一途径。口服补铁治疗 1～3 个月后需再次评估铁状态,如果铁状态、Hb 没有达到目标值,或口服铁剂不能耐受,均应改用静脉补铁治疗。

2. 铁剂的种类和使用剂量　常用的静脉铁剂有右旋糖酐铁和蔗糖铁。右旋糖酐铁起效较慢,在体内需经网状内皮系统加工才能释放出铁离子,给药后 7～14 天血清铁蛋白才上升,过敏是其最大的不良反应,文献报道严重反应发生率可达 0.6%～0.7%。蔗糖铁是目前最安全、有效的静脉铁剂,不易发生过敏反应,且起效较快,给药后 1～2 天血清铁蛋白即上升。使用静脉铁剂之前必须做药物过敏试验。静脉补铁给药的剂量和时间间隔应根据患者体内铁状态、铁剂治疗反应、Hb 水平、ESA 使用剂量、ESA 治疗反应及有无并发症做调整。

口服补铁需每日补充铁元素 200mg,其中仅约 1/6 或者更少的部分能被吸收。口服铁剂药物说明书的推荐剂量是缺铁性贫血的治疗剂量,而应用 ESA 治疗时红细胞生成活跃,常需要更大剂量。我们常用的口服铁剂元素铁含量如下:硫酸亚铁 20.0%,琥珀酸亚铁 35.0%,多糖铁复合物 46%。可根据铁的含量及需要量,推算每日口服铁剂的剂量。

(四)铁剂治疗的注意事项

在应用静脉铁剂前,医护人员要接受判断及处理严重不良反应的训练,要备好复苏设备及药物。全部静脉铁(不仅是右旋糖酐铁)均需要做过敏试验,并且应在输注静脉铁的头 60 分钟对患者进行密切监测。

有全身活动性感染或重症肝病的患者,不宜使用静脉铁剂。另外,进行静脉补铁时需避免铁过量,包括急性铁中毒(出现恶心、呕吐、腹痛、腹泻、虚脱、惊厥、昏迷,而后出现急性肾小管坏死、急性肝坏死危及生命)及慢性铁中毒(即含铁血黄素沉着症)。

四、肾性贫血的输血治疗

ESA 的应用极大减轻了慢性肾衰竭患者对输血的依赖。在应用 ESA 治疗前,大约有 1/4 以上的慢性肾衰竭患者必须依赖输血。输注红细胞只能短期缓解患者的贫血状况,并且可能引起一系列不良反应,因此,治疗肾性贫血时,要尽量避免输注红细胞,以减少输血相关风险。对于准备器官移植的患者,在情况允许的情况下,更应避免频繁输注红细胞,以减少移植术后可能出现的排异反应。

如下情况应考虑输注红细胞:①ESA 治疗无效(如血红蛋白病、纤维性骨炎、PRCA);②ESA 治疗弊大于利(如既往或现有恶性肿瘤、脑卒中等)。

而且某些特定的急性状况,也应输注红细胞:①需要快速纠正贫血来稳定患者病情(如急性失血、不稳定性冠心病);②需要快速提高 Hb 浓度以进行外科手术。在这种情况下,输注红细胞治疗的 Hb 阈值并没有明确规定,一般认为 Hb<70g/L 时即可考虑输注。

五、肾性贫血的其他治疗

HD 患者铝负荷过重可以干扰铁代谢,导致低色素小细胞性贫血,另外还可以降低 ESA 的治疗反应,加重贫血。如果基础血清铝浓度超过 50ng/ml 或静脉使用去铁胺(DFO)500~1000mg 后血清铝浓度仍超过 175ng/ml,即提示铝负荷过重,铝负荷过重的主要原因是使用含铝的磷结合剂或透析用水处理不当含铝过量。应该去除铝负荷过重原因或(和)应用 DFO 做驱铝治疗。

叶酸及维生素 B_{12} 是合成红细胞不可缺少的原料,缺乏时可引起巨幼细胞性贫血,应给予相应的药物治疗。肾移植是治疗肾性贫血的最有效措施,有条件时应该争取实施。

肾性贫血诊断及治疗的流程见图 13-4-2。

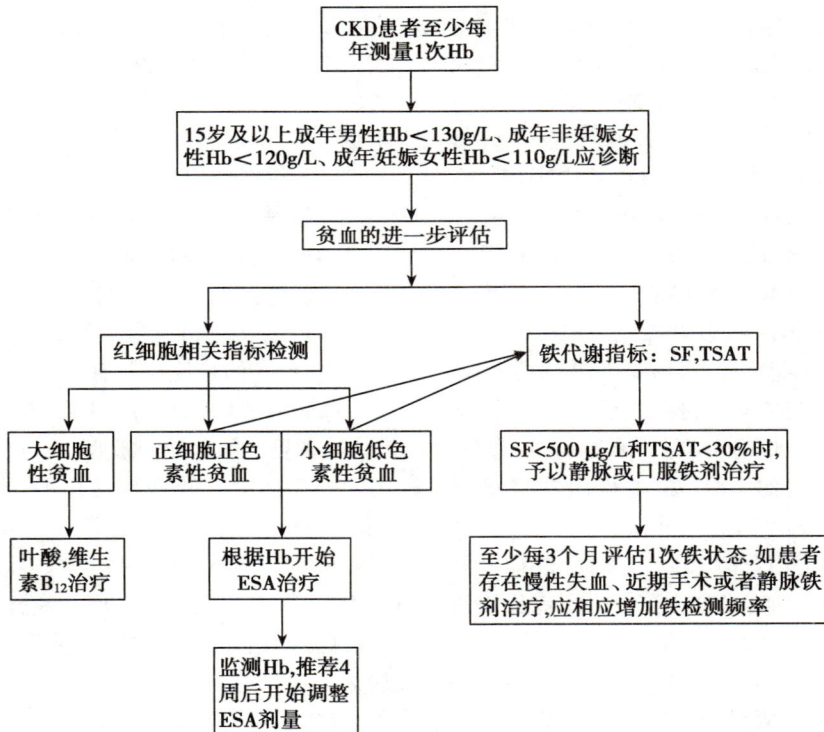

图 13-4-2　肾性贫血诊断及治疗流程图

(刘必成　潘明明)

参 考 文 献

1. 刘伏友. 慢性肾衰竭贫血研究进展及干预对策∥谌贻璞. 肾内科学, 北京: 人民卫生出版社, 2008: 259-263.

2. 谌贻璞. 用促红细胞生成素治疗肾性贫血必须合理补铁. 肾脏病与透析肾移植杂志, 2006, 15(4): 345-346.

3. 徐潇漪, 谌贻璞. 新型红细胞生成刺激剂的现状与展望. 中国血液净化, 2010, 9(9): 467-470.

4. 中国医师协会肾内科医师分会肾性贫血诊断和治疗共识专家组. 肾性贫血诊断与治疗中国专家共识. 中华肾脏病杂志, 2013, 29(5): 389-392.

5. Babitt JL, Lin HY. Mechanisma of anemia in CKD. J Am Soc Nephrol, 2012, 23: 1631-1634.

6. Bernhardt WM, Wiesener MS, Sciqalla P, et al. Inhibition of prolyl hydroxylases increases erythropoietin production in ESRD. J Am Soc Nephrol, 2010, 21(12): 2151-2156.

7. Chateauvieux S, Grigorakaki C, Morceau F, et al. Erythropoietin, erythropoiesis and beyond. Biochem Pharmacol, 2011, 82: 1291-1303.

8. Curran MP, McCormack PL. Methoxy polyethylene glycolepoetin beta: a review of its use in the management of anaemia associated with chronic kidney disease. Drugs, 2008, 68(8): 1139-1156.

9. Drüeke TB, Parfrey RS. Summayr cf the KDIGO guideline on anemia and comment: reading between the (guide) line (s). Kidney Int, 2012, 82: 952-960.

10. Eqrie JC, Dwyer E, Browne JK, et al. Darbepoetin alfa has a longer circulating half-life and greater in vivo potency than recombinant human erythropoietin. Exp Hematol, 2003, 31(4): 290-299.

11. Fan Q, Leuther KK, Holmes CP, et al. Preclinical evaluation of Hematide, anovel erythropoiesis stimulating agent, for the treatment of anemia. Exp Hematol, 2006, 34: 1303-1311.

12. Faulds D, Sorkin EM. Epoetin (recombinant human erythropoietin). A review of its pharmacodynamic and pharmacokinetic properties and therapeutic potential in anaemia and the stimulation of erythropoiesis. Drugs, 1989, 38(6): 863-899.

13. Fisher JW. Erythropoietin: physiology and pharmacology update. Exp Biol Med, 2003, 228(1): 1-14.

14. Folkert VW, Meyer TW, Hostetter TH. Anemia therapy in ESRD: time to move on. Clin J Am Soc Nephrol, 2010, 5(7): 1163-1164.

15. Golper TA, Goral S, Becker BN, et al. L-carnitine treatment of anemia. Am J, Kidney Dis, 2003, 41(suppl 4): S27-34.

16. Hörl WH. Anaemia management and mortality risk in chronic kidney disease. Nat Rev Nephrol, 2013, 9(5): 291-301.

17. Jacobs K, Shoemaker C, Rudersdorf R, et al. Isolation and characterization of genomic and cDNA clones of human erythropoietin. Nature, 1985, 313: 806-810.

18. Jelkmann W. Regulation of erythropoietin production. J Physiol, 2011, 1251-1258.

19. Lawler EV, Bradbury BD, Fonda JR, et al. Transfusion burden among patients with chronic kidney disease and anemia. Clin J Am Soc Nephrol, 2010, 5: 667-672.

20. Macdouqall IC. New anemia therapies: translating novel strategies from bench to bedside. Am J Kidney Dis, 2012, 59(3): 444-451.

21. Macdouqall IC. Role of uremic toxins in exacerbating anemia in renal failure. Kidney Int Suppl, 2001, 78: S67-72.

22. McGonigle RJ, Wallin JD, Shadduck RK, et al. Erythropoietin deficiency and inhibition of erythropoiesis in renal insufficiency. Kidney Int, 1984, 25: 437-444.

23. National Clinical Guideline Centre(UK). Anaemia management in chronic kidney disease: rapid update 2011 [Internet]. http://www.ncbi.nlm.nih.gov/books/NBK65530/

24. National Kidney Foundation. NKF-K/DOQI clinical practice guidelines for anemia of chronic kidney disease: update 2000. Am J KidneyDis, 2001, 37(1 Suppl 1): S182-238.

25. National Kidney Foundation. KDOQI clinical practice guidelines and clinical practice recommendations for anemia in chronic kidney disease. Am J Kidney Dis, 2006, 47(Suppl 3): S1-S145.

26. National Kidney Foundation. KDOQI clinical practice guideline and clinical practice recommendations for anemia in chronic kidney disease: 2007 update of hemoglobin target. Am J Kidney, 2007, 50(3): 471-530.

27. KDIGO Anemia Work Group. KDIGO clinical practice guideline for anemia in chronic kidney disease. Kidney Int Suppl, 2012, 2(4): 279-335.

28. Nissenson AR. Erythropoietin overview-1993. Blood Purif, 1994, 12: 6-13.

29. Osada S, Ebihara I, Setoquchi Y, et al. Gene therapy for renal anemia in mice with polycystic kidney using an ad-

enovirus vector encoding the human erythropoietion gene. Kidney Int,1999,55(4):1234-1240.

30. Pisoni RL,Bragg-Gresham JL,Young EW,et al. Anemia management and outcomes from 12 countries in the Dialysis Outcomes and Practice Pattern Study(DOPPS). Am J Kidney Dis,2004,44(1):94-111.

31. Tsagalis G. Renal anemia:a nephrologist's view. Hippokratia,2011,15(Suppl 1):39-43.

32. Wrighton NC,Farrell FX,Chang R,et al. Small peptides as potent mimetics of protein hormone erythropotetin. Science,1996,273:458-464.

第五章　慢性肾脏病-矿物质骨代谢紊乱

第一节　慢性肾脏病-矿物质骨代谢紊乱的概念

慢性肾脏病(chronic kidney disease,CKD)进展时,随着肾功能的逐步丢失,出现了矿物质和骨代谢紊乱(mineral and bone disorder,MBD),称为慢性肾脏病-矿物质骨代谢紊乱(CKD-MBD)。随着基础研究和临床研究的深入,当前医学界认识到CKD-MBD包括如下三个方面:①矿物质代谢异常,包括血清钙、磷、活性维生素 D、甲状旁腺激素(PTH)、成纤维细胞生长因子23(FGF23)等;②骨代谢异常,包括高转换骨病、低转换骨病、无动力骨病、骨质疏松等;③血管中层钙化和软组织钙化。

一、矿物质代谢异常

CKD 时,随着肾小球滤过率(GFR)的下降,从肾小球滤过的磷减少,血磷有升高趋势。这刺激甲状旁腺合成和分泌较多的 PTH,PTH 作用于肾单位的近曲小管,减少磷的重吸收,从而维持血磷稳定。最近的研究显示,升高的血磷还可刺激骨细胞和成骨细胞分泌 FGF23,FGF23 的重要作用之一是减少肾小管对磷的重吸收。因此,随着 GFR 下降,可观察到血清 PTH 水平和 FGF23 水平升高早于血磷的升高。但是,当 GFR 下降严重,肾小管对磷的重吸收减少已经不能弥补肾小球滤过磷的减少时,即出现高磷血症。高磷血症持续刺激甲状旁腺,可出现甲状旁腺增生,甚至形成自主分泌腺瘤。

CKD 时,患者食欲下降或饮食限制,钙摄入减少,同时随着肾脏结构的毁损,肾脏1α 羟化酶活性下降,导致活性维生素 D(即 1,25(OH)$_2$维生素 D$_3$)缺乏,胃肠道对钙吸收能力减退,从而出现低钙血症。低钙血症刺激 PTH 合成和分泌,PTH 促进肾小管对钙的重吸收,促进破骨细胞活性增强,促使骨钙释放入血,从而使血钙水平趋向正常。低钙血症持续刺激甲状旁腺,也可促进甲状旁腺增生,乃至形成自主分泌腺瘤。

高磷血症和低钙血症引起 PTH 合成增加、分泌增加,严重时出现甲状旁腺增生,甚至甲状旁腺腺瘤,被称为继发性甲状旁腺机能亢进症(SHPT)。SHPT 时,甲状旁腺细胞表面的维生素 D 受体密度下降,表现为维生素 D 抵抗。另外,甲状旁腺细胞表面的钙敏感受体(calcium sensitive receptor,CaSR)密度也下降,使钙调定点(即 PTH 分泌减少到最大值的 50% 所对应的细胞外液钙浓度)上移。

CKD 时的矿物质代谢异常远远没有上述那么简单,这些物质之间互相影响,互相制约,形成一个复杂的网络关系,要完全阐明它们之间的关系十分困难。

二、骨代谢异常

SHPT 发生后,PTH 作用于成骨细胞和破骨细胞,使两者的活性增强,导致高转换骨病。高转换骨病时,单位体积内骨形成单位增加,骨周期缩短,成骨和破骨速度加速,导致新生骨不能充分钙化,X射线表现骨密度降低。另外,纤维组织增生,侵蚀骨小梁,形成纤维囊性骨炎。GFR 下降到一定程度时,并不是所有患者均出现高转换骨病,这是因为:①某些老年人或糖尿病患者,其 PTH 水平不易升高;②虽然 PTH 水平升高,但由于毒素蓄积、铝离子在骨小梁表面沉积等原因,导致成骨细胞和破骨细胞对 PTH 抵抗,单位体积内骨形成单位减少,骨周期延长,成骨和破骨速度减慢,称为低转换骨病。除了高转换骨病、低转换骨病,CKD 患者还可出现无动力骨病,骨组织中成骨细胞和破骨细胞均稀少。几种骨病理形态学异常可同时出现,称为混合性骨病。另外,骨质疏松在 CKD 患者也十分常见,一则是受年龄的影响,绝经后妇女和老人常见骨质疏松;另外,接受血液透析治疗的患者,长期使用肝素也是导致骨质疏松的重要原因。

与 CKD 相关的这些骨骼病变,一则导致骨骼密度下降,二来导致骨骼质量下降。2006 年KDIGO关于 CKD-MBD 的临床实践指南问世前,临床上只使用以骨转换指标做标准的肾性骨病分类系统。

但是这一分类系统没有涉及骨量和矿化情况。2006 年 KDIGO 指南提出了肾性骨病的 TMV 分类系统,即应用骨转换(turnover)、骨矿化(mineralization)和骨量(volume)三项指标来进行分类。转换指骨骼的重构过程,用骨形成率表示,代表了成骨细胞和破骨细胞的活性;矿化指骨胶原钙化的情况,用静态指标类骨质体积和厚度表示,或用动态指标类骨质成熟时间表示;骨量指骨组织所占总组织的比例。这个 TMV 分类系统与既往只注重骨转换的老分类系统一致,但提供了更多的骨病理形态学信息,对从整体上了解骨骼质量、指导下一步治疗、预测未来骨折风险更有指导价值。

骨病理形态学异常不适合常规检测,临床常常用骨密度反映骨矿化情况。但最近的研究显示,发生骨折和未发生骨折的 CKD 患者,其骨密度并没有显著差异,表明骨密度降低并不能很好的预测 CKD 患者将来发生骨折的风险。骨骼的"质量"才是预测骨折的重要因素。具有相同骨密度的两个 CKD 患者,其骨骼内部的骨转换状态不一样,导致其骨骼质量不同。例如,CKD 无动力骨病患者,其骨小梁很久没有更新重建,骨骼质量差;而另一例绝经后妇女虽然同样骨密度较低,但其骨转换大致正常,骨骼质量高于 CKD 患者,相对来说不易发生骨折。因此,由于骨密度对预测未来发生骨折风险的价值有限,2009 年 KDIGO 指南并不建议 CKD 3~5 期患者常规做骨密度测量,认为该检查不能预测骨折危险,也不能帮助判断肾性骨病种类。在相同骨密度情况下,骨骼质量很大程度上与骨转换状态有关。使用敏感且特异的骨转运状态的血清标志物将简化其监测方法,但目前还缺乏此敏感且特异的骨转换状态的血清标志物。

2003 年美国 KDOQI 指南曾经把全段 PTH(iPTH)超过 300pg/ml 作为高转换骨病的诊断标准,但最近的研究显示,iPTH 符合上述标准的患者中,接近 40% 患者的骨活检结果为低转换骨病;而 iPTH 在 150~300pg/ml 的患者中,只有不足 10% 患者骨活检显示为正常骨转换状态。这可能是由于某种原因导致成骨细胞或破骨细胞对 PTH 抵抗,而未形成相应的高转换或低转换状态。血清中碱性磷酸酶大部分来自肝脏和骨骼,当能排除肝脏病时,血清中升高的碱性磷酸酶可认为是骨源性的。近年来的研究表明,联合使用骨特异性碱性磷酸酶和 iPTH 可提高对骨转运状态的判断的准确性。

三、血管中层钙化和软组织钙化

胚胎发育时,间充质干细胞可分化为血管平滑肌细胞、脂肪细胞,或在核转录因子 RUNX2 的作用下分化为成骨细胞或软骨细胞。CKD 肾功能受损时,在高血磷刺激下,血管平滑肌细胞可在 RUNX2 等成骨细胞分化转录因子作用下,转分化为成骨样细胞或软骨样细胞,并分泌骨基质(胶原与非胶原基质蛋白)。若 CKD 患者缺乏人胎球蛋白(一种防止钙磷沉积的物质),钙和磷即可沉积于骨基质中导致动脉中层钙化,被称为 Mönckeberg 动脉中层钙化。动脉中层钙化可致使血管弹性下降,脉搏波传播速度加快,收缩压升高及脉压增大。所以动脉中层钙化是个主动的骨化过程,当前资料还不清楚适当的治疗是不是可逆转动脉中层钙化。另外,四肢皮肤小动脉钙化,能导致皮肤疼痛性干性坏死及皮肤溃疡,被称为钙化性尿毒症小动脉炎(calcific uremic arteriolopathy)或血管钙化防御(calciphylaxis)。严重者需要截肢,也可继发细菌感染,乃至诱发败血症。

软组织钙化是 CKD-MBD 的另一个重要方面,皮肤和皮下组织钙化能导致严重瘙痒;支气管和肺组织钙化能导致难治性支气管炎及肺炎;骨关节周围软组织钙化能导致疼痛等。软组织钙化者往往有严重高磷血症和高钙血症,经合理处理钙化结节可逐步缩小甚至消失。

四、骨转化状态、血生化指标与血管中层钙化的关系

低转换骨病患者容易发生血管钙化,这是因为骨骼呈现低转换状态时,血清中钙和磷不易在骨骼中矿化。高转换骨病能导致较多的钙和磷自骨骼释放,也是血管钙化的危险因素。因此,无论高转换骨病还是低转换骨病,均容易发生血管钙化。高磷血症是血管钙化(冠状动脉、外周动脉、心脏瓣膜等)的另一重要危险因素,如果同时存在钙负荷过重,则血管钙化的风险更高。大多数研究未发现 PTH 水平升高与血管钙化相关。

但是,当前还没有一个随机对照研究说明如果将上述指标控制到一定范围即可减少血管钙化的发生,从而真正证明上述指标与血管钙化之间的因果关系。有一些研究比较了含钙和非含钙的磷结合剂,这些研究大多发现非含钙的磷结合剂能减少 CKD 患者的钙负荷,并降低高钙血症的发生率,但是在冠状动脉钙化的发生和进展上观察结果却很

不一致。另有研究使用钙敏感受体激动剂,认为与接受传统治疗的患者比较,他们发生钙化的程度较轻。

第二节 慢性肾脏病-矿物质骨代谢紊乱的管理

CKD-MBD 包含的上述三方面异常中,矿物质代谢异常是日常管理的重点,合理的矿物质代谢异常管理可纠正骨代谢异常,减少病理性骨折等并发症;并能预防或延迟动脉中层钙化和软组织钙化的发生。

一、控制血磷

2009 年的 KDIGO 指南建议 CKD 3～5 期的非透析患者应将血磷控制于正常水平,而透析患者应尽可能将高血磷降到正常范围。处理血磷升高的三个关键要素是:限制饮食磷摄入,使用口服磷结合剂及充分的血液透析治疗。

(一) 限制饮食磷摄入

在健康的受试者中,不限制饮食的情况下,男性平均每天摄入 1500mg 磷,女性摄入 1200mg 磷。依赖于体内维生素 D 的水平,摄入的磷中 60%～80% 被人体吸收。饮食限磷是控制高磷血症、减少SHPT 发生发展的重要措施。大多数常规饮食的磷负荷是每克蛋白质中含元素磷 15mg。因此,一个体重 60kg 的患者按照 1.0g/kg 的蛋白质摄入量进食,每天将摄入元素磷 900mg,一个体重 80kg 的患者将摄入 1200mg 磷。在这样的磷摄入水平下,如肠道吸收 70% 的磷,那么他们每日的磷吸收量将分别为 630mg 及 840mg,每周的磷吸收量为 4410mg及 5880mg。

坚果类食物含磷较丰富,应限制摄入。食品添加剂及防腐剂中含有大量的无机磷酸盐,他们的胃肠吸收率远高于食物中的有机磷,故更应避免食用这类食物。动物肌肉蛋白含磷也很丰富,但过度限制会导致营养不良。

2003 年的美国 KDOQI 指南建议,CKD3 及 4 期患者血磷 >1.49mmol/L(4.6mg/dl)或 CKD5 期患者血磷 >1.78mmol/L(5.5mg/dl)时,每日磷摄入量应限制于 800～1000mg 范围。

(二) 口服磷结合剂和磷吸收抑制剂

随着肾功能的进展,当饮食控制不能奏效时,应采取措施减少胃肠道的吸收,包括口服磷结合剂和对磷吸收的抑制剂。

1. 口服磷结合剂 近年来,口服磷结合剂发展很快,从最初的铝盐,到钙盐,再到新近出现的司维拉姆和碳酸镧。

以铝为基础的磷结合剂在 20 世纪 70 年代开始应用于临床,铝盐是一个高效磷结合剂,能通过如下两个机制降低血磷水平:首先,氢氧化铝可以和磷酸盐离子形成配位化合物,因此可以结合血液中的磷酸盐离子。其次,铝离子形成的磷酸铝沉淀物在肠道不溶解,并且不能被吸收。但是肾衰竭时服用含铝磷结合剂,能导致铝盐于体内蓄积,出现铝性脑病(认知障碍,痴呆等)、铝性骨病(骨软化病)和贫血。目前尚未确定铝盐的安全剂量,有报导血液透析患者即使服用小剂量的含铝磷结合剂,也会出现铝中毒症状。因此近 20 余年,在新的磷结合剂出现后,它已不再作为第一线用药。尽管如此,铝盐仍能作为一种短期使用的挽救疗法,以达到快速控制高血磷症的目的;另外,在那些预期寿命不长的患者中,由于铝盐降磷的优势可能超过其带来的风险,因此也可以考虑使用。

含钙的磷结合剂包括醋酸钙和碳酸钙,可以有效结合磷,而且价格低廉。与碳酸钙相比,患者服用醋酸钙的顺应性和耐受性可能稍差,但是在摄入相同剂量元素钙的情况下,醋酸钙比碳酸钙能更有效地结合肠道中磷及降低血磷。与司维拉姆相比,醋酸钙的持续作用时间可能相对较短,但是其费用与获益之比却高于司维拉姆,也具有优势。但是,约 50% 的患者在使用钙盐后,特别是在同时使用活性维生素 D 时,会出现高钙血症,促进动脉及软组织钙化;此外,滥用钙盐有可能过度抑制甲状旁腺激素分泌,导致无动力性骨病。由于钙盐一方面能有效控制高磷血症,而另一方面又增加机体钙负荷,出现上述不良反应,为此学者们对是否应继续用钙盐作为第一线磷结合剂存在争议。

含镁的磷结合剂可以作为含钙的磷结合剂的替代药物,但是其结合磷的有效性较钙盐差。早在 20 世纪 80 年代就对碳酸镁做了一些临床研究,但是镁盐并没有在临床上作为磷结合剂被广泛使用。由于镁盐可能对保护血管有潜在好处,所以近年对其研究的兴趣又有所增加。镁主要以细胞内阳离子的形式存在于体内,在细胞生理学中有重要的作用。有报道在血液透析患者中,低血镁水平与血管钙化具有相关性。回顾性研究提示镁离子可能会减轻透析患者血管钙化发生率,但尚未被前瞻性研究证实。其他的研究显示血液透析患者在补充口服镁盐之后可以改善颈动脉血管内膜厚度。镁可以减少术后患者的心律失常,理论上镁盐可能会减少透析患者由于心律失常导致的死亡。短期将碳酸镁作为其他磷结合剂的辅助药应用是安全的,但是长期使用镁盐对血管钙化、骨组织学改变和死亡率的影响还需要更多的临床研究来评估。

盐酸司维拉姆是人工合成的不含铝、不含钙、不被吸收的聚合物(盐酸烯丙胺)。其最初是作为一种降脂药使用,但发现其有降低 CKD 患者血磷的益处,从而被用于 CKD 高磷血症的治疗。它含有多重的酰胺类结构,这些酰胺类结构在肠道中局部质子化,通过离子键和氢键与磷酸根离子结合。在几项随机对照试验中,司维拉姆在降血磷上与含钙的磷结合剂一样有效,并且没有导致高钙血症的弊端。还有证据显示,盐酸司维拉姆和含钙的磷结合剂相比可以减弱冠状动脉和主动脉的钙化。尽管盐酸司维拉姆具有上述优点,但是其胃肠道反应、代谢性酸中毒等副作用及较高的价格却限制了它的广泛应用,而且,大型丸剂造成患者吞咽困难也影响了患者的依从性。在一项为期 2 年的前瞻性随机对照研究——DCOR 研究中,并未发现司维拉姆组患者死亡率比含钙磷结合剂组低。虽然亚组分析提示司维拉姆组 65 岁以上患者的死亡率有所下降,但是这一发现在统计学方面存在弊瑕。在对 DCOR 研究进行的后分析中,虽然司维拉姆组和含钙磷结合剂比较,两组的全因死亡率(主要终点)及心血管疾病导致的死亡率、发病率和住院率(次要终点)并无差异,但是司维拉姆组患者的全因住院率及住院天数(次要终点)却显著低于钙制剂组。由于盐酸司维拉姆可能导致轻度的代谢性酸中毒,所以目前临床上已更多应用碳酸司维拉姆,临床试验已显示,碳酸司维拉姆可以明显降低非透析 CKD 患者血磷水平、钙磷乘积和低密度脂蛋白水平,并可显著提高血清碳酸氢盐水平。

美国和欧洲分别在 2005 年和 2006 年批准使用碳酸镧作为磷结合剂。镧是一个三价的阳离子,其通过离子键结合磷酸盐,同司维拉姆类似均为不含铝和钙的磷结合剂。临床前期的动物实验显示镧的磷结合力与铝盐相似,并有更好的安全性。多项随机对照临床试验也证实碳酸镧是很强的磷结合剂,而且药剂体积小,患者的服药依从性好。

碳酸镧的磷结合力不受环境 pH 影响,而司维拉姆的磷结合力在低 pH 环境下明显下降。研究的结果显示:在胃内环境下(pH 3)和肠内环境下(pH 5~7),碳酸镧的磷结合力分别是司维拉姆的 200 倍和 4 倍。镧-磷复合物在生理浓度的胆汁酸的影响下并不解离出磷,而司维拉姆-磷复合物在加入胆汁酸之后会使其磷结合能力下降至原来的 1/13,并且导致已经被吸附的磷出现部分解离。相关研究显示碳酸钙和醋酸钙在 pH 3 的环境下失去结合磷的能力。而对终末期肾脏病患者进行 ^{32}P 标记的磷吸收实验显示:几乎所有饮食中的磷都在进入消化道 3 小时内被吸收,提示小肠上段为吸收磷最重要的部位。磷吸收速率最高的时段出现在进食后的 1 小时,提示磷的吸收在小肠内非常接近上游的部位,而在这个部位,通常情况下还是酸性环境。在这样的酸性环境下,司维拉姆及含钙的磷结合剂均不能有效发挥结合磷的作用。以上的研究表明碳酸镧可以在食物早期进入胃和十二指肠的酸性环境下就结合饮食中的磷元素,避免过多的磷进入小肠被吸收。相比较之下,盐酸司维拉姆和钙盐的磷结合能力受环境 pH 影响较大,而且胆汁酸能降低司维拉姆的磷结合效能,并能使其在肠道内释放一些已经结合的磷,因此,碳酸镧的降磷优势更加明显。

服用碳酸镧后有一小部分(<0.0013%)镧能被吸收,并且与血浆蛋白结合,在经过肝脏的溶酶体处理后通过胆汁排出体外。为此,肾衰竭患者长期服用碳酸会否造成镧体内蓄积,产生骨和肝脏毒性,曾引起担忧。但是,在使用碳酸镧超过 1 年、3 年和 6 年的临床观察中,并没有发现上述毒副作用,似乎提示其长期应用较安全。

上述各种磷结合剂各有优缺点。如果把 500mg 碳酸镧结合磷的能力看作 1,那么碳酸铝 500mg、氢氧化铝 500mg、碳酸钙镁 300mg、碳酸钙 750mg、醋酸钙 667mg 及司维拉姆 800mg 的磷结合能力将分别为 0.95、0.75、0.75、0.75、0.67 和 0.60。

有研究显示,血液透析患者唾液中磷浓度是其血浆浓度的 6 倍,唾液中磷浓度明显高于正常人群。唾液每日的分泌量在 1000~1800ml,因此结合唾液中的磷可以起到辅助治疗高磷血症的目的。在口香糖中加入具有磷结合能力的天然聚合物(如聚氨基葡糖),通过患者咀嚼,可以起到辅助降低血磷的作用。

烟酰胺可以抑制鼠类肠道内的钠依赖性磷共转运通道的活性。2004 年,日本学者对 65 名有高磷血症的血液透析患者使用口服烟酰胺治疗。这些患者停用了他们当时正在服用的口服磷结合剂使血磷水平升高,之后开始口服烟酰胺,平均剂量为每日 1080mg。经过了 12 周的随访之后,血磷水平回到了研究前的 1.74mmol/L（5.4mg/dl）水平，患者的血钙未受到影响，并且发现患者的高密度脂蛋白增加而低密度脂蛋白下降。作者认为烟酰胺有可能会成为可供选择的控制血磷的另一种有效方法或辅助方法。胃肠道副作用可能会限制烟酰胺的大剂量服用，为此烟酰胺应从小量开始服用，适应后逐渐加量，每日总量可达 1750mg。另外，需要警惕白细胞减少或血小板减少等副作用发生。

（三）血液透析清除血磷

常规血液透析治疗平均每次清除磷约 800mg，按此计算，每周 3 次透析的患者通过透析清除磷约为 2400mg。最近的研究显示，短时每日透析和缓慢夜间透析，能使每周的透析时数提高到 18 小时以上，可有效改善高磷血症的控制率。

但是，由于经济和患者接受程度问题，我国的大多数患者只接受常规血液透析治疗。按照前文所述，当患者摄入蛋白质为 $1.0g/(kg \cdot d)$ 时，60kg 及 80kg 体重的患者每周将分别吸收磷 4410mg 及 5880mg，因此在做常规血液透析治疗时，这些患者每周将分别有 2010mg 及 3480mg 磷于体内蓄积，这就必须使用口服磷结合剂来减少磷吸收，他每天要从肠道清除磷分别达 290mg 及 500mg 才能维持正常血磷水平。所以，CKD 终末期的患者需要持续口服磷结合剂。

有的患者从饮食上看磷的摄入并不多，但存在高磷血症。这可能是 SHPT 导致破骨细胞活跃和磷从骨骼释放入血而造成，此时即使口服更大剂量的磷结合剂也无济于事。出现这种情况时，即应认真评估使用活性维生素 D 治疗 SHPT 的风险（因活性维生素 D 可增加胃肠道对磷的吸收）和收益（能够减轻 SHPT 从而减少磷从骨骼释放入血），必要时给予治疗。

二、控制血钙

CKD 早期，由于机体的代偿机制，包括 PTH 水平升高，低钙血症并不常见。随着肾功能进一步下降，低钙血症可逐渐显现出来。通过使用钙剂和必要时并用活性维生素 D，低钙血症容易纠正。相反高钙血症和钙负荷过重却是 CKD 管理的一个难点，滥用活性维生素 D 及含钙药物（如含钙磷结合剂及复方 α 酮酸制剂开同）是致成高钙血症的主要原因，随着司维拉姆和碳酸镧的广泛使用，高钙血症和钙负荷过重将来也许会变的比较容易控制。2003 年美国 KDOGI 指南建议每日元素钙摄入量不超过 2000mg。

通过透析液钙浓度调整来达到控制钙负荷的目的，这个做法效果有限。不管使用 1.25mmol/L 还是 1.75mmol/L 钙浓度的透析液，单次透析导致的机体钙丢失量（平均 200mg）或钙获得量（平均 132mg）均很小，与每日从饮食中获得的钙量比较很有限，但是使用 1.25mmol/L 或 1.75mmol/L 钙浓度透析液却能使透析过程中 PTH 剧烈变动，表明较低或较高的钙浓度对甲状旁腺有极大的刺激作用。久之，低钙透析液可加重高转换骨病，甚至可刺激甲状旁腺发展为自主分泌腺瘤；而高钙透析液可加重低转换骨病，并增加血管中层钙化风险。2009 年的 KDIGO 指南建议透析液钙浓度为 1.25 和 1.50mmol/L。

三、补充活性维生素 D

在普通人群和 CKD 透析人群，已经观察到维生素 D 缺乏与死亡预后的相关关系。慢性肾衰竭患者 $1,25(OH)_2$ 维生素 D_3 普遍缺乏，但是补充活性维生素 D 是否有益？尚不明确。

四、控制继发性甲状旁腺功能亢进症

PTH 升高不但可以引起高转换骨病，而且观察性研究显示过高的 PTH 水平与死亡预后有关。2009 年的 KDIGO 指南建议透析患者的血清 PTH 水平维持在正常值高限的 2～9 倍。

控制高磷血症和低钙血症是控制 SHPT 的基本措施。在此基础上，如果 PTH 水平不能达标，常用 $1,25(OH)_2$ 维生素 D_3，可口服、可静脉使用。一般认为，轻度 SHPT 可用小剂量 $1,25(OH)_2$ 维生素 D_3 每日给药治疗（如 0.25μg，每晚睡前服用 1 次），而重症 SHPT 则需要用大剂量 $1,25(OH)_2$ 维生素 D_3 间断冲击治疗。但是，当甲状旁腺严重增生形成腺瘤时，冲击治疗也难控制 SHPT，反可引起严重高钙血症、高磷血症和转移性钙化等，此时即可考虑行甲状旁腺切除。

$1α(OH)$ 维生素 D_3 也可有效控制 SHPT，使用方法和注意事项同 $1,25(OH)_2$ 维生素 D_3。活性维生素 D 衍生物如帕立骨化醇（paricalcitol），可以较特异地作用于甲状旁腺，而引起高钙及高磷血症的副作用却较少。钙敏感受体激动剂如西那卡塞（cinacalcet），可直接作用于甲状旁腺细胞表面的 CaSR，通过受体后机制抑制 PTH 合成和分泌，长期使用还可抑制甲状旁腺细胞增生，甚至起到药物性甲状旁腺切除效果，却很少引起高钙血症。药物治疗无效时，或药物治疗出现严重高钙、高磷血症时，

可考虑行甲状旁腺次全切除或甲状旁腺全切加自体移植术，当前还没有循证医学证据证实哪种术式效果更好。

第三节　慢性肾脏病-矿物质骨代谢紊乱管理中的几个问题

一、甲状旁腺激素测量方法

PTH 是 84 个氨基酸的单链多肽类激素。1960年代出现了第一代 PTH 测量技术，这种技术使用PTH 多克隆抗体采用放射免疫法测量 PTH，除了测量 1-84PTH，还测量 C-末端 53-84PTH 或中段 44-68PTH，这导致 PTH 水平偏高，而且，这种检测方法变异度大，可能会导致错误的临床决策。1980 年代出现第二代 PTH 测量技术，这种技术测量整段 1-84PTH（intact PTH，iPTH），但是与 C-末端 7-84PTH 有交叉反应，导致测量结果偏高。1990 年代出现第三代 PTH 测量技术，这种技术使用特定抗体，仅测定全段 1-84PTH（whole PTH，wPTH）。我国目前通常采用第二代 PTH 检测技术，这种方法一是结果不稳定，二是结果偏高，会导致过度诊断 SHPT。

二、碱性磷酸酶和骨特异性碱性磷酸酶

由于尿毒症毒素的存在，或因老龄或糖尿病，成骨细胞和破骨细胞对 PTH 的反应性可能受到抑制，而不形成高转换骨病。这时，即使 PTH 水平超过正常高限的 9 倍仍不是高转换骨病。只有同时检测骨特异性碱性磷酸酶，且两者水平同时升高，才能提高诊断高转换骨病的特异性。

由于骨特异性碱性磷酸酶检测困难、费用高，故临床常用总碱性磷酸酶来替代骨特异性碱性磷酸酶检测，不过这必须排除肝病存在，因为肝病也能导致总碱性磷酸酶水平升高，必须注意。

三、矿物质代谢异常管理的目标值

CKD-MBD 的管理目标是减少临床症状、提高生活质量、减低死亡风险。

当前，有关血清钙、磷和 PTH 的目标值，证据多来源于临床观察性研究。而观察性研究的结果往往受到多种因素干扰。例如，①临床上观察到高血钙与死亡相关，但是这并不能说明二者间存在因果关系，是高血钙促进死亡。因为不能排除存在某个其他因素，它既对血钙浓度有影响，又对死亡有影响，那么上面见到的高血钙与死亡的关系就是一个假象。②血清钙、磷和 PTH 之间有密切的相关关系，使得难以在一个统计学模型中来研究它们各自与死亡预后的关系。③到目前为止，发表的观察性研究基本上都是用某个横断面数据来预测未来的死亡风险，但是血清钙、磷和 PTH 水平却是在不断的变化。由于上述各种观察性研究的缺陷，使得 CKD-MBD 的矿物质代谢紊乱的管理目标值，尤其是 PTH 的目标值，变得颇有争议，不同国家和地区的专业组织推荐的 PTH 目标值相差甚远。

虽然当前已经知道了 CKD 时可出现上述矿物质代谢异常，并引起骨骼病理变化和血管结构和功能异常，但还需要累积资料来阐明后两者之间的关系，以及它们分别与生活质量、心血管事件、住院率和死亡率之间的关系。

（左　力）

参 考 文 献

1. Kidney Disease Improving Global Outcomes（KDIGO）CKD-MBD Work Group. KDIGO Clinical Practice Guidelines for the Prevention, Diagnosis, Evaluation, and Treatment of Chronic Kidney Disease-Mineral and Bone Disorder（CKD-MBD）. Kidney Int Suppl, 2009,（113）:S1-130.

2. Levin A, Bakris GL, Molitch M, et al. Prevalence of abnormal serum vitamin D, PTH, calcium, and phosphorus in patients with chronic kidney disease: results of the study to evaluate early kidney disease. Kidney Int, 2007, 71（1）:31-38.

3. Isakova T, Gutierrez OM, Wolf M. A blueprint for randomized trials targeting phosphorus metabolism in chronic kidney disease. Kidney Int, 2009, 76（7）:705-716.

4. Fukuda N, Tanaka H, Tominaga Y, et al. Decreased 1,25-dihydroxyvitamin D_3 receptor density is associated with a more severe form of parathyroid hyperplasia in chronic uremic patients. J Clin Invest, 1993, 92（3）:1436-1443.

5. Pahl M, Jara A, Bover J, et al. The set point of calcium and the reduction of parathyroid hormone in hemodialysis patients. Kidney Int, 1996, 49（1）:226-231.

6. Gal-Moscovici A, Sprague SM. Role of bone biopsy in sta-

ges 3 to 4 chronic kidney disease. Clin J Am Soc Nephrol,2008,3 Suppl 3:S170-174.

7. Pettila V,Leinonen P,Markkola A,et al. Postpartum bone mineral density in women treated for thromboprophylaxis with unfractionated heparin or LMW heparin. Thromb Haemost,2002,87(2):182-186.

8. Yang L,Butcher M,Simon RR,et al. The effect of heparin on osteoblast differentiation and activity in primary cultures of bovine aortic smooth muscle cells. Atherosclerosis,2005,179(1):79-86.

9. Kidney Disease:Improving Global Outcomes (KDIGO). Definition,evaluation,and classification of renal osteodystrophy:a position statement from Kidney Disease:Improving Global Outcomes (KDIGO). Kidney Int. 2006,69 (11):1945-1953.

10. Delling G,Amling M. Biomechanical stability of the skeleton—it is not only bone mass,but also bone structure that counts. Nephrol Dial Transplant,1995,10(5):601-606.

11. National Kidney Foundation. K/DOQI Clinical Practice Guidelines for Bone Metabolism and Disease in Chronic Kidney Disease. Am J Kidney Dis,2003,42[4(s3)]:S1-201.

12. Barreto FC,Barreto DV,Moyses RM,et al. K/DOQI-recommended intact PTH levels do not prevent low-turnover bone disease in hemodialysis patients. Kidney Int,2008,73(6):771-777.

13. Sardiwal S,Gardham C,Coleman AE,et al. Bone-specific alkaline phosphatase concentrations are less variable than those of parathyroid hormone in stable hemodialysis patients. Kidney Int,2012,82(1):100-105.

14. Regidor DL,Kovesdy CP,Mehrotra R,et al. Serum alkaline phosphatase predicts mortality among maintenance hemodialysis patients. J Am Soc Nephrol, 2008, 19 (11):2193-2203.

15. Moe SM,Chen NX. Mechanisms of vascular calcification in chronic kidney disease. J Am Soc Nephrol,2008,19 (2):213-216.

16. Hutchison AJ,Whitehouse RW,Boulton HF,et al. Correlation of bone histology with parathyroid hormone,vitamin D_3,and radiology in end-stage renal disease. Kidney Int,1993,44(5):1071-1077.

17. Barreto DV,Barreto FC,de Carvalho AB,et al. Phosphate binder impact on bone remodeling and coronary calcification—results from the BRiC study. Nephron Clin Pract,2008,110(4):C273-283.

18. Block GA,Spiegel DM,Ehrlich J,et al. Effects of sevelamer and calcium on coronary artery calcification in patients new to hemodialysis. Kidney Int,2005,68(4):1815-1824.

19. Raggi P,Chertow GM,Torres PU,et al. The ADVANCE study:a randomized study to evaluate the effects of cinacalcet plus low-dose vitamin D on vascular calcification in patients on hemodialysis. Nephrol Dial Transplant,2011,26(4):1327-1339.

20. Wills MR,Savory J. Aluminium poisoning:dialysis encephalopathy,osteomalacia,and anaemia. Lancet,1983,2(8340):29-34.

21. Almirall J,Veciana L,Llibre J. Calcium acetate versus calcium carbonate for the control of serum phosphorus in hemodialysis patients. Am J Nephrol,1994,14(3):192-196.

22. Friedman EA. Calcium-based phosphate binders are appropriate in chronic renal failure. Clin J Am Soc Nephrol,2006,1(4):704-709.

23. Moe SM,Chertow GM. The case against calcium-based phosphate binders. Clin J Am Soc Nephrol,2006,1(4):697-703.

24. Bleyer AJ,Burke SK,Dillon M,et al. A comparison of the calcium-free phosphate binder sevelamer hydrochloride with calcium acetate in the treatment of hyperphosphatemia in hemodialysis patients. Am J Kidney Dis,1999,33(4):694-701.

25. Hutchison AJ,Maes B,Vanwalleghem J,et al. Efficacy,tolerability,and safety of lanthanum carbonate in hyperphosphatemia:a 6-month,randomized,comparative trial versus calcium carbonate. Nephron Clin Pract,2005,100 (1):C8-19.

26. Hutchison AJ,Laville M. Switching to lanthanum carbonate monotherapy provides effective phosphate control with a low tablet burden. Nephrol Dial Transplant,2008,23(11):3677-3684.

27. Tonelli M,Pannu N,Manns B. Oral phosphate binders in patients with kidney failure. N Engl J Med, 2010,362 (14):1312-1324.

28. Daugirdas JT,Finn WF,Emmett M,et al. The phosphate binder equivalent dose. Semin Dial,2011,24(1):41-49.

29. Savica V,Calo LA,Monardo P,et al. Salivary phosphate-binding chewing gum reduces hyperphosphatemia in dialysis patients. J Am Soc Nephrol, 2009,20(3):639-644.

30. Takahashi Y,Tanaka A,Nakamura T,et al. Nicotinamide suppresses hyperphosphatemia in hemodialysis patients. Kidney Int,2004,65(3):1099-1104.

31. Basile C,Libutti P,Di TAL,et al. Effect of dialysate cal-

cium concentrations on parathyroid hormone and calcium balance during a single dialysis session using bicarbonate hemodialysis：a crossover clinical trial. Am J Kidney Dis,2012,59(1):92-101.

32. 陈育青,左力,田爱辉,等.血液透析中超滤脱水对钙平衡的影响.临床内科杂志,2004,21:739-740.

33. 孙鲁英,左力,王梅.不同钙离子浓度透析液对血液透析患者钙平衡及甲状旁腺素的影响.中华肾脏病杂志,2004,20:210-213.

34. Cunningham J,Zehnder D. New vitamin D analogs and changing therapeutic paradigms. Kidney Int, 2011. 79 (7):702-707.